W0020294

Grundfragen der Ernährung

Von Cornelia A. Schlieper

Mit einem Vorwort von
Prof. Dr. med. H.-J. Holtmeier

19., aktualisierte Auflage

Dr. Felix Büchner – Handwerk und Technik · Hamburg

Bildquellenverzeichnis

Aid, Auswertungs- und Informationsdienst für Ernährung, Landwirtschaft und Forsten e.V., Bonn: S. 140/1; 141/2; 216
AOK-Bundesverband, Bonn: S. 19/1
Arbeitskreis Iodmangel, praxis press, Groß-Gerau: S. 181
Lore Bark, Hamburg: S. 18
Dr. Buchheim, W., Institut für Chemie und Physik, Bundesanstalt für Milchforschung, Kiel: S. 126; 127
Bundesamt für Strahlenschutz, Salzgitter (Daten: Bayerisches Staatsministerium für Landesentwicklung und Umweltfragen; Bayerisches Staatsministerium für Ernährung, Landwirtschaft und Forsten; Bundesamt für Strahlenschutz; Institut für Wasser-, Boden- und Lufthygiene des Bundesgesundheitsamtes; Landesanstalt für Umweltschutz Baden-Württemberg; Technische Hochschule Aachen, Lehrgebiet Strahlenschutz in der Kerntechnik; GDV: T. Kohl, 1991): S. 324/1
BUKO-Agrokoordination (Hrsg.): Wer Hunger pflanzt und Überschuss erntet, Hamburg: S. 442/2
Bundesgesundheitsamt, Institut für Wasser-, Boden- und Lufthygiene, Berlin: S. 301
CMA, Centrale Marketinggesellschaft der deutschen Agrarwirtschaft mbH, Bonn: S. 135/3; 140; 141
COMSET-Ploß, Hamburg: S. 10; 11; 14; 16; 17; 24; 30; 43; 44; 45/2; 46; 47/1; 49; 51; 56/1; 68; 79; 85/2; 86; 87/1; 88/1; 89; 114/2; 119; 121; 131; 135/1; 142; 147/2; 150; 151; 152; 158; 164; 168/1; 198; 225; 229; 230; 231; 240; 248; 253; 282; 288; 289; 291; 292; 293; 294; 295; 296; 298; 299; 300; 305; 306; 313; 314; 322/2; 323; 327; 333; 341; 342; 343; 344/1-3; 345; 346; 354; 363; 373; 392; 394; 395; 397; 402; 405; 411; 425; 430; 431
Davidson, St. Passmore, R. Brock, J.F., Truswell, A.S.,
Deutsche Gesellschaft für Ernährung e.V., Frankfurt/Main: S. 340
Doblinger, Dr. Alfred, Innsbruck: S. 15
dpa, Hamburg: S. 440
FASworld e.V. Deutschland, Lingen: S. 355
Fisch-Informationszentrum e.V., Hamburg: S. 147/1
FKE – Forschungsinstitut für Kinderernährung, Dortmund, www.fke-do.de: S. 361
Wolfgang Gericke, AV Haus Hamburg, Hamburg: S. 31; 84/2; 122; 157; 170/2; 171/1; 174; 175; 178; 187; 197; 233/3; 234; 235; 236; 239; 247; 253; 257; 258; 259; 262; 267; 268; 269; 270; 271; 272; 274; 275; 277; 406; 412; 417; 427
Globus Infografik, Hamburg: S. 11/1; 140; 160; 213; 222/1; 336; 337; 396; 437; 438; 439; 442
Walter de Gruyter & Co., Berlin: S. 22; 35
mit Genehmigung des Humboldt Taschenbuchverlages, München, entnommen aus ht 154 „Vitamine bauen auf“: S. 196
HTS Deutschland GmbH & Co. KG, Dreieich: S. 19/3
Human Nutrition and Dietetics, Churchill Livingstone, Edingburgh, 6. Auflage: S. 173; 190/1; 201
Imu-Infografik, Essen: S. 220/2
Institut für Kleintierzucht: S. 135/2
Keystone, Hamburg: S. 220/1
Manfred Klage, Lauterstein: S. 36/1,2; 62; 111/1; 112/2; 188; 231; 310/2; 312/1; 314/2; 315; 411/2
Prof. Dr. Majewski, F., Düsseldorf: S. 355
Margarine-Institut für gesunde Ernährung, Abteilung Forschung und Information, Hamburg: S. 82; 91/2; 98
Dieter P. Metz, Gicht, Thieme-Verlag, Stuttgart: S. 417; 419
Meierei Trittau e.G., Trittau: S. 95/1
newVISION!grafikdesign, Pattensen, www.newVISION-design.de: S. 125/1-3; 349; 441
Prof. Willy Rehm, Ulm: S. 229/1, 2
Dr. L. Reinbacher, Kempten: S. 229/3
Ralf Schröder, Kiel: S. 12; 19/2; 49; 55; 63/1; 75; 95/2; 136/2
Prof. Dr. H. Skobranek, Fronreute: S. 311
Spiegel-Verlag Rudolf Augstein GmbH & Co. KG, Hamburg: S. 160/2
Süddeutscher Verlag, Bilderdienst, München: S. 290
Aus: TERRAglobal „Welternährung zwischen Mangel und Überfluss“ Klett-Perthes Verlag GmbH, Gotha 2004: S. 443/2
Vereinigung Getreide-, Markt- und Ernährungsforschung e.V., Bonn: S. 56/2
Verlag Handwerk und Technik GmbH, Hamburg: S. 57/1; 125/4-7
www.nicolle-wilke.de: S. 19/4
Zefa, Hamburg: S. 134; 223

Sämtliche nicht im Bildquellenverzeichnis aufgeführten Illustrationen: Birgit Ehmsen, Kiel und Jeanette Schüler, Kiel

Umschlaggestaltung: Wolfgang Gericke, AV Haus Hamburg, Hamburg

ISBN 978-3-582-04475-4

Verlag Dr. Felix Büchner – Verlag Handwerk und Technik G.m.b.H.,
Lademannbogen 135, 22339 Hamburg
Postfach 63 05 00, 22331 Hamburg – 2007
E-Mail: info@handwerk-technik.de – Internet: www.handwerk-technik.de
Technische Umsetzung: CMS – Cross Media Solutions GmbH, Würzburg
Druck und Bindung: Stürtz GmbH, Würzburg

Vorwort zur 1. Auflage

Auf dem Gebiet der Ernährungswissenschaften zählte Deutschland noch um die Jahrhundertwende mit Namen wie Rubner, Voit, Pettenkofer u. a. zu den führenden Nationen. Infolge Einführung moderner Medikamente und hygienischer Maßnahmen wurde die Wichtigkeit der Ernährungslehre und -forschung viele Jahre lang in den Hintergrund gerückt; denn die eindrucksvollen Erfolge der Pharmaka bewirkten einen vollständigen Wandel von Krankheiten und Todesursachen, sodass der Anteil der damals überwiegenden Infektionskrankheiten auf heute unter 5% zurückging.

Die großen Erfolge der Naturwissenschaften auf allen Gebieten, aber ebenso die Änderung der gesamten Lebensweise mit Rückgang körperlicher Arbeit und Energieumsatz durch zunehmende Automatisation und Industrialisierung in den hochzivilisierten Ländern stellten die Medizin vor völlig neue Aufgaben. In wenigen Jahrzehnten stieg die Zahl der ernährungsabhängigen Krankheiten stark an, etwa die des Herz-Kreislauf-Gefäßsystems, die heute ca. 44% aller Sterbefälle in der Bundesrepublik Deutschland ausmachen. Keine Krankheitsgruppe wird mehr durch Einflüsse der Ernährung tangiert als diese. Das Problem der nächsten Jahre wird in der Medizin die Prävention vor schädigenden Einflüssen falscher und übermäßiger Ernährungsweise sein.

Die Lehre und Beachtung der Regeln gesunder Ernährung zählt bereits heute mit zu den wichtigsten Forderungen des Umweltschutzes, auch im Schulbereich.

Die medizinischen Erfahrungen haben gezeigt, dass die **Lehre über Grundsatzfragen der Ernährung** nicht erst im Erwachsenenalter, sondern vor allem in der **Schulerziehung** erfolgen muss. Nichts ist für junge Menschen schwieriger, als sich von falschen Ernährungsgewohnheiten der Eltern zu trennen, wenn ihnen hierbei nicht die Schule frühzeitig durch Aufklärung hilft.

Eine moderne Schulbildung ist ohne die Lehre über Grundfragen der gesunden Ernährung undenkbar; denn eine gesunde Ernährungsweise darf nicht erst beim Kranken anfangen. Eine vollwertige Ernährung ist vielmehr Voraussetzung für Gesundheit, Leistungsfähigkeit und langes Leben. Die Autorin, Frau Cornelia A. Schlieper, hat nach diesen Gesichtspunkten und aufgrund der heute in den Lehrplänen ausgedrückten Lernziele ein fachlich fundiertes, für die Sekundarstufe II angelegtes Werk entwickelt. Sie schafft mit diesem Buch, das den biochemischen Aspekt in den Vordergrund stellt, die Voraussetzungen für einen systematischen und erarbeitenden Unterricht über Ernährungs- und Lebensmittellehre in den Schulen.

Stuttgart, im Februar 1973

Prof. Dr. med. Holtmeier
Leiter der Abteilung Ernährungsphysiologie an der Universität Hohenheim
Professor für Innere Medizin der Universität Freiburg

Vorwort zur 16. Auflage

Ein Werk, das seit den ersten Anfängen auf fast 30 Jahre zurückblicken kann – 1973 bis 2002 –, verdankt dies in erster Linie den Menschen, die damit gearbeitet haben bzw. damit arbeiten. „Der rote Schlieper" ist so seit fast 30 Jahren Standardwerk in der Sekundarstufe II und an Universitäten.

Mein Dank gilt all den Kolleginnen und Kollegen – auch meinen Schülerinnen und Schülern und Referendarinnen, die fortwährend mit Hinweisen, Ergänzungs- und Verbesserungsvorschlägen die Weiterentwicklung des Buches unterstützt haben.

In der vorliegenden 16. Auflage wurde das Werk umfangreich überarbeitet und auch erweitert. Aufgenommen wurde u. a. das neuartige Lebensmittelangebot:

- Novel Food – gentechnisch veränderte Lebensmittel
- Functional Food
- Nahrungsergänzungsmittel

Neben der Aktualisierung von Daten und Zahlen wurden, ihrem Stellenwert und neuen Erkenntnissen entsprechend, u.a. folgende Themen erweitert bzw. neu aufgenommen:

- sekundäre Pflanzenstoffe
- mediterrane Kost
- Diabetes mellitus
- Lebensmittelintoleranzen
- Lebensmittelallergien
- Ernährung und Krebs
- Gentechnik
- HACCP

Arbeitsblätter Stoffwechsel
Die ideale Ergänzung zu den Grundfragen der Ernährung – Bestellnummer 44751.
Durch das Bearbeiten der Arbeitsblätter – Ausfüllen, Ausmalen, Ausschneiden, Ordnen, Aufkleben usw. – wird das durch die Grundfragen erworbene Wissen vertieft bzw. auf einer noch anschaulicheren Ebene umgesetzt. Malend usw. entdeckt der Benutzer neue Sachverhalte, die sich ihm zugleich einprägen.

Ergänzende Informationen im Internet
Unter **http://www.hktseminar.de** finden Sie zusätzliche Informationen zum Thema Ernährung.

Kiel, im Sommer 2002 Cornelia A. Schlieper

Vorwort zur 19. Auflage

Neben der Aktualisierung von Daten und der Einarbeitung neuester wissenschaftlicher Erkenntnisse wurden insbesondere geänderte lebensmittelrechtliche Bestimmungen berücksichtigt. Außerdem wurden in der Nährwerttabelle am Ende des Buches die kcal-Angaben ergänzt.
Als weitere Ergänzung zu Grundfragen der Ernährung steht das Tabellenbuch Ernährung – Bestellnummer HT 44752 – für den Einsatz in Klausuren und Abiturprüfungen zur Verfügung. Weitere Hinweise nach Seite 481.

Kiel, 2007 Cornelia A. Schlieper

Inhaltsverzeichnis

1 Allgemeine Grundlagen

1.1 Ernährung heute – Essen wir uns krank?

Folgende Hauptnährungsfehler werden gemacht:

Wir essen zu viel und zu energiereich.

Unser Energiebedarf ist gesunken, da sich Arbeits- und Lebensbedingungen geändert haben. Geräte erleichtern die Arbeit, Verkehrsmittel längere Wege. Wir bewegen uns zu wenig. Unser Lebensmittelangebot ist überreichlich. Kohlenhydratreiche Lebensmittel wie Kartoffeln gelten als Dickmacher, Fleisch dagegen als ein Stück Lebenskraft.

Vor allem am Abend, an den Wochenenden und an Feiertagen wird häufig zu viel gegessen.

Wir essen das Falsche. Wir essen zu einseitig.

Wir essen zu süß und naschen zwischendurch.
Wir trinken zu viel Alkohol oder andere energiereiche Getränke.
Mit Getränken, Süßigkeiten, Konfitüre usw. nehmen wir täglich durchschnittlich 90 g Zucker zu uns. Diese Zuckermenge ist bereits in 1 l Cola-Getränk oder Obstsaft enthalten. Nimmt man über den Bedarf hinaus Energie auf, z. B. Zucker oder Alkohol, so werden diese in Depotfett umgewandelt und gespeichert.

Der hohe Zuckerkonsum kann nicht nur zu Übergewicht, sondern auch zu Karies führen.

Wir nehmen zu wenig Ballaststoffe auf.

Unsere Nahrung ist zu stark verfeinert. Bei der Verarbeitung der Lebensmittel werden häufig Ballaststoffe, Vitamine und Mineralstoffe entfernt. Anstelle von Lebensmitteln essen wir „isolierte Nährstoffe".

3 Äpfel (450 g) liefern z. B. 150 g Apfelsaft.

Apfelsaft enthält Vitamine und Mineralstoffe und viel Zucker, nur die Ballaststoffe fehlen. Ein Glas Apfelsaft ist schnell getrunken, an drei Äpfeln muss man dagegen lange „kauen".

Der geringe Verzehr von Ballaststoffen kann zu Verdauungsstörungen und Verstopfung führen.

Außerdem kann es durch den häufigen Verzehr von ballaststoffarmen Lebensmitteln, z. B. Weißbrot, zu Vitamin- und Mineralstoffmangelerscheinungen kommen.

Wir essen zu fett – vor allem zu viel tierisches Fett.

Häufig werden pro Tag 40 bis 50 g Fett zu viel aufgenommen. Meist geschieht dies, ohne dass es uns bewusst wird. Besonders in Fleisch und Fleischwaren ist „verstecktes Fett" enthalten. Auch durch Gartechniken, z. B. Braten, kann die Fettzufuhr erhöht werden. Das Fleisch muss mager aussehen, zum Braten wird dann jedoch reichlich Fett benötigt.

Dieser hohe Fettverzehr kann zu Übergewicht und so zu Herz- und Kreislauferkrankungen führen.

Wir salzen zu stark.

Lebensmitteln wird oft bei der Verarbeitung Salz zugefügt. Durch reichliches Nachsalzen wird der Salzgehalt der Speisen dann noch weiter erhöht. Der Geschmackssinn kann hierdurch so verändert werden, dass sogar gesalzene Speisen nicht mehr salzig schmecken.

Folgen des hohen Salzkonsums können Bluthochdruck und somit Herz- und Kreislauferkrankungen sein.

- Etwa 50 % der Erwachsenen sind übergewichtig und 20 % adipös.
- Nahezu jeder dritte Mann und beinahe jede zweite Frau fühlen sich zu dick.
- Ernährungsfehler machen sich häufig erst nach zehn bis dreißig Jahren gesundheitlich bemerkbar, sie sind dann nur schwer oder gar nicht mehr zu beheben.
- Die Folgekosten für ernährungsmitbedingte Erkrankungen belaufen sich jährlich auf weit über 71 Milliarden €, dies sind fast ein Drittel aller Kosten im Gesundheitswesen.
- Die Ernährungslehre soll notwendige Kenntnisse über eine gesunde Ernährung vermitteln und helfen, falsche Ernährungsgewohnheiten rechtzeitig abzuändern.

Grundsätzlich gilt:
- Täglich Frisches, häufig Vollkorn,
- wenig Fett, selten Süßes,
- viel Bewegung.

Lernen, mit der Droge Essen zu leben

Es gibt drei Erscheinungsformen krankhaften Essverhaltens: Magersucht (Anorexia nervosa), Ess-Brech-Sucht (Bulimia nervosa) und Esssucht (Übergewicht mit Essanfällen). In den alten Bundesländern werden 60 000 Magersüchtige, 400 000 Esssüchtige und 500 000 Ess-Brech-Süchtige vermutet. Bis zu zwanzig Prozent der Frauen haben Essstörungen, ein Prozent der Jugendlichen ist magersüchtig, jede/r siebte gilt als „Risikofall". In den letzten Jahren wurden von Fachleuten über 500, sich teilweise gänzlich widersprechende Diäten entwickelt. Jede/r zweite Jugendliche bis zu 18 Jahren hat schon mindestens einmal eine Diät gemacht, drei von vier Frauen haben Diäterfahrungen. Fasten- und Abmagerungskuren gelten für Wissenschaftler als „Einstiegsdroge" für ein chronisch gestörtes Essverhalten. Sechs von zehn Magersüchtigen sind nach ihrer scheinbaren „Heilung" ess-brech-süchtig. Jede fünfte Bulimikerin versucht sich umzubringen. Jede zehnte Magersüchtige stirbt an ihrer Krankheit. (M. Langsdorff)
Vgl. auch S. 402 f.

Aufgaben

1. *Lesen Sie die Umfrage im Supermarkt.*
2. *Ermitteln Sie die jeweiligen Gründe der verschiedenen Personen für die Lebensmittelauswahl:*
   a) Sabine und Manfred:
   – Es soll schmecken,
   – das Essen soll zur guten Stimmung beitragen.
   b) Peter? c) usw.?
3. *Für die Lebensmittelauswahl sind entscheidend der*
   Genusswert,
   Gesundheitswert,
   Eignungswert,
   ökologische Wert,
   psychologische Wert,
   soziokulturelle Wert,
   politische Wert.

   Ordnen Sie je einen Begriff dem Essverhalten zu:
   a) Manfred und Sabine? b) usw.?
4. *Nennen Sie Lebensmittel, die in dem Einkaufswagen von*
   a) Manfred und Sabine,
   b) usw. liegen.

Ernährungsweise und Umweltsituation

Unser Ernährungsverhalten hat nicht nur Einfluss auf unsere Gesundheit, sondern auch auf die Umwelt. Die Art der Erzeugung, Vermarktung und Zubereitung unserer Lebensmittel sowie die Entsorgung des Verpackungsmülls können eine Belastung für unsere Umwelt sein.

Die konventionelle Landwirtschaft bringt erhebliche Mengen an Mineralstoffdünger, Pestiziden und Tierarzneimitteln in die Umwelt ein. Auch die Gülleproblematik und die Massentierhaltung sind hier zu erwähnen.

Bei der Vermarktung sind die Transporte zu nennen. Das Transportgeschäft boomt und die Lkw-Flotte wächst ständig. Schon heute rollen über zwei Millionen deutsche Trucks von Stau zu Stau.

Keine Frage, exotische Spezialitäten wie Mangos, Papayas müssen von weit her geholt werden. Doch warum werden alltägliche Produkte wie bayrischer Joghurt an die deutsche Ostseeküste, Lüneburger Kefir dafür nach Süddeutschland transportiert? Butter wird sogar 1500 Kilometer weit aus Irland herbeigeschafft.

Einfach deshalb, weil Verbraucher bestimmte Marken bevorzugen. Die Zeiten, in denen sich Städte und Gemeinden ausschließlich aus ihrem Umland versorgten, sind daher längst vorbei.

Umweltprobleme entstehen auch bei der Deponierung und Verbrennung des Verpackungsmülls.

Eine bewusste Ernährung – eine gezielte Auswahl umweltfreundlich erzeugter, verarbeiteter, verpackter und vermarkteter Lebensmittel – trägt zur Schonung der Umwelt bei.

Die Qualität unserer Lebensmittel kann nur so gut sein wie die Qualität unserer Umwelt.

Umfrage im Supermarkt

Können Sie uns sagen, was für Ihre Lebensmittelauswahl entscheidend ist?

Sabine und Manfred: Wir haben Freunde zum Abendessen eingeladen. Wir wollen es bei dem herrlichen Wetter im Garten genießen. Das Essen für uns und unsere Freunde soll schmecken und gut aussehen. Diese Speisen und Getränke werden zur guten Stimmung beitragen. Ausgewählt haben wir: ...

Peter: Ich möchte durch meinen Einkauf die Umwelt möglichst wenig belasten. Wenn verpackte Lebensmittel, dann nur umweltfreundliche, sehen Sie sich doch diesen Joghurt an. Lebensmittel müssen auch in der Gegend erzeugt sein. Wie viel Energie wird für den Transport von unreif geernteten Früchten aus anderen Erdteilen benötigt, ganz zu schweigen von der Umweltbelastung durch die Abgase. Lebensmittel müssen umweltfreundlich angebaut bzw. erzeugt werden. Massentierhaltung, Einsatz von Pflanzenschutzmitteln, nein danke! Ausgewählt habe ich: ...

Jan: Meine Großeltern sind durch falsche Ernährung erkrankt. Ich möchte mich gesund ernähren. Ich achte nun darauf, dass die Lebensmittel nicht zu viel Zucker, Fett, Energie oder Salz enthalten. Reichlich Ballaststoffe, Vitamine und Mineralstoffe sollen dagegen vorhanden sein. Die Lebensmittel sollen eine hohe Dichte essentieller Nährstoffe haben, ...

Reporter: Können Sie das verständlicher erläutern?

Jan: Ganz einfach! Gesund ernähren Sie sich, wenn Sie den Ernährungskreis beachten. Ausgewählt habe ich: ...

Anna: Ich bin berufstätig und lebe in einem Single-Haushalt. Ich achte auf kleine Portionen und schnelle Zubereitung. Mit einem großen Braten kann ich nichts anfangen. Der Preis muss natürlich auch stimmen. Meine Rezepte stammen aus der schwäbischen Küche, da müssen die Kartoffeln eher mehlig sein. Ausgewählt habe ich: ...

Simone: Es gibt Hunger und Elend auf der Welt. Diese Früchte wurden für uns in Afrika geerntet, obwohl es dort viele Menschen gibt, die nicht satt werden. Auch Futtermittel für unsere Tiere werden in Entwicklungsländern angebaut, obwohl bei uns Lebensmittel im Überschuss vorhanden sind. Politiker tun da sicher etwas, aber auch ich will durch mein Einkaufsverhalten mithelfen, die Not in Entwicklungsländern zu mindern. Ausgewählt habe ich: ...

Mustafa: Ich achte bei der Lebensmittelauswahl darauf, dass kein Schweinefleisch darin ist. Unsere Kultur ist entscheidend für mein Einkaufsverhalten. Für türkische Speisen benötige ich auch viel Gemüse, ...

Mirijam: Ich bin Vegetarierin, da passe ich sogar noch mehr auf. Auch ich habe meine Ernährungsgewohnheiten von meinen Eltern übernommen. Ausgewählt habe ich: ...

Markus: Es gibt bestimmte Lebensmittel, z. B. Grünkohl, die ich nicht mag. Ich werde also bestimmt keinen Grünkohl kaufen. Es gibt jedoch andere Gemüsesorten, die ich gern esse. Beim Einkauf versuche ich möglichst die Werbung zu vergessen. Die Werbung versucht unsere Meinung zu beeinflussen, sie sagt z. B.: „Kinder ..., so gesund“, „reich an Vitaminen“ usw. Gesund sind aber ganz andere Lebensmittel, für die nicht geworben wird: Ausgewählt habe ich: ...

1.2 Grundbestandteile unserer Nahrung

Aufgaben

Ein Jugendlicher sollte täglich durchschnittlich folgende Lebensmittelmengen in reiner oder verarbeiteter Form (z. B. Zucker in Getränken und Gebäck) zu sich nehmen.

Bei einem Nährstoffbedarf von:	330 g Kohlenhydrate 72 g Fett 83 g Eiweiß

müssen z. B. folgende Lebensmittelmengen zur Nährstoffbedarfsdeckung gegessen werden:	250 g Vollmilch 100 g Fleisch, mager 65 g Wurst oder Käse 40 g Margarine 300 g Vollkornbrot 300 g Kartoffeln 30 g Nährmittel, z. B. Frühstücksflocken 60 g Zucker 300 g Gemüse 200 g Obst

1. *Berechnen Sie die Gesamtlebensmittelmenge, die täglich aufgenommen werden soll.*
2. *Wiegen Sie die einzelnen Lebensmittelmengen ab und stellen Sie fünf mögliche Mahlzeiten zusammen.*
3. *Beurteilen Sie die einzelnen Lebensmittelportionen.*
   Machen Sie evtl. Verbesserungsvorschläge.
4. *Unterteilen Sie folgende Lebensmittel in tierische und pflanzliche sowie in rohe und verarbeitete:*
   Tomate, Fisch, Tomatensuppe, Wurst, Käse, Vollkornbrot, Vollkornreis, Cornflakes, Schinken, Buttermilch, Margarine, Fischstäbchen, Kartoffeln, Kartoffelklöße.
5. *Nennen Sie Gründe, die gegen die Bezeichnung „Genussmittel" sprechen.*
6. *Erläutern Sie den Aufbau der Nährwerttabelle, vgl. S. 446 ff.*
7. *Ermitteln Sie aus der Nährwerttabelle je fünf besonders*
   a) kohlenhydratreiche,
   b) fettreiche,
   c) eiweißreiche Lebensmittel.
8. *Schreiben Sie die Nährstoffangaben von mindestens zwei unterschiedlichen Produkten ab, und vergleichen Sie diese:*
   a) Suppen,
   b) Fertiggerichte.
9. *Erläutern sie die Bedeutung der verschiedenen Nahrungsbestandteile für den menschlichen Organismus.*

Begriffserläuterungen

Lebensmittel im Sinne der EU-Basis-Verordnung sind alle Stoffe oder Erzeugnisse, die dazu bestimmt sind oder von denen nach vernünftigem Ermessen erwartet werden kann, dass sie in verändertem, teilweise verarbeitetem oder unverarbeitetem Zustand von Menschen aufgenommen werden. Zu den Lebensmitteln zählen auch Getränke, Kaugummi sowie alle Stoffe – einschließlich Wasser –, die dem Lebensmittel bei seiner Herstellung oder Ver- oder Bearbeitung absichtlich zugesetzt werden.

Genussmittel sind Stoffe, die keine Nährstoffe oder nur unwesentliche Mengen an Nährstoffen enthalten, von denen aber anregende Wirkungen auf körperliche Funktionen ausgehen. Dazu gehören besonders alkoholische Getränke, vgl. auch S. 224. Genussmittel sind auch sogenannte Erfrischungscocktails aus koffeinhaltigen Pflanzenauszügen mit Vitaminen und Traubenzucker, die gegen Müdigkeit und Erschöpfung und zur Steigerung der Leistungsfähigkeit angeboten werden.

Nährstoffe: Im Verdauungstrakt wird unsere Nahrung in verwertbare und unverwertbare Bestandteile aufgespalten.

Die **verwertbaren Bestandteile** werden unterteilt in
- Energie liefernde Grundnährstoffe und
- nicht Energie liefernde Nährstoffe.

Energie liefernde Nährstoffe	Nicht Energie liefernde Nährstoffe
Kohlenhydrate	Wasser
Fette	Mineralstoffe
Eiweißstoffe	Vitamine

Tab. 1: Einteilung der Nährstoffe

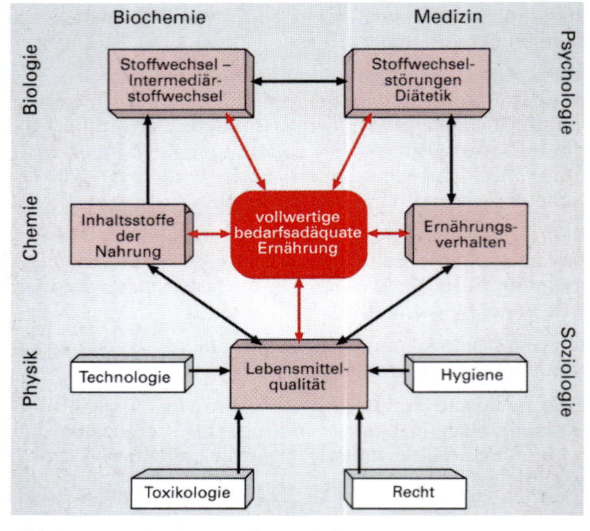

Abb. 1: Bereiche der Ernährungslehre

1.2.1 Aufgaben der Nahrungsbestandteile

Verwertbare Nährstoffe

Kohlenhydrate und Fette benötigt der Organismus hauptsächlich zur Deckung des Energiebedarfs (Brennstoffe):
- zur Aufrechterhaltung des Stoffwechsels, z.B. Herztätigkeit
- zur Aufrechterhaltung der Körpertemperatur, Wärme
- für Arbeitsleistungen, z.B. Radfahren

Eiweißstoffe, Mineralstoffe und Wasser werden zum Aufbau und zur Erhaltung des Organismus benötigt (Baustoffe):
- für das Wachstum, neue Zellen (neues Gewebe) werden aufgebaut
- für die Zell- und Gewebserneuerung, Zellen werden nach 10 bis 100 Tagen abgebaut und wieder neu aufgebaut

Vitamine und Mineralstoffe werden als Schutz- und Reglerstoffe benötigt (Wirkstoffe):
- als Schutz, z.B. vor Krankheiten
- zur Regelung von Körpervorgängen, z.B. Abbau von Nährstoffen

Weitere Bestandteile der Lebensmittel

Ballaststoffe sind die unverdaulichen Bestandteile der Nahrung. Sie haben die Aufgabe, die Transitmenge zu erhöhen, dadurch die Darmbewegung anzuregen und so die Transitzeit zu verkürzen. Eine ballaststoffarme Nahrung führt zu Verstopfung. Ballaststoffe – Cellulose, Hemicellulose und Pektine – sind überwiegend in pflanzlichen Lebensmitteln enthalten.

Farb- und Geschmacksstoffe sind sekundäre Pflanzenstoffe. Aufgrund ihrer Farben, z.B. Blattgrün, ihres Geschmacks usw. haben sie vielfältige Wirkungen.

Primäre Pflanzenstoffe: Kohlenhydrate, Fette, Proteine sind am primären Energie- und Aufbaustoffwechsel im menschlichen Organismus beteiligt.

Sekundäre Pflanzenstoffe – unterschiedliche chemische Verbindungen – kommen in geringen Mengen in bestimmten Pflanzen vor, sie haben eine pharmakologische Wirkung.

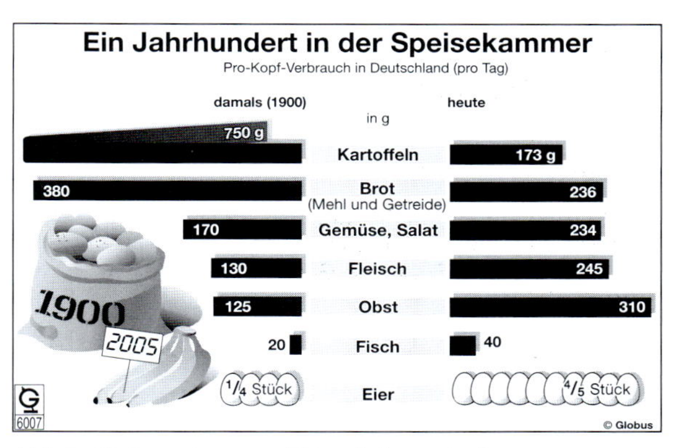

Abb. 1: Verbrauch ausgewählter Lebensmittel

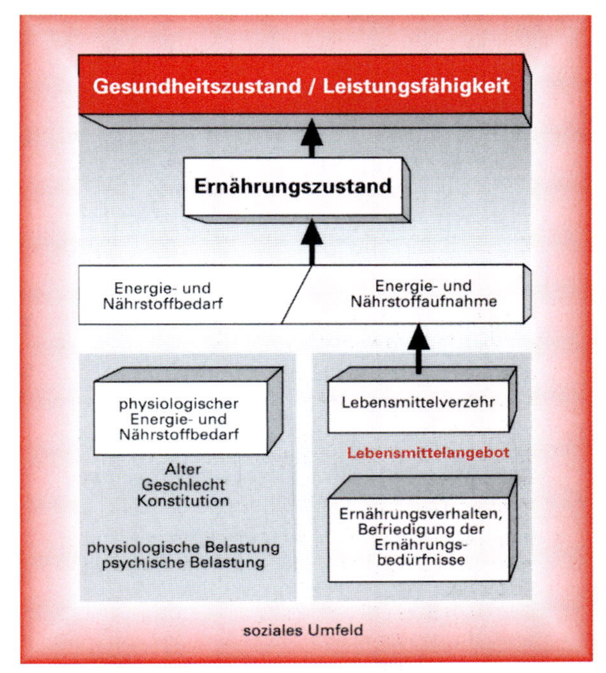

Abb. 2: Faktoren für den Gesundheitszustand

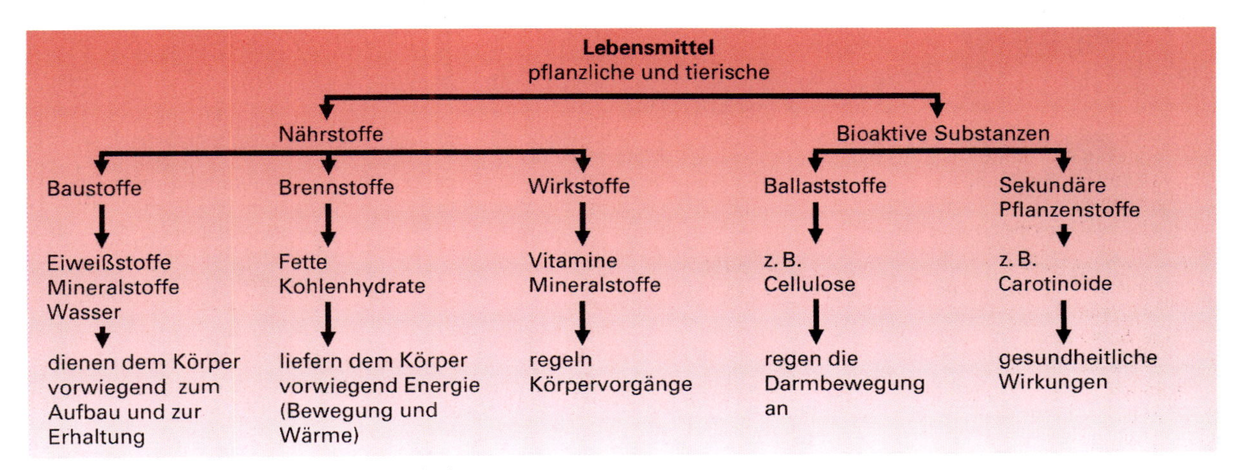

Abb. 3: Einteilung der Lebensmittelbestandteile

Übersicht – Nährstoffe

Vorkommen in Lebensmitteln	Vorkommen im menschlichen Körper	Aufgaben im menschlichen Körper
	Kohlenhydrate 1% der Körpermasse vor allem in der Leber und Muskulatur	liefern dem Körper vorwiegend Energie für Stoffwechsel, Körpertemperatur und weitere Leistungen 1 g $\hat{=}$ 17 kJ ($\hat{=}$ 4 kcal)
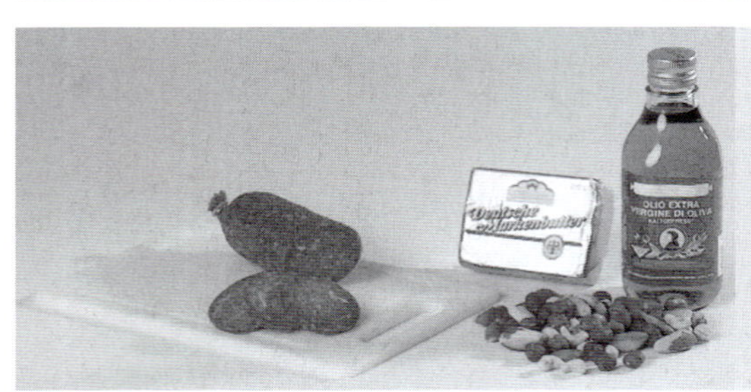	**Fette** 10 bis 15% der Körpermasse vor allem im Unterhautfettgewebe und Bauchfett	liefern dem Körper vorwiegend Energie für Stoffwechsel, Körpertemperatur und weitere Leistungen 1 g $\hat{=}$ 37 kJ ($\hat{=}$ 9 kcal)
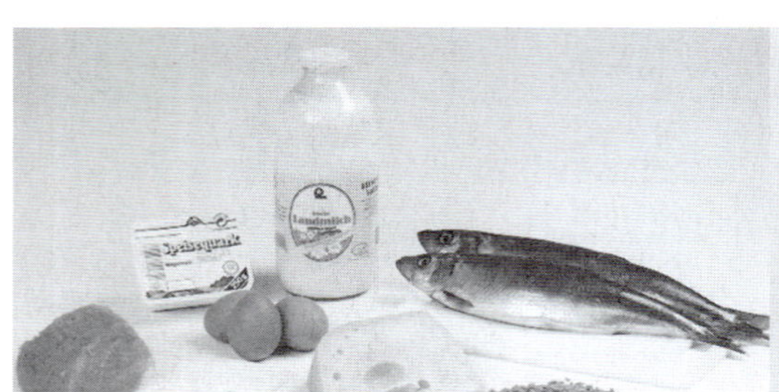	**Eiweiß** 20% der Körpermasse in allen Körperzellen, ohne Eiweiß kein Leben	hauptsächlich zum Aufbau und zur Erhaltung des Körpers 1 g $\hat{=}$ 17 kJ ($\hat{=}$ 4 kcal)
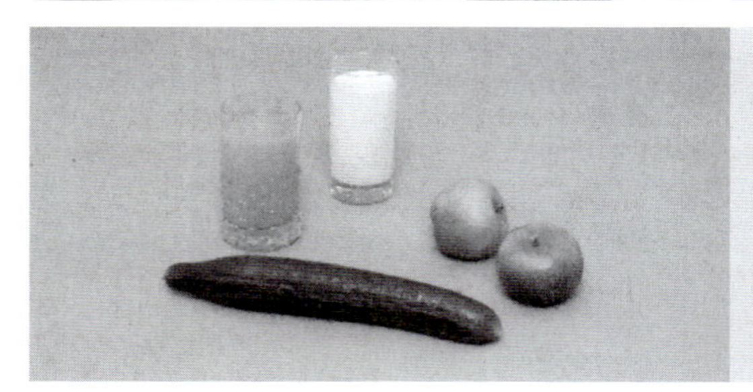	**Wasser** 50 bis 60% der Körpermasse in Blut, Lymphe und in allen Zellen	zum Aufbau und zur Erhaltung des Körpers; außerdem als Transport- und Lösungsmittel
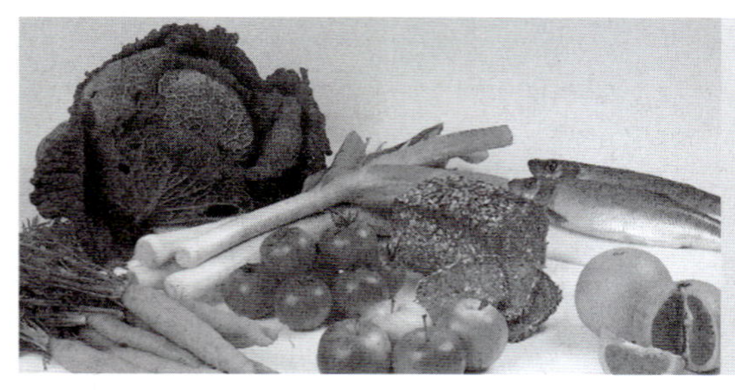	**Mineralstoffe** 4 bis 5% der Körpermasse, Calcium in den Knochen, Eisen in den roten Blutkörperchen usw. **Vitamine** in Spuren, je nach Aufgabe unterschiedlich	zum Aufbau und zur Erhaltung des Körpers und als Wirkstoffe zur Regelung von Körpervorgängen als Wirkstoffe zur Regelung von Körpervorgängen

EU-Richtlinie: 1 g Fett $\hat{=}$ 37 kJ

Tab. 1: Nährstoffe in Lebensmitteln und im Körper

1.3 Energiegehalt der Grundnährstoffe

Der Energiegehalt der Grundnährstoffe wird in Joule gemessen.

1000 J (Joule) ≙ 1 kJ (Kilojoule) ≙ 0,001 MJ (Megajoule)

Ein **Joule** ist die Energiemenge, die benötigt wird, um
- 1 kg
- mit der Kraft von 1 Newton (N)
- um 1 m zu bewegen.

Früher wurde die Energieeinheit kcal verwendet. Eine kcal ist die Energiemenge, die benötigt wird, um 1 Liter (l) Wasser von 14,5 °C auf 15,5 °C zu erwärmen.
1 kcal ≙ 4,184 kJ   239 kcal ≙ 1 MJ

Messung des physikalischen Energiegehalts von Nährstoffen/Lebensmitteln

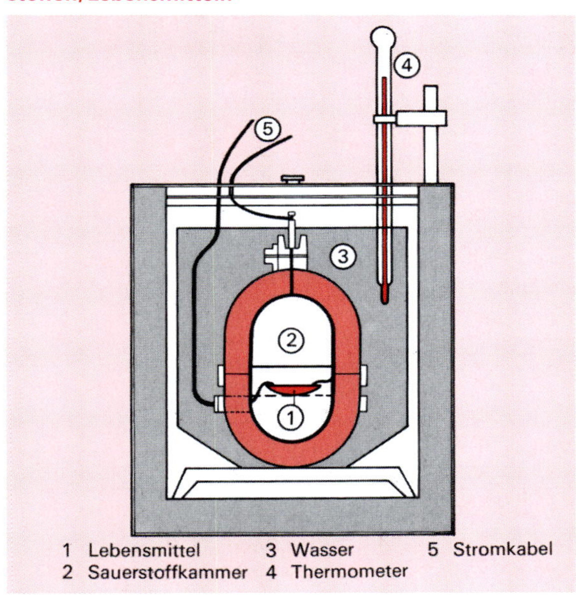

Abb. 1: Kalorimeter-Bombe

Die Kalorimeter-Bombe besteht aus einem Stahlzylinder, der mit Sauerstoff gefüllt ist und von einem wärmeisolierten Wasserbad umgeben ist. Zur Energiemessung wird eine Nährstoffprobe in den Stahlzylinder gebracht und mittels elektrischer Zündung vollständig verbrannt. Durch die bei der Verbrennung freiwerdende Energie steigt die Temperatur des Wasserbads. Aufgrund dieser Temperaturveränderung kann die freiwerdende Energiemenge berechnet werden, die man als **physikalische Energiemenge** – Bruttoenergiegehalt – bezeichnet.

Physikalischer Energiegehalt der Grundnährstoffe

1 g Kohlenhydrate	17,2 kJ
1 g Fette	38,9 kJ
1 g Eiweißstoffe	23,4 kJ

Bei diesen Werten handelt es sich um Durchschnittswerte.

Energieträger		Brennwert kJ
N-haltige Verbindungen		
Serumalbumin		24,7
Casein		24,2
Kollagen		22,2
Fleisch		22,4
Eier		23,4
Leucin		27,3
Alanin		18,2
Harnsäure		11,5
Harnstoff		10,6
Nahrungsprotein im Schnitt		23,4
Fette und Lipide		
Buttersäure	C4	24,9
Capronsäure	C6	30,0
Caprylsäure	C8	33,0
Caprinsäure	C10	35,5
Laurinsäure	C12	37,1
Myristinsäure	C14	38,3
Palmitinsäure	C16	39,2
Stearinsäure	C18	40,0
Ölsäure	C18:1	39,4
Linolsäure	C18:2	39,0
Linolensäure	C18:3	38,7
Arachidonsäure	C20:4	40,5
Cholesterin		41,4
Butterfett		38,5
Tierische Fette allgemein		39,2
Olivenöl		39,3
Pflanzliche Fette allgemein		39,8
Nahrungsfette im Schnitt		38,9
Kohlenhydrate		
Pentosen		15,6
Hexosen (im Schnitt)		15,7
Disaccharide (im Schnitt)		16,3
Trisaccharide		16,8
Polysaccharide		17,6
Dextrin		17,2
Nahrungskohlenhydrate im Schnitt		17,2
Alkohole		
Xylit, Sorbit, Mannit		15,7
Glycerin		18,0
Ethanol		30,0
Alkohole im Schnitt		21,2

Im menschlichen Körper werden die Energieträger – besonders die N-haltigen Verbindungen – nicht vollständig abgebaut; daraus ergibt sich der niedrigere Energiegewinn.

Tab. 1: Physikalischer Energiegehalt verschiedener Energieträger (in kJ pro 1 g Trockensubstanz) (Kraut, Wirths)

Physiologischer Energiegehalt der Nährstoffe

Bei der Energiefreisetzung im menschlichen Organismus werden die Lebensmittel zunächst im Magen-Darm-Trakt enzymatisch in ihre Grundbestandteile aufgespalten. Die resorbierbaren energieliefernden Nährstoffe werden durch die Darmzotten in Blut- oder Lymphbahnen aufgenommen und zu allen Körperzellen transportiert.

In den Zellen werden **Kohlenhydrate und Fette vollständig oxidiert**. Der Wasserstoff der Nährstoffe wird über eine Reihe von Stoffwechselreaktionen auf den Sauerstoff der Atemluft übertragen. Beim Abbau dieser Nährstoffe entsteht neben Wasser auch Kohlenstoffdioxid. Da Kohlenstoffdioxid und Wasser keinen für den Organismus verwertbaren Energiegehalt besitzen, ist der physiologische Energiegehalt der Nährstoffe mit dem physikalischen Energiegehalt identisch. Auch in der Kalorimeter-Bombe werden Kohlenhydrate und Fette zu Wasser und Kohlenstoffdioxid abgebaut.

Die **biologische Oxidation der Proteine – Eiweißstoffe – ist dagegen unvollständig**. In der Kalorimeter-Bombe werden Proteine direkt zu Kohlenstoffdioxid, Wasser und Stickstoffdioxid abgebaut. Endprodukte des Proteinabbaus im Organismus sind dagegen Wasser, Kohlenstoffdioxid und energiereiche stickstoffhaltige Verbindungen. Durch die stickstoffhaltigen Verbindungen, z.B. Harnstoff, die mit dem Urin ausgeschieden werden können, kommt es zu Energieverlusten. Man veranschlagt deshalb für 1g Eiweiß im menschlichen Organismus einen durchschnittlichen Energieverlust von 6,2kJ. Der physiologische Energiegehalt von Proteinen ist also niedriger als der physikalische.

Physiologischer Energiegehalt der Grundnährstoffe

1g Kohlenhydrate	17 kJ (≙ 4 kcal)
1g Fette	37 kJ (≙ 9 kcal)
1g Eiweiß	17 kJ (≙ 4 kcal)

Außerdem kann der Organismus Alkohol zur Energiegewinnung abbauen. 1g Alkohol (Ethanol) liefert 29kJ.

Aufgaben

1. *Rechnen Sie in kJ um:*
   a) 73g Eiweiß, *c) 271g Kohlenhydrate,*
   b) 65g Fett, *d) 18g Alkohol.*
2. *Rechnen Sie in g um:*
   a) 952kJ Eiweiß, *c) 3876kJ Kohlenhydrate,*
   b) 1073 kJ Fett, *d) 870kJ Alkohol.*
3. *Wie rechnet man die alte Einheit Kilokalorie (kcal) in die neue Einheit Kilojoule (kJ) um?*
4. *Orientieren Sie sich über den Energieverbrauch im menschlichen Organismus, vgl. S. 248. Begründen Sie die Aussage: Die alte Energieeinheit kcal kann nicht mehr für den physiologischen Energiegehalt der Nährstoffe verwendet werden.*
5. *Warum schwitzt ein Mensch bei starker Arbeit?*
6. *Warum kann ein Mensch im gemäßigten Klima mehr arbeiten als in den Tropen?*

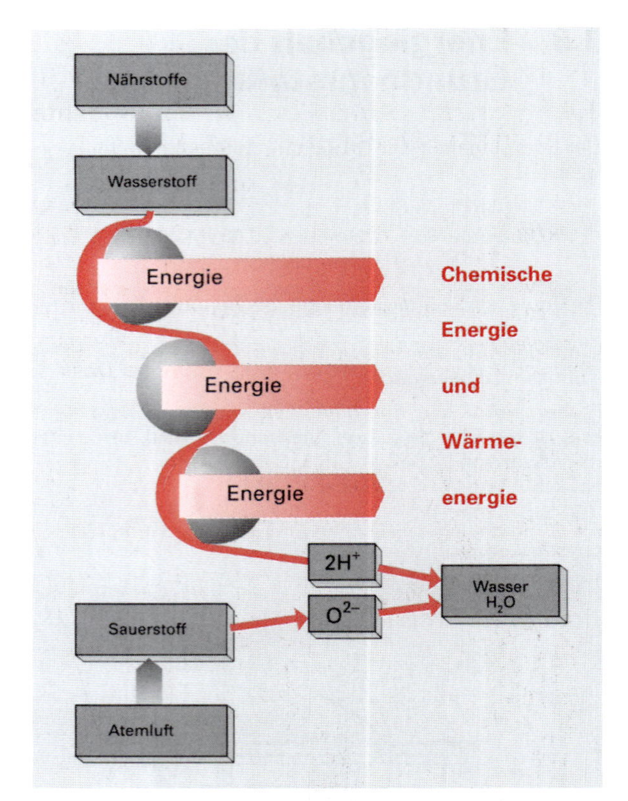

Abb. 1: Schema – Biologische Oxidation

Die Wasserbildung ist der wichtigste Energie liefernde Vorgang im menschlichen Organismus. Dabei entstehen 60% Wärmeenergie und 40% chemische Energie.

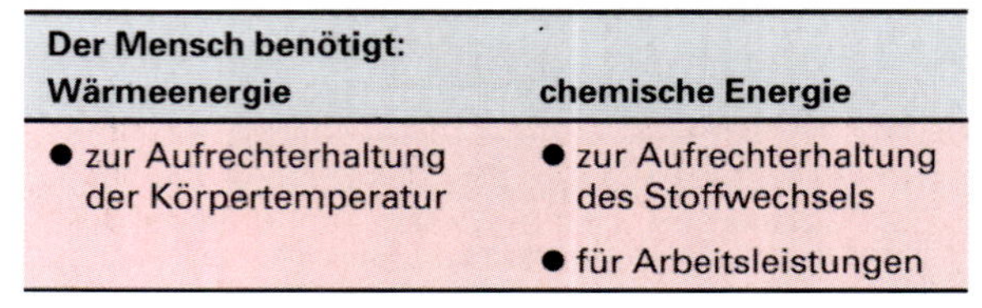

Der Mensch benötigt: Wärmeenergie	chemische Energie
• zur Aufrechterhaltung der Körpertemperatur	• zur Aufrechterhaltung des Stoffwechsels
	• für Arbeitsleistungen

Tab. 1: Wofür wird Energie benötigt?

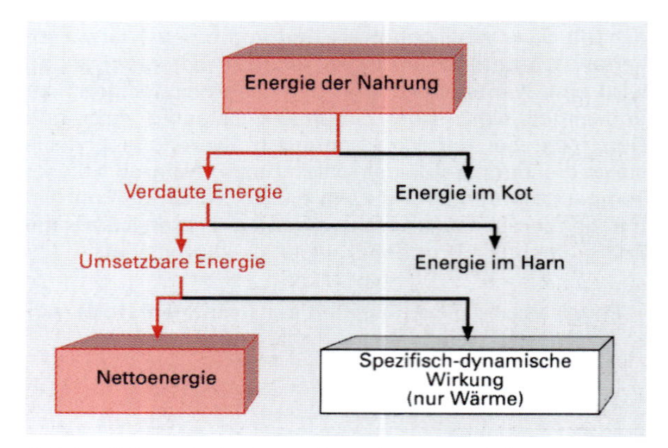

Abb. 2: Schematische Darstellung der Energiebilanz

1.4 Energiebedarf

1.4.1 Grundumsatz – basal metabolic rate (Ruhe-Nüchtern-Umsatz)

Aufgabe

Bei völliger Ruhe – im Liegen – haben Menschen einen unterschiedlichen Energiebedarf.

Vergleichen Sie die Angaben zum Energiebedarf der verschiedenen Personen, versuchen Sie die Unterschiede zu begründen.

Frau, 18 Jahre, 60 kg Körpergewicht, 166 cm
Energiebedarf 6 200 kJ (6,2 MJ)/24 h

Mann, 18 Jahre, 70 kg Körpergewicht, 172 cm
Energiebedarf 7 900 kJ (7,9 MJ)/24 h

Frau, 25 Jahre, 60 kg Körpergewicht, 166 cm
Energiebedarf 6 000 kJ (6,0 MJ)/24 h

Frau, 18 Jahre, 65 kg Körpergewicht, 174 cm
Energiebedarf 6 700 kJ (6,7 MJ)/24 h

Zur Ermittlung des täglichen Gesamtenergiebedarfs eines Menschen unterscheidet man zwei Größen:

Grundumsatz + Leistungsumsatz ≙ Gesamtenergiebedarf

Als Grundumsatz (Ruhe-Nüchtern-Umsatz) bezeichnet man die Energiemenge, die ein Mensch
- bei völliger Ruhe, im Liegen,
- 12 Stunden nach der letzten Nahrungsaufnahme,
- leicht bekleidet – in einem Raum mit einer Temperatur von 20 °C – durchschnittlich benötigt.

Normalerweise wird der Grundumsatz für 24 Stunden (h) berechnet.

Der Grundumsatz ist die Energiemenge, die bei den genannten Bedingungen zur Aufrechterhaltung:
- von Grundstoffwechsel – Herztätigkeit, Atmung usw. –
- der Körpertemperatur benötigt wird.

Gehirn	25%
Magen-Darm-Trakt, Leber, Niere	35%
Skelettmuskeln	20%
Herz	6%
Rest	14%

Tab. 1: Grundumsatz – benötigte Energie für einzelne Organe

Es ist schwer, den Grundumsatz eines Menschen eindeutig zu bestimmen, da auch eine weitgehende Ruhigstellung des Gehirns zu den Bedingungen der Grundumsatzmessung gehört. Nervosität z. B. kann den Grundumsatz entscheidend steigern.

Messung des Energieumsatzes

Zur Messung des Energieumsatzes stehen zwei Methoden zur Verfügung:
- Bei der direkten Kalorimetrie wird die abgegebene Wärme gemessen. Diese Methode ist sehr aufwendig.
- Der Energieumsatz des Menschen wird im Allgemeinen durch **indirekte Kalorimetrie** bestimmt. Hierbei wird die O_2-Aufnahme als Maß für den Energieumsatz herangezogen. Dies ist möglich, da der Organismus seine Energie praktisch vollständig durch den energieliefernden oxidativen Abbau von Nährstoffmolekülen unter Sauerstoffverbrauch in den Zellen gewinnt.

Bei der indirekten Kalometrie wird
- der **respiratorische Quotient (RQ)**, das molare Verhältnis zwischen produziertem Kohlenstoffdioxid (CO_2) und verbrauchtem Sauerstoff (O_2), und
- die Ausscheidung von Harn-Stickstoff gemessen.

Die Menge der eingeatmeten Luft wird bestimmt, und in der Ausatmungsluft wird das Verhältnis von Kohlenstoffdioxid zu Sauerstoff analysiert.
Der RQ gibt Auskunft über die Anteile, in denen die einzelnen Nährstoffe zur Energiegewinnung herangezogen werden.

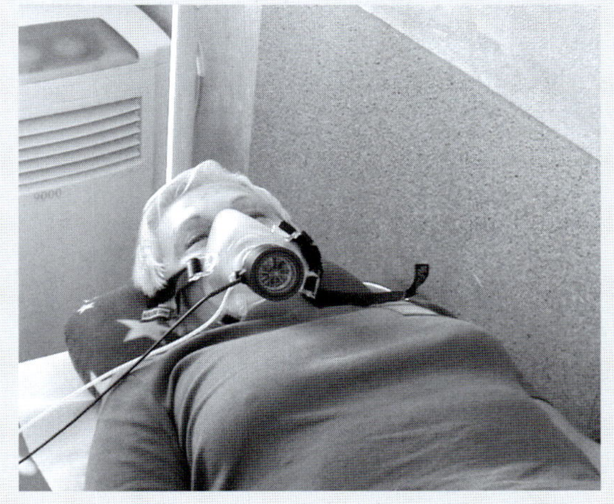

Abb. 1: Grundumsatzmessung

Der RQ ist das molare Volumenverhältnis von produziertem CO_2 zum verbrauchten O_2.

$$RQ = \frac{\text{Volumen des gebildeten Kohlenstoffdioxids}}{\text{Volumen des verbrauchten Sauerstoffs}}$$

Respiratorischer Quotient für Glucose ($C_6H_{12}O_6$)

Die Oxidation von Glucose erfolgt nach folgender Reaktionsgleichung:

$C_6H_{12}O_6 + 6\,O_2 \Rightarrow 6\,CO_2 + 6\,H_2O + \text{Energie}$
$180\,g + 6 \times 22{,}4\,l \Rightarrow 6 \times 22{,}4\,l + 6 \times 18\,g + 2{,}78\,MJ$

Aus der Gleichung ist ersichtlich, dass für den Abbau von Glucose die gleiche Menge Sauerstoff benötigt wird, wie Kohlenstoffdioxid gebildet wird. Der respiratorische Quotient beträgt 1.

Der Energiegehalt beträgt nach dieser Formel für 180 g (1 Mol) Glucose 2,78 MJ, für 1 g Glucose also 15,5 kJ.

Respiratorischer Quotient für Tripalmitin ($C_{51}H_{98}O_6$)

Die Oxidation von Tripalmitin erfolgt nach folgender Reaktionsgleichung:

$C_{51}H_{98}O_6 + 72{,}5\,O_2 \Rightarrow 51\,CO_2 + 49\,H_2O + \text{Energie}$

Der respiratorische Quotient beträgt also

$$\frac{51\,CO_2}{72{,}5\,O_2} = 0{,}7$$

Der RQ für Fette ist niedriger als der für Kohlenhydrate, da Fettsäuren weniger Sauerstoff enthalten. Für ihre Oxidation muss mehr Sauerstoff aufgenommen werden.

Der respiratorische Quotient für Proteine beträgt durchschnittlich 0,8. Auch für die Oxidation der Proteine wird also mehr Sauerstoff als für die Oxidation von Kohlenhydraten benötigt.

Bei einer gemischten Kost mit 12% Eiweiß, 40% Fett und 48% Kohlenhydraten beträgt der respiratorische Quotient 0,85. Bei diesem RQ entspricht ein Sauerstoffverbrauch von 1 Liter einem Energieumsatz von 20 kJ.

Sinkt der RQ unter den Wert von 0,85 oder steigt er, so kann man aus diesen Werten Rückschlüsse auf das Stoffwechselgeschehen ziehen.

Steigt der RQ z.B. auf 1, so ist dies ein Zeichen für einen intermediären Umbau von Kohlenhydraten in Fette. Fette enthalten weniger Sauerstoff im Molekül als Kohlenhydrate, aus diesem Grund steigt der RQ.

Umgekehrt kann der RQ, z.B. bei Diabetes mellitus, auf 0,7 absinken. Bei dieser Stoffwechselkrankheit muss Glucose aus Aminosäuren aufgebaut werden. Da Glucose mehr Sauerstoff im Molekül enthält als Aminosäuren, sinkt der RQ.

Alter	Mann 172 cm, 70 kg	Frau 165 cm, 60 kg
15–18 Jahre	7900 kJ (7,9 MJ)	6200 kJ (6,2 MJ)
19–35 Jahre	7300 kJ (7,3 MJ)	6000 kJ (6,0 MJ)
36–50 Jahre	6800 kJ (6,8 MJ)	5600 kJ (5,6 MJ)
51–65 Jahre	6200 kJ (6,2 MJ)	5200 kJ (5,2 MJ)
66–75 Jahre	5800 kJ (5,8 MJ)	5000 kJ (5,0 MJ)

Tab. 1: Durchschnittliche Höhe des Grundumsatzes je Tag (nach DGE und Wirths)

Faktoren, die den Grundumsatz beeinflussen

Alter

Die Stoffwechselvorgänge verlangsamen sich mit zunehmendem Alter, z.B. Atmung, Puls. Ältere Menschen haben dementsprechend einen geringeren Grundumsatz als jüngere.

Geschlecht

Der Grundumsatz liegt bei Männern, bezogen auf gleiche Körpermasse und gleiches Alter, etwa 6 bis 9% höher als bei Frauen. Männliche Personen haben generell mehr aktives Gewebe (Muskelmasse) als Frauen, diese haben mehr passives Gewebe, d.h., der Fettgewebsanteil ist höher.

	Mann	Frau
Muskeln, Nerven usw.	55%	47%
Knochen, Bindegewebe, Blut usw.	32%	28%
Energiereserven (Fettgewebe usw.)	13%	25%

Tab. 2: Prozentuale Körperzusammensetzung

Größe und Gewicht (Körperoberfläche)

Mit zunehmender Größe/Gewicht nimmt die Gewebsmasse zu, die versorgt werden muss. Außerdem steigt mit zunehmender Körperoberfläche die Wärmeabgabe an die Umgebung. Der Grundumsatz steigt also.

Diese Aussagen gelten selbstverständlich nur für das Normalgewicht. Der Grundumsatz steigt nicht parallel zum Übergewicht, da in diesem Fall vorwiegend passives Gewebe aufgebaut wird.

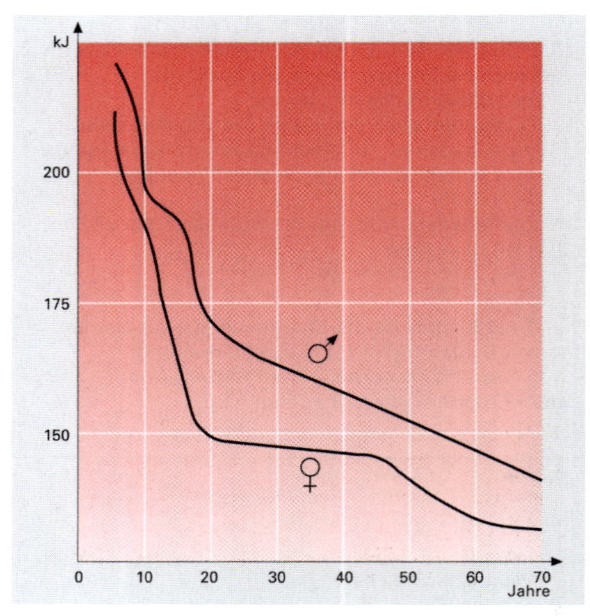

Abb. 1: Abhängigkeit des Grundumsatzes (pro m^2 Körperoberfläche und Stunde) von Lebensalter und Geschlecht (nach Boothby)

Weitere Faktoren, die den Grundumsatz beeinflussen

Hormone steuern den Grundumsatz. Die Schilddrüsenhormone Thyroxin und Triiodthyronin verändern den Grundumsatz, aber auch andere Hormone, wie z. B. Adrenalin, beeinflussen ihn.

Eine Grundumsatzbestimmung gibt daher Aufschluss über die Funktion der Schilddrüse. Eine Überfunktion der Schilddrüse steigert den Grundumsatz, eine Unterfunktion senkt ihn.

Weitere individuelle Faktoren beeinflussen den Grundumsatz

Z. B. Stress erhöht den Grundumsatz, Depressionen erniedrigen ihn, auch Krankheiten, z. B. Fieber, können den Grundumsatz um 40% steigern, Medikamente, z. B. Schmerzmittel, können ihn dagegen senken. Im Schlaf verringert sich der Grundumsatz um 7 bis 10%. Durch längeres Fasten kann der Grundumsatz um 16 bis 40% sinken, es kommt zu einer Anpassung des Energieverbrauchs an die Energiezufuhr.

Schwangere und **Sportler** haben ebenfalls einen erhöhten Grundumsatz.

Das **Klima** hat ebenfalls Einfluss auf den Grundumsatz. Der Körper passt sich durch veränderte Hormonausschüttung – eine entsprechende Wärmeproduktion – an das jeweilige Klima an. In tropischen Gebieten z. B. ist der Grundumsatz eines Menschen um 10 bis 20% geringer als in arktischen Gebieten.

- Für die Berechnung des Grundumsatzes eines 25-jährigen Erwachsenen nimmt man folgende Richtwerte an:

  Grundumsatz pro Stunde: 4 kJ je Kilogramm Körpergewicht

  Grundumsatz pro Tag: 100 kJ je Kilogramm Körpergewicht
- Der Grundumsatz wird
  - bestimmt durch Alter, Geschlecht, Körpergröße/-gewicht,
  - außerdem beeinflusst durch Stress, Krankheiten, Medikamente, Klima usw.
- Der Grundumsatz stellt bei leichter bzw. mittelschwerer körperlicher Belastung den größten Teil des Energieverbrauchs dar.

Aufgaben

1. *Erläutern Sie den unterschiedlichen Grundumsatz der vier genannten Personen, vgl. S. 15.*
2. *Berechnen Sie mithilfe des Richtwertes den Grundumsatz einer 25-jährigen Frau, die ein Körpergewicht von 53 kg hat.*
3. *Überprüfen Sie Ihr Gewicht nach dem Body-Mass-Index.*

Normalgewicht – Referenzgewicht

Für die Grundumsatzbestimmung muss also zunächst das Normalgewicht ermittelt werden. Dies wird heute nach dem Body-Mass-Index bestimmt.

Der Broca-Index – Körpergröße–100 – kann nur bei Personen mit einer durchschnittlichen Körpergröße verwendet werden.

Normalgewicht nach Body-Mass-Index (Körpermassenindex)

$$\text{Allgemein: BMI} = \frac{\text{KG in kg}}{(\text{Körpergröße in m})^2}$$

Es wird das Verhältnis von Körpergewicht in kg zu Körpergröße in m zum Quadrat berechnet.

$$\text{Beispiel: } \frac{64\,\text{kg}}{(1{,}70\,\text{m})^2} = 22{,}1$$

Neben der Berechnung kann das eigene Körpergewicht auch mit dem Body-Mass-Index-Nomogramm überprüft werden.

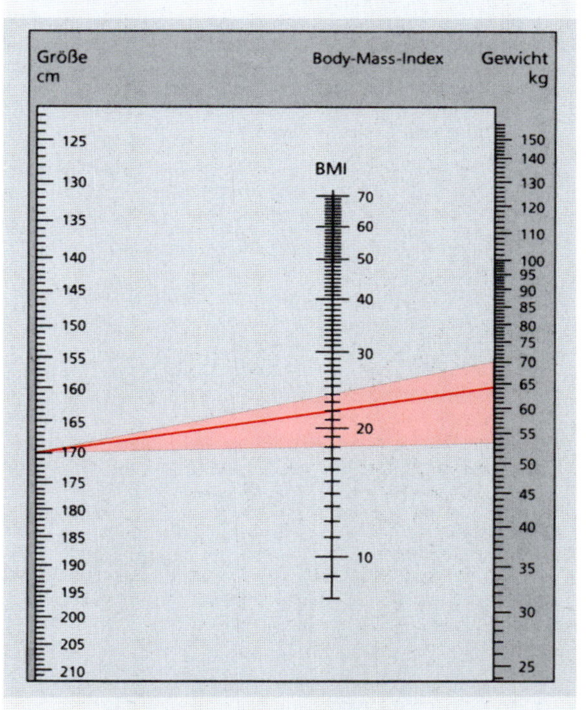

Abb. 1: Body-Mass-Index-Nomogramm

Klassifikation von Übergewicht und Adipositas bei Erwachsenen nach BMI (in kg/m²) (WHO)

Untergewicht	< 18
Normalgewicht	18 bis 24,9
Übergewicht	
– Präadipositas	25 bis 29,9
– Adipositas Grad I	30 bis 34,9
– Adipositas Grad II	35 bis 39,9
– Adipositas Grad III	über 40

Ermittlung des Ernährungszustandes, vgl. auch S. 393.

1.4.2 Leistungsumsatz – PAL-Wert

Für jede weitere Leistung, die ein Mensch vollbringt, verbraucht er zusätzlich Energie. Diese Energiemenge, die über den Grundumsatz hinaus benötigt wird, bezeichnet man als Leistungsumsatz.

Aufgaben

1. *Lesen sie erneut die Definition für den Grundumsatz, vgl. S. 15.*
   Stellen Sie fest, welche „zusätzlichen Leistungen" bei der Bestimmung des Grundumsatzes ausgeschlossen wurden.
2. *Eine 25-jährige Frau (60 kg KG, 165 cm) führt folgende Arbeiten durch:*
   a) 30 min Gemüseputzen,
   b) 15 min Abwaschen,
   c) 8 min Bettenmachen,
   d) 20 min Staubsaugen,
   e) 10 min Staubwischen,
   f) 45 min Einkaufen.
   Berechnen Sie den Leistungsumsatz.
3. *Nennen Sie Freizeitbeschäftigungen mit einem*
   a) hohen,
   b) niedrigen Energiebedarf.
4. *Nennen und begründen Sie Ursachen und Folgen*
   a) des veränderten Energiebedarfs,
   b) der veränderten Energiezufuhr, vgl. S. 394.
5. *Versuchen Sie folgende Behauptungen zu begründen:*
   a) Für die gleiche körperliche Leistung wird bei einer Umgebungstemperatur von 39 °C mehr Energie benötigt als bei 28 °C.
   b) Der Leistungsumsatz beim Schwimmen ist bei einer Wassertemperatur von 18 °C wesentlich höher als bei 26 °C.
   c) Ein Mensch hat bei einer Wassertemperatur von 15 °C eine durchschnittliche Überlebenschance von 6 bis 8 Stunden.

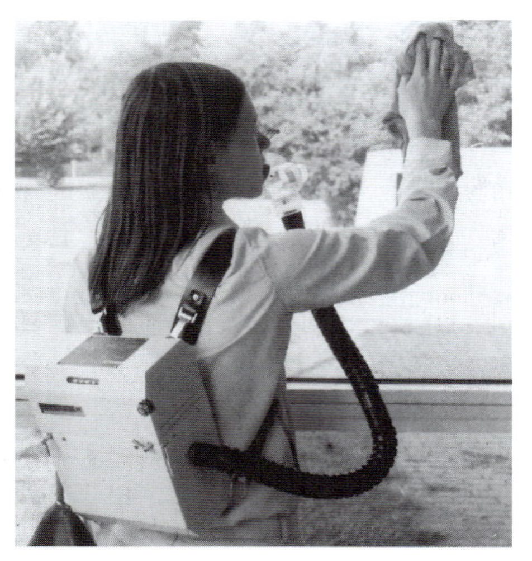

Abb. 1: Messung des Leistungsumsatzes

Der Leistungsumsatz wird zunächst durch die Muskeltätigkeit – Arbeitsleistung – bestimmt.

Mit jeder Muskeltätigkeit ist ein zusätzlicher Energiebedarf verbunden. Aber auch durch konzentrierte geistige Tätigkeit – Gehirntätigkeit – kommt es zu einer Steigerung des Leistungsumsatzes.

Leistungsumsatzmessung

Bei der Leistungsumsatzmessung wird die Steigerung des Sauerstoffverbrauchs ermittelt. Ein 70 kg schwerer Mensch benötigt z.B. für einen Weg von 1 km Länge 6 bis 11,8 l O_2, dies entspricht einem Energiebedarf von 120 bis 240 kJ.

Eine Leistungsumsatzsteigerung ist durch
- einen größeren Sauerstoffverbrauch,
- eine verstärkte Bildung von Kohlenstoffdioxid und
- höhere Wärmeabgabe gekennzeichnet.

Tätigkeiten	kJ/min
Sitzen	
– Fernsehen	0,4
– Essen	1,4
– Schreiben	2,1
Waschen und Ankleiden	
bzw. Auskleiden	8,0
Gemüseputzen	4,2
Bügeln, kleine Stücke	5,0
Einkaufen	5,9
Kochen/Abwasch	8,4
Staubsaugen	13,4
Staubwischen	14,2
Fensterputzen	16,3
Bettenmachen	17,2
Wäschemangeln	20,5
Gehen	
– 4 km/h	5,4
– 4 km/h, 10 kg	14,7
– 4 km/h, 20 kg	22,0
Laufen	
– 9 km/h	42
Radfahren	
– 10 km/h	8,4
– 15 km/h	13,4
PKW-fahren	
– Großstadtstraßen	3,4
– Autobahn	2,5
Schwimmen	
– Brustschwimmen, 20 m/min	19
– Kraulen, 50 m/min	58
Fußball	55
Gymnastik	16
Tanzen	22–30
Geräteturnen	30–40
Tischtennis	22
Schlittschuhlaufen – 12 km/h	20
Skilaufen – 4 km/h	35

Tab. 1: Leistungsumsatz bei weiteren speziellen Tätigkeiten (Kraut, Wirths u.a.)

Körperliche Aktivität: Ein erheblicher Teil des Energieumsatzes beruht auf dem Energiebedarf für körperliche Aktivitäten, die durch **berufliche Tätigkeit** und **Freizeitverhalten** bedingt werden.

International hat es sich durchgesetzt, dass dieser zusätzliche Energiebedarf in Mehrfachem des Grundumsatzes (basal metabolic rate – BMR) angegeben wird. In Abhängigkeit von der beruflichen Tätigkeit und dem Freizeitverhalten ergibt sich aus dem Quotienten zwischen Gesamtenergiebedarf (total energy expenditure – TEE) und Grundumsatz (basal metabolic rate – BMR) der durchschnittliche tägliche Energiebedarf in Mehrfachem des BMR. Dieser Wert wird als körperliche Aktivität (physical activity level – PAL) bezeichnet. Angesichts der allgemein geringen körperlichen Aktivtät und des häufigen Übergewichts sollte als Richtwert für die Energiezufuhr ein niedriger PAL-Wert (1,4) verwendet werden.

Beispiel männliche Erwachsene unter 25 Jahre:
Gesamtenergiebedarf (TEE) 10,6 MJ
Grundumsatz (BMR) 7,6 MJ
10,6 MJ/7,6 MJ =1,4 PAL

Beispiele	PAL-Wert
alte, gebrechliche Menschen	1,2
Büroangestellte, Feinmechaniker	1,4 bis 1,5
Laboranten, Kraftfahrer, Studierende	1,6 bis 1,7
Hausfrauen, Verkäufer	1,8 bis 1,9

Tab. 1: Beispiele für den durchschnittlichen täglichen Energieumsatz

Für sportliche Betätigungen oder anstrengende Freizeitaktivitäten können zusätzlich pro Tag 0,3 PAL-Einheiten hinzugerechnet werden.

Weitere Faktoren, die den Leistungsumsatz beeinflussen:

Im **Wachstumsalter** ist neben dem erhöhten Grundumsatz der Energiebedarf für das Wachstum zu beachten.

Wärmeregulation

Für die Grundumsatzmessung ist eine Umgebungstemperatur von 20 °C festgelegt.
Bei einer Umgebungstemperatur unter 20 °C muss mehr Energie – Wärme – aufgewandt werden, um die Körpertemperatur auf ca. 37 °C konstant zu halten. Eine höhere Umgebungstemperatur bedingt eine verstärkte Schweißbildung, durch die entstehende Verdunstungskälte wiederum eine Senkung der Körpertemperatur. Durch die Verdunstung von 1 l Schweiß werden dem Körper etwa 2 400 kJ entzogen. Die Schweißbildung kann in extremen Situationen bis auf 12 l pro Tag ansteigen.

Verdauungstätigkeit

Der Nährstoffgehalt der Lebensmittel kann durchschnittlich nur zu 94 % ausgenutzt werden. Durch diese unvollständige Resorption kommt es, bezogen auf die Gesamtenergiezufuhr, zu Energieverlusten von 6 %.

Nährstoffe werden in den Zellen umgebaut, z. B. Eiweiß in Kohlenhydrate, dadurch kommt es zu weiteren Energieverlusten von nochmals 6 %. Spezifisch-dynamische Wirkung der Nährstoffe, vgl. S. 276.

Von der Gesamtenergiezufuhr müssen also 12 % für diese Energieverluste abgerechnet werden, vgl. S. 20.

Übersicht – Körperliche Aktivität im Beruf

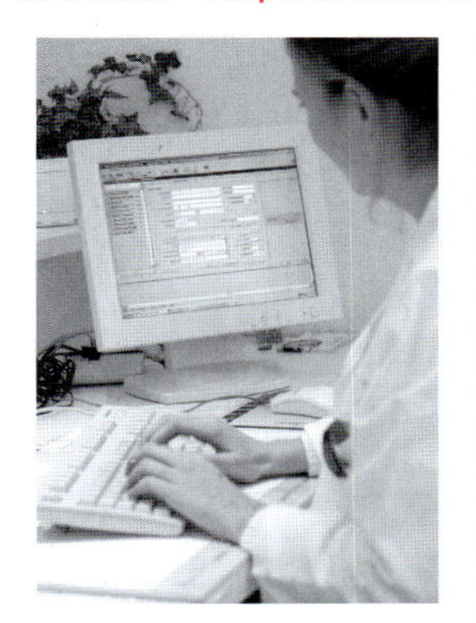	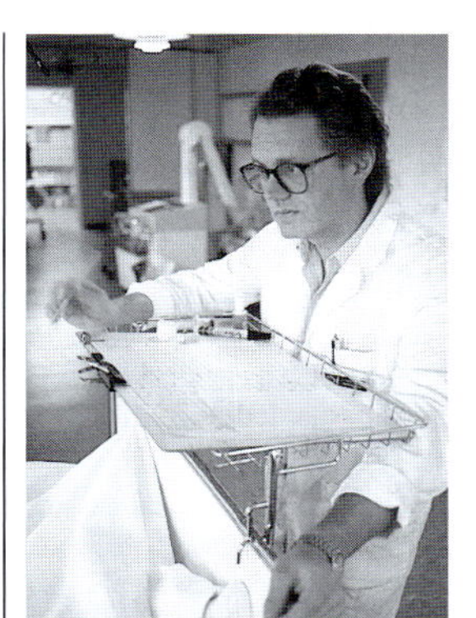	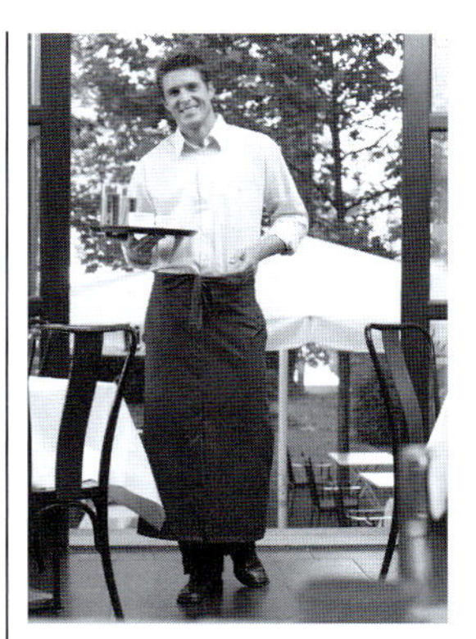	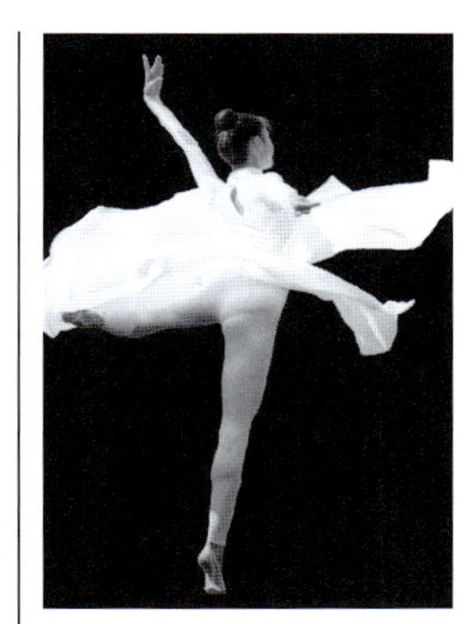
ausschließlich sitzende Tätigkeit mit wenig oder keiner anstrengenden Freizeitaktivität	sitzende Tätigkeit, zeitweilig auch zusätzlicher Energiebedarf für gehende und stehende Tätigkeiten	überwiegend gehende und stehende Arbeit	körperlich anstrengende Arbeit
Energiebedarf pro Kilogramm Körpergewicht pro Stunde:			
2 bis 4 kJ	4 bis 8 kJ	8 bis 12 kJ	12 kJ u.m.
PAL-Wert 1,4 bis 1,5	**PAL-Wert 1,6 bis 1,7**	**PAL-Wert 1,8 bis 1,9**	**PAL-Wert 2,0 bis 2,4**

Tab. 2: Energiebedarf für körperliche Aktivitäten

1.4.3 Gesamtumsatz – Gesamtenergiebedarf

Aufgabe

Versuchen Sie zunächst die folgende Berechnung des Gesamtenergiebedarfs einer 20-jährigen Frau, Sekretärin, 60 kg Körpergewicht, zu erläutern.

Grundumsatz	6000 kJ
Leistungsumsatz	
Arbeitsumsatz	1400 kJ
Freizeitumsatz	800 kJ
Energieverluste durch Verdauung und Umbau (12 % der Energiezufuhr)	1100 kJ
Gesamtenergiebedarf	9300 kJ

(Es wurde jeweils mit gerundeten Zahlen gerechnet.)

Tab. 1: Gesamtenergiebedarf – Beispiel

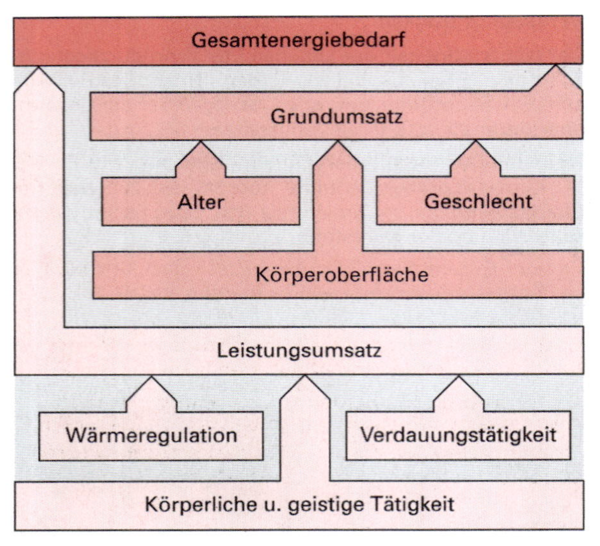

Abb. 1: Zusammensetzung des Gesamtenergiebedarfs

Alter	Grundumsatz	Leistungs-umsatz	Gesamt-energiebedarf
25 Jahre	5600 kJ	2200 kJ	7,8 MJ
51 Jahre	5300 kJ	2100 kJ	7,4 MJ
65 Jahre	4900 kJ	2000 kJ	6,9 MJ

Tab. 2: Gesamtenergiebedarf einer Frau – PAL-Wert 1,4 (DGE)

Alter	Grundumsatz	Leistungs-umsatz	Gesamt-energiebedarf
25 Jahre	7300 kJ	2900 kJ	10,2 MJ
51 Jahre	6600 kJ	2600 kJ	9,2 MJ
65 Jahre	5900 kJ	2400 kJ	8,3 MJ

Tab. 3: Gesamtenergiebedarf eines Mannes – PAL-Wert 1,4 (DGE)

Für den Leistungsumsatz wurden folgende Bedingungen angenommen:

- eine achtstündige tägliche Arbeitszeit
- ein täglicher Freizeitumsatz von 800 bis 1300 kJ
- ein gemäßigtes Klima
- Energieverluste von 12 % durch Verdauung und Stoffwechsel

Die Tabellen zeigen, dass der Gesamtenergiebedarf im Wesentlichen durch den Grundumsatz bestimmt wird.

Der Energiebedarf verringert sich zwischen dem 25. und 45. Lebensjahr um 10 %. Die tägliche Energiezufuhr steigt dagegen durchschnittlich um 10 %. Übergewicht ist die Folge.

- Heute wird meist nur leichte Arbeit verrichtet, der Energiebedarf ist also niedriger als früher.
- Die Energiezufuhr muss dem tatsächlichen Energiebedarf angepasst werden.
- Ist die Energiezufuhr höher als der Energiebedarf, so kommt es zu Übergewicht und Folgeerkrankungen.
- Die Richtwerte für die Energiezufuhr sind nicht ohne weiteres auf einzelne Personen anwendbar. Der tatsächliche Energiebedarf kann nur durch eine ständige Gewichtskontrolle beurteilt werden.

Gesamtenergieverbrauch bei einem Körpergewicht von 60 kg:			**Deckung des Energieverbrauchs** ist durch folgende Lebensmittel möglich:
Tätigkeiten		**kJ**	**Lebensmittel**
1 h 10 min	Treppensteigen	2340	1 Tafel Vollmilchschokolade
1 h 10 min	Tischtennisspielen	1470	1 Bratwurst (100 g)
1 h 25 min	Fensterputzen	1415	1 Stück Sahnetorte
1 h 10 min	Brustschwimmen	1330	1 Portion Erdnüsse (50 g)
25 min	Tanzen	660	1 Glas Bier (0,3 l)
2 h 40 min	Kartenspielen	225	1 Glas Weinbrand (20 ml)
45 min	Radfahren (10 km/h)	370	1 Apfel
40 min	Abwaschen	315	1 Apfelsine
40 min	Schreiben	85	1 Stück Würfelzucker

Tab. 4: Energieverbrauch und mögliche Deckung des Energieverbrauchs

1.5 Empfehlungen für die Nährstoffzufuhr

Aufgabe

Berechnen Sie:
a) Wie viel Gramm Eiweiß, Fett, Kohlenhydrate und Alkohol wurden jeweils pro Tag verzehrt?
b) Vergleichen Sie diese Werte mit den Empfehlungen für die Energie- und Nährstoffzufuhr.

Alter	15–18 Jahre	51–65 Jahre
Energie	10,5 MJ	11,9 MJ
davon % Eiweiß	13	14
% Fett	37	37
% Kohlenhydrate	47	43
% Alkohol	3	6

Tab. 1: Mittlerer täglicher Verbrauch von Nahrungsenergie pro Person (weiblich). Prozentanteile Energie liefernder Nährstoffe

Es ist nicht nur wichtig, dass mit der Nahrung der tägliche Gesamtenergiebedarf gedeckt wird, vielmehr müssen auch alle Nährstoffe in angemessener Menge aufgenommen werden.

Die Empfehlungen für die Nährstoffzufuhr gelten nur für definierte Bevölkerungsgruppen, der individuelle Nährstoffbedarf kann größere Abweichungen aufweisen.

Berechnung der empfohlenen täglichen Zufuhr an Energie liefernden Nährstoffen (Grundnährstoffzufuhr)

Die tägliche Grundnährstoffzufuhr wird aufgrund des Gesamtenergiebedarfs berechnet. Folgende prozentuale Grundnährstoffzufuhr wird allgemein empfohlen:

Gesamtenergiezufuhr	100%
davon Eiweiß	10 bis 15%
Fett	30%
Kohlenhydrate	60 bis 55%

Tab. 2: Prozentuale Grundnährstoffzufuhr

Gesamtenergiebedarf	100%	8400 kJ	in g
Eiweißzufuhr	15%	1260 kJ/17 kJ	74 g
Eiweißzufuhr	10%	840 kJ/17 kJ	49 g
Fettzufuhr	30%	2520 kJ/37 kJ	68 g
Kohlenhydratzufuhr	55%	4620 kJ/17 kJ	272 g
	60%	5040 kJ/17 kJ	296 g

Tab. 3: Beispiel

Für die Berechnung der jeweiligen Nährstoffzufuhr in g muss also zunächst ermittelt werden, welcher prozentuale Kilojouleanteil des Gesamtenergiebedarfs durch Eiweiß, Fett oder Kohlenhydrate gedeckt werden soll.

Die ermittelten Kilojoulewerte müssen dann, je nachdem ob es sich um Eiweiß und Kohlenhydrate oder um Fett handelt, durch 17 bzw. 37 dividiert werden.

Energiebedarf	Eiweißzufuhr in g	Fettzufuhr in g	Kohlenhydratzufuhr in g
7100 kJ	63	58	230
7500 kJ	66	61	243
7900 kJ	70	64	258
8400 kJ	74	68	272
8800 kJ	78	71	285
9200 kJ	82	75	298
9600 kJ	85	78	311
10000 kJ	88	81	324
10400 kJ	92	84	336

Tab. 4: Empfehlenswerte Grundnährstoffzufuhr bei unterschiedlichem Gesamtenergiebedarf

Die Zahlen sind Richtwerte, denn Energie- und Nährstoffbedarf sind von Mensch zu Mensch und von Tag zu Tag verschieden. Die Gesamtwerte sollen jedoch generell eingehalten werden, d. h., wenn an einem Tag mehr oder weniger gegessen wird, kann dies auch am folgenden Tag ausgeglichen werden.

Weitere notwendige Nährstoffe:

- Täglich sollten etwa 2 bis 2,5 l Wasser in Getränken und Speisen aufgenommen werden.
- Auf vitaminreiche und mineralstoffreiche Lebensmittel sollte bei der Zusammenstellung von Speisen geachtet werden.

Die jeweilige Grundnährstoffzufuhr ist abhängig vom täglichen Gesamtenergiebedarf.

Eine ausgewogene Ernährung sollte Eiweiß, Fett und Kohlenhydrate sowie Mineralstoffe und Vitamine im angemessenen Verhältnis enthalten.

In diesem Buch werden Nährstoffrelationen von 15% Eiweiß, 30 % Fett und 55% Kohlenhydraten zugrunde gelegt, da diese Werte – **bei einer verringerten Gesamtenergiezufuhr** – bereits eine Verbesserung unserer Ernährungssituation darstellen.

1946 erfolgte die Gesamtenergiezufuhr zu 76% durch Kohlenhydrate, 9% durch Fette und 15% durch Eiweiß. Ernährungsbericht 2000: Die Gesamtenergiezufuhr wird zu 45% durch Kohlenhydrate, 36% durch Fette, 14% durch Eiweiß und 5% durch Alkohol gedeckt. Die Gesamtenergiezufuhr ist heute doppelt so hoch wie 1946.

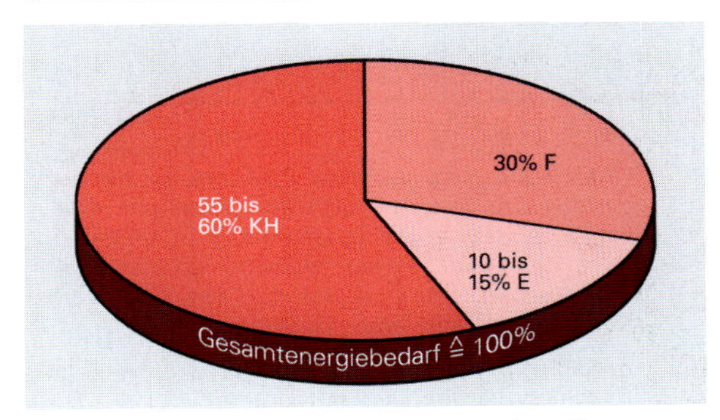

Abb. 1: Prozentanteile Energie liefernder Nährstoffe

2 Kohlenhydrate

2.1 Einleitung

Kohlenhydrate – Saccharide (sacchar – Zucker) – sind rein mengenmäßig der wichtigste Nährstoff für den menschlichen Organismus. Sie werden durch Photosynthese (Phos – Licht) in der Pflanze mithilfe von Sonnenenergie und Chlorophyll gebildet. Die Photosynthese (Assimilation des Kohlenstoffdioxids), vgl. S. 31, ist der wichtigste uns bekannte Prozess, bei dem aus den anorganischen Verbindungen Kohlenstoffdioxid und Wasser ein organischer Nährstoff entsteht.

Die Kohlenhydrate sind Ausgangsprodukt für die Synthese der Fette und Eiweißstoffe. Man kann dementsprechend sagen: Alles Leben hängt mittelbar oder unmittelbar von den Kohlenhydraten ab.

Aufgaben

1. *Versuchen Sie die chemischen Elemente, aus denen Kohlenhydrate aufgebaut sind, im Versuch nachzuweisen.*

   Erhitzen Sie langsam in je einem Reagenzglas
   a) 1 TL Stärke, b) 1 TL Zucker.
   Beobachten Sie besonders die Wandungen der Reagenzgläser.

2. **Eigenschaften der Kohlenhydrate**

2.1 *Vergleichen Sie die Löslichkeit von Kohlenhydraten.*
Geben Sie in je ein Becherglas mit kaltem Wasser
a) 1 TL Stärke, b) 1 TL Zucker,
c) $^1/_2$ geriebene Kartoffel.

2.2 *Vergleichen Sie außerdem die Süßkraft von Kohlenhydraten.*
Probieren Sie
a) Stärke, b) Haushaltszucker,
c) Glucose, d) Fructose, e) Lactose.

3. **Lebensmittel enthalten unterschiedliche Kohlenhydratarten:**

Zucker ist enthalten in	**Stärke** ist enthalten in	**Ballaststoffe** sind enthalten in
?	?	?
?	?	?

Tab. 1: Kohlenhydratarten – Vorkommen

Ordnen Sie aufgrund Ihrer Erkenntnisse die folgenden Lebensmittel nach den jeweiligen Kohlenhydratarten in die Tabelle ein: Brot, Gemüse, Haushaltszucker, Honig, Hülsenfrüchte, Kartoffeln, Kuchen, Limonade, Mehl, Obst, Reis, Saft, Süßigkeiten, Teigwaren, Vollkornprodukte.

Ergänzen Sie mithilfe der Nährwerttabelle weitere kohlenhydratreiche Lebensmittel.

Unter den Begriff Kohlenhydrate – Saccharide – fasst man eine Vielzahl organischer Verbindungen zusammen. Kohlenhydrate sind aus den Elementen Kohlenstoff, Wasserstoff und Sauerstoff aufgebaut. Viele einfache Kohlenhydrate enthalten Kohlenstoff und die Elemente des Wassers (H_2O) im Verhältnis 1 : 1. Hieraus entstand 1844 der Name Kohlenhydrate – Hydrat des Kohlenstoffs.

KOHLENHYDRATE – Hydrat des Kohlenstoffes (Hydro – Wasser)

Kohlenhydrate bestehen also aus Wasser und Kohlenstoff. Elemente: C, H und O

Je nach der Molekülgröße unterscheidet man folgende Saccharide:
Monosaccharide
Disaccharide
Oligosaccharide
Polysaccharide

An den Endungen der Namen kann man Stoffgruppen erkennen

Die Namen der verschiedenen Zucker tragen meist die Endung **„ose"**, z. B. Fructose, Saccharose. Man weiß dann sofort, dass es sich um einen Zucker handelt.

Enzymnamen, z. B. Saccharase, haben dagegen die Endung **„ase"**.

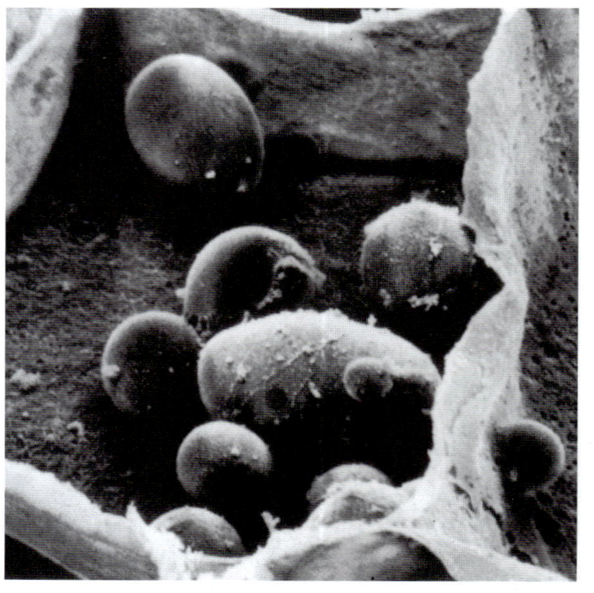

Abb. 1: Rasterelektronenmikroskopisches Bild von Stärkekörnern in einer Kartoffelzelle

1 µm

2.2 Struktur und Eigenschaften der Monosaccharide

2.2.1 Struktur der Monosaccharide

Monosaccharide entstehen aus mehrwertigen Alkoholen durch Oxidation einer alkoholischen Hydroxylgruppe (OH-Gruppe). Die einfachsten Monosaccharide leiten sich vom dreiwertigen Alkohol – Glycerin – ab.

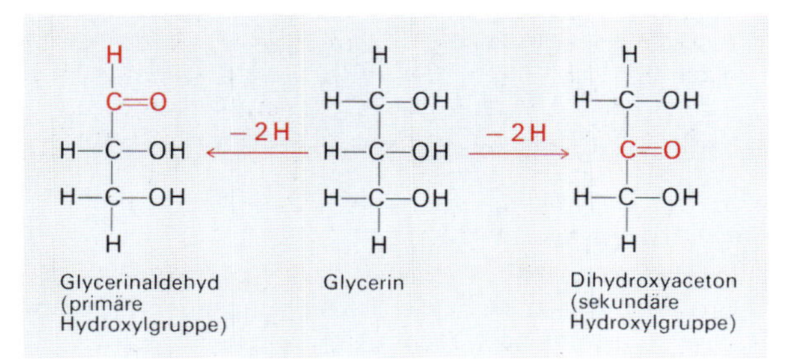

Abb. 1: Bildung von Monosacchariden

Monosaccharide haben unterschiedliche funktionelle Gruppen

Aldosen
Beispiel: Wird eine **primäre Hydroxylgruppe** – an einem endständigen Kohlenstoffatom – des Glycerins oxidiert, so entsteht Glycerin**aldehyd**.

Allgemein: Wird eine primäre Hydroxylgruppe oxidiert, so spricht man von einer Aldose, einem Aldehydzucker, da hier die Carbonylgruppe als Aldehydgruppe vorliegt.

Ketosen
Beispiel: Wird die **sekundäre Hydroxylgruppe** – an dem mittleren Kohlenstoffatom – des Glycerins oxidiert, so entsteht Dihydroxy**aceton**.

Allgemein: Wird eine sekundäre Hydroxylgruppe oxidiert, so spricht man von einer Ketose, einem Ketozucker, da hier die Carbonylgruppe als Ketogruppe vorliegt.

Aldosen	Ketosen
H–C=O (Aldehydgruppe)	C=O (Ketogruppe)

Tab. 1: Funktionelle Gruppen der Aldosen und Ketosen

Monosaccharide haben eine unterschiedliche Anzahl an Kohlenstoffatomen

Vom Glycerinaldehyd ausgehend gelangt man durch einfache Verlängerung der Kohlenstoffkette durch eine H–C–OH-Gruppe zu immer größeren Monosacchariden.

Aldo**triosen** – Keto**triosen** – 3 Kohlenstoffatome
Aldo**tetrosen** – Keto**tetrosen** – 4 Kohlenstoffatome
Aldo**pentosen** – Keto**pentosen** – 5 Kohlenstoffatome
Aldo**hexosen** – Keto**hexosen** – 6 Kohlenstoffatome
Aldo**heptosen** – Keto**heptosen** – 7 Kohlenstoffatome

Monosaccharide sind also Aldosen oder Ketosen mit zwei oder mehr Hydroxylgruppen.
Bei der Nummerierung der Kohlenstoffatome erhält das C-Atom mit der Aldehydgruppe die Nummer 1 usw.

Asymmetrische Kohlenstoffatome – optische Aktivität

Ein asymmetrisches Kohlenstoffatom liegt vor, wenn in einem organischen Molekül vier verschiedene Atome oder funktionelle Gruppen an ein Kohlenstoffatom gebunden sind.

Verbindungen mit **einem** asymmetrischen Kohlenstoffatom können in **zwei stereoisomeren Formen** existieren. Die beiden Formen verhalten sich zueinander wie Bild und Spiegelbild, sie können nicht durch Drehung ineinander überführt werden. Sie unterscheiden sich wie die linke und die rechte Hand, deshalb bezeichnet man sie auch als chirale Verbindungen (griech. chiros – Hand).

Verbindungen mit einem asymmetrischen Kohlenstoffatom haben die Fähigkeit, in wässriger Lösung die Schwingungsebene polarisierten Lichtes nach rechts (+) oder nach links (–) zu drehen, sie heißen deshalb auch optische Antipoden.

In ihren chemischen Reaktionen unterscheiden sich optische Antipoden nur, wenn sie mit chiralen Verbindungen, z. B. Enzymen, reagieren. Optische Antipoden, z. B. D-Milchsäure und L-Milchsäure, vgl. S. 130, werden von Enzymen im menschlichen Organismus verschieden schnell umgesetzt.

Alle Monosaccharide außer Dihydroxyaceton enthalten ein oder mehrere asymmetrische Kohlenstoffatome.

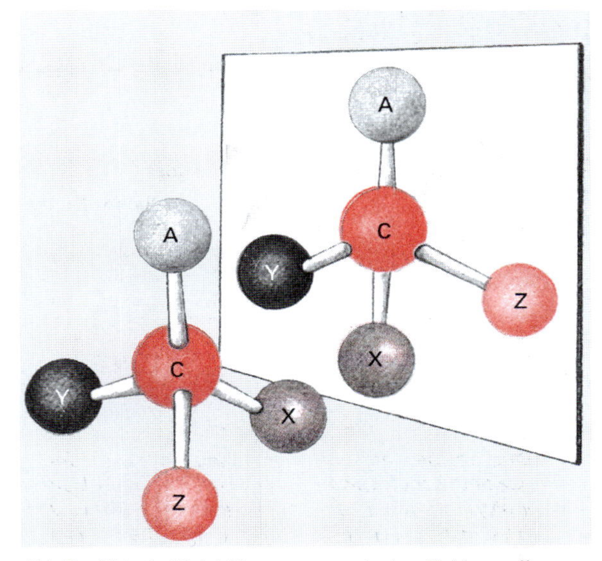

Abb. 2: Chirale Moleküle – asymmetrisches Kohlenstoffatom

Beispiel: Bei der Oxidation des Glycerins zum Glycerinaldehyd entsteht ein asymmetrisches Kohlenstoffatom und dadurch zwei Stereoisomere.

Zuordnung zur D- oder L-Reihe

Steht die OH-Gruppe in der Projektionsformel rechts, spricht man von D-Glycerinaldehyd (D von lat. dexter – rechts), steht die OH-Gruppe in der Projektionsformel dagegen links, spricht man von L-Glycerinaldehyd (L von lat. laevus – links).

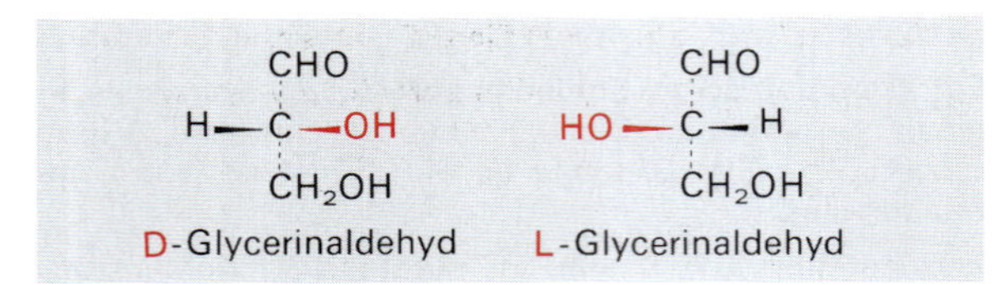

Abb. 1: D- und L-Reihe

Die Zuordnung zur D- oder L-Reihe steht nicht im Zusammenhang mit dem Drehsinn, den man experimentell ermitteln kann. Für die Zuordnung zur D- bzw. L-Reihe ist die Stellung der Hydroxylgruppe am asymmetrischen Kohlenstoffatom entscheidend, das am weitesten von der Aldehyd- bzw. Ketogruppe entfernt ist.

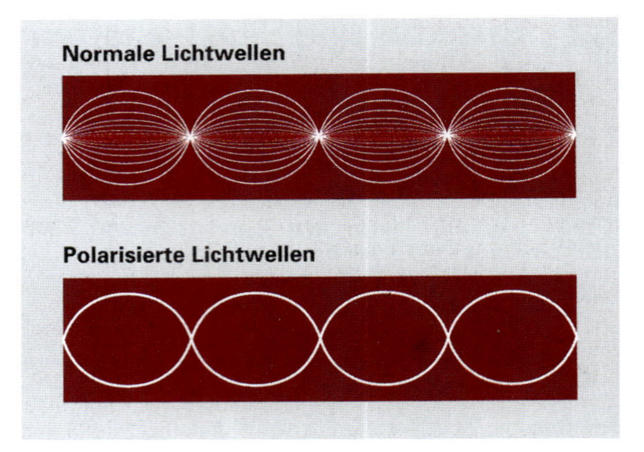

Abb. 2: Lichtwellen

D-Glycerinaldehyd dreht die Schwingungsebene des polarisierten Lichtes nach rechts. Drehung = +14°, L-Glycerinaldehyd dagegen nach links. Drehung = –14°.

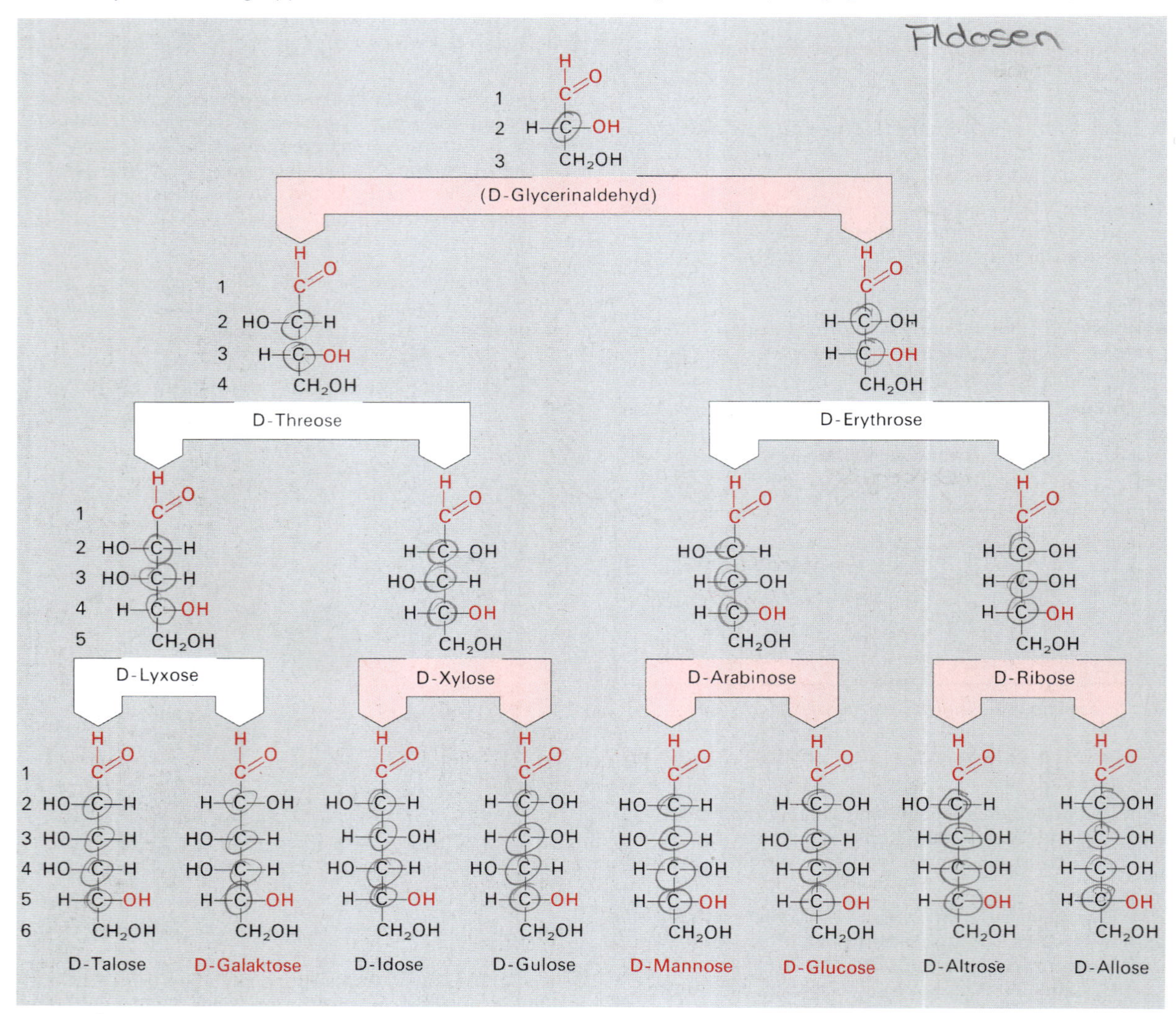

Abb. 3: Übersicht – Strukturelle Beziehungen der D-Aldosen

Die Reihe der Aldosen

Vom D-Glycerinaldehyd ausgehend kann die Kohlenstoffkette schrittweise um ein asymmetrisches Kohlenstoffatom – H—C—OH – verlängert werden.
Bei der Nummerierung der Kohlenstoffatome erhält das C-Atom mit der höchsten Oxidationsstufe, das C-Atom mit der Aldehydgruppe, die Nummer 1.

Die Zahl der möglichen Aldosen wächst mit jedem Kohlenstoffatom um den Faktor 2,
vier Aldotetrosen – zwei davon gehören zur D-Reihe,
acht Aldopentosen – vier davon gehören zur D-Reihe,
sechzehn Aldohexosen – acht davon gehören zur D-Reihe.
Die Zahl der möglichen Isomeren beträgt 2^n;
n ≙ der Zahl der asymmetrischen C-Atome.
Glucose hat 4 asymmetrische C-Atome, es gibt also $2^4 = 16$ Isomere, von denen je 8 zur D-Reihe bzw. 8 zur L-Reihe gehören.
Zu den Aldopentosen gehört die D-Ribose.
Zu den Aldohexosen gehören D-Glucose, D-Mannose und D-Galaktose.

Entsprechend kann die L-Reihe aufgebaut werden.

Die Reihe der Ketosen

Dihydroxyaceton ist optisch inaktiv.
Es gibt also zwei Ketotetrosen,
vier Ketopentosen und
acht Ketohexosen.

Zu den Ketohexosen gehört die D-Fructose.

Entsprechend kann die L-Reihe aufgebaut werden.

Hexosen

Die größte Bedeutung für die menschliche Ernährung haben die Monosaccharide mit sechs Kohlenstoffatomen, die Hexosen. Alle Hexosen haben die gleiche Summenformel, sie lautet:

$$C_6H_{12}O_6$$

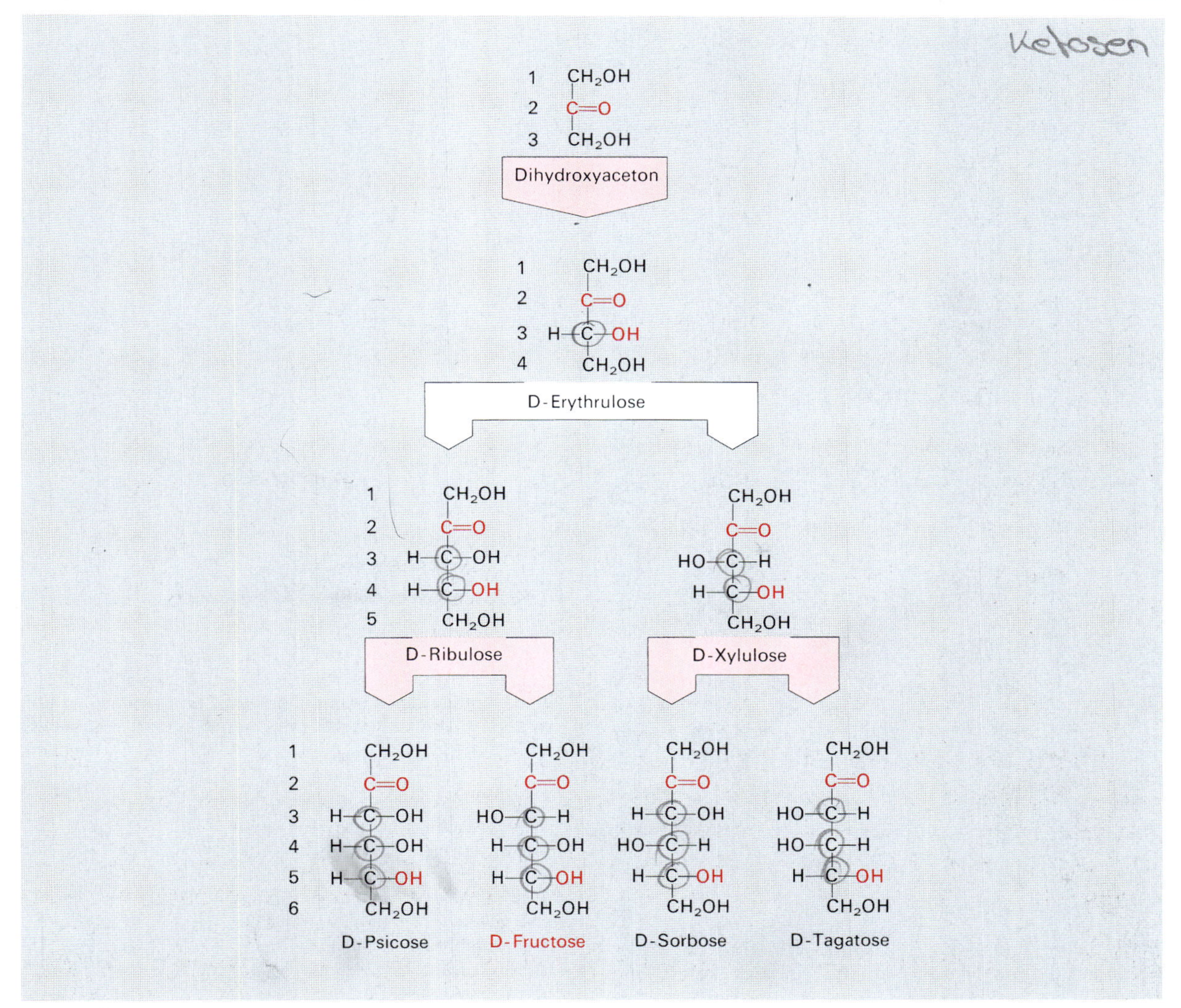

Abb. 1: Übersicht – Strukturelle Beziehungen der D-Ketosen

Halbacetalbildung der Monosaccharide

Die Struktur der Aldosen und Ketosen wurde bisher in Form offener Ketten aufgezeigt. Diese Struktur trifft für Triosen und Tetrosen zu. Monosaccharide mit fünf oder mehr Kohlenstoffatomen liegen überwiegend in Ringform vor.

Die Monosaccharide enthalten zwei unterschiedliche funktionelle Gruppen, eine Aldehydgruppe oder eine Ketogruppe und zwei oder mehrere Hydroxylgruppen. Die Aldehyd- und die Ketogruppe enthalten eine C=O-Doppelbindung.

Aldohexosen – Halbacetalbildung

Allgemein: Ein Aldehyd enthält eine C=O-Doppelbindung, die mit einem Alkohol – einer Hydroxylgruppe – zu einem Halbacetal reagieren kann. Es entsteht eine Sauerstoffbrücke zwischen dem ersten und fünften Kohlenstoffatom. Der Wasserstoff der Hydroxylgruppe wandert dabei an den Sauerstoff der Aldehydgruppe.

D-Glucose offene Form oder Aldehydform		D-Glucose Halbacetalform	Anzahl der C-Atome
H–C=O	⇌	H–C–OH (–O–)	1
H–C–OH		H–C–OH	2
HO–C–H		HO–C–H	3
H–C–OH		H–C–OH	4
H–C–OH		H–C (–O–)	5
H_2C–OH		H_2C–OH	6

Abb. 1: Halbacetalbildung

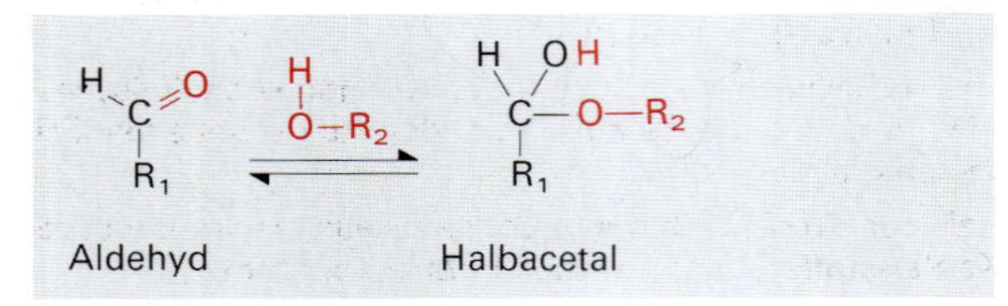

Abb. 2: Reaktion der Halbacetalbildung

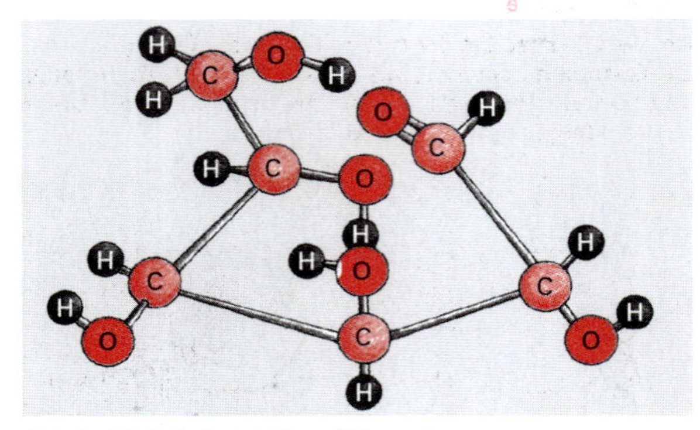

Abb. 3: Modell einer Aldose (Glucose)

Man erkennt, dass die C=O-Doppelbindung der Aldehyd-Gruppe der Hydroxylgruppe an C-5 sehr nahe kommt. Das begünstigt die Bildung des ringförmigen Halbacetals.

Beispiel: Die C-1-Aldehydgruppe der offenen Kohlenstoffkette der **Glucose** reagiert mit der C-5-Hydroxylgruppe, dabei entsteht eine Sauerstoffbrücke zwischen dem ersten und fünften Kohlenstoffatom. Es bildet sich ein intramolekulares Halbacetal. Es ist Glucopyranose entstanden.

D-Glucose

α-D-Glucopyranose

β-D-Glucopyranose

Glucoseform

α ⇒ kennzeichnet Ringform

Abb. 4: Glucose – Halbacetalbildung

Der so entstandene sechsgliedrige Zuckerring wird wegen seiner Ähnlichkeit mit dem Pyran auch als Pyranose bezeichnet.

> Diese Ringformeln kann man auf den cyclischen Grundkörper Pyran zurückführen. Monosaccharide, die in Form eines Sechsringes (fünf C-Atome mit einem Sauerstoffatom) vorliegen, nennt man dementsprechend Pyranosen. Glucose wird so auch als Glucopyranose bezeichnet.

Ketohexosen – Halbacetalbildung

Allgemein: Eine Ketose enthält eine C=O-Doppelbindung, die mit einem Alkohol – einer Hydroxylgruppe – reagieren und ein Halbketal bilden kann. Es entsteht eine Sauerstoffbrücke zwischen dem zweiten und fünften Kohlenstoffatom. Der Wasserstoff der Hydroxylgruppe wandert dabei an den Sauerstoff der Ketogruppe.
Der so entstandene fünfgliedrige Zuckerring wird aufgrund seiner Ähnlichkeit mit dem Furan als Furanose bezeichnet.

Beispiel: Die C-2-Ketogruppe der offenen Kohlenstoffkette der Fructose reagiert mit der C-5-Hydroxylgruppe unter Bildung eines intramolekularen Halbketals. Es ist Fructofuranose entstanden.

Abb. 1: Fructose – Halbacetalbildung

Bei der Fructose tritt die Halbacetalbildung zwischen dem zweiten und fünften Kohlenstoffatom ein. Diese Ringformel lässt sich auf den cyclischen Grundkörper Furan zurückführen. Monosaccharide, die in Form einer Fünfring-Konfiguration mit einem Sauerstoffatom vorliegen, nennt man dementsprechend auch Furanosen.

Durch die Halbacetalbildung ist ein neues asymmetrisches Kohlenstoffatom entstanden – α- und β-Form.

Durch die Ringbildung entsteht ein neues asymmetrisches Kohlenstoffatom. An dem Kohlenstoffatom, an dem vorher die C=O-Doppelbindung war, sind jetzt vier verschiedene Reste vorhanden.

α-D-Glucose und β-D-Glucose

Aufgrund dieses neuen asymmetrischen Kohlenstoffatoms sind zwei verschiedene D-Glucoseformen möglich geworden. Sie werden als α-Form und β-Form bezeichnet. Die Bezeichnung α bedeutet, dass sich die Hydroxylgruppe am ersten Kohlenstoffatom unterhalb der Ringebene befindet, in der β-Form steht sie oberhalb.

Die α- und β-Form der Glucose unterscheiden sich aufgrund ihrer physikalischen Eigenschaften, der optischen Aktivität.

	Drehung der Schwingungsebene des polarisierten Lichtes	Schmelzpunkt	Kristallisiert aus in
α-D-Glucose	+112° (rechts)	146 °C	Wasser
β-D-Glucose	+ 19° (rechts)	149 °C	Eisessig

Tab. 1: Eigenschaften von α-D- und β-D-Glucose

Die beiden Ringformen gehen in wässriger Lösung über die Aldehydform leicht ineinander über. In wässriger Lösung liegt Glucose zu 37 % in der α-Form und zu 63 % in der β-Form vor. Wird also eine kristalline Probe der α- oder β-Glucose in Wasser gelöst, so verändert sich die optische Drehung, bis ein Gleichgewicht von +53° erreicht ist. Diese Veränderung des Drehwinkels wird auch als Mutarotation bezeichnet.

Die optische Drehung gilt als ein wichtiges analytisches Kriterium für die Bestimmung des Zuckergehaltes bei Lebensmitteln.

Bei der Fructose bildet sich das neue asymmetrische Kohlenstoffatom am zweiten Kohlenstoffatom.

Durch die Halbacetalbildung ist eine neue glykosidische Hydroxylgruppe entstanden.

An dem ersten bzw. zweiten Kohlenstoffatom ist eine OH-Gruppe entstanden, die auch als glykosidische oder halbacetale Hydroxylgruppe bezeichnet wird. Diese Hydroxylgruppe ist sehr reaktionsfähig.

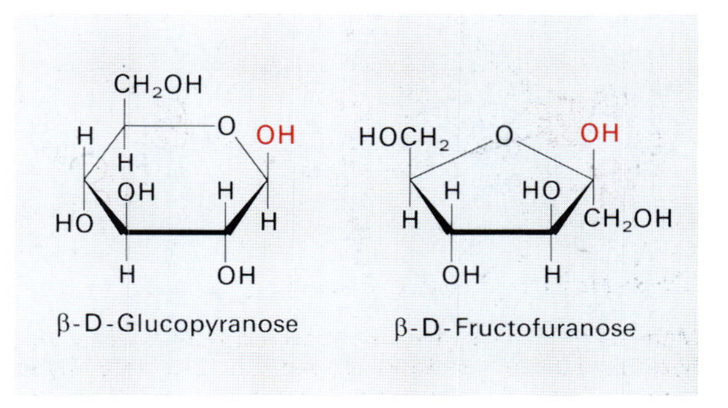

Abb. 2: Halbacetale Hydroxylgruppe

Struktur der Pyranose- und Furanoseringe

Die bisher verwendete Schreibweise nach Haworth gibt die Ringe als Ebene wieder. In Wirklichkeit nehmen Pyranoseringe Sessel-(chair-) und Wannen-(boat-)Konformationen an. Auch die Furanoseringe liegen nicht eben vor.

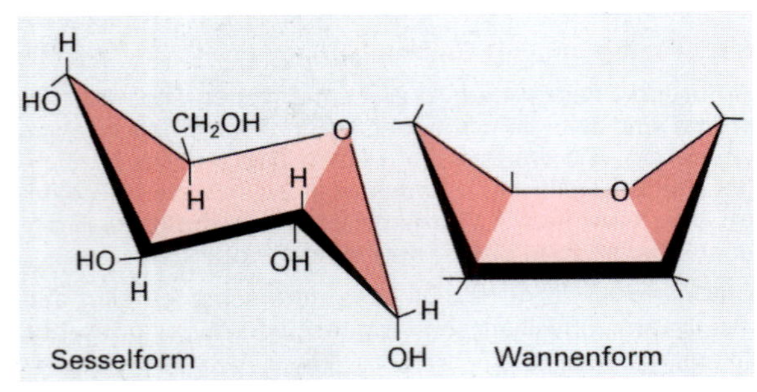

Abb. 1: α-D-Glucopyranose

Reaktionen der funktionellen Gruppen der Monosaccharide

a) Die Hydroxylgruppen der Monosaccharide können z. B. mit Phosphorsäure verestert werden. Aus Glucose entsteht so z. B. Glucose-6-phosphat, vgl. S. 250 f.

b) Durch **Reduktion** am ersten Kohlenstoffatom entstehen aus Monosacchariden entsprechende mehrwertige Zuckeralkohole, z. B. aus Glucose Sorbit, vgl. S. 52.

c) Durch **Oxidation** an der endständigen -CH_2OH-Gruppe von Monosacchariden entstehen **Uronsäuren**, z. B. aus Glucose Glucuronsäure, vgl. S. 39.

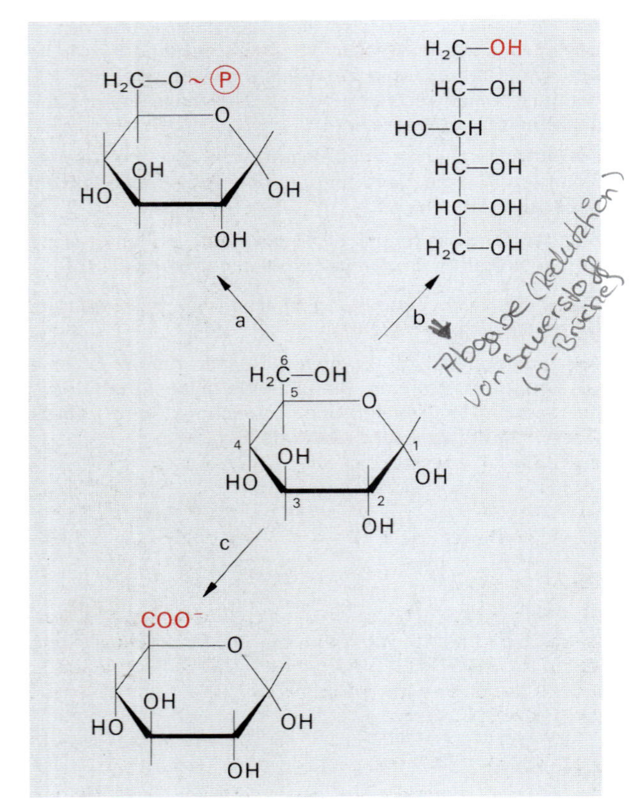

Abb. 2: Reaktionen der funktionellen Gruppen

2.2.2 Die einzelnen Monosaccharide

Hexosen

Für den menschlichen Organismus sind folgende Hexosen von Bedeutung: Glucose, Fructose, Galaktose und Mannose.

D-Glucose – Glucopyranose – Aldohexose

Andere Bezeichnungen

Traubenzucker oder Dextrose

Strukturformel, vgl. S. 26.

Vorkommen

Glucose (Glucosereste) ist enthalten in Disacchariden: Saccharose, Maltose und Lactose; in Polysacchariden: Stärke, Glykogen und Cellulose.
Glucose kommt in Obst, Honig usw. vor.
Im menschlichen Organismus ist Glucose das wichtigste Monosaccharid, z. B. Regulation des Blutglucosespiegels.

Eigenschaften

Glucose bildet farblose Kristalle, ist wasserlöslich, süß schmeckend. In fester Form liegt D-Glucose in der α-Form vor, in wässriger Lösung zu 37 % als α-D-Glucose und zu 63 % als β-D-Glucose.

Glucose ist optisch aktiv, vgl. S. 27.

Glucose ist vergärbar.
Bei der **alkoholischen Gärung** entstehen aus einem Molekül Glucose je zwei Moleküle Ethanol (C_2H_5OH) und Kohlenstoffdioxid.

$$\underset{\text{Glucose}}{C_6H_{12}O_6} \xrightarrow{\text{Hefepilze}} \underset{\text{Ethanol}}{2\,C_2H_5OH} + 2\,CO_2$$

Abb. 3: Vergärung zu Ethanol

Bei der **Milchsäuregärung** entstehen aus einem Molekül Glucose zwei Moleküle Milchsäure ($C_3H_6O_3$).

$$C_6H_{12}O_6 \xrightarrow{\text{Milchsäurebakterien}} \underset{\text{Milchsäure}}{2CH_3{-}CHOH{-}COOH}$$

Abb. 4: Vergärung zu Milchsäure

Glucose wirkt reduzierend – Fehling'sche Probe

Fehling'sche Lösung ist ein Gemisch einer wässrigen Lösung von $CuSO_4$ (Fehling I) und einer Lösung von Kaliumnatriumtartrat ($KNaC_4H_4O_6$) mit NaOH (Fehling II). Mit Fehling können alle reduzierenden Zucker – Aldosen – nachgewiesen werden.

> ***Versuch***
>
> ***Reduktionsprobe***
> *Geben Sie in ein Reagenzglas in 3 ml Fehling'sche Lösung I und II, mischen Sie diese.*
> *Geben Sie 3 ml 10 % Glucoselösung dazu.*
> *Erhitzen Sie die Probe.*

Beim Erhitzen wirkt die Aldehydgruppe der Glucose reduzierend auf das in der Fehling'schen Lösung enthaltene, komplex gebundene Kupfer(II)-hydroxid. Es bildet sich rotes Kupfer-(I)-oxid, das ausfällt. Saccharide, bei denen die Reduktionsprobe positiv ist, werden reduzierende Saccharide genannt.

$$R{-}CHO + 2\,Cu^{2+} + 4\,OH^{-} \rightarrow R{-}COOH + Cu_2O + 2\,H_2O$$

Glucose + Kupfer(II)-hydroxid ⟶ Carbonsäure + Kupfer(I)oxid

Abb. 1: Reaktionsgleichung

Fehling'sche Lösung dient als Nachweis von Glucose und anderen Zuckern mit reduzierenden Aldehydgruppen.

Reduktion von Monosacchariden

Sorbit wird durch Reduktion am C-1-Atom der Glucose hergestellt, es ist der Zuckeralkohol der Glucose, vgl. S. 28. Sorbit wird als Zuckeraustauschstoff verwendet.

D-Galaktose – Galaktopyranose – Aldohexose

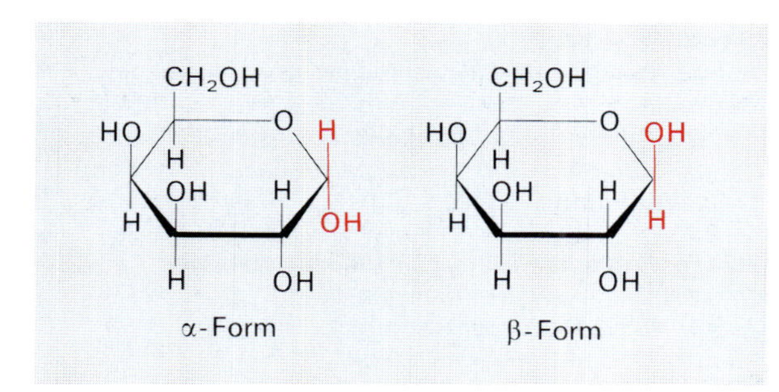

Abb. 2: Strukturformeln

Vorkommen

Galaktose kommt selten in freier Form vor. Galaktose ist Bestandteil des Disaccharids Lactose, das in Milch vorkommt, und vieler pflanzlicher Polysaccharide, z. B. Pektin, Gummi arabicum.
Im menschlichen Organismus ist es Bestandteil der Glykoproteine, vgl. S. 39, und der Glykolipide, vgl. S. 81.

Eigenschaften

Galaktose bildet farblose, in heißem Wasser leicht lösliche Kristalle, sie besitzt eine sehr geringe Süßkraft. Galaktose ist optisch aktiv. D-Galaktose dreht die Schwingungsebene des polarisierten Lichtes nach rechts – Drehung = +80°.

Galaktose ist zum Teil vergärbar.

Galaktose ist nicht mit Bierhefe und mit Bäckerhefe nur sehr langsam vergärbar.

Galaktose wirkt reduzierend.

Die Aldehydgruppe wirkt ebenfalls reduzierend, s. Glucose.

D-Mannose – Aldohexose

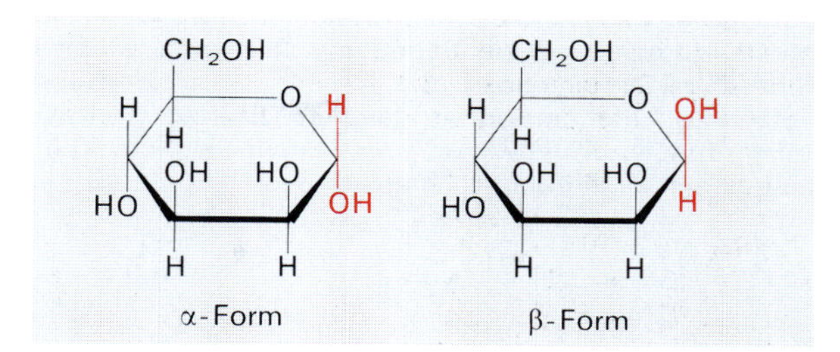

Abb. 3: Strukturformeln

Vorkommen

D-Mannose kommt nur selten in freier Form vor, gebunden in Polysacchariden: Hemicellulose, Glykoproteinen und Glykolipiden. Im menschlichen Organismus ist Mannose Bestandteil von Blutgruppensubstanzen.

Eigenschaften

Mannose bildet farblose, süße, leicht lösliche Kristalle. Mannose ist optisch aktiv. D-Mannose dreht die Schwingungsebene des polarisierten Lichtes nach rechts: Drehung = +14°.
Mannose ist vergärbar. Hefepilze vermögen Mannose zu Ethanol und Kohlenstoffdioxid abzubauen.
Mannose wirkt reduzierend, s. Glucose.

Der Zuckeralkohol Mannit wird aus Mannose hergestellt, vgl. S. 52.

D-Fructose – Fructofuranose – Ketohexose

Andere Bezeichnung: Fruchtzucker – Lävulose

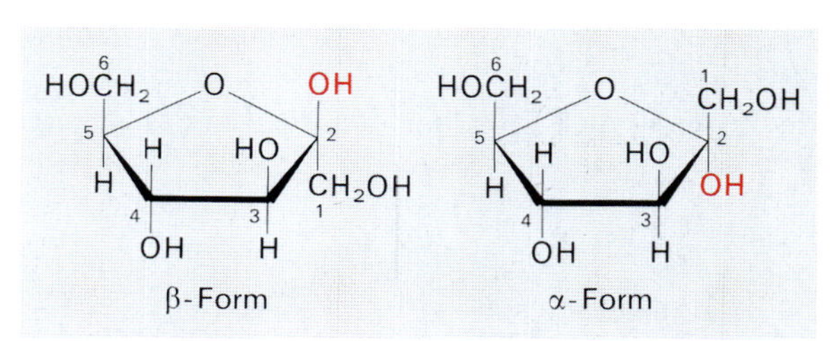

Abb. 4: Strukturformeln

in zu großen Mengen Durchfall
am Tag auf 3 Malzeiten höchstens 60 g.

Vorkommen

Fructose ist Bestandteil des Disaccharids Saccharose und in Obst, Honig, Rüben- und Rohrzucker, Invertzucker enthalten. Im menschlichen Organismus kommt Fructose in der Plazenta und somit im fetalen Blut vor.

Eigenschaften

Fructose bildet farblose, wasserlösliche Kristalle. Fructose hat von allen Sacchariden die größte Süßkraft. Fructose ist optisch aktiv. D-Fructose dreht die Schwingungsebene des polarisierten Lichtes nach links.
D-Fructose: Drehung = –92°

Fructose ist vergärbar.

Hefepilze vermögen Fructose zu Ethanol und Kohlenstoffdioxid abzubauen.

Pentosen

Für den menschlichen Organismus sind besonders folgende Aldopentosen von Bedeutung: Arabinose, Xylose, Ribose und Desoxyribose.
Folgende Ketopentosen treten als Stoffwechselzwischenprodukte im intermediären Stoffwechsel der Kohlenhydrate auf: Ribulose, Xylulose.

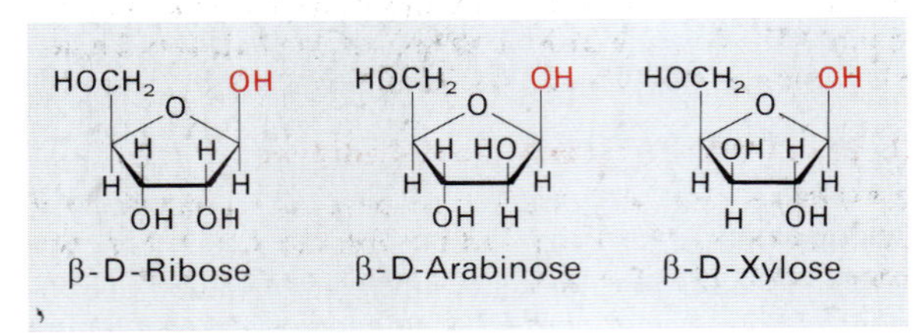

Abb. 1: Strukurformeln

Vorkommen

Ribose und Desoxyribose sind Bestandteile der Nucleinsäuren, vgl. S. 115.
Arabinose ist Bestandteil des Polysaccharids Hemicellulose und des Gummi arabicums.
Xylose kann in Holz, Stroh und Kleie nachgewiesen werden.

Eigenschaften

Alle Pentosen sind ebenfalls optisch aktiv. D-Ribose und D-Xylose drehen die Schwingungsebene des polarisierten Lichtes nach links, L-Arabinose dreht sie nach rechts.

Pentosen wirken ebenfalls reduzierend. Als Aldopentosen besitzen sie eine Aldehydgruppe, die reduzierend wirkt.

Pentosen sind im Unterschied zu den Hexosen mit Hefen nicht vergärbar.

Der Zuckeralkohol Xylit wird aus Xylose hergestellt, vgl. S. 52.

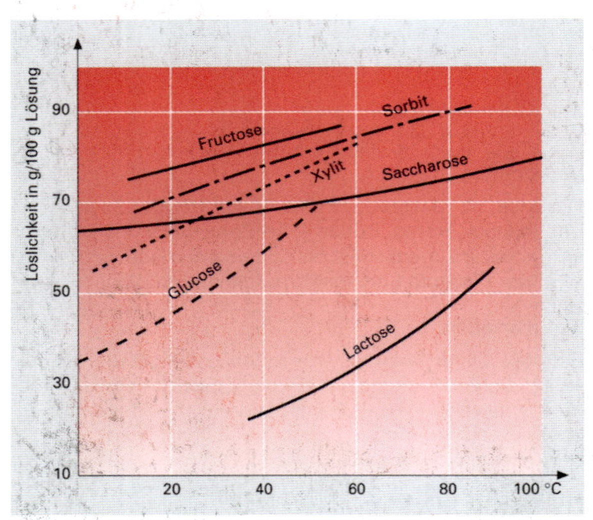

Abb. 2: Löslichkeit von Zuckern und Zuckeralkoholen in Wasser (nach Koivistoinen)

Aufgaben und Versuche

1. *Nennen Sie jeweils die charakteristische Gruppe*
   a) einer Aldose,
   b) einer Ketose.

2. *Erläutern Sie den Begriff Ketose.*

3. *Zeichnen Sie je drei Aldohexosen und drei Ketohexosen. Kennzeichnen Sie jeweils die asymmetrischen Kohlenstoffatome.*

4. *Vergleichen Sie den Aufbau von Ascorbinsäure, vgl. S. 206, und Glucose.*

5. *Kennzeichnen Sie jeweils die reaktionsfähigen OH-Gruppen bei den verschiedenen Monosacchariden.*
   Berücksichtigen Sie dabei die räumliche Anordnung der restlichen OH-Gruppen in der Sesselkonformation.

6. ***Vergärbarkeit von Monosacchariden***
   Geben Sie jeweils 0,5 g Hefe in 15 ml
   a) 10%ige Glucoselösung,
   b) 10%ige Fructoselösung,
   c) destilliertes Wasser.
   Geben Sie die Mischung jeweils in ein Gärröhrchen, und zwar so, dass das geschlossene Ende ganz mit Flüssigkeit gefüllt ist.
   Lassen Sie die Proben bei 30 °C stehen.
   Beobachten Sie die Reaktion nach 30 Minuten und nochmals nach einer Stunde.

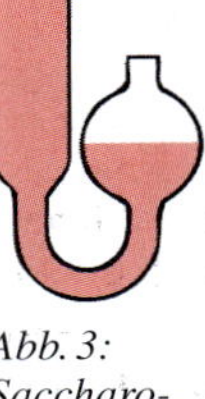

Abb. 3: Saccharometer

7. ***Fehling'sche Probe mit Monosacchariden***
   Versetzen Sie je eine Probe
   a) 10%ige Glucoselösung,
   b) 10%ige Galaktoselösung,
   c) 10%ige Fructoselösung
   mit je 3 ml Fehling'scher Lösung I und II.
   Erwärmen Sie die Proben vorsichtig.
   Beobachten Sie die Veränderungen.

8. ***Reduktion von ammoniakalischer Silbernitratlösung***
   Versetzen Sie 5 ml einer 1%igen Glucoselösung mit etwas Ammoniumhydroxidlösung und mit 1 ml Silbernitratlösung.
   Benutzen Sie für diesen Versuch ein neues fettfreies Reagenzglas.
   Erhitzen Sie den Inhalt langsam, bis sich eine Reaktion zeigt.

9. ***Glucoseteststäbchen***
   Überprüfen Sie den Glucosegehalt folgender Lebensmittel mithilfe von Glucoseteststäbchen.
   a) Obstsaft,
   b) Milch,
   c) Sultaninen in Wasser,
   d) geriebene Kartoffel.
   Beachten Sie die Gebrauchsanweisung für Glucoseteststäbchen.

2.2.3 Photosynthese

Photosynthese nennt man den Prozess der Saccharidbildung in den grünen Pflanzen. Bei der Photosynthese (Phos – Licht) nehmen die Pflanzen Kohlenstoffdioxid und Wasser auf und bilden mithilfe von Lichtenergie und Chlorophyll Saccharide (Glucose). Sie geben dabei Sauerstoff ab, der durch Photolyse aus dem aufgenommenen Wasser entsteht. Bei diesem Vorgang wird aus den energieärmeren Verbindungen Kohlenstoffdioxid und Wasser eine energiereichere Verbindung, die Glucose, aufgebaut. Die Pflanze ist also in der Lage, Lichtenergie in chemische Energie umzuwandeln.

$$\underset{\text{Kohlenstoffdioxid}}{6\,CO_2} + \underset{\text{Wasser}}{6\,H_2O} \xrightarrow[\text{2827 kJ}]{\text{Lichtenergie, Chlorophyll}} \underset{\text{Glucose}}{C_6H_{12}O_6} + \underset{\text{Sauerstoff}}{6\,O_2}$$

Abb. 1: Bilanzgleichung der Photosynthese

Die Photosynthese der grünen Pflanzen ist der einzige uns bekannte Prozess, bei dem aus anorganischen Verbindungen und Lichtenergie organische, energiereiche Verbindungen aufgebaut werden können. Alle Lebewesen, die nicht selbst zur Photosynthese fähig sind, sind dementsprechend mittelbar oder unmittelbar auf die in den Pflanzen gebildeten organischen Nährstoffe als Energiequelle angewiesen.

Bei der Photosynthese unterscheidet man zwei Reaktionsabschnitte:

1. Primärvorgang oder Lichtreaktion

In den Chloroplasten wird die Lichtenergie durch das Chlorophyll adsorbiert. **Die Lichtenergie wird dazu benutzt, zwei energiereiche Verbindungen aufzubauen und Sauerstoff freizusetzen.** Über zahlreiche Zwischenschritte wird Wasser in Wasserstoff und Sauerstoff gespalten. Der Wasserstoff wird von dem Coenzym $NADP^+$ übernommen, es entsteht die energiereiche Verbindung $NADPH + H^+$. Außerdem wird die energiereiche Verbindung ATP (**A**denosin**tri**phosphat) aufgebaut. Der Sauerstoff entweicht in die Atmosphäre.

2. Sekundärvorgang oder Dunkelreaktion

$NADPH + H^+$ und ATP dienen nun dazu, Kohlenstoffdioxid zur energiereichen organischen Verbindung zu reduzieren. Es entsteht Glucose.

Die wesentlichen Vorgänge der Photosynthese sind also die **Bildung von Sauerstoff** in der Lichtreaktion und die **Reduktion von Kohlenstoffdioxid** in der Dunkelreaktion.

Aufgaben

1. *Beschreiben Sie die Kohlenhydratbildung in den Pflanzen.*
2. *Begründen Sie die Bedeutung der Pflanzen für den Menschen.*

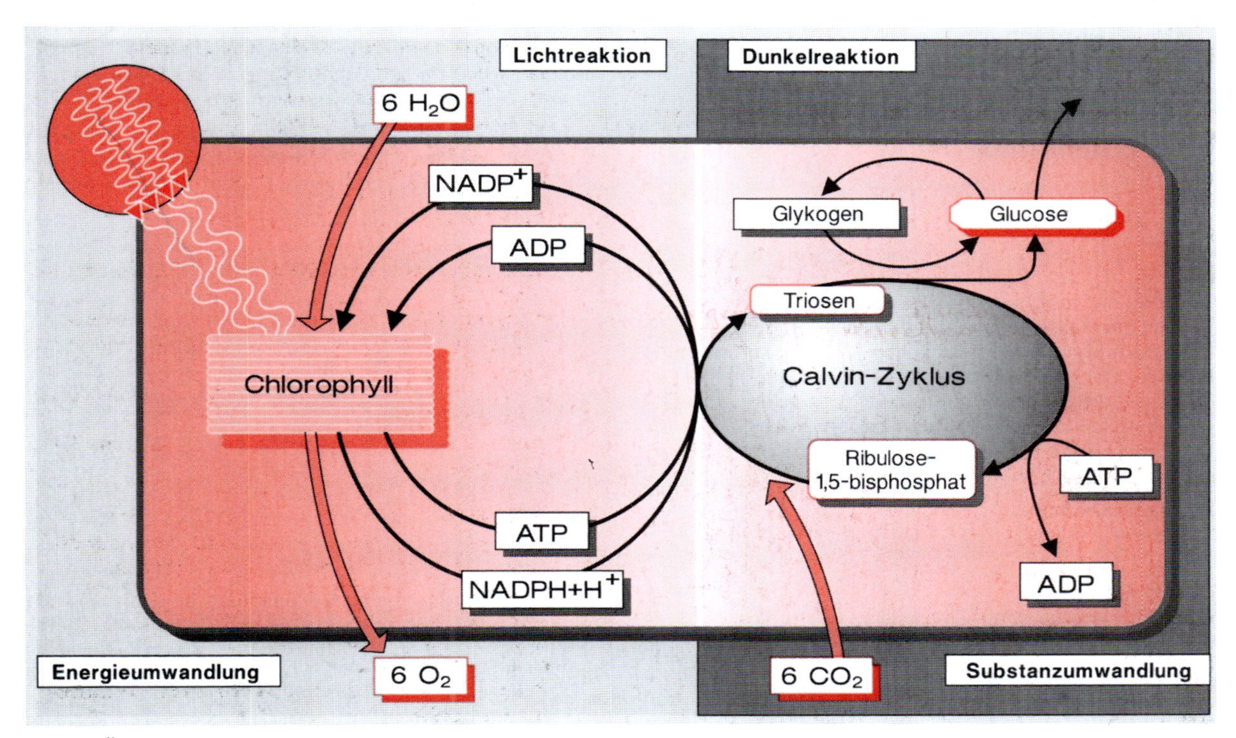

Abb. 2: Übersicht – Photosynthese (Schema)

2.3 Struktur und Eigenschaften der Disaccharide

2.3.1 Bildung und Spaltung von Disacchariden

Bildung von Disacchariden

Disaccharide entstehen durch die Reaktion von zwei Monosaccharidmolekülen miteinander unter Abspaltung von einem Molekül Wasser.
Die Summenformel aller Disaccharide lautet:
$C_{12}H_{22}O_{11}$

$$\underset{\text{Monosaccharide}}{2C_6H_{12}O_6} \longrightarrow \underset{\text{Disaccharid}}{C_{12}H_{22}O_{11}} + \underset{\text{Wasser}}{H_2O}$$

Abb. 1: Allgemeine Reaktionsgleichung

Glykosidische Bindung

Die halbacetalische Hydroxylgruppe am C-1-Atom von Monosacchariden ist besonders reaktionsfähig. Halbacetale können mit Alkoholen zu (Voll)acetalen reagieren, wobei Wasser abgespalten wird. Solche Acetale werden **Glykoside** genannt. Entsprechend ist auch eine Verbindung zwischen der halbacetalischen Hydroxylgruppe eines Monosaccharids und einer Hydroxylgruppe eines weiteren Monosaccharids möglich.

$$\underset{\text{Halbacetal}}{H{-}C(OR^1)(R){-}OH} \xrightarrow[-\,H_2O]{+\,HOR^2} \underset{\text{Acetal}}{H{-}C(OR^1)(R){-}OR^2}$$

Abb. 2: Reaktion der glykosidischen Bindung

Benennung der Disaccharide

Man beginnt mit dem Namen des Monosaccharids, dessen halbacetalische Hydroxylgruppe die glykosidische Bindung eingegangen ist. Danach wird in Klammern die Richtung der glykosidischen Bindung von der halbacetalischen Hydroxylgruppe zur alkoholischen oder zur ebenfalls halbacetalischen Hydroxylgruppe des folgenden Monosaccharids angegeben, dessen Name sich anschließt.

Beispiel – Saccharose
Glucose-α(1→2)-fructose

α- und β-glykosidisch gebundene Disaccharide

Da Monosaccharide in α-Form bzw. in β-Form vorliegen können, gibt es α-glykosidisch bzw. β-glykosidisch gebundene Disaccharide.
Eine α-glykosidische Bindung liegt bei Maltose und Saccharose vor.
Eine β-glykosidische Bindung liegt bei Lactose vor.

In Abhängigkeit von den Hydroxylgruppen, die miteinander reagieren, unterscheidet man zwei Hauptreaktionstypen.

Disaccharide vom Trehalosetyp

Es handelt sich um Disaccharide, bei denen die **beiden glykosidischen – halbacetalen – Hydroxylgruppen** von zwei Monosacchariden unter Wasserabspaltung miteinander reagieren.

Diese Disaccharide wirken nicht reduzierend, da die beiden reduzierenden glykosidischen Hydroxylgruppen verschwunden sind. Sie besitzen auch keine weitere Fähigkeit zur Glykosidbildung.

Trehalose ist ein Disaccharid, das sich in den Kokons einiger Insekten befindet.

Ein Disaccharid vom Trehalosetyp ist die **Saccharose**, Glucose-α(1→2)-β-fructose.

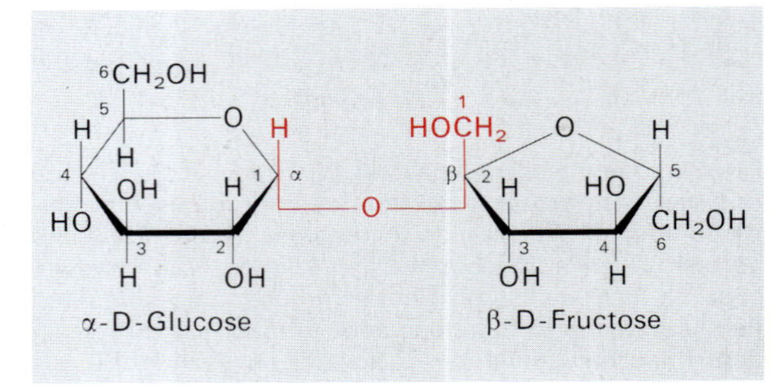

Abb. 3: Strukturformel: Saccharose

Disaccharide vom Maltosetyp

Es handelt sich um Disaccharide – z. B. Maltose (Glucose-α(1→4)-glucose) –, bei denen die glykosidische Hydroxylgruppe des einen Monosaccharids mit der Hydroxylgruppe am vierten Kohlenstoffatom des zweiten Monosaccharids unter Wasserabspaltung reagiert.

Bei dieser Reaktion bleibt die glykosidische Hydroxylgruppe im zweiten Monosaccharid erhalten. Diese Disaccharide wirken also reduzierend, außerdem sind weitere glykosidische Bindungen möglich.

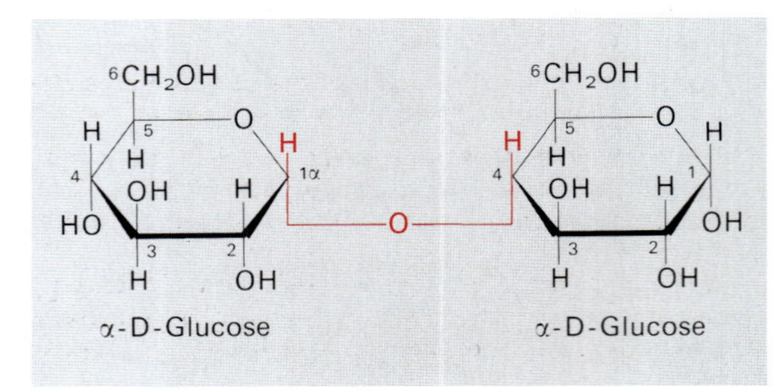

Abb. 4: Strukturformel: Maltose

Weitere Disaccharide vom Maltosetyp sind die **Lactose** (Galaktose-β(1→4)-glucose) und die **Cellobiose** (Glucose-β(1→4)-glucose). Der Unterschied zwischen Cellubiose und Maltose besteht darin, dass in der Maltose eine α-glykosidische Bindung vorliegt. Cellobiose kommt in der Natur nicht frei vor. Sie entsteht beim enzymatischen Abbau von Cellulose.

2.3.2 Die einzelnen Disaccharide

Maltose – Malzzucker

Maltose besteht aus zwei Glucosemolekülen, die über eine 1,4-glykosidische Verbindung verknüpft sind, vgl. S. 32. Maltose wirkt reduzierend, da sich eine freie reaktionsfähige halbacetalische Hydroxylgruppe am zweiten Glucoserest befindet.

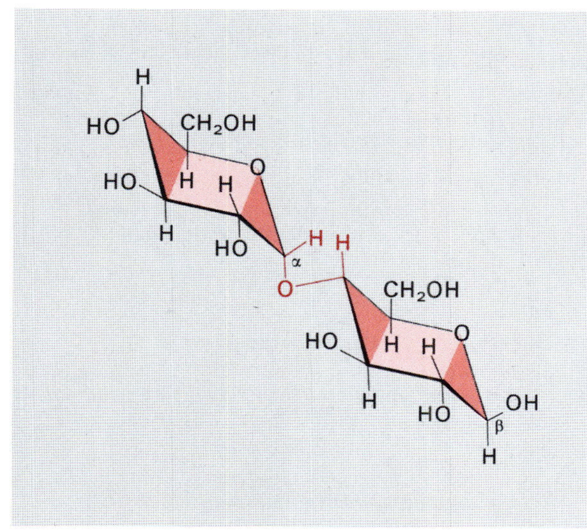

Abb. 1: Konformationsformel: dreidimensionale Anordnung und Form des Moleküls

Vorkommen

Maltose kommt in keimenden Getreidekörnern, besonders in keimender Gerste, vor, außerdem in Malzextrakt und Bier. Maltose kann technisch durch Stärkehydrolyse gewonnen werden.

Eigenschaften

Maltose bildet farblose, gut wasserlösliche, schwach süß schmeckende Kristalle. Sie kann leicht durch Maltase zu Glucose hydrolysiert werden.

Maltose ist optisch aktiv, sie dreht die Schwingungsebene des polarisierten Lichtes nach rechts. Drehung = +130°

Maltose ist nicht direkt vergärbar. Bei der Gewinnung von alkoholischen Getränken spalten die Hefepilze Maltose zunächst in zwei Moleküle Glucose, die dann weiter vergoren werden.
In der Dünndarmwand sind α-Glucosidasen – Maltasen – vorhanden, die Maltose hydrolytisch (unter Aufnahme von einem Wassermolekül) in zwei Moleküle Glucose spalten.

Spaltung der Disaccharide

Durch Hydrolyse können Disaccharide wieder in Monosaccharide gespalten werden. Der Abbau der Disaccharide verläuft umgekehrt wie die Synthese.
Im menschlichen Organismus bewirken Enzyme – Hydrolasen – die Spaltung. Das Gleiche geschieht, wenn man Disaccharide in Anwesenheit von Säure erhitzt.

Lactose – Milchzucker

Lactose besteht aus je einem Molekül D-Galaktose und D-Glucose, die über eine 1,4-glykosidische Verbindung verknüpft sind. Lactose wirkt reduzierend, da sich eine freie, reaktionsfähige halbacetalische Hydroxylgruppe am Glucoserest befindet.

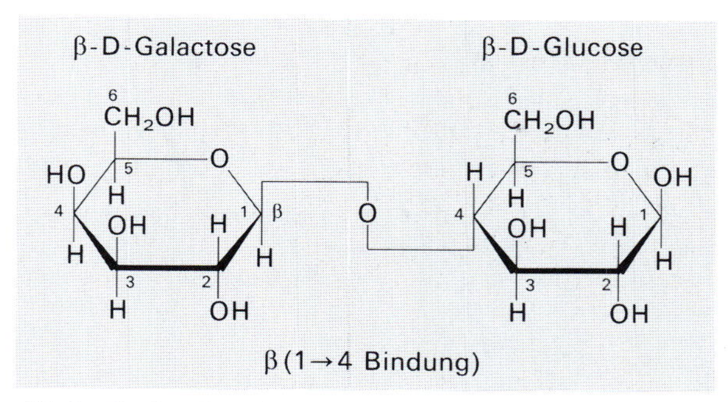

Abb. 2: Strukturformel: Lactose

Vorkommen

Lactose kann in den Milchdrüsen synthetisiert werden. In Frauenmilch befinden sich 4 bis 7% Lactose, in der Kuhmilch 4 bis 5%.

Eigenschaften

Lactose bildet farblose, schwer lösliche, wenig süße Kristalle.
Lactose ist optisch aktiv. Drehung = +54°
Lactose ist nicht direkt vergärbar. Milchsäurebakterien spalten Lactose in Glucose und Galaktose, die Glucose kann dann zu Milchsäure vergoren werden. Lactose kann nicht durch Hefen vergoren werden.
In der Dünndarmwand sind β-Galaktosidasen – Lactasen – vorhanden, die Lactose hydrolytisch in Galaktose und Glucose spalten.
Lactose ist für den Säugling in den ersten Monaten das einzige Nahrungskohlenhydrat. Lactose bewirkt auch die Bildung einer erwünschten Darmflora. Auf diese Weise fördert Lactose indirekt die Calciumresorption und die Vitaminsynthese durch Darmbakterien. Lactoseintoleranz, vgl. S. 126, 433.

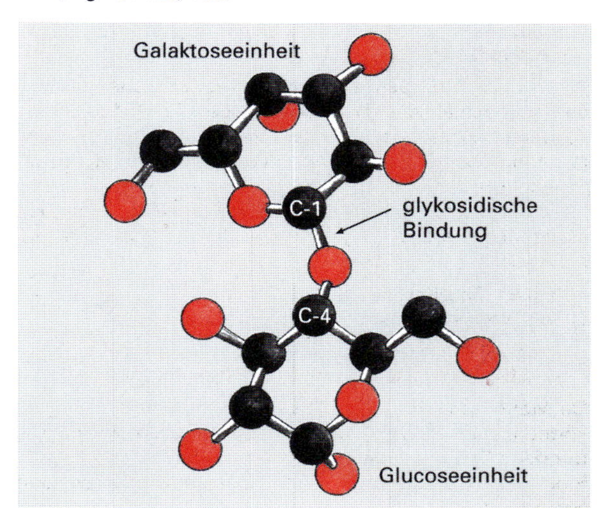

Abb. 3: Modell der Lactose

Saccharose – Rübenzucker oder Rohrzucker

Saccharose besteht aus je einem Molekül D-Glucose und D-Fructose, die über eine 1,2-glykosidische Verbindung verknüpft sind.
Aufgrund der Verknüpfung zwischen den beiden halbacetalen Hydroxylgruppen zählt Saccharose nicht zu den reduzierenden Disacchariden.

Vorkommen

Saccharose ist in Zuckerrüben zu 16 bis 20%, im Zuckerrohr zu 14 bis 26% und außerdem in Früchten enthalten.

Eigenschaften

Saccharose bildet farblose, gut wasserlösliche Kristalle.
Saccharose ist optisch aktiv. Drehung = +66°
Saccharose ist nicht direkt vergärbar. Hefepilze können Saccharose in Glucose und Fructose spalten und die Monosaccharide dann zu Ethanol und Kohlenstoffdioxid vergären.
In der Dünndarmwand sind α-Glucosidasen – Saccharasen –, die Saccharose hydrolytisch in Glucose und Fructose spalten.

Invertzucker

Durch Kochen mit verdünnten Säuren entsteht aus der rechtsdrehenden Saccharose ein Gemisch, das zu gleichen Teilen aus Glucose und Fructose besteht und die Schwingungsebene des polarisierten Lichtes nach links dreht. Diese Aufspaltung bewirkt also eine Umkehrung der Drehrichtung, da Fructose stärker nach links dreht als Glucose nach rechts. Man bezeichnet diesen Vorgang als Inversion (Umkehrung), daher heißt auch das entstandene Spaltungsgemisch aus Glucose und Fructose „Invertzucker". Drehung = −20°
Invertzucker kommt in Bienenhonig und Invertzuckercreme vor.

Oligosaccharide

Oligosaccharide sind Verbindungen, die drei bis neun glykosidisch verknüpfte Monosaccharide enthalten.
Oligosaccharide können durch Hydrolyse in Monosaccharide gespalten werden.

Raffinose ist ein Trisaccharid, das in Pflanzen vorkommt. Sie besteht aus einem Galaktoserest, einem Glucoserest und einem Fructoserest, sie ist z.B. in Zuckerrübenmelasse enthalten.

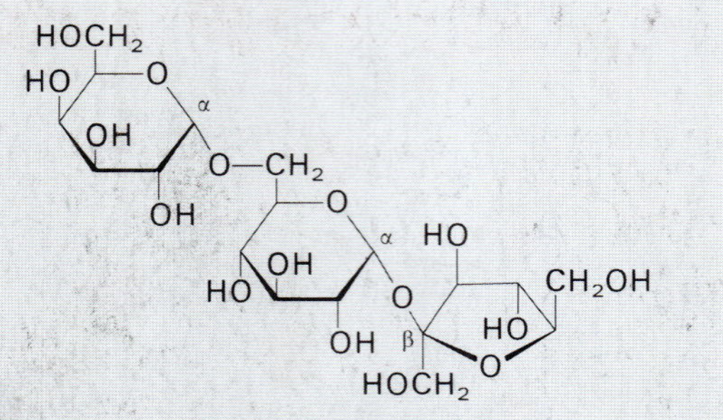

Galaktose-α(1 → 6)-Glucose-α(1 → 2)-Fructose

Abb. 1: Raffinose

Verbindung	Relative Süßwerte	Verbindung	Relative Süßwerte
Saccharose	100	D-Mannit	69
D-Fructose	114	D-Mannose	59
D-Galaktose	63	Raffinose	22
D-Glucose	69	Xylit	102
Invertzucker	95	D-Xylose	67
Lactose	39		
Maltose	46		

Tab. 1: Relative Süßwerte (10%ige Lösungen im Wasser) von Zuckern und Zuckeralkoholen bezogen auf Saccharose

Aufgaben und Versuche

1. *Erklären Sie den Begriff: „glykosidische Bindung".*
2. *Nennen Sie die Monosaccharide, die jeweils am Aufbau der folgenden Disaccharide beteiligt sind:*
   a) Maltose,
   b) Lactose,
   c) Saccharose.

Eigenschaften der Disaccharide

3. ***Süßkraft***
   Vergleichen Sie die Süßkraft folgender Saccharide:
   a) Lactose,
   b) Maltose,
   c) Saccharose.
4. ***Vergärbarkeit von Disacchariden***
   Geben Sie jeweils 0,5 g Hefe
   a) in 15 ml einer 10%igen Lactoselösung,
   b) in 15 ml einer 10%igen Saccharoselösung,
   c) in 15 ml einer 10%igen Maltoselösung.
   Geben Sie die Mischung jeweils in ein Gärröhrchen, und zwar so, dass das geschlossene Ende ganz mit Flüssigkeit gefüllt ist. Lassen Sie die Proben bei etwa 30 °C stehen. Beobachten Sie die Reaktion nach 30 Minuten und nochmals nach einer Stunde.
5. ***Fehling'sche Probe mit Disacchariden***
   Versetzen Sie je eine Probe
   a) Saccharoselösung,
   b) Lactoselösung
   mit je 3 ml Fehling'scher Lösung I und II. Erwärmen Sie die Proben vorsichtig. Beobachten Sie den Vorgang.
6. ***Hydrolytische Spaltung von Saccharose durch Säure.*** *Kochen Sie 5 ml Saccharoselösung mit 2 ml verdünnter Salzsäure fünf Minuten lang. Lassen Sie die Lösung abkühlen und neutralisieren Sie diese mit verdünnter Natronlauge. Prüfen Sie die Probe mit Fehling'scher Lösung I und II.*
7. *Invertzucker hat eine geringere Süßkraft als Rüben- oder Rohrzucker; leiten Sie aus dieser Tatsache Regeln für die Lebensmittelverarbeitung ab.*
8. ***Karamellbildung:*** *Erhitzen Sie trocken einen Esslöffel Saccharose. Gießen Sie – wenn sich der Zucker dunkelbraun gefärbt hat – einen Teil der Masse auf ein gefettetes Pergamentpapier. Lösen Sie den Rest der Masse in heißem Wasser auf. Prüfen Sie die Lösung auf ihren Süßgrad hin.*

2.4 Struktur und Eigenschaften der Polysaccharide – Glykane

2.4.1 Einleitung

Polysaccharide sind polymere Verbindungen, die aus einer großen Anzahl glykosidisch gebundener Monosaccharide bestehen.

Summenformel der Polysaccharide:

$$(C_6H_{10}O_5)_n$$

Polysaccharide können aus 100 oder gar mehreren 1 000 Monosaccharidresten bestehen. Polysaccharide bilden sich z. B. aus n Molekülen Hexose (Monosaccharide) unter Abspaltung von n-1 Wassermolekülen. Die Größe „n" ist für die einzelnen Polysaccharide sehr unterschiedlich.

$$n\,C_6H_{12}O_6 \longrightarrow (C_6H_{10}O_5)_n + (n-1)\,H_2O$$

Hexosen → Polysaccharid + Wasser

Abb. 1: Reaktionsgleichung

Grundsätzlich unterscheidet man:

Homoglykane – Polysaccharide –, die nur eine Monosaccharidart als Baustein enthalten, z. B. Stärke, Glykogen und Cellulose.

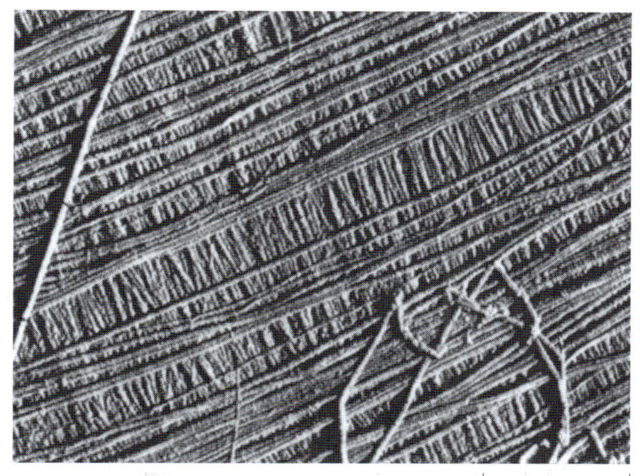

Abb. 2: Cellulose

Heteroglykane – Polysaccharide –, die aus verschiedenen, meist zwei bis drei Monosaccharidbausteinen bestehen. Heteroglykane treten häufig in Verbindungen mit Proteinen oder Lipiden auf, z. B. Glykoproteine, Glykolipide.

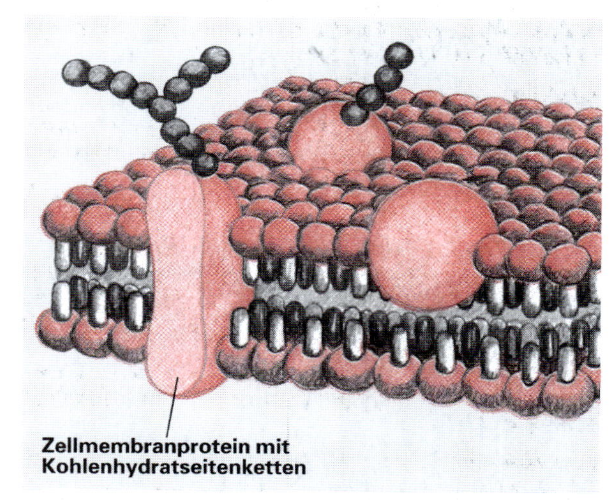

Abb. 3: Modell einer Zellmembran

Obwohl es für die meisten Polysaccharide gängige Trivialnamen gibt, wie Stärke, Cellulose usw., wurde versucht eine einheitliche Nomenklatur zu erstellen. Man ersetzt hierbei die Endung „ose" durch die Endung „an":
- Glucane sind aus Glucose aufgebaut,
- Fructosane aus Fructose.

Polysaccharide werden daneben auch allgemein Glykane genannt, abgeleitet von der wenig geläufigen Bezeichnung Glykosen für Monosaccharide.

Allgemeine Eigenschaften der Polysaccharide

- Sie haben keinen süßen Geschmack.
- Sie bilden in Wasser kolloidale Lösungen oder quellen nur auf.
- Sie wirken nicht reduzierend, da sie kaum freie, reaktionsfähige halbacetale Hydroxylgruppen besitzen.
- Sie sind nicht direkt durch Hefepilze vergärbar. Sie können zum Teil hydrolytisch gespalten und dann vergoren werden.

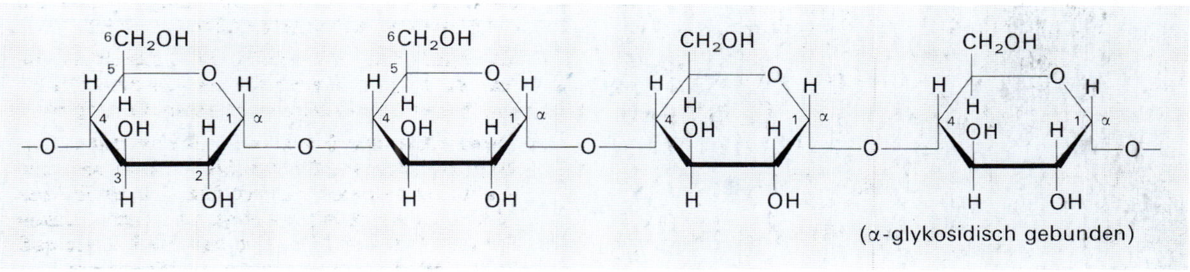

(α-glykosidisch gebunden)

Abb. 4: Ausschnitt aus einer Polysaccharidkette (Strukturformel)

2.4.2 Homoglykane – Polysaccharide mit einem Grundbaustein

Stärke – Amylum

Versuch

Form und Größe verschiedener Stärkekörner

Betupfen Sie Stärkekörner verschiedener Getreidearten mit Iodkaliumiodidlösung.
Betrachten Sie die Stärkekörner unter dem Mikroskop.

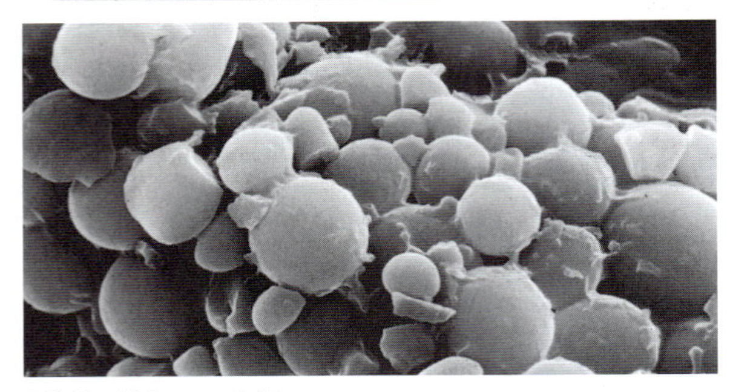

Abb. 1: Weizenstärkekörner

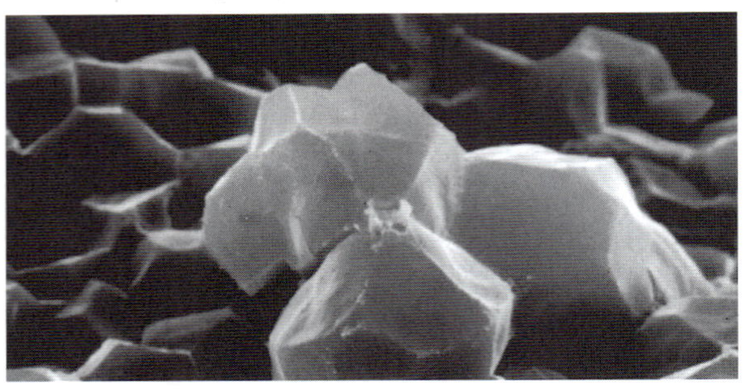

Abb. 2: Reisstärkekörner

Stärke ist das wichtigste Speicher-Polysaccharid in pflanzlichen Zellen. Stärke ist besonders häufig in Knollengewächsen, z. B. Kartoffeln, und in Samen, z. B. Getreide, zu finden. Stärke besteht aus zwei Arten von Glucosepolymeren: α-Amylose und Amylopektin. Im Stärkekorn sind Amylose und Amylopektin voneinander räumlich getrennt. Amylose befindet sich im Inneren des Stärkekorns, Amylopektin bildet die Hüllschicht.

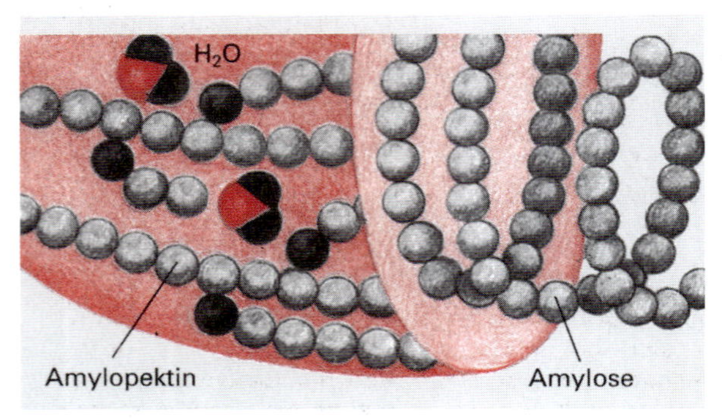

Abb. 3: Schnitt durch ein Stärkekorn

Amylose

Amylose besteht aus 200 bis 1000 α-(1 → 4)-glykosidisch gebundenen D-Glucoseresten, die unverzweigte, spiralig angeordnete Ketten bilden, ca. sechs Glucoseeinheiten pro Schraubengang.

Amylose wird im Verdauungstrakt durch α-Amylase zu Maltose abgebaut.

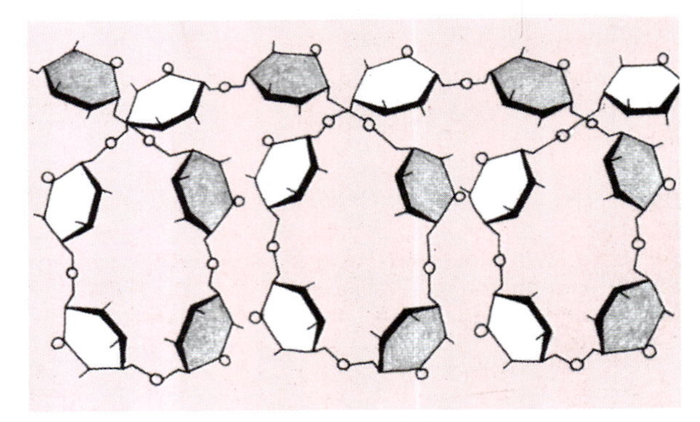

Abb. 4: Aufbau der Amylose (Ausschnitt)

Eigenschaften

Amylose löst sich in heißem Wasser, wobei es leicht ein Gel bildet. Es kann jedoch leicht wieder auskristallisieren, dadurch wird z. B. Brot „altbacken".

Amylose färbt sich mit elementarem Iod blau. Das Iod dringt in das Innere der Spirale ein. Das Iod zeigt in Form dieser Einschlussverbindung ein verändertes physikalisches Verhalten und bedingt so die Blaufärbung. Beim Erwärmen der Amylose verschwindet die Blaufärbung wieder, da Iod aus dem Hohlraum des Amylosemoleküls tritt.

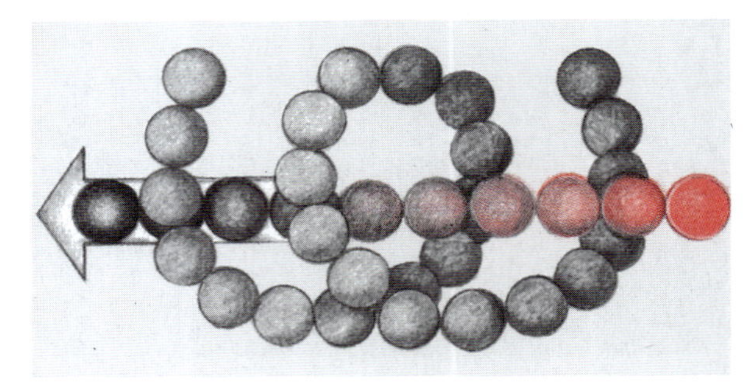

Abb. 5: Iod schiebt sich in die Amylosespirale

Weizen	26	Wachsreis	1
Gerste	22	Hirse	25
Mais	28	Wachshirse	1
Amylomais	51–65	Kartoffeln	23
Wachsmais	1	Bohnen	24
Hafer	27	Erbsen	35
Reis	18		

Tab. 1: Amylosegehalt verschiedener Stärken in %

Amylopektin

Amylopektin ist der Hauptbestandteil des Stärkekorns – meist 70 bis 80 %. Bestimmte Hirse- und Maisstärkearten bestehen lediglich aus Amylopektin.

Amylopektin besteht aus 600 bis 6000 α-glykosidisch gebundenen Glucoseresten, die verzweigte Ketten bilden. Amylopektin unterscheidet sich von der Amylose durch Seitenketten, die ihrerseits wiederum Seitenketten besitzen. Im Amylopektin kommt es im Durchschnitt nach 25 Glucoseresten zu einer Verzweigung.

Man vermutet, dass die Hauptketten und die Seitenketten auch spiralig angeordnet sind, sie bilden parallele Doppelhelices, vgl. S. 107.

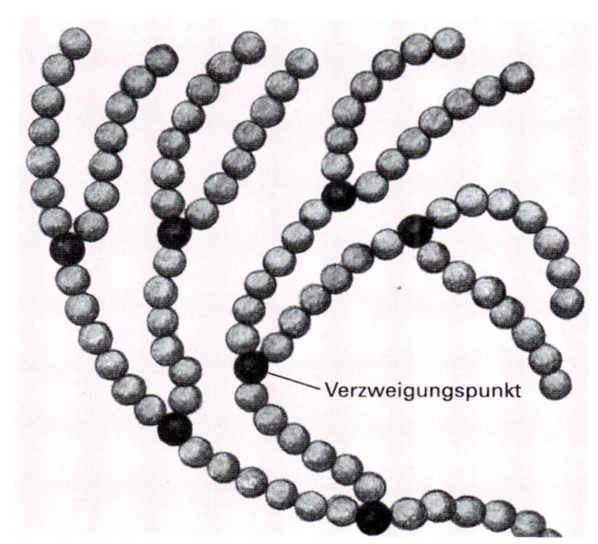

Abb. 1: Symbolische Darstellung – Amylopektin

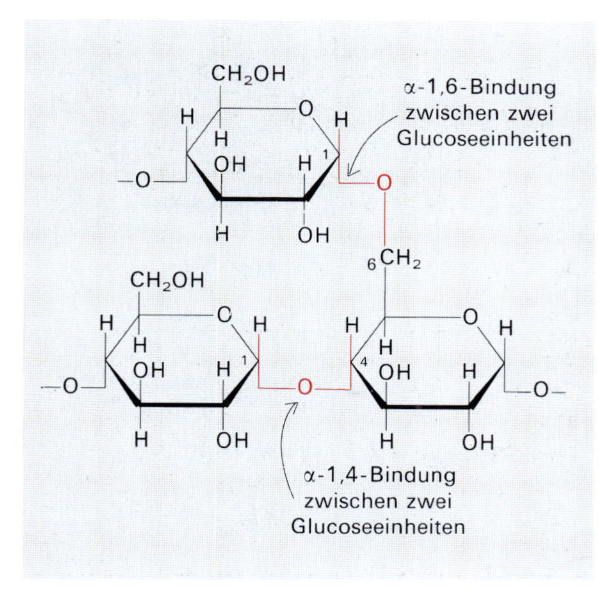

Abb. 2: Aufbau des Moleküls (Ausschnitt) – Amylopektin

In den Ketten liegen α-(1→4)-glykosidische Bindungen vor und an den Verzweigungen α-(1→6)-glykosidische Bindungen.

Bei der Hydrolyse durch Enzyme entsteht neben Maltose aus den Verzweigungsstellen Isomaltose. Für den enzymatischen Abbau von Amylopektin wird so außer der α-Amylase ein zweites Enzym, die α-(1→6)-Glucosidase, benötigt, das die Bindungen an den Verzweigungsstellen hydrolytisch spalten kann.

Eigenschaften

Amylopektin quillt oberhalb 60 °C in Wasser auf, löst sich jedoch nicht auf.
Amylopektin färbt sich mit Iod schwach rot.

Glykogen

Glykogen ist das wichtigste Speicher-Polysaccharid im tierischen bzw. menschlichen Organismus. Wie Amylopektin ist Glykogen ein verzweigtes Polysaccharid, das aus α-glykosidisch gebundenen Glucoseresten besteht. Der Verzweigungsgrad ist stärker als beim Amylopektin. Jeweils etwa nach dem 10. Glucoserest der Hauptkette tritt eine Verzweigung ein. Die mittlere Kettenlänge der Seitenketten beträgt 10 bis 14 Glucosereste. Die relative Molekülmasse des Glykogens ist sehr groß. Leberglykogen ist z. B. aus 10^5 Glucoseresten aufgebaut.

Eigenschaften

Glykogen
- ist ein weißes, geruchs- und geschmacksneutrales Pulver,
- löst sich im Wasser kolloidal,
- färbt sich mit Iod braun,
- ist optisch aktiv, Drehung = +191°

Enzymatischer Abbau von Glykogen, vgl. Amylopektin.

Dextrine – Abbauprodukte

Dextrine sind Abbauprodukte der Stärke und des Glykogens. Je nach Molekülgröße unterscheidet man:

Dextrine	Anzahl der Glucosereste	Reaktion mit Iod bzw. Fehling'scher Lösung
Amylodextrine	30 bis 35	Purpurfärbung, keine Reduktionswirkung
Erythrodextrine	8 bis 12	Rotfärbung, schwache Reduktionswirkung
Achrodextrine	4 bis 6	keine Färbung, gute Reduktionswirkung

Tab. 1: Dextrine

Eigenschaften

Dextrine
- sind wasserlöslich,
- haben einen schwach süßlichen Geschmack,
- sind optisch aktiv, sie drehen die Schwingungsebene des polarisierten Lichtes nach rechts.

Abbau von Polysacchariden – Entstehung von Dextrinen

Polysaccharide – Stärke und Glykogen – werden durch die Verdauungsenzyme zunächst zu Dextrinen, später zu Maltose und schließlich zu Glucose abgebaut. Die Enzyme greifen vorwiegend die inneren Bindungen der Polysaccharide an und setzen dadurch relativ schnell niedermolekulare Bruchstücke – Dextrine – frei. Erst allmählich werden dann die Dextrine zu Maltose abgebaut.

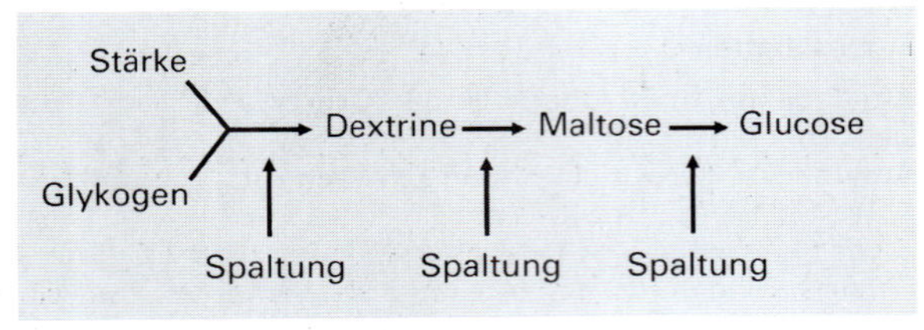

Abb. 1: Stärke- und Glykogenabbau

Der Abbau der Polysaccharide verläuft also umgekehrt wie die Synthese dieser Stoffe aus Monosacchariden. Die Aufspaltung der Polysaccharide geschieht dementsprechend unter Wasseranlagerung – Hydrolyse.

Die gleichen Abbauvorgänge geschehen, wenn man diese Substanzen in Anwesenheit von Säure erhitzt.
Auch bei trockenem Erhitzen – Rösten – von Stärke entstehen Dextrine. Gebäckkrusten, Toast und Zwieback enthalten also Dextrine.

Bedeutung der Dextrine für die Ernährung

Für die Ernährung ist es wichtig, ob es sich um Monosaccharide, Disaccharide oder Polysaccharide handelt. Im Verdauungstrakt müssen alle Kohlenhydrate zunächst zu Monosacchariden abgebaut werden.
Dextrine sind also leichter verdaulich als Stärke, da sie bereits erste Abbauprodukte darstellen. Auf der anderen Seite liefern Dextrine aufgrund des noch notwendigen Abbaus langsamer und gleichmäßiger Energie als Glucose, vgl. S. 373 Ernährung des Sportlers.

Cellulose

Cellulose kommt in Pflanzen als Gerüstsubstanz vor. Cellulose ist Hauptbestandteil der pflanzlichen Zellwand. Holz besteht z. B. zu 40 bis 60 % aus Cellulose, Baumwolle ist nahezu reine Cellulose.

Die Zellwände bestehen aus übereinander geschichteten Lagen von Cellulosefasern in weitgehend paralleler Anordnung, vgl. S. 35.

Cellulose ist eine faserige, feste, wasserunlösliche Substanz, die aus 10 000 oder mehr D-Glucoseresten besteht. Im Gegensatz zu Amylopektin, Amylose und Glykogen liegt eine β-(1 → 4)-glykosidische Bindung vor, aufgrund dieser Konfiguration bildet Cellulose sehr lange Ketten. Durch parallel angeordnete Ketten entstehen Cellulosefibrillen (kleine Fasern). Durch eine Quervernetzung der einzelnen Stränge über Wasserstoffbrücken zwischen den freien Elektronenpaaren der Sauerstoffatome wird eine hohe Zugfestigkeit erreicht. Das Quellungsvermögen der Cellulose, das in Abhängigkeit von der Herkunft schwankt, ist gering.

Verdaulichkeit

Da im menschlichen Organismus keine β-Amylase vorliegt, ist die Cellulose unverdaulich. Sie gehört zu den Ballaststoffen. Die Quellfähigkeit von Cellulose ist gering.

Aufgaben

1. *Beschreiben Sie den Aufbau von*
   a) Stärke, b) Cellulose.
2. *Warum sind Dextrine leichter verdaulich als Stärke?*
3. *Informieren Sie sich über die Bedeutung*
   a) der Stärke,
   b) der Cellulose für die menschliche Ernährung.

Wasserstoffbrücken zwischen benachbarten Glucoseeinheiten

(β-(1 → 4)-Bindungen)

Abb. 2: Strukturformel – Cellulose

2.4.3 Heteroglykane – Polysaccharide mit unterschiedlichen Bausteinen

Hemicellulose

Unter dem Begriff Hemicellulosen werden Substanzen zusammengefasst, die innerhalb der Zellwände von Pflanzen die Räume zwischen den Cellulosefibrillen ausfüllen.

Hemicellulosen sind Polysaccharide, die aus Pentose- oder Hexoseeinheiten aufgebaut sind. Sie enthalten Xylose-, Arabinose-, Mannose- und Galaktosereste und Glucuronsäuren und Galakturonsäuren. Uronsäuren entstehen durch die Oxidation der endständigen $-CH_2OH$-Gruppe von Monosacchariden, vgl. S. 28. Bei diesen Polysacchariden sind häufig zwei oder drei Ketten nach Art eines Seils umeinander gedreht.

Hemicellulosen sind in Wasser schwer bis unlöslich, sie quellen stärker auf als Cellulose. Die Quellfähigkeit ist jedoch bedeutend geringer als die der Pektine. Hemicellulosen gehören wie die Cellulose zu den Ballaststoffen, vgl. S. 44f.

Pektine

Pektine bestehen aus (1→4)-glykosidisch verknüpften Galakturonsäuren (Oxidationsprodukt der Galaktose), deren Säuregruppen bis zu 70% mit Methanol verestert sind. Diese hochmolekulare Substanz enthält außerdem noch Galaktose und Arabinose.

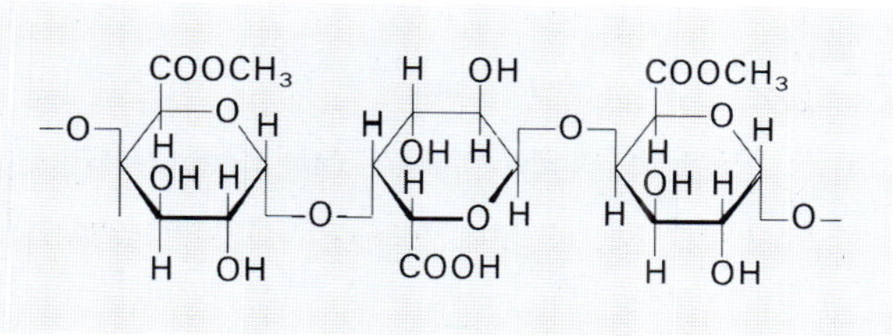

Abb. 1: Strukturformel – Pektin (Ausschnitt)

Vorkommen

Pektine sind besonders in Kernen und Schalen verschiedener Obstsorten enthalten: Äpfel, Quitten, Stachelbeeren, Johannisbeeren usw., außerdem in der Zuckerrübe.

Bedeutung

Pektine sind in kaltem Wasser unlöslich, in heißem Wasser lösen sie sich kolloidal. Pektine sind sehr stark quellfähig, da sie viele hydrophile – polare – OH- und COOH-Gruppen besitzen, sie bilden ein Gel, hierbei kommt es zur Wasserstoffbrückenbildung.

Pektinreiche Früchte bzw. Pektinpräparate fördern aus diesem Grund den Gelierprozess bei der Herstellung von Fruchtgelees bzw. als Verdickungsmittel in der Lebensmittelindustrie, vgl. S. 330.

Pektine dienen in der menschlichen Ernährung als Ballaststoffe. Außerdem können sie im Darm Stoffe adsorbieren, die dann ausgeschieden werden. Bei Darmerkrankungen – Durchfall – werden sie deshalb z.B. in Form eines rohen Apfels gegeben.

Glykoproteine

Bei diesen Verbindungen sind über eine glykosidische Bindung Kohlenhydrate an Proteine geknüpft. Die Kohlenhydrate können Monosaccharide, Disaccharide oder Polysaccharide sein. Der Kohlenhydratanteil reicht von wenigen Prozent bis zu 85%. Die biologische Aktivität der Glykoproteine wird durch den Proteinanteil bestimmt.

Bei den Glykoproteinen handelt es sich um
- Strukturproteine – Kollagene,
- Enzyme – z.B. Amylase,
- Transportproteine – z.B. Transferrin,
- Peptidhormone, Immunglobuline, Fibrinogen und Blutgruppensubstanzen.

Zu den Glykoproteinen gehören auch die Schleimstoffe – Mucine. Mucine kommen im Mundspeichel vor und sie werden von der Magen- und Darmschleimhaut abgesondert. Ihre Aufgabe besteht darin, die Gleitfähigkeit des Speisebreis zu erhöhen.

Von den über 60 aus dem menschlichen Plasma isolierten Plasmaproteinen tragen nur Albumin und Präalbumin keine Saccharidreste. Ihr Kohlenhydratanteil beträgt sonst meist 10 bis 25%. Es wird heute angenommen, dass es wesentlich mehr Proteine mit Kohlenhydratanteil gibt als kohlenhydratfreie Proteine. Die Bedeutung des immer wieder unterschiedlich zusammengesetzten Kohlenhydratanteils ist noch nicht geklärt.

Glykoproteine als Bestandteile der Zellmembranen

Der Proteinanteil, der die gesamte Zellmembran durchzieht, vgl. S. 35, besitzt Kohlenhydratseitenketten, die nach außen ragen.

Proteoglykane

Wie die Glykoproteine bestehen die Proteoglykane aus Peptidketten und einer Polysaccharidkette. Proteoglykane setzen sich aus einem relativ einfachen Proteinanteil und einer außerordentlich langen linearen Heteroglykankette zusammen. Sie sind am Aufbau des Bindegewebes beteiligt.

Glykolipide, vgl. S. 81.

Ballaststoffe, vgl. S. 44f.

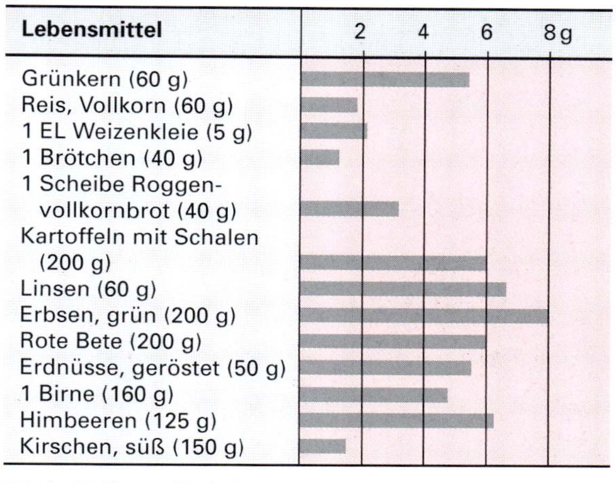

Lebensmittel	2 4 6 8 g
Grünkern (60 g)	
Reis, Vollkorn (60 g)	
1 EL Weizenkleie (5 g)	
1 Brötchen (40 g)	
1 Scheibe Roggenvollkornbrot (40 g)	
Kartoffeln mit Schalen (200 g)	
Linsen (60 g)	
Erbsen, grün (200 g)	
Rote Bete (200 g)	
Erdnüsse, geröstet (50 g)	
1 Birne (160 g)	
Himbeeren (125 g)	
Kirschen, süß (150 g)	

Tab. 1: Ballaststoffgehalt einiger Lebensmittel (Angaben in g pro Portion)

2.4.4 Lebensmitteltechnologische Eigenschaften der Speisestärke

Stärke wird aus Getreide sowie aus Knollen und Wurzeln verschiedener Pflanzen gewonnen. Nach dem Vermahlen der Rohstoffe wird die Stärke ausgeschwemmt, gereinigt und getrocknet.

Versuche und Aufgaben

1. *Führen Sie die folgenden Versuche durch.*
2. *Begründen Sie die Versuchsergebnisse.*
3. *Nennen Sie je ein Beispiel aus der Lebensmittelverarbeitung, bei dem Sie die verschiedenen Eigenschaften der Stärke berücksichtigen.*
4. *Leiten Sie allgemeine Regeln für die Lebensmittelverarbeitung ab.*

Löslichkeit von Stärke

1. *Geben Sie 1 TL Stärke in ein Glas mit*
   a) warmem Wasser,
   b) kaltem Wasser,
   c) kochendem Wasser.
   Vergleichen Sie Aussehen und Beschaffenheit der drei Proben.
   Stellen Sie die jeweilige Veränderung der Stärke fest.
   Beschreiben Sie das Entstehen von Stärkeklumpen.
2. *Verrühren Sie 1 TL Stärke mit 2 EL kaltem Wasser. Bringen Sie in einem Topf 100 ml Wasser zum Kochen. Geben Sie die angerührte Stärke unter Rühren in das kochende Wasser.*
   Lassen Sie das Ganze kurz aufkochen.
   Beschreiben Sie die Veränderung der Stärke.

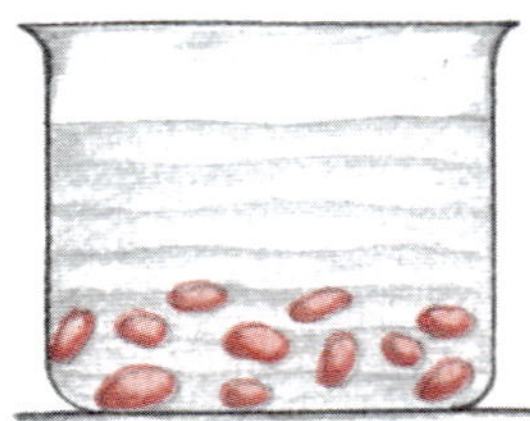

Abb. 1: Stärke in kaltem Wasser

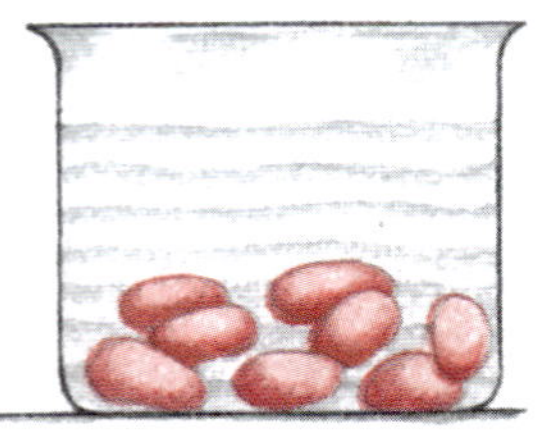

Abb. 2: Stärke in warmem Wasser

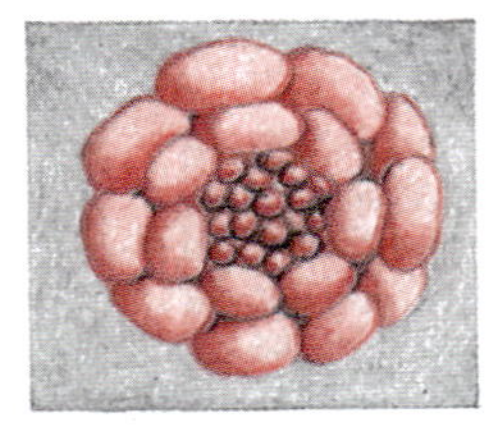

Abb. 3: Aufgeschnittener Stärkeklumpen

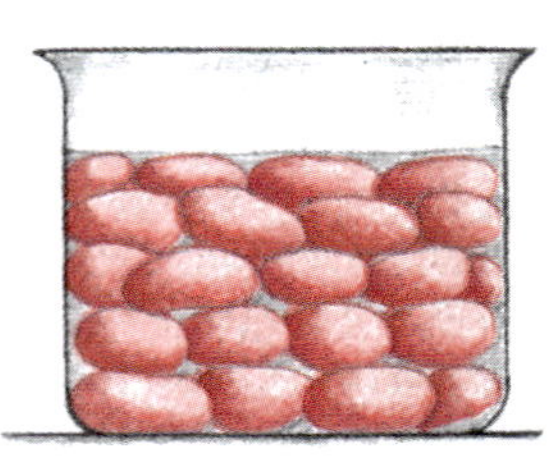

Abb. 4: Stärke verkleistert

Veränderung der Stärke durch trockene Hitze

Erhitzen Sie 1 TL Stärke, bis sie gebräunt ist.
Verrühren Sie die gebräunte Stärke mit 100 ml kaltem Wasser.
Erhitzen Sie die Probe bis zum Kochen.

Kontrollversuch: *Stellen Sie einen Stärkekleister her, vgl. Versuchsanweisung Versuch 2 „Löslichkeit von Stärke".*
Vergleichen Sie Beschaffenheit und Geschmack beider Proben.
Prüfen Sie danach beide Proben mit Iodkaliumiodid.

Veränderung der Stärke durch Säure und Enzyme

Stellen Sie einen Stärkekleister her, vgl. Versuchsanweisung Versuch 2 „Löslichkeit von Stärke".
Geben Sie zu der Hälfte des Stärkekleisters 6 ml verd. Salzsäure. Kochen Sie diese Probe.
Geben Sie zu der anderen Hälfte des Stärkekleisters etwa 6 ml Mundspeichel.
Lassen Sie diese Probe bei 37 °C im Wasserbad stehen.
Prüfen Sie nach 20 Minuten beide Proben getrennt mit
a) Iodkaliumiodid,
b) mit Glucoseteststäbchen.

Unterschiedliche Bindefähigkeit von Getreidestärke und Kartoffelstärke

Stellen Sie einen Stärkekleister mit
a) Getreidestärke,
b) Kartoffelstärke her.
Vgl. Versuchsanweisung Versuch 2 „Löslichkeit von Stärke".
Vergleichen Sie die Beschaffenheit der beiden Proben sofort und nach dem Erkalten.

5. *Ermitteln Sie ein Rezept für die Herstellung einer Karamellcreme.*
   Beschreiben Sie die Herstellung.
   Erläutern Sie die jeweiligen Veränderungen
   a) des Zuckers,
   b) der Stärke bei der Herstellung.
6. *Nennen Sie Ursachen, die zum Klumpen einer Mehlschwitze führen können.*
7. *Orientieren Sie sich über die unterschiedliche Bindefähigkeit verschiedener Bindemittel:*
   Stärke, Grieß,
   Graupen, Reis.
8. *Warum werden Teigwaren (Nudeln) in das kochende Wasser gegeben?*
9. *Warum kann man Grieß direkt in die kochende Flüssigkeit geben?*

Technologische Verarbeitung von Stärke

- **Vermeidung von Klumpenbildung:**

  Stärke oder Mehl zunächst in kaltem Wasser anrühren, dann unter ständigem Rühren in die kochende Flüssigkeit geben.

  Beim Bereiten einer Mehlschwitze Mehl in das heiße Fett geben. Mehl und Fett gut miteinander vermischen, danach unter Rühren kaltes Wasser hinzugeben.

  Bei der Klumpenbildung verkleistern die Stärkekörner der Randschichten, die rohen Stärkekörner im Inneren werden eingeschlossen.
- **Grobe Bindemittel wie Grieß und Reis direkt in die kochende Flüssigkeit einstreuen**, sie können nicht klumpen.
- **Teigwaren in kochendes Wasser geben**, damit die Randschichten verkleistern und die Form erhalten bleibt.
- **Für die Herstellung dunkler Mehlschwitzen benötigt man mehr Mehl (Stärke)** als für helle, da die Stärke abgebaut (dextriniert) wird.
- **Stärkehaltige Speisen nach der Zugabe von Säuren, z.B. Zitronensaft, Essig, nicht mehr längere Zeit kochen**, da die Stärke abgebaut wird.
- **Stärkehaltige Speisen, z.B. Flammeri, Soßen, nur mit einem sauberen Löffel probieren**, auch durch Speichel wird die Stärke abgebaut.
- **Beim Binden von Soßen und Suppen mit Getreidestärke beachten, dass die Stärke beim Erkalten nachquillt.**

Stärke	Verkleisterungsbereich (°C)	Quellvermögen
Kartoffel	56–66	>1000fach
Tapioka	58–70	71fach
Mais	62–72	24fach
Weizen	52–63	21fach
Reis	61–78	19fach
Wachsmais	63–73	64fach
Amylomais	67–87	6fach
Sago	74	97fach
Sorghum	69–75	19fach

Tab. 1: Quellvermögen einiger Stärken

Stärkekörner quellen beim Erwärmen in Wasser auf. Durch Wasseranlagerung an die Stärkeketten entsteht ein Sol.
Beim Kochen platzen die Körner, die Kornstruktur wird zerstört. Die Wasserstoffbrücken zwischen den Stärkemolekülen werden aufgebrochen. Im aufgequollenen Stärkekorn verbleibt vermehrt Amylopektin zurück, Amylose geht in wässrige Lösung über.
Beim Abkühlen erfolgt eine Neubildung von Wasserstoffbrücken, wodurch ein Gel, ein Stärkekleister, entsteht. Bei eingefrorenen Stärkeprodukten kann es zu einer Trennung von Wasser und Netzwerk kommen.

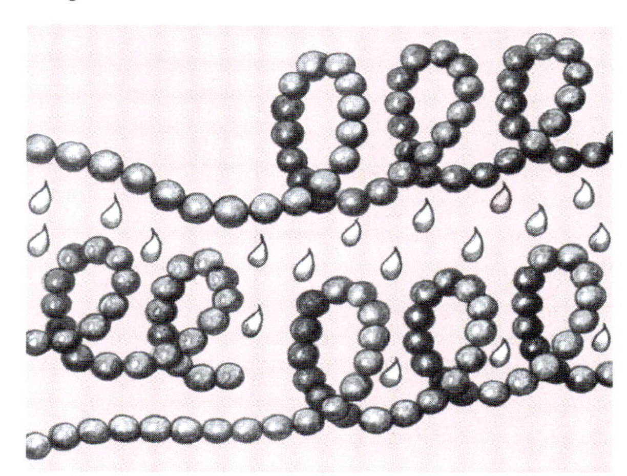

Abb. 1: Gelbildung – Stärkekleister

Stärkezucker

Als Stärkezucker bezeichnet man alle Produkte, die großtechnisch durch Hydrolyse mit Säuren und/oder Enzymen aus Amylose oder Amylopektin gewonnen werden: Stärkesirup, Maltodextrin, Glucosesirup, Maltosesirup, Dextrose, Dextrosesirup, Fructosesirup. Die Produkte werden bei der Herstellung von Süßwaren, Getränken, Wurst usw. verwendet.

Modifizierte Stärken – Quellstärke

Sie wird mit wenig Wasser verkleistert und auf Walzen getrocknet. Quellstärke ist in kaltem Wasser löslich, quellbar und bildet Gele. Die Wasserbindung ist um ein Vielfaches erhöht. Sie wird für Instantprodukte und Backmittel verwendet.

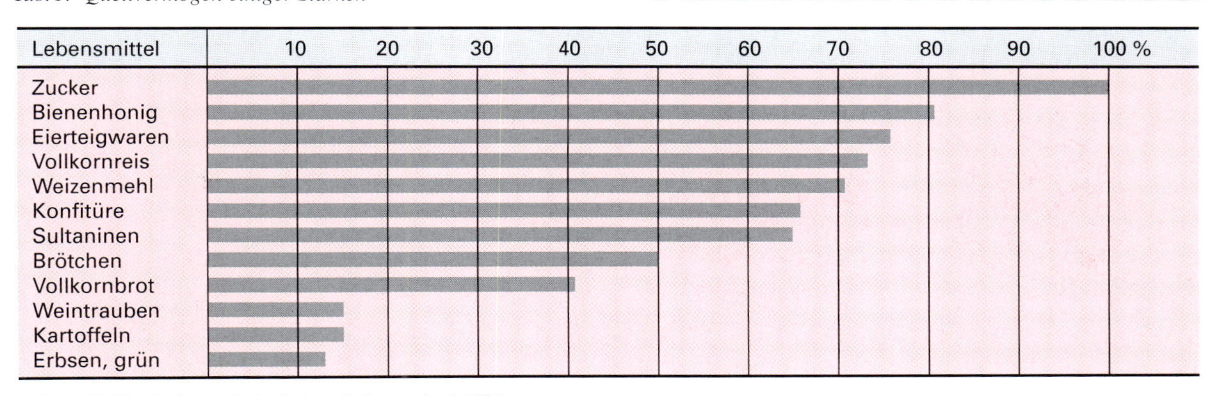

Tab. 2: Kohlenhydratgehalt einiger Lebensmittel (100 g)

2.5 Stoffwechsel der Kohlenhydrate

2.5.1 Aufgaben der verdaulichen Kohlenhydrate

Aufgabe

Versuchen Sie mithilfe der unten stehenden Abbildung den Kohlenhydratstoffwechsel zu beschreiben.

Dreimal täglich werden durchschnittlich nach jeder Mahlzeit je

100 g Glucose,
20 g Fructose,
5 g Galaktose

durch die Darmzotten ins Blut resorbiert. Glucose ist mengenmäßig das bedeutendste Kohlenhydrat in der Ernährung. Die Monosaccharide gelangen durch die Pfortader zur Leber, Fructose und Galaktose werden in der Leber zu Glucose umgebaut bzw. gelangen in den Glucosestoffwechsel.

Kohlenhydratverdauung, vgl. S. 233.

Energiegewinnung

In den Zellen des menschlichen Körpers wird Glucose zu Kohlenstoffdioxid und Wasser abgebaut, dabei wird Energie frei, vgl. S. 250. Für den Abbau von Glucose wird Thiamin benötigt, vgl. S. 196 f. Gehirnzellen, Erythrozyten (rote Blutkörperchen) und Nierenmark können nur durch den Glucoseabbau Energie gewinnen.

Das Nervengewebe hat unter normalen Ernährungsbedingungen einen RQ-Wert von 1, vgl. S. 16. Täglich werden mindestens 100 g Glucose für die Versorgung des Nervensystems und 20 g Glucose für die Erythrozyten benötigt. Das Nervengewebe hat keine nennenswerten Kohlenhydratreserven, es wird ständig über die Blutglucose versorgt.

Bei einer Kohlenhydratunterversorgung bzw. im Hunger ist das Gehirn in der Lage, Ketonkörper als Energiequelle zu nutzen, vgl. S. 265. Nierenmark und Erythrozyten sind dagegen ständig auf Glucose als Energielieferant angewiesen. Glucose wird in diesen Zellen anaerob zu Milchsäure (Lactat) abgebaut. Lactat gelangt über die Blutbahn zur Leber und wird hier für die Glucoseneubildung verwendet.

1 g Kohlenhydrate liefert im menschlichen Körper 17 kJ.

Umwandlung in Glykogen – kurzfristige Speicherung

Werden mehr verdauliche Kohlenhydrate mit der Nahrung aufgenommen als sofort zur Energiegewinnung benötigt werden, so werden diese zu Glykogen umgebaut und in Leber (ca. 150 g) und Muskulatur (ca. 200 g) gespeichert.

Sinkt der Blutglucosespiegel zwischen den Mahlzeiten, so wird Leberglykogen wieder zu Glucose abgebaut und an das Blut abgegeben. Das Leberglykogen dient also zur Blutglucoseregulation.

Muskelglykogen kann ebenfalls wieder zu Glucose abgebaut, aber nicht an das Blut abgegeben werden. Bei der Energiegewinnung in der Muskulatur wird Glucose anaerob zu Milchsäure (Lactat) oder aerob zu Kohlenstoffdioxid und Wasser abgebaut.

Die Glykogenspeicher sind spätestens 12 bis 24 Stunden nach der letzten Nahrungsaufnahme erschöpft.

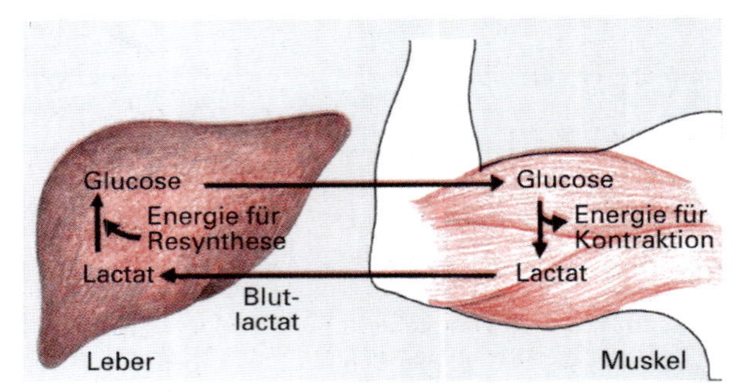

Abb. 1: Wechselbeziehung – Leber und Muskel

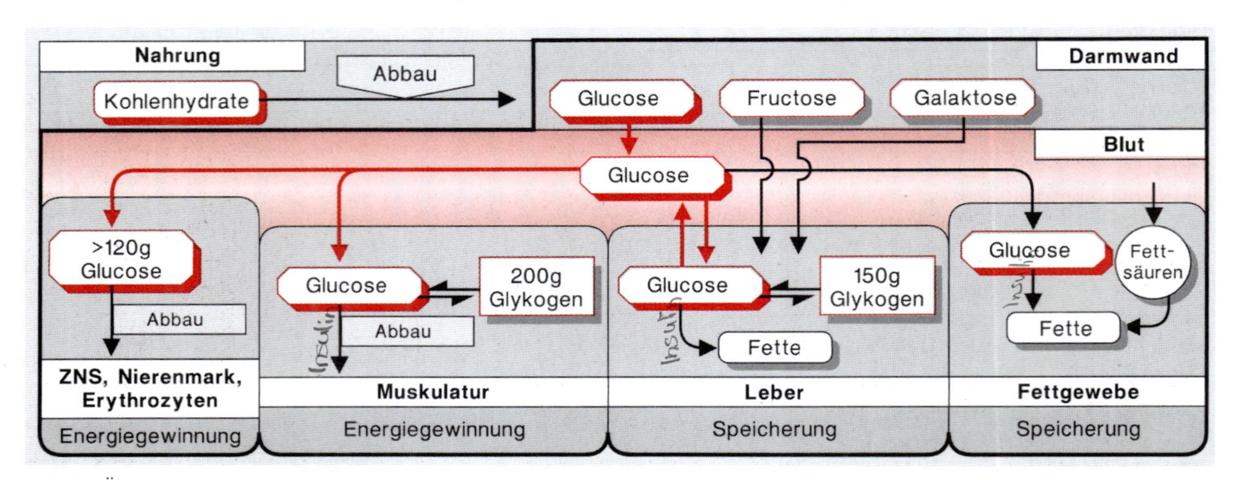

Abb. 2: Übersicht – Kohlenhydratstoffwechsel

Fettsynthese – Umbau zu Fetten

Der menschliche Körper vermag also nur eine sehr begrenzte Kohlenhydratmenge zu speichern. Wenn die Glykogenspeicher in Leber und Muskulatur aufgefüllt sind, werden die überschüssig aufgenommenen Kohlenhydrate in der Leber zu Fett umgebaut und im Fettgewebe gespeichert. Auch eine zu reichliche Kohlenhydratzufuhr kann also zu Übergewicht führen.

Etwa vier Stunden nach der Nahrungsaufnahme steigt der Fettabbau im Fettgewebe, die Konzentration an freien Fettsäuren im Blut ist erhöht, der RQ-Wert sinkt, vgl. S. 16. Die Muskelzellen usw. verwerten nun freie Fettsäuren. Werden dem Körper wieder Kohlenhydrate zugeführt, wird der Glucoseabbau wieder bevorzugt. Die langfristige Energieversorgung durch Glucose erfolgt also indirekt über freie Fettsäuren.

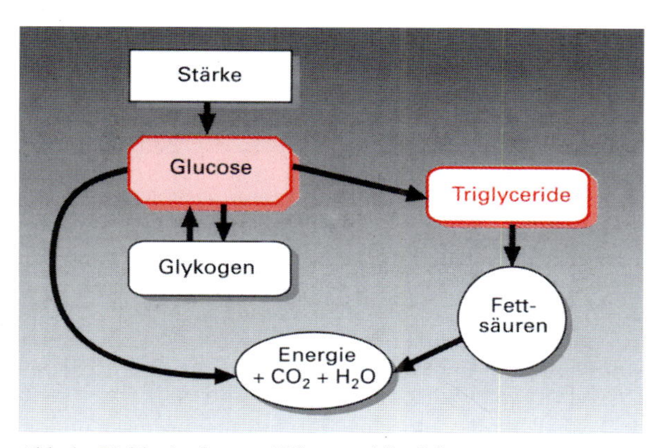

Abb. 1: Kohlenhydrate – Abbau und Speicherung

Kohlenhydrate sparen Proteine

Bei einer Kohlenhydratunterversorgung oder im Hunger werden Proteine in der Leber für die Neubildung von Glucose herangezogen. Bei einer ausreichenden Kohlenhydratzufuhr können die Proteine für andere Stoffwechselfunktionen genutzt werden. Besonders bei Nahrungsmangel – Eiweißmangel – ist die Protein sparende Wirkung der Kohlenhydrate von Bedeutung.

Kohlenhydrate ermöglichen ein normales Stoffwechselgeschehen – sie wirken antiketogen

Bei kohlenhydratfreien Diäten, z. B. Atkins- oder Punktdiät, kann unbegrenzt Fett und Protein aufgenommen werden, ohne dass eine Gewichtszunahme erzielt wird.

Für die Fettsynthese im Fettgewebe wird Glucose benötigt, da Glycerin nicht verwertet werden kann, es muss hier aus Glucose gewonnen werden, vgl. S. 262. Der Fettabbau überwiegt also bei einer kohlenhydratfreien Diät.

Ein Überangebot an freien Fettsäuren führt zu einer gesteigerten Ketonkörperbildung, die zu einer Übersäuerung des Körpers führen kann, vgl. S. 156.

Bei einer Zufuhr von mindestens 100 g Kohlenhydraten pro Tag werden diese Stoffwechselveränderungen vermieden.

Kohlenhydrate haben spezifische Aufgaben

Knochen, Knorpel und Bindegewebe enthalten neben Proteinen auch einen geringen Kohlenhydratanteil. Man bezeichnet diese aus Proteinen und Kohlenhydraten bestehenden Stoffe auch als Glykoproteine, vgl. S. 39.

Kohlenhydrate sind auch Bestandteile der Schleimstoffe – Mucine –, blutgruppenspezifischer Substanzen und gerinnungshemmender Stoffe (Heparin) usw.

Nur etwa 1 % der Körpermasse, also 600 bis 700 g, besteht aus Kohlenhydraten. Davon sind etwa 300 g Bestandteile von Körpersubstanzen, weitere 300 bis 400 g dienen als Energiereserve. Der Energievorrat in Form von Kohlenhydraten im menschlichen Organismus ist also sehr gering. Andererseits sind aber die Kohlenhydrate mengenmäßig der Hauptenergielieferant in unserer täglichen Nahrung.

Aufgaben

1. *Kohlenhydrate werden Energielieferanten 1. Ordnung genannt. Begründen Sie diese Aussage.*
2. *Erläutern Sie den Glucose-Glykogen-Stoffwechsel im menschlichen Organismus.*
3. *Beschreiben Sie, in welcher Form Kohlenhydrate*
   a) im menschlichen Organismus,
   b) in Lebensmitteln vorkommen.

Vorkommen im Organismus	Kohlenhydratarten	Aufgaben	Menge/Konzentration
Leber	Glykogen	kurzfristige Energiereserve, Blutzuckerregulation	150 g (10 g/100 g)
Muskel	Glykogen	kurzfristige Energiereserve	200 g (1 g/100 g)
Sonstiges Gewebe	Glucose	Energiegewinnung	30 g
Blut	Glucose	Energiegewinnung	5 g (0,1 g/100 g)
Skelett, Schleimstoffe usw.	Polysaccharide, Glykoproteine	Baustoff	300 g

Tab. 1: Vorkommen von Kohlenhydraten im Organismus

2.5.2 Aufgaben der Ballaststoffe

Man nimmt an, dass die Ballaststoffzufuhr um die Jahrhundertwende doppelt so hoch wie heute war.

Folgende Änderungen der Ernährungsgewohnheiten führten zum Rückgang der Ballaststoffzufuhr:

- Zunehmender Verbrauch von hellem Weizenmehl. 70% der Ballaststoffe des Getreides befinden sich in den Randschichten des Korns.
- Zunehmender Verzehr ballaststoffarmer Lebensmittel wie Fleisch und Zucker.

Als Ballaststoffe werden die Bestandteile von Zellwänden pflanzlicher Lebensmittel bezeichnet, die gleichsam Verpackungsmaterial pflanzlicher Inhaltsstoffe sind. Ballaststoffe sind vorwiegend in pflanzlichen Lebensmitteln enthalten. Der Begriff Ballaststoffe (dietary fibre) stammt aus der Zeit, als diese Teile der Lebensmittel als überflüssig angesehen wurden. Eine heute gebräuchliche Bezeichnung für Ballaststoffe lautet: **pflanzliche Nichtstärke-Polysaccharide (NSP) plus Lignin**. Zu den Ballaststoffen gehören Cellulose, Hemicellulose, Pektine, Lignin usw. Alle Ballaststoffe außer Lignin sind Kohlenhydrate oder Kohlenhydratderivate. Ballaststoffe als Lebensmittelzusatzstoffe, vgl. S. 330, 339.

Ballaststoffe liegen in der Pflanze nicht isoliert, sondern gemeinsam vor. Die Mengenverhältnisse der einzelnen Ballaststoffe sind abhängig von der Pflanzenart, dem Pflanzenteil und dem Reifezustand. Hemicellulosen sind Hauptbestandteil des Getreides. Obst und Gemüse enthalten dagegen hauptsächlich Cellulose und Pektine.

Alle Ballaststoffe – bis auf das Lignin – können aufgrund ihrer chemischen Struktur Wasser binden. Bei den sogenannten Quellstoffen kann die Wasserbindung bis zum 100-fachen des Eigengewichts betragen.

Quellstoffe wasserlösliche Ballaststoffe	Füllstoffe wasserunlösliche Ballaststoffe
Pektine, Inulin, Agar-Agar, Carageen, Guarkernmehl, Johannisbrotkernmehl: werden durch Darmbakterien abgebaut	Cellulose, Lignin, Hemicellulose: quellen bei ausreichender Flüssigkeitsaufnahme im Darm auf

Tab. 1: Quellstoffe und Füllstoffe

Lebensmittel	Lignin	Cellulose	Hemicellulose	Pektin
Roggenkorn	4	10	80	6
Weizenkorn	4	16	74	6
Weißkohl	2	32	29	37
Apfel	0	47	23	30
Erdbeere	19	28	23	30
Johannisbeere, rot	20	24	40	16

Tab. 2: Ballaststoffzusammensetzung verschiedener Lebensmittel, bezogen auf 100 g Gesamtballaststoffe (Wisker und Feldheim)

Wirkung einer ballaststoffreichen Nahrung

- Die Kautätigkeit wird durch die Faserstruktur von Cellulose und Lignin angeregt, die Absonderung des alkalischen Speichels wird erhöht. Durch die Speichelabsonderung wird auch das Kariesrisiko vermindert.

  Die Verweildauer im Magen ist verlängert, die Magenentleerung verzögert, das Sättigungsgefühl wird hierdurch erhöht. Ballaststoffreiche Nahrung besitzt außerdem eine geringere Nährstoffdichte als eine ballaststoffarme Kost.
- Aufgrund des größeren Volumens werden vermehrt Verdauungssäfte in den Magen-Darm-Trakt abgegeben.
- Besonders Pektine und andere wasserlösliche Ballaststoffe quellen im Magen auf. Die Transitmenge ist erhöht, die Transitzeit (Darmpassagezeit) vermindert. Durch die stärkere Beanspruchung wird die Durchblutung verbessert. Ein erhöhter Druck durch verhärteten Kot wird vermieden. Getreideballaststoffe führen zur höchsten Zunahme des Stuhlvolumens.
- Durch den bakteriellen Abbau von Ballaststoffen, die als Nahrungsquelle dienen, wird das Wachstum der Darmbakterien begünstigt, auch die Zusammensetzung der Darmflora wird günstig beeinflusst. Das Bakterienwachstum führt zu einer weiteren Steigerung des Stuhlvolumens, etwa die Hälfte der Stuhltrockensubstanz besteht aus Bakterien.

  Durch die mikrobielle Tätigkeit werden die Ballaststoffe zu kurzkettigen Fettsäuren, Ameisen-, Essig-, Propion- und Buttersäure, Wasserstoff, Kohlenstoffdioxid, Ammoniak usw. abgebaut, die Stoffe tragen zur Normalisierung der Darmfunktion bei.
- Die Zellwände sind eine Barriere für die Verdauungsenzyme. Die Stärkeverdauung wird so verlangsamt und damit wird zugleich eine gleichmäßigere Kohlenhydratresorption erreicht. Der Blutglucosespiegel steigt nach den Mahlzeiten nicht so stark an. Der Bedarf an Insulin, das für die Blutglucosesenkung erforderlich ist, wird verringert, vgl. S. 425.

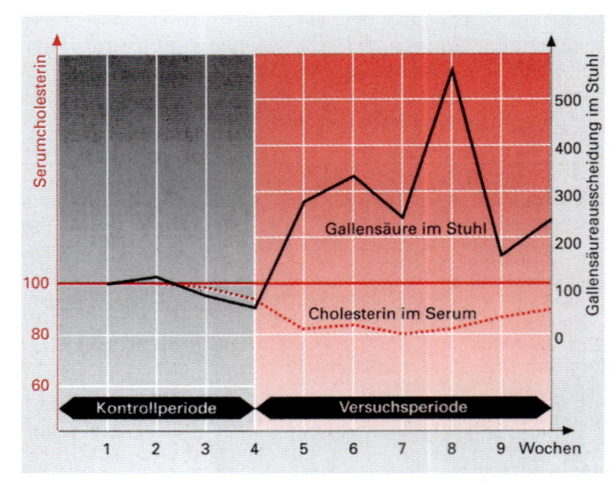

Abb. 1: Einfluss einer zusätzlichen Ballaststoffgabe von 10 g/Tag auf Serumcholesterinkonzentration und Gallensäureausscheidung mit dem Stuhl bei gesunden Versuchspersonen. Angaben in % des Mittelwertes der Kontrollperiode (nach Günther)

- Aus dem gleichen Grund wird die Resorption bestimmter Vitamine und Mineralstoffe beeinträchtigt, z. B. Calcium, Eisen, Magnesium. Die Resorption wird ebenfalls durch Phytin beeinträchtigt, vgl. S. 177. Durch den höheren Mineralstoffgehalt ballaststoffreicher Lebensmittel wird dieser Verlust jedoch ausgeglichen, vgl. S. 58.
- Ballaststoffe besitzen ein Adsorptionsvermögen. Schädliche bzw. unerwünschte Stoffe werden teilweise adsorbiert und ausgeschieden, z. B. Gallensäuren. Eine Hypothese besagt, dass hierdurch in der Leber verstärkt Cholesterin zu Gallensäuren umgebaut werden muss, um die normale Zusammensetzung der Gallenflüssigkeit aufrechtzuerhalten, der Blutcholesterinspiegel wird gesenkt.

  Ballaststoffe senken das Cholesterin der LDL-Fraktion, während das HDL-Cholesterin kaum verändert wird, vgl. S. 411.

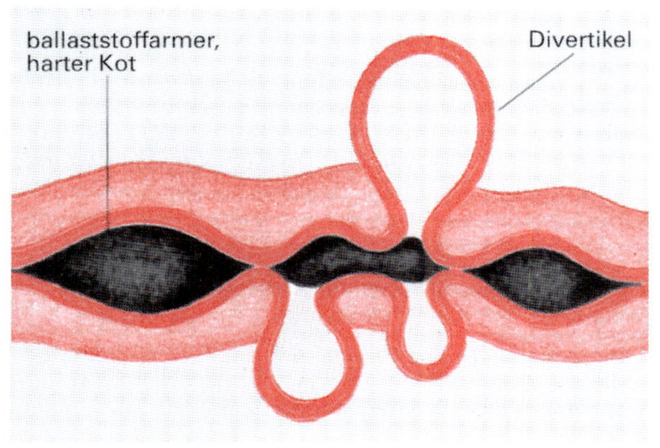

Abb. 1: Divertikulose

Aufgaben

1. *Ermitteln Sie Lebensmittelgruppen, denen bei der Herstellung Ballaststoffe zugesetzt werden.*
2. *Vergleichen Sie diese Lebensmittel mit Lebensmitteln, die einen natürlichen Ballaststoffgehalt haben.*

Lebensmittel	20	40	60	80	100 g
Obst 700 g (Äpfel, Birnen, Bananen)					
Leguminosen 130 g (getrocknete Samen)					
Kohl 560 g (verschiedene Sorten)					
Obst 450 g (Johannisbeeren, Äpfel, Birnen)					
Roggenvollkornbrot 175 g					
Weizenvollkornbrot 200 g					

Tab. 1: Zunahme des Stuhlgewichtes bei Zugabe von 14 g Ballaststoffen aus verschiedenen Lebensmitteln zu einer ballaststoffarmen Kost

Krankheiten, die bei einer ballaststoffreichen Ernährung seltener auftreten

- **Obstipation:** Durch die erhöhte Transitmenge ist die Darmbewegung verstärkt und die Transitzeit verkürzt.
- **Übergewicht:** Eine ballaststoffreiche Ernährung ist bei einem größeren Nahrungsvolumen meist energieärmer.
- **Diabetes mellitus:** Eine ballaststoffreiche Ernährung hat meist neben dem höheren Ballaststoffgehalt einen geringeren Gehalt an leicht verdaulichen Kohlenhydraten, bzw. diese werden aufgrund des Ballaststoffgehaltes gleichmäßiger resorbiert. Der Blutglucosespiegel – die Insulinproduktion – wird weniger belastet.
- **Arteriosklerose:** Gallensäuren werden teilweise im Darm von den Ballaststoffen adsorbiert. Cholesterin wird verstärkt zu Gallensäuren umgebaut. Ballaststoffe senken direkt bzw. indirekt das LDL-Cholesterin, das an den Gefäßwänden abgelagert werden kann.
- **Gallensteine:** Die Bildung von cholesteringesättigter Gallenflüssigkeit wird verhindert und damit die Entstehung von Cholesteringallensteinen.
- **Divertikulose:** Durch ballaststoffarmen, harten Kot kann es zu säckchenförmigen Ausstülpungen (Divertikeln) der Darmschleimhaut durch die Muskulatur der Darmwand kommen. Entzündungen, Krämpfe im Bauch sind die Folge. Hämorrhoiden, krampfaderartige Erweiterungen an der Afteröffnung, werden durch eine ballaststoffreiche Kost ebenfalls vermieden.
- **Dickdarmkrebs:** Krebs erregende Stoffe werden gebunden, der Kontakt mit der Darmwand wird verringert.

Eine ballaststoffreiche Ernährung ist also nicht nur in der Ernährung des Gesunden von Bedeutung, sie ermöglicht auch bei vielen Stoffwechselerkrankungen eine Ernährung ohne besondere Diätprinzipien.

Versuch

Ballaststoffe binden Stoffe

Geben Sie 5 EL Weizenkleie mit reichlich Wasser in ein Becherglas.
Färben Sie das Wasser mit Tinte.
Lassen Sie die Probe 30 Minuten stehen.
Gießen sie die Flüssigkeit durch einen Filter ab.
Beobachten Sie die Veränderung.

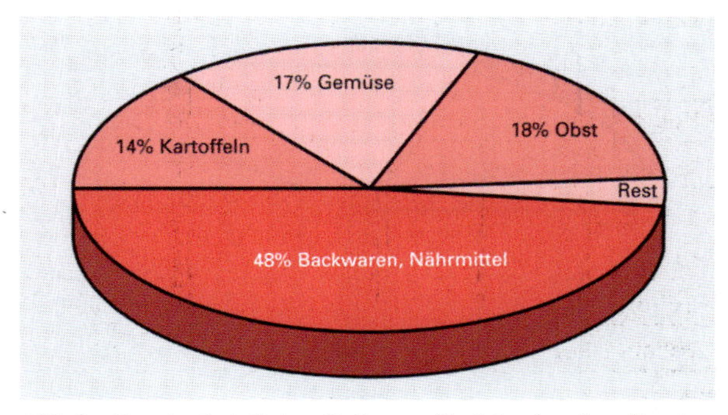

Abb. 2: Durchschnittliche Ballaststoffzufuhr in der Bundesrepublik Deutschland nach Lebensmittelgruppen

2.6 Empfehlungen für die Kohlenhydratbedarfsdeckung

Aufgaben

1. *Geben Sie Empfehlungen für die Kohlenhydratbedarfsdeckung bei einem Gesamtenergiebedarf von 9000 kJ.*
2. *Beurteilen Sie den Tageskostplan auf S. 347 hinsichtlich der*
   a) Gesamtkohlenhydratzufuhr,
   b) Auswahl kohlenhydrathaltiger Lebensmittel.
3. *Beurteilen Sie die Kohlenhydratbedarfsdeckung in der Bundesrepublik Deutschland, vgl. S. 344.*
4. *Erläutern Sie, warum bei Reduktionsdiäten*
   a) die Kohlenhydratzufuhr verringert werden muss,
   b) eine ausreichende Kohlenhydratzufuhr notwendig ist.

- Insgesamt werden in der Bundesrepublik Deutschland nur etwa 45 % der Nahrungsenergie in Form von Kohlenhydraten zugeführt.
- Der Verzehr von Getreide und Kartoffeln hat in diesem Jahrhundert abgenommen, während der Konsum von Zucker, Süßigkeiten und zuckerhaltigen Getränken gestiegen ist.

55 % des täglichen Gesamtenergiebedarfs sollten in Form von Kohlenhydraten aufgenommen werden.

Berechnung der empfohlenen Kohlenhydratzufuhr – Beispiel

Die empfehlenswerte Kohlenhydratzufuhr in g bei einem Gesamtenergiebedarf von 10 000 kJ soll berechnet werden:

Gesamtenergiebedarf . . .	100 %	10 000 kJ
Kohlenhydratzufuhr	55 %	5 500 kJ
1 g Kohlenhydrate liefert		17 kJ
x g Kohlenhydrate liefern		5 500 kJ

5 500 : 17 = 324

Bei einem Gesamtenergiebedarf von 10 000 kJ sollten 5 500 kJ durch Kohlenhydrate zugeführt werden (55%), d. h., täglich müssen 324 g Kohlenhydrate aufgenommen werden.

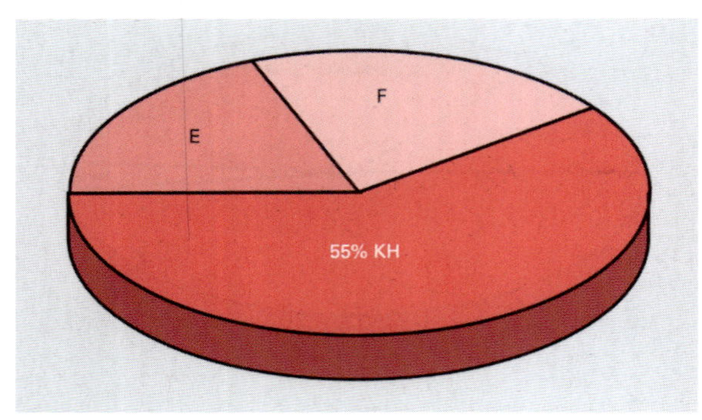

Abb. 1: Empfohlene Kohlenhydratzufuhr

Tägliche Kohlenhydratbedarfsdeckung

Bei der Zusammenstellung der Tageskostpläne sollte nicht nur darauf geachtet werden, dass die Gesamtkohlenhydratzufuhr stimmt, sondern auch die Kohlenhydratart sollte beachtet werden.

Zwei Drittel unseres Kohlenhydratbedarfs sollten durch Polysaccharide – Stärke – gedeckt werden.
Hierfür eignen sich besonders folgende Lebensmittel: Vollkornprodukte, Kartoffeln, Obst, Gemüse und Hülsenfrüchte. Diese Lebensmittel enthalten gleichzeitig wenig oder kein Fett.

Obst und Gemüse sollten außerdem möglichst oft roh verzehrt werden. In dieser Form sind neben Stärke und Ballaststoffen auch reichlich Vitamine und Mineralstoffe enthalten.

Aufgrund des Ballaststoffgehaltes regen diese Lebensmittel die Darmbewegung an, eine bessere Verdauungstätigkeit ist gesichert. Außerdem werden die Lebensmittel nicht so schnell verdaut, die Kohlenhydrate werden langsam und gleichmäßig ans Blut abgegeben. Das Sättigungsgefühl hält länger vor.

Ein Drittel unseres Kohlenhydratbedarfs kann durch Disaccharide und Monosaccharide gedeckt werden, z. B. Haushaltszucker, Glucose. Die WHO hält eine Saccharosezufuhr von 10 % der Energiezufuhr für vertretbar.

Unsere Ernährungsgewohnheiten sehen jedoch anders aus. Wir essen bzw. trinken zu viel Lebensmittel und Getränke mit Zuckerzusatz.

Bei der Lebensmittelverarbeitung werden darüber hinaus häufig Ballaststoffe entfernt, übrig bleiben leicht verdauliche, energiereiche Lebensmittel wie Zucker, Brötchen, Kuchen, Süßigkeiten. Diese Lebensmittel enthalten oft kaum Vitamine und Mineralstoffe. Sie haben einen geringen Sättigungswert, sie machen oft hungrig und durstig. Es besteht die Gefahr, dass zu große Mengen davon aufgenommen werden. Übergewicht kann die Folge sein. Im Überschuss zugeführte Kohlenhydrate werden im Organismus in Fettsäuren umgewandelt und als Depotfett gespeichert. Auch die Kariesentstehung wird gefördert.

Bevorzugt werden sollten dagegen Obst, Gemüse und Vollkornprodukte.

- Energiearme, kohlenhydratreiche, ballaststoffreiche Lebensmittel sollten Grundlage der verschiedenen täglichen Mahlzeiten sein.
- Energiereiche, kohlenhydratreiche, ballaststoffarme Lebensmittel sollten nur in geringer Menge aufgenommen werden.
- Erwachsene sollten täglich mindestens 30 g Ballaststoffe aufnehmen, das sind etwa 3 g pro MJ. Der Richtwert für Kinder beträgt 2,4 g Ballaststoffe pro MJ. Die tägliche Ballaststoffzufuhr in Deutschland liegt bei 23 g pro Person.

3 Kohlenhydratreiche Lebensmittel

3.1 Süßungsmittel

3.1.1 Zucker

Die meisten Pflanzen enthalten geringe Zuckermengen. Gewonnen wird Zucker aus Zuckerrohr und Zuckerrüben. Rübenzucker, ein Disaccharid aus Glucose und Fructose, ist mit dem Rohrzucker identisch.
Während schon im 7. Jahrhundert Zucker aus Zuckerrohr hergestellt wurde, entdeckte der Berliner Chemiker Marggraf erst 1747 die Bedeutung der Zuckerrübe für die Zuckergewinnung. Ende des 18. Jahrhunderts entstand dann in Schlesien die erste Zuckerfabrik, die Zuckerrüben verarbeitete.
Heute ist in den westeuropäischen Ländern die Zuckerrübe die entscheidende Zuckerquelle, in der tropischen Zone wird dagegen Zucker aus Zuckerrohr gewonnen.
Zuckerrohr ist eine tropische Grasart. Die 2 bis 5 cm dicken Halme werden bis 4 m hoch und liefern ca. 30 Jahre lang ergiebige Erträge. Das dicht über den Wurzeln abgeschnittene Zuckerrohr wird zerkleinert usw. Vgl. Verarbeitung von Zuckerrüben.

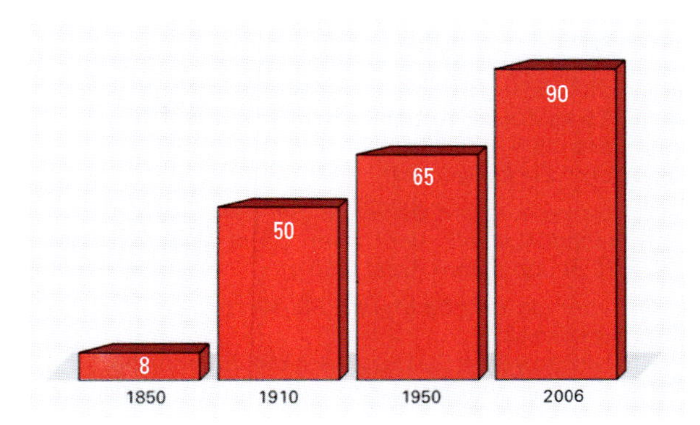

Abb. 1: Zuckerkonsum in der Bundesrepublik Deutschland pro Person in g/Tag

Zuckerherstellung aus Zuckerrüben

Der Zuckergehalt der Zuckerrübe beträgt mindestens 16 %. Bei der Zuckerherstellung unterscheidet man folgende Bearbeitungsschritte:

Waschen und Schnitzeln
Die Zuckerrüben werden gesäubert und in 3 mm starke Schnitzel zerkleinert.

Saftgewinnung
Mit heißem Wasser (65 bis 73 °C) wird der Zucker den Schnitzeln entzogen. Der entstandene Rohsaft enthält 12 bis 14 % Zucker. 100 kg Zuckerrüben ergeben etwa 108 bis 115 kg Rohsaft.

Reinigung des Saftes
Der Rohsaft wird mit Kalkmilch von unerwünschten Stoffen, wie Pektine, Eiweißstoffe und sonstige Nichtzuckerstoffe, befreit.

Eindampfen
Der gesäuberte Dünnsaft wird durch Verdampfen in Dicksaft (70 bis 75 % Zucker) umgewandelt.

Kristallisation
Mithilfe von Zentrifugen wird der Sirup vom Rohzucker (brauner Zucker) getrennt. Der Sirup wird eingedampft, bis Melasse übrig bleibt.

Reinigung
Durch Dampfbehandlung wird der Rohzucker von anhaftenden Sirupresten befreit, es entsteht „Weißzucker“-Raffinade.

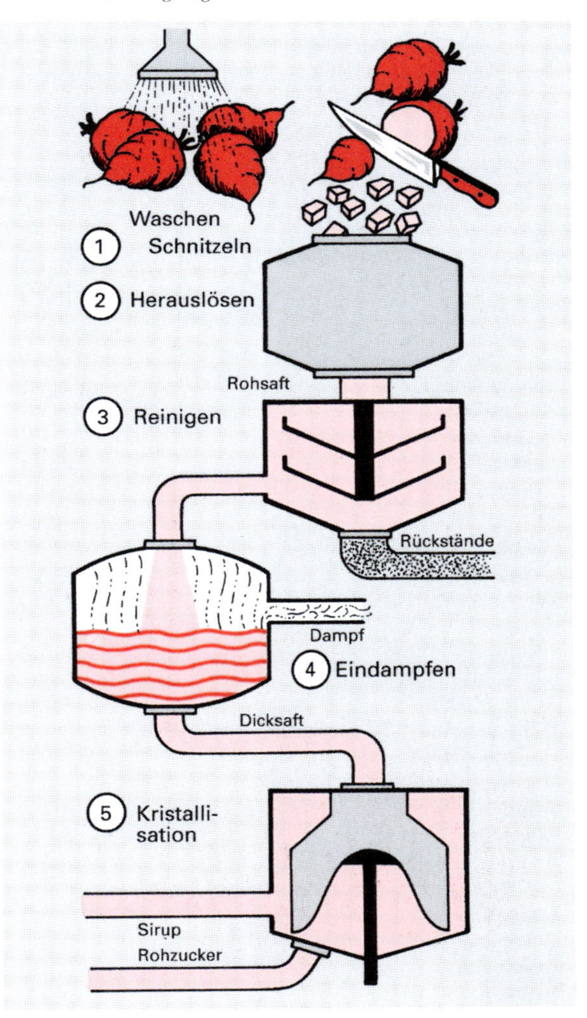

Abb. 2: Schema Zuckerherstellung

Aufgaben

1. *Nehmen Sie zu folgender Entwicklung Stellung:*
   Früher war Zucker eine Kostbarkeit, die in wertvollen Zuckerdosen aufbewahrt wurde. Noch 1850 wurden täglich lediglich etwa 8 g Zucker pro Person verbraucht.
   Heute nimmt jeder Bundesbürger pro Jahr durchschnittlich – in reiner oder verarbeiteter Form – 33,5 kg Zucker zu sich, d. h. pro Tag etwa 92 g.
   Etwa 15 % des täglichen Energiebedarfs werden durch Zucker gedeckt.
2. *Vergleichen und bewerten Sie den Energie- und Nährstoffgehalt von zwei Stück Würfelzucker (10 g) und einem Apfel (150 g).*
3. *Sammeln und beurteilen Sie Werbeaussagen für Süßigkeiten.*
   a) *Überprüfen Sie dazu auch die Zutatenliste. Zucker verbirgt sich hinter unterschiedlichen Namen:*
   Saccharose, Glucose, Fructose, Glucosesirup, Maltose, Dextrose, Invertzucker usw.
   b) *Finden Sie heraus, was sich hinter diesen klangvollen Namen verbirgt.*
4. *Nennen Sie gesundheitliche Folgen eines hohen Zuckerkonsums.*

Lebensmittel		Zuckeranteil in %
Bonbons (Hartkaramellen)		97
Instant-Kindertee mit Granulat		96
Instant-Kakaopulver		70–80
Kaugummi		78,5
Lakritze		78
Gummibärchen		77
Vanille-Eispulver	ca.	75
Schokoküsse	ca.	65
Schoko-Fertigdessertsoße		65
Nuss-Nougat-Cremes		53–65
Konfitüren, Marmeladen		60–62
Mürbeteig aus Backmischung		59
Vollmilchschokolade		56
Obstkonserven		14–55
Sahnestandmittel		53
Fruchteis	bis	32
Likör (im Durchschnitt)		30
Tomatenketchup		28–30
Fertig-Müslis		20–30
Rührkuchen aus Backmischung		28
Fruchtnektare	bis	20
Kunstspeiseeis	bis	20
Götterspeise		15
Milchspeiseeis	ca.	14
Joghurt mit 20% Frucht		12–14
Vanillepudding (Fertigprodukt)		13
Limonaden	ca.	12
Colagetränke	ca.	11
Kakaotrunk	ca.	10
Salatsoßen		9–10

Tab. 1: Prozentualer Zuckeranteil

Bewertung des Haushaltszuckers

Haushaltszucker

- besteht nur aus dem Doppelzucker Saccharose:
- enthält also keine Mineralstoffe, Vitamine oder Ballaststoffe. Für den Abbau wird jedoch Vitamin B_1 – Thiamin – benötigt, vgl. S. 196 ff.;
- hat einen sehr hohen Energiegehalt – 100 g ≙ 1 650 kJ;
- ist leicht verdaulich, er liefert schnell Energie. Der Blutzuckerspiegel steigt an, Insulin wird ausgeschüttet, der Blutzuckerspiegel sinkt. Dem Gehirn wird Hunger signalisiert, das Sättigungsgefühl ist also von kurzer Dauer;
- begünstigt bei hohem Verzehr die Entstehung von Karies, Übergewicht und Thiaminmangelerscheinungen.

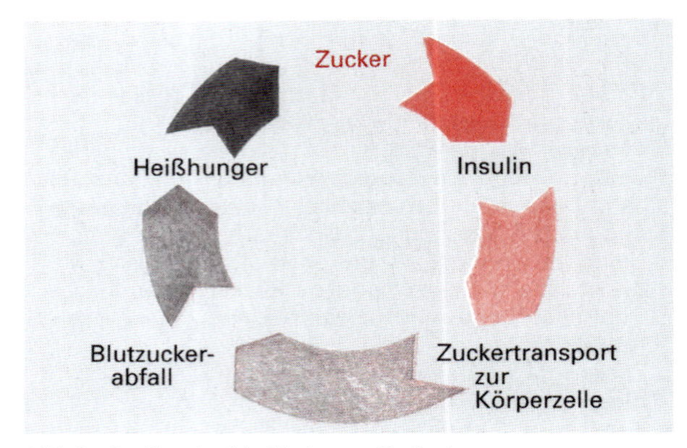

Abb. 1: Stoffwechsel bei höherem Zuckerkonsum

In der Zutatenliste und Werbung taucht Zucker heute unter verschiedenen Namen auf: Dextrose bzw. Glucose, Traubenzucker, Glucosesirup (Stärkesirup), Invertzucker, Maltodextrin, Malzextrakt, Malzzucker bzw. Maltose, Lactose, Milchzucker usw. All diese Zuckerarten haben die gleichen gesundheitlichen Auswirkungen wie Haushaltszucker.

Dextrose ist eine andere Bezeichnung für Traubenzucker.

Farin oder Farinsirup ist ein feinmehliger brauner Zucker bzw. eine dickflüssige Zuckerlösung. Farin fällt bei der Kandisherstellung an.

Glucosesirup ist industriell aus Stärke hergestellter Traubenzucker mit 16 % Wasser.

Invertzucker ist eine Mischung aus Glucose und Fructose.

Maltodextrin wird aus Stärke hergestellt, es besteht aus mehreren Glucoseresten.

Malzextrakt wird aus gekeimter und gerösteter Gerste gewonnen, er besteht aus Malzzucker und Maltodextrin.

Rohrzuckermelasse wird aus Zuckerrohrsaft gewonnen. Neben 80 % Rohrzucker sind Mineralstoffe enthalten.

Brauner Zucker (nicht vollständig gereinigter Rohzucker) oder getrockneter Zuckerrohrsaft enthalten neben Saccharose Melasse, evtl. Schadstoffe und Mikroorganismen. Der Gehalt an Mineralstoffen oder Vitaminen ist sehr gering. Brauner Zucker ist also auch nicht wertvoller als weißer Zucker; er wird teils wegen seines malzig-karamellartigen Geschmacks bevorzugt.

Der Zuckerkonsum mit Lebensmitteln und Getränken sollte auf 50 bis 60 g pro Tag gesenkt werden.

3.1.2 Lebensmitteltechnologische Eigenschaften des Zuckers

Aufgaben

1. *Führen sie folgende Versuche durch.*
2. *Begründen Sie die Versuchsergebnisse.*
3. *Nennen Sie je ein Beispiel aus der Lebensmittelverarbeitung, bei dem Sie die jeweiligen Eigenschaften des Zuckers berücksichtigen.*
4. *Leiten Sie allgemeine Regeln für die Lebensmittelverarbeitung ab.*

Löslichkeit des Zuckers

Geben Sie je 1 TL Zucker in ein Becherglas mit
a) kaltem Wasser, b) heißem Wasser.
Beobachten Sie.

Kochen von Zucker mit Säuren

Geben Sie 1 TL Zucker und den Saft einer halben Zitrone in 50 ml Wasser.
Lassen Sie die eine Hälfte der Lösung stehen, die andere Hälfte lassen Sie 10 Minuten kochen.
Prüfen Sie anschließend den Geschmack beider Proben.

Stärkeres Erhitzen von Zucker

Erhitzen Sie 50 g Zucker in einer Pfanne, bis sich der Zucker dunkelbraun gefärbt hat.
Gießen Sie einen Teil der Masse auf ein gefettetes Pergamentpapier.
Lösen Sie den Rest der Masse in heißem Wasser auf.
Prüfen Sie die Lösung auf ihre Süßkraft hin.

Zucker als Konservierungsmittel

Bestreuen Sie eine Apfelscheibe mit Zucker.
Beobachten Sie mögliche Veränderungen.
Geben Sie außerdem 10 g Zucker und 10 g Hefe in ein Becherglas.
Beobachten Sie, ob eine Gärung stattfindet.

Karamellisierung

Beim stärkeren Erhitzen von Zucker entstehen braun gefärbte Produkte mit typischem Karamellaroma. Durch die Hitzeeinwirkung kommt es zu einer Dehydratisierung der Saccharosemoleküle. Gleichzeitig werden Kondensations-, Isomerisierungs- und Fragmentierungsprodukte sowie Doppelbindungen innerhalb der Moleküle gebildet. Die Doppelbindungen absorbieren das Licht und bewirken die Farbigkeit der Produkte.
In Wasser gelöster dunkler Karamell – Zuckercouleur – wird zum Färben von Lebensmitteln eingesetzt.

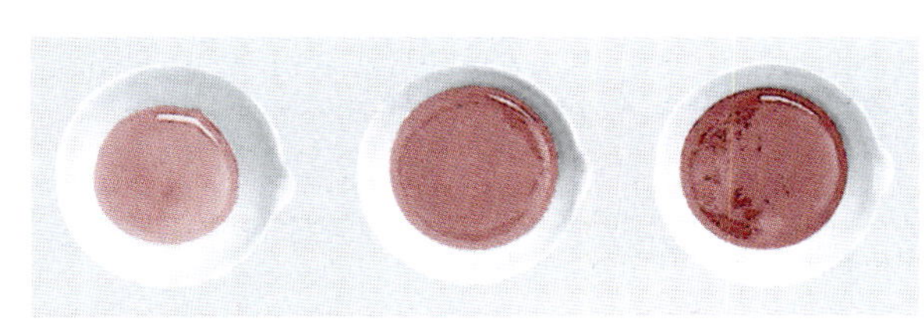

Abb. 1: Stufen der Karamellisierung

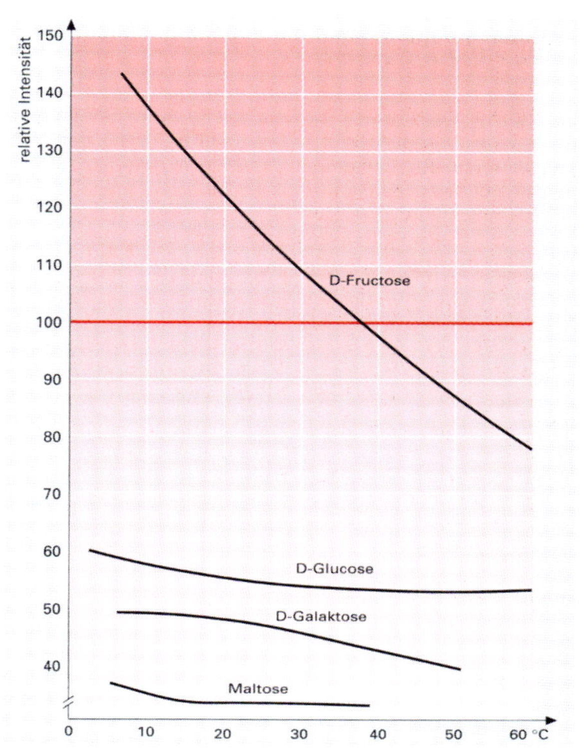

Abb. 2: Temperaturabhängigkeit der Intensität des Süßgeschmacks bei Zuckern. Geschmacksintensität von Saccharose bei allen Temperaturen gleich 100 (nach Shallenberger)

- **Speisen süßen, solange sie noch heiß sind**, der Zucker löst sich besser.
  Die Abbildung zeigt, dass auch das Geschmacksempfinden von der Temperatur abhängig ist.

  Löslichkeit der verschiedenen Zuckerarten in absteigender Reihenfolge: Fructose, Glucose, Saccharose, Maltose, Lactose.
  Bei der Lösung von Zucker entstehen Wasserstoffbrücken zwischen dem Dipol Wasser und den Hydroxylgruppen der Zucker.
- **Säurehaltige Speisen erst nach dem Kochen süßen.** Auf diese Weise wird weniger Zucker benötigt, die Speisen sind energieärmer.
- **Aus Zucker kann durch stärkeres Erhitzen Karamell oder auch Zuckercouleur hergestellt werden.**
  Zucker schmilzt oberhalb 100 °C, er färbt sich gelblich, schäumt (es wird Wasser frei) und wandelt sich oberhalb 170 °C in eine braune, aromatische Masse. Es ist Karamell entstanden. Karamell lässt sich in Wasser lösen, es entsteht Zuckerfarbe (Zuckercouleur). Karamell hat eine geringe Süßkraft.
- **Konfitüren und Gelees ausreichend Zucker als Konservierungsmittel zusetzen.**
  Die Wasseraktivität, der Verderb von Lebensmitteln kann durch Zuckerzusatz gemindert werden, vgl. S. 299.
- **Pikante Speisen wie Salate, Gemüse und Wildgerichte mit einer Prise Zucker würzen.** Der Geschmack wird so ausdrucksvoller.

3.1.3 Honig, ein naturbelassenes Lebensmittel

Lange vor dem Zucker wurde Honig zum Süßen von Speisen verwendet. Im Altertum wurde Honig den Verstorbenen als Seelenspeise mit ins Grab gegeben. Honig wurde auch zur Herstellung von alkoholischen Getränken – Met – verwendet.

Nach der pflanzlichen Herkunft unterscheidet man **Blütenhonig**, -nektar und **Honigtau**, süße Ausscheidungen mancher Laub- und Nadelgehölze. Blütenhonige sind im frischen Zustand dickflüssig, durchscheinend und werden allmählich mehr oder minder fest. Geschmack und Farbe unterscheiden sich je nach Pflanzenherkunft. Honigtauhonige sind meist weniger süß, dunkel gefärbt und weisen einen würzigen Geschmack auf.

Die Honigbereitung beginnt nach dem Sammeln von Nektarsäften, Blütenpollen usw. In der Honigblase der Biene werden diese Rohstoffe mit Enzymen vermischt. In den Wabenzellen des Bienenstocks werden sie eingedickt und reifen.

Honig entsteht durch enzymatische Vorgänge

Durch die Invertase wird Saccharose in Glucose und Fructose – Invertzucker – gespalten. Invertzucker hat eine etwas geringere Süßkraft als Saccharose, vgl. S. 34.

Andere Enzyme führen zur Bildung von Säuren.

Honig besteht in der Regel aus

- mehr als **70 % Invertzucker** (38 % Fructose und 32 % Glucose), 7 % Maltose und geringen Mengen an Oligosacchariden,
- etwa 17 % Wasser,
- 0,1 bis 0,2 % organischen Säuren, z. B. Essigsäure, Milchsäure,
- 0,2 % Mineralstoffen,
- 0,3 % Enzymen: α-Glucosidasen, α- und β-Amylasen, Glucoseoxidasen usw. und Proteinen, Aminosäuren,
- in Spuren Thiamin, Riboflavin, Niacin und Vitamin C.

Über 120 flüchtige Verbindungen – Aromastoffe – wurden im Honig nachgewiesen.
Außerdem ist der „natürliche Gehalt" an Schadstoffen, z. B. Blei, evtl. radioaktive Elemente, enthalten.

Honig wird vor allem aufgrund seines Genusswertes verzehrt, eine besondere gesundheitsfördernde Wirkung ist dagegen nicht zu beweisen.

Honig gilt zwar als naturbelassenes Lebensmittel, er enthält jedoch überwiegend leicht resorbierbare Kohlenhydrate und so einen hohen Energiegehalt, er ist frei von Ballaststoffen.

Abgesehen von den sensorischen Eigenschaften weist Honig keine ernährungsphysiologischen Vorteile auf. Er fördert genauso wie Zucker die Kariesentstehung. Beim Erhitzen werden die Enzyme und sonstigen Eiweißstoffe denaturiert, vgl. S. 282.

In der Vollwert-Ernährung von Koerber/Männle/Leitzmann heißt es: „Die Lösung des Zuckerproblems liegt also nicht darin, die isolierten Zucker durch Honig zu ersetzen, sondern darin, durch Umgewöhnung die überhöhte Reizschwelle der Geschmacksempfindung süß möglichst weit abzubauen. Honig sollte nur in verdünnter Form, z. B. untergemischt im Frischkornmüsli, verzehrt werden."

3.1.4 Karies

Aufgaben

1. *Nennen Sie zehn Lebensmittel, die besonders leicht Karies verursachen können.*
2. *Kaugummi ohne Zucker verursacht keine Karies. Nennen Sie fünf weitere Möglichkeiten, wie man Karies vorbeugen kann.*
3. *Beschreiben Sie die Kariesentstehung.*
4. *Nennen Sie Maßnahmen, die der Kariesvorbeugung dienen.*

Die Verbreitungshäufigkeit von Zahnkaries unter Erwachsenen beträgt in der Bundesrepublik Deutschland 96 %.

Karies nimmt unter den Gesundheitsschäden bei Schülerinnen und Schülern einen der vorderen Plätze ein.

Die jährlichen Kosten für die Behandlung von Karies betragen in der Bundesrepublik Deutschland schätzungsweise 14 Milliarden €.

Alter	%
6 Jahre	50
12 Jahre	60
15 Jahre	37
35–44 Jahre	0,7
> 65 Jahre	0,1

Tab. 1: Prozentsatz kariesfreier Gebisse in der Altersgliederung für die Bundesrepublik Deutschland

Während Knochen zu 70 % aus Mineralstoffen und zu 30 % aus organischer Knochenmatrix aufgebaut sind, steigt der Anteil an Mineralstoffen im Dentin auf 80 % und im Zahnschmelz auf 98 %.

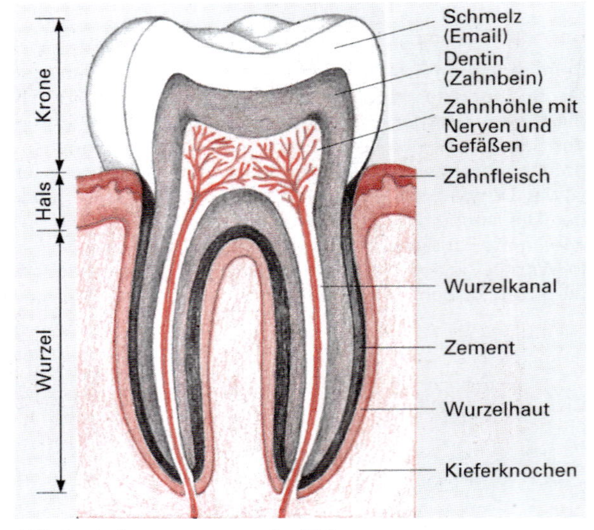

Abb. 1: Aufbau eines gesunden Zahnes

Die Entstehung von Karies ist an drei wichtige Voraussetzungen gebunden:

1. **Plaquebildung**
   Bakterien – Streptokokken – bilden aus Glucose unlösliches Dextran – ein Homoglykan, vgl. S. 38, das sie als Plaque absondern. Dextran wird wegen der 1→6-Verknüpfung nicht von der Amylase des Speichels abgebaut. Plaque verhindert die Reinigung der Zahnoberfläche durch Speichel. Ist die Plaqueschicht nicht zu dick, so kann der Speichel die Demineralisierung rückgängig machen, der Zahnschmelz wird remineralisiert. Für die Zahnschmelzhärtung ist die Mineralstoffaufnahme aus dem Speichel wichtiger als die Versorgung über das Blut. Kleinere helle Flecken können durch den Speichel „repariert" werden.

2. **Veränderung des pH-Wertes**
   Bakterien bauen niedermolekulare Kohlenhydrate – Fructose – zu organischen Säuren – vor allem Lactat – ab, wodurch der pH-Wert im Mund auf ca. 5 absinkt. Der normale Speichel-pH-Wert liegt bei 7,1 – also im neutralen Bereich. Der kritische Punkt, bei dem die Demineralisierung beginnt, liegt bei pH 5,4.

   Ein wichtiges Problem sind die Zwischenmahlzeiten. Je häufiger ein Kontakt der Nahrung mit dem Zahnschmelz besteht, desto höher ist die Kariesfrequenz. Zwischenmahlzeiten, die keine Saccharose enthalten, führen jedoch kaum zu einer Erhöhung.

3. **Kontakt mit der Zahnoberfläche**
   Kontakt von Kohlenhydraten und Bakterien, also von Säure, mit der Zahnoberfläche ist entscheidend. Durch die Säure werden wichtige Bestandteile wie Calciumionen und Fluorid aus dem Zahnschmelz und später aus dem Dentin herausgelöst.
   Erfolgt keine Remineralisierung, dehnt sich die Zerstörung des Zahnschmelzes weiter aus, bis auch das Dentin betroffen ist. Bräunliche Flecken bilden sich.

Kariesentstehung wird gefördert durch

- klebrige, zuckerhaltige Lebensmittel und Speisen, neben Saccharose wirken auch Glucose, Fructose, Maltose, Lactose und Galaktose kariös;
- häufige Aufnahme von zuckerhaltigen Speisen und Getränken, Mahlzeitenfrequenz, vgl. Abbildung;
- Lebensmittel mit hohem Zuckergehalt, z.B. gesüßte Kindertees, vgl. S. 364, Fruchtsäfte auch mit der Aufschrift „ohne Zuckerzusatz", die reichlich „Fruchtzucker" enthalten:
- übermäßiger Verzehr von sauren Gerichten, Getränken und Süßigkeiten;
- mangelnde Zahnpflege – Plaqueentfernung, Mundhygiene – Veränderung der Mundflora;
- Calcium- und Fluoridmangel, vgl. S. 180.

Mikrobiologische Experimente haben gezeigt, dass Zuckeraustauschstoffe wie Xylit, Sorbit und Mannit von den meisten Mundbakterien nicht oder nur in sehr geringem Umfang zu zahnzerstörenden Säuren abgebaut werden können.

Zahnschonende Süßwaren lassen den pH-Wert in der nächsten halben Stunde nach dem Verzehr nicht unter den kritischen Wert absinken. Entsprechende Produkte sind mit dem „Zahnmännchen" gekennzeichnet.

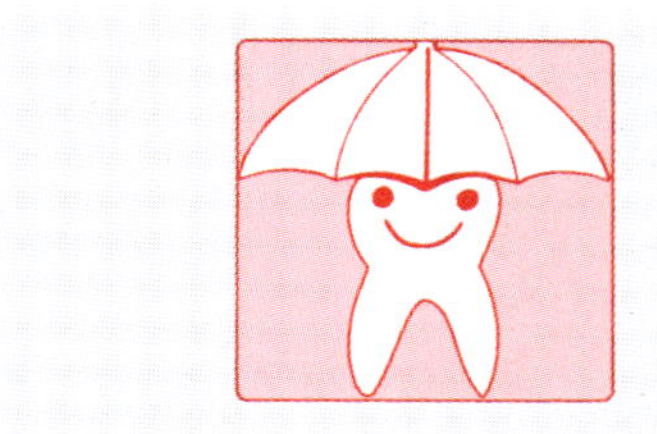

Abb. 1: Zeichen: zahnschonende Süßwaren

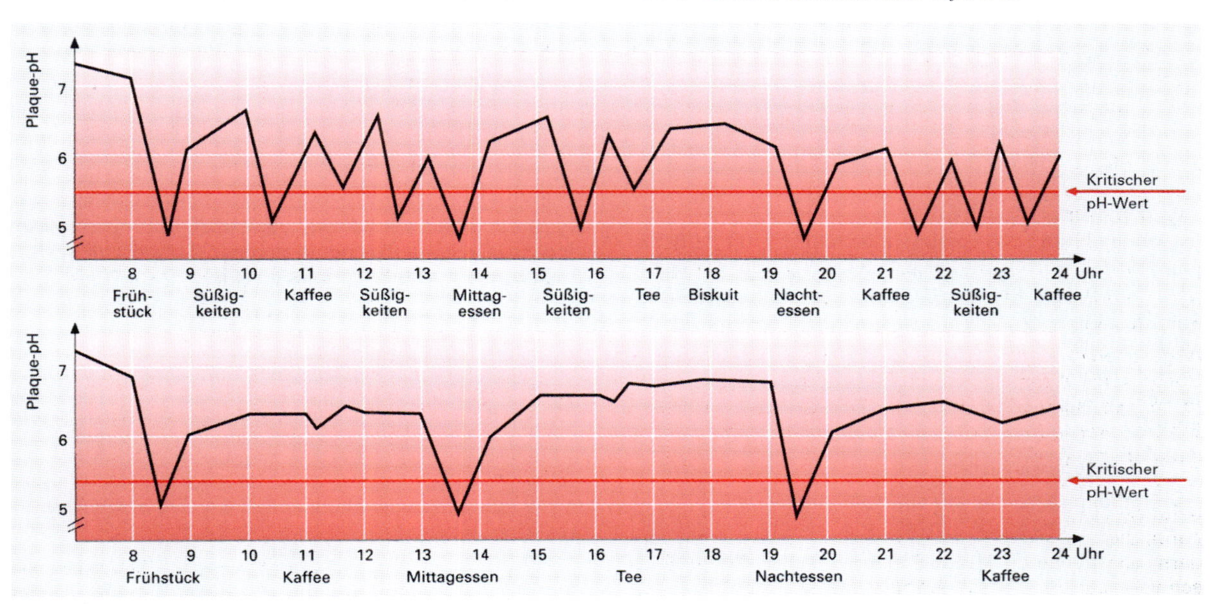

Abb. 2: Säurebildung in der Plaque nach Unterschreiten des kritischen pH-Wertes in Abhängigkeit von der Nahrungsaufnahme. (In Anlehnung an Graf und Mühlemann)

3.1.5 Zuckeraustauschstoffe und Süßstoffe

Zuckeraustauschstoffe

Zuckeraustauschstoffe sind natürlich vorkommende süße Stoffe, die im Gegensatz zu den Süßstoffen Energie enthalten.
Zuckeraustauschstoffe sind:

- **Fructose**, ein Monosaccharid mit hoher Süßkraft, vgl. S. 29.
  Fructose hat eine höhere Süßkraft als Saccharose.
- **Sorbit** und **Mannit** werden aus Monosacchariden hergestellt.
- **Xylit** wird aus Holz gewonnen.

Zuckeralkohole

Der Name des Alkohols leitet sich vom Zucker ab, die Endung -ose wird durch die Endung **-it** ersetzt. Zuckeralkohole gelten im Lebensmittelrecht im Gegensatz zur Fructose als Zusatzstoffe, sie haben einen vergleichbaren Energiegehalt wie Monosaccharide. Sie haben keinen oder nur einen geringen Einfluss auf den Blutzuckerspiegel, die Insulinausschüttung. Größere Mengen wirken abführend und führen zu Blähungen.

Sorbit und Mannit werden durch Reduktion der Carbonylgruppen – katalytische Hydrierung – aus Monosacchariden hergestellt, vgl. S. 28. Sorbit wird im Organismus in Fructose umgewandelt.

Xylit wird durch katalytische Hydrierung aus Xylose gewonnen, die bei der hydrolytischen Zersetzung von Xylanen, z. B. aus Stroh und Haferschalen, freigesetzt wird.

Weitere Zuckeraustauschstoffe sind Malit und Isomalit (Disaccharidalkohole). Malit ist ungeeignet für Diabetiker.

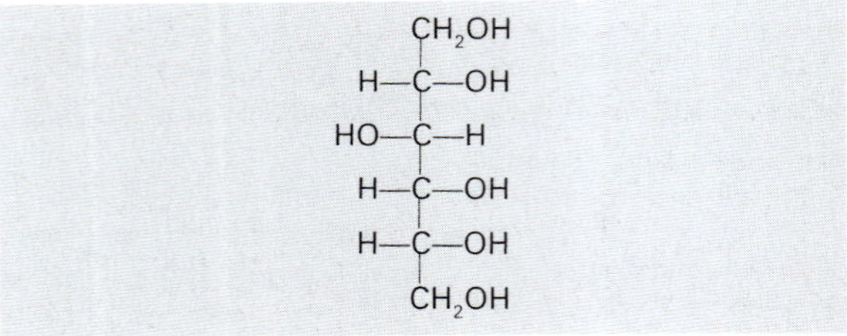

Abb. 1: Sorbit

Sorbit/Saccharin

Im Handel sind Mischungen erhältlich, die z. B. zu 99,89 % aus Sorbit und zu 0,11 % aus Saccharin bestehen. Saccharin soll die geringere Süßkraft von Sorbit ausgleichen. Diese Mischungen enthalten aufgrund des Sorbitanteils Energie.

In der Diabetes-Diät werden pro Tag bis zu 70 g dieser Mischung ohne Verschlechterung der Stoffwechsellage vertragen.

Zuckeraustauschstoffe

- enthalten Energie, aber keine Vitamine usw.,
- können im Körper insulinunabhängig verwertet werden, sie werden in der Diät für Diabetiker verwendet, vgl. S. 408,
- vermindern das Kariesrisiko,
- wirken in größeren Mengen abführend.

Süßstoffe

Süßstoffe haben eine höhere Süßkraft als Saccharose, nicht aber einen entsprechend hohen Energiegehalt. Die Süßstoffe haben heute eine größere Bedeutung, da die Nachfrage nach energiefreien Süßungsmitteln und energiereduzierten Lebensmitteln gestiegen ist. Um Übergewicht und Karies vorzubeugen, sind Süßstoffe für eine breite Palette von Lebensmitteln zugelassen. Durch den Einsatz von Süßstoff kann Energie eingespart werden, er darf aber nicht als Alibi für eine ansonsten zu energiereiche Ernährung dienen.

Zum Süßen von Baby- und Kleinkinderkost sollten Süßstoffe nicht verwendet werden.

Der Zusatz von Süßstoffen muss auf Fertigpackungen kenntlich gemacht werden, z. B. „Süßstoff Saccharin".

Verwendung von Süßstoffen: Getränke, Süßwaren, Obstkonserven usw.

Eine Internetanschrift zum Thema Süßstoffe:
http/www.natreen.de

Saccharin

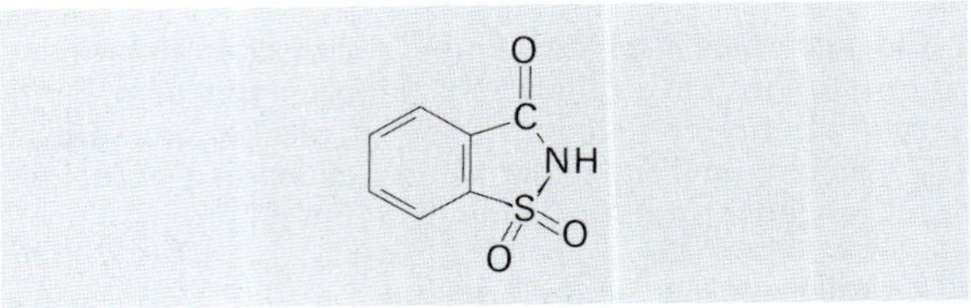

Abb. 2: Saccharin

Saccharin ist der älteste Süßstoff, der bereits vor 100 Jahren entdeckt wurde. Der bittere, metallische Nachgeschmack kann durch die Zugabe von Cyclamat gemindert werden. Saccharin ist in kaltem Wasser schwer löslich, in heißem Wasser gut löslich. Die Hitzebeständigkeit ist begrenzt, es wird in Gegenwart von Säuren hydrolytisch gespalten, die Süßkraft geht dabei verloren. Zum Kochen und Backen ist es nur bedingt geeignet.

Die WHO empfiehlt für einen 70 kg schweren Menschen eine tägliche Höchstaufnahme von 11 Tabletten (2,5 mg pro kg KG/Tag).

Cyclamat

Cyclamat ist hitzebeständig, gut löslich und kälteunempfindlich. Cyclamat hat einen reineren Süßgeschmack als Saccharin, ist allerdings nicht so süß.

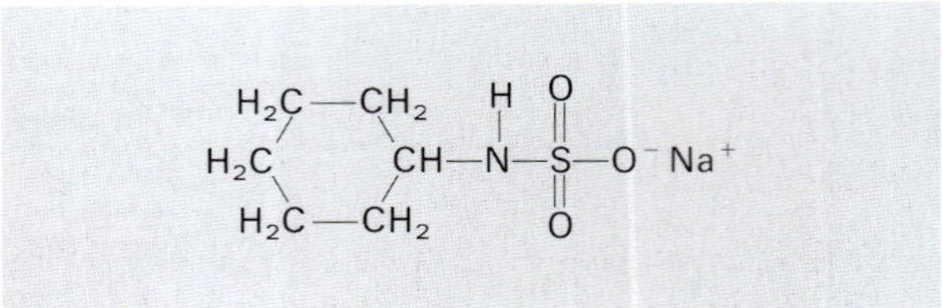

Abb. 3: Na-Cyclamat

Die WHO empfiehlt für einen 70 kg schweren Menschen eine tägliche Höchstaufnahme von 14 Tabletten (12 mg pro kg KG/Tag).

Aspartam, ein Dipeptidmethylester, wird im Verdauungstrakt in die Aminosäuren L-Asparaginsäure, L-Phenylalanin und Methanol gespalten. Die freigesetzte Methanolmenge ist sehr gering. Aspartam liefert etwa 15 kJ pro Gramm.

Personen, die an Phenylketonurie (Eiweißstoffwechselstörung) leiden, dürfen diesen Süßstoff nicht verwenden, vgl. S. 432.

Abb. 1: Aspartam

Aspartam wird zum Süßen von Colagetränken, Milchprodukten usw. verwendet.

Zum Kochen und Backen ist es ungeeignet, da es durch Hitzeeinwirkung und im sauren Bereich zerfällt. Die Haltbarkeit in bestimmten Getränken ist begrenzt.

Die WHO empfiehlt für einen 70 kg schweren Menschen eine tägliche Höchstaufnahme von 155 Tabletten (40 mg pro kg KG/Tag), dies entspricht hinsichtlich der Süßkraft einer Zuckermenge von 560 g. Aspartam wird als gesundheitlich unbedenklich eingestuft.

Acesulfam ist eine Schwefel und Stickstoff enthaltende organische Verbindung. Hitzebeständigkeit und Wasserlöslichkeit sind gut. Acesulfam wird nicht verstoffwechselt, es wird unverändert vollkommen wieder ausgeschieden.

Acesulfam darf wie Aspartam zahlreichen Lebensmitteln zugesetzt werden: Erfrischungsgetränken, Kaugummi, Süßspeisen, Milcherzeugnissen, Feinkostsalaten, Gemüse- und Obstkonserven, Würzsoßen. Die Stabilität beim Kochen und Backen ist gut.

Die WHO empfiehlt eine tägliche Höchstaufnahme von 9 mg pro kg KG/Tag.

Produkt	Saccharin	Cyclamat	Aspartam	Acesulfam
	(jeweils mg/kg oder l)			
Energieverminderte Erfrischungsgetränke	100	400	600	350
Kaugummi	1 000	–	4 000	3 000
Zuckerwaren	–	–	2 000	600
Milcherzeugnisse mit Fruchtzubereitungen	–	–	600	400
Obstkonserven	–	–	1 000	1 000

Tab. 1: Erlaubte Höchstmengen in der Bundesrepublik Deutschland für Süßstoffe in ausgewählten Produkten

Weitere Süßstoffe im EU-Binnenmarkt

Neohesperidin-Dihydrochalcon wird aus einem Flavonoid aus Orangenschalen gewonnen. Die Süßkraft dieses energiefreien Süßstoffes ist 300- bis 1500-mal höher als die der Saccharose. Der Süßstoff hat allein einen ausgeprägten lakritz- bis mentholhaltigen Beigeschmack, in Kombination mit anderen Süßstoffen sind die geschmacklichen Eigenschaften gut. Er wird zum Süßen von Erfrischungsgetränken, Milchgetränken, Desserts, Speiseeis, Obstkonserven und Konfitüren eingesetzt. Der ADI-Wert liegt bei 0 bis 5 mg/kg Körpergewicht.

Thaumatin ist ein Protein-Süßstoff, der aus einer westafrikanischen Pflanze isoliert wird, ein Kilogramm Früchte liefert 6 g. Thaumatin wird im menschlichen Organismus wie jeder andere Eiweißstoff verstoffwechselt.

Die Süßkraft ist 2000- bis 3000fach stärker als die der Saccharose. Es ist nicht geeignet zum Backen und Kochen. Thaumatin wird zum Süßen von Süßwaren und Kaugummi verwendet. Es wird als gesundheitlich unbedenklich eingestuft.

Zur Vermeidung einer Überschreitung der Höchstmengen für die einzelnen Süßstoffe verwenden die Hersteller teilweise Süßstoffmischungen.

Süßstoffe	Saccharin	Cyclamat	Aspartam	Acesulfam
Süßkraft stärker als Saccharose	500-mal	30-mal	200-mal	200-mal
Löslichkeit	in kaltem Wasser schlecht	gut	zerfällt im sauren Bereich	gut
Hitzebeständigkeit	zerfällt im sauren Bereich	gut	schlecht	gut

Tab. 2: Übersicht – Süßstoffe

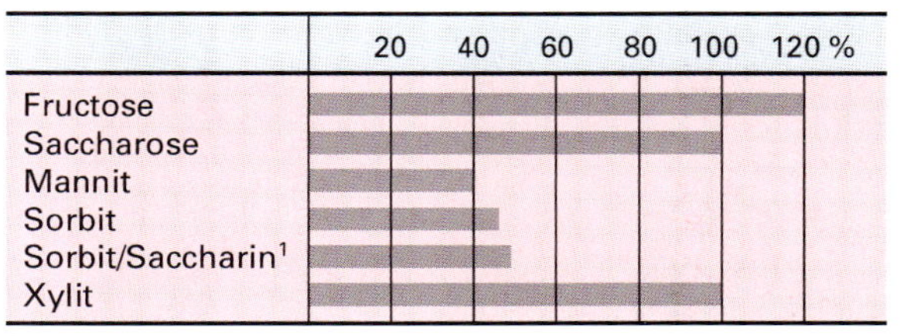

[1] Handelsübliche Zubereitung aus 99,89 % Sorbit und 0,11 % Saccharin

Tab. 3: Süßkraft von Zuckeraustauschstoffen und Sorbit/Saccharin im Vergleich zur Saccharose

Aufgaben

1. Nennen Sie Gründe, die
   a) gegen die Verwendung,
   b) für die Verwendung von Zuckeraustauschstoffen und Süßstoffen sprechen.
2. Überlegen Sie, ob Cyclamat in der Bundesrepublik Deutschland verboten werden sollte.

3.2 Getreide

Der Getreideanbau ist so alt wie die menschliche Kultur. Die Getreidearten sind kultivierte Grasarten.

Die verschiedenen Getreidearten decken weltweit etwa 60% des Nahrungsbedarfs. In den Entwicklungsländern ist das Getreide das wichtigste Lebensmittel, in den Industrieländern wird dagegen lediglich ein Viertel des Energiebedarfs durch Getreide gedeckt.

Brot ist das wichtigste Getreideerzeugnis. Seit etwa 3000 Jahren ist es bereits als Lebensmittel bekannt. Es mag 800 Jahre vor Christus gewesen sein, als einer ägyptischen Hausfrau durch ein kleines Missgeschick die Erfindung gelang. Der Brei war sauer geworden.

Anstatt den Brei wegzuwerfen, probierte die sparsame Frau etwas aus: Sie stellte den Topf aufs Feuer und bemerkte, dass der saure Brei locker wurde: Ein Fladen war entstanden.

Getreidearten

Aufgaben und Versuche

1. *Wie heißen die abgebildeten Getreidearten?*
2. *Nennen Sie Lebensmittel bzw. Backwaren und Speisen, die aus den verschiedenen Getreidearten hergestellt werden.*

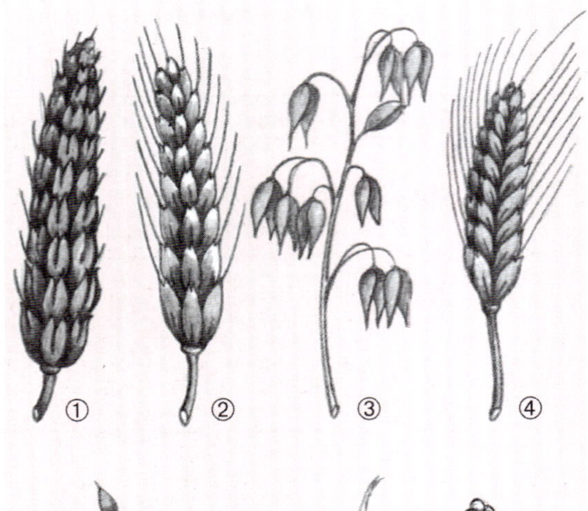

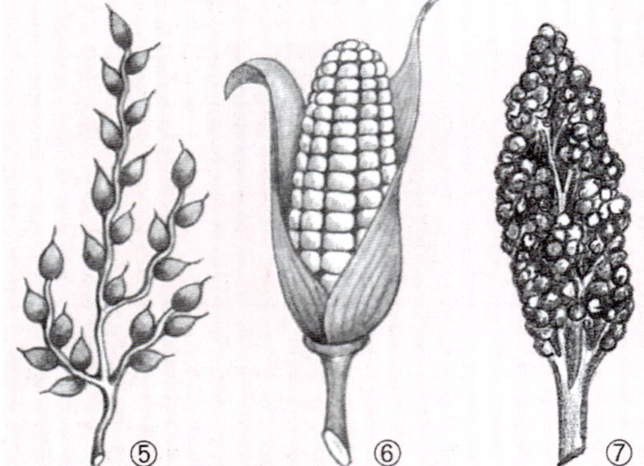

Abb. 1: Getreidearten

3. *Beurteilen Sie den Nährstoffgehalt der verschiedenen Getreideerzeugnisse.*
4. *Erkunden Sie Verwendungsmöglichkeiten für die verschiedenen Getreideerzeugnisse.*
5. **Aufbau eines Getreidekorns**
   Lassen Sie Weizenkörner 6 Stunden in Wasser aufquellen. Zerschneiden Sie ein Weizenkorn in Längsrichtung. Betupfen Sie die Schnittfläche mit einem Tropfen Iodkaliumiodid und betrachten Sie das Korn durch eine Lupe (Fadenzähler).
   Welche Bestandteile sind zu erkennen?

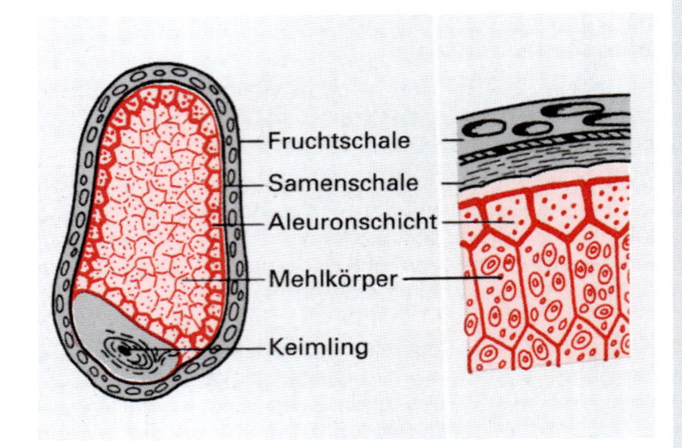

Abb. 2: Schnitt durch ein Getreidekorn

6. **Nachweis des Grundnährstoffgehaltes**

6.1 **Kohlenhydrate**
Mischen Sie 4 EL Weizenmehl mit 2 EL Wasser und $^1/_2$ TL Salz.
Lassen Sie den Teig eine halbe Stunde ruhen. Geben Sie ihn danach in ein Leinentuch und waschen Sie ihn in einer Schüssel mit Wasser aus.
Prüfen Sie eine Probe des Auswaschwassers mit Iodkaliumiodid.

6.2 **Eiweißstoffe – Kleber**
Waschen Sie den Teig aus dem vorherigen Versuch weiter aus, bis das Auswaschwasser klar bleibt.
Betrachten Sie den Rückstand.

6.3 **Fette**
Übergießen Sie eine Probe Getreideschrot mit Benzin. Schütteln Sie die Probe kräftig und lassen Sie diese 15 Minuten stehen.
Filtrieren Sie die Probe ab.
Geben Sie das Filtrat in ein Porzellanschälchen.
Betrachten Sie den Rückstand.

Bestandteile des Weizenkorns			Nährstoffe
	Fruchtschale Samenschale	6 %	Ballaststoffe, Mineralstoffe, Vitamine
Kleie 17 %	Aleuronschicht	9 %	Eiweiß, Mineralstoffe, Vitamine
	Keimling	2 %	Fett, Eiweiß, Mineralstoffe, Vitamine
Mehl 83 %	Mehlkörper	83 %	Stärke, Eiweiß (Kleber)

Tab. 1: Nährstoffverteilung in den Bestandteilen des Weizenkorns

Abb. 1: Klebereiweiß

Getreideart	Spelzen	Kleie	Keim	Mehlkörper
Weizen	0	15,0	2,0	83,0
Mais	0	7,2	11,0	81,8
Hafer	20	8,0	2,0	70,0
Reis	20	8,0	2,0	70,0
Hirse	0	7,9	9,8	82,3

Tab. 2: Fraktionen verschiedener Getreidearten (Mittelwert in Gew.-%) (Belitz u. a.)

Fraktion	Mineralstoffe	Thiamin	Riboflavin	Niacin	Pyridoxalphosphat	Panthothensäure
Schalen	7	1	5	4	12	9
Keimling	12	64	26	2	21	7
Aleuronschicht	61	32	37	82	61	41
Mehlkörper	20	3	32	12	6	43

Tab. 3: Verteilung (%) der Mineralstoffe und Vitamine auf Kornfraktionen bei Weizen (Belitz u. a.)

Weizen	ist das wichtigste Brotgetreide in der gemäßigten Zone bzw. weltweit. Weizen hat eine besonders gute Backfähigkeit. Man unterscheidet: **Hartweizen**, kleberreich, Herstellung von Teigwaren und Grieß. **Weichweizen**, stärkereich, Herstellung von Backwaren. Weizen ist eiweißreicher als Roggen.
Dinkel	ist eine alte Kulturform des Weizens. Grünkern ist unreif geernteter Dinkel, aufgrund des nussartigen Geschmacks geeignet für Bratlinge, Eintöpfe, Suppen, Beilagen usw.
Roggen	gedeiht in kühlen, gemäßigten Zonen. Der Geschmack ist kräftiger als bei Weizen. Er wird vorwiegend zum Brotbacken verwendet, Roggenbrot ist dunkler und bleibt länger frisch. Roggen enthält viel Calcium, er ist außerdem reich an Thiamin, Riboflavin und Niacin.
Hafer	ist fettreicher und eiweißreicher als andere Getreidearten und reich an Mineralstoffen, Vitaminen und Ballaststoffen. Er kommt besonders in Form von Haferflocken und -grütze in den Handel. Hafer wird auch spelzenlos als Nackthafer angeboten.
Gerste	ist die älteste Getreideart. Sie wird zum Bierbrauen, als Kaffeeersatz und außerdem als Nacktgerste (ohne Spelzen) z.B. für Brei, Bratlinge, Aufläufe, Beilagen, Mehrkornbrot verwendet. Gerste ist eiweißarm.
Reis	gedeiht in der tropischen und subtropischen Zone. Es gibt etwa 8 000 Sorten. Reis ist Hauptnahrungsmittel in Asien, er liefert Nahrung für mehr als die Hälfte der Menschheit. Er eignet sich besonders für Beilagen und Süßspeisen.
Mais	ist wie Hafer fettreicher. Er ist Hauptnahrungsmittel in Teilen von Amerika. Bei uns wird er vor allen Dingen zu Maisstärke und Maisgrieß verarbeitet, sonst wird er als Maisbrei (Polenta), Popcorn, Zucker- und Gemüsemais angeboten. Eine einseitige Maisernährung kann zu Mangelerscheinungen führen, vgl. S. 200f.
Hirse	ist in Afrika Hauptnahrungsmittel. Geschälte Hirse hat einen milden Geschmack, sie kann vielseitig für süße und salzige Gerichte verwendet werden. Außerdem werden aus Hirse Alkohol und Traubenzucker hergestellt.
Buchweizen	gehört nicht zum Getreide, er ist ein Knöterichgewächs. Buchweizen ist eiweißreich. Er wird wie Getreide zum Backen und Kochen, z.B. Breie, Suppen, Aufläufe und Pfannkuchen, verwendet.
Quinoa und Amaranth	werden in den Anden angebaut. Amaranth-Samen sind sehr klein: 1000 bis 3000 Samen wiegen ein Gramm. Amaranth ist sehr eiweißreich und hat einen niedrigen Amylosegehalt. Es wird für die Herstellung von Fladenbrot, Brei usw. verwendet.

Tab. 4: Getreidearten – Verwendungszwecke

3.3 Brot

Aufgaben

1. *Beurteilen Sie folgende Verzehrsgewohnheiten in der Bundesrepublik Deutschland:*

Während 1850 täglich pro Person fast 700 g Brot gegessen wurden, liegt heute der Verbrauch bei 190 g.

Zwei Drittel aller Brote werden aus Weizenmehl und nur ein Drittel aus Roggenmehl hergestellt.

2. *Nehmen Sie Stellung zu folgender Aussage: „Brot, Reis, Nudeln und Kartoffeln – alle diese kohlenhydratreichen Lebensmittel sind unerwünschte Dickmacher.“*
3. *Orientieren Sie sich außerdem in einem Geschäft über das vielfältige Brotangebot. Treffen Sie eine begründete Auswahl.*
4. *Beurteilen Sie folgenden Werbetext auf einer Knäckebrotpackung:*

Cholesterinbewusst genießen:
Hafer ist das Getreide, das Brotgenuss und bewusste Ernährung hervorragend verbindet. Bewusste Ernährung, weil Hafer viel lösliche Ballaststoffe (Haferkleie) enthält. Die löslichen Ballaststoffe wirken sich positiv auf den Cholesterinspiegel aus. ...Haferkorn enthält 60 % Hafervollkorn, das entspricht 30 % Haferkleie. Und damit kann ...Haferkorn eine cholesterinbewusste Ernährung unterstützen. ...Haferkorn ist aber nicht nur bewusste Ernährung, sondern auch ein besonderer Genuss. Es ist knusprig-zart und hat einen angenehmen knusprig-aromatischen Hafergeschmack. ...Haferkorn ist cholesterinbewusster Brotgenuss.

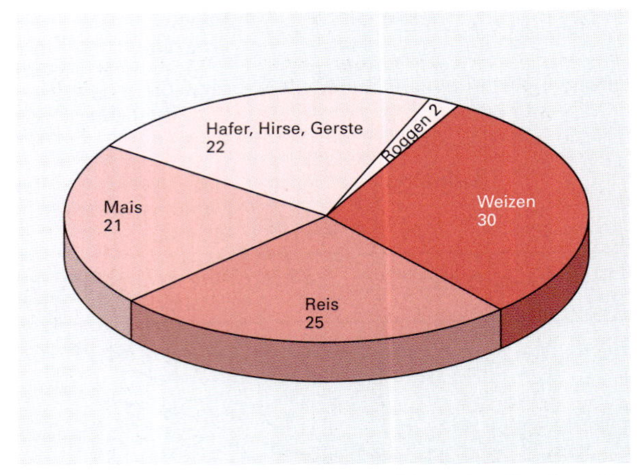

Abb. 1: Weltgetreideerzeugung. Ungefähre Anteile der Getreidearten in %

In der Bundesrepublik Deutschland werden über 200 verschiedene Brotsorten im Handel angeboten. Etwa 20 bis 25 % unseres Energiebedarfs decken wir durch dieses Lebensmittel. Außerdem ist Brot neben dem Schweinefleisch der wichtigste Thiaminlieferant in unserer Nahrung.

Die **Eigenschaften eines Brotes**
werden durch folgende Faktoren bestimmt:
- **Getreideart/Mehlsorte**
- **Teigherstellung und Teiglockerung**
- **Backprozess**
- **Lagerung**

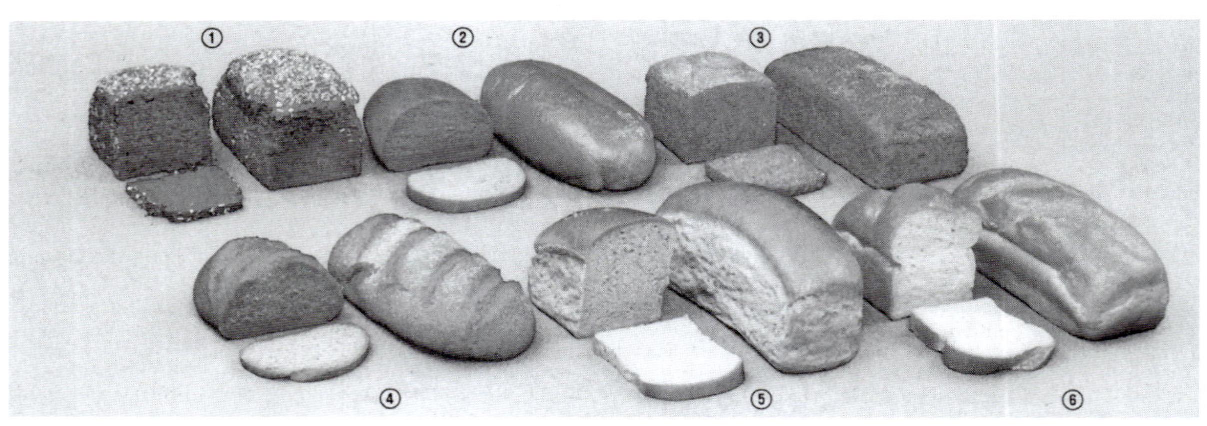

Abb. 2: Brotsorten

① **Roggenvollkornbrote:** Oldenburger Schwarzbrot, Vollkornbrot, Pumpernickel, Simonsbrot, Liekenbrot, Steinmetzbrot u. a.

② **Roggenmischbrote:** Frankenlaib, Paderborner, Korbbrot, Gerstenbrot u. a.

③ **Roggenbrote:** Berliner Landbrot, Schlüterbrot u. a.

④ **Weizenvollkornbrote:** Grahambrot u. a.

⑤ **Weizenmischbrote:** Schwäbisches Bauernbrot, Buttermilchbrot, Eifeler Brot, Kasseler, Hamburger u. a.

⑥ **Weizenbrote:** Weißbrot, Toastbrot, Meterbrot, Viererzopf, Krustenbrot u. a.

3.3.1 Mehlsorten – Mehlherstellung

Aufgaben

1. *Welche Informationen erhält der Verbraucher durch die Packungsaufschriften von unterschiedlichen Mehlsorten?*

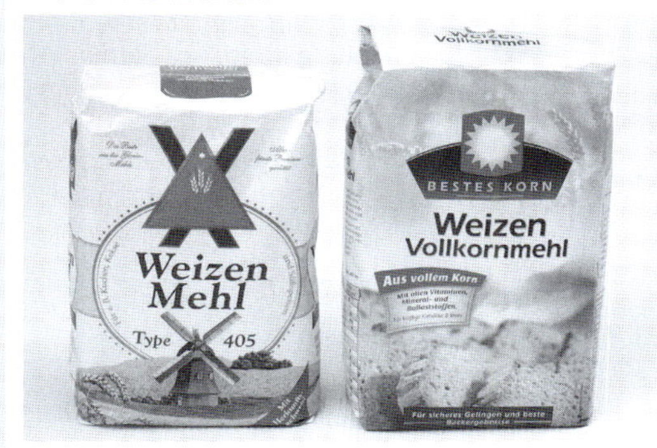

Abb. 1: Packungsaufschriften

2. *Vergleichen Sie das Aussehen und die Beschaffenheit von Weizenvollkornmehl und Weizenmehl. Überlegen Sie, welche Nährstoffe im Vollkornmehl reichlicher enthalten sind.*

Getreideart

Für die Brotherstellung werden überwiegend Roggenmehl, Weizenmehl oder Mischungen beider Getreidearten verwendet. Nur diese Getreidearten sind ausreichend backfähig. Andere Getreidearten, z.B. Hafer und Hirse, werden lediglich zugesetzt. Über weitere Zusätze, z.B. Leinsamen, Sonnenblumenkerne, Nüsse, informiert die Zutatenliste, vgl. S. 328.

Beim **Mahlprozess von Roggen und Weizen** unterscheidet man folgende Arbeitsgänge:

Reinigung

Zunächst wird das Getreide von grobem Schmutz und Fremdsamen befreit. Auf hochgiftiges Mutterkorn ist besonders zu achten, vgl. S. 311. Die Fruchtschale wird gelockert und abgetrennt.

Mahlprozess

Beim Vermahlen des Getreides sollen Mahlerzeugnisse mit unterschiedlichen ernährungsphysiologischen und backtechnologischen Eigenschaften hergestellt werden.

Das Getreide wird zerkleinert, gemahlen. Zwischen grob geriffelten Walzen wird das Korn zu Schrot zerbrochen. Zwischen feiner geriffelten und schließlich glatten Walzen wird der Schrot zu Mehl zerkleinert.

Sichten

Durch Rüttelsiebe mit verschiedener Porengröße werden die Mahlprodukte nach Feinheitsgrad getrennt:
Beim Weizen unterscheidet man
Schrot (500 µm),
Grieß (200 bis 500 µm),
Dunst (120 bis 200 µm – sehr feiner Grieß) und
Mehl (120 µm).
Vor der Weitervermahlung von Grieß und Dunst werden diese von Schalenteilen – Kleie – getrennt.

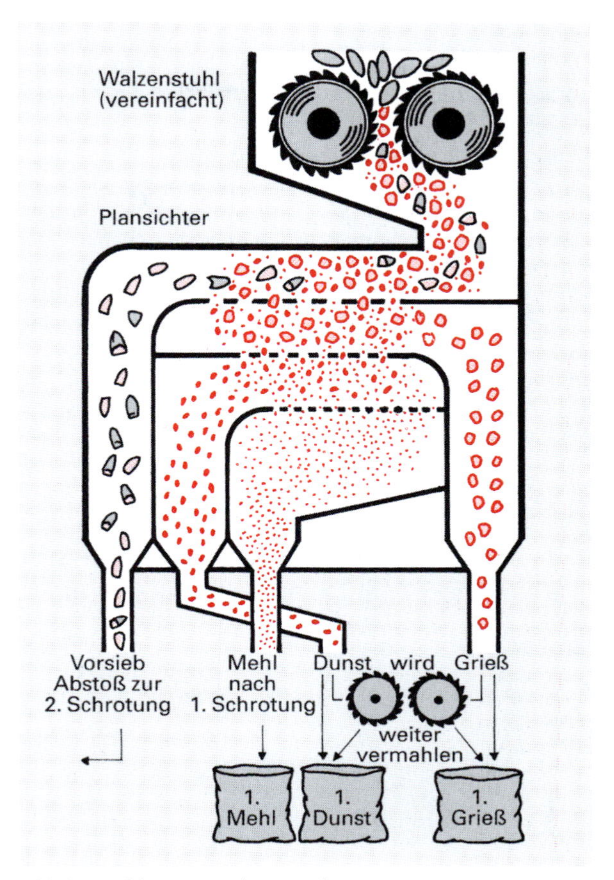

Abb. 2: Mahlvorgang schematisch

Getreideerzeugnisse – Nährmittel

Ganzes Korn: Hafer, Hirse, Gerste, Reis, Roggen, Weizen, Grünkern (Dinkel)

Graupen: Gerste, Weizen
Das Korn wird länglich oder rund geschliffen, dabei werden Frucht-, Samenschale und Keimling entfernt.

Flocken: Hafer, Mais, Gerste, Reis, Roggen, Weizen
Frucht- und Samenschale werden entfernt. Das Korn wird ganz oder zerschnitten gedämpft, feucht gewalzt und getrocknet.

Grütze: Gerste, Hafer, Hirse, Mais, Roggen, Weizen, Buchweizen
Frucht-, Samenschale und Keimling werden entfernt. Das Korn wird grob gemahlen.

Grieß: Hafer, Hirse, Mais, Reis, Roggen, Weizen
Der Mehlkörper wird grob gemahlen, bei Vollkorngrieß das ganze Korn.

Stärke: Aus dem Mehlkörper wird die Stärke ausgeschwemmt, sie enthält also kein Klebereiweiß.
Die Eigenschaften der Stärke können durch Modifizierung – neue Gruppen, z.B. Methyl- oder Carboxylgruppen werden eingelagert – verändert werden. Instantprodukte, z.B. Soßenpulver, Puddingpulver, enthalten meist modifizierte Stärke. Die Speisen müssen nicht mehr gekocht werden.

Ausmahlungsgrad

Vom Feinheitsgrad unabhängig kann das Getreide unterschiedlich stark ausgemahlen werden. Je nach dem Ausmahlungsgrad (Gewichtsmenge Mehl aus 100 Gewichtsanteilen Getreide) spricht man von Vollkornmehl oder Auszugsmehl.

Vollkornmehle – hoher Ausmahlungsgrad

Im Lebensmittelrecht heißt es: Vollkornmehl muss die gesamten Bestandteile der gereinigten Körner einschließlich des Keimlings enthalten. Die Körner können vor der Vermahlung von der äußeren Fruchtschale befreit werden. Die mineralstoffreichen Außenschichten werden mit vermahlen.

Auszugsmehle – niedriger Ausmahlungsgrad

Hier werden Frucht-, Samenschale, Aleuronschicht und Keimling in unterschiedlichem Maße abgetrennt. Der **mineralstoffarme**, vitamin- und ballaststoffarme Mehlkörper wird vermahlen.

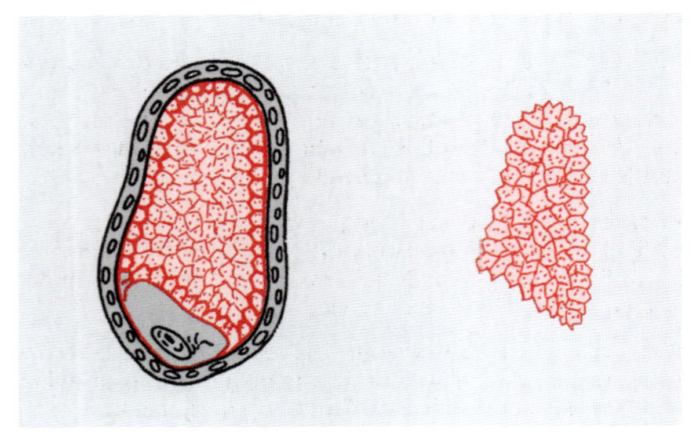

Abb. 1: Getreidebestandteile bei hohem und niedrigem Ausmahlungsgrad

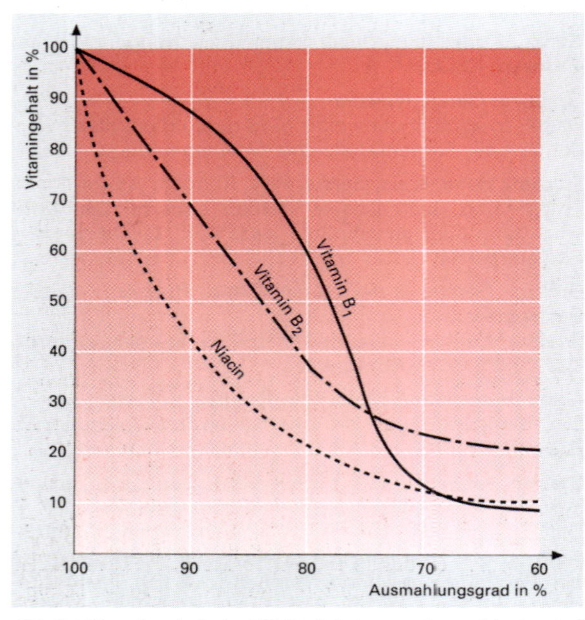

Abb. 2: Vitamingehalt in Abhängigkeit vom Ausmahlungsgrad (nach Lang)

Typenbezeichnungen

Die **Typenzahl eines Mehles** auf Verpackungen informiert den Verbraucher über den Ausmahlungsgrad, den Mineralstoffgehalt.

Der Mineralstoffgehalt eines Mehles kann durch Veraschung (Verbrennung) festgestellt werden, da der Ascheanteil eines Mehles lediglich aus Mineralstoffen besteht. Verascht (verbrennt) man also Mehlsorten mit unterschiedlichem Ausmahlungsgrad, so erhält man auch einen unterschiedlichen Aschegehalt – Mineralstoffgehalt.

Damit auch der Verbraucher über den Mineralstoffgehalt einer Mehlsorte informiert ist, wird Mehl mit Typenzahlen gekennzeichnet in den Handel gebracht.

Typenzahl	Aschegehalt in mg	Ausmahlungsgrad
405	380– 440	etwa 40 %
550	490– 580	etwa 50 %
630	600– 700	etwa 60 %
1 050	1 000–1 150	etwa 85 %
1 200	1 160–1 350	etwa 87 %
1 600	1 550–1 750	etwa 90 %
2 000	1 850–2 200	100 %

Tab. 1: Weizenmehl – Typenzahl – Aschegehalt pro 100 g

Die Typenzahl eines Mehles bzw. Backschrotes gibt an, wie viel mg Mineralstoffe in 100 g Trockenmehl enthalten sind.

Mehl der Type 1600 enthält etwa 1600 mg Mineralstoffe in 100 g Trockenmehl.
Mehl der Type 405 enthält etwa 405 mg Mineralstoffe in 100 g Trockenmehl.

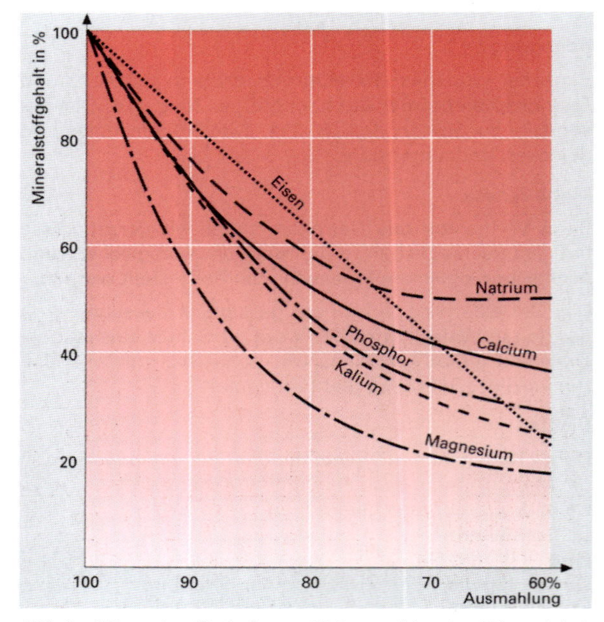

Abb. 3: Mineralstoffgehalt von Weizenmehlen in Abhängigkeit vom Ausmahlungsgrad (nach Thomas)

Vollkornmehl, -schrot
- dunkel
- hoher Ausmahlungsgrad (100 bis 80%)
- hohe Typenzahl z. B. 1700
- **enthalten mehr:**
  Mineralstoffe, Vitamine, Eiweiß, Ballaststoffe

Auszugsmehle
- hell
- niedriger Ausmahlungsgrad (40 bis 80%)
- niedrige Typenzahl, z.B. 405
- **enthalten mehr:**
  Stärke, Energie

- Vollkornschrot ist für Brot geeignet, Vollkornmehl dagegen eher für Kuchen.
- Vollkornmehl hat den gleichen Nährstoffgehalt wie Vollkornschrot.

Aufgaben

1. *Versuchen Sie zunächst mithilfe der Nährwerttabelle,* *vgl. S. 446f.,* *den Nährstoffgehalt des Weizenvollkornes und verschiedener Weizenerzeugnisse zu beurteilen.*
2. *Nennen Sie Verwendungsmöglichkeiten für die Weizenmehltypen 405, 550 und 1700.*
3. *Beurteilen Sie folgende Verzehrsgewohnheiten:*
   In der Bundesrepublik Deutschland werden täglich 160g Weizenmehl und 26g Roggenmehl verzehrt. 55% des Weizenmehles werden zur Mehltype 550 und 12% zur Mehltype 405 verarbeitet.
4. *Weitere Getreideerzeugnisse sind:*
   Flocken, Graupen,
   Grieß, Grütze, Stärke.
   Erkunden Sie die Herstellung dieser Produkte und beurteilen Sie deren
   a) Nährstoffgehalt,
   b) Einsatz in der Ernährung.

Gebäck	Zeit (min)	Temperatur im Ofen °C
Knäckebrot	8	340
Kleingebäck	20–30	200–230
Weizenmischbrot (1 kg)	35–40	220–230
Weizenmischbrot (2 kg)	50	220–230
Roggenbrot (1 kg)	40–60	220–230
Rhein. Schwarzbrot	2–4 Std.	210–230
Westf. Schwarzbrot	8–10 Std.	180–200
Pumpernickel	16–35 Std.	100–180

Tab. 1: Backtemperaturen und Backzeiten

Dunkles Brot ist nicht immer Vollkornbrot

Der Verbraucher verbindet mit Vollkornbrot oft die Vorstellung, dass solches Brot aus ganzen, d.h. unzerkleinerten Getreidekörnern besteht. Vollkornbrot muss jedoch lediglich alle Bestandteile des Kornes enthalten, sei es gemahlen, geschrotet oder als ganzes Korn.

Die Herstellung dunkler Brotsorten aus hoch ausgemahlenen Roggenmehlen ist backtechnisch schwieriger und zeitraubender als die von hellem Weizenfeinbrot. Helles Brot kann durch eine Verlängerung der Backzeit und durch den Zusatz von Backmalzen dunkel gefärbt werden. Die Farbe allein ist also kein Hinweis auf die Verwendung von Vollkornmehl.

Spezialbrote

Grahambrot wird aus Weizenvollkornschrot, teils ohne Zusatz von Salz und Säuerungsmitteln, in einem besonderen Backverfahren hergestellt.

Knäckebrot wird überwiegend aus Vollkornschrot hergestellt. Die dünnen Fladen werden bei hohen Temperaturen gebacken und anschließend noch nachgetrocknet. Der Wassergehalt soll 8% nicht übersteigen, hierdurch ist die lange Haltbarkeit dieses Brotes bedingt.

Pumpernickel wird aus Roggenschrot und Sauerteig erzeugt. Er wird bei mäßiger Hitze 16 bis 24 Stunden in Dampfkammern gebacken, hierbei entsteht der malz- und karamellartige Geschmack.

Simonsbrot wird aus ganzen, gequollenen Getreidekörnern, die im Nassverfahren gemahlen werden, ähnlich wie Pumpernickel – längere Backzeit – hergestellt.

Steinmetzbrot: Roggen- und/oder Weizenkörner werden im Nassverfahren von der Fruchtschale befreit und anschließend unterschiedlich fein gemahlen. Steinmetzbrot wird aus einem Sauerteig hergestellt.

Drei-, Vier- oder Fünfkornbrote enthalten neben Roggen- und Weizenanteilen (meist Auszugsmehle) geringe Mengen an Hafer, Gerste, Hirse oder anderen Bestandteilen und evtl. Samen oder Nüsse.

Brotarten	Getreidearten/ Mahlerzeugnisse	Ausmahlungsgrad
Roggenvollkornbrot	Roggenvollkornmehl, -schrot	100%ig
Roggenbrot	Roggenmehl	70 – 80%ig
Roggenmischbrot	überwiegend Roggenmehl	70 – 80%ig
Weizenmischbrot	überwiegend Weizenmehl	70 – 80%ig
Weizenvollkornbrot	Weizenvollkornmehl, -schrot	100%ig
Weizenbrot	Weizenmehl	70 – 80%ig

Tab. 2: Brotarten – Getreide – Ausmahlungsgrad

3.3.2 Teigherstellung

Der Teig besteht im Wesentlichen aus Schrot bzw. Mehl, Wasser, Salz und Lockerungsmitteln.

Hefe wird für Weizengebäck, Hefe und Säurezusatz (Sauerteig oder Teigsäuerungsmittel) werden für Roggengebäck verwendet, vgl. S. 62. Mischbrote, bei denen ein unterschiedliches Mischungsverhältnis von Roggen und Weizen von je 10 bis 90 % vorliegt, müssen entsprechend ihrem Gehalt an Roggen gesäuert werden.

Bei der Teigherstellung nehmen das Klebereiweiß und die kleiereichen Randschichten des Vollkorns zunächst Wasser auf – das Mehl quillt, es bildet eine zusammenhängende, dehn- und formbare Masse. Die Wasseraufnahme der Stärke ist gering.

Feinere Mahlerzeugnisse können schneller Flüssigkeit aufnehmen. Bei Verwendung von Vollkornschrot, -mehl muss die Flüssigkeitsmenge erhöht werden, Vollkornschrot muss außerdem länger ausquellen. Die Knetdauer wird durch die Qualität des Mehles und die Quellungsgeschwindigkeit bestimmt.

Der Kochsalzzusatz hemmt die Quellfähigkeit des Klebereiweißes – Glutelinen (Glutenin) und Prolaminen (Gliadin) –, der Kleber wird kürzer, der Dehnungswiderstand, das Gashaltevermögen und der Stand des Teiges werden verbessert.

Durch den Knetprozess werden reaktive Gruppen des Klebeproteins frei, die neue intra- und intermolekulare Verbindungen aufbauen können. Dadurch entsteht ein Riesenmolekül, bestehend aus Fibrillen, das netzartig den ganzen Teig durchzieht und in das Stärkekörner eingelagert sind. Durch den Knetprozess bzw. durch Lockerungsmittel wird der Teig mit feinen Luft- bzw. Gasblasen durchsetzt.

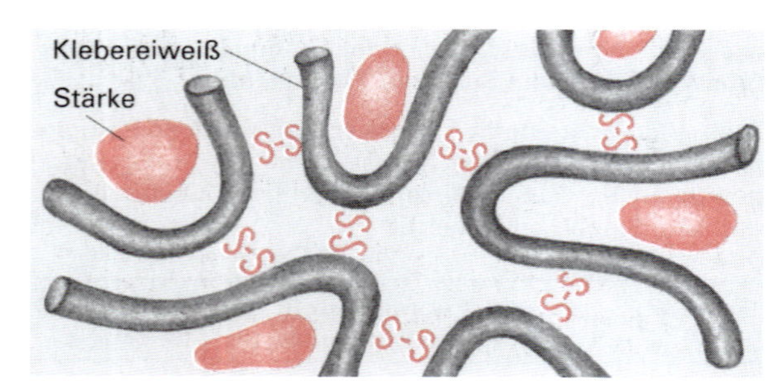

Abb. 1: Teiggerüst

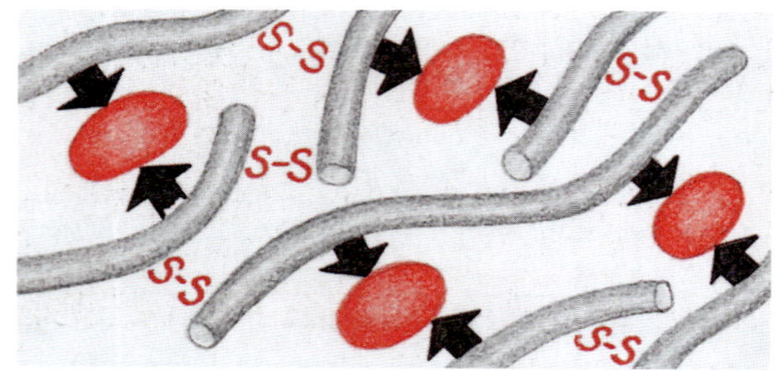

Abb. 2: Backprozess

Backprozess

Im **Inneren des Gebäcks** herrschen Temperaturen unter 100 °C. Das Klebereiweiß gerinnt bei 70 °C, verliert die Elastizität und gibt dabei Quellungswasser ab. Die Stärke quillt und verkleistert und nimmt dabei das abgegebene Wasser auf. Der Verkleisterungsgrad der Stärke ist abhängig vom Wassergehalt und der Temperatur. Quillt zu wenig Stärke, so entsteht eine brüchige Krume, quillt zu viel Stärke, wird die Krume schmierig.

Nur bei ausreichendem Kleberanteil kann ein festes Eiweißgerüst aufgebaut werden. Kleberarme Mehlsorten, z. B. Gerste, sollten deshalb immer mit Weizen oder Roggen gemischt werden.

In der **Gebäckkruste** herrschen höhere Temperaturen von etwa 200 bis 250 °C. Die nichtenzymatische Bräunung der Oberfläche beginnt bei Temperaturen von 110 bis 140 °C. Die Stärke wird zu Dextrinen und karamellhaltigen Stoffen abgebaut. Durch die Reaktion zwischen Klebereiweiß und Zucker werden Röststoffe gebildet, Maillard-Reaktion, vgl. S. 281.

Durch den Backprozess werden die Getreidekörner – das Mehl – leichter verdaulich. Stärke und Klebereiweiß quellen auf. Die Stärke wird teilweise zu Dextrinen abgebaut.

Lagerung

Der Zusatz des Konservierungsstoffes Sorbinsäure ist nur bei Schnittbrot erlaubt. Schnittbrot wird sonst häufig zur besseren Haltbarkeit mit Heißluft behandelt, der Nährwert wird hierdurch nicht verändert. Brotlaibe dürfen nicht konserviert werden. Roggenschrotbrot kann etwa zehn Tage lang frisch schmecken, während Weißbrot schon nach Stunden „altert".

Altbackenwerden muss verhindert werden.

Das Brot – genauer die verkleisterte Stärke – verliert beim Lagern Wasser, sie „entquillt". Die Krume wird fester. Durch den Zusatz von polaren Lipiden, z. B. Lecithin und Monoglyceriden, die als Emulgatoren wirken, wird das Altbackenwerden verzögert. Beim Backprozess werden die polaren Lipide von der Stärke gebunden. Die entstandenen Komplexe verzögern die Entquellung der Stärke.

Durch einfaches Erhitzen kann das Altbackenwerden rückgängig gemacht werden, das Brot wird wieder knusprig. Durch Tiefkühlen lässt sich das Altbackenwerden ebenfalls verhindern.

Am schnellsten geht das Altbackenwerden bei etwa 0 °C vor sich, deshalb sollte Brot nicht im Kühlschrank aufbewahrt werden.

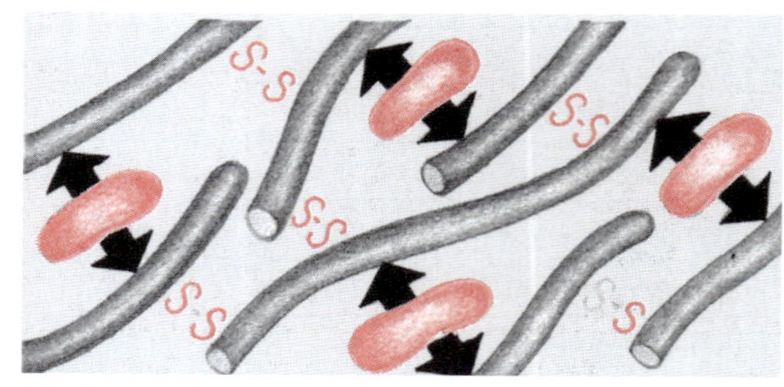

Abb. 3: Altbackenwerden

3.3.3 Bewertung verschiedener Brotsorten

Aufgabe

Bewerten Sie verschiedene Brotsorten, vgl. Tabelle, aufgrund des angegebenen Energie- und Nährstoffgehaltes.

Vollkornbrote haben im Gegensatz zu Weißbroten einen

- **höheren Eiweißgehalt und auch biologisch hochwertigeres Eiweiß.** Die Eiweißstoffe – Globuline und Albumine – der Aleuronschicht sind besonders hochwertig. Das Klebereiweiß des Mehlkörpers, das zu etwa gleichen Teilen aus Glutelinen (Glutenin) und Prolaminen (Gliadin) besteht, kann nur zu einem geringen Teil in Körpereiweiß umgebaut werden. Diese Eiweißstoffe enthalten wenig Lysin und Methionin.
- **höheren Fettgehalt.** Der Keimling ist fettreich, linolsäurereich. Vollkornmehle werden so auch schneller ranzig. Um die Haltbarkeit zu steigern, wird der Keimling oft beim Mahlprozess entfernt.
- **höheren Vitamingehalt.** Neben dem Keimling enthalten Frucht-, Samenschale und Aleuronschicht besonders viel Vitamine, besonders Thiamin, Riboflavin und Niacin. Die Thiaminbedarfsdeckung ist weitgehend abhängig von einer ausreichenden Zufuhr an Vollkornprodukten. Der Thiaminbedarf ist häufig nicht gedeckt. Vgl. auch S. 198.
- **höheren Mineralstoffgehalt**. Calcium, Phosphat und Eisen befinden sich ebenfalls hauptsächlich in den Kleiebestandteilen.
- **höheren Ballaststoffgehalt**. Der Ballaststoffgehalt unserer Nahrung ist insgesamt zu niedrig, vgl. S. 46, Obstipation (Verstopfung) ist oft die Folge. Durch die Ballaststoffe wird die Verdauung angeregt und der **Sättigungswert erhöht**. Größere Ballaststoffmengen können zu einer schlechteren Ausnutzung des Nährstoffgehaltes – Eiweiß, Vitamine, Mineralstoffe – führen.
  Die Nährstoffe sind von Ballaststoffen umgeben und können so nur langsamer herausgelöst und resorbiert werden.
- **niedrigeren Stärkegehalt.** Der höhere Anteil an anderen Nährstoffen bzw. Ballaststoffen bedingt gleichzeitig einen niedrigeren Stärkeanteil.

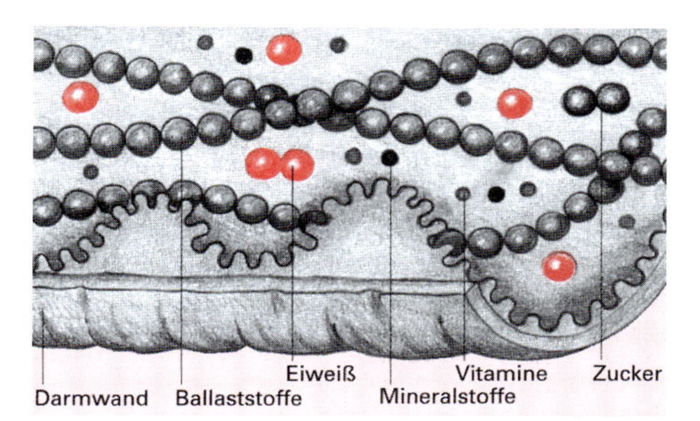

Abb. 1: Speisebrei – ballaststoffreich

Vollkornbrote

- dunkle Brote
- Sie haben einen höheren:
  - Sättigungswert – Ballaststoffgehalt
  - Eiweiß-, Vitamin- und Mineralstoffgehalt
- Sie regen die Verdauung an.
- Besonders Roggenbrote halten länger frisch.

Weißbrote

- helle Brote
- Sie haben einen geringeren:
  - Sättigungswert – Ballaststoffgehalt
  - Vitamin- und Mineralstoffgehalt
- Häufiger Genuss kann zu Verdauungsstörungen, Übergewicht oder gar Vitamin-B_1-Mangel führen.
- Sie trocknen schnell aus.

Aufgaben

1. *Erläutern Sie den Zusammenhang zwischen Ausmahlungsgrad des Getreides und Nährstoffgehalt einer Brotsorte.*
2. *Vitamin B_1 wird durch längere Hitzeeinwirkung zerstört. Bewerten Sie den Thiamingehalt der verschiedenen Brotsorten.*
3. *Für Sandkuchen wird Stärke anstelle von Mehl verwendet. Sehen Sie einen Zusammenhang zwischen dieser Tatsache und der krümeligen Beschaffenheit des Sandkuchens?*

Brotsorten	Eiweiß g	Fett g	Kohlenhydrate g	Ballaststoffe g	Energie kJ	Mineralstoffe Calcium mg	Eisen mg	Vitamine B_1 mg	B_2 mg
100 g Roggenvollkornbrot	7	1	41	8	855	40	3,3	0,18	0,15
80 g Roggenbrot	5	1	38	5	765	24	0,2	0,14	0,09
100 g Weizenvollkornbrot	7	1	41	8	855	60	2,0	0,25	0,15
40 g Weißbrot	3	+	19	2	396	24	0,6	0,03	0,02
20 g Knäckebrot, Weizen	2	+	14	2	275	25	0,8	0,04	0,04

Nährstoffgehalt in jeweils 100g, vgl. Nährwerttabelle S. 452f.

Tab. 1: Energie- und Nährstoffgehalt von jeweils zwei Scheiben verschiedener Brotsorten

3.4 Teiglockerung

Durch Teiglockerung – den Zustand von Teiglockerungsmitteln oder durch mechanische Teiglockerung – will man, wie der Name bereits besagt, eine Lockerung der Krume erreichen. Gelockertes Gebäck kann bereits im Mund besser mit Speichel durchsetzt werden. Auch im weiteren Verdauungstrakt können die Verdauungsenzyme leichter in den Nahrungsbrei eindringen und die Nährstoffe abbauen.

Teiglockerung ist durch verschiedene Verfahren möglich:

Mechanische oder physikalische Teiglockerung

Durch Kneten, Rühren oder das Unterheben von Eischnee wird dem Teig Luft zugeführt. Luft dehnt sich durch die Erwärmung beim Backen aus und lockert so den Teig, z.B. Biskuit. Wasser geht beim Backen teilweise in Dampf über und lockert ebenfalls den Teig, z.B. Blätterteig.

- Eischnee mit dem Schneebesen vorsichtig unterheben, nicht unterrühren. Der Eischnee fällt sonst zusammen, die Luft entweicht.
- Gebäck sofort abbacken, nicht länger stehen lassen. Die Luft entweicht sonst.

Biologische oder organische Teiglockerung

Durch Hefen und Milchsäurebakterien (Mikroorganismen) können Teige gelockert werden.

Hefen – alkoholische Gärung

Versuche

1. **Mikroskopische Untersuchung von Hefen**
   Geben Sie etwas Hefe in Wasser.
   Bringen Sie einen Tropfen dieser Hefeaufschwemmung auf einen Objektträger. Legen Sie ein Deckglas darüber. Betrachten Sie das Präparat unter dem Mikroskop.
2. **Alkoholische Gärung**
   Beobachten und begründen Sie die Versuchsergebnisse.
   Leiten Sie Regeln für die Verwendung von Hefe ab.

   Geben Sie jeweils 1 TL Hefe in ein Glas mit
   a) kaltem Wasser und 1 TL Zucker, umrühren.
   Stellen Sie die Probe in den Kühlschrank.
   b) kochendem Wasser und 1 TL Zucker, umrühren.
   Stellen Sie die Probe in den Backofen bei 150 °C.
   c) mit warmem Wasser, umrühren.
   Stellen Sie die Probe in den Backofen bei 50 °C.
   d) 1 TL Zucker, umrühren.
   Stellen Sie die Probe in den Backofen bei 50 °C.
   e) warmem Wasser, 1 TL Zucker und 50 g flüssiger Margarine, umrühren.
   Stellen Sie die Probe in den Backofen bei 50 °C.
   f) warmem Wasser und 1 TL Zucker, umrühren.
   Stellen Sie die Probe in den Backofen bei 50 °C.

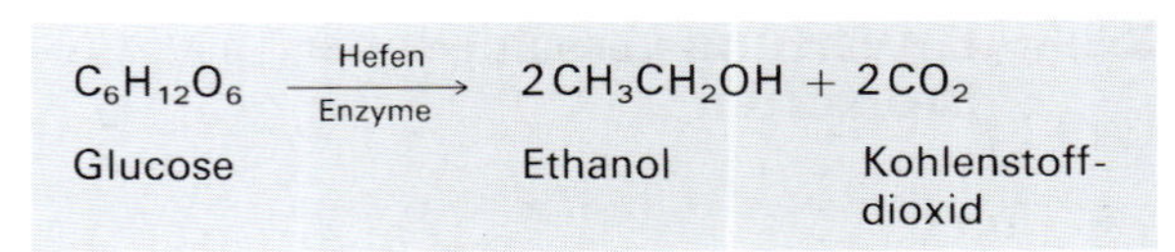

Abb. 1: Alkoholische Gärung

Bei der alkoholischen Gärung wird durch die Hefen Glucose in Alkohol (Ethanol) und Kohlenstoffdioxid gespalten. Diese Stoffe dehnen sich durch die Wärme beim Backprozess aus und bewirken so die Lockerung des Teiges.

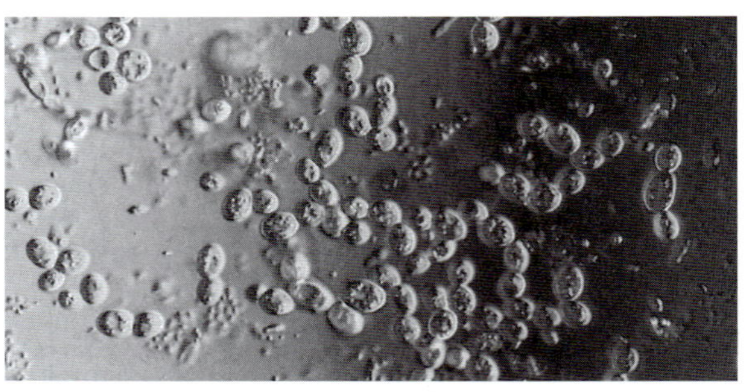

Abb. 2: Hefen-Vergrößerung

- **Warme Flüssigkeit für die Teigherstellung verwenden.** Teig bzw. Vorteig zum Gehen warm stellen. Wärme, 28 bis 32 °C, beschleunigt das Hefewachstum (Vermehrung) und so die Gärung.
- **Teig vor dem Abbacken gehen lassen.** Bei größerer Hitzeeinwirkung werden die Hefen zerstört, sie können sich nicht mehr vermehren.
- **Ausreichend Flüssigkeit zum Teig geben.** Hefen benötigen Wasser zum Leben.
- **Wenig Zucker zum Teig geben.** Hefen benötigen Nahrung – Zucker – zur Vermehrung. Zu viel Zucker entzieht den Hefen Wasser, sie werden zerstört.
- **Fett nie direkt auf die Hefen geben.** Fett legt sich als Hülle um die Hefen und hemmt das Wachstum.

Hefen sind als Lockerungsmittel für zucker- und fettreiche Teige ungeeignet.

Milchsäurebakterien – Milchsäuregärung

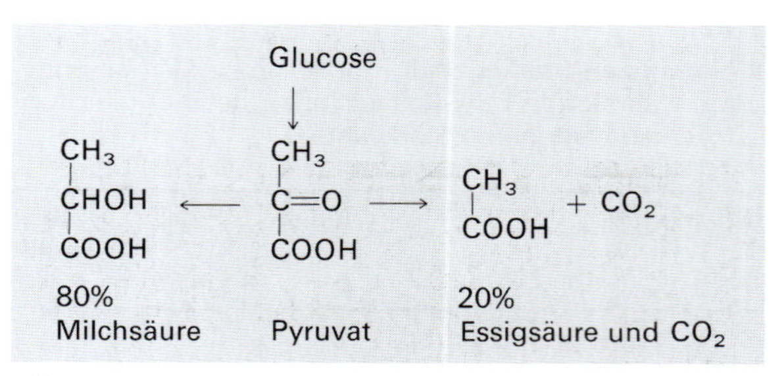

Abb. 3: Milchsäurebakterien: enzymatische Wirkung

Sauerteig wird hergestellt, indem man einen Rest des letzten Sauerteigs (z.B. Brotteig) zum neuen Teig hinzugibt. Sauerteig enthält Milchsäurebakterien und Hefen. (Wirkung der Hefen s.o.). Milchsäurebakterien spalten Glucose enzymatisch in Milchsäure, Essigsäure und **Kohlenstoffdioxid**, der Teig wird durchsäuert und beim Backprozess gelockert.

Anorganische oder chemische Teiglockerungsmittel

Versuche

1. *Führen Sie folgenden Versuch durch.*
2. *Begründen sie die Versuchsergebnisse.*
3. *Leiten Sie Regeln für die Verwendung von*
   a) Backpulver,
   b) Hirschhornsalz,
   c) Pottasche ab.
4. *Nennen Sie Verwendungsmöglichkeiten für die anorganischen Teiglockerungsmittel.*

Backpulver

Geben Sie jeweils eine Messerspitze Backpulver in ein Reagenzglas

a) mit kaltem Wasser,
b) mit heißem Wasser,
c) ohne Wasser, in das Sie anschließend etwas Zitronensaft träufeln.

Beobachten Sie die unterschiedliche Gasentwicklung.

Hirschhornsalz – Ammoniumhydrogencarbonat

Geben Sie jeweils eine Messerspitze Hirschhornsalz in ein Reagenzglas

a) mit kaltem Wasser,
b) mit heißem Wasser,
c) ohne Wasser, in das Sie anschließend etwas Zitronensaft träufeln.

Beobachten Sie die unterschiedliche Gasentwicklung.

Pottasche

Geben Sie jeweils eine Messerspitze Pottasche in ein Reagenzglas

a) mit kaltem Wasser,
b) mit heißem Wasser,
c) ohne Wasser, in das Sie anschließend etwas Zitronensaft träufeln.

Beobachten Sie die unterschiedliche Gasentwicklung.

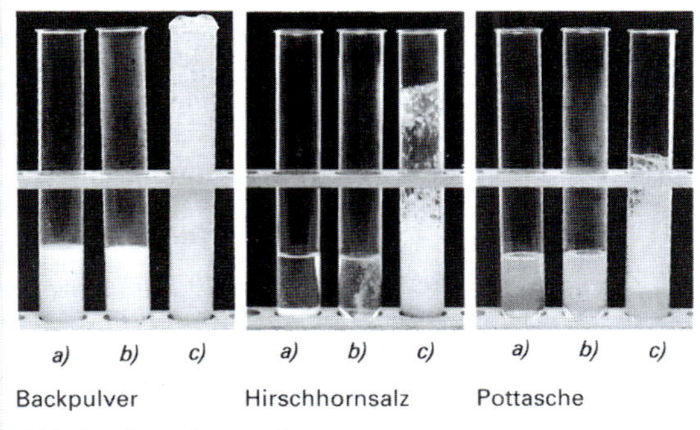

Abb. 1: Versuchsanordnungen

Durch Backpulver, Hirschhornsalz und Pottasche können Teige und Massen ebenfalls gelockert werden.

Backpulver

Meist sind Natriumhydrogencarbonat und Dinatriumdihydrogendiphosphat enthalten. Dinatriumdihydrogendiphosphat löst sich bei der Herstellung von Massen und Teigen langsam auf und wirkt als schwache Säure auf das Natriumhydrogencarbonat. Kohlenstoffdioxid und Wasser werden hierdurch freigesetzt.

$$2NaHCO_3 + Na_2H_2P_2O_7 \rightarrow Na_4P_2O_7 + 2CO_2 + 2H_2O$$

Natriumhydrogencarbonat, Dinatriumdihydrogendiphosphat, Natriumdiphosphat, Kohlenstoffdioxid, Wasser

Abb. 2: Backpulver: chemische Reaktion

Das entstehende Wasser und vor allen Dingen Kohlenstoffdioxid dehnen sich beim Backprozess aus und wirken lockernd.

Hirschhornsalz

Hirschhornsalz besteht aus Ammoniumhydrogencarbonat und verschiedenen anderen Salzen. Beim Erhitzen zerfällt Ammoniumhydrogencarbonat in Wasser, Kohlenstoffdioxid und Ammoniak.

$$NH_4HCO_3 \rightarrow H_2O + CO_2 + NH_3$$

Ammoniumhydrogencarbonat, Wasser, Kohlenstoffdioxid, Ammoniak

Abb. 3: Hirschhornsalz: chemische Reaktion

Alle drei entstehenden Stoffe tragen zur Teiglockerung bei. Ammoniumhydrogencarbonat kann nur für flaches Gebäck benutzt werden, da das entstehende Ammoniak vollständig entweichen muss.

Pottasche

Pottasche wird z.B. für Lebkuchen verwendet. Beim Stehenlassen dieser Teige entwickeln sich organische Säuren, diese treiben beim Backprozess Kohlenstoffdioxid aus der Pottasche aus. Pottasche (Kaliumcarbonat) wirkt hygroskopisch, sie muss trocken aufbewahrt werden.

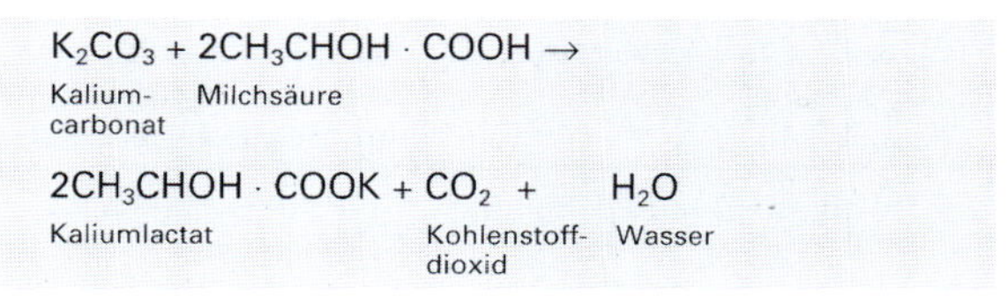

Abb. 4: Pottasche: chemische Reaktion

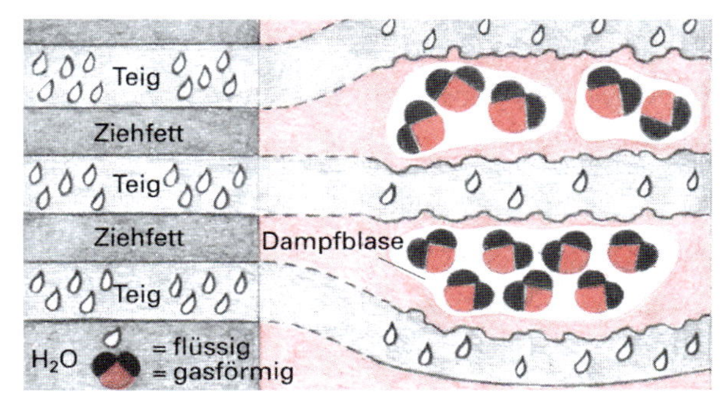

Abb. 5: Blätterteig – Teiglockerung

Technologische Eigenschaften

- **Backpulver erst zum Schluss – unter das Mehl gemischt – zum Teig geben.** Backpulverteige sofort abbacken. Zitronensaft und Wasser nie direkt auf das Backpulver geben.
  Backpulver trocken aufbewahren.
  Wasser, Wärme und Säure bewirken bei Backpulver eine Gasentwicklung, diese Faktoren müssen möglichst vor dem Backen ausgeschlossen werden.
- **Pottasche nur für Teige verwenden, die Säure enthalten.** Im Lebkuchenteig bildet sich z.B. Milchsäure, während man ihn ruhen lässt. Nur Säure verursacht bei Pottasche die Gasentwicklung.
- **Hirschhornsalz** sollte wegen des starken Geruchs und Geschmacks **nur für flaches, stark gewürztes Gebäck**, z.B. Lebkuchenteig, **verwendet werden.**
  Das Ammoniak kann so besser entweichen. Säure und Wärme lassen bei Hirschhornsalz die Gasentwicklung entstehen.

Teige, Massen	Lockerungsmittel	Wirkungsweise
Biskuitmasse Baisermasse	Ei/Luft	Luft dehnt sich aus
Mürbeteig Blätterteig	Fett/Wasser	Wasserdampf wirkt lockernd
Hefeteig	Hefen – alkoholische Gärung	Hefen bilden aus Glucose Ethanol und Kohlenstoffdioxid
Sauerteig	Milchsäurebakterien – Milchsäuregärung	Milchsäurebakterien bilden aus Glucose Milchsäure, Essigsäure und Kohlenstoffdioxid
Rührmasse	Backpulver	Durch Feuchtigkeit und Wärme wird Kohlenstoffdioxid freigesetzt
Lebkuchenteig	Hirschhornsalz Pottasche	Durch Feuchtigkeit und Wärme bzw. durch Säuren wird Kohlenstoffdioxid freigesetzt

Tab. 1: Übersicht – Teiglockerung

Aufgaben

1. *Begründen Sie die Aussage: Hefe ist als Teiglockerungsmittel für zucker- und fettreiche Teige ungeeignet.*
2. *Warum muss Biskuitmasse sofort nach der Zubereitung abgebacken werden?*
3. *Warum muss Backpulver trocken aufbewahrt werden?*
4. *Wie wird Brandteig gelockert?*
5. *Warum fügt man zum Teil zu Mürbeteig bzw. Sandkuchenmasse einen Teelöffel Rum hinzu?*

3.5 Reis

Langkornreis

Weitere Bezeichnungen	Brühreis, Patna
Form des Kornes	6 bis 8 mm lang
Kocheigenschaften	kocht körnig, höherer Kleberanteil
Flüssigkeitsmenge	1 Tasse Reis 2 Tassen Flüssigkeit
Garzeit – Naturreis – Weißer Reis	 30 bis 35 Minuten 20 bis 25 Minuten
Verwendungsmöglichkeiten	Beilagen, Eintöpfe, Suppen

Tab. 2: Langkornreis – Eigenschaften

Rundkornreis

Weitere Bezeichnungen	Milchreis
Form des Kornes	4 bis 6 mm lang
Kocheigenschaften	kocht breiig weich, höherer Stärkeanteil
Flüssigkeitsmenge	1 Tasse Reis 4 Tassen Flüssigkeit
Garzeit – Naturreis – Weißer Reis	 40 bis 45 Minuten 30 bis 35 Minuten
Verwendungsmöglichkeiten	Süßspeisen, Breie

Tab. 3: Rundkornreis – Eigenschaften

Rohreis – Paddy-Reis – hat zum Zeitpunkt der Ernte einen hohen Feuchtigkeitsgehalt von etwa 23%. Er wird getrocknet, um eine ausreichende Lagerfähigkeit zu erzielen. Danach wird er gereinigt.

Naturreis – weißer Reis

Naturreis wird lediglich enthülst, die Spelzen werden entfernt.
Weißer Reis wird dagegen enthülst, geschält, geschliffen und poliert. Bei dieser Behandlung werden Hülse, Silberhaut, Aleuronschicht und Keim entfernt.
Die äußeren Schichten sind besonders thiamin- und riboflavinreich, Naturreis enthält also viel Thiamin.
Der Verzehr von weißem Reis als Grundnahrungsmittel kann zu Beri-Beri, einer Thiamin-Mangelkrankheit, führen, vgl. S. 196ff.

Naturreis wird aufgrund des fettreichen Keimlings nach einiger Zeit ranzig.

Reis hat einen höheren Stärkeanteil – 79% – als andere Getreidearten. Reis enthält weniger Eiweiß – 7% – als Weizen, Roggen und Hafer. Reis ist fettarm.

Wildreis: Samen von wild wachsenden Wassergräsern. Zum Garen benötigt man 45 Minuten und die vierfache Wassermenge. Der Vitamin-, Mineralstoff- und Lysingehalt ist höher als bei anderem Reis.

Verarbeitung von Reis in der Industrie und Küche

Parboiled Reis

Durch das Parboiling-Verfahren wird etwa 25 % der Weltreisernte bearbeitet. Die Reiskörner, die noch von Spelzen umgeben sind, werden in Wasser eingeweicht und mit Dampf unter Druck behandelt. Hierdurch wird die Stärkestruktur gefestigt (bessere Kocheigenschaften) und die Vitamine und Mineralstoffe werden aus den Randschichten in das Innere des Reiskornes befördert.

Außerdem werden Enzyme und natürliche Antioxidantien zerstört. Hierdurch wird eine hydrolytische Spaltung der Lipide während der Lagerung vermieden, die Oxidation der Lipide tritt jedoch leichter ein.

Danach wird der Reis getrocknet und evtl. geschält usw. Die Stärke verkleistert schneller, der Reis klebt nicht, die Garzeit ist verkürzt.

Ein Austreten von Stärke wird auch bei der Herstellung von **Risotto** vermieden. Beim Andünsten dringt Fett in die Randschichten der Reiskörner, diese verlieren Wasser und die Stärke dextriniert. Das eingelagerte Öl ist eine Barriere für austretende Amylose.

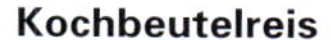

Kochbeutelreis

Lang- oder Rundkornreis wird im Kochbeutel gegart. Der Kochbeutel verhindert das Anbrennen oder Überkochen. Die Garzeit ist nicht vermindert.

Schnellkochreis

Lang- oder Rundkornreis, der vorgegart und wieder getrocknet wurde. Dieser Reis wird ebenfalls im Kochbeutel angeboten. Die Garzeit ist verkürzt.

- Reis nach dem Verwendungszweck aussuchen.
- Reis in einem Sieb unter fließendem Wasser waschen, abtropfen lassen.
- Reis in die kochende Flüssigkeit einstreuen oder in Fett andünsten, danach Flüssigkeit zugeben.
- Reis nicht umrühren, er brennt sonst leicht an.
- Bei Naturreis (Vollkornreis) die längere Garzeit und das Mindesthaltbarkeitsdatum beachten.

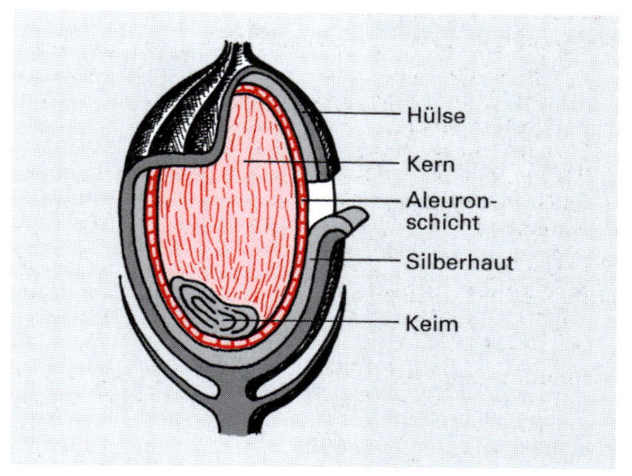

Abb. 1: Reiskorn-Längsschnitt

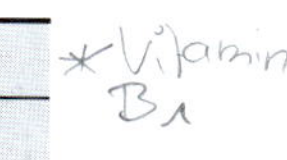

	B-Vitamine (mg/kg)		
	Thiamin*1	Riboflavin	Niacin
Rohreis	3,4	0,55	54,1
Weißreis	0,5	0,19	16,4
Parboiled Reis	2,5	0,38	32,2

Tab. 1: Vitamingehalt in Rohreis, Weißreis und Parboiled Reis

Aufgaben

1. *Beurteilen Sie die Aussage: „Reis könnte auch in der Bundesrepublik Deutschland Grundnahrungsmittel sein.“*
2. *Der Thiaminbedarf von Jugendlichen beträgt 1,4 mg.*
   Ermitteln Sie mithilfe der Nährwerttabelle:
   Wie viel Gramm
   a) Vollkornreis,
   b) weißer Reis
   müssen verzehrt werden, um den Bedarf zu decken?

		Pellkartoffeln 200 g	Pommes frites 150 g	Vollkornreis 180 g	Reis, poliert 180 g
Energie	kJ	660	1710	972	954
Eiweiß	g	4	6	5	4
Fett	g	+	20	2	+
Kohlenhydrate	g	34	47	49	43
Ballaststoffe	g	4	6	2	+
Natrium	mg	6	450	6	3
Kalium	mg	840	1328	144	60
Calcium	mg	20	30	59	16
Eisen	mg	1,6	2,4	1,3	0,2
Vitamin B_1	mg	0,20	0,23	0,13	0,02
Vitamin B_2	mg	0,08	0,30	0,04	0,02
Niacin	mg	2,4	3,7	7,2	5,4
Vitamin C	mg	36	35	0	0

Tab. 2: Nährstoffgehalt, jeweils einer verzehrfertigen Portion

3.6 Kartoffeln

Aufgaben

Arbeiten Sie evtl. in Gruppen.

1. *Sammeln Sie zunächst Rezepte für Kartoffelbeilagen:*
   Salzkartoffeln, Pellkartoffeln,
   Kartoffelbrei, Bratkartoffeln,
   Kartoffelgratin, Kartoffelklöße,
   Pommes frites usw.
2. *Ermitteln Sie geeignete Kartoffelsorten für die verschiedenen Beilagen, indem Sie sich über die lebensmittelrechtlichen Bestimmungen für Speisekartoffeln informieren.*
3. *Bewerten Sie die Kartoffelbeilagen mithilfe der Nährwerttabelle, vgl. S. 450, bezüglich*
   a) des Energiegehaltes – Fettgehaltes,
   b) des Vitamin- und Mineralstoffgehaltes,
   c) des Sättigungswertes und der Verdaulichkeit,
   d) der Nährstoffdichte.
4. *Beschreiben Sie die Zubereitung der verschiedenen Beilagen.*
   Machen Sie dabei Vorschläge, wie
   a) der Fettgehalt gesenkt werden kann,
   b) eine Verringerung des Vitamin- und Mineralstoffgehaltes vermieden werden kann.
5. *Beurteilen Sie den Kartoffelverbrauch in der Bundesrepublik Deutschland:*
   Während 1950 jeder täglich durchschnittlich 5 bis 7 Speisefrischkartoffeln (500 g) aß, werden heute nur noch 2 bis 3 Kartoffeln (ca. 200 g), meist in Form von Kartoffelerzeugnissen wie Pommes frites, Chips, Kartoffelpüreeflocken usw., gegessen.
6. *Sammeln Sie Argumente, die*
   a) für,
   b) gegen die Einlagerung von Kartoffeln sprechen.
7. *Bewerten Sie den unterschiedlichen Energie- und Nährstoffgehalt von je einer Portion*
   a) Pellkartoffeln,
   b) Pommes frites,
   c) Vollkornreis,
   d) Reis, poliert, vgl. S. 65.

Kartoffeln sind im botanischen Sinne die knollenförmig verdickten unterirdischen Speicherorgane der Kartoffelpflanze. Das Ursprungsland der Kartoffel ist Südamerika (Peru und Bolivien). 1550 wurde die Kartoffel von den Spaniern zunächst als Zierpflanze nach Burgund gebracht. In der zweiten Hälfte des 18. Jahrhunderts erkannte man den Wert der Kartoffel als Grundnahrungsmittel. Besonders die Notzeiten während der Kriege führten in Deutschland zu einer Verbreitung der Kartoffel.
Mit dem steigenden Lebensstandard in den letzten Jahren ist der Kartoffelverbrauch ständig zurückgegangen. Es ist zu untersuchen, ob dieser Rückgang gerechtfertigt ist.

3.6.1 Einkauf von Kartoffeln

Aufgabe

Im Handel sind etwa 100 verschiedene Sorten erhältlich. Um dem Verbraucher die Auswahl zu erleichtern, schreibt das Lebensmittelgesetz folgende Kennzeichnung beim Verkauf vor:
Erntezeit, Gewicht, Handelsklasse, Kochtyp, Sortenname und bei Fertigpackungen Abfüller oder Verkäufer.

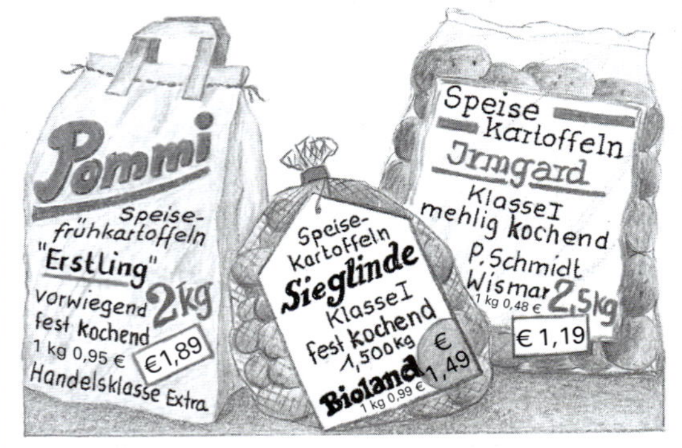

Abb. 1: Lebensmittelkennzeichnung auf Kartoffeltüten

Sammeln Sie Kartoffeltüten.
Ordnen Sie den allgemeinen Angaben – Erntezeit usw. – spezielle Angaben zu, die Sie auf Kartoffeltüten finden.

Erntezeit

Speisefrühkartoffeln sind Kartoffeln, die in der Zeit vom 1. Februar bis 10. August unmittelbar nach ihrer Ernte erstmalig verladen werden.
Im übrigen lautet die Bezeichnung „Speisekartoffeln“.

Sortennamen

Z. B. Hansa, Grata, Bintje, Sieglinde

Kocheigenschaften

Es werden drei Kochtypen unterschieden.

Kochtyp	fest kochend	vorwiegend fest kochend	mehlig kochend
Kocheigenschaften	fest, feinkörnig und feucht, platzen nicht auf	mäßig feucht und feinkörnig, platzen wenig auf	trockener, grobkörnig, platzen stärker auf
Verwendungsmöglichkeiten	Kartoffelsalat, Salz-, Pell- u. Bratkartoffeln	Salz-, Pell- u. Bratkartoffeln	Püree, Klöße, Puffer, Suppen, Eintöpfe

Tab. 1: Kochtypen von Kartoffeln

Mehlig kochende Kartoffeln haben einen hohen Stärkegehalt und einen niedrigeren Proteingehalt.

Handelsklassen

Kartoffeln werden nach den Handelsklassen Extra und I angeboten.
Folgende Bestimmungen sind festgelegt:

- Mindestgröße und Größenunterschiede, diese sind für beide Handelsklassen gleich. Speisekartoffeln, die die Mindestgröße von 30 mm unterschreiten, können als Drillinge angeboten werden.
- Der Anteil an nicht qualitätsgerechten Kartoffeln darf bei der Klasse Extra 5 % und bei der Klasse I 8 % betragen.
- Der Anteil an fremden Bestandteilen darf bei der Klasse Extra 1 % und bei der Klasse I 2 % betragen.

Handelsklassen, vgl. auch S. 216.

Abfüller oder Verkäufer

Name und Ort müssen kenntlich gemacht werden, damit fehlerhafte Ware beanstandet werden kann.

3.6.2 Nährstoffgehalt von Kartoffeln

Versuche

Nachweis des Grundnährstoffgehaltes

Führen Sie folgende Versuche durch.

Überlegen Sie jeweils, um welche Nährstoffe es sich handeln könnte.

Reiben Sie eine Kartoffel in ein Gefäß.
Geben Sie 100 ml Wasser dazu.
Gießen Sie den Brei durch ein Haarsieb in ein Glasgefäß ab.

Lassen Sie das Filtrat im ersten Glasgefäß stehen, bis sich ein Bodensatz gebildet hat.
Gießen Sie vorsichtig etwa zwei Drittel der Flüssigkeit in ein zweites Glasgefäß ab, der Bodensatz mit dem restlichen Wasser soll im ersten Gefäß zurückbleiben.

1. *Kochen Sie die Probe in dem ersten Glasgefäß auf.*
   Lassen Sie die Probe abkühlen.
   Prüfen Sie diese mit zwei Tropfen Iodkaliumiodid.
2. *Betrachten Sie den festen Rückstand im Haarsieb.*
3. *Kochen Sie die Probe in dem zweiten Glasgefäß kurz auf.*
4. *Drücken Sie ein Stück Kartoffel fest auf ein Löschpapier. Lassen Sie das Löschpapier trocknen.*
5. **Mineralstoffe**

5.1 **Kalium**
Tauchen Sie ein gut ausgeglühtes Magnesiumstäbchen in die abgegossene Flüssigkeit aus Versuch 1.
Halten Sie das Magnesiumstäbchen in den nicht leuchtenden Rand einer Bunsenflamme und betrachten Sie die Flamme durch ein Cobaltglas.

5.2 **Calcium**
Nehmen Sie einige Milliliter der abgegossenen Flüssigkeit aus Versuch 1 und versetzen Sie diese mit einigen Tropfen Ammoniumoxalat und Ammoniumhydroxidlösung.

3.6.3 Lagerung – Einkellerung von Kartoffeln

Heute werden seltener Kartoffeln eingekellert – eingelagert –, da die notwendigen Lagerungsbedingungen in den heutigen Stadtwohnungen oft nicht gegeben sind. Für diese Veränderung ist aber auch der rückläufige Kartoffelverbrauch mitverantwortlich.

Beim Einlagern von Kartoffeln sollte Folgendes beachtet werden:

- Die richtige Kartoffelsorte – Kochtyp – ausprobieren und auswählen.
- Nur saubere und trockene Kartoffeln einlagern.
- Kartoffeln kühl, luftig und dunkel lagern, vor Frost schützen. Die relative Luftfeuchtigkeit sollte verhältnismäßig hoch sein, hierdurch wird ein Austrocknen vermieden. Kartoffeln so lagern, dass möglichst von allen Seiten Luft herankommt, um ein Faulen zu vermeiden. Dies kann z. B. erreicht werden, indem man eine Lattenkiste verwendet und diese auf Backsteine stellt. Im Dunkeln werden die Kartoffeln nicht grün, das Auskeimen wird verzögert. In grünen Kartoffeln ist der Solaningehalt erhöht, vgl. S. 319.

  Bei Temperaturen zwischen −1 °C und +3 °C wird die Stärke teilweise zu Zucker abgebaut, die Kartoffeln werden süß. Ein hoher Zuckergehalt begünstigt z. B. die Bräunungsreaktionen bei Pommes frites usw. Bei Temperaturen um 10 °C wird der entstehende Zucker dagegen weiter verstoffwechselt.
- Durch den Zusatz von chemischen Keimhemmungsmitteln kann das Auskeimen der Kartoffeln verzögert werden. Allerdings sollte bei der Anwendung dieser Mittel beachtet werden, dass größere Mengen gesundheitsschädliche Folgen haben können. In Holland usw. ist die Bestrahlung von Kartoffeln zugelassen, um das Auskeimen zu verhindern. In der Bundesrepublik Deutschland ist die Bestrahlung von Lebensmitteln verboten (Ausnahme: Gewürze), vgl. S. 301.

Das Einlagern von Kartoffeln spart Geld und Zeit
Größere Kartoffelmengen können preisgünstiger eingekauft werden, außerdem spart man die Zeit und die Kraft für den wöchentlichen Einkaufsweg.

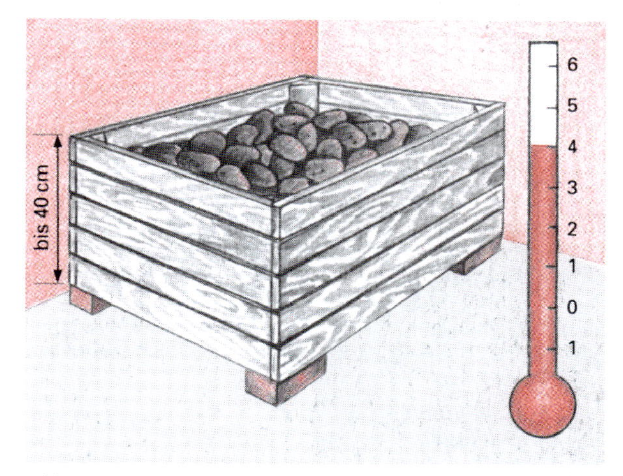

Abb. 1: Lagerung von Kartoffeln

3.6.4 Veränderung des Nährstoffgehaltes bei der Verarbeitung von Kartoffeln

Entscheidend für den wirklichen Energie- und Nährstoffgehalt von Kartoffelbeilagen ist die Zubereitung.

Schälen

Durch das Schälen kommt es zu Nährstoffverlusten.

- **Kartoffeln möglichst als Pellkartoffeln garen oder dünn mit einem Sparschäler schälen.**

> ***Aufgabe***
>
> *Ermitteln Sie mithilfe der Abbildung, welche Nährstoffe beim Schälen verloren gehen.*

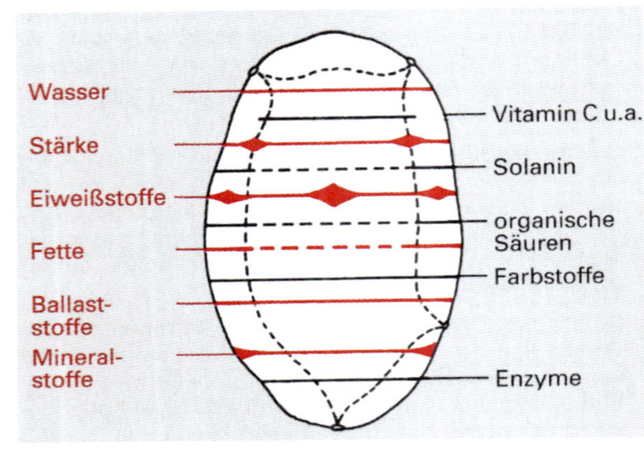

Abb. 1: Inhaltsstoffe der Kartoffel (nach O. Fischnich)

Waschen – Wässern

Werden Kartoffeln längere Zeit in Wasser aufbewahrt, so werden wasserlösliche Vitamine – besonders Vitamin C und Vitamin B_1 –, Eiweißstoffe und Mineralstoffe herausgelöst.

Vitamin C ist in Kartoffeln besonders reichlich enthalten.

Kartoffeln	2	4	6	8	10	12%
ganz						
– nach 1 Stunde						
– nach 5 Stunden						
geviertelt						
– nach 1 Stunde						
– nach 5 Stunden						

Tab. 1: Vitamin-C-Verluste geschälter Kartoffeln beim Wässern

Eiweiß ist in Kartoffeln relativ wenig vorhanden. Die Albumine, vgl. S. 110, sind jedoch hochwertige Eiweißstoffe.

- **Kartoffeln**
  - **kurz und gründlich waschen.**
  - **erst unmittelbar vor dem Garen schälen.**
  - **nie wässern, nur kurze Zeit in kaltem Wasser aufbewahren.**

Verfärbung geschälter Kartoffeln

Geschälte Kartoffeln werden an der Luft braun. Unter Einwirkung von Luftsauerstoff, z. B. bei der Herstellung von Kartoffelpuffern, bewirken Enzyme diese Bräunung.

- **Durch Zusatz von Essig bzw. Zitronensaft kann eine solche Braunfärbung verhindert werden.**

Veränderung der Kohlenhydrate

Durch das Garen werden die Kohlenhydrate der Kartoffeln – Stärke und Cellulose/Pektin – positiv verändert.

Kohlenhydrate sind hauptsächlich in Form von Stärke (80 % Amylopektin und 20 % Amylose) und Ballaststoffen (Cellulose, Pektin und Hemicellulose) enthalten.

Die Zellmembranen werden durch den Abbau von Pektin geschwächt. Durch die Stärkeverkleisterung dehnt sich der Zellinhalt um etwa 4 % aus. Die Zellwände verlieren durch den entstehenden Druck ihre kantige Form und Stärke wird freigesetzt. Rohe Kartoffelstärke kann von den Verdauungsenzymen im menschlichen Organismus nicht abgebaut werden. Gegarte, gequollene und verkleisterte Kartoffelstärke kann dagegen gut ausgenutzt werden.

Veränderung von Stärke und Cellulose/Pektin durch Hitze

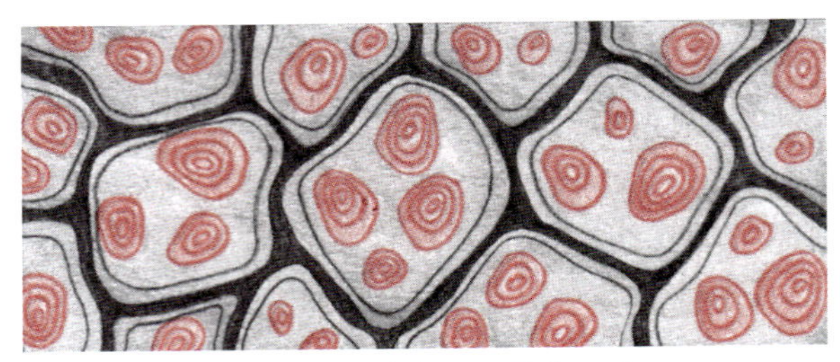

Abb. 2: Rohe Kartoffel: Stärkekörner, Zellwände

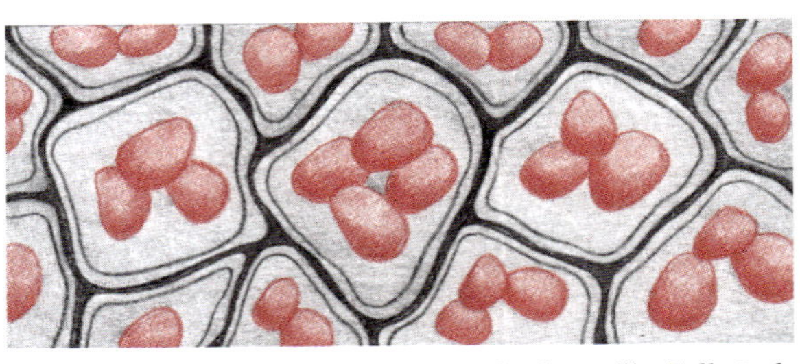

Abb. 3: Während des Garvorganges: Stärke quillt, Zellwände werden weich

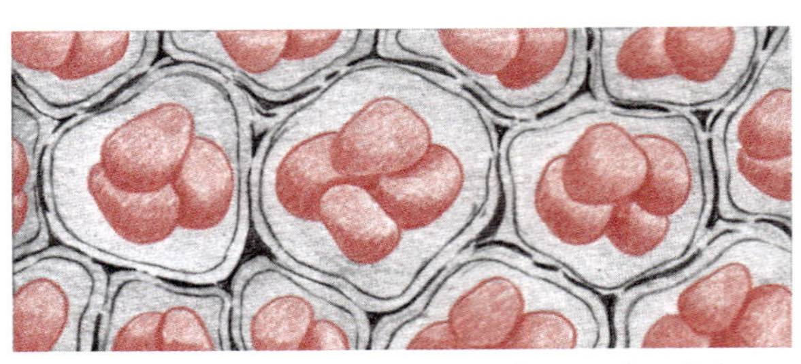

Abb. 4: Fertig gegarte Kartoffel: gequollene und verkleisterte Stärke, Zellwände z. T. zerstört

Veränderung des Energie-, Fettgehaltes

Der Energiegehalt von Kartoffeln kann durch das Garen stark erhöht werden. Fett ist in der Speisefrischkartoffel kaum vorhanden, der Energiegehalt ist also verhältnismäßig gering. Speisefrischkartoffeln weisen eine hohe Nährstoffdichte auf, der Wassergehalt beträgt etwa 82 %.

100 g Kartoffel	295 kJ
100 g Bananen	275 kJ
100 g Weintrauben	295 kJ
100 g Pommes frites	1 134 kJ

In Pommes frites sind dagegen 12 % Fett enthalten. Eine Portion Pommes frites enthält 18 g Fett, diese Fettmenge ist in drei Eigelb oder ½ l Vollmilch vorhanden. Aufgrund des hohen Fettgehaltes sind Pommes frites und andere Kartoffelerzeugnisse auch schwerer verdaulich, sie haben einen hohen Sättigungswert.

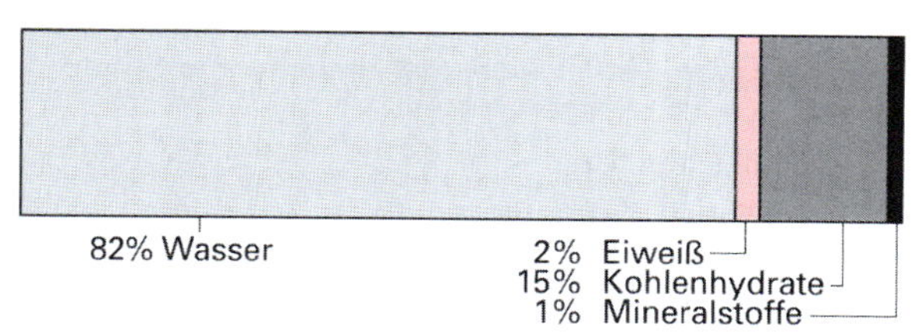

Abb. 1: Nährstoffgehalt von Speisefrischkartoffeln

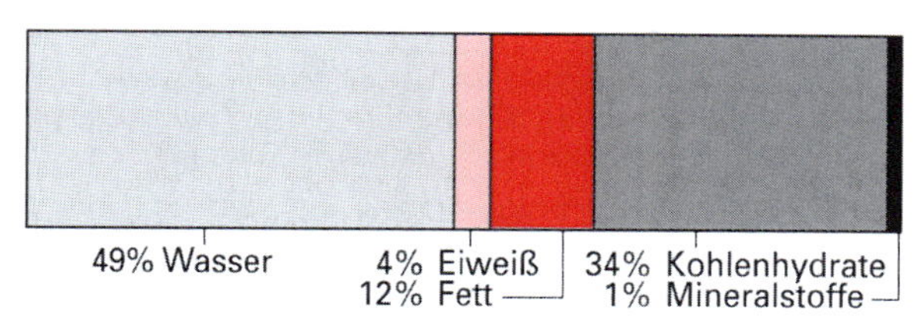

Abb. 2: Nährstoffgehalt von Pommes frites

Veränderung des Vitamin- und Mineralstoffgehaltes

Nährstoffe	2	6	10	14	18	22	26	32%
Vitamin B_1								
Vitamin C								
Kalium								
Eisen								

Tab. 1: Verluste beim Kochen ungeschälter Kartoffeln

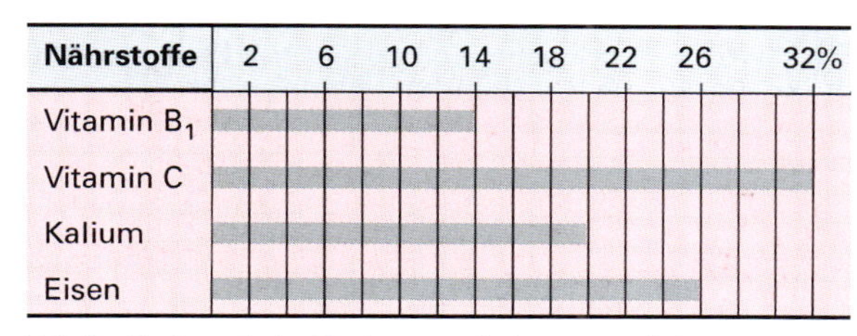

Tab. 2: Verluste beim Kochen geschälter Kartoffeln

Um den Vitamin- und Mineralstoffgehalt der Kartoffeln zu erhalten, sollte beim Garen Folgendes beachtet werden:

- **Kartoffeln möglichst mit Schale garen.** Die Schale schützt vor der herauslösenden Wirkung des Wassers.
- **Kartoffeln in wenig Wasser garen oder im Siebeinsatz dämpfen.** Größere Wassermengen oder schlecht schließende Töpfe können die Garzeit und so die Dauer der Hitze- und Wassereinwirkung vergrößern. Hitze zerstört Vitamin C u. a.
- **Besonders große Kartoffeln in kaltem Wasser aufsetzen.** Die Kartoffeln sind sonst außen vorzeitig gar und zerfallen, im Inneren sind sie gleichzeitig roh.

Warmhalten

Beim Warmhalten von Kartoffeln kommt es zu weiteren Vitaminverlusten.

Kartoffelbrei	10	20	30	40	50	60	70	80	90	100%
1 Stunde										
3 Stunden										

Tab. 3: Vitamin-C-Verluste beim Warmhalten (60 °C)

- **Längeres Warmhalten sollte vermieden werden.**
- Falls notwendig, abkühlen lassen und schnell wieder aufwärmen, z. B. in der Mikrowelle.

Speisefrischkartoffeln sind
- energiearm, fettarm,
- kohlenhydratreich, vitaminreich und mineralstoffreich,
- leicht verdaulich.

Kartoffelerzeugnisse sind häufig energie-, fett- und salzreich. Übermäßiger Verzehr führt zu Übergewicht.

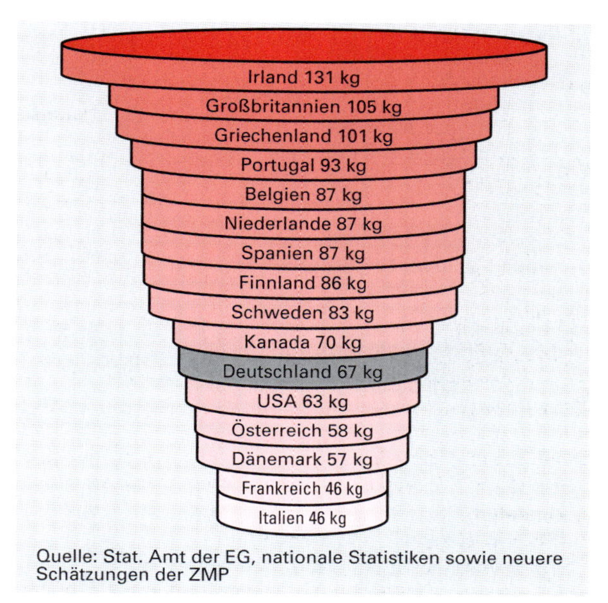

Abb. 3: Kartoffelverbrauch pro Person in kg/Jahr

4 Fette und fettähnliche Stoffe – Lipide

4.1 Einleitung

Zur Stoffgruppe der Fette und fettähnlichen Stoffe werden zahlreiche strukturell ganz verschiedene Substanzen gerechnet; sie werden auch als Lipide bezeichnet.

Alle Lipide sind jedoch nicht oder nur schwach in Wasser löslich, aber gut löslich in organischen Lösungsmitteln, z. B. Ether, Chloroform oder Benzol. Auch in ihren biologischen Funktionen weisen die Lipide Gemeinsamkeiten auf.

Für Lipide gibt es entsprechend ihrer Verschiedenartigkeit eine Vielzahl von Einteilungsmöglichkeiten.

Einteilung der Lipide nach der chemischen Zusammensetzung

Fette (Lipide)
Einfache Lipide
Neutralfette (Triacylglycerine) – Glycerin – Fettsäuren
Wachse – höhere Alkohole – Fettsäuren
Komplexe Lipide
Phospholipide – Fettsäure – Glycerin oder Sphingosin – Phosphorsäure, N-Basen
Glykolipide – Fettsäuren – Glycerin oder Sphingosin – Mono-, Di- oder Oligosaccharide
Nicht verseifbare Lipide
Steroide, Sterine Carotinoide

Lipide erfüllen im menschlichen Organismus zwei Hauptaufgaben:

- Energieversorgung, Speicherlipide
- strukturelle Komponenten von Zellmembranen

4.2 Struktur und Eigenschaften einfacher Lipide

4.2.1 Fettsäuren

Aufgaben/Versuche

1. *Versuchen Sie die **chemischen Elemente**, aus denen Speisefette aufgebaut sind, nachzuweisen.*

   Erhitzen Sie langsam in einem Reagenzglas 5 g Kokosfett. Beobachten Sie besonders die Wandungen des Reagenzglases.

2. **Schmelzbereiche**

   2.1 *Nennen Sie Ihnen bekannte Speisefette und -öle. Beschreiben Sie deren Eigenschaften: Aussehen, Konsistenz usw.*

   2.2 *Ermitteln Sie **Schmelzbereiche** von Speisefetten. Erwärmen Sie in je einem Reagenzglas*
   a) 1 TL Butter,
   b) 1 TL Schmalz,
   c) 1 TL Rindertalg im Wasserbad langsam auf 37 °C. Stellen Sie mithilfe eines Thermometers die Schmelzbereiche der Fette fest.

   2.3 *Welche Bedeutung haben die unterschiedlichen Schmelzbereiche für die*
   a) Lebensmittelverarbeitung?
   b) Ernährung?

Die am häufigsten vorkommenden Lipide sind die **Neutralfette**, die auch als Fette oder **Triacylglycerine** (Triglyceride) bezeichnet werden. Neutralfette bestehen aus **unterschiedlichen** Fettsäuren und Glycerin. Die Fettsäuren bestimmen also die Eigenschaft der Fette und die Bedeutung der verschiedenen Fette für die menschliche Ernährung.

Fettsäuren
Fettsäuren sind unverzweigte Monocarbonsäuren mit 4 bis 24 C-Atomen. Fettsäuren bestehen aus einer Carboxylgruppe und einer unterschiedlich langen Kohlenstoffkette.

Fettsäuren unterscheiden sich in ihrer Kettenlänge und in der Anzahl und Position von Doppelbindungen. Der jeweilige Aufbau einer Fettsäure bestimmt deren Eigenschaften.

Fast alle natürlich vorkommenden Fettsäuren enthalten eine gerade Anzahl an Kohlenstoffatomen, da sie aus C_2-Einheiten, der aktiven Essigsäure (Acetyl-CoA), vgl. S. 262, aufgebaut werden. Fettsäuren mit 16 und 18 C-Atomen sind am häufigsten.

Die Kettenlänge bestimmt die Löslichkeit der Fettsäuren

Fettsäuren bestehen aus:

- einem **Wasser liebenden** – polaren – (hydrophilen) **Teil**, der Carboxylgruppe (—COOH), und
- einem **Wasser abweisenden** – unpolaren – (hydrophoben) Teil, der Kohlenwasserstoffkette (CH_3-CH_2-CH_2-...).

CH_3—CH_2—CH_2—C(=O)OH

Kohlenwasserstoffkette | Carboxyl-Gruppe

Abb. 1: Bestandteile der Fettsäuren

Kurzkettige und mittelkettige Fettsäuren, z.B. Buttersäure, – 4 C-Atome –, sind aufgrund der Löslichkeit der Carboxylgruppe gut mit Wasser mischbar. Die Kohlenwasserstoffkette ist kurz.
Mit steigender Länge der Kohlenwasserstoffkette sinkt die Löslichkeit der Fettsäuren, der hydrophobe Anteil des Moleküls überwiegt. Langkettige Fettsäuren sind wasserunlöslich, sie sind nicht mit Wasser mischbar.

Fettsäuren unterscheiden sich durch ihre Kettenlänge

Kurzkettige Fettsäuren haben	4 C-Atome,
mittelkettige Fettsäuren haben	6 bis 12 C-Atome,
langkettige Fettsäuren haben	14 bis 24 C-Atome.

Fettsäuren unterscheiden sich durch die Anzahl der Doppelbindungen

Gesättigte Fettsäuren haben keine Doppelbindungen, z.B. Buttersäure (4:0) und Stearinsäure (18:0), alle C-Atome sind mit Wasserstoffatomen abgesättigt. Gesättigte Fettsäuren enthalten nur Einfachbindungen, sie zeigen eine geringe Reaktionsfähigkeit.

Strukturformeln gesättigter Fettsäuren

Palmitinsäure, Hexadecansäure
$CH_3(CH_2)_{14}COOH$ – andere Schreibweise $C_{15}H_{31}COOH$

Abb. 2: Palmitinsäure

Stearinsäure, Octadecansäure
$CH_3(CH_2)_{16}COOH$ – andere Schreibweise $C_{17}H_{35}COOH$

Abb. 3: Stearinsäure

Ungesättigte Fettsäuren besitzen eine oder mehrere Doppelbindungen (—C=C—). Die Kohlenstoffatome sind nicht mit Wasserstoffatomen abgesättigt. Ungesättigte Fettsäuren sind daher sehr reaktionsfähig, z.B. „verderben" sie leichter, vgl. S. 78.

Die Strukturformeln zeigen, dass die Doppelbindungen der ungesättigten Fettsäuren jeweils durch zwei Einfachbindungen (—C—) – mindestens eine Methylengruppe – getrennt sind, sie sind isoliert, **Isolenfettsäuren**.

Doppelbindungen führen zur Ausbildung isomerer Formen, der cis- und trans-Form. Die cis-Form liegt vor, wenn gleichartige Substituenten auf derselben Seite der Doppelbindung liegen. Fast alle ungesättigten Fettsäuren liegen als cis-Isolenfettsäuren vor, diese sind reaktiver. Eine cis-Konfiguration ist Voraussetzung für die Bildung biologisch wirksamer essentieller Fettsäuren, z.B Arachidonsäure, vgl. S. 83. **Transfettsäuren, vgl. S. 89.**

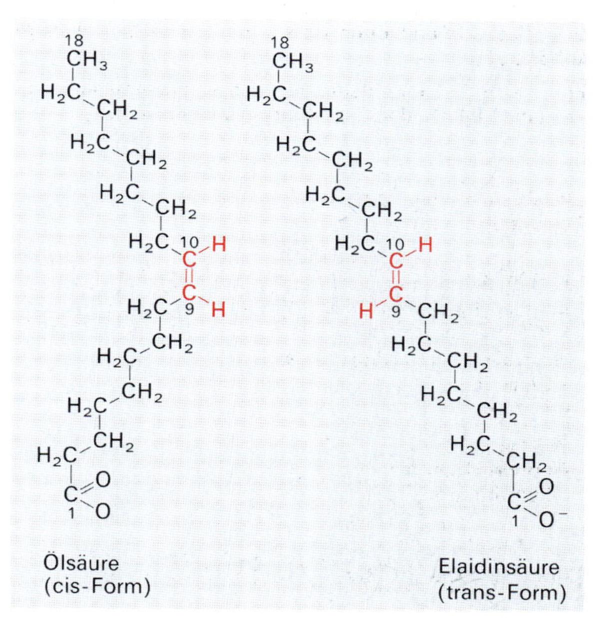

Abb. 4: Cis- und trans-Form ungesättigter Fettsäuren

Ungesättigte Fettsäuren unterteilt man nach der Anzahl der Doppelbindungen in **einfach** (Monoenfettsäuren) und **mehrfach ungesättigte Fettsäuren** (Polyenfettsäuren). Ungesättigte Fettsäuren haben meist 18 C-Atome.

Die ungesättigten Fettsäuren – Linolsäure (18:2), Linolensäure (18:3) und Arachidonsäure (20:4) – haben als **essentielle Fettsäuren** besondere Bedeutung für die menschliche Ernährung, vgl. S. 83.

Trivialname	Chemischer Name	Formel
Linolsäure	$\Delta^{9,12}$-Octadecadiensäure	$C_{18}H_{32}O_2$
Linolensäure	$\Delta^{9,12,15}$-Octadecatriensäure	$C_{18}H_{30}O_2$
Arachidonsäure	$\Delta^{5,8,11,14}$-Eicosatetraensäure	$C_{20}H_{32}O_2$

Tab. 1: Mehrfach ungesättigte Fettsäuren

Nomenklatur der Fettsäuren

Der Name einer Fettsäure wird vom entsprechenden Kohlenwasserstoff unter Zufügung der Endung „säure" abgeleitet.

Eine Fettsäure mit 18 C-Atomen heißt also Octadecansäure, der entsprechende Kohlenwasserstoff Octadecan. Der Trivialname dieser Fettsäure ist Stearinsäure.

Eine Fettsäure mit 18 C-Atomen und
- einer Doppelbindung heißt Octadec**en**säure,
- zwei Doppelbindungen heißt Octadeca**dien**säure,
- drei Doppelbindungen heißt Octadeca**trien**säure.

Die Nummerierung der Kohlenstoffatome erfolgt vom Carboxyl- oder Methylende

Werden die Kohlenstoffatome einer Fettsäure vom Carboxylende aus durchnummeriert, so erhält das C-Atom mit der Carboxylgruppe die Nummer 1. Die C-Atome 2 und 3 werden auch mit α und β bezeichnet.

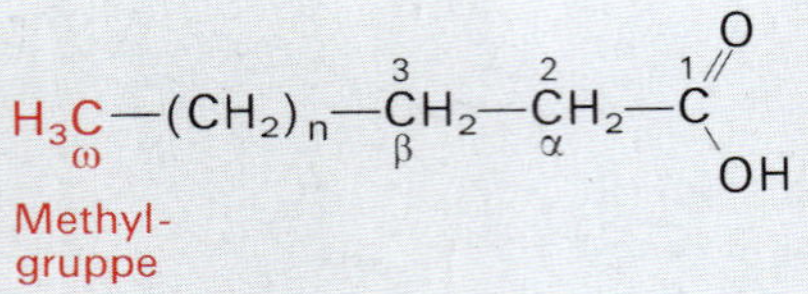

$$\underset{\omega}{H_3C}-(CH_2)_n-\underset{\beta}{\overset{3}{C}}H_2-\underset{\alpha}{\overset{2}{C}}H_2-\overset{1}{C}OOH$$

Methylgruppe

Abb. 1: Nummerierung der Kohlenstoffatome

Das Kohlenstoffatom mit der Methylgruppe am äußeren Ende der Molekülkette wird ω-Kohlenstoffatom genannt.

Werden die Kohlenstoffatome einer Fettsäure vom Methylende aus durchnummeriert, erhält das ω-Kohlenstoffatom (Methylkohlenstoff) die Nummer 1.

Die Stellung der Doppelbindungen kann entsprechend der Nummerierung unterschiedlich gekennzeichnet werden.

- Bei der Zählung vom Carboxylende wird die Doppelbindung durch das Symbol Δ^9 (großes Delta) mit einer hochgestellten Indexziffer angegeben. Die so bezeichnete Doppelbindung befindet sich zwischen den C-Atomen 9 und 10 einer Fettsäure, z. B. Ölsäure.
- Bei der Zählung vom Methylende spricht man dagegen z. B. von einer ω-3-Fettsäure, die erste Doppelbindung befindet sich zwischen den C-Atomen 3 und 4, z. B. Linolensäure. Man spricht also von ω-3-Fettsäuren, ω-6-Fettsäuren und ω-9-Fettsäuren.

Biosynthese der ungesättigten Fettsäuren

Die ungesättigten Fettsäuren Linolsäure, Linolensäure und Arachidonsäure sind für den Stoffwechsel von besonderer Bedeutung, vgl. S. 83. Linolsäure und Linolensäure können im menschlichen Organismus nicht synthetisiert werden, es sind essentielle Fettsäuren. Arachidonsäure kann im menschlichen Organismus aus Linolsäure entstehen. Zwischen den bereits vorhandenen Doppelbindungen und dem Carboxylende wird eine weitere Doppelbindung eingefügt, nach Kettenverlängerung entsteht die Arachidonsäure. Mithilfe ähnlicher Reaktionen gelingt die Biosynthese weiterer mehrfach ungesättigter Fettsäuren.

Eine neue Doppelbindung kann nur zwischen bereits vorhandenen Doppelbindungen und dem Carboxylende eingefügt werden. Aus diesem Grund kann Linolsäure nicht aus Ölsäure aufgebaut werden.

Strukturformel einer einfach ungesättigten Fettsäure – Ölsäure, Δ^9-Octadecensäure, ω-9-Fettsäure
$C_{17}H_{33}COOH$ – Doppelbindung zwischen dem 9. und 10. Atom

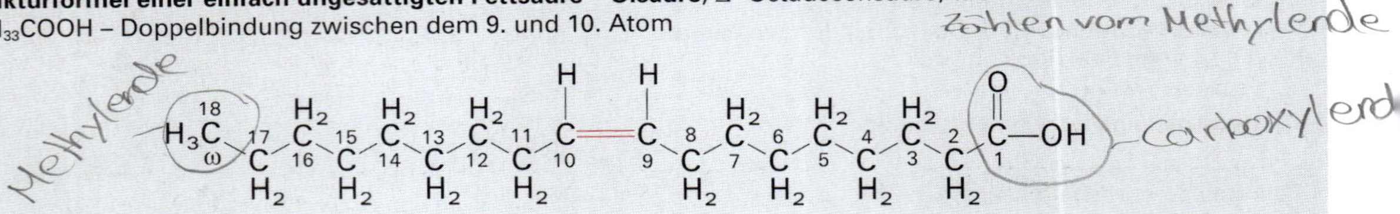

Strukturformel einer zweifach ungesättigten Fettsäure – Linolsäure, $\Delta^{9,12}$-Octadecadiensäure, ω-6-Fettsäure
$C_{17}H_{31}COOH$ – Doppelbindungen zwischen dem 9. und 10., 12. und 13. C-Atom

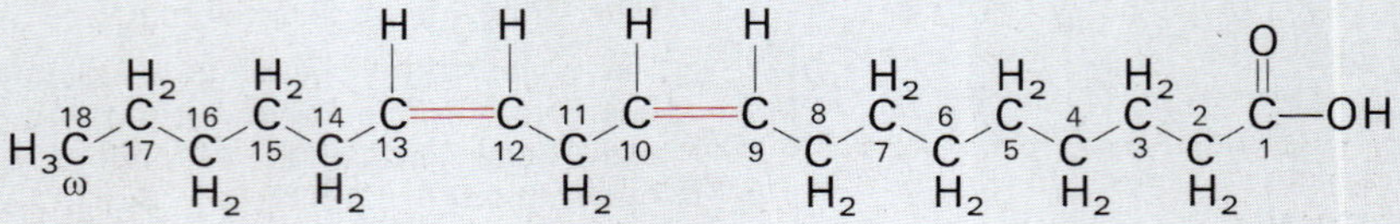

Strukturformel einer dreifach ungesättigten Fettsäure – Linolensäure, $\Delta^{9,12,15}$-Octadecatriensäure, ω-3-Fettsäure
$C_{17}H_{29}COOH$ – Doppelbindungen zwischen dem 9. und 10., 12. und 13., 15. und 16. C-Atom

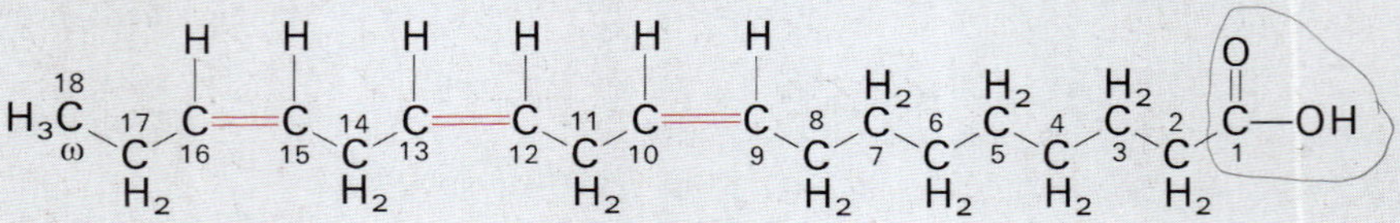

Abb. 2: Strukturformeln einiger ungesättigter Fettsäuren

Der Schmelzpunkt der Fettsäuren wird durch Kettenlänge und Anzahl der Doppelbindungen bestimmt.

Aufgaben

Fettsäuren – Schmelzbereiche

1. *Ermitteln Sie mithilfe der nachfolgenden Tabelle die Fettsäuren, die*
   a) nur in Butter,
   b) hauptsächlich in Rindertalg enthalten sind.
2. *Beschreiben Sie den chemischen Aufbau dieser Fettsäuren.*
3. *Nennen Sie Gründe für die unterschiedlichen Schmelzbereiche von a) Butter, b) Rindertalg.*

In Speisefetten und -ölen ist von den **gesättigten Fettsäuren** die **Palmitinsäure** am häufigsten anzutreffen. **Stearinsäure** ist meist in deutlich geringerer Menge enthalten. Daneben sind Myristinsäure und Laurinsäure als Nebenkomponenten vieler Fette nachweisbar.

Ölsäure ist die häufigste **ungesättigte Fettsäure** in tierischen und pflanzlichen Fetten und Ölen.

Der Schmelzpunkt einer Fettsäure ist abhängig von:

- **der Kettenlänge**
  - **kurzkettige Fettsäuren** 4 C-Atome, z.B. Buttersäure, niedriger Schmelzpunkt –8 °C
  - **mittelkettige Fettsäuren** 6 bis 12 C-Atome
  - **langkettige Fettsäuren** 14 bis 24 C-Atome, z.B. Stearinsäure, hoher Schmelzpunkt +70 °C
- **der Anzahl an Doppelbindungen**
  - **gesättigte Fettsäuren** z.B. Stearinsäure 18:0 hoher Schmelzpunkt +70 °C
  - **mehrfach ungesättigte Fettsäuren**, z.B. Linolensäure 18:3 niedriger Schmelzpunkt –11 °C

Schmelzpunkt – Kristallgitter

Durch Kettenlänge bzw. Doppelbindungen wird die Anordnung – Dichte der Fettsäuren im Kristallgitter – bestimmt.

Ein stabiles Kristallgitter liegt also besonders bei langkettigen Fettsäuren ohne Doppelbindungen vor. Stabilisiert wird das Molekülgitter durch die hydrophoben Wechselwirkungen der unpolaren Acylreste der Fettsäuren. Entsprechend hoch ist die Energie und damit die Temperatur, bei der diese Fettsäuren schmelzen.

Eine Doppelbindung in der Mitte der Kohlenwasserstoffkette des Fettsäuremoleküls behindert besonders die dichte Packweise, da durch die Doppelbindung ein starker Knick entsteht. Durch eine Zunahme der Doppelbindungen wird die Krümmung des Moleküls verstärkt, der Schmelzpunkt ist erniedrigt.

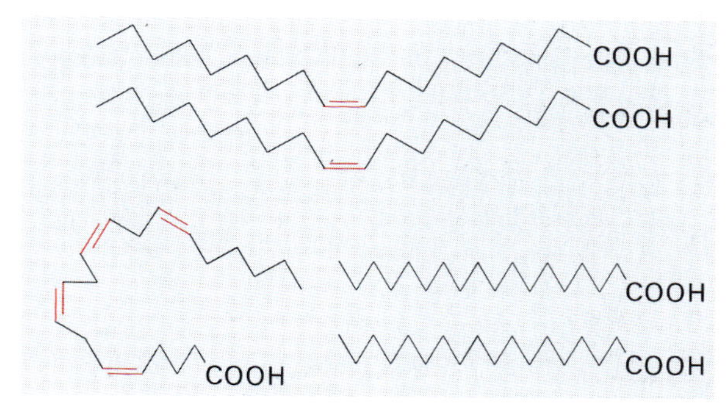

Abb. 1: Fettsäuren: Kristallgitter

Der Schmelzpunkt einer Fettsäure sinkt mit
- abnehmender Kettenlänge.
- zunehmender Anzahl der Doppelbindungen.

Bei Raumtemperatur sind Fette mit
- gesättigten Fettsäuren fest.
- ungesättigten Fettsäuren flüssig.

Prozentuale Anteile der wichtigsten Fettsäuren in Speisefetten und -ölen

	Fettsäuren	Anzahl der C-Atome	Anzahl der Doppelbindungen	Schmelzpunkt °C	tierische Fette			pflanzliche Fette/Öle								
					Milch/Butterfett	Rindertalg	Schweineschmalz	Kokosfett	Palmkernfett	Olivenöl	Erdnussöl	Maiskeimöl	Leinöl	Sonnenblumenöl	Sojaöl	Rapsöl
Gesättigte Fettsäuren	Buttersäure	4		– 8,0	3	–	–	–	–	–	–	–	–	–	–	–
	Capronsäure	6		– 3,9	2	–	–	1	–	–	–	–	–	–	–	–
	Caprylsäure	8		+16,3	2	–	–	8	4	–	–	–	–	–	–	–
	Caprinsäure	10		+31,3	3	–	–	6	4	–	–	–	–	–	–	–
	Laurinsäure	12		+43,2	3	–	–	47	47	–	–	–	–	–	–	–
	Myristinsäure	14		+54,4	9	4	2	18	16	–	–	–	–	–	–	–
	Palmitinsäure	16		+62,8	24	31	31	9	9	13	10	11	7	7	10	5
	Stearinsäure	18		+69,6	13	20	14	2	3	2	3	3	3	5	4	2
Ungesättigte Fettsäuren	Ölsäure	18	1	+13	23	40	43	7	14	69	54	26	18	20	19	53
	Linolsäure	18	2	– 5	2	5	9	2	2	8	22	55	14	63	53	22
	Linolensäure	18	3	–11	1	–	1	–	–	1	–	1	58	1	9	9

Tab. 1: Schmelzbereiche von Fetten in Abhängigkeit von der Fettsäurenzusammensetzung

4.2.2 Struktur der Neutralfette

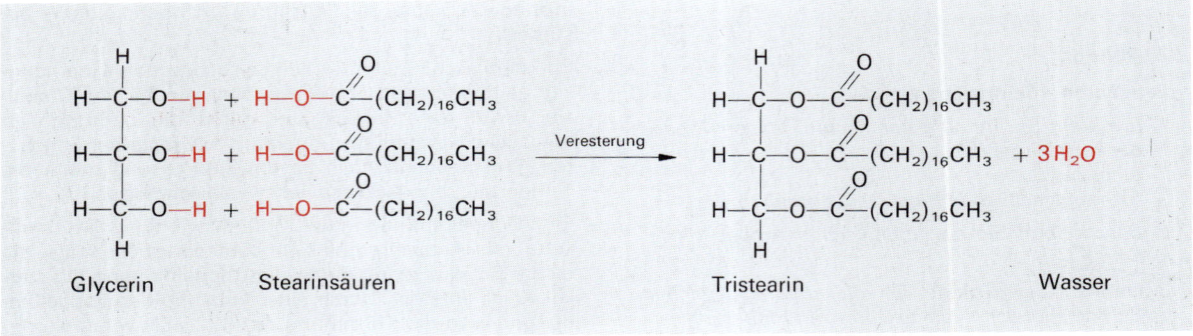

$$\begin{array}{l} H-C-O-H + H-O-C(=O)-(CH_2)_{16}CH_3 \\ H-C-O-H + H-O-C(=O)-(CH_2)_{16}CH_3 \\ H-C-O-H + H-O-C(=O)-(CH_2)_{16}CH_3 \end{array} \xrightarrow{\text{Veresterung}} \begin{array}{l} H-C-O-C(=O)-(CH_2)_{16}CH_3 \\ H-C-O-C(=O)-(CH_2)_{16}CH_3 \\ H-C-O-C(=O)-(CH_2)_{16}CH_3 \end{array} + 3H_2O$$

Glycerin   Stearinsäuren   Tristearin   Wasser

Abb. 1: Bildung von Neutralfetten – Triacylglycerine

Neutralfette sind Ester des dreiwertigen Alkohols Glycerin mit drei Fettsäuremolekülen. Diesen Vorgang bezeichnet man als Veresterung.

Ester entstehen aus Alkohol und organischer Säure unter Wasserabspaltung.

Glycerin

Glycerin ist ein dreiwertiger Alkohol, er besitzt also drei reaktionsfähige Hydroxylgruppen (OH-Gruppen).

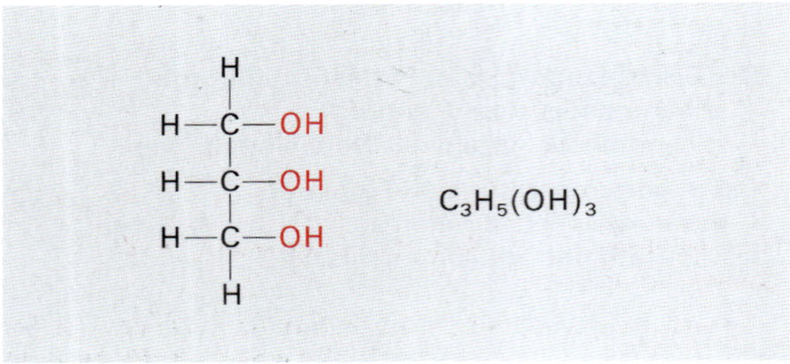

$$\begin{array}{l} H-C-OH \\ H-C-OH \\ H-C-OH \end{array} \qquad C_3H_5(OH)_3$$

Abb. 2: Glycerin – dreiwertiger Alkohol

Fettbildung am Beispiel des Tristearins

Ein Molekül Glycerin reagiert mit drei Molekülen Stearinsäure unter Abspaltung von drei Wassermolekülen zu einem Molekül Tristearin.

Neutralfette sind neutrale, hydrophobe Moleküle, sie besitzen keine elektrische Nettoladung. Sie sind wasserunlöslich. Ihre Dichte ist niedriger als die des Wassers.

Einfache und gemischte Glyceride

Von einem **einfachen Triacylglycerin (Glycerid)** spricht man, wenn Glycerin mit nur einer Fettsäureart verestert ist. Glyceride werden nach den Fettsäuren benannt, die sie enthalten, z.B. Tristear**in**. Lediglich die Stearinsäure ist am Aufbau von diesem Triacylglycerin beteiligt. Bei der Benennung des jeweiligen Fettes wird das Wort Säure durch die Endung „in" ersetzt.

Von einem **gemischten Triacylglycerin (Glycerid)** spricht man, wenn zwei oder drei verschiedene Fettsäuren, z.B. Stearinsäure, Palmitinsäure und Ölsäure, enthalten sind.

Alle **natürlich vorkommenden Fette** sind gemischte Triacylglycerine. Sie bestehen nicht nur aus gemischten Glyceriden, sondern aus einem Gemisch unterschiedlich gemischter Glyceride.

Nomenklatur der Fette

Bei der Benennung des jeweiligen Fettes wird
- die Fettsäure mit der kürzesten Kohlenstoffkette zuerst genannt,
- bei gleicher Kettenlänge die gesättigte Fettsäure vor der ungesättigten genannt,
- die Fettsäure mit den wenigsten Doppelbindungen zuerst genannt.

Beispiel: Palmito-stearo-olein.

Faktoren, die die Schmelzbereiche von Fettsäuren bzw. Fetten bestimmen:

- Kettenlänge der Fettsäuren,
- Anzahl der Doppelbindungen,
- Stellung der Fettsäuren im Molekül.

Alle Faktoren haben einen Einfluss auf das Kristallgitter.

Stellung der Fettsäuren im Molekül

Bei drei unterschiedlichen Fettsäuren ergeben sich drei mögliche stellungsisomere Formen mit unterschiedlichen Schmelzpunkten, vgl. S. 75.

Wachse

Die Wachse gehören zu den einfachen Lipiden. Wachse sind Ester langkettiger und ungesättigter Fettsäuren (14 bis 36 C-Atome) mit langkettigen einwertigen Alkoholen (16 bis 22 C-Atome).

Bienenwachs beispielsweise besteht zum größten Teil aus Myricin, einem Ester aus Palmitinsäure und Myricylalkohol ($C_{30}H_{61}OH$).

Wachse sind keine einheitlichen Stoffe, sondern Gemische; neben Estern enthalten sie noch andere Bestandteile.

Wachse dienen Pflanzen und Tieren als Schutzschicht. Wachse haben keine ernährungsphysiologische Bedeutung.

$CH_2-O-CO-C_{11}H_{23}$
$H_{27}C_{13}-CO-O-CH$
$CH_2-O-CO-C_{17}H_{35}$

1-Lauro-2-myristo-3-stearin, 49,5 °C

$CH_2-O-CO-C_{11}H_{23}$
$H_{35}C_{17}-CO-O-CH$
$CH_2-O-CO-C_{13}H_{27}$

1-Lauro-3-myristo-2-stearin, 37 – 38 °C

$CH_2-O-CO-C_{13}H_{27}$
$H_{23}C_{11}-CO-O-CH$
$CH_2-O-CO-C_{17}H_{35}$

2-Lauro-1-myristo-3-stearin, 55 °C

Aufbau
Verdauung

Abb. 1: Isomere Formen von Lauro-myristo-stearin und ihre Schmelzpunkte

Stoffe mit gleicher Summenformel, aber unterschiedlicher Strukturformel sind Isomere.

4.2.3 Aufbau bzw. Abbau der Neutralfette

Beim Aufbau der Fette werden nicht alle drei Hydroxylgruppen des Glycerins gleichzeitig verestert. Zunächst wird eine Fettsäure an eine endständige Hydroxylgruppe angelagert, es entsteht ein **Monoester – Monoacylglycerin** (Monoglycerid).

Danach wird die benachbarte Hydroxylgruppe mit einer zweiten Fettsäure – gleicher oder unterschiedlicher Art – verestert, es entsteht ein **Diester** – **Diacylglycerin** (Diglycerid).

Nach der Anlagerung einer dritten Fettsäure spricht man von einem **Triester** – **Triacylglycerin** (Triglycerid). Die meisten natürlichen Fette enthalten 98 bis 99 % Triglyceride, sie sind Hauptbestandteil des Speicher- und Depotfettes in Pflanzen, Tieren und im menschlichen Organismus. In die „Fettzellen" sind größere Mengen an Triglyceriden eingelagert, die fast das ganze Zellvolumen ausfüllen. Fettzellen befinden sich unter der Haut, in der Bauchhöhle und in den Milchdrüsen.

Beim Verdauungsvorgang wird unter Einwirkung Fett spaltender Enzyme – Lipasen – zunächst eine Fettsäure unter Wasseranlagerung abgespalten, es entsteht ein Diglycerid. Als nächstes Zwischenprodukt entsteht ein β-Monoglycerid, ein geringer Teil des Fettes wird vollständig in Glycerin und Fettsäuren hydrolysiert. Mono- und Diglyceride sind also Zwischenprodukte beim Auf- bzw. Abbau der Fette.

$H-C_{\alpha}H-O-CO-(CH_2)_xCH_3$ unpolar
$H-C_{\beta}-O-H$
$H-C-O-H$ polare Gruppen

Monoglycerid

$H-CH-O-CO-(CH_2)_xCH_3$
$H-C-O-CO-(CH_2)_yCH_3$
$H-CH-O-H$

Diglycerid

$H-CH-O-CO-(CH_2)_xCH_3$
$H-C-O-CO-(CH_2)_yCH_3$
$H-CH-O-CO-(CH_2)_zCH_3$

Triglycerid

Aufbau
Verdauung

Abb. 2: Stufen der Fettbildung

Monoacylglycerine – Monoglyceride – wirken als Lösungsvermittler

Monoacylglycerine sind Verbindungen, die neben den hydrophoben – unpolaren – Kohlenwasserstoffketten der Fettsäuren hydrophile – polare – Hydroxylgruppen besitzen. Diese Struktur ermöglicht den Aufbau von Micellen, vgl. S. 81, sie können als Lösungsvermittler zwischen Fett und Wasser wirken.

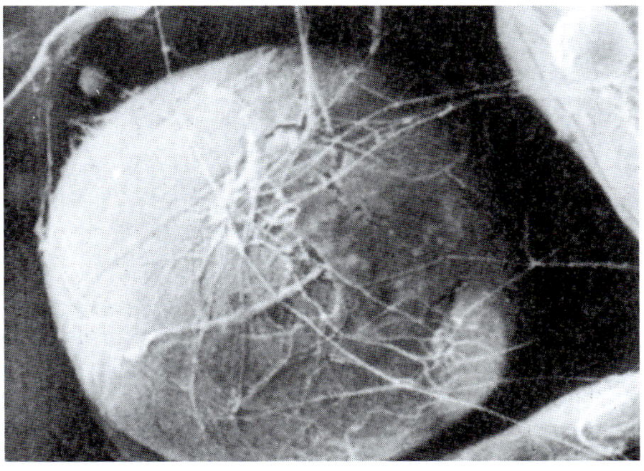

Abb. 3: Mikroskopische Aufnahme einer Fettzelle

4.2.4 Eigenschaften der Neutralfette

Versuche

Fettnachweis

1. *Lesen Sie die Versuchsanweisungen.*
2. *Überprüfen Sie entsprechend den Fettgehalt folgender Lebensmittel: Banane, hart gekochtes Eigelb, Wurst, Sahnequark, Pommes frites, Getreidekörner.*
3. *Nennen und überprüfen Sie weitere fettreiche Lebensmittel.*

Versuchsanweisungen

1. **Nachweis mit Fließpapier**

   Verreiben Sie 1 TL gemahlene Haselnüsse auf einem Stück Fließpapier.
   Geben Sie außerdem einige Wassertropfen auf ein zweites Stück Fließpapier.
   Lassen Sie die Papierstücke 10 Minuten liegen.
   Betrachten Sie diese anschließend gegen das Licht.

2. **Herauslösen mit Leichtbenzin**

   Geben Sie 1 TL gemahlene Haselnüsse in einen Erlenmeyerkolben mit Benzin.
   Schütteln Sie die Probe kräftig und lassen Sie diese 15 Minuten stehen.

   Gießen Sie die Probe durch einen Filter.
   Geben Sie das Filtrat in ein Porzellanschälchen.
   Betrachten Sie den Rückstand.

- Größere Fettmengen in Lebensmitteln können mit einem Stück Fließpapier oder Löschpapier – Fettfleck – nachgewiesen werden.
- Fette können aus Lebensmitteln mit Leichtbenzin herausgelöst und nachgewiesen werden.

Schmelzbereiche der Fette

Butter z. B. hat einen relativ niedrigen Schmelzbereich, da sie einen hohen Anteil an kurzkettigen Fettsäuren besitzt. Rindertalg dagegen hat einen höheren Schmelzbereich, da er einen hohen Anteil an langkettigen Fettsäuren enthält, vgl. auch S. 73.

Fette mit niedrigem Schmelzbereich – unter 37 °C – liegen im Verdauungstrakt in flüssiger Form vor, die Verdauungssäfte können diese Fette deshalb leichter aufspalten, d. h. abbauen. Fette mit einem niedrigen Schmelzbereich sind ernährungsphysiologisch höher zu bewerten, da sie leichter verdaut werden können.

Schmelzbereiche einiger Neutralfette

Öle	unter 5 °C
Fette des menschlichen Organismus	17 bis 18 °C
Butterfett	28 bis 38 °C
Schweinefett	26 bis 39 °C
Rindertalg	45 bis 50 °C

Löslichkeit der Fette

Versuch

Löslichkeit

Geben Sie jeweils einige Tropfen Speiseöl in je ein Reagenzglas mit

a) Wasser,

b) Ethanol,

c) Aceton.

Stellen Sie fest, in welchen Substanzen das Speiseöl gelöst wird.

Fette sind unlöslich in Wasser, sie sind aber löslich in organischen Lösungsmitteln, z. B. Ether, Benzin.

Fette dienen auf der anderen Seite als Lösungsmittel für die fettlöslichen Vitamine, diese können z. B. nur zusammen mit Fetten aus dem Darm resorbiert werden. Die fettlöslichen Vitamine sind außerdem reichlicher in fettreichen Lebensmitteln zu finden.

Chemische Kennzahlen der Fette

Zur Charakterisierung der verschiedenen Neutralfette ermittelt man die folgenden Kennzahlen.

Verseifungszahl (VZ)

Versuch

Verseifung

Geben Sie 10 g Fett in ein Becherglas.
Schmelzen Sie das Fett und geben Sie dann 20 ml 10%iger Kalilauge und 10 ml destilliertes Wasser dazu.
Erhitzen Sie das Fett mit der Kalilauge vorsichtig, bis es schäumt und glatt von den Wandungen des Glases abläuft.
Evtl. nochmals etwas Wasser zusetzen.

Mithilfe der Verseifungszahl kann man Aussagen über die durchschnittliche relative Molekülmasse aller am Aufbau beteiligten Fettsäuren machen.

Die Verseifungszahl gibt an, wie viel mg Kalilauge (KOH) zur völligen Verseifung von 1 g Fett oder Öl benötigt werden.

$$\begin{array}{lclcl} CH_2O{-}C({=}O){-}R_1 & + KOH & & CH_2OH & + KOOCR_1 \\ CHO{-}C({=}O){-}R_2 & + KOH & \longrightarrow & CHOH & + KOOCR_2 \\ CH_2O{-}C({=}O){-}R_3 & + KOH & & CH_2OH & + KOOCR_3 \end{array}$$

Triglycerid — Kalilauge — Glycerin — Seife

Abb. 1: Verseifung von Fetten

Mithilfe von Kalilauge werden die Esterbindungen hydrolytisch gespalten, es entstehen Glycerin und Alkalisalze der Fettsäuren (Seife). Je höher die Verseifungszahl ist, umso größer ist die Anzahl der enthaltenen kurzkettigen Fettsäuren. Die Verseifungszahl ist also ein Maß für die mittlere relative Molekülmasse der enthaltenen Fettsäuren.

Hohe Verseifungszahl
- hoher Anteil kurzkettiger Fettsäuren

Niedrige Verseifungszahl
- hoher Anteil langkettiger Fettsäuren

Verseifungszahlen einiger Fette/Öle

Kokosfett	246 bis 269
Palmkernfett	241 bis 252
Butter	220 bis 233
Rindertalg	190 bis 200
Leinöl	188 bis 195
Olivenöl	187 bis 196

Iodzahl (IZ)

Die Iodzahl ermöglicht eine Angabe über den durchschnittlichen Gehalt eines Fettes an ungesättigten Fettsäuren, Doppelbindungen.

Die Iodzahl gibt an, wie viel g Iod von 100 g Fett chemisch gebunden werden können.

$$\mathrm{H{-}C{=}C{-}H} + I_2 \longrightarrow \mathrm{H{-}CI{-}CI{-}H}$$

Abb. 1: Addition von Iod an eine Doppelbindung

Die Doppelbindungen der ungesättigten Fettsäuren können leicht Iod addieren.

Je mehr Doppelbindungen in einem Fett enthalten sind, desto größer ist die Iodzahl. Sie ist also ein Maß für den Gehalt eines Fettes an ungesättigten Fettsäuren.

Hohe Iodzahl
- hoher Anteil an Doppelbindungen

Niedrige Iodzahl
- geringer Anteil an Doppelbindungen

Iodzahl einiger Fette/Öle

Leinöl	164 bis 195
Olivenöle	78 bis 90
Butter	26 bis 39
Rindertalg	33 bis 47
Palmkernfett	10 bis 17
Kokosfett	8 bis 10

Säurezahl (SZ)

Die Säurezahl gibt an, wie viel freie Fettsäuren durchschnittlich in einem Fett vorhanden sind. Sie ermöglicht die Berechnung des Gehaltes an freien Fettsäuren.

Die Säurezahl gibt an, wie viel mg KOH benötigt werden, um die in 1 g Fett enthaltenen freien Fettsäuren zu neutralisieren.

Die Säurezahl ist bei frischen Fetten relativ gering. Beim Lagern nimmt die Menge der freien Fettsäuren durch Zersetzung allmählich zu, die Säurezahl steigt.

Emulgierbarkeit, vgl. S. 97.

Fetthärtung, vgl. S. 90.

Rauchpunkt – Zersetzungspunkt

Unter Rauchpunkt versteht man die Temperatur, bei der sich ein Fett unter Rauchentwicklung zersetzt, wenn es in Gegenwart von Luft erhitzt wird.

Fette verändern sich bei längerem Erhitzen. Fette und Öle werden zunächst in Glycerin und freie Fettsäuren gespalten. Die freien Fettsäuren reagieren unter Bildung von Hydroperoxiden, die schnell in Aldehyde, Ketone, Säuren usw. zerfallen. Der Geruch des Fettes wird verändert.

Das Fett fängt an zu rauchen, wenn die Konzentration an flüchtigen Abbauprodukten stark genug angestiegen ist, die Kondensation wird als Rauch über dem Fett sichtbar.

Das Fett dunkelt aufgrund von ungesättigten Carbonylverbindungen und unpolaren Verbindungen von Lebensmittelresten, die im Fett gelöst sind.

Daneben kommt es zu intra- und intermolekularen Verknüpfungen zwischen den Fettsäureresten. Es entstehen dimere Fettsäuren bzw. dimere Triglyceride. Diese Veränderung des Fettes ist jedoch weniger bedenklich als die Autoxidation, vgl. S. 78.

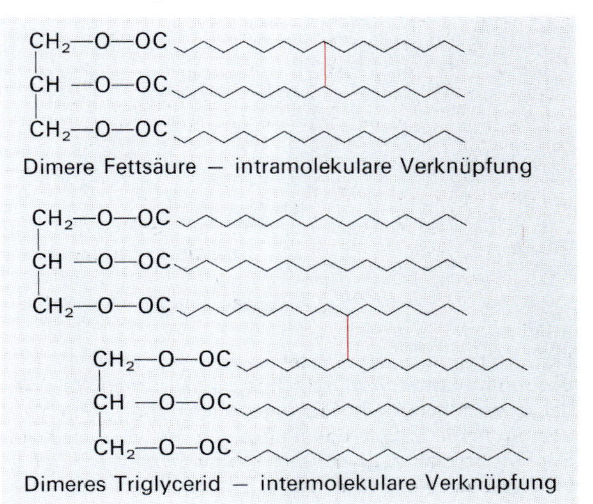

Abb. 2: Intra- und intermolekulare Verknüpfungen

Zersetzungspunkte einiger Fette

Pflanzenfette	230 °C
Pflanzenöle	190 °C
Butter/Margarine	150 °C

4.2.5 Fettverderb – Ranzigwerden

Versuch

1. Führen Sie den folgenden Versuch durch.

2. Begründen Sie die Versuchsergebnisse.

Versuchsanweisung

Bestreichen Sie je eine Glasplatte mit a) Butter, b) Margarine, c) Speiseöl.

Legen Sie die Glasplatten an einen warmen, sonnenbeschienenen Platz.

Prüfen Sie die Proben nach einigen Stunden mit feuchtem Indikatorpapier.
Prüfen Sie außerdem den Geruch.

Prüfen Sie die Proben nach drei bis vier Tagen nochmals mit feuchtem Indikatorpapier.

Fette und fettreiche Lebensmittel verderben relativ leicht, d.h., sie werden ranzig. Durch längeres Aufbewahren findet unter Einwirkung von Licht, Sauerstoff, Metall (besonders Kupfer), Enzymen und Mikroorganismen zunächst eine Spaltung der Fette in Glycerin und Fettsäuren und dann sekundär eine Zersetzung der freien Fettsäuren in Aldehyde und Ketone statt.

Hydrolytische Spaltung der Fette

Die Aufspaltung der Triglyceride in Fettsäuren und Glycerin erfolgt durch Hydrolyse. Im Verdauungstrakt des menschlichen Organismus wird dieser Vorgang durch das Fett spaltende Enzym Lipase bewirkt. Grundsätzlich kann die Fettspaltung aber auch außerhalb des menschlichen Organismus erfolgen. Mikroorganismen besitzen ebenfalls das Fett spaltende Enzym Lipase, das die Hydrolyse der Triglyceride ermöglicht.

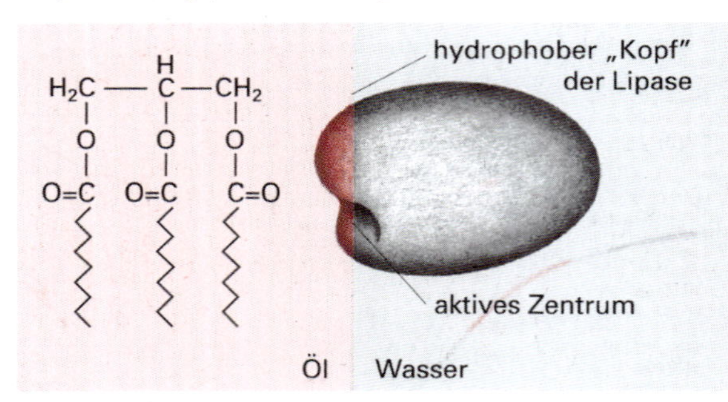

Abb. 1: Fettspaltung durch Lipasen

Besonders Butter verdirbt schnell. Mikroorganismen finden in der Wasser/Fett-Emulsion der Butter gute Lebensbedingungen. Lipasen spalten einen Teil des emulgierten Butterfettes in Glycerin und freie Fettsäuren. Der typische Geschmack beruht u.a. auf der durch Hydrolyse entstandenen freien Buttersäure. Freie Fettsäuren mit 4 bis 14 C-Atomen beeinträchtigen das Aroma. Freigesetzte ungesättigte Fettsäuren können bereits in geringer Konzentration, wenn sie im Wasser emulgiert vorliegen, eine bitter brennende Empfindung beim Verzehr des Lebensmittels hervorrufen.

Erwünscht ist die Fettspaltung z.B. bei der Käsereifung und der Herstellung von Milchschokolade.

Autoxidation

Ungesättigte Fettsäuren können durch Luftsauerstoff bei Zimmertemperatur oder mäßig erhöhter Temperatur spontan oxidiert werden. Die Reaktionsgeschwindigkeit steigt mit der Anzahl der Doppelbindungen im Fettmolekül.

Reaktionsschritte der Startphase

- Bildung von Radikalen: Von einer Methylengruppe – CH_2-Gruppe –, die einer Doppelbindung benachbart ist, wird durch ein Radikal (•R) ein Wasserstoffatom homolytisch unter Hinterlassen eines ungebundenen Elektrons abgespalten.

Bei der **homolytischen Spaltung** wird das Bindungselektronenpaar gleichmäßig aufgeteilt, es entstehen Radikale.

- Bildung eines Peroxidradikals: Das entstandene Radikal bindet Sauerstoff unter Bildung eines Peroxidradikals.
- Bildung eines Hydroperoxids: Das Peroxidradikal ist sehr reaktionsfähig. Es entzieht einer CH_2-Gruppe einer anderen ungesättigten Fettsäure unter Bildung eines Hydroperoxids ein Wasserstoffatom.

Kettenreaktion

Die nun folgende Kettenreaktion wird durch den letzten Schritt der Startphase eingeleitet. Das neue Radikal bindet Sauerstoff usw.

Bei Zimmertemperatur kann ein Radikal die Bildung von 100 Hydroperoxiden starten, ehe ein Kettenabbruch erfolgt.

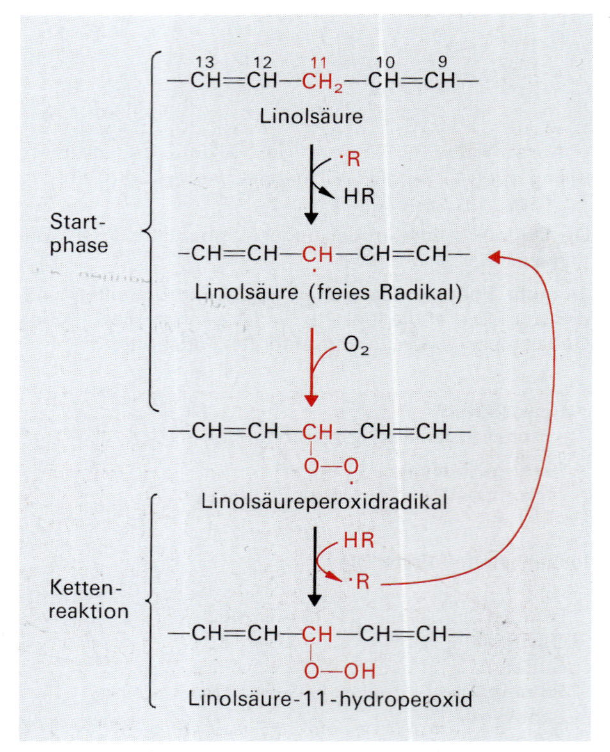

Abb. 2: Autoxidation

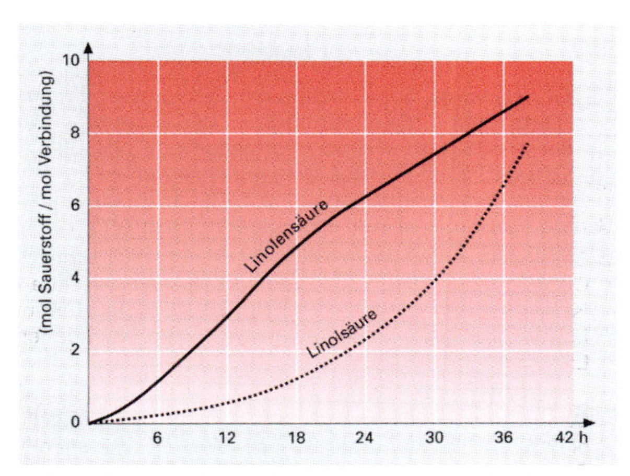

Abb. 1: Geschwindigkeit der Autoxidation (nach Lillard und Day)

Bildung von Aldehyden und Ketonen

Geruchlich und geschmacklich können die Hydroperoxide nicht wahrgenommen werden. Aus den Hydroperoxiden entstehen schlecht riechende Aldehyde und Ketone, durch Autoxidation veränderte Fette sollten nicht verzehrt werden.

$$\underset{\text{Hydroperoxid}}{R-\underset{\underset{O-O-H}{|}}{\overset{H}{\overset{|}{C}}}-\overset{H}{\overset{|}{C}}=\overset{H}{\overset{|}{C}}-R} \rightarrow \underset{\text{Aldehyde}}{R-\underset{H}{\underset{|}{\overset{H}{\overset{|}{C}}}}-\overset{H}{\underset{\underset{O}{\|}}{C}} \quad \overset{H}{\underset{\underset{O}{\|}}{C}}-R}$$

Abb. 2: Aldehydbildung

Eine Autoxidation kann verhindert werden durch
- Ausschluss von Sauerstoff, z. B. Vakuumverpackung,
- Lagerung bei niedrigen Temperaturen im Dunkeln,
- Zusatz von Antioxidantien.

Wirkung der Antioxidantien

Tocopherole, Vitamin E wirken als Antioxidantien, d. h., sie verhindern bzw. verzögern die Autoxidation. Antioxidantien sind meist Radikalfänger und bewirken so einen Abbruch der Kettenreaktion.

	Süßrahmbutter				
Fettsäure	A	B	C	D	E
4:0	0	5	38	78	119
6:0	0	4	28	25	46
8:0	8	22	51	51	86
10:0	38	58	104	136	229
12:0	78	59	142	137	231
14:0	193	152	283	170	477
Aroma[1]	2,3	2,8	3,0	4,6	5,4

[1] Bewertung: 2 nicht ranzig, 3 leicht ranzig, 4 ranzig, 5 stark ranzig.

Tab. 1: Freie Fettsäuren in Süßrahmbutterproben (A bis E) unterschiedlicher Qualität (Angaben in mg/kg)

Was sind Radikale?

Der Kitt, der die Welt chemisch zusammenhält, besteht aus negativ geladenen Elementarteilchen, den Elektronen. Sie bilden die Atomhüllen und umschwirren, grob vereinfacht, die positiv geladenen Atomkerne wie Planeten die Sonne. Wenn sich zwei Atome A und B verbinden, dann tauschen sie je ein Elektron aus; dieses gemeinsame Paar hält sie zusammen. Geht die Bindung später wieder in die Brüche, etwa durch Strahlung oder bei einer Verbrennung (Oxidation), dann können die beiden bindenden Elektronen entweder auf einen Partner übergehen oder sie werden geteilt.

H : O : H
Wasser

H : O :$^{\ominus}$ H$^{\oplus}$
Hydroxyl-Ionen   Wasserstoff-Ionen

H : O·   ·H
Hydroxyl-Radikale   Wasserstoff-Radikale

Im ersten Fall entstehen geladene Teilchen. Solche Ionen kommen sehr häufig vor und sind einfach nachzuweisen. Im zweiten Fall erhalten A und B ihr Elektron zurück, sie bleiben elektrisch neutral. Atome oder Molekülbruchstücke, die infolge der Auflösung einer chemischen Bindung ein einsames, ungepaartes Elektron tragen, werden als Radikale bezeichnet.
Die meisten Radikale sind chemisch sehr aggressiv und entreißen auf der Suche nach einem neuen Bindungspartner anderen Molekülen ein Elektron oder ein ganzes Stück. Oft geht dies so rasch, dass das ursprünglich entstandene Radikal kaum zu beobachten ist, weil es auf der Stelle Nachbarmoleküle angreift. Von einem „Freien Radikal" wird erst gesprochen, wenn es auf der Partnersuche eine gewisse Strecke „frei" gewandert ist. Wegen ihrer elektrischen Neutralität und extremen Kurzlebigkeit sind Radikale schwer nachzuweisen.
Radikale können die Grundbausteine, z.B DNA, der Zelle angreifen und schädigen.

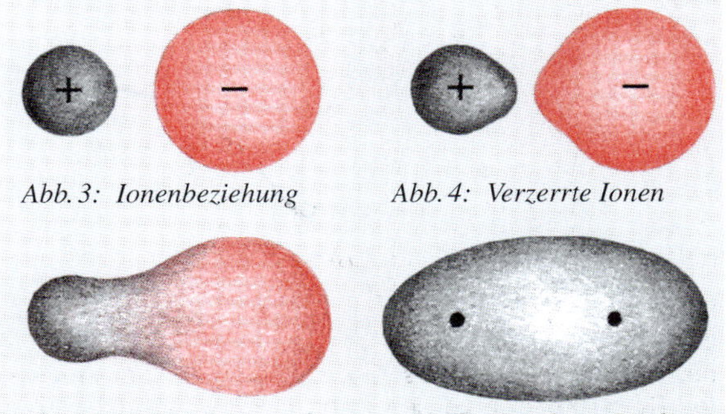

Abb. 3: Ionenbeziehung

Abb. 4: Verzerrte Ionen

Abb. 5: Polarisierte kovalente Bindung

Abb. 6: Kovalente Bindung

Kovalente Bindung: Ein oder mehrere Elektronenpaare teilen sich die beiden Bindungspartner.
Ionenbeziehung ist durch Elektronenübergänge gekennzeichnet. Ein Atom gibt ein oder mehrere Elektronen ab, die von dem Partneratom aufgenommen werden.

4.3 Komplexe Lipide

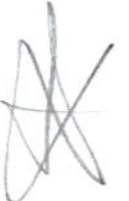

4.3.1 Phosphoglyceride

> ***Versuch***
>
> *Geben Sie jeweils 1 TL Speiseöl in ein Reagenzglas mit*
> *a) Wasser,*
> *b) Wasser und Eigelb,*
> *c) Wasser und Spülmittel.*
>
> *Schütteln Sie die Proben kräftig, lassen Sie diese kurze Zeit stehen.*
> *Beobachten Sie die Veränderungen.*

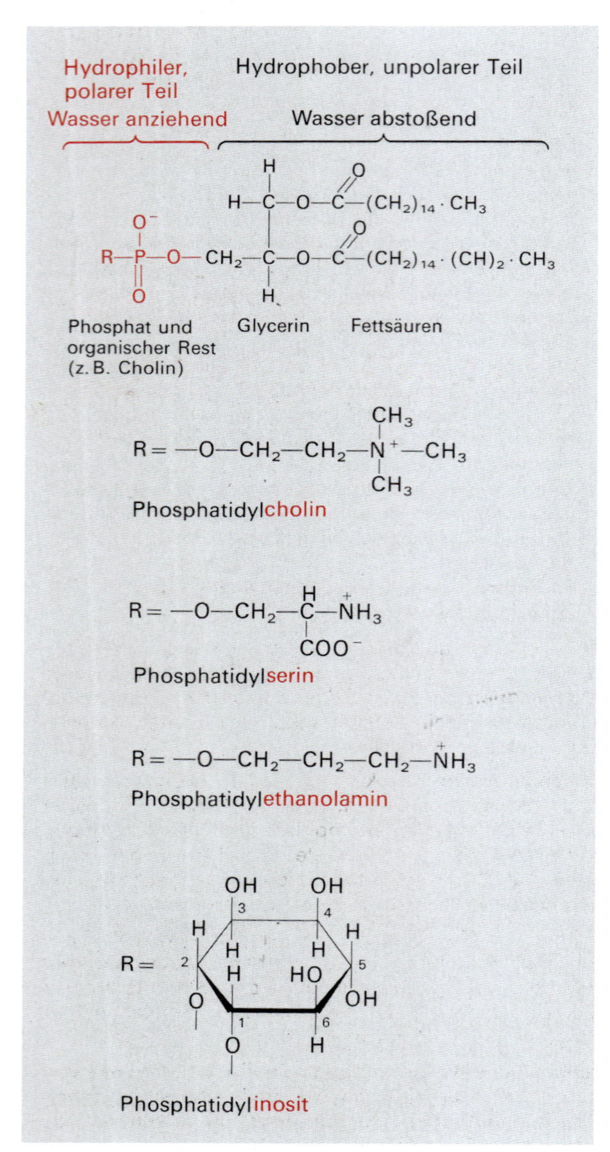

Abb. 1: Struktur der Phosphoglyceride – Phosphatide

Phosphoglyceride, auch Phosphatide genannt, enthalten zwei Fettsäuren – meist mit 16 bzw. 18 C-Atomen –, die mit der ersten und zweiten Hydroxylgruppe des **Glycerins** verestert sind. Von den beiden Fettsäuren ist im Allgemeinen eine gesättigt und eine ungesättigt, die ungesättigte Fettsäure ist mit der mittleren Hydroxylgruppe verestert. Die dritte Hydroxylgruppe des Glycerins ist mit Phosphorsäure verestert. Außerdem enthalten die Phosphoglyceride noch einen zweiten Alkohol, z.B. Cholin, der mit der Phosphorsäure einen Ester bildet. Die verschiedenen Phosphatide werden nach der zweiten Alkoholkomponente benannt.

In natürlichen Phosphoglyceriden kommt das **Lecithin** (Phosphatidylcholin) am häufigsten vor. Es wird aus Glycerin, Fettsäuren, Phosphorsäure und Cholin durch Veresterung gebildet. Es ist Bestandteil der Membranen und des Nervengewebes.

Andere Phosphoglyceride sind
- **Kephalin** (Phosphatidyl**ethanolamin**), es enthält Ethanolamin anstelle von Cholin,
- Phosphatidyl**serin** mit der Hydroxyaminosäure Serin,
- Phosphatidyl**inosit** mit dem cyclischen sechswertigen Alkohol Inosit.

4.3.2 Sphingolipide

Sphingomyelin ist ein Phospholipid, das kein Glycerin enthält. An die Stelle des Glycerins tritt der Aminoalkohol **Sphingosin**. Im Sphingomyelin ist die Aminogruppe des Sphingosins durch Amidbindung mit einer Fettsäure verknüpft und die Hydroxylgruppe des Sphingosins mit Phosphorsäure, die wiederum mit Cholin verestert ist. Nach dem Vorkommen in der Markscheide (Myelinscheide) der markhaltigen Nervenfasern entstand der Name Sphingomyelin.

$$H_3C-(CH_2)_{12}-CH=CH-CH(OH)-CH(NH_3^+)-CH_2OH$$

Abb. 2: Sphingosin

$$H_3C-(CH_2)_{12}-CH=CH-CH(OH)-CH(NH-C(=O)-R_1)-CH_2-O-P(=O)(O^-)-R_2$$

Fettsäureeinheit →
Phosphorylcholineinheit

Abb. 3: Aufbau des Sphingomyelin

Sphingomyelin wird aufgrund des Phosphatanteils im Molekül auch als Phosphatid bezeichnet.

4.3.3 Glykolipide

Glykolipide leiten sich wie Sphingomyelin vom Sphingosin ab. Im Unterschied zu dem Sphingomyelin ist die Hydroxylgruppe des Sphingosins nicht mit Phosphorylcholin, sondern mit einem oder mehreren Sacchariden verknüpft. Sie enthalten also kein Phosphat.

Die einfachsten Glykolipide sind die **Cerebroside**, sie enthalten Glucose oder Galaktose. Cerebroside kommen in besonders hoher Konzentration im Zentralnervensystem vor.

$$H_3C-(CH_2)_{12}-CH=CH-CH(OH)-CH(NH-C(=O)-R_1)-CH_2-O-\text{Glucose oder Galaktose}$$

Fettsäureeinheit → $C(=O)-R_1$

Abb. 1: Aufbau der Cerebroside

Komplexere Glykolipide – **Ganglioside** – besitzen verzweigte Kohlenhydratketten mit bis zu sieben Zuckerresten, sie sind ebenfalls überwiegend Bestandteil des Nervensystems.

Eigenschaften der Phosphoglyceride und Sphingolipide

Aufgaben

1. *Beurteilen Sie die Werbeaussage: „Sind Sie nervös und abgespannt, so nehmen Sie ...lecithin."*
2. *Warum sind die Zuckerreste der Glykolipide an der äußeren Oberfläche der Membranen und nicht innen lokalisiert?*
3. *Nenne Sie jeweils die*
   a) hydrophilen,
   b) hydrophoben Bereiche der Membranlipide.

Phosphoglyceride und Sphingolipide sind polare Lipide, sie dienen aufgrund ihres Aufbaues – wie die Mono- und Diglyceride – als Lösungsvermittler (Emulgatoren) für hydrophobe Stoffe, z. B. Neutralfette, in hydrophilen Stoffen.

Phosphoglyceride und Sphingolipide bestehen aus einem polaren, hydrophilen Teil – auch polare Kopfregion genannt – und einem unpolaren, hydrophoben Teil, dem Kohlenwasserstoffschwanz.

An der Oberfläche von wässrigen Lösungen bilden diese Lipide einen Film aus, der polare Anteil des Moleküls ragt ins Wasser, während der hydrophobe Kohlenwasserstoffrest zur Luft hin orientiert ist.

Eine ähnliche Orientierung findet sich an Öl-Wasser-Grenzschichten. Das hydrophobe – unpolare – Ende, die Fettsäurenreste, reicht in die Ölphase. Der hydrophile – polare – Anteil des Moleküls, z. B. Phosphat und Cholin, ist dem Wasser zugewandt.

Diese Lipide können auch Micellen bilden. Die polaren Köpfe liegen an der Oberfläche, die Kohlenwasserstoffschwänze sind nach innen orientiert. Phospholipide können so auch unpolare Fette und Cholesterin transportieren, vgl. S. 84.

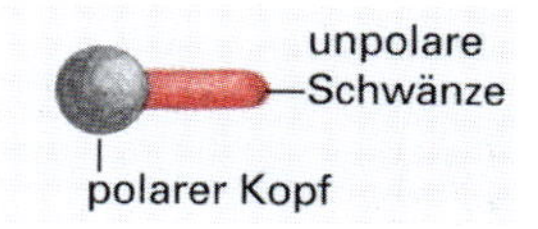

Abb. 2: Symbolische Darstellung eines polaren Lipidmoleküls

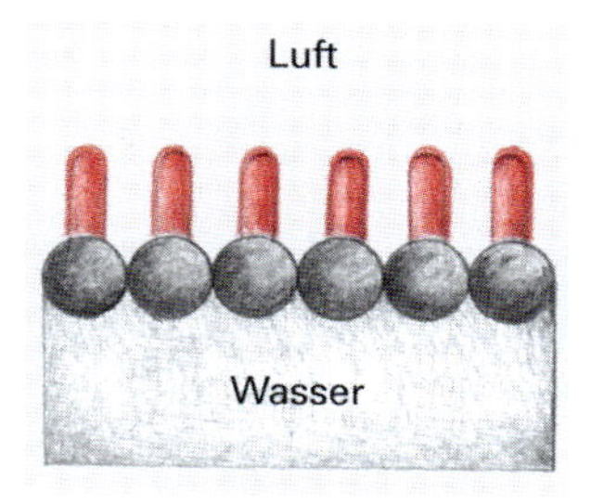

Abb. 3: Phosphoglyceride: Wasseroberfläche

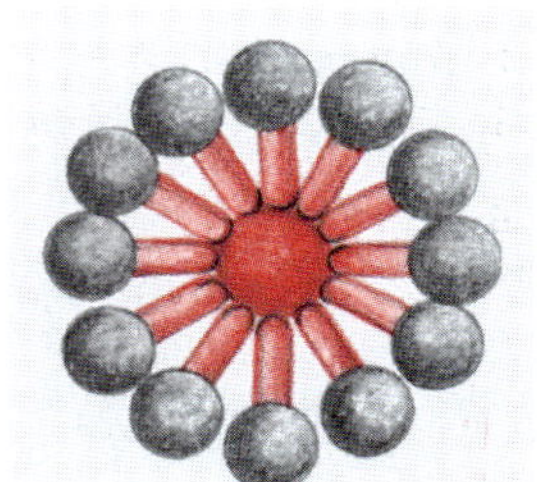

Abb. 4: Phosphoglycerid-Micellen

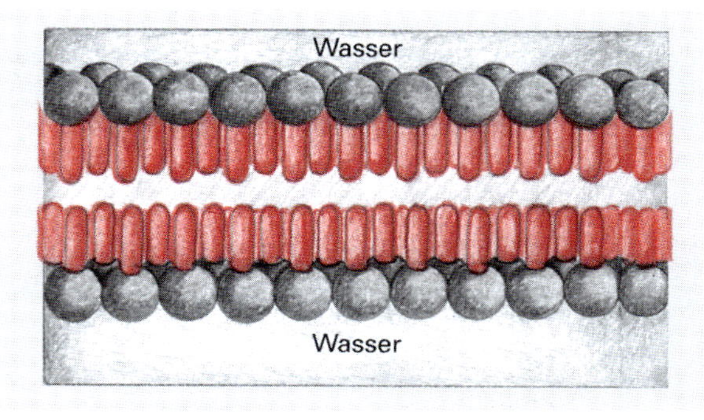

Abb. 5: Phosphoglycerid – Doppelschicht

Bedeutung der Phospholipide und Glykolipide für den Menschen

Phospholipide und Glykolipide sind am Aufbau von Zellmembranen sowie Membranen der Zellorganellen wie Mitochondrien und Lysosomen und der Gehirn- und Nervenzellen beteiligt. Membranen enthalten 20 bis 80 % polare Lipide.

Phospholipide und Glykolipide bilden in den Membranen Lipiddoppelschichten. Die sperrigen, unpolaren Fettsäureketten liegen im unpolaren Inneren der Doppelschicht, die polaren Köpfe der Moleküle zeigen nach außen, vgl. S. 245. Membranlipide können nicht gespeichert werden, sie werden ständig ab- bzw. aufgebaut.

Lecithin und Kephalin sind in der Nahrung, z. B. Ölsamen, Getreidekeimen, Eigelb, vorhanden bzw. sie können auch im Körper aufgebaut werden. Sie müssen also nicht zusätzlich mit der Nahrung, z. B. als Nervenstärkungsmittel, aufgenommen werden.

Lecithin kann als Lieferant von Cholin die Synthese von Acetylcholin steigern, das bei einigen neurologischen Erkrankungen in geringer Konzentration vorkommt. Aus diesem Grund wird es mit dem Gedächtnisschwund in Verbindung gebracht.

4.4 Unverseifbare Lipide

Die bisher genannten Lipide können durch Erhitzen mit Laugen hydrolytisch gespalten werden, hierbei bilden sich Seifen. In den Zellen kommen auch unverseifbare Lipide vor, die keine Fettsäuren enthalten und so keine Seifen bilden.

4.4.1 Steroide – Sterine

> ***Aufgabe***
>
> *Beurteilen Sie folgende Situation:*
>
> Ein Internist stellt bei einer älteren Patientin einen erhöhten Blutcholesterinspiegel fest. In der Beratung sagt er zu der Patientin: „Sie essen doch hoffentlich keine Butter!" Die Patientin antwortet mutig: „Doch, die eine Scheibe zum Frühstück bestreiche ich mit Butter!"

Steroide sind komplexe, fettlösliche Moleküle mit vier kondensierten Ringen. Die am häufigsten vorkommenden Steroide sind die Sterine, deren Hauptvertreter das Cholesterin ist. **Cholesterin** ist ein typisches Produkt des menschlichen und tierischen Stoffwechsels, in Pflanzen findet keine Cholesterinbiosynthese statt. Cholesterin wurde 1784 zum ersten Mal aus Gallensteinen isoliert.

Abb. 1: Cholesterin – Strukturformel

Cholesterin wird in Leber und Dünndarmzellen aus Acetyl-CoA synthetisiert. Cholesterin kommt im Blutplasma in freier und in veresterter Form mit Fettsäuren vor. Aus Cholesterin werden Gallensäuren, Calciferole und Steroidhormone der Nebennierenrinde, z. B. Cortisol, und der Keimdrüsen, z. B. Östrogene, aufgebaut. Cholesterin ist Bestandteil der Lipoproteine und es ist am Aufbau der Zellmembranen beteiligt.

Die Cholesterinbiosynthese im Organismus beträgt etwa 1 bis 1,5 g pro Tag. Mit der Nahrung werden täglich nur 300 bis 800 mg zugeführt. Im gesunden Körper führt eine cholesterinreiche Kost, z. B. drei Eier zum Frühstück, zu einer Drosselung der Cholesterinbiosynthese in der Leber. Die Ausscheidung des Cholesterins erfolgt überwiegend über die Leber, dort werden 80 % des Cholesterins – etwa 1 g pro Tag – zu Gallensäure oxidiert und in dieser Form in den Darm abgegeben. Daneben zirkuliert freies Cholesterin zwischen Leber und Darm, vgl. S. 412.

Auch Gallensäuren beeinflussen die Cholesterinbiosynthese. Gallensäuren in der Leber hemmen den Umbau von Cholesterin in Gallensäuren und gleichzeitig die Cholesterinbiosynthese. Daneben wird die Plasma-Cholesterinkonzentration durch körperliche Aktivität gesenkt.

> Der Streit **„Butter oder Margarine?"** trifft nicht den wesentlichen Punkt einer gesunden vollwertigen Ernährung einer Gesundheitsvorsorge. Bei uns werden täglich durchschnittlich pro Person 160 g Fett verzehrt, davon je 20 g Butter und Margarine. Mit der Butter werden täglich etwa 45 mg Cholesterin aufgenommen, Margarine enthält kein Cholesterin. Cholesterin wird vor allen Dingen durch andere Lebensmittel aufgenommen. Trotz eines täglichen Butterkonsums von nur 5,5 g liegt die tödliche Herzinfarktrate in den USA sehr hoch.

Bei älteren Menschen und bei Übergewicht ist der Blutcholesterinspiegel häufig erhöht. Ein krankhaft erhöhter Blutcholesterinspiegel muss behandelt werden, vgl. S. 413, da Cholesterin unerwünschte Ablagerungen in den Gefäßen – Arteriosklerose – begünstigt.

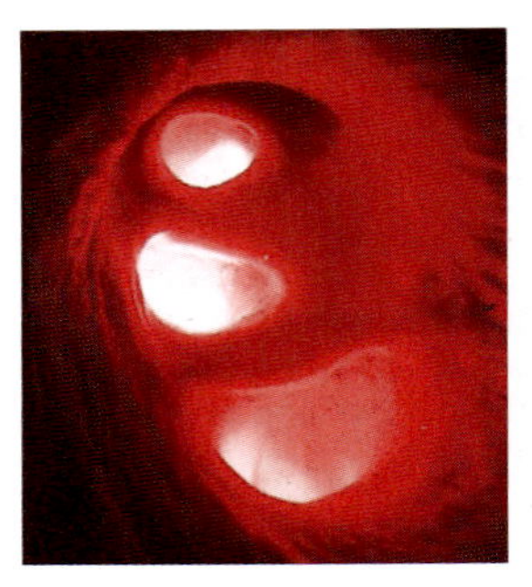

Abb. 2: Gesunde Arterienverzweigung

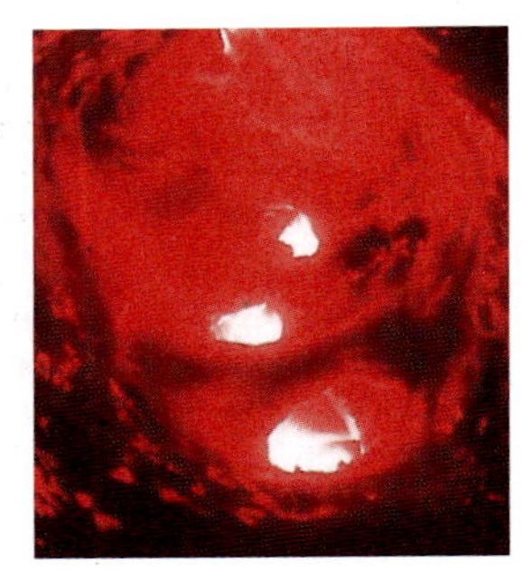

Abb. 3: Kranke Arterienverzweigung

Hauptcholesterinlieferanten

20 g Butter	45 mg
100 g Schweineschnitzel	70 mg
100 g Wurst ca.	85 mg
100 g Aal	145 mg
100 g Muscheln	160 mg
100 g Krabben	160 mg
1 Ei	315 mg
100 g Kalbsleber	360 mg

Lipoproteine, vgl. S. 411.

4.4.2 Carotinoide

Carotinoide sind immer pflanzlichen Ursprungs. Da sie eine große Zahl von konjugierten Doppelbindungen haben, sind sie farbig. (Konjugierte Doppelbindungen – es befindet sich jeweils eine Einfachbindung zwischen zwei Doppelbindungen).

Carotin ist der bekannteste Vertreter dieser Gruppe, es ist rot. Carotin kann im Körper zu Vitamin A umgebaut werden, es wird deshalb auch als Provitamin A bezeichnet, vgl. S. 186. Carotin bzw. Vitamin A kann nicht im Körper aufgebaut werden, es muss mit der Nahrung aufgenommen werden. Siehe auch S. 211.

Xanthophyll ist gelb, es kommt z. B. im Eigelb vor.

4.5 Essentielle Fettsäuren

Aufgaben

1. *Sammeln Sie Werbematerial für Fischölkapseln.*
2. *Lesen Sie den folgenden Text und beurteilen Sie das Werbematerial.*

Verhindern Omega-3-Fettsäuren Arteriosklerose?

Fisch und Fischöl stiegen in letzter Zeit in der Gunst des Verbrauchers gewaltig an, da den darin enthaltenen Omega-3-Fettsäuren besonders günstige Wirkungen auf die Gesundheit des Menschen nachgesagt werden. Omega-3-Fettsäuren ist ein Schlagwort in der Werbung, angepriesen werden z. B. Fischölkapseln, die den Herstellern Umsätze von ...zig Millionen Euro pro Jahr gebracht haben. Der Verbraucher ist bereit, für seine Gesundheit etwas zu tun und dafür nicht wenig Geld aus der eigenen Tasche zu zahlen, er folgt dabei aber relativ kritiklos Modetrends, ohne sich von Fachleuten beraten zu lassen.

Hinter Omega-3-Fettsäuren verbirgt sich eigentlich nichts Neues, es sind mehrfach ungesättigte Fettsäuren. Die Position der Doppelbindungen im Molekül wird lediglich durch eine neue Zählweise angegeben. Linolensäure, enthalten in pflanzlichen Ölen, gehört ebenfalls zur Familie der Omega-3-Fettsäuren.

Die Omega-3-Fettsäure mit 20 C-Atomen und 5 isolierten Doppelbindungen, die im Fischöl vorkommt, ist eine hochwirksame Verbindung, deren gesundheitliche Bedeutung aber noch zu wenig erforscht ist, um einen evtl. Bedarf ohne ärztliche Beratung mit 3-mal einer Kapsel pro Tag abzudecken. Außerdem ist die Qualität der Fischölkapseln sehr unterschiedlich. Positive Ansätze im Tierversuch und selbst im kurzen Ernährungsversuch am Menschen sind noch keine ausreichende Garantie für eine eindeutige und ausschließlich positive Wirkung bei langfristiger Anwendung am Menschen.

Hohe Dosen von Fischölkonzentraten können
- zu einer Vitaminüberversorgung führen,
- Blutungsdauer und Blutungsneigung erhöhen,
- Infektionsanfälligkeit erhöhen,
- evtl. Krebs erregende Substanzen enthalten usw.

Mit einer vollwertigen Ernährung unter Einbeziehung von Seefisch nach den Empfehlungen der DGE ist eine ausreichende Versorgung mit diesen Fettsäuren möglich.
(Nach G. Wolfram, Weihenstephan)

ω-3-Fettsäuren werden in den Chloroplasten von Pflanzen gebildet. In Algen und Plankton bzw. in den davon lebenden Fischen werden längerkettige Omega-3-Fettsäuren aufgebaut.
Linolsäure (C 18:2 Omega-6-Fettsäure) und α-Linolensäure (C 18:3 Omega-3-Fettsäure) bezeichnet man als **essentielle (lebensnotwendige) Fettsäuren.** Essentielle Fettsäuren können nicht im menschlichen Organismus aufgebaut werden, sie müssen mit der Nahrung zugeführt werden.

Linolsäure und α-Linolensäure sind Ausgangsprodukte für weitere essentielle Fettsäuren

Arachidonsäure (C 20:4 ω-6) kann im Organismus aus Linolsäure aufgebaut werden, sie ist Bestandteil in den Phospholipiden der Zellmembranen und der Lipoproteine. Eicosapentaensäure (EPA) (C 20:5 ω-3), ein Folgeprodukt der α-Linolensäure, ist besonders im Nervengewebe vertreten.

Durch einen Mangel an essentiellen Fettsäuren wird u. a. die Membranstruktur der Mitochondrien verändert. In den Mitochondrien finden zahlreiche Stoffwechselvorgänge statt, z. B. Endabbau der Nährstoffe.

Außerdem werden aus den essentiellen Fettsäuren die Gewebshormone – Prostaglandine – aufgebaut. Die Gewebshormone wirken gefäßerweiternd und stimulierend auf die glatte Muskulatur. Diese Hormone wirken dem Adrenalin – dem Stresshormon – entgegen, sie hemmen die Lipolyse im Fettgewebe und steigern die Fettsynthese im Fettgewebe usw.

Bei einem Mangel an essentiellen Fettsäuren, z. B. in Entwicklungsländern, kommt es zu schweren Stoffwechselstörungen.

In der Bundesrepublik Deutschland ist im Durchschnitt eine ausreichende Versorgung mit essentiellen Fettsäuren gewährleistet. Linolsäure in Pflanzenölen, vgl. S. 93.

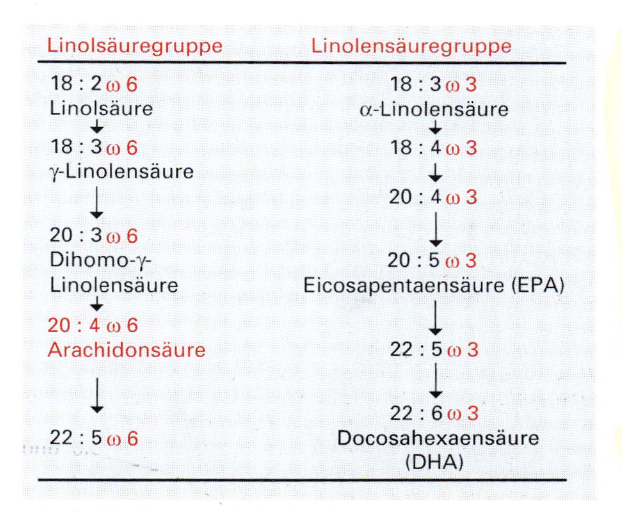

Abb. 1: Linolsäure- und Linolensäuregruppen

- Speisefette und -öle werden nach ihrem Gehalt an essentiellen Fettsäuren bewertet, vgl. S. 92 f.
- Essentielle Fettsäuren werden in Pflanzen, Algen und Plankton gebildet. Sie sind also in Pflanzenölen und in fetten Kaltwasserfischen und -säugetieren und daraus hergestellten Produkten enthalten. Süßwasserfische und Landtiere enthalten dagegen kaum essentielle Fettsäuren.
- Die Zufuhr von Linolsäure (n-6) und α-Linolensäure (n-3) sollte im Verhältnis 5 : 1 stehen.
- Wöchentlich sollte mindestens eine Seefischmahlzeit zur Deckung des Bedarfs an essentiellen Fettsäuren und Mineralstoffen – Iod – eingeplant werden.

4.6 Fettstoffwechsel

Aufgaben

1. *Versuchen Sie mithilfe der Abbildung – unten – den Fettstoffwechsel zu beschreiben.*
2. *Nennen Sie Aufgaben der Fette im Körper.*
3. *Begründen Sie die Aussage: Fette können Kohlenhydrate nur zum Teil ersetzen.*

Fettverdauung, vgl. S. 234.

Resorption

- **Kurz- und mittelkettige Fettsäuren** sind wasserlöslich, sie werden wie Glucose durch die Darmwand direkt ins Blut aufgenommen, sie gelangen über die Pfortader zur Leber.
- **Langkettige Fettsäuren** bzw. β-Monoglyceride mit langkettigen Fettsäuren, z. B. Ölsäure, Stearinsäure und Linolsäure, sind hauptsächliche Endprodukte der Fettverdauung, sie sind wasserunlöslich. In der Darmwand werden aus β-Monoglyceriden, Fettsäuren und Glycerin wiederum Fette aufgebaut, die dann durch Eiweiß und Phosphatide zu wasserlöslichen Chylomikronen umgebaut werden. Chylomikronen bestehen wie alle anderen Lipoproteine aus Triglyceriden, Cholesterin, Cholesterinester, Protein und Phosphatiden. Die unpolaren Triglyceride und das Cholesterin befinden sich im Inneren der Chylomikronen, die hydrophilen Teile der Polypeptidketten und der Phosphatide bilden den äußeren Mantel, sodass die Chylomikronen trotz des hohen Fettgehaltes wasserlöslich sind. Die Chylomikronen gelangen über Lymphe und Blut zum Fettgewebe, hier werden die Fettsäuren enzymatisch durch Lipasen abgespalten und zum Aufbau von Depotfett benutzt.

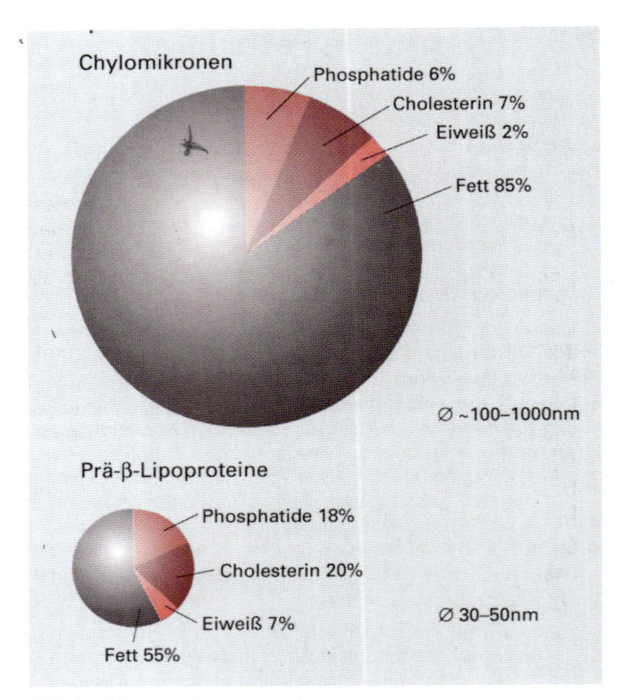

Abb. 1: Lipoproteine

Bildung von Fetten aus Kohlenhydraten

Wird dem Körper überschüssige Energie in Form von Kohlenhydraten oder Alkohol zugeführt, so werden diese in der Leber umgebaut. Diese Fette werden in Form von wasserlöslichen Prä-β-Lipoproteinen (VLDL) ebenfalls zum Fettgewebe transportiert.

Die Fettsäuren der VLDL werden am Fettgewebe enzymatisch durch Lipasen abgespalten und mit Glucose für die Fettsynthese genutzt. Lipoproteine, vgl. auch S. 262.

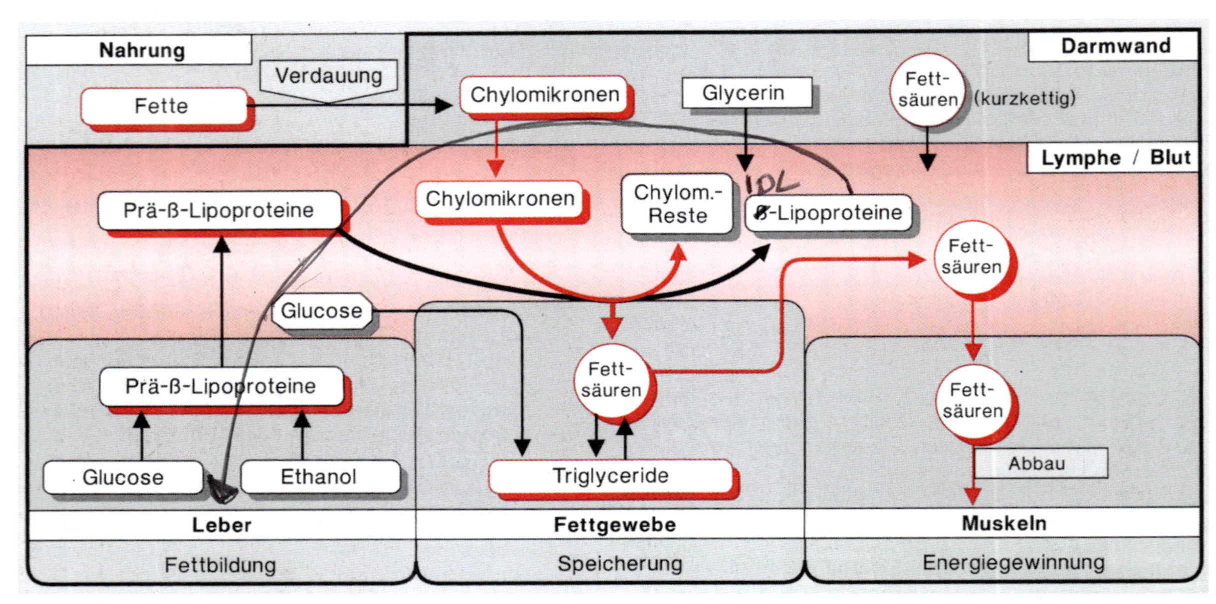

Abb. 2: Übersicht – Fettstoffwechsel

Fette dienen als langfristige Energiespeicher

Unterhautfettgewebe und Bauchfett werden auch Depotfett genannt. Der durchschnittliche Anteil an Depotfett beträgt bei Männern 15 % und bei Frauen 25 % der Körpermasse. Depotfett enthält mehr gesättigte Fettsäuren als Strukturfett.

Triglyceride sind als Speicherform für Energie viel besser geeignet als Glykogen. Sie sind unpolar und können so in großen Mengen nahezu wasserfrei gespeichert werden. Fette liefern bezogen auf die Masse mehr als doppelt so viel Energie wie Kohlenhydrate.

Depotfett in geringen Mengen ist für den Körper notwendig.

- Es schützt innere Organe vor Stoß und Druck, bzw. bewegliche Organe, z. B. die Niere, werden durch Depotfett in der richtigen Lage gehalten.
- Depotfett dient außerdem als Wärmeschutz, dünne Menschen frieren eher.
- Depotfett wird zwischen den Mahlzeiten je nach Bedarf zur Energiegewinnung abgebaut, es wird also ständig aufgebaut bzw. abgebaut.

Depotfett in größeren Mengen bedeutet eine zusätzliche Belastung für Herz und Kreislauf, vgl. S. 394 f.

Die folgende Tabelle zeigt, dass der Anteil an Depotfett bei steigendem Körpergewicht zunimmt. Der Anteil an Zellfett nimmt dagegen bei steigendem Körpergewicht kaum zu. Unter Zellfett – Strukturfett – versteht man den Fettanteil in allen Körperzellen, der zum Aufbau von Zellmembranen usw. benötigt wird.

Prozentualer Fettanteil im menschlichen Körper

Angaben bezogen auf Personen mit gleicher Größe und unterschiedlichem Gewicht

Körpergewicht (insgesamt)	53 kg/160 cm	73 kg/160 cm
Fettanteil (insgesamt)	16%	24%
Depotfett	**8 kg**	**17 kg**
Zellfett	0,4 kg	0,5 kg

Tab. 1: Körpergewicht und Fettanteil

Fette sind konzentrierte Energielieferanten

Fette haben einen höheren Energiegehalt als Kohlenhydrate. 1 g Fett liefert im menschlichen Körper 37 kJ. Eine fettreiche Nahrung führt also schneller zu Übergewicht als eine kohlenhydratreiche Ernährung.

Bei Energiebedarf werden die Fette im Depotfett wieder zu Glycerin und Fettsäuren abgebaut. Glycerin wird in der Leber zu Glucose umgebaut. Die Fettsäuren werden, an Albumine (Plasmaproteine) gebunden, zu den Zellen transportiert. Vor allem Muskeln, Herz und Leber werden auf diese Weise mit Energie versorgt.

Fettlösliche Vitamine A, D, E, K und das Provitamin β-Carotin, die hauptsächlich in fetthaltigen Lebensmitteln enthalten sind, können nur bei gleichzeitiger Anwesenheit von Fetten resorbiert werden. Bei einem Fettmangel, z. B. in Entwicklungsländern, kommt es deshalb zu einem Mangel an fettlöslichen Vitaminen.

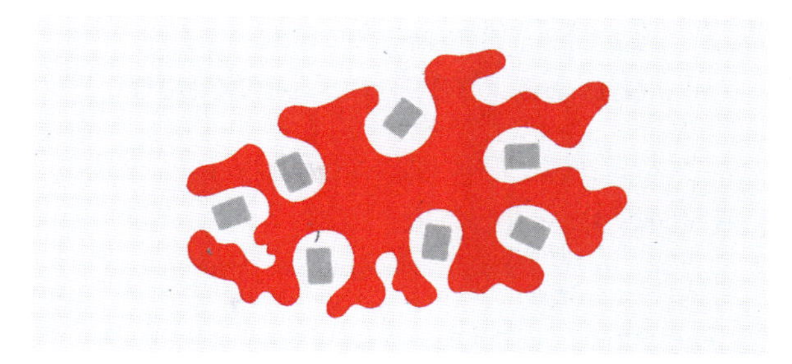

Abb. 1: Albumin mit Fettsäuren

- Fette werden zum Aufbau von Depotfett und zur Energiegewinnung benötigt.
- Fette sind konzentrierte, langfristig speicherbare Energielieferanten.
- Fette sind Trägersubstanzen für essentielle Fettsäuren und fettlösliche Vitamine.
- Depotfett erfüllt Schutzfunktionen im Körper: Wärmeschutz, Schutz gegen Stoß usw.
- Zu viel Depotfett bedeutet eine Belastung für Herz und Kreislauf.

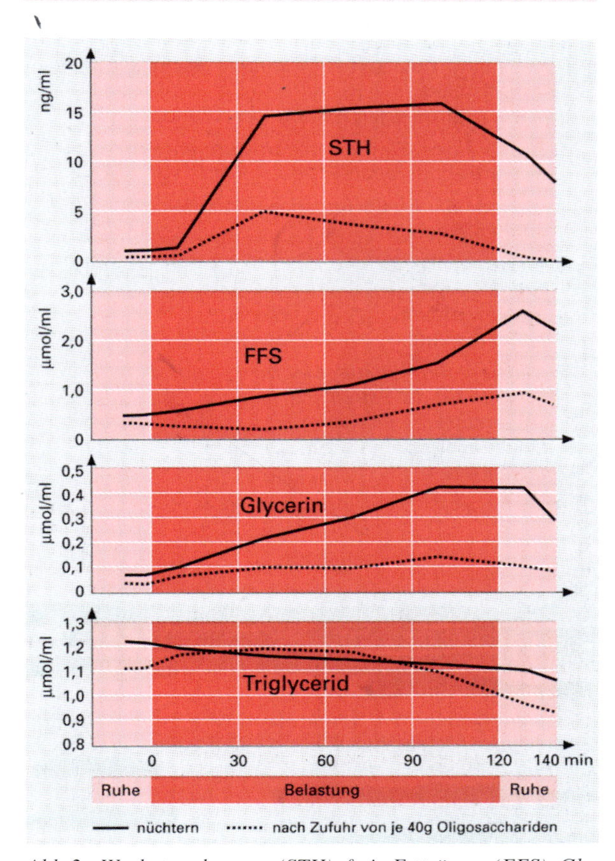

Abb. 2: Wachstumshormon (STH), freie Fettsäuren (FFS), Glycerin und Triglyceride während körperlicher Belastung im nüchternen Zustand und nach der Einnahme von Oligosacchariden jeweils vor und während verschiedener Phasen unter Belastung

4.7 Empfehlungen für die Fettbedarfsdeckung

Aufgaben

1. *Diskutieren Sie die Aussagen des folgenden Textes:*

Der Milliardenmarkt: Essen ohne Fett

Fasten ist out, Schlemmen ist in, aber bitte nur, wenn es nicht dick macht. Knackig gelbe Pommes frites, deren Verzehr der Figur nicht schadet, Cremetorte, Currywurst, Hamburger, Eisbomben und Kartoffelchips, die kaum Energie enthalten – in den Forschungsabteilungen der großen Lebensmittelkonzerne wird auf den Traum hingearbeitet: ein Stoff, der genauso schmeckt wie Fett, aber kein bisschen dick macht.
„Wir arbeiten an einem Fettersatz", ... „Wir forschen nach fettarmen Ersatzstoffen." Falls die beiden Firmen mit ihren Prognosen Recht haben, liegen sie an der Spitze des Kopf-an-Kopf-Rennens um einen Markt, in dem sich Milliarden verdienen lassen. Mit einer Diätserie (der Fettanteil ist nur durchschnittlich auf 40% gesenkt) setzt der eine Konzern bereits jährlich 150 Millionen Euro in der Bundesrepublik Deutschland um. Seit fünf Jahren wächst der Umsatz zweistellig.
(Nach D. Stürmlinger, Hamburger Abendblatt)

2. *Beschreiben Sie den gegenwärtigen Fettkonsum in der Bundesrepublik Deutschland, vgl. S. 87.*
3. *Nennen Sie Ernährungsgewohnheiten, die zu diesem Fettkonsum führen.*
4. *Ermitteln Sie für den Kostplan auf S. 347 die Zufuhr in g an*
   a) Gesamtfett, *c) Garfett,*
   b) Streichfett, *d) versteckten Fetten.*
5. *Machen Sie für die Mahlzeiten auf S. 366 Vorschläge für die Fetteinsparung von*
   a) versteckten Fetten,
   b) Streichfett,
   c) Garfett.

Die Fettaufnahme sollte im Durchschnitt nicht mehr als 30% der täglichen Gesamtenergiemenge betragen. Der Fettbedarf eines Menschen richtet sich also nach dem Gesamtenergiebedarf.

In der Bundesrepublik Deutschland wird mit Fleisch und Fleischwaren, fettreichen Zwischenmahlzeiten an Imbissständen usw. viel zu viel Fett – besonders zu viel gesättigte Fettsäuren – aufgenommen. Wir nehmen täglich etwa doppelt so viel Fett auf, wie benötigt. 33 bis 38% der Energiezufuhr erfolgt durch Fette. Versteckte Fette machen etwa 50% des Gesamtfettverzehrs aus, nahezu die Hälfte der versteckten Fette stammt aus dem Fleisch- bzw. Wurstkonsum. In diesen Lebensmitteln mit gesättigten und einfach ungesättigten Fettsäuren ist auch reichlich Cholesterin enthalten.

Die hohe Fettaufnahme ist Ursache für das häufige Übergewicht und erhöhte Blutfettwerte, dies sind Risikofaktoren für Herz- und Kreislauferkrankungen.

Auch der Bedarf an essentiellen Fettsäuren ist reichlich gedeckt, da diese in vielen Nahrungsfetten enthalten sind.

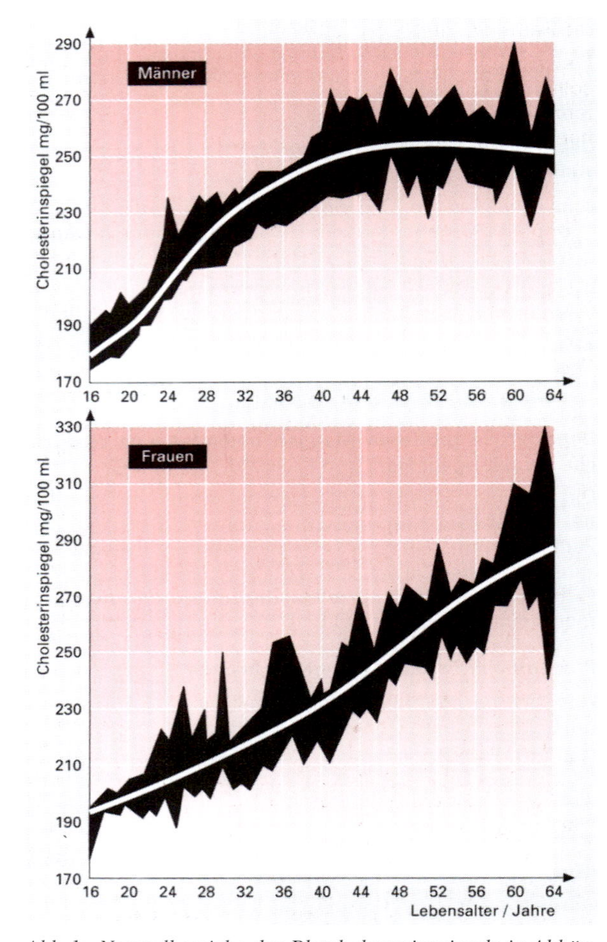

Abb. 1: Normalbereiche des Blutcholesterinspiegels in Abhängigkeit vom Lebensalter (Durchschnittswerte)

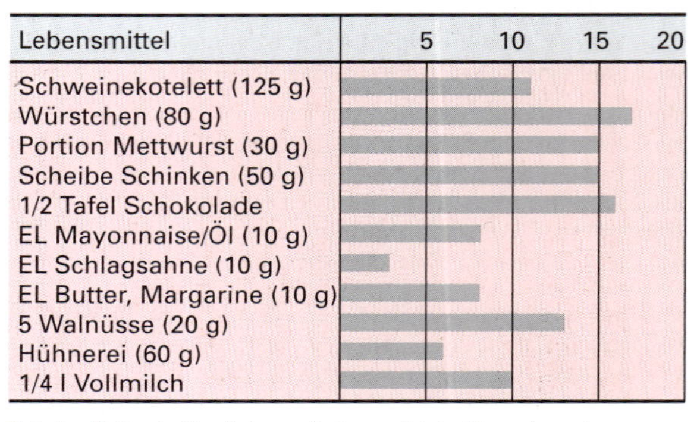

Tab. 1: Fettgehalt einiger Lebensmittel (Angaben in g pro Person)

Tägliche Fettbedarfsdeckung

Die tägliche Fettzufuhr setzt sich zusammen aus Streichfett, Garfett (Zubereitung von Speisen) und unsichtbaren, „versteckten" Fetten in Lebensmitteln.

Streichfett: Täglich sollen höchstens 20 bis 30 g Butter oder Margarine als Streichfett verwendet werden.

Garfett und Streichfett zusammen sollten nicht mehr als die Hälfte der täglichen Fettzufuhr ausmachen.

Fettreiche Lebensmittel – Fleisch, Wurst, Käse, Gebäck – sollten möglichst vermieden werden, da sonst die Gefahr einer zu hohen Fettzufuhr besteht. Ohne es zu sehen, werden „versteckte" Fette aufgenommen.

- Erwachsene sollten nicht mehr als 30% der täglich benötigten Gesamtenergiemenge in Form von Fett aufnehmen.
- Bei Kindern liegt der Fettbedarf zwischen 30 und 35 %.
- Die Fettzufuhr muss eingeschränkt werden, damit die Nährstoffdichte bei dem heute geringeren Energiebedarf erhalten bleibt.
- Der Anteil an gesättigten Fettsäuren sollte ein Drittel der Gesamtfettzufuhr nicht übersteigen.
- 20% des täglichen Fettbedarfs sollten in Form von ungesättigten Fettsäuren – überwiegend pflanzlicher Herkunft – gedeckt werden.
- Bei gesunden Erwachsenen wurde ein mittlerer Bedarf von 7 g Linolsäure – 2,5 % der Nahrungsenergie – ermittelt.
- Gesamtfettzufuhr einschränken.
  Wir müssen uns vor allem fragen:
  Wie kann ich meinen Fettverzehr einschränken?
  und nicht:
  Welches Fett soll ich essen?
- Fettreiche Lebensmittel meiden.
- Gartechniken wählen, die nur wenig oder keinen Fettzusatz erfordern, z. B. Grillen, Dämpfen, Mikrowelle.
- Streichfett: 20 bis 30 g Butter oder Margarine.
- Für Salate usw.: geringe Mengen hochwertiger Speiseöle mit einem hohen Gehalt an Linolsäure bevorzugen.
- Bei einer eingeschränkten Fettzufuhr wird der Blutfettspiegel gesenkt, eine zusätzliche Aufnahme von essentiellen Fettsäuren zur Senkung des Blutfettspiegels, z. B. durch Fischöl, wird hierdurch überflüssig.
- Bei einer erhöhten Zufuhr von mehrfach ungesättigten Fettsäuren steigt der Vitamin-E-Bedarf. Dabei kann es zur Bildung von Lipidperoxiden kommen, das Krebsrisiko kann evtl. zunehmen. Pro Gramm ungesättigte Fettsäuren sollten 0,4 mg Tocopherol in der Nahrung enthalten sein.
- Trans-Fettsäuren heben die Konzentration von LDL-Cholesterin im Blut und senken das HDL-Cholesterin. Sie sollten deshalb nur in sehr geringen Mengen – weniger als 1% der Nahrungsenergie – aufgenommen werden.

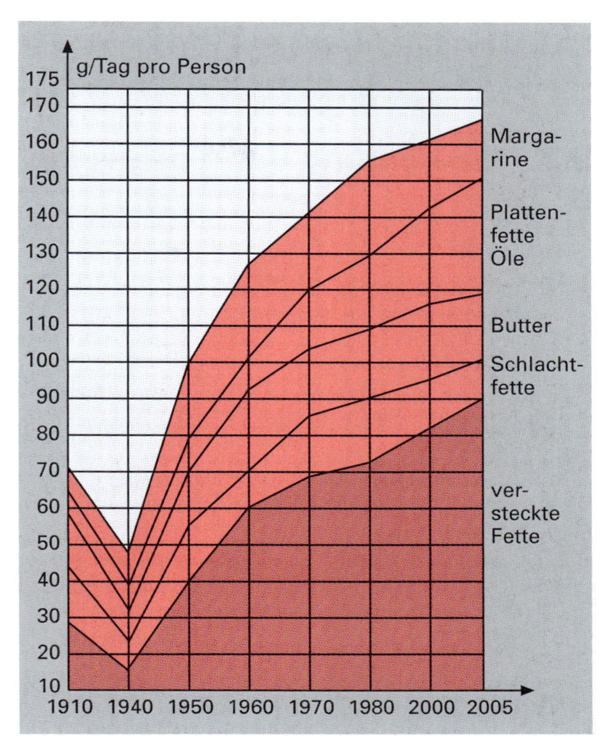

Abb. 1: Fettkonsum in Deutschland

Berechnung der empfohlenen Fettzufuhr – Beispiel

Die empfehlenswerte Fettzufuhr in g bei einem Gesamtenergiebedarf von 10 000 kJ soll berechnet werden.

Gesamtenergiebedarf .... 100% ... 10 000 kJ
Fettzufuhr .... 30% ... 3 000 kJ

1 g Fett liefert .... 37 kJ
× g Fett liefern .... 3 000 kJ

3 000 : 37 = 81

Bei einem täglichen Gesamtenergiebedarf von 10 000 kJ sollte man nicht mehr als 81 g Fett aufnehmen.

Bei Schwerarbeitern und einigen Hochleistungssportlern kann die Fettzufuhr um 5 bis 10% gesteigert werden, damit das Nahrungsvolumen verringert wird.

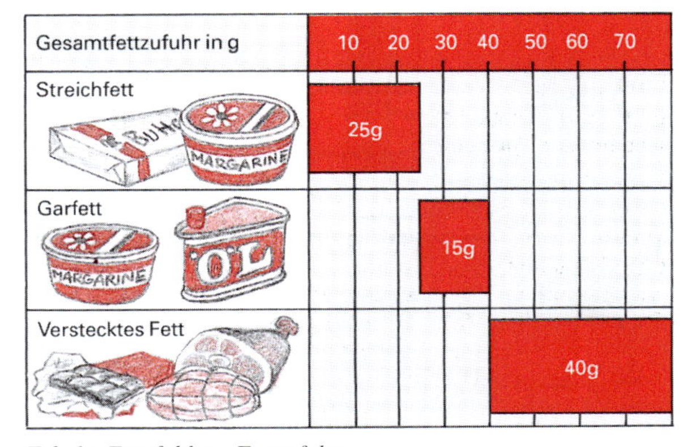

Tab. 1: Empfohlene Fettzufuhr

5 Speiseöle und Speisefette

5.1 Gewinnung von Speiseölen und -fetten

Aufgaben

1. *Ermitteln Sie mithilfe der Tabelle, vgl. S. 93, Speiseöle bzw. -fette, die besonders viel*
   a) Linolsäure,
   b) Vitamin E enthalten.
2. *Beurteilen Sie folgende Aussage der Vollwert-Ernährung: „Kaltgepresste Öle sollten bevorzugt werden."*
3. *Stellen Sie einen Preis- und Qualitätsvergleich zwischen verschiedenen im Handel erhältlichen Ölsorten an.*
4. *Olivenöl wird trotz des geringen Gehalts an essentiellen Fettsäuren kaltgepresst und nicht extrahiert. Begründen Sie diese Vorgehensweise.*

Ölsaat — z. B. Erdnüsse, Sonnenblumenkerne, Baumwollsamen
↓
Wasser → Reinigen → kleine Steine, Fehlkörner, Schalen usw. Abfall
↓
Trocknen
↓
Zerkleinern → Samenschalen, Abfall
↓
Wärme, Wasser — Konditionieren
↓
Pressen (bei Max. 60 °C) → kaltgepresstes Öl
↓
Presskuchen
↓
Presskuchen zerkleinern
↓
Wärme, Wasser → Konditionieren
↓
Lösungsmittel z. B. Petroläther, Leichtbenzin → Extrahieren
↓
Wärme, Vakuum → Rohöl destillieren → Lösungsmittel; Extraktionsschrot Weiterverarbeitung

Abb. 1: Gewinnung pflanzlicher Öle und Fette

Der Fettgehalt der verschiedenen Früchte, Keimlinge und Samen von Ölpflanzen schwankt zwischen 11 und 70%. Die wichtigsten pflanzlichen Fette bzw. Öle in der Reihenfolge ihrer mengenmäßigen Bedeutung sind: Sojaöl, Kokosfett, Palmöl, Sonnenblumenöl, Erdnussöl, Palmkernfett und Baumwollsaatöl.

Speiseöle sind bei 20 °C flüssig, im Allgemeinen klar und oft von gelblicher Farbe.
Speisefette sind bei 20 °C fest oder halbfest.

Durch **Pressung und Extraktionsverfahren** werden Speiseöle und -fette aus fettreichen Pflanzenteilen gewonnen.

Normalerweise werden Saaten auf einen Fettgehalt von 15 bis 25% vorgepresst, der Rest wird anschließend extrahiert. Liegt der Fettgehalt unter 25%, wird direkt extrahiert.

Vorbehandlung

Fettreiche Samen oder Früchte werden gereinigt und evtl. geschält und über Riffelstühle zerkleinert.

Kaltpressung (kaltgeschlagen)

Anschließend werden sie z. B. in Schneckenpressen (Prinzip eines Fleischwolfes) unter Druck – 220 bar – ausgepresst. Durch den Druck wird Wärme erzeugt, das Öl erwärmt sich beim Pressvorgang auf 40 bis 70 °C, dadurch lassen sich Öle und Fette leichter auspressen.

Danach werden die Öle gewaschen oder mit Wasserdampf behandelt, jedoch nicht raffiniert.

Aus der ersten Kaltpressung stammende Öle, z. B. Olivenöl, enthalten alle Geschmacks- und Geruchsstoffe, freie Fettsäuren, Farbstoffe, Schleimstoffe, Phosphatide, Fett spaltende Bakterien, evtl. jedoch auch Schadstoffe wie Pestizid-, Schwermetall- und Schimmelpilzrückstände. Das Kaltpressverfahren setzt also eine besonders sorgfältige Auswahl der Rohware voraus.

Kaltgepresste Öle sollten nicht zum Braten verwendet werden, da die Begleitstoffe bei höheren Temperaturen den Geschmack beeinträchtigen. Im Kühlschrank kristallisieren sie aus und sind weniger haltbar.

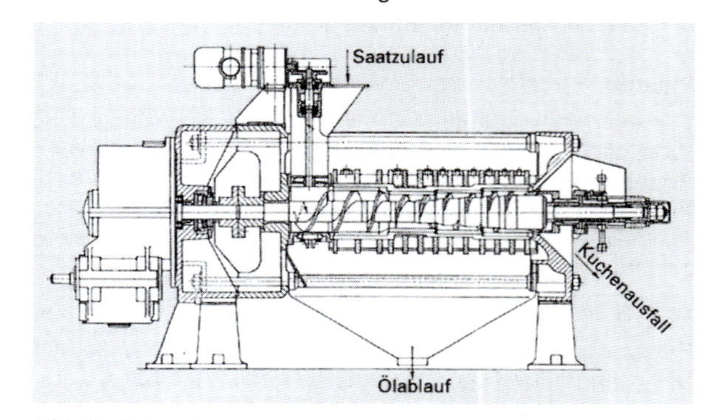

Abb. 2: Schneckenpresse

Extraktionsverfahren – Herauslösungsverfahren

Mit diesem Verfahren werden direkt oder nach der Pressung aus dem Presskuchen (Ölkuchen) Öle und Fette herausgelöst. Die Extraktion ist kostengünstiger als die Pressung, außerdem wird ein Restölgehalt von nur etwa 1 % erreicht.

Extrahiert wird bei 70 bis 80 °C mit einem Fettlösungsmittel, z. B. Hexan oder Leichtbenzin. Danach wird in Verdampfern das Lösungsmittel durch Wasserdampf wieder von den Fetten/Ölen abgetrennt und der Schrot entfernt.

Raffination

Durch die Raffination erhält man reine, neutral schmeckende und riechende Öle und Fette, die unmittelbar als Speiseöle verwendet werden können oder als Grundstoffe für die Herstellung von Margarine, Bratfetten usw. dienen.

Bei der Raffination werden Öle bzw. Fette
- **entschleimt**: Durch Zusatz von wässriger Salz- oder Säurelösung, z. B. Phosphorsäure, werden Schleimstoffe und Phosphatide – Lecithin – entfernt.
- **entsäuert**: Freie Fettsäuren – 0,3 bis 6 % – werden entfernt, da sie die Genusstauglichkeit und Haltbarkeit stark herabsetzen. Dazu werden die Öle bzw. Fette mit Alkalilauge versetzt und die Seife wird abgetrennt.
- **gebleicht** und **desodoriert**: Geschmacks-, Geruchsstoffe (Aldehyde, Ketone und kurzkettige Fettsäuren) und Farbstoffe (Carotinoide und Chlorophyll) – auch Schadstoffe – werden entfernt.
- **Winterisierung von Speiseölen**: Beim Herabkühlen auf 0 °C kristallisieren höher schmelzende Bestandteile aus und werden abfiltriert. Solche „winterisierten" Öle bleiben auch bei niedrigen Temperaturen im Kühlschrank klar.

Durch die Raffination wird
- der Gehalt an Vitamin A und E gemindert.
- der Linolsäuregehalt nicht herabgesetzt.

Bewertung von Speiseölsorten

Für die Bewertung eines Speiseöls sind neben dem Verwendungszweck und dem Genusswert vor allem zwei Faktoren entscheidend:
- Gehalt an Fettsäuren. Die verschiedenen Pflanzenarten enthalten einen unterschiedlichen Gehalt an Ölsäure und Linolsäure, beide senken die LDL-Cholesterinkonzentration im Blut (vgl. S. 413).
- Gehalt an Vitamin E. Vitamin E, vgl. S. 192.

Pflanzenfette – Bezeichnungen

Sie werden als Speisefett, Pflanzenfett oder durch das Wort „Fett" in Verbindung mit der Angabe des Verwendungszwecks (Kochfett, Bratfett, Siede- oder Frittierfett, Backfett usw.) bezeichnet. Bei Fetten, die nur aus einer Rohware stammen, sind auch die entsprechenden Bezeichnungen üblich, Kokosfett usw.

Pflanzenöle – Bezeichnungen

Sie werden als Speiseöl, Pflanzenöl, Tafelöl oder Salatöl bezeichnet. Bei Ölen, die aus nur einer Rohware stammen, sind auch entsprechende Bezeichnungen üblich, Maiskeimöl usw.

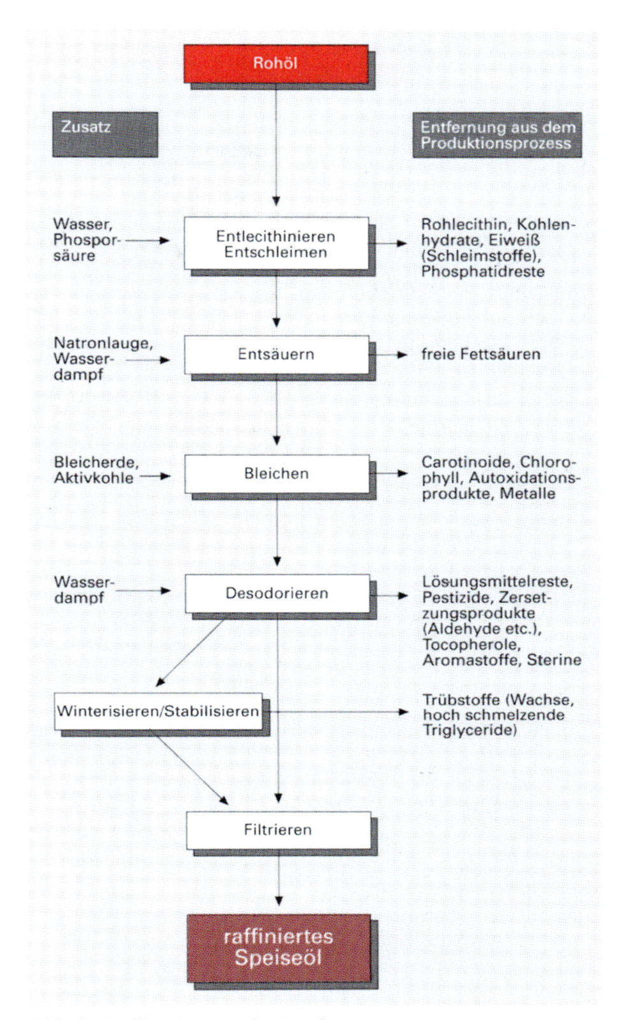

Abb. 1: Raffination von Speiseölen

Transfettsäuren

Der größte Teil der natürlich vorkommenden ungesättigten Fettsäuren liegt in cis-Konfiguration vor, vgl. S. 71. Bei der Hydrierung – chemischen Fetthärtung – von z. B. Frittierfetten entstehen größere Mengen an Transfettsäuren. Transfettsäuren haben einen höheren Schmelzpunkt. Kleinere Mengen an Transfettsäuren kommen auch in tierischen Fetten, z. B. Milch und Milchprodukten, vor.

Durch Studien wurde festgestellt, dass ein Zusammenhang zwischen der Aufnahme von Transfettsäuren und koronaren Herzerkrankungen besteht. Im Stoffwechsel wirken sich Transfettsäuren – bei einer Aufnahme von 10 bis 20 g pro Tag – negativ auf den Blutcholesterinspiegel aus. Durch Transfettsäuren wird das LDL-Cholesterin erhöht und das HDL-Cholesterin gesenkt, vgl. S. 411. Ob diese negative Wirkung auch bereits durch eine Menge von 4 bis 6 g pro Tag eintritt, die durchschnittlich in Deutschland aufgenommen wird, ist noch unklar. Wahrscheinlich ist dies jedoch der Fall.

Cis-Fettsäuren wirken senkend auf das LDL-Cholesterin.

5.2 Margarine

5.2.1 Margarineherstellung

Margarine besteht zu 80 % aus Ölen und Fetten

Margarine ist ein Emulsionsfett vom Typ Wasser in Öl. Für die Margarineherstellung werden hauptsächlich Sojaöl, Sonnenblumenöl, Palmöl, Rapsöl, Erdnussöl, Baumwollsaatöl, Palmkernfett und Kokosfett verwendet. Die Öle müssen für die Herstellung von Margarine zum Teil gehärtet werden, damit sie bei Raumtemperatur fest oder halbfest sind.

Fetthärtung

Die Fetthärtung ist durch verschiedene Verfahren möglich:

1. Anlagerung von Wasserstoff

Ungesättigte Fettsäuren haben einen niedrigeren Schmelzpunkt als gesättigte. Zur Fetthärtung wird an die Doppelbindungen ungesättigter Fettsäuren Wasserstoff angelagert. Auf diese Weise kann z. B. Ölsäure durch die Anlagerung von zwei Wasserstoffatomen in Stearinsäure überführt werden. Man bezeichnet den Prozess der Anlagerung von Wasserstoff als Hydrierung.

Nickelsulfid dient bei diesem Vorgang als Katalysator, außerdem sind Temperaturen zwischen 170 und 220 °C und geringer Druck erforderlich.

Der benötigte Wasserstoff wird durch
- Elektrolyse von Laugen oder
- Umsetzung von Kohlenwasserstoffen mit Wasserdampf erzeugt.

Nach der Härtung wird das Fett auf etwa 90 °C abgekühlt und der Katalysator abfiltriert.

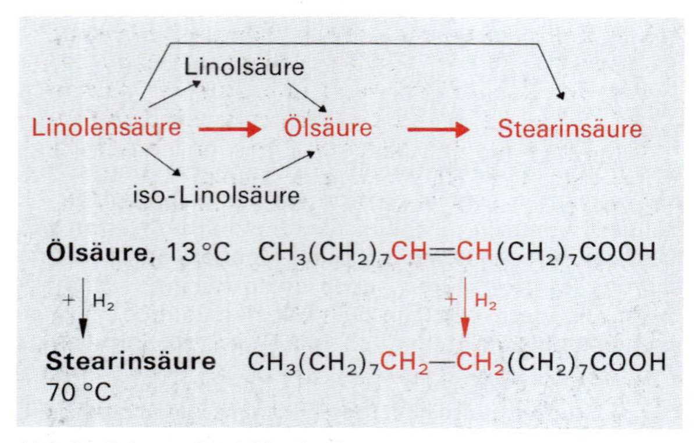

Abb. 1: Schema des Ablaufes der Härtung von C_{18}-Fettsäuren

Margarine enthält sehr geringe Nickelspuren – 0,01 mg Nickel pro Kilogramm. Der natürliche Nickelgehalt einiger Lebensmittel ist jedoch höher als der von Margarine.

Rinderleber	0,01 mg pro kg
Aprikosen	0,04 mg pro kg
Schokolade	2 mg pro kg

Die tägliche Nickelaufnahme beträgt etwa 0,7 bis 0,9 mg.

2. Umesterung

Durch die Umesterung sollen die physikalischen Eigenschaften – nicht die Bausteine Glycerin und Fettsäuren – verändert werden. Die Stellung der Fettsäuren im Molekül hat Einfluss auf den Schmelzpunkt eines Fettes, vgl. S. 75.

Intramolekulare Umesterung

Bei der Umesterung eines Fettes wird die Stellung der Fettsäuren innerhalb des Moleküls verändert, vgl. auch S. 75. Hierdurch können die Backeigenschaften – Mürbwirkung, Gebäckvolumen, z. B. bei Schweineschmalz – verbessert werden.

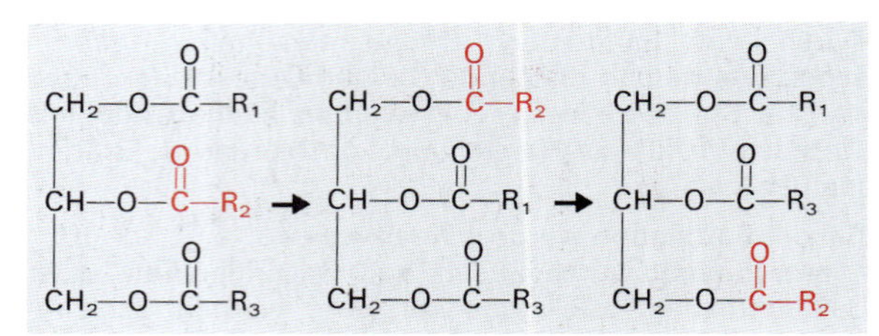

Abb. 2: Intramolekulare Umesterung

Intermolekulare Umesterung

Bei der Margarineherstellung wird z. B. ein Gemisch aus zwei Drittel Palmöl und einem Drittel Palmkern- oder Kokosfett hergestellt. Bei der folgenden Umesterung werden die Esterbindungen unter Einfluss von Katalysatoren ab etwa 135 °C gelöst. Die Fettsäuren werden anschließend statistisch gleichmäßig an die Glycerinmoleküle gebunden. Es entsteht also ein Fett mit einem veränderten Schmelzpunkt, aus dem durch weiteres Mischen mit Sonnenblumenöl Margarine hergestellt werden kann.

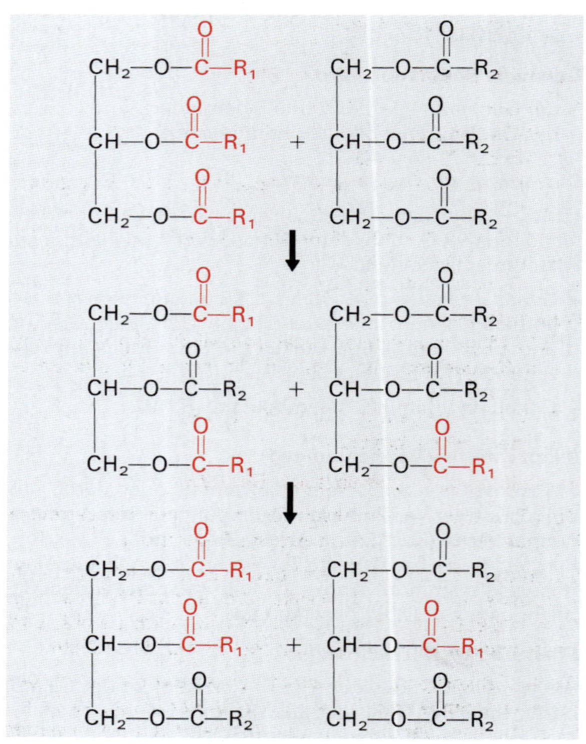

Abb. 3: Intermolekulare Umesterung

3. Fraktionierung – gelenkte Umesterung

Bei der gelenkten Umesterung wird die Temperatur so weit gesenkt, dass schwer lösliche Triglyceride auskristallisieren. Sie nehmen an der weiteren Umesterung nicht mehr teil. Auf diese Weise kann man Triglyceride mit niedrigem Schmelzpunkt von Triglyceriden mit höherem Schmelzpunkt durch Filtration trennen.

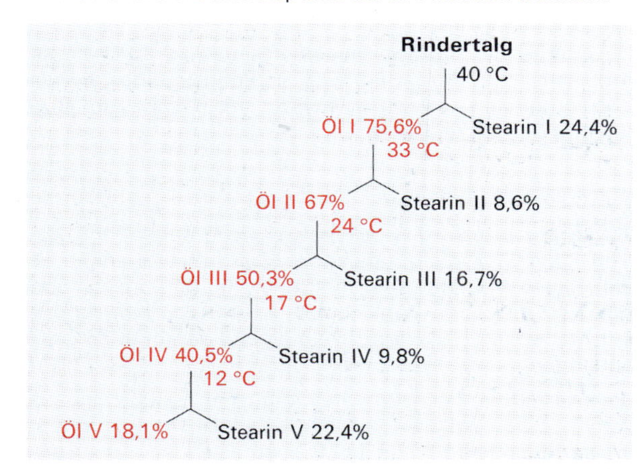

Abb. 1: Schema und Resultate der fraktionierten Kristallisation von Talg

Bei der Margarineherstellung werden diese Verfahren nebeneinander angewandt.

Schritte der Margarineherstellung sind:

- Ansetzen der Fett- und Wasserphase
- Herstellen der Emulsion
- Kühlen und Bearbeiten der Emulsion
- Abpacken der Margarine

Ansetzen der Fett- und Wasserphase

Fettphase:

- Fett-Öl-Gemisch
- Vitamin A, D und teils E, Vitamin E verhindert das Ranzigwerden der Margarine, vgl. S. 79
- 0,1 bis 0,4% Emulgatoren, z.B. Lecithin
- Carotine zum Färben
- fettlösliche Aromastoffe

Wasserphase:

- 19% Magermilch oder gesäuerte Milch oder Mischung aus Wasser und Milch und Säuerungsmittel, z.B. Zitronensäure
- 0,2% Kochsalz, für gesalzene Margarine
- wasserlösliche Aromastoffe

Herstellung und Bearbeiten der Emulsion

Über Dosierpumpen werden Fettphase und Wasserphase in einem Schnellkühler mit Rührwerk gemischt.

Durch die mechanische Bearbeitung im Schnellkühler entsteht eine butterähnliche Wasser-Fett-Emulsion. Lecithine dienen als Emulgatoren. Durch die folgenden Kühl- und Knetvorgänge wird die gewünschte Plastizität erreicht.

Die Öl/Fettkomposition besteht aus einem Fettanteil, der in der fertigen Margarine ein Kristallgitter bildet, sowie einem Ölanteil, der auch in der fertigen Ware in flüssiger Form, eingebettet in das Kristallgitter, vorliegt.

Ausformung

Margarine wird in Bechern, würfelförmig usw. abgepackt. Kennzeichnung auf der Packung: Inhalt (Margarine), evtl. Zusatz von Vitaminen, Kochsalz, Konservierungsstoff und das Mindesthaltbarkeitsdatum, vgl. Lebensmittelkennzeichnung, S. 333.

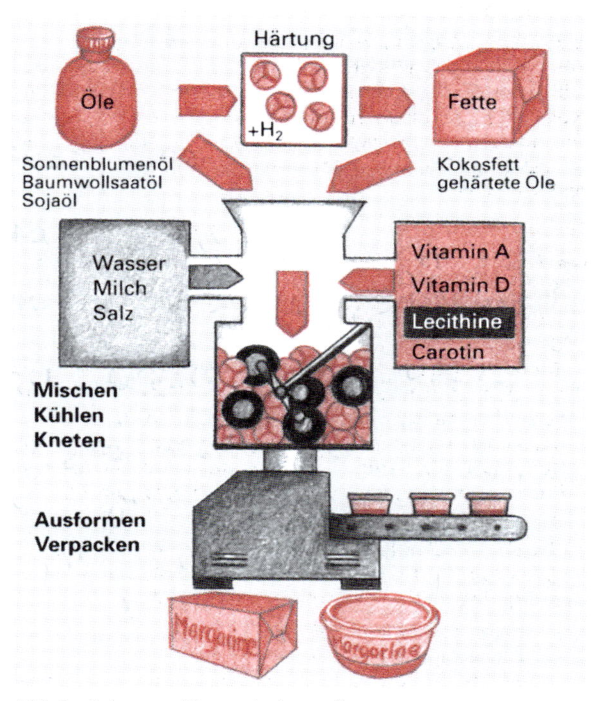

Abb. 2: Schema – Margarineherstellung

Versuch

Stellen Sie Margarine selbst her:

Schmelzen Sie in einer kleinen Schüssel vorsichtig 60 g Kokosfett und mischen Sie dies mit 40 g Speiseöl. Geben Sie Eisstücke in eine größere Schüssel und stellen Sie die kleinere Schüssel mit dem Fett-Öl-Gemisch hinein. Mischen Sie das Fett-Öl-Gemisch weiter mit einem Handrührgerät.
Geben Sie unter Rühren 1 EL Milch und 1 Eigelb hinzu.
Rühren Sie so lange, bis die Margarine steif ist.

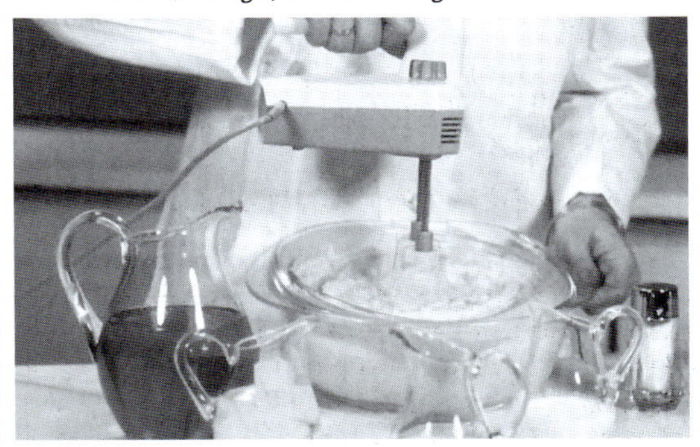

Abb. 3: Margarine selbst hergestellt

5.2.2 Margarinesorten

Aufgaben

1. *Beschreiben Sie die Herstellung von Sonnenblumenmargarine.*
2. *Stellen Sie einen Preis- und Qualitätsvergleich für verschiedene im Handel erhältliche Margarinesorten an.*
3. *Für welche Personengruppen würden Sie die verschiedenen Margarinesorten empfehlen?*
4. *Auf einer Margarinepackung steht folgende Zutatenliste:*
   Pflanzliche Öle und Fette in veränderlichen Gewichtsanteilen, z.T. gehärtet, Wasser, Trinksauermilch, entrahmt, Emulgatoren, Salz, natürliche und naturidentische Aromastoffe.
   a) *Erläutern Sie die Bedeutung der verschiedenen Zutaten bei der Margarineherstellung.*
   b) *Versuchen Sie die Margarinesorte zu bewerten.*

Die im Handel erhältlichen Margarinesorten können in folgende Gruppen unterteilt werden:

Standardware

Sie enthält Fette pflanzlicher oder tierischer Herkunft oder Gemische daraus.

Pflanzenmargarine

Sie besteht zu mindestens 97% aus pflanzlichen Fetten. Pflanzenmargarine weist mehr als die Hälfte der im Ausgangsmaterial vorhandenen Fettsäuren in unveränderter Form auf. Sie ist in der Regel vitaminisiert. Pflanzenmargarine enthält mindestens 15% ihrer Fettsäuren als Linolsäure.

Die Kennzeichnung **„linolsäurereich"** ist ein Hinweis auf einen Linolsäuregehalt von mindestens 30%.

Stammt der Fettanteil einer Pflanzenmargarine zu mindestens 97% aus dem Öl einer Pflanzenart, so kann der Name der Pflanze bei der Bezeichnung des Erzeugnisses mit verwendet werden, z.B. Sonnenblumenmargarine.

Diätmargarine – Margarine mit Hinweisen auf besondere Zusammensetzung

Margarine, bei der auf besonders **hohe Anteile an mehrfach ungesättigten Fettsäuren** hingewiesen wird, enthält mehr als 50% Linolsäureanteil der Fettsäuren. Sie wird aus Sonnenblumen- oder Distelöl hergestellt.

Margarine (MKT), bei der auf **hohe Anteile an Glyceriden mit mittelkettigen Fettsäuren** hingewiesen wird, enthält mehr als 90% Fettsäuren mit sechs bis zwölf C-Atomen im Gesamtfettsäureanteil.

Margarine, die als **„streng natriumarm"** bezeichnet wird, enthält nicht mehr als 40 mg Natrium pro 100 g Margarine.

Margarine, die als **„natriumarm"** bezeichnet wird, enthält nicht mehr als 120 mg Natrium pro 100 g Margarine.

Halbfettmargarine

Sie enthält
- nur 39 bis 41% pflanzliche Fette oder Öle,
- 59% Sauermolke und Wasser,
- 0,5 bis 2% Gelatine,
- Kochsalz, Emulgatoren, evtl. Konservierungsstoffe usw., vgl. Margarine.

Der Fettgehalt und Energiegehalt sind also nur halb so hoch wie bei Margarine. Sie ist aufgrund des hohen Wassergehaltes nur als Streichfett, nicht aber zum Braten und Backen geeignet.

Spezialmargarinesorten

Backmargarine wird für die gewerbliche Herstellung von Hefe- und Mürbeteig verwendet. Sie enthält weniger Öl als Haushaltsmargarine, dafür mehr mittelhoch und hoch schmelzende Triglyceride. Backmargarinen bilden auf Stärke- und Eiweißpartikeln einen Fettfilm, hierdurch entstehen lockere Teige.

Ziehmargarine wird zur Herstellung von Blätterteig verwendet. Die Fettphase, 85 bis 87% des Produktes, besteht überwiegend aus hoch schmelzenden Triglyceriden. Durch Geschmeidigkeit und Zähigkeit der Ziehmargarine können dünne Fettschichten im Teig ausgebildet werden, vgl. S. 63.

Crememargarine enthält mindestens 30% Kokosfett, sie wird zur Herstellung von Crememassen für den Konditoreibedarf verwendet. Sie hat ein gutes Schmelzverhalten im Mund und dadurch einen deutlich wahrnehmbaren Kühlungseffekt.

	Schmpkt. (°C)	Zusatz (%)
Oleo margarin	30	25
Schmalz	38	20
Rinderfeintalg	46	25
Presstalg	46	12
Pflanzenöle	0	18

Tab. 1: Rezeptur einer Ziehmargarine

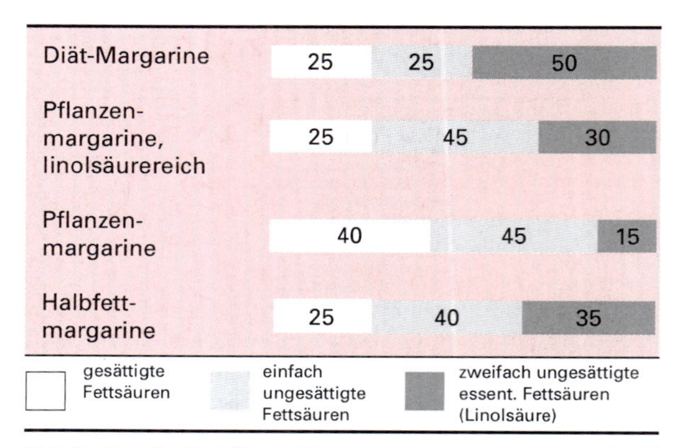

Tab. 2: Durchschnittliche Fettsäurenzusammensetzung (in % der Gesamtfettsäuren)

Übersicht – Pflanzliche Öle und Fette

Ölart/Fettart	Pflanzenart	Anbaugebiete	Ölsäure-gehalt g	Linolsäure-gehalt g	Vitamin E mg/100 ml	Verwendung/ Bemerkung
Baumwollsaatöl	Samen der Baumwoll-pflanze	USA, GUS, China Indien, Brasilien	18	49	65	Margarineherstellung, Speiseöl, guter Geschmack
Erdnussöl	Samen der Erdnusspflanze	Indien, China Nigeria, Senegal, USA	54	22	16	Margarineherstellung, Speiseöl, gut haltbar
Kokosfett	Fruchtfleisch der Kokospalme	Philippinen, Indonesien, Südostasien	7	2	4	Brat- und Backfett, Margarineherstellung
Kürbiskernöl	Samenkerne des Kürbis	bestimmte Gebiete Österreichs, China, Rumänien	27	49	–	dunkelgrünes Salatöl mit nussartigem Geschmack
Maiskeimöl	Keimlinge der Maiskörner	USA, GUS, Argentinien, Brasilien, Rumänien	26	55	106	Speiseöl
Ölivenöl	Früchte des Olivenbaumes	Mittelmeerländer	69	8	13	Speiseöl, besonderer Geschmack
Palmfett (Palmöl)	Fruchtfleisch der Ölpalme	Nigeria, Kongo Indonesien	37	10	29	Margarineherstellung, carotinreich
Palmkernfett	Palmkerne der Ölpalme	Nigeria, Kongo, Indonesien	14	2	–	Margarineherstellung
Rapsöl[1]) oder Rüböl	Samen des Rapses	Europa, Amerika Indien, China	53	22	65	Speiseöl, Margarineherstellung, Brat- und Backfett
Safloröl (Distelöl)	Früchte der Färberdistel	GUS, USA, Indien, Vorderasien	10	75	48	Speiseöl, Margarineherstellung
Sesamöl	Samen der Sesampflanze	China, Indien, Naher Osten, Afrika, Mexiko	40	42	29	Speiseöl, Margarineherstellung
Sojaöl	Samen der Sojabohne	USA, China, Indonesien, Japan GUS, Brasilien	19	53	108	Brat- und Backfett, Margarineherstellung, Pflanze wird eigentlich wegen des hohen Eiweißgehaltes angebaut
Sonnenblumenöl	Samen der Sonnenblume	GUS, Argentinien, Südosteuropa, Südafrika	20	63	66	Margarineherstellung, Speiseöl, guter Geschmack, gut haltbar, carotinreich

[1]) Erucareiche Rapssorten sollen nicht als Lebensmittel verwendet werden. Erucasäure kann Schädigung des Kreislaufsystems verursachen.

5.3 Tierische Fette

5.3.1 Butter

Aufgabe

Beschreiben Sie die Herstellung von Süßrahmbutter.

Butterherstellung

Kuhmilch wird zunächst gefiltert und so von groben Verunreinigungen befreit.

Durch Zentrifugieren bei 40 °C mit etwa 6000 Umdrehungen pro Minute wird der Rahm mit einem Fettgehalt von 45 bis 50 % von der Milch abgetrennt. Der Rahm wird dann auf 95 bis 110 °C erhitzt, um Keime abzutöten und Enzyme zu inaktivieren.

Bei der Herstellung der Butter muss durch die Prozessführung eine Phasenumkehr in einer schon vorliegenden Emulsion erreicht werden. Die Fetttröpfchen in Milch oder Rahm werden durch anhaftende Phosphatide und Protein in der Molke stabilisiert.

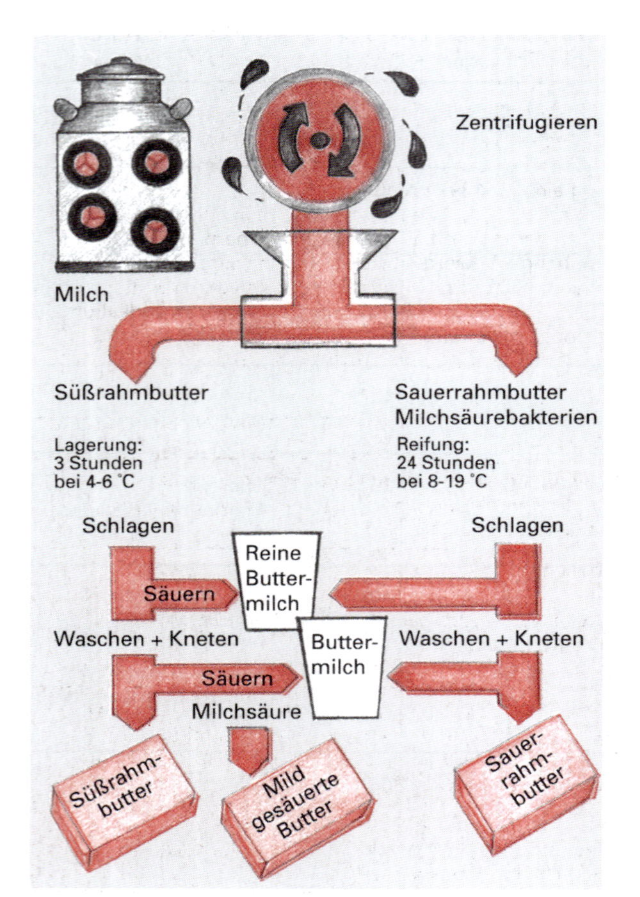

Abb. 1: Schema – Butterherstellung

Rahmreifung – Phasenumkehr

Je nach dem weiteren Verfahren unterscheidet man Sauerrahm- und Süßrahmbutter.

Sauerrahmbutter

Die Milch, Sahne (Rahm) wird mit Milchsäurebakterien versetzt. Es folgt eine Reifung bei 8 bis 19 °C über bis zu 24 Stunden. Diese Reifung (Säuerung – pH-Wert nicht über 5,1) des Milchfettes erfolgt unter ständigem Rühren.

Der Sauerrahm wird danach auf 8 bis 10 °C abgekühlt und in den Butterfertiger gegeben. Die Membranen, die das Milchfett umgeben, werden hier durch mechanische Bearbeitung aufgebrochen. Es findet eine Phasenumkehr von der Fett/Wasser-Emulsion Rahm zu der Wasser/Fett-Emulsion Butter statt. Butterkörner von etwa 2 mm Durchmesser entstehen und Buttermilch trennt sich ab.

Das Lebensmittelgesetz schreibt vor, dass Butter 82 % Fett enthalten muss. Die Rohbutter wird gewaschen, geknetet, geformt und abgepackt.

Süßrahmbutter

Bei der Herstellung der Süßrahmbutter entfällt die Säuerung.

Die nicht gesäuerte Sahne (Rahm) wird auf 4 bis 6 °C abgekühlt und mindestens 3 Stunden bei dieser Temperatur gelagert, hierdurch soll die Kristallisation des Fettes angeregt werden. Es folgt eine Warmphase bei 17 bis 19 °C. Die niedrig schmelzende Milchfettfraktion wird verflüssigt, die höher schmelzende Fraktion kristallisiert weiter aus. Die beiden Fraktionen können so bei der Butterung besser ineinander verteilt werden.

Die Nachreifung von mindestens 10 Stunden erfolgt dann bei 10 bis 14 °C.

Die weitere Verarbeitung im Butterfertiger entspricht der Herstellung von Sauerrahmbutter. Der pH-Wert darf 6,4 nicht unterschreiten.

Süßrahmbutter kann technologisch einfacher und kostengünstiger hergestellt werden. Da der Verbraucher jedoch Sauerrahmbutter bevorzugt, wird heute **mild gesäuerte Butter** hergestellt.

Mild gesäuerte Butter

Butter, die weder der Definition für Sauerrahmbutter noch der für Süßrahmbutter entspricht und einen pH-Wert von nicht mehr als 6,3 aufweist, wird als mild gesäuerte Butter angeboten. Sie wird unter Verwendung spezifischer Milchsäurebakterienkulturen oder Milchsäure erzeugt.

Die Kuhmilch hat je nach Jahreszeit bzw. Fütterung einen unterschiedlichen Vitamingehalt und Schmelzbereich. Um dem Verbraucher eine gleich bleibende Qualität zu garantieren, sind das Mischen von Sommer- und Winterbutter sowie das Färben mit β-Carotin zulässig.

Handelsklassen

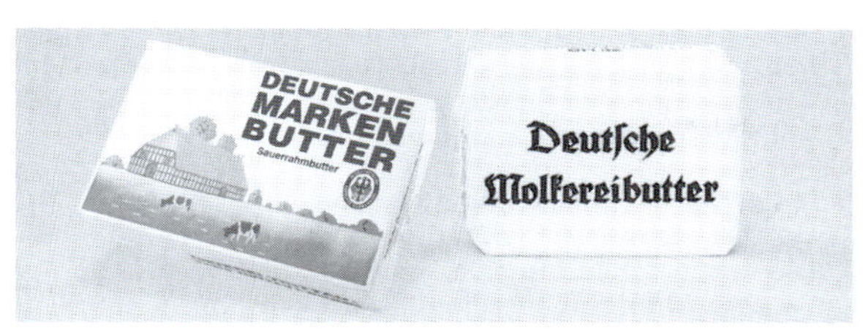

Abb. 1: Butter – Handelsklassen

Bewertungsmerkmale sind

1. die sensorischen Eigenschaften Aussehen, Geruch, Geschmack und Textur,
2. die Wasserverteilung,
3. die Streichfähigkeit,
4. der pH-Wert.

Jede der Eigenschaften von 1. bis 3. kann mit insgesamt fünf Punkten bewertet werden. Aus der erreichten Punktzahl ergibt sich die jeweilige Handelsklasse.

Handelsklassen	hergestellt aus	Mindestpunktzahl je Eigenschaft
Markenbutter	Sahne	4
Molkereibutter	Sahne, Molkensahne	3

Tab. 1: Handelsklassen – Mindestpunktzahl

Deutsche Markenbutter wird aus Sahne hergestellt. Deutsche Molkereibutter kann aus Milch, Sahne oder Molkensahne hergestellt werden.

Der Zusatz „gesalzen" darf verwendet werden, wenn die Butter mehr als 0,1 % Salz enthält.

Es besteht kaum ein Qualitätsunterschied zwischen Markenbutter und Molkereibutter, der Preisunterschied ist jedoch meist beachtlich.
Butter, die diese Bewertung nicht erreicht, wird zu Butterschmalz verarbeitet.

Bestandteil	Anteil (%)
Protein	41
Phospho- und Glykolipide	30
Cholesterin	2
Neutrale Glyceride	14
Wasser	13

Tab. 2: Zusammensetzung der Membran von Milchfetttröpfchen

Butterschmalz

Für die Gewinnung von Butterschmalz wird Butter erhitzt, sodass das Wasser verdunstet und das Eiweiß gerinnt. Das Butterschmalz ist wasser- und eiweißfrei, es kann stärker erhitzt werden und ist länger haltbar.

Halbfettbutter enthält 39 bis 41 % Fett. Außerdem sind Zusätze von Zitronensäure, Speisegelatine, Emulgatoren und höchstens 6,4 % Milcheiweißerzeugnissen erlaubt.

Margarine wurde in Frankreich erfunden

Kaiser Napoleon III. benötigte für seine Soldaten einen preiswerten Butterersatz, da durch die Landflucht und die Industrialisierung Butter und Schmalz knapp geworden waren. Napoleon veranstaltete also einen Wettbewerb. 1869 entwickelte so ein Chemiker aus Rindertalg und Magermilch ein neues Streichfett, das den Namen „Margarine" (griech.: Perle) erhielt.

Später versuchten die Hersteller, Margarine und Butter in Geschmack und Aussehen möglichst anzugleichen. 1897 erließ Kaiser Wilhelm das erste Margarinegesetz. Margarine musste in Würfelform oder in einem runden Becher mit einem roten Steifen abgepackt werden. Außerdem musste Margarine etwas Kartoffelstärke enthalten, so waren Butter und Margarine schnell mit ein paar Tropfen Iodkaliumiodid zu unterscheiden. Heute ist der „Unterschied" erst durch die Zutatenliste zu ermitteln.

Fettart	Herkunft	Bemerkung
Schmalz	Bauchwandfett von Schweinen, Gänsen und Enten	Gewinnung: Ausschmelzen aus frischem Fettgewebe. Zusammensetzung: ist von der Fütterung der Tiere abhängig.
Talg	Depotfett von Rindern, Hammel	Gewinnung: Ausschmelzen aus frischem Fettgewebe (sehr hoher Schmelzpunkt). Verwendung: wird kaum noch für die menschliche Ernährung genutzt. Ziehmargarine ist aus Feintalg hergestellt.
Seetieröle (Tran)	Depotfett von Seetieren: Robben	Gewinnung: Fett wird durch Erhitzen unter Druck aus dem zerkleinerten fetthaltigen Gewebe entfernt. Verwendung: Margarineindustrie – nach dem Rückgang der Bestände rückläufig.
Butter	Milchfett	Unter den tierischen Fetten ist Butter schon rein mengenmäßig von besonderer Bedeutung für die menschliche Ernährung.

Tab. 3: Übersicht – Tierische Fette

5.4 Garen mit Fett

Versuche und Aufgaben

1. *Führen Sie folgende Versuche durch.*
2. *Begründen Sie die Versuchsergebnisse.*
3. *Machen Sie Vorschläge für die Eignung von Speiseölen und -fetten für verschiedene Gartechniken.*

Versuchsanweisungen

1. **Feststellen der richtigen Gartemperatur**
   Geben Sie ein kleines Kartoffel- oder Brotstück in
   a) kaltes Fett,
   b) heißes Fett.
   Beobachten Sie.
   Beschreiben Sie die Veränderung.
2. **Garen bei verschiedenen Temperaturen**
   Geben Sie jeweils 25 g (genau abwiegen!) Kartoffelstäbchen in
   a) kaltes Fett,
   b) heißes Fett.
   Garen Sie die beiden Proben in dem Fett.
   Vergleichen Sie anschließend Gewicht und Geschmack beider Proben.
3. **Zersetzung von Fetten**
   Geben Sie je 20 g
   a) Margarine, b) Butter,
   c) Plattenfett, d) pflanzliches Öl
   in ein Porzellanschälchen.
   Erhitzen Sie die Fettproben langsam.
   Kontrollieren Sie die Temperatur und beobachten Sie Veränderungen.
4. **Verschiedene Gartechniken**
   Garen Sie Fleisch gleicher Art durch
   a) Kochen, b) Braten, c) Grillen.
   Vergleichen Sie die Garzeit.
   Vergleichen Sie Geschmack und Aussehen.
   Berechnen und vergleichen Sie den Energiegehalt.
5. *Beschreiben Sie die Veränderungen bei der Mayonnaisenherstellung (Wasser-Fett-Emulsion).*
6. *Beurteilen Sie die Verdaulichkeit von Butter und Rindertalg.*

Öl- bzw. Fettsorte	RFB
Sonnenblumenöl	1,0
Rüböl	1,0
Sojaöl	1,0
Erdnussöl	1,2
Palmöl	1,5
Schweineschmalz	2,0
Butterschmalz	2,3
Kokosfett	2,4
Rindertalg	2,4
Sojaöl, gehärtet	2,3
Erdnussöl, gehärtet	4,4

Tab. 1: Relative Frittierbeständigkeit (RFB) verschiedener Öle und Fette

Technologische Verarbeitung

- **Fett beim Garen sparsam verwenden.**
  Fettzusatz erhöht den Geschmackswert von Speisen. Gleichzeitig wird jedoch auch der Energiegehalt erhöht, dies kann zu Übergewicht führen.

- **Lebensmittel zum Garen in heißes Fett geben. Gartemperatur zunächst prüfen.**
  Die Poren schließen sich schneller, die Eiweiße an der Oberfläche gerinnen schneller, es kann nur wenig Fett in das Gargut eindringen. Der Energiegehalt bleibt niedriger.

- **Lebensmittel nur gut abgetrocknet in heißes Fett geben.**
  Das Wasser spritzt sonst.

- **Beim Garen bei höheren Temperaturen**
  – bilden sich Röststoffe – Aromastoffe,
  – wird die Garzeit verkürzt.
  Diese Geschmacksverbesserung bzw. die kurze Garzeit ist unabhängig vom Fettzusatz, sie kann auch durch andere Gartechniken, z. B. Grillen, oder Geräte, z. B. beschichtete Pfanne, erreicht werden.

- **Fetthaltige Speisen, z. B. Suppen und Soßen, können entfettet werden.**
  Fett ist leichter als Wasser, es kann von der Oberfläche abgeschöpft werden.

- **Fette lassen sich also unterschiedlich stark erhitzen.**
  Reine Speisefette und -öle zersetzen sich bei höheren Temperaturen, es entstehen stechend riechende, gesundheitsschädliche Dämpfe. Zersetzte Öle schäumen stark und sind dunkel, vgl. S. 77.

  Butter und Margarine enthalten Wasser und Eiweiß. Sie schäumen beim Erhitzen und werden eher braun als eiweißfreie, reine Fette.

  Je nach Fettart tritt die Zersetzung bei unterschiedlichen Temperaturen ein:
  Butter/Margarine 150 °C,
  reine Pflanzenöle 190 °C,
  Pflanzenfette 200 °C.

- **Kaltgepresste Öle** enthalten Begleitstoffe, die bei höheren Temperaturen den Geschmack beeinträchtigen.

- **Linolsäure wird bei höheren Temperaturen zerstört.**

- **Fett höchstens zwei- bis dreimal zum Frittieren verwenden.**
  Nach dem Gebrauch durch einen Papierfilter gießen und so reinigen.
  Speisefette und -öle werden nicht nur durch zu starkes, sondern auch durch mehrmaliges Erhitzen zerstört. Vorsicht bei Imbissstuben.

- **Für Speisen mit**
  – **kurzer Garzeit/niedriger Gartemperatur** können Butter, Margarine und kaltgepresste Öle verwendet werden.
  – **längerer Garzeit/höherer Gartemperatur** müssen reine Pflanzenfette oder -öle, evtl. auch Schmalz verwendet werden.

  Talg wird aufgrund des hohen Schmelzbereiches nur für einige Speisen verwendet, z. B. Irish Stew.

Emulgierbarkeit der Fette/Öle

> ***Versuch***
>
> **Emulgierbarkeit**
>
> *Geben Sie jeweils einige Tropfen Speiseöl in ein Reagenzglas*
> *a) mit Wasser, b) mit Wasser und Eigelb,*
> *c) mit Wasser und Seifenlösung, d) mit Galle.*
>
> *Schütteln Sie die Proben kräftig und lassen Sie diese einige Zeit stehen. Beobachten Sie die Veränderungen.*

Öl und Wasser sind zwei nicht miteinander mischbare Flüssigkeiten. Werden Öl und Wasser gemischt, sammelt sich das Öl schnell wieder an der Wasseroberfläche.

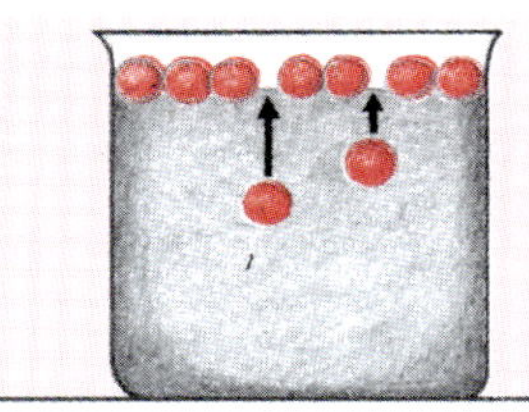

Abb. 1: Öl in Wasser

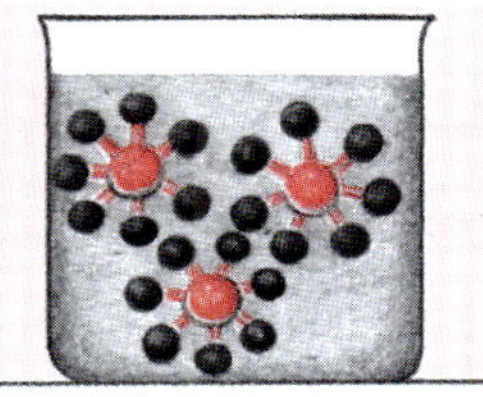

Abb. 2: Emulsion

Durch den Zusatz von Emulgatoren, z.B. Lecithin, gewonnen aus Soja oder Eigelb, kann ein Öl-Wasser-Gemisch bzw. Wasser-Öl-Gemisch in eine beständige Emulsion überführt werden. Der Emulgator umschließt die Öl- bzw. Wassertröpfchen und ermöglicht so die feinste Verteilung der einen Flüssigkeit in der anderen, vgl. S. 81. Fette werden auch durch Spülmittel (Tenside) oder Gallenflüssigkeit emulgiert.

Man unterscheidet zwei Emulsionsarten:

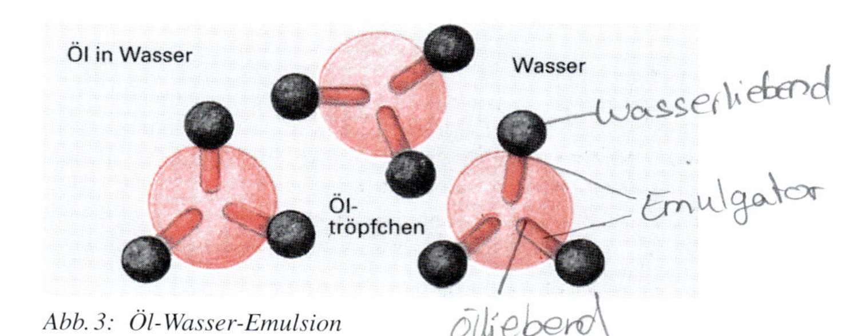

Abb. 3: Öl-Wasser-Emulsion

Öl ist im Wasser verteilt:
z.B. Milch, Sahne, Mayonnaise

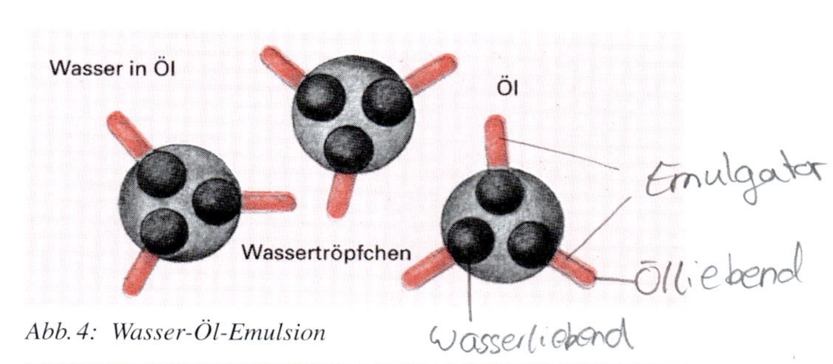

Abb. 4: Wasser-Öl-Emulsion

Wasser ist im Öl verteilt:
z.B. Butter, Margarine

Wasserlösliche Emulgatoren sind in der Lage, in die wässrige Phase einzudringen, die Ölphase wird eingeschlossen.

Lipophile Emulgatoren lösen sich in der Ölphase, das Wasser wird eingeschlossen.

Die Phase, in der der Emulgator am stärksten löslich ist, bildet die äußere Phase.

	Pflanzenöle	Butter, Margarine	reine Pflanzenfette, Talg, Schmalz
Schmelzbereiche	unter 5 °C flüssige Fette	30 bis 35 °C weiche Fette	35 bis 50 °C feste Fette
	Fette, die unter 37 °C schmelzen, sind leichter verdaulich.		
Zusammensetzung	100 % Fett reines Fett	wasserhaltiges Fett geringe Eiweißspuren	100 % Fett reines Fett
	Bei stärkerem Erhitzen: Wasser spritzt, Eiweiß verbrennt.		
Erhitzbarkeit	190 °C	150 °C	200 °C
	Fette nicht überhitzen. Fette nur zwei- bis dreimal für ein Fettbad verwenden.		
Verwendungs-möglichkeiten	Marinaden, Braten, Grillen, Schmoren, Frittieren, Dünsten	Dünsten, Kurzbraten, Backen, Streichfett	Kurzbraten, Braten, Schmoren, Frittieren, Backen, Streichfett

Tab. 1: Übersicht – Fette und Öle: Eigenschaften und Verwendungsmöglichkeiten

5.5 Bewertung von Speisefetten

Immer wieder wird die Frage gestellt, welche Fette für die menschliche Ernährung bevorzugt werden sollten. Aus diesem Grunde werden hier exemplarisch Butter und Margarine vergleichend bewertet. Nach den gleichen Kriterien können alle übrigen Fette und Öle hinsichtlich ihres Wertes für die menschliche Ernährung beurteilt werden.

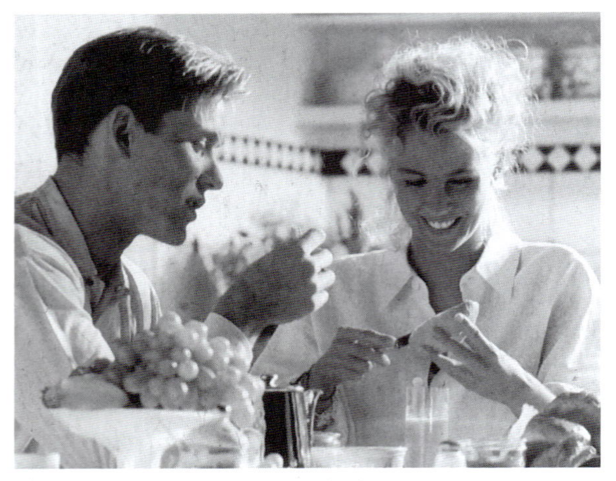

Abb. 1: Margarine hält den Kreislauf jung

Vitamingehalt

Jede Margarinesorte weist einen gleich bleibenden Gehalt an Vitamin A, D, E und Carotin auf, da diese Vitamine dem Produkt bei der Herstellung zugesetzt werden. Butter hat je nach Jahreszeit bzw. entsprechend der Fütterung einen unterschiedlichen Vitamingehalt. Sommerbutter enthält z. B. dreimal so viel Vitamin A wie Winterbutter. Um dem Verbraucher eine gleich bleibende Qualität zu garantieren, sind das Mischen von Sommer- und Winterbutter sowie das Färben mit β-Carotin erlaubt.

Gehalt an essentiellen Fettsäuren

Der tägliche Bedarf an essentiellen Fettsäuren – Linolsäure – beträgt 10 % der empfohlenen Fettzufuhr. Kinder haben einen relativ höheren Bedarf an essentiellen Fettsäuren als Erwachsene. Bei den verschiedenen Margarinesorten schwankt der Gehalt an essentiellen Fettsäuren zwischen 15 und 55 %. Butter enthält etwa 2 bis 4 % essentielle Fettsäuren. Im Allgemeinen ist also Margarine zur Deckung des Bedarfs an essentiellen Fettsäuren geeigneter als Butter.

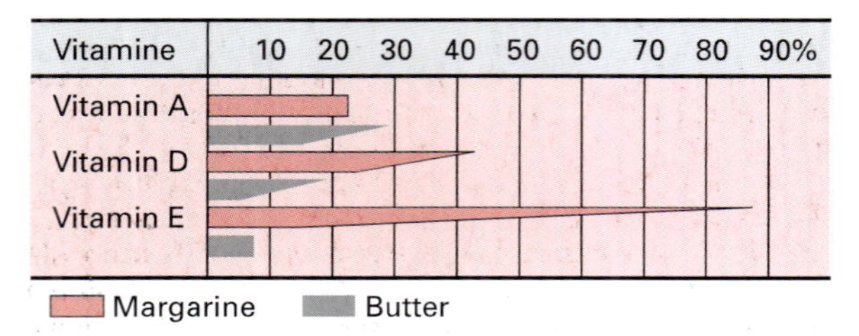

Tab. 1: Mittlere prozentuale Vitaminbedarfsdeckung durch 30 g Butter oder Pflanzenmargarine – Erwachsene, weibliche

Cholesteringehalt

Butter enthält durchschnittlich 240 mg Cholesterin/100 g. Mit der Butter werden in der Bundesrepublik Deutschland täglich etwa 45 mg Cholesterin aufgenommen. Pro Tag werden dagegen im Organismus 1 bis 2 g Cholesterin synthetisiert. Die tägliche Gesamtcholesterinzufuhr mit der Nahrung beträgt durchschnittlich 500 mg. Hauptcholesterinlieferanten sind Eier, Fleisch und Fleischwaren.

In den USA liegt die tödliche Herzinfarktrate trotz eines täglichen Butterkonsums von nur 5,5 g sehr hoch.

Ein krankhaft erhöhter Blutcholesterinspiegel, der zur Arteriosklerose führen kann, ist oftmals durch eine gezielte Aufnahme von Fetten mit einem sehr hohen Anteil an essentiellen Fettsäuren zu senken, vgl. S. 413.

Verdaulichkeit

Die Verdaulichkeit eines Fettes ist abhängig

1. **vom Schmelzbereich:** Fette, deren Schmelzbereich unter 37 °C liegt, können im Verdauungstrakt leichter abgebaut werden. Sie liegen hier im flüssigen Zustand vor, die Verdauungssäfte können in das Gefüge eindringen.
   Margarine und Butter haben einen niedrigen Schmelzbereich.

2. **vom Emulsionszustand:** Emulgierte Fette, d. h. Fette, die in Tröpfchen zerteilt sind, haben eine größere Oberfläche und können deshalb leichter von den Verdauungssäften abgebaut werden. Butter enthält außerdem kurzkettige Fettsäuren, die die Fettverdauung erleichtern, vgl. S. 75.
   Margarine und Butter sind emulgierte Fette.

Lebensmitteltechnologische Eigenschaften

Butter und Margarine haben aufgrund des Wasser- und Eiweißgehaltes auch annähernd gleiche Eigenschaften. Sie weisen beide einen niedrigen Zersetzungsbereich auf, der bei der Lebensmittelverarbeitung beachtet werden muss.

Gleiche Merkmale von Butter und Margarine:
- Energie-, Fett- und Eiweißgehalt
- Verdaulichkeit
- technologische Eigenschaften

Der Vitamingehalt unterscheidet sich nur geringfügig. Gute Margarinesorten enthalten mehr Linolsäure. Butter enthält Cholesterin.

Aufgaben

1. *Nehmen Sie Stellung zu folgender Aussage:*

   Zur Zubereitung von Speisen verwendet man möglichst ein gutes Speiseöl, als Streichfett kann man dann ohne weiteres Butter verwenden.

2. *Bewerten Sie vergleichend kaltgeschlagenes Olivenöl und raffiniertes Maiskeimöl.*

6 Eiweißstoffe – Proteine

6.1 Aufbau der Eiweißstoffe – Proteine

6.1.1 Einleitung

Versuche

*Weisen Sie die **chemischen Elemente** nach, aus denen Proteine aufgebaut sind.*

1. *Erhitzen Sie hart gekochtes Eiklar in einem trockenen Reagenzglas.*
   Beobachten Sie besonders die Wandungen des Reagenzglases.
2. *Versetzen Sie Eiklarlösung mit einigen Tropfen konzentrierter Natronlauge.*
   Erhitzen Sie die Eiklarlösung vorsichtig.
   *Überprüfen Sie die entweichenden Dämpfe hinsichtlich ihres Geruchs **(Vorsicht!)** und der Reaktion mit feuchtem roten Lackmuspapier.*
3. *Versetzen Sie Eiklarlösung mit einigen Tropfen Natronlauge und zwei Tropfen Bleiacetatlösung.*
   Erhitzen Sie die Eiklarlösung vorsichtig.
   Beobachten Sie die Veränderung.

   Überlegen Sie außerdem, warum kein Silberlöffel zum Verzehr von Hühnereiern verwendet werden soll.

Eiweißstoffe – Proteine (proteios – erstrangig) – sind die in den Zellen am häufigsten vorkommenden Makromoleküle. Man kennt inzwischen den vollständigen Aufbau von über 2000 Proteinen. Nach grober Schätzung soll unser Organismus über 50000 verschiedene Proteine besitzen. In jeder Zelle finden wir etwa 4000 bis 5000 Proteine, die verschiedene Aufgaben erfüllen.

Proteine haben viele spezifische Funktionen:

- Enzyme (mehr als 2000 Enzyme sind heute bekannt) und Hormone
- Transportproteine, z. B. Hämoglobin oder Lipoproteine
- Speicherproteine, z. B. Ferritin speichert Eisen
- Bewegungsproteine, z. B. Myosin in den Skelettmuskeln
- Strukturproteine, z. B. Kollagen in Sehnen und Muskeln
- Antikörper in der Immunabwehr
- Übertragung von Nervenimpulsen, z. B. beim Sehvorgang

Trotz dieser unterschiedlichen Funktionen weisen alle Proteine ein gemeinsames Strukturprinzip auf.

Proteine bestehen also aus den Elementen Kohlenstoff, Sauerstoff, Wasserstoff, **Stickstoff**.
Zwei Aminosäuren besitzen außerdem ein Schwefelatom.
Teilweise ist Phosphat in den Proteinen enthalten.
Elemente: C O H N S (P)

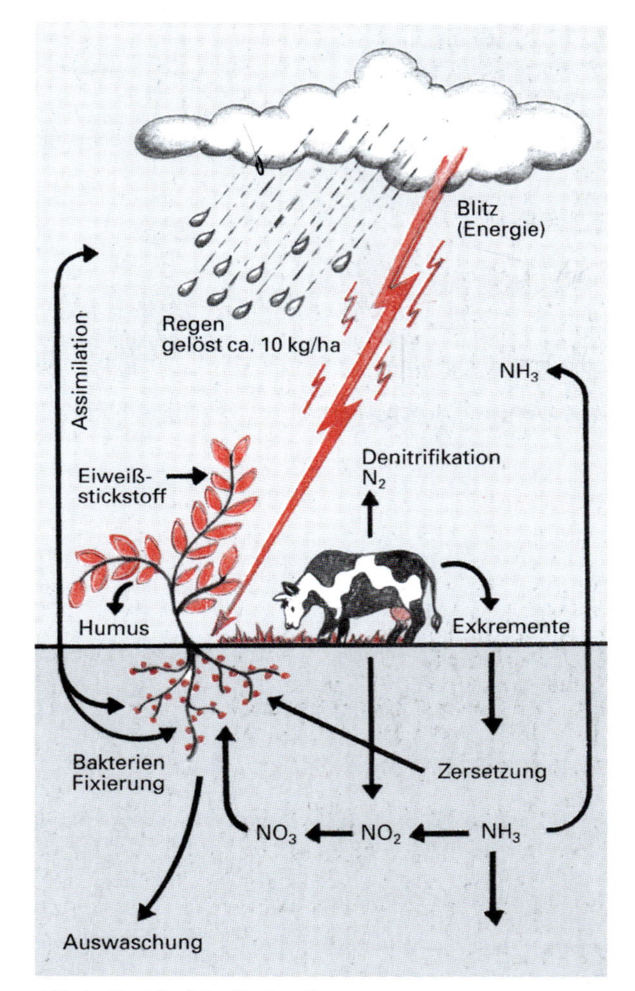

Abb. 1: Kreislauf des Stickstoffs

Nur Pflanzen und einige Mikroorganismen können Proteine aufbauen. Pflanzen versorgen den Menschen direkt oder indirekt über tierische Lebensmittel mit Eiweiß. Proteine entstehen aus den organischen Verbindungen der Photosynthese und wasserlöslichen Stickstoffverbindungen. Als Stickstoffquelle benutzen die Pflanzen die im Boden vorhandenen Nitrate (z. B. aus Düngemitteln oder aus Endprodukten von Verwesungs- und Fäulnisvorgängen) bzw. den durch die Knöllchenbakterien der Schmetterlingsblütler gebundenen Luftstickstoff.

6.1.2 Struktur und allgemeine Eigenschaften der Aminosäuren

Proteinogene Aminosäuren

Zwanzig verschiedene Aminosäuren sind Grundbausteine der Proteine. Die erste dieser Aminosäuren – Asparagin – wurde 1806 entdeckt, die letzte – Threonin – wurde erst 1938 identifiziert.

Wie können aus nur zwanzig verschiedenen Aminosäuren so viele unterschiedliche Proteine aufgebaut werden?

Ein Vergleich soll dies erläutern: Unser Alphabet hat nur 26 Buchstaben, und doch können wir damit unendlich viele Wörter bilden und diese zu immer neuen Sätzen und Texten zusammenfügen. Genauso können aus den zwanzig verschiedenen Aminosäuren viele unterschiedliche Proteine gebildet werden.

Die Aminosäuren sind in gewissem Sinne „das Alphabet des Lebens".

Nichtproteinogene Aminosäuren

Daneben gibt es über 100 Aminosäuren, die nicht in alle Proteine eingebaut werden, es sind fast immer Derivate der proteinogenen Aminosäuren. Diese Aminosäuren sind Stoffwechselzwischenprodukte usw., z. B. Ornithin ist Zwischenprodukt bei der Harnstoffsynthese.

Aminosäuren sind Carbonsäuren, die zusätzlich eine funktionelle Aminogruppe enthalten.

COOH
H_2N—C—H
α
R
Seitenkette

Abb. 1: Aminosäure – allgemeine Strukturformel

An das zentrale α-C-Atom der Aminocarbonsäuren sind folgende Gruppen gebunden:
- eine Aminogruppe ($-NH_2$)
- eine Carboxylgruppe ($-COOH$)
- ein Wasserstoffatom
- **eine unterschiedliche** Seitenkette (R)

Aminosäuren unterscheiden sich also durch die Seitenketten, die eine unterschiedliche Struktur, Größe, elektrische Ladung und Wasserlöslichkeit haben.

Trivialnamen

Alle Aminosäuren haben Trivialnamen, diese sind oft von den Namen des tierischen oder pflanzlichen Gewebes abgeleitet, aus dem sie zuerst isoliert wurden.

Glutamin wurde nach dem Weizenprotein Gluten,
Tyrosin nach dem griechischen Wort für Käse,
Asparagin nach der lateinischen Bezeichnung für Spargel benannt. Glycin erhielt seinen Namen aufgrund des süßlichen Geschmacks.

Die einfachste Aminosäure ist das Glycin.

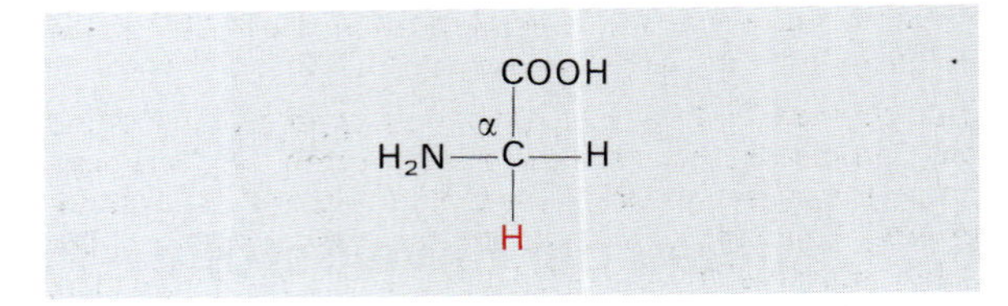

Abb. 2: Glycin – Strukturformel

Alle anderen Aminosäuren besitzen am α-C-Atom anstelle des einen Wasserstoffatoms eine kohlenstoffhaltige Seitenkette, die auch noch weitere funktionelle Gruppen, z. B. eine Hydroxylgruppe, tragen kann.

Asymmetrisches Kohlenstoffatom

Alle Aminosäuren mit Ausnahme des Glycins
- sind optisch aktive Verbindungen. Das α-C-Atom ist ein asymmetrisches C-Atom, vgl. S. 23.
- gehören zu den L-α-Aminosäuren. Der optische Drehsinn der Aminosäuren ist aber – genau wie bei den Sacchariden – unabhängig von der Zugehörigkeit zu der L- oder D-Reihe.

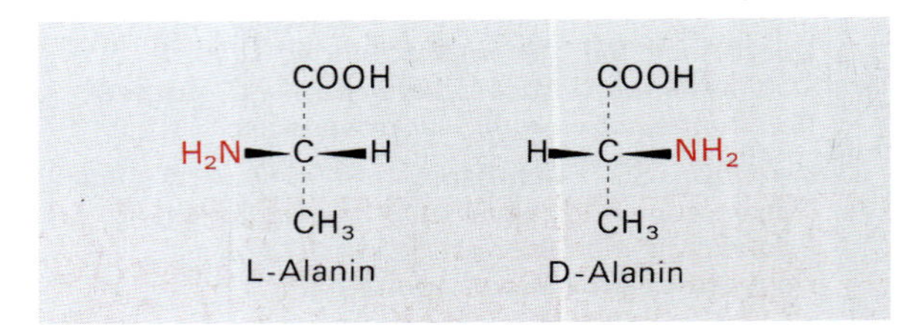

Abb. 3: Alanin – asymmetrisches Kohlenstoffatom

Einige Aminosäuren, z. B. Isoleucin und Threonin, besitzen zwei asymmetrische Kohlenstoffatome, sie können theoretisch in vier verschiedenen spiegelbildlichen Formen vorliegen. Unter physiologischen Bedingungen hat jedoch nur die L-α-Aminosäure biologische Bedeutung. Enzyme enthalten also L-Aminosäuren und können so meist auch nur mit Substraten in L-Form reagieren, vgl. L-Milchsäure, S. 130.

Aminosäure	spezifische Drehung
L-Alanin	+ 1,8
L-Arginin	+ 12,5
L-Isoleucin	+ 12,4
L-Phenylalanin	– 34,5
L-Glutaminsäure	+ 12,0
L-Histidin	– 38,5
L-Lysin	+ 13,5
L-Serin	– 7,5
L-Prolin	– 86,2
L-Threonin	– 28,5

Tab. 1: Spezifische Drehung einiger aus Protein isolierter Aminosäuren

Aminosäuren sind Zwitterionen – dipolare Ionen

Aminosäuren liegen bei einem bestimmten pH-Wert als dipolare Ionen – Zwitterionen – vor.

Im dipolaren Zustand ist die Aminogruppe protoniert und die Carboxylgruppe dissoziiert, das Proton der Carboxylgruppe wandert an das freie Elektronenpaar der Aminogruppe. Es entsteht das unten dargestellte Zwitterion. Die Aminosäuren sind in dieser Form nach außen ungeladen, obwohl jedes Molekül eine positive und eine negative Ladung besitzt.

Aminosäuren enthalten also die COO^--Gruppe, die Protonen als H^+-Ionen aufnehmen kann, sie wirkt als Protonenakzeptor.

Aminosäuren enthalten die NH_3^+-Gruppe, die Protonen als H^+-Ionen abdissoziieren kann, sie wirkt als Protonendonator.

Da Aminosäuren Protonen aufnehmen und abgeben können, verhalten sie sich wie Säuren und Basen. Sie gehören zur Gruppe der Ampholyte (griech. amphi „zwei").

Den pH-Wert, bei dem eine Aminosäure als Zwitterion – also ohne Nettoladung – vorliegt, nennt man **isoelektrischen Punkt** (I.P.). Jede Aminosäure hat ihren charakteristischen isoelektrischen Punkt.
Die Löslichkeit von Aminosäuren ist am geringsten, wenn das Molekül als Zwitterion vorliegt.

Pufferfunktion von Aminosäuren

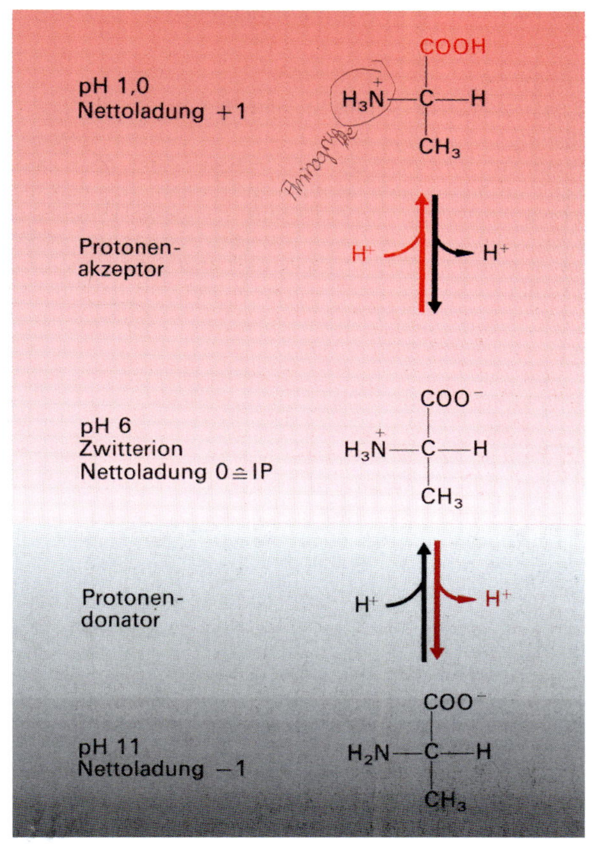

Abb. 1: Ladungszustand von Alanin in Abhängigkeit vom pH-Wert

Veränderung des pH-Wertes

Der Dissoziationsgrad einer Aminosäure ändert sich mit dem pH-Wert. In saurer Lösung ist die Carboxylgruppe nicht ionisiert und die Aminogruppe ionisiert. Die Aminosäure reagiert als Protonenakzeptor.

In alkalischer Lösung ist dagegen die Carboxylgruppe ionisiert und die Aminogruppe nicht ionisiert. Die Aminosäure reagiert als Protonendonator.

Diese Eigenschaft der Aminosäuren ist für den menschlichen Organismus von großer Bedeutung. Die Aminosäuren haben eine wichtige Pufferfunktion zu erfüllen, sie können den pH-Wert im Gewebe aufrechterhalten, vgl. S. 156f.

Aminosäuren	Drei-Buchstaben-symbol	Ein-Buchstaben-symbol
Alanin	Ala	A
Arginin	Arg	R
Asparagin	Asn	N
Asparaginsäure	Asp	D
Cystein	Cys	C
Glutamin	Gln	Q
Glutaminsäure	Glu	E
Glycin	Gly	G
Histidin[1]	His	H
Isoleucin	Ile	I
Leucin	Leu	L
Lysin	Lys	K
Methionin	Met	M
Phenylalanin	Phe	F
Prolin	Pro	P
Serin	Ser	S
Threonin	Thr	T
Tryptophan	Trp	W
Tyrosin	Tyr	Y
Valin	Val	V

1) über längere Zeit nicht entbehrlich

Tab. 1: Übersicht – Proteinogene Aminosäuren

Neben den Aminosäuren sind die jeweiligen Abkürzungen und der Ein-Buchstaben-Code angegeben.
Die acht essentiellen Aminosäuren sind in der Übersicht rot gekennzeichnet.

Aufgaben

1. *Nennen Sie die funktionellen Gruppen, die in jeder Aminosäure vorhanden sind.*
2. *Schreiben Sie die allgemeine Formel einer Aminosäure auf.*
3. *Erklären Sie den Begriff „isoelektrischer Punkt".*
4. *Erläutern Sie die unterschiedliche Wasserlöslichkeit von*
   a) Aspartat,
   b) Leucin, vgl. S. 103.

Die einzelnen Aminosäuren

Aminosäuren mit unverzweigter und verzweigter aliphatischer – kettenförmiger – Seitenkette – Monoamino-Monocarbonsäuren

Glycin ist die einfachste Aminosäure, sie besitzt als Seitenkette lediglich ein Wasserstoffatom. Glycin kann mithilfe des Coenzyms Tetrafolat aus Serin synthetisiert werden. Glycin ist zu 20 bis 30% im Kollagen enthalten.

Alanin weist als Seitenkette eine Methylgruppe auf, also eine kleine Seitenkette. Alanin ist die wichtigste glucogene Aminosäure. Im Organismus freigesetztes Alanin stammt nicht nur aus dem Proteinabbau, sondern auch indirekt aus dem Glucosestoffwechsel. Alanin wird in den peripheren Geweben gebildet: aus Pyruvat unter Übernahme von Aminogruppen, die beim Abbau der verzweigtkettigen Aminosäuren frei werden, vgl. S. 272. Der Alaningehalt der meisten Proteine beträgt 2 bis 7%.

Valin, **Leucin** und **Isoleucin** besitzen hydrophobe verzweigte Seitenketten. Durch die Verzweigung verringert sich die Oberfläche der Seitenkette. Aufgrund der verzweigten Seitenketten können diese Aminosäuren im Organismus nicht synthetisiert werden, sie gehören also zu den essentiellen Aminosäuren.

Aminosäuren, deren Seitenketten eine Hydroxylgruppe enthalten – Hydroxyaminosäuren

Serin und **Threonin** enthalten eine Hydroxylgruppe. Serin kann im Organismus aus Glycin synthetisiert werden. Serin bildet mit Phosphat Ester, es ist Bestandteil des Phosphoproteins Casein, vgl. S. 126. Die freien Hydroxylgruppen haben außerdem in bestimmten Enzymen eine besondere Funktion.

Threonin unterscheidet sich von Serin durch eine zusätzliche Methylgruppe, es ist eine essentielle Aminosäure.

Aminosäuren, deren Seitenketten ein Schwefelatom enthalten

Cystein und **Methionin** sind schwefelhaltige Aminosäuren. Cystein kann im Organismus aus Methionin und Serin synthetisiert werden. Methionin liefert das Schwefelatom und Serin die Kohlenstoffkette.

Die SH-Gruppe des Cysteins kann leicht dehydriert werden, es kommt zur Disulfidbrückenbildung innerhalb des Proteinmoleküls. Auch freies Cystein kann dehydriert werden, es entsteht Cystin, vgl. S. 106. Cystin ist in Keratin und Insulin enthalten.

Methionin ist eine essentielle Aminosäure. Methionin vermag die über das Schwefelatom gebundene Methylgruppe zu übertragen. Diese Methylreaktion ist ein wichtiger Vorgang im intermediären Stoffwechsel.

Die Sulfate beider Aminosäuren werden außerdem für Entgiftungsfunktionen benötigt.

Aminosäuren, deren Seitenkette eine Aminogruppe enthalten – Diamino-Monocarbonsäuren

Lysin und **Arginin** sind basische Aminosäuren, sie werden auch als Diamino-Monocarbonsäuren bezeichnet. Sie besitzen alle zusätzlich eine zweite Aminogruppe in der Seitenkette.

Arginin reagiert stärker basisch als Lysin. Arginin ist als Zwischenprodukt der Harnstoffsynthese von besonderer Bedeutung. 3 bis 6% Arginin sind durchschnittlich in den Proteinen enthalten.

Lysin ist eine essentielle Aminosäure. Pflanzliche Proteine enthalten im Gegensatz zu tierischen relativ wenig Lysin, hierauf beruht die geringere biologische Wertigkeit dieser Proteine, vgl. S. 111. Lysin ist wesentlicher Bestandteil des Kollagens.

Aminosäuren, deren Seitenketten eine Carboxylgruppe oder deren Amid enthalten

Asparaginsäure und **Glutaminsäure** sind saure Aminosäuren, sie werden auch als Monoamino-Dicarbonsäuren bezeichnet. Sie besitzen eine zusätzliche Carboxylgruppe in der Seitenkette. Glutaminsäure ist wesentlicher Bestandteil des Weizenproteins Gluten. Die Salze dieser Aminosäuren heißen Aspartat und Glutamat.

Aspartat und Glutamat ermöglichen im intermediären Stoffwechsel die Transaminierung und Desaminierung. Sie wirken direkt oder indirekt bei der Harnstoffsynthese mit, vgl. S. 270f.

Natriumglutamat wird Lebensmitteln als Geschmacksverstärker zugesetzt, vgl. S. 218.

Asparagin und Glutamin sind die Amide dieser beiden Aminosäuren, bei der Hydrolyse entstehen Ammoniak und Asparaginsäure bzw. Glutaminsäure.

Aminosäuren mit aromatischen Seitenketten

Eine aromatische Seitenkette enthält einen Benzolring.

Histidin ist in Enzymen vorhanden, es hat die Aufgabe, Protonen aufzunehmen bzw. abzugeben. Auch mit Schwermetallen kann Histidin Bindungen eingehen, es ist z. B. an der Bindung des Eisens in allen Hämproteinen beteiligt, vgl. S. 178. Durch Decarboxylierung von Histidin entsteht Histamin, vgl. S. 320. Histidin ist für den Säugling essentiell.

Phenylalanin und **Tryptophan** besitzen hydrophobe aromatische Seitenketten. Phenylalanin und Tryptophan sind essentielle Aminosäuren, da der Organismus diese aromatischen Seitenketten nicht synthetisieren kann. Der Tryptophangehalt der Lebensmittel ist sehr gering.

Tryptophan kann im Organismus zu Niacin umgebaut werden, vgl. S. 200. Hierauf beruht die Antipellagra-Aktivität hochwertiger Proteine.

Phenylalanin führt bei angeborenem Enzymmangel zur Phenylketonurie, vgl. S. 432. Der Phenylalaningehalt fast aller Proteine beträgt 4 bis 5%.

Tyrosin kann im menschlichen Organismus aus Phenylalanin aufgebaut werden. Phenylalanin und Tyrosin liefern dem Organismus den Benzolring, der für die Synthese von Adrenalin und Thyroxin benötigt wird. Auch der Farbstoff Melanin, der in Haut und Haaren enthalten ist, wird aus Phenylalanin gebildet.

Aminosäure mit cyclischem Aufbau

Prolin ist eine cyclische Aminosäure, die aus Glutamat gebildet wird. Prolin und Hydroxyprolin sind reichlich im Kollagen vorhanden.

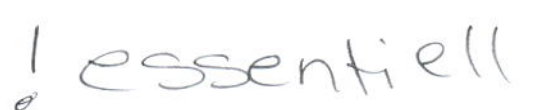

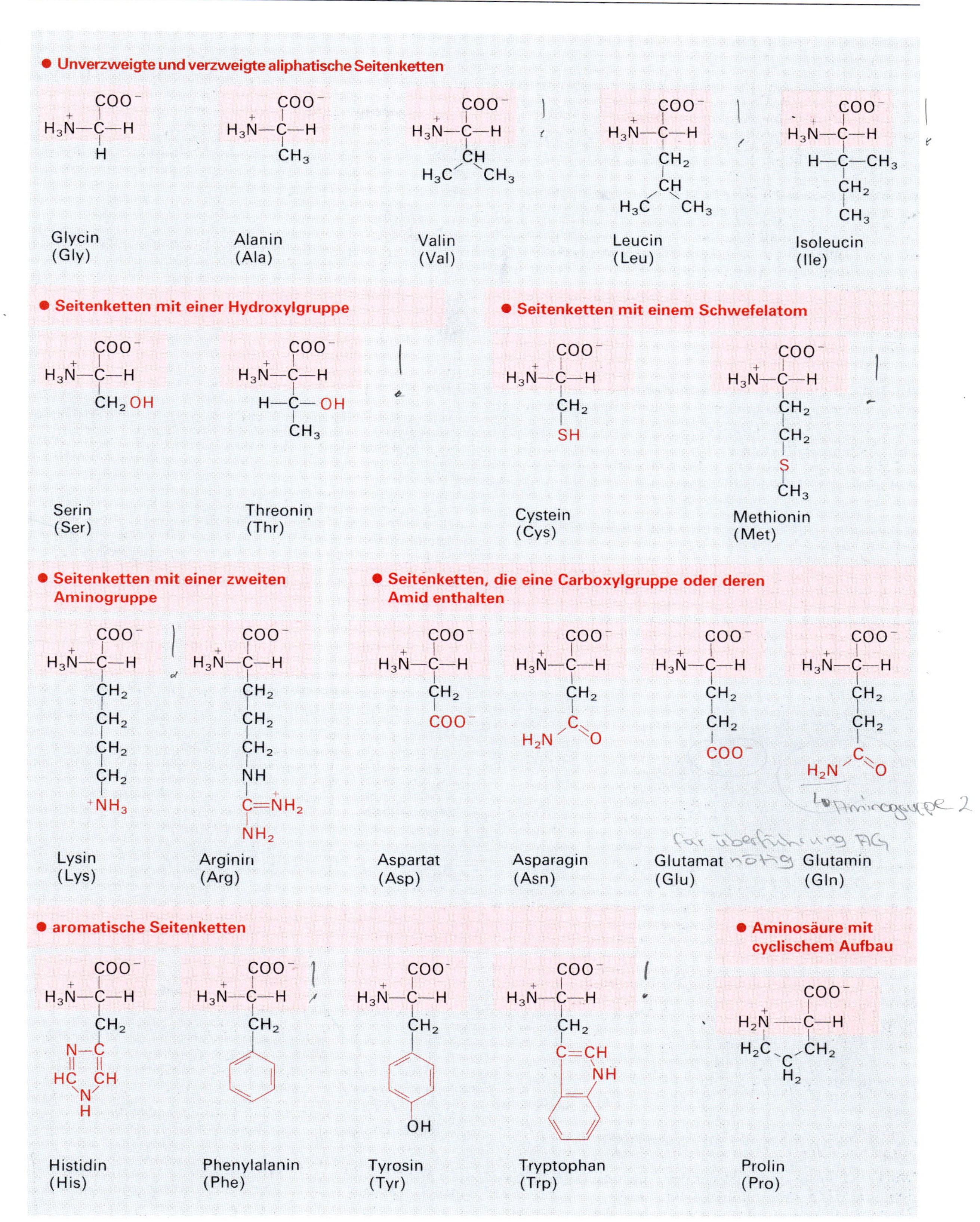

Abb. 1: Einteilung der Aminosäuren nach den Seitenketten

Einteilung der Aminosäuren nach der Wasserlöslichkeit der Seitenketten

Einige Aminosäuren sind aufgrund ihrer Seitenkette bei biologischem pH-Wert unpolar oder hydrophob, andere sind polar oder hydrophil. Die Wechselwirkung der Aminosäureseitenketten mit Wasser ist für die Konformation der Proteine von entscheidender Bedeutung.

Acht Aminosäuren besitzen **unpolare Seitenketten**, diese Aminosäuren stoßen Wasser ab und neigen dazu, sich zusammenzulagern. Zu dieser Gruppe gehören folgende Aminosäuren: Alanin, Valin, Leucin, Isoleucin, Prolin, Phenylalanin und Tryptophan.

30 bis 50 % der Aminosäuren in den meisten Proteinen besitzen unpolare Seitenketten. Die Stabilität einer Proteinstruktur steigt mit der Anzahl der unpolaren Seitenketten, die miteinander in Berührung kommen.

Aminosäuren mit polaren Seitenketten

Diese Aminosäuren enthalten in den Seitenketten Sauerstoff- und Stickstoffatome, die Wasserstoffbrückenbindungen ausbilden können, vgl. S. 106.

Aufgrund der Ladung der Seitenketten kann folgende Einteilung vorgenommen werden:

- **basische – positiv geladene** – Aminosäuren: Lysin, Arginin und Histidin
- **neutrale – ungeladene** – Aminosäuren: Glutamin, Asparagin, Cystein, Glycin, Methionin, Serin, Threonin und Tyrosin
- **saure – negativ geladene** – Aminosäuren: Aspartat und Glutamat, sie enthalten eine zweite Carboxylgruppe

Die Einteilung der Aminosäuren nach der Wasserlöslichkeit kann unterschiedlich vorgenommen werden, da einzelne Seitenketten sowohl polare als auch unpolare Elemente aufweisen. Je nach dem pH-Wert kann sich die Wasserlöslichkeit ändern, vgl. S. 101.

Essentielle Aminosäuren

Essentielle Aminosäuren können im menschlichen Organismus nicht synthetisiert werden, da entsprechende Enzyme fehlen. Diese Aminosäuren werden jedoch für den Aufbau von körpereigenen Proteinen benötigt. Die essentiellen Aminosäuren müssen also mit der Nahrung aufgenommen werden.

Essentielle Aminosäuren, die nicht synthetisiert werden können, besitzen
- verzweigte Kohlenstoffketten,
- aromatische Seitenketten oder
- eine dritte funktionelle Gruppe im Molekül.

Ob eine Aminosäure für den Menschen essentiell ist, kann mithilfe der Stickstoffbilanz ermittelt werden, vgl. S. 116.

Für die Biosynthese der nichtessentiellen Aminosäuren wird
- eine Kohlenstoffkette benötigt, die aus dem Kohlenhydrat- oder Fettstoffwechsel stammt,
- Stickstoff benötigt, der durch eine andere N-haltige Verbindung oder NH_4^+ geliefert wird.

6.1.3 Peptide

Peptide entstehen, indem die Aminogruppe der einen Aminosäure mit der Carboxylgruppe einer zweiten Aminosäure unter Wasserabspaltung reagiert. Diese Bindungsform bezeichnet man als Säureamidbildung oder Peptidbindung.

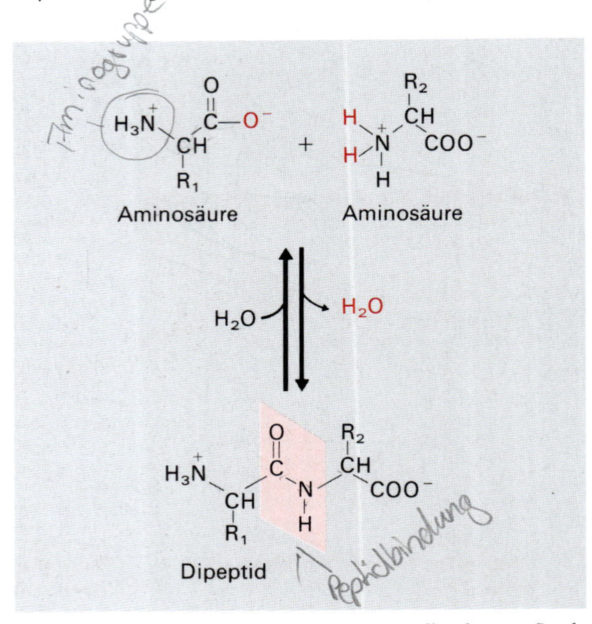

Abb. 1: Allgemeine Darstellung einer Peptidbindung – Strukturformeln zweier beliebiger Aminosäuren

Dipeptide besitzen wiederum je eine funktionelle α-Aminogruppe und α-Carboxylgruppe, die mit weiteren Aminosäuren reagieren können.

Man bezeichnet die Peptidketten je nach der Anzahl der Aminosäurereste als
- Dipeptide,
- Tripeptide ...,
- Oligopeptide – weniger als 10 Aminosäurenreste,
- Polypeptide – bis zu 100 Aminosäurenreste,
- Proteine – mehr als 100 Aminosäurenreste.

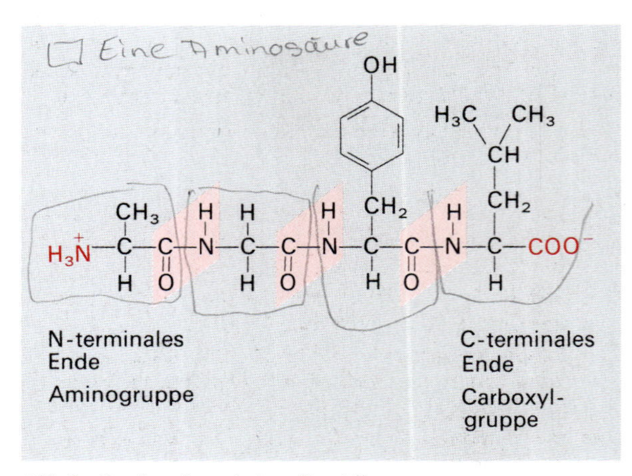

Abb. 2: Strukturformel einer Peptidkette

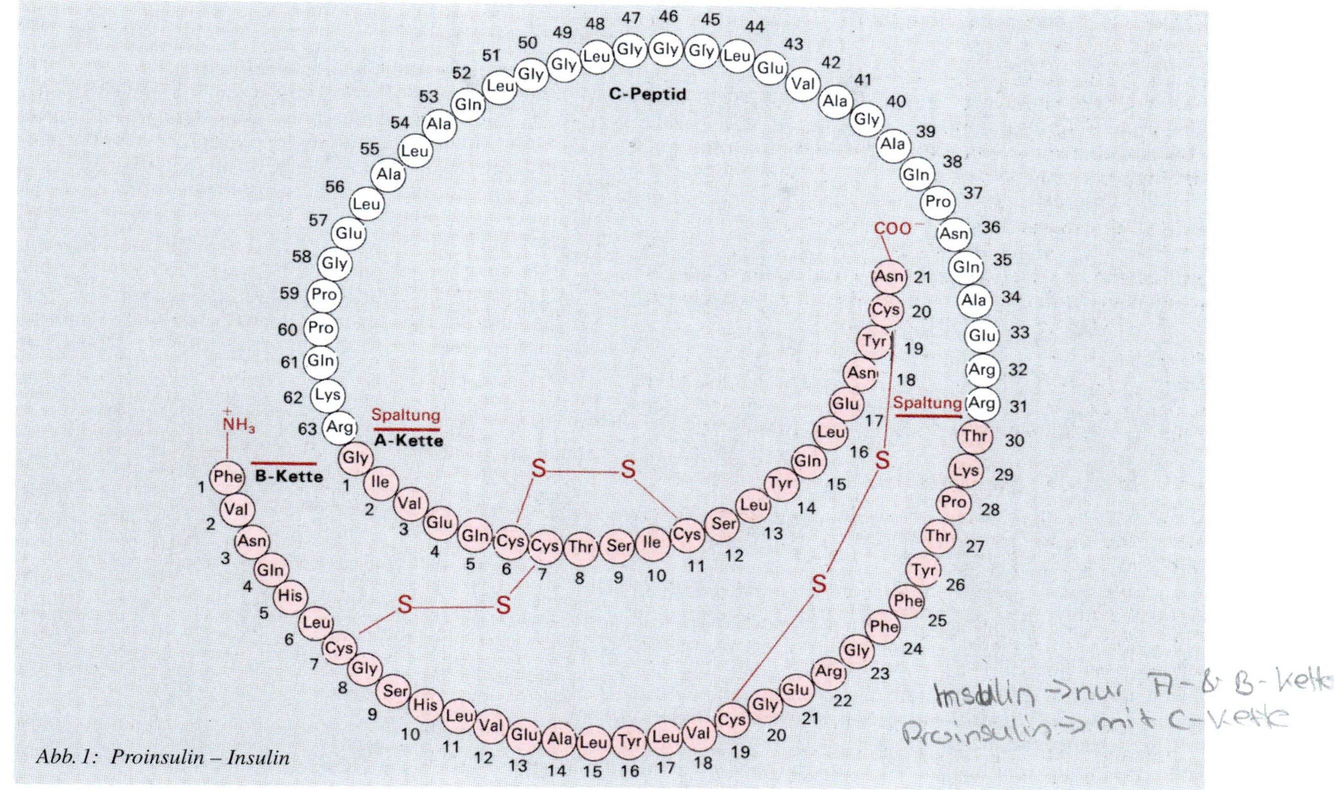

Abb. 1: Proinsulin – Insulin

Viele durch Peptidbindung miteinander verknüpfte Aminosäuren bilden eine unverzweigte **Polypeptidkette**. Die zwanzig Aminosäuren kommen dabei in unterschiedlicher Menge vor. In einigen Proteinen sind also bestimmte Aminosäuren kaum vorzufinden, in anderen dagegen in großer Menge.

```
  H     O     R     H     O     R     H     O
  |     ||    |     |     ||    |     |     ||
  N     C     CH    N     C     CH    N     C
 ·  \  /  \  /  \  /  \  /  \  /  \  /  \  /  ·
     CH    N     C     CH    N     C     CH
     |     |     ||    |     |     ||    |
     R     H     O     R     H     O     R
```

Abb. 2: Peptidkette – Ausschnitt

Als Beispiel für ein Polypeptid mit biologischer Aktivität sei hier das Proinsulin genannt, es besteht aus insgesamt 84 Aminosäureresten. Durch hydrolytische Spaltung wird das C-Peptid abgespalten, es entsteht Insulin.

Andere Polypeptide sind z. B. Glucagon und zahlreiche Antibiotika.

- Zwei Aminosäuren verbinden sich unter Wasserabspaltung zu einem Dipeptid, dieses kann durch Hydrolyse wieder in Aminosäuren zerfallen.
- Viele durch Peptidbindungen verknüpfte Aminosäurenreste bilden unverzweigte Polypeptidketten.
- Polypeptide enthalten bis zu 100 **Aminosäurereste**, die in immer **anderer Reihenfolge miteinander verknüpft** werden.
- Polypeptide erfüllen wichtige physiologische Funktionen, z. B. als Hormone.

Aufgaben

1. *Ein Tripeptid soll aus Glycin-, Alanin- und Serin-Bausteinen synthetisiert werden. Wie viel Tripeptide können hergestellt werden?*
2. *Beschreiben Sie den hydrolytischen Abbau eines Tripeptides.*
3. *Erklären Sie die Begriffe: Peptidbindung, Polypeptid.*
4. *Histidin hat drei ionisierbare funktionelle Gruppen.*
   a) *Zeichnen Sie die Strukturen des vorherrschenden Ionisationszustandes von Histidin bei pH 1, pH 4, pH 8 und pH 12 auf.*
   b) *Wie groß ist die Nettoladung bei den verschiedenen pH-Werten?*

```
          COO⁻
   +      |
  H3N  —  C — H
          |
          CH2
          |
      N — C
      ||  ||
     HC   CH
       \ /
        N
        |
        H
```

Abb. 3: Histidin (His)

6.1.4 Struktur der Proteine

Primärstruktur – Aminosäuresequenz

Proteine entstehen also, indem 100 bis 220000 **Aminosäuren** in immer **anderer Reihenfolge miteinander verknüpft** werden. Als Primärstruktur bezeichnet man die Sequenz der Aminosäuren und die Stellung der Disulfidbrücken, falls solche vorhanden sind.

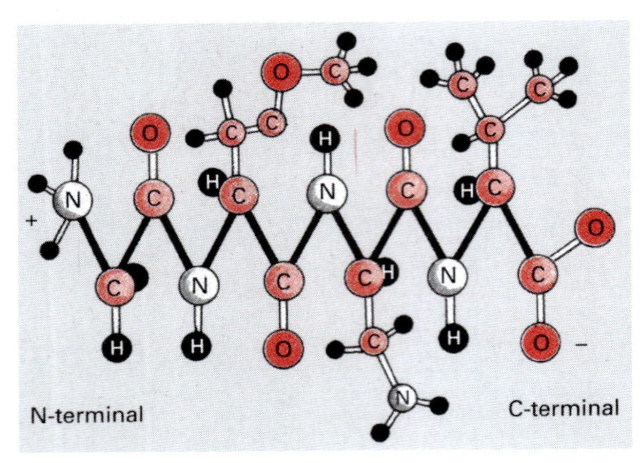

Abb. 1: Aminosäuresequenz

Durch Reihenfolge und Anteil der verschiedenen Aminosäuren werden die weitere räumliche Struktur und damit die Eigenschaften der Proteine bestimmt. Die Aminosäuresequenz, die auch Primärstruktur genannt wird, ist genetisch festgelegt, vgl. S. 273. Jeder lebende Organismus hat sein ganz individuelles Aminosäuremuster.

Die Aminosäuresequenz – Primärstruktur – ist jeweils charakteristisch für ein spezielles Protein und verleiht diesem bestimmte Eigenschaften.

Die Grundausstattung von zwanzig Aminosäuren kann bei der Synthese von Proteinen noch ergänzt werden. Bei der Synthese von Kollagen werden z.B. viel Prolinreste zu Hydroxyprolin hydroxyliert. Die Hydroxylgruppen stabilisieren die Kollagenfasern. Ein Vitamin-C-Mangel bewirkt eine ungenügende Hydroxylierung des Kollagens, Skorbut kann die Folge sein, vgl. S. 206.

Räumliche Struktur der Proteine

Durch Röntgenanalyse hat man festgestellt, dass die Proteine nicht nur bestimmte Aminosäuresequenzen aufweisen, sondern jeweils auch durch besondere räumliche Strukturen – Konformationen – gekennzeichnet sind.

Sekundär- und Tertiärstruktur der Proteine

Die **Sekundärstruktur** bezieht sich auf die räumliche Anordnung von Aminosäurenresten, die nahe beieinander liegen. Unter der **Tertiärstruktur** versteht man räumliche Beziehungen von Aminosäureresten, die weit voneinander entfernt sind. Die Unterteilung in Sekundärstruktur und Tertiärstruktur ist mehr historisch zu verstehen.

Die Proteinketten nehmen durch spontane Selbstfaltung eine bestimmte räumliche Struktur – Konformation – ein, erst in dieser dreidimensionalen Struktur sind die Proteine biologisch aktiv.

Bindungstypen, die die räumliche Struktur von Proteinen ermöglichen

Wasserstoffbrücken erfolgen zwischen
- einem Wasserstoffatom, das an ein stark elektronegatives Atom – in biologischen Systemen fast immer Stickstoff oder Sauerstoff – gebunden ist; das Wasserstoffatom erhält dadurch eine positive Partialladung;
- und einem weiteren elektronegativen Atom des gleichen oder eines anderen Moleküls, ebenfalls Sauerstoff oder Stickstoff mit einem einsamen Elektronenpaar.

Bei der Wasserstoffbrückenbindung zwischen der Carbonyl- und der Amidgruppe eines Proteins dient die NH-Gruppe als Wasserstoffdonator und die CO-Gruppe als Wasserstoffakzeptor.

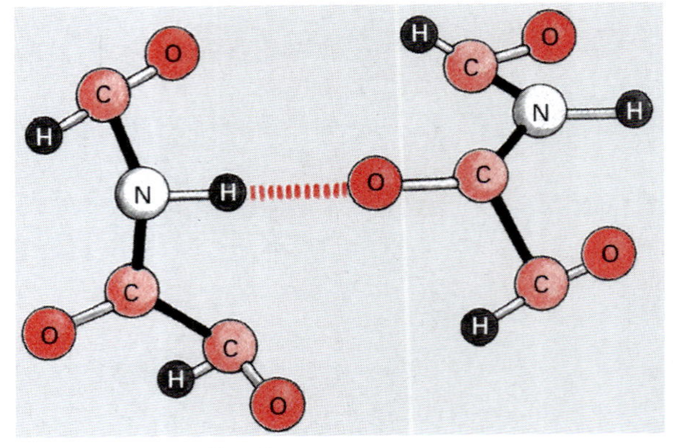

Abb. 2: Wasserstoffbrücke

Wasserstoffbrücken können auch mit den **polaren Gruppen der Seitenketten** ausgebildet werden.

Die Ausbildung von Wasserstoffbrücken zwischen **ionisierbaren Gruppen** ist abhängig vom pH-Wert. Asparaginsäure und Glutaminsäure können z.B. als Wasserstoffdonator oder als Wasserstoffakzeptor dienen.

Disulfidbrücken entstehen, indem zwei Cystein-SH-Gruppen innerhalb eines Moleküls oder auch in zwei benachbarten Ketten durch Wasserstoffabspaltung dehydriert werden und eine Disulfidbrücke (—S—S-Bindung) bilden.

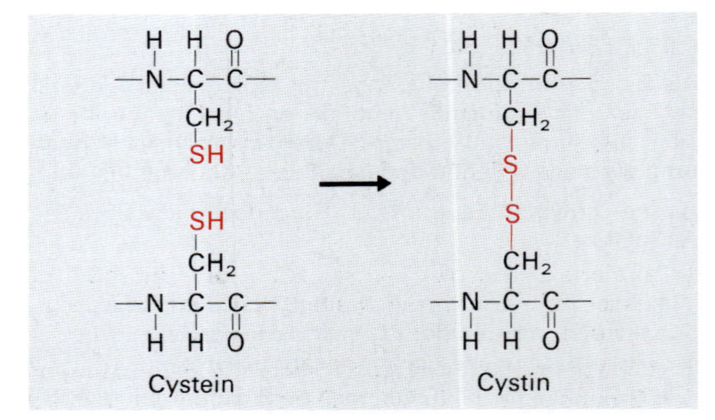

Abb. 3: Disulfidbrücke

Durch **hydrophobe Wechselwirkungen** zwischen den Seitenketten von Valin, Leucin, Isoleucin und Phenylalanin werden Wassermoleküle aus dem Inneren des Proteinmoleküls verdrängt, vgl. Phospholipide in den Zellmembranen, vgl. S. 81.

Häufig auftretende räumliche Strukturen sind:

α-Helix: Hier ist die Peptidkette um eine imaginäre Achse gewunden, die jeweiligen Seitenketten der Aminosäuren stehen nach außen ab. Die α-Helixstruktur wird durch Wasserstoffbrücken zwischen den NH-Gruppen einer Windung und den CO-Gruppen der folgenden Windung stabilisiert. Im Myoglobin und im Hämoglobin ist der α-Helix vorherrschendes Strukturelement.

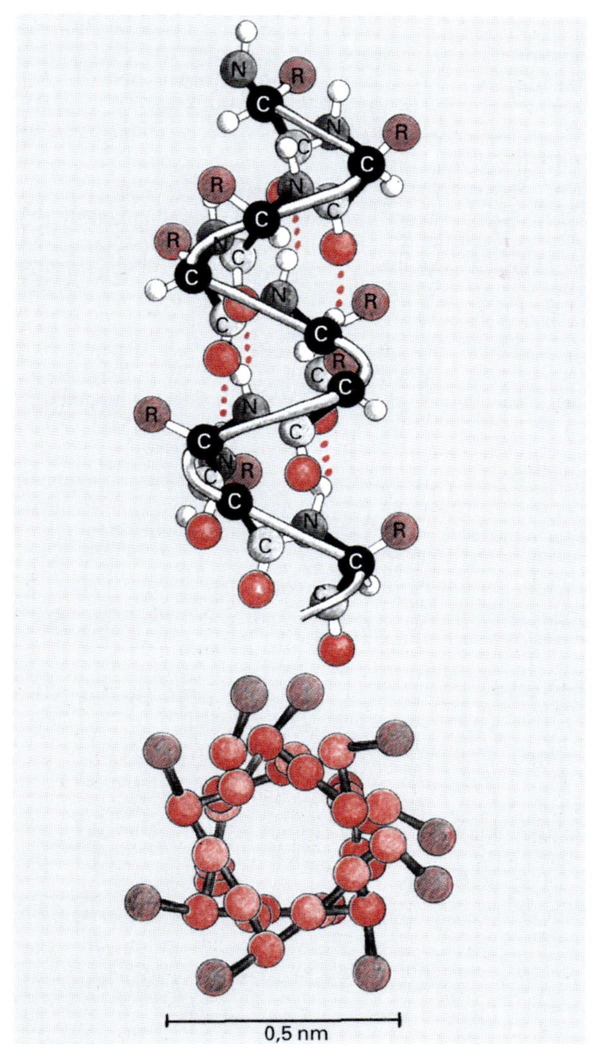

Abb. 1: α-Helix

β-Faltblatt: Der Name „β-Faltblatt" wurde gewählt, da dies nach dem α-Helix die zweite Struktur war, die aufgeklärt wurde.

Durch Wasserstoffbrücken zwischen CO-Gruppen und NH-Gruppen verschiedener Polypeptidketten entsteht zunächst ein flächenhaftes Gebilde. Struktureinheiten aus zwei bis fünf Strängen treten besonders häufig auf. Die Stränge in einem β-Faltblatt können dieselbe Richtung aufweisen oder entgegengesetzt verlaufen. Die Seitenketten der Aminosäurereste ragen nach oben und unten aus der Faltblattstruktur heraus. Es liegt außerdem eine Auffaltung (Knickung um 90°) der Peptidketten vor.

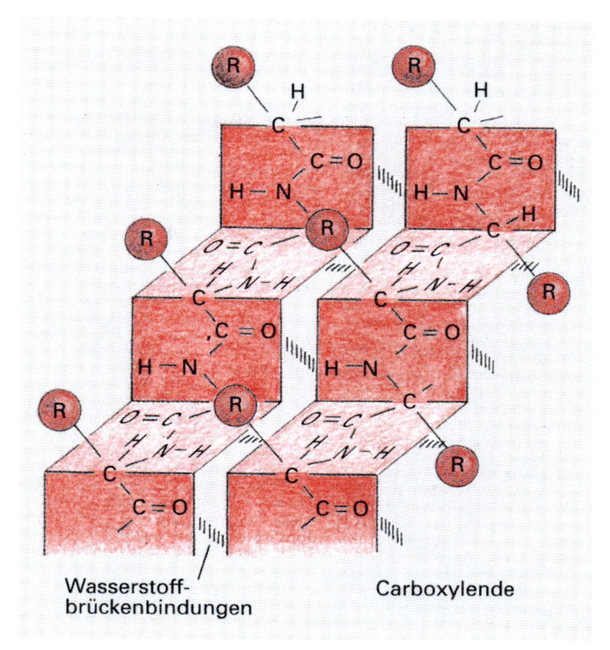

Abb. 2: β-Faltblatt – 2 Polypeptidketten

Kollagenhelix: Dieser Helix weist besondere Strukturmerkmale auf. Der Helix ist gestreckter als der α-Helix. Drei linksgängige Helices winden sich rechtsgängig umeinander und bilden einen Tripelhelix. Sie sind zu einem Seil verdrillt. Die drei Stränge sind durch Wasserstoffbrücken miteinander verknüpft. Der Anteil an Glycinresten im Kollagenmolekül beträgt nahezu ein Drittel. Glycin, dessen Seitenkette nur aus einem Wasserstoffatom besteht, beansprucht wenig Platz und passt so in den Innenraum des Helix.

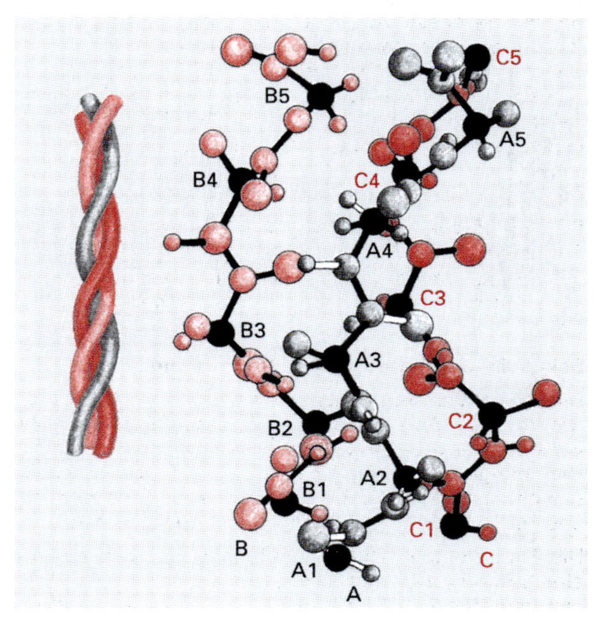

Abb. 3: Kollagenhelix

Supersekundärstrukturen

Proteine bestehen aus unterschiedlichen Gruppierungen von Sekundärstrukturen.

Dies soll am Beispiel des Myoglobins erläutert werden. Das Myoglobin besteht aus acht α-Helixabschnitten, die etwa 70 % der Hauptkette ausmachen. Der Rest der Kette bildet Schleifen zwischen den Helices. Die Aminosäurenreste mit unpolaren Seitenketten wie Leucin und Valin befinden sich fast vollständig im Inneren des Moleküls, im Außenbereich des Myoglobins sind dagegen polare und unpolare Seitenketten.

Proteine falten sich also spontan so, dass die hydrophoben Seitenketten im Inneren versteckt sind und die hydrophilen Seitenketten an der Oberfläche liegen.

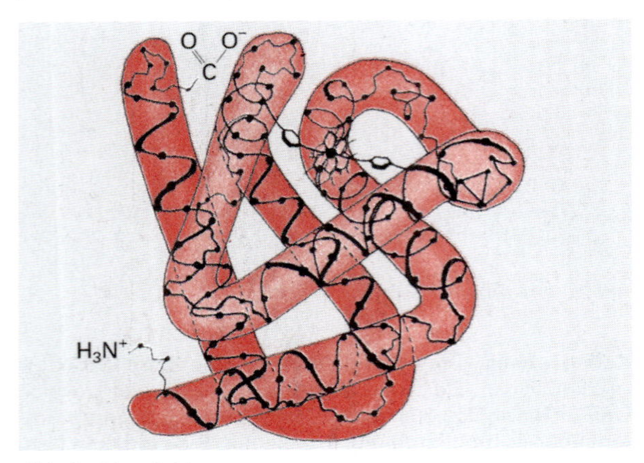

Abb. 1: Myoglobin

Quartärstruktur der Proteine

Viele Proteine besitzen eine relative Molekülmasse von über 50 000. Diese Proteine bestehen aus zwei oder mehreren Polypeptiden – Untereinheiten. Hämoglobin besteht z. B. aus vier Polypeptidketten.

Die Quartärstruktur kennzeichnet die räumliche Anordnung mehrerer solcher Untereinheiten.

Dies sei am Beispiel des Hämoglobins, vgl. S. 114, erläutert: Dieses Protein besteht aus vier Polypeptidketten. Jede einzelne Kette ähnelt im Aufbau einem Myoglobinmolekül.

Bis zu einer Länge von 600 Aminosäuren nehmen die Proteine Kugel- oder Ellipsoidform an und besitzen dann einen Durchmesser von bis zu 20 nm. Längere Aminosäureketten liegen meist in länglicher Form vor, sie übernehmen entsprechende Aufgaben in Muskelzellen und Sehnen.

Aufgaben

1. *Welcher Unterschied besteht zwischen Proteinen und Kohlenhydraten bzw. Fetten hinsichtlich des elementaren Aufbaus?*
2. *Erklären Sie die Begriffe: Primärstruktur, Sekundärstruktur und Quartärstruktur.*
3. *Erläutern Sie den Zusammenhang zwischen Aufbau und Eigenschaften der Proteine.*

6.1.5 Löslichkeit von Proteinen

Als **Kolloide** (kolloid – leimähnlich) bezeichnet man Stoffe, die nicht durch tierische Zellmembranen wandern können. Von kolloiden Lösungen spricht man dementsprechend, wenn die Teilchengröße des zu lösenden Stoffes 1 bis 100 nm beträgt. Allerdings geht man davon aus, dass die Teilchen des zu lösenden Stoffes aus mehreren Molekülen bestehen.

Im Gegensatz dazu spricht man von **molekularen** oder **echten** Lösungen, wenn anorganische oder organische Moleküle einzeln in der Lösung vorliegen und die Teilchengröße unter 1 nm (1 nm = 0,001 µm) liegt.

Proteinlösungen sind echte Lösungen, die Moleküle liegen einzeln vor. Allerdings sind die Proteinmoleküle größer als 1 nm, sie erreichen die Größe von Kolloidteilchen.

Die Löslichkeit von Proteinen ist sehr unterschiedlich, entscheidend ist die Anzahl von polaren und unpolaren Gruppen bzw. die Anordnung des Moleküls. Im Allgemeinen sind sie nur in stark polaren Lösungsmitteln, z. B. Wasser, löslich.

In Wasser ist die Löslichkeit vom pH-Wert und anwesenden Salzen abhängig. Die Löslichkeit steigt im Bereich kleiner Ionenstärke und sinkt im Bereich großer Ionenstärke.

Einfluss von Neutralsalzen auf die Löslichkeit

In niedriger Konzentration (0,5 bis 1 mol/l) vermindern sie die elektrostatischen Anziehungskräfte zwischen den Proteinmolekülen und wirken so löslichkeitserhöhend. Man spricht vom „Einsalz-Effekt".

In höherer Konzentration bilden sich um die Ionen der Salze Hydrathüllen, vgl. S. 166, es steht weniger Lösungsmittel zur Verfügung. Man spricht vom „Aussalz-Effekt".

Als polare Substanzen sind Proteine in wässriger Lösung hydratisiert. Der Hydrationsgrad (g Hydratwasser pro g Protein) ist unterschiedlich. Er beträgt z. B. für Ovalbumin 0,22, für Lactoglobulin 0,8 und für Hämoglobin 0,3.

Die Quellung der unlöslichen Proteine entspricht der Hydration der löslichen Proteine. Durch Wassereinlagerungen in die Proteinstrukturen erfolgen eine Volumenvergrößerung und andere Änderungen der physikalischen Eigenschaften.

Muskelgewebe enthält z. B. 3,5 g Wasser pro g Proteintrockenmasse.

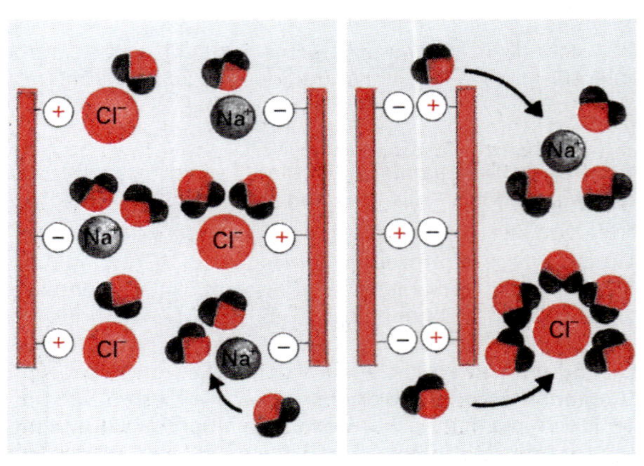

Abb. 2: Einsalz-Effekt *Abb. 3: Aussalz-Effekt*

6.1.6 Denaturierung von Proteinen

Beim Kochen von Eiern, beim Sauerwerden von Milch und bei vielen anderen Vorgängen gerinnen Proteine.

Dieser Vorgang wird auch als Denaturierung bezeichnet, da hier die natürlichen – nativen – räumlichen Strukturen der Proteine verändert werden. Unter Denaturierung versteht man ein Entfalten eines Proteins, d.h., die dreidimensionale Struktur, z. B. die hydrophoben Bindungen, wird gelöst, die Peptidkette liegt fast gestreckt vor. Die Aminosäuresequenz bleibt jedoch erhalten. Die Denaturierung entspricht dem Schmelzvorgang, bei dem das Raumgitter des Kristalls zusammenbricht.

Durch die Denaturierung geht die biologische Aktivität, z.B. die Enzymaktivität, verloren. Die chemischen und physikalischen Eigenschaften werden stark verändert.

Die Denaturierung von Proteinen kann durch verschiedene Einflüsse erfolgen, hierbei werden die Wasserstoffbrücken, Ionenbindungen oder hydrophoben Bindungen gelöst.

Denaturierung erfolgt durch
- Erhitzen, meist zwischen 60 bis 80 °C
- Änderung des pH-Wertes, z.B. durch Säuren
- organische Lösungsmittel, z.B. Ethanol
- Harnstoff, Salze

Die Denaturierung der Proteine ist umkehrbar (reversibel), wenn z.B. die Schwefelbrücken-Disulfidbrücken, vgl. S. 106, wieder ausgebildet werden können, sie ist jedoch irreversibel, wenn Schwefelgruppen bei der Auffaltung freigelegt werden und „falsche" Schwefelbrücken ausgebildet werden.

Durch Säuren und Basen ausgelöste Denaturierungen sind häufig reversibel, d.h., durch Wiederherstellung des ursprünglichen pH-Wertes kann das Protein seine native Form wieder erlangen.

Die Denaturierung durch Hitze kann durch einen günstigen pH-Wert nach oben verschoben werden.

Irreversible (nicht umkehrbare) Denaturierungen werden durch organische Lösungsmittel ausgelöst, da sie die Löslichkeit der unpolaren Seitenketten im Wasser erhöhen.

Bei globulären – kugelförmigen – Proteinen bewirkt die Denaturierung eine Abnahme der Löslichkeit und der Quellbarkeit, z.B. Ovalbumin im Hühnerei.

Bei fibrillären – faserförmigen – Proteinen führt die Denaturierung zu einer Zunahme der Löslichkeit und der Quellbarkeit. Die Denaturierung von Kollagen beim Kochen von Fleisch verursacht das Entstehen von Gelatine.

Für die menschliche Ernährung und bei lebensmitteltechnologischen Prozessen ist die Denaturierung der Proteine von besonderer Bedeutung.

Denaturierte Proteine können von Verdauungsenzymen leichter angegriffen werden, da die Peptidketten eine größere Oberfläche aufweisen. Denaturierte Proteine, z.B. weich gekochtes Ei, sind daher leichter verdaulich als natürliche Proteine, z.B. rohes Ei.

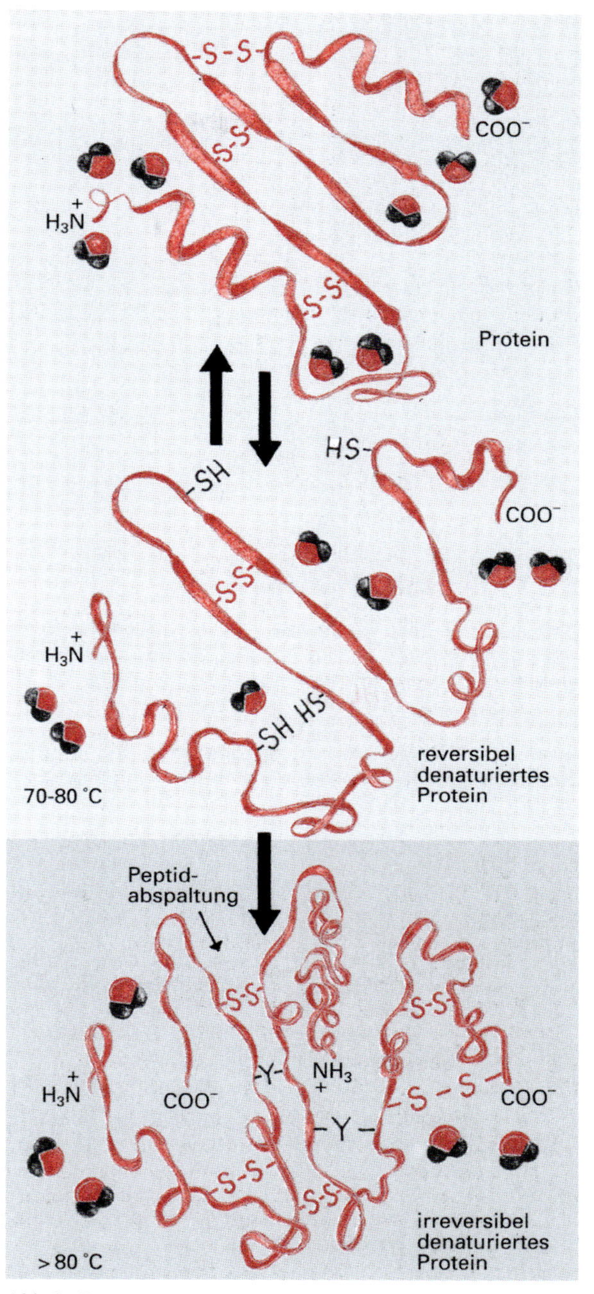

Abb. 1: Denaturierung – Renaturierung von Proteinen

Aufgaben

1. *Erläutern Sie die Bedeutung der Magensalzsäure für die Eiweißverdauung.*
2. *Begründen Sie die Tatsache, dass die Löslichkeit bei Kollagen durch die Denaturierung zunimmt.*
3. *Erläutern Sie die Bedeutung des Säuerns und Salzens bei der Vorbereitung von Fischfilet.*

6.2 Einteilung der Proteine

Proteine – Einteilung

Makromoleküle, bestehend aus Aminosäuren – einfache Proteine

- globuläre Proteine
- fibrilläre Proteine

Makromoleküle, bestehend aus Aminosäuren und Nichtproteinanteil – zusammengesetzte Proteine

- Phosphoproteine
- Glykoproteine
- Lipoproteine
- Chromoproteine
- Nucleoproteine

6.2.1 Einfache Proteine

Einfache Proteine sind Makromoleküle, die nur aus Aminosäuren bestehen. Sie können aufgrund ihrer räumlichen Struktur in zwei Gruppen unterteilt werden.

Globuläre Proteine – Sphäroproteine

Globuläre Proteine sind eng zu kompakten Kugelformen zusammengefaltet. Sie sind meist in Wasser löslich. Fast alle Enzyme, Transport-, Speicherproteine und Antikörper sind globuläre Proteine.

Versuche

1. ***Albumine:*** *Mischen Sie 10 g Hackfleisch mit 50 ml dest. Wasser. Filtrieren Sie das Wasser ab und erhitzen Sie dies auf 70 °C.*
   Prüfen Sie das Wasser mit einigen Tropfen konz. Salpetersäure auf Eiweißstoffe.
2. ***Globuline:*** *Geben Sie das bereits in Versuch 1 ausgewaschene Hackfleisch in eine verdünnte Salzlösung, waschen Sie es erneut aus. Filtrieren Sie die Flüssigkeit ab und erhitzen Sie sie auf 70 °C.*
   Prüfen Sie die Flüssigkeit mit einigen Tropfen konz. Salpetersäure auf Eiweißstoffe.
3. ***Klebereiweiß*** *– Gluten: Mischen Sie 4 EL Weizenmehl mit 2 EL Wasser und 1/2 TL Salz.*
   Lassen Sie den Teig eine halbe Stunde ruhen.
   Geben Sie ihn dann in ein Leinentuch und waschen Sie ihn in einer Schüssel mit Wasser aus.
   Betrachten Sie die Beschaffenheit des Rückstandes, vgl. Foto S. 55.
4. ***Klebereiweiß*** *– Gluten: Trocknen Sie das gewonnene Klebereiweiß vorsichtig mit einem Tuch ab. Legen Sie es in ein Porzellanschälchen und decken Sie dieses mit einem Uhrglas ab.*
   Erhitzen Sie es dann auf 70 °C.
   Beobachten Sie die Veränderung.

Albumine

Albumine haben eine relative Molekülmasse von 66 000, sie bestehen aus 580 Aminosäureresten. Cystein ist reichlich enthalten. 50 % der Peptidkette liegt in α-Helixform vor. Die Halbwertzeit der Albumine beträgt 17 bis 27 Tage.

Löslichkeit: gut in destilliertem Wasser. Sie besitzen als einzige Proteine die Eigenschaft, auch am isoelektrischen Punkt löslich zu sein.

Denaturierung: durch Hitze bei 70 °C.

Vorkommen im menschlichen Organismus

Serumalbumine, in Zellen, in Enzymen. 40 % des Albumins im menschlichen Organismus befinden sich im Plasma.

Aufgaben im menschlichen Organismus

Albumine sind Trägersubstanzen, z. B. für Cobalamine, Calcium- und Magnesiumionen, Fettsäuren, Tryptophan und Arzneimittel. Sie stellen auch eine Aminosäurereserve für den Organismus dar, sie transportieren Aminosäuren zu den Zellen.

Vorkommen in Lebensmitteln

In Milch (Lactoalbumin), Eiklar (Ovalbumin), Fleisch, Fisch, Weizen-, Roggen- und Gerstenkörnern (Leukosin), Hülsenfrüchten (Legumelin), Kartoffeln, Obst und Gemüse. Die biologische Wertigkeit ist sehr hoch.

Fraktionen	Sojabohne	Erdnuss	Erbse	Mungobohne	Saubohne
Albumine	10	15	21	4	20
Globuline	90	70	66	67	60
Gluteline	0	10	12	29	15

Tab. 1: Proteinverteilung (%) in Hülsenfrüchten

Globuline

Globuline sind eine heterogene Gruppe von Substanzen. Meist kommen Globuline im Zusammenhang mit einem Nichteiweißanteil vor, vgl. S. 114. Globuline haben ein höheres Molekulargewicht als Albumine.

Löslichkeit: leicht löslich in 10%iger Kochsalzlösung und wässeriger Alkalilösung, schwer löslich in destilliertem Wasser.

Denaturierung: durch Hitze bei 70 °C.

Vorkommen im menschlichen Organismus

Serumglobuline, in Zellen.

Aufgaben im menschlichen Organismus

Trägersubstanzen für Lipide – Cholesterin – in den Lipoproteinen. Sonst erfüllen die Globuline Aufgaben als Bestandteile der Chromoproteine usw.

Vorkommen in Lebensmitteln

Sie sind die am häufigsten anzutreffenden Proteine: in Fleisch, Milch, Ei, Hülsenfrüchten (Legumin), Mandeln (Amandin), Erdnüssen, Kartoffeln (Turbin).
Die biologische Wertigkeit ist hoch.

Histone

Histone sind basische Proteine, sie sind reich an Arginin und Lysin.

Löslichkeit: in verdünnten wässerigen Säuren.

Vorkommen im menschlichen Organismus

Man findet sie in fast allen Zellkernsubstanzen, sie sind hier an die Desoxyribonucleinsäuren gebunden, vgl. S. 115, außerdem in Erythrozyten und Leukozyten.

Aufgaben im menschlichen Organismus

Sie bewirken die Regulation der Genaktivität.

Vorkommen in Lebensmitteln

In tierischen und pflanzlichen Zellkernen, mengenmäßig für die menschliche Ernährung ohne Bedeutung.

Prolamine – Weizengliadin

Löslichkeit: in 70- bis 80%igem Alkohol, unlöslich in Wasser.

Vorkommen in Lebensmitteln

In Mais (Zein), Weizen (Gliadin).
Die biologische Wertigkeit ist niedrig, die Proteine enthalten wenig Lysin, aber reichlich Prolin. Rein mengenmäßig sind diese Eiweißstoffe jedoch für die menschliche Ernährung von Bedeutung.

Weizenglutenin

Das vollwertigere **Glutenin** ist mit den Gliadinen verwandt. 40% des Weizenproteins besteht aus Glutenin, es ist alkoholunlöslich. Gliadin und Glutenin bilden im Weizen zusammen das Gluten (Klebereiweiß), Roggen enthält wenig Gluten.

Das **Klebereiweiß – Gluten** – ist entscheidend für die Backfähigkeit eines Mehles, vgl. S. 60. Durch den Cysteingehalt dieses Proteins entsteht die klebrige und elastische Beschaffenheit des Glutens.

Fibrilläre Proteine – Skleroproteine

Fibrilläre Proteine sind lange faserige Strukturproteine. Sie sind wasserunlöslich und haben eine hohe Zugfestigkeit. Das Keratin der Haare, das Kollagen der Sehnen und das Myosin der Muskeln sind faserförmige Proteine.

Myosin und Actin

In der Skelettmuskulatur befinden sich die fibrillären Proteine Myosin und Actin.

Die dicken Filamente – fadenförmige Gebilde – des Muskels werden aus Myosinmolekülen gebildet.

Myosin bildet ein stabförmiges Molekül mit einem komplexen, globulären Kopf. Jedes Myosinmolekül besteht aus sechs Polypeptidketten, zwei schweren und vier leichten. Der Stab besteht aus zwei spiralisierten α-Helixsträngen. Die enzymatische Aktivität des Kopfes katalysiert die Hydrolyse von ATP zu ADP und Phosphat.

Die dünnen Filamente des Muskels werden aus Actinmolekülen gebildet. Zwei Actinmoleküle sind miteinander verdrillt, sie haben eine seilähnliche Struktur.

Die Muskelkontraktion entsteht durch eine Wechselwirkung zwischen Actin und Myosin.

Die Bedeutung der weiteren fibrillären Proteine für die menschliche Ernährung ist sehr gering, da Keratin überhaupt nicht und Elastin und Kollagen nur sehr schwer von den Verdauungsenzymen angegriffen werden können.

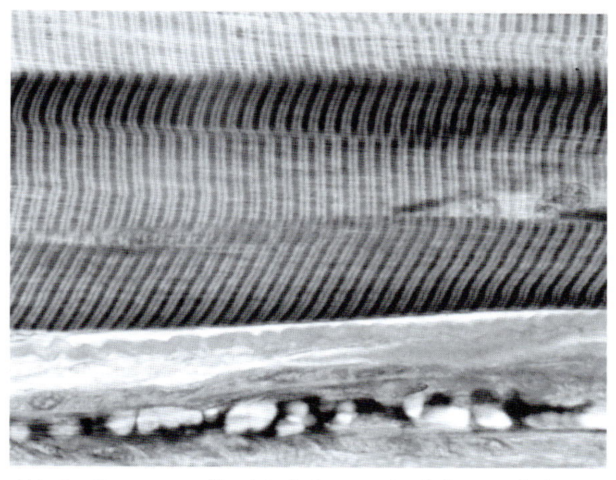

Abb. 1: Quer gestreifte Muskulatur mit dicken und dünnen Filamenten – Längsschnitt

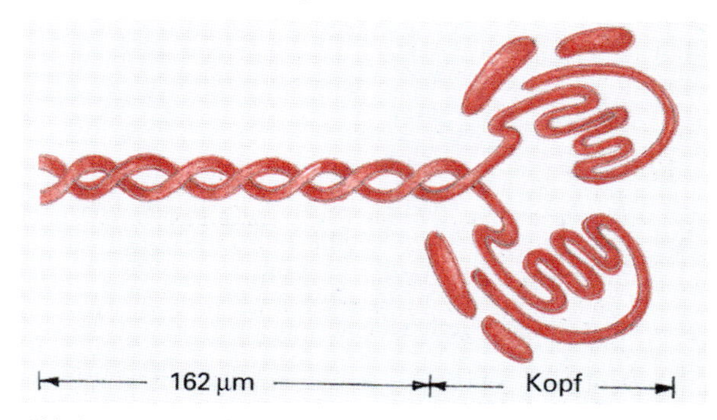

Abb. 2: Myosinmolekül

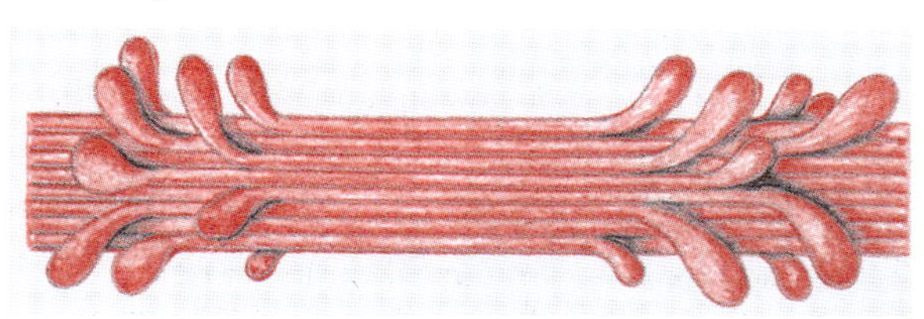

Abb. 3: Myosin – dickes Filament

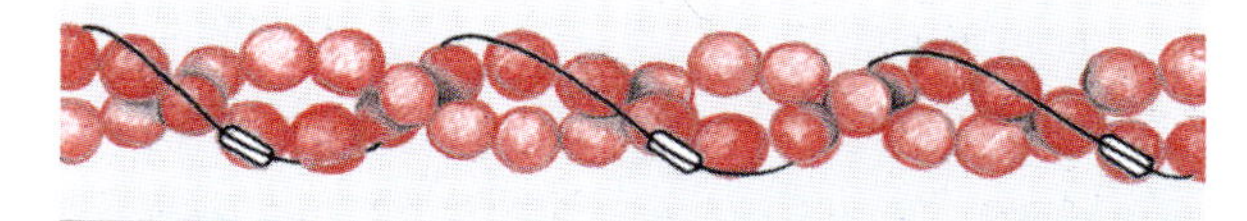

Jedes dicke Myosinfilament ist von sechs dünnen Actinfilamenten umgeben.

Abb. 4: Actin – dünnes Filament

Kollagene sind Proteine mit sehr hoher Zugfestigkeit

Die Helixstruktur im Kollagen unterscheidet sich grundlegend von der α-Helix-Struktur, vgl. S. 107. Kollagen ist eines der längsten Proteine (1 000 Aminosäurereste), das man kennt.

Drei Aminosäureketten sind aufgrund des reichlichen Vorkommens von Glycin-, Alanin-, Prolin- und Hydroxyprolinresten eng miteinander verschlungen, sie bilden ein festes Kabel. Die Ketten dieses Tripelhelix sind durch Wasserstoffbrücken stabilisiert, daneben werden Wasserstoffbrücken zwischen den verschiedenen Helices ausgebildet. Kollagene können das 10 000fache ihres eigenen Gewichtes tragen.

Vorkommen im menschlichen Organismus

25 bis 30 % der Proteine im menschlichen Organismus sind Kollagene. Sie befinden sich in Knochen, Knorpel, Bandscheiben, Sehnen, Haut, Herzklappen usw.

Aufgaben im menschlichen Organismus

Die Kollagene geben organischen Grundsubstanzen Festigkeit und Formbeständigkeit.

Vorkommen in Lebensmitteln

In Fleisch, Knochen, Fisch. Die biologische Wertigkeit ist sehr gering, da die essentielle Aminosäure Tryptophan fast völlig fehlt und der Gehalt an Tyrosin sehr gering ist.

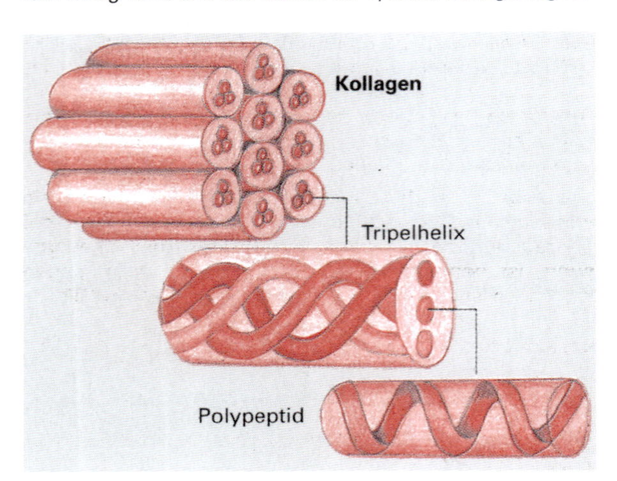

Abb. 1: Struktur von Kollagen

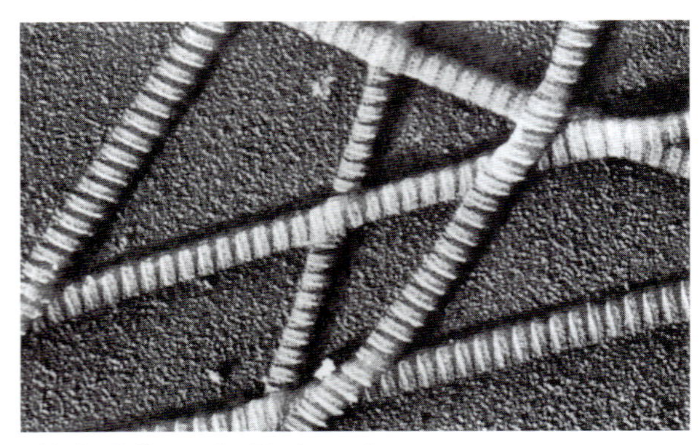

Abb. 2: Kollagen des Bindegewebes

Denaturierung und Renaturierung von Gelatine

Versuche und Aufgaben

1. ***Kollagene:*** *Kochen Sie einen Kalbsfuß oder Schweinehaxe mit 1 l Wasser und 3 EL Essig eine Stunde. Lassen Sie die Brühe erkalten. Beobachten Sie die Veränderungen.*
   Entnehmen Sie eine kleine Probe und prüfen Sie diese mithilfe einiger Tropfen konz. Salpetersäure auf Eiweißstoffe.
2. ***Gelatine*** *wird aus Kollagenen hergestellt. Knicken Sie ein Gelatineblatt. Tauchen Sie die eine Hälfte des Gelatineblattes in reines Wasser, die andere Hälfte des Blattes in Wasser, dem Essig zugesetzt ist.*
3. ***Gelatine:*** *Weichen Sie ein Gelatineblatt kurz ein. Erhitzen Sie die Gelatine anschließend vorsichtig im Wasserbad, bis sie flüssig ist. Lassen Sie die Gelatine dann langsam wieder abkühlen. Beobachten Sie die Veränderungen.*
4. ***Gelatine:*** *Erhitzen Sie eingeweichte Gelatine mit wenig Wasser stärker, lassen Sie diese anschließend ebenfalls abkühlen. Vergleichen Sie diesen Vorgang mit den Veränderungen im vorangegangenen Versuch.*
5. *Leiten Sie aus den Versuchen 6 bis 8 Regeln für die Verwendung von Gelatine ab.*

Beim Erhitzen von Kollagen in Wasser kommt es zur Auffaltung der Kollagenhelixstruktur, es bildet sich lösliche Gelatine (Sol).

Beim Abkühlen der Gelatine kommt es zu einer intramolekularen Rückfaltung einzelner Ketten, bei diesem Vorgang werden größere Wassermengen eingeschlossen (Gel). Es handelt sich hierbei um einen reversiblen Denaturierungsvorgang.

Wird Gelatine zu stark erhitzt, so kann diese Rückfaltung nicht mehr erfolgen, die Gelatine ist irreversibel denaturiert, vgl. S. 109.

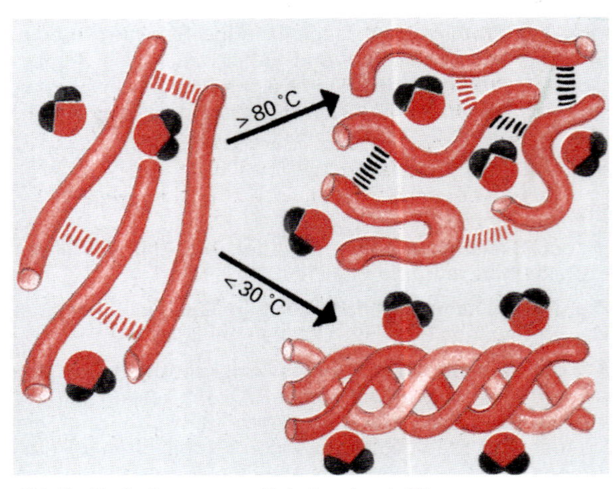

Abb. 3: Veränderung von Gelatine durch Hitze

Elastin

Elastin besitzt 800 Aminosäurereste. Es enthält wie Kollagen viel Glycin und Alanin, jedoch wenig Lysin- und Prolinreste. Die Elastinmoleküle bilden ein zweidimensionales Netzwerk (vergleichbar mit einem Trampolin).

Vorkommen im menschlichen Organismus

In Stimmbändern, Haut, Arterien, Lunge, Bändern.

Aufgaben im menschlichen Organismus

Bildung von elastischem Gewebe.

Vorkommen in Lebensmitteln

In Fleisch. Elastin kann enzymatisch nicht abgebaut werden.

Keratine

Keratine sind der Hauptbestandteil von Haaren, Nägeln, Wolle, Federn usw. Für die menschliche Ernährung sind sie ohne Bedeutung.

Keratine können ihre Struktur verändern.

Bei der Dauerwelle werden die Haare zunächst aufgedreht. Ein Reduktionsmittel wird aufgetragen und erwärmt. Die Disulfidbrücken werden durch das Reduktionsmittel aufgebrochen. Die feuchte Wärme bewirkt eine Spaltung der Wasserstoffbrücken, die α-Helix-Struktur der Keratine geht in die β-Faltblattstruktur über. Nach dem Auftragen eines Oxidationsmittels werden neue Disulfidbrücken – jedoch in anderer Position – ausgebildet. Beim Abkühlen entsteht wieder eine α-Helix-Struktur, die Haare wellen sich in der gewünschten Weise.

Versuche

Eiweißnachweis

1. ***Biuretreaktion:*** *Vermischen Sie 5 g Eiklar mit der gleichen Menge 10 %iger Natronlauge und 5 Tropfen 2 %iger Kupfersulfatlösung.*
   Erhitzen Sie die Probe
   Beobachten Sie die Farbänderung.
2. ***Xanthoproteinreaktion:*** *Vermischen Sie 5 g Eiklar mit 10 ml Wasser und 2 ml konz. Salpetersäure.*
   Erhitzen Sie die Probe.
   Geben Sie etwas Natronlauge dazu.
   Beobachten Sie die Farbänderung.
3. *Eiweiß kann mit den in Apotheken erhältlichen Teststäbchen nachgewiesen werden. Die Farbreaktion der Teststäbchen wird in der Gebrauchsanweisung erläutert.*
   Überprüfen Sie den Eiweißgehalt folgender Lebensmittel:
   a) Birnensaft, b) etwas Hackfleisch in Wasser,
   c) Garflüssigkeit von Salzkartoffeln,
   d) Eiklar, e) Zuckerlösung.
   Beobachten Sie jeweils die Farbreaktion.
4. *Erstellen Sie eine Tabelle: Vorkommen der verschiedenen Eiweißstoffe im menschlichen Organismus.*

6.2.2 Zusammengesetzte Proteine

Zusammengesetzte Proteine sind Makromoleküle, bestehend aus Aminosäuren und einem Nichtproteinanteil. Man unterscheidet folgende zusammengesetzte Proteine:

Phosphoproteine	Protein und Phosphat
Lipoproteine	Protein und Lipide
Glykoproteine	Protein und Kohlenhydrate
Chromoproteine	Protein und Farbstoff/Metall
Nucleoproteine	Protein und Nucleinsäuren

Phosphoproteine

Phosphoproteine enthalten Serin, das mit Phosphat verestert ist.

Die für die menschliche Ernährung wichtigsten Phosphoproteine sind die Caseine der Milch und die Ovalbumine des Hühnereiweißes. Kuhmilch enthält 2,8 % Caseine und 0,7 % Lactoalbumine und -globuline. Das Casein wird durch Hitze nicht ausgefällt, es verhindert gleichzeitig die Gerinnung der Albumine und Globuline, vgl. S. 126.

Labgerinnung: Das Casein der Kuhmilch verhindert normalerweise durch Micellenbildung die Freisetzung von Calciumionen, das Casein umschließt also das Calcium. Bei Zusatz von Lab werden die Caseinmicellen ausgefällt.

Säuregerinnung: Lässt man frische Milch längere Zeit stehen, so wird die Lactose durch Milchsäurebakterien in Lactat (Milchsäure) umgewandelt. Das Lactat oder andere Säurezugaben bewirken durch eine Verschiebung des pH-Wertes zum isoelektrischen Punkt (pH 4,5) hin die Ausfällung des Caseins. Bei diesem Vorgang werden die Calciumionen aus der Komplexverbindung mit dem Casein freigesetzt und gehen in die Molke über.

Aus ernährungsphysiologischer Sicht besteht also ein wesentlicher Unterschied zwischen der Lab- und der Säuregerinnung. Labkäse, ein Produkt der Labgerinnung, ist dementsprechend reich an Calcium. Sauermilchkäse ist dagegen relativ calciumarm, vgl. S. 131.

Glykoproteine, vgl. S. 39

Lipoproteine, vgl. S. 411

Versuche

1. *Versetzen Sie 50 ml Milch mit der gleichen Menge Wasser und fügen Sie einige Tropfen Milchsäure hinzu, bis eine deutlich sichtbare Flockenbildung eintritt.*
   Filtrieren Sie die Flüssigkeit ab.
   Erhitzen Sie danach den Rückstand. Beobachten Sie die Veränderung.
2. *Versetzen Sie außerdem 50 ml Milch mit einigen Tropfen Lablösung.*
   Lassen Sie das Gemisch zwei bis drei Stunden bei 37 °C stehen.
   Erhitzen Sie auch diese Probe langsam. Beobachten Sie die Veränderung.
   Kosten Sie beide Proben und vergleichen Sie den Geschmack.

Chromoproteine

Zahlreiche Proteine enthalten Farbstoffe mit komplexgebundenen Metallionen, z. B. Eisenionen.

Myoglobin speichert Sauerstoff und beschleunigt so den Transport zu den Mitochondrien. Myoglobin besteht aus einer Polypeptidkette mit 153 Aminosäureresten, es besitzt eine Sauerstoff bindende Hämgruppe. (Myo – griech. Muskel)

Hämoglobin hat einen ähnlichen Aufbau wie das Myoglobin, es besteht jedoch aus vier Polypeptidketten, jede besitzt eine Hämgruppe. Hämoglobin ermöglicht den Transport von unpolarem Sauerstoff als polares Molekül. (Hämo – griech. Blut)

Hämoglobin und Myoglobin sind Proteine mit überwiegender α-Helixstruktur, vgl. S. 107.

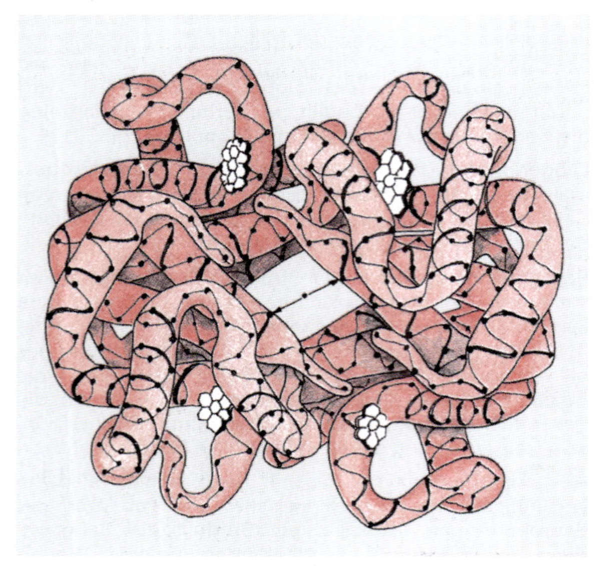

Abb. 1: Hämoglobin

Metallproteine

Cytochrome, vgl. S. 260, Transferrin und Ferritin, vgl. S. 178, sind weitere Proteine, die Eisenionen enthalten.

In zahlreichen Enzymen sind ebenfalls Metallionen enthalten.

Aufgaben

1. *Nennen Sie Folgen des unterschiedlichen Myoglobingehaltes der Muskeln von Mensch und Pottwal. Myoglobingehalt des Menschen 8 g/kg Muskel. Myoglobingehalt des Pottwals 80 g/kg Muskel.*
2. *Erläutern Sie die unterschiedlichen Aufgaben der Mononucleotide im menschlichen Organismus.*

Nucleoproteine – Chromatin

Mononucleotide bestehen aus einer stickstoffhaltigen Base (Purin- oder Pyrimidinderivat), einem Kohlenhydratanteil (die Pentosen: Ribose oder Desoxyribose) und einer oder mehreren Phosphatgruppen.

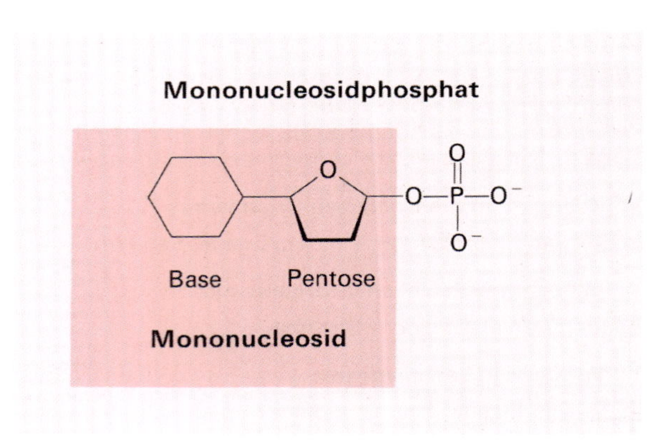

Abb. 2: Strukturformel

Stickstoffhaltige Basen

In den Nucleotiden kommen Purin- und Pyrimidinbasen vor, sie entstehen aus Purin und Pyrimidin durch Substitution von H-Atomen durch Hydroxyl-, Amino- oder Methylgruppen.

Purinbasen: Adenin (A) und Guanin (G).
Pyrimidinbasen: Thymin (T), Cytosin (C) und Uracil (U).

Kohlenhydratbestandteil – Pentosen

Monoribonucleotide enthalten Ribose und
Monodesoxyribonucleotide enthalten Desoxyribose.

Nucleoside

Die Pentose wird N-glykosidisch mit der Base unter Wasserabspaltung verknüpft, diese Verbindungen heißen Nucleoside. Die Nucleoside haben Trivialnamen, die von denen der Basen abgeleitet sind.

Die Purinnucleoside erhalten die Endung **-osin**: Aden**osin** und Guan**osin**.

Die Pyrimidinnucleoside erhalten die Endung **idin**: Thym**idin**, Cyt**idin**, Ur**idin**.

Mononucleotide

Durch Veresterung einer Hydroxylgruppe der Pentose eines Nucleosids mit Phosphat entsteht eine Nucleotid, z. B. Adenosinmonophosphat (AMP). Durch die Reaktion mit weiteren Phosphatgruppen entstehen Adenosindiphosphat (ADP) und Adenosintriphosphat (ATP). Nucleosiddi- und Nucleosidtriphosphate gibt es außerdem von Inosin, Guanosin (GDP und GTP), Uridin und Cytidin.

Adenosintriphosphat dient der Energieübertragung im intermediären Stoffwechsel. Adenosintriphosphat besitzt drei Phosphatgruppen im Molekül. Wird in der Zelle Energie benötigt, so kann die dritte endständige Phosphatgruppe abgespalten werden. Bei diesem Vorgang wird eine Energiemenge von 32 kJ/mol frei.

ATP	→	ADP	+	P_a	+	32 kJ/mol
Adenosin-triphosphat		Adenosin-diphosphat		Phosphat		Energie

Abb. 3: Mögliche Spaltung von ATP

Außerdem kann die Bindung zwischen der ersten und zweiten Phosphatgruppe gelöst werden, dann entstehen Adenosinmonophosphat und ein Diphosphat. Bei dieser Reaktion werden 36 kJ/mol frei.

ATP	→	AMP	+	P_a—P_a	+ 36 kJ/mol
Adenosin-triphosphat		Adenosin-monophosphat		Diphos-phat	Energie

Abb. 1: Weitere mögliche Spaltung von ATP

Umgekehrt kann aus Adenosindiphosphat und Phosphat auch wieder Adenosintriphosphat unter Aufnahme von Energie aufgebaut werden, vgl. S. 248.

Adenosintriphosphat (ATP) ist die wichtigste energiereiche Verbindung im menschlichen Organismus.

Die Coenzyme verschiedener B-Vitamine enthalten Nucleotidbausteine:

Flavin-adenin-dinucleotid (FAD) – Riboflavin
Flavin-mono-nucleotid (FMN) – Riboflavin, vgl. S. 199
Nicotinamid-adenin-dinucleotid (NAD^+) bzw. ($NADP^+$) – Niacin, vgl. S. 200
Coenzym A – Pantothensäure, vgl. S. 203
Vitamin B_{12}

Nucleinsäuren

Desoxyribonucleinsäure (DNA) und **Ribonucleinsäure** (RNA) sind Nucleinsäuren. Desoxyribonucleinsäuren stellen das genetische Material dar, Ribonucleinsäuren sind an der Biosynthese der Proteine beteiligt. Es handelt sich um Makromoleküle, die aus Ketten von Mononucleotiden aufgebaut sind. Sie können auch als Polynucleotide bezeichnet werden.

Desoxyribonucleinsäure (DNA) enthält Desoxyribose als Kohlenhydratbestandteil und außerdem Adenin, Guanin, Thymin und Cytosin. Die DNA ist in den Chromosomen des Zellkerns lokalisiert.
DNA liegt als außerordentlich lange Doppelhelix vor.

Ribonucleinsäure (RNA) enthält Ribose als Kohlenhydratbestandteil, außerdem Adenin, Guanin, Cytosin und Uracil.
Nucleinsäuren können durch Nucleasen enzymatisch abgebaut werden. Weiterer Stoffwechsel der Nucleinsäuren, vgl. S. 418.

RNA und DNA, vgl. auch S. 273.

Chromatin

Die DNA wird durch basische Proteine – vor allem Histone – so verpackt, dass sie schließlich als mikroskopisch sichtbare Chromosomen erscheinen.

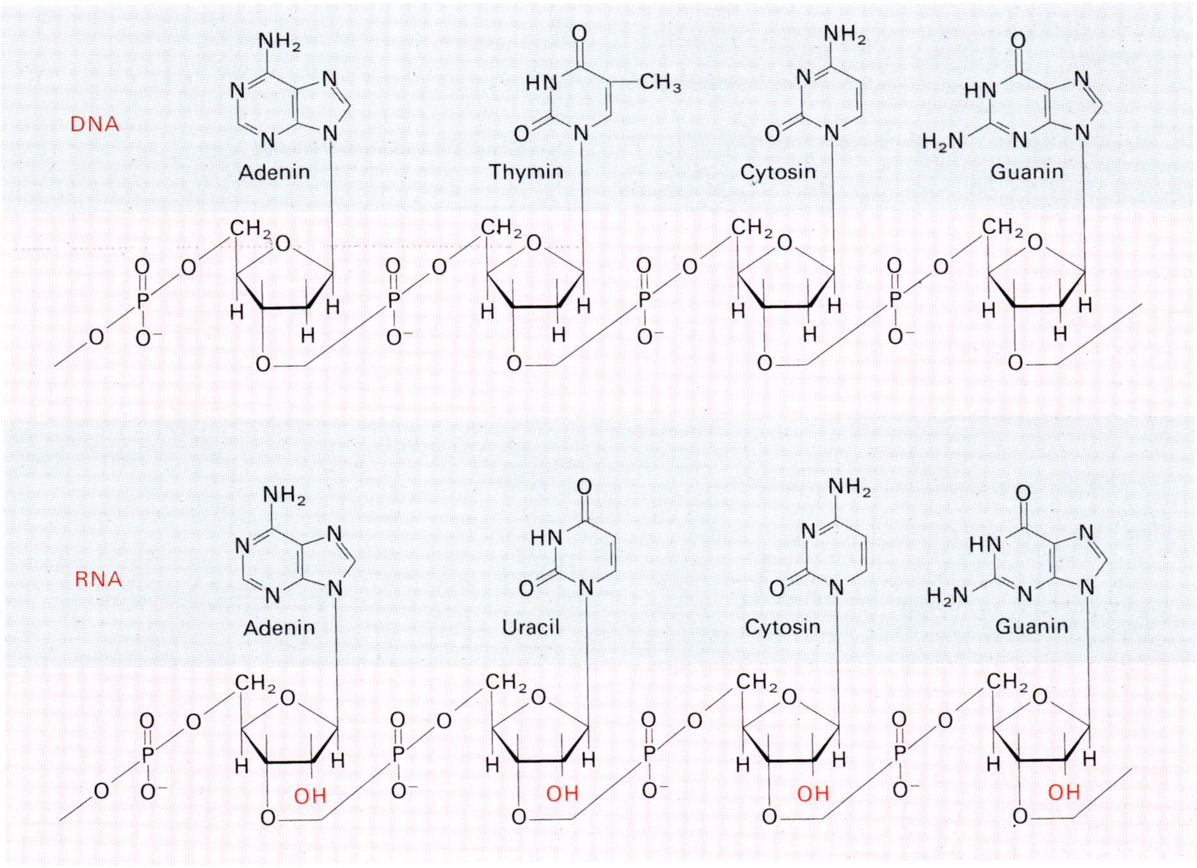

Abb. 2: Nucleinsäuren – Ausschnitt

6.3 Proteinbedarf

6.3.1 Proteinstoffwechsel

Die Proteine werden im Magen-Darm-Trakt in Aminosäuren und kleinere Peptide (2 bis 6 Aminosäuren) gespalten und dann mittels aktiven Transports durch die Darmwand ins Blut resorbiert. 90% des Nahrungsproteins gelangen so über die Pfortader zur Leber. Etwa 10% der Nahrungsproteine werden mit dem Kot ausgeschieden. Tierische Proteine können leichter resorbiert werden als pflanzliche Proteine, da pflanzliche Zellwände die Verdauung behindern, vgl. S. 61.

Leber und Niere sind die Hauptorgane für den Proteinstoffwechsel. Hier finden Proteinsynthese, Aminosäureabbau, Harnstoffsynthese und die Synthese anderer stickstoffhaltiger Verbindungen, z.B. Purinbasen, statt. Die Endprodukte des Protein- und N-Stoffwechsels werden hauptsächlich mit dem Harn ausgeschieden.

Der Proteinbedarf des Organismus ist im Grunde genommen ein Bedarf an Aminosäuren. Nahrungsproteine liefern die für die Biosynthese von Körperproteinen benötigten Aminosäuren. Daneben werden täglich etwa 500 g Aminosäuren durch den Abbau von 400 g Körperprotein unter Wasseranlagerung freigesetzt. Nichtessentielle Aminosäuren können synthetisiert werden, wenn andere Stickstoffquellen vorhanden sind. Die freigesetzten bzw. synthetisierten Aminosäuren können bei der Proteinsynthese wieder verwendet werden. Die essentiellen Aminosäuren müssen mit der Nahrung aufgenommen werden. Die nichtessentiellen Aminosäuren haben als Stickstoffquelle eine entscheidende Bedeutung im menschlichen Organismus.

In den Zellen findet eine ständige Erneuerung von Körperproteinen statt. Spezifische Proteine, z.B. Gewebsproteine, Enzyme, Hormone usw., werden also ständig auf- bzw. abgebaut.

Bei Kindern, Jugendlichen, Schwangeren und Stillenden müssen zusätzlich „neue" Proteine aufgebaut werden.

Bei der Erneuerung von Körperproteinen geht ein kleiner Anteil von Aminosäuren „verloren", er kann nicht mehr zum Aufbau verwendet werden. Diese Aminosäuren werden in Leber und Niere zu Kohlenstoffdioxid, Wasser, Ammoniak und Energie (1 g Eiweiß liefert 17 kJ) abgebaut. Ammoniak wird zu Harnstoff umgebaut und mit dem Urin ausgeschieden. Diese Aminosäuren müssen also täglich durch die Nahrung ersetzt werden.

Stoffwechselwege der Aminosäuren, vgl. S. 269.

Proteine	Halbwertzeit
Skelettmuskel	50 bis 60 Tage
Herzmuskel	11 Tage
Fibrinogen	4 bis 5 Tage
Transferrin	8 Tage
Leberenzyme	6 bis 14 Stunden
Präalbumin	2 Tage
Retinol bindendes Protein	12 Stunden

Tab. 1: Halbwertzeit der Proteine im menschlichen Organismus

6.3.2 Proteinbilanz/Stickstoffbilanz

- Die Stickstoffbilanz (B) ist die Differenz zwischen Stickstoffaufnahme (A) mit der Nahrung und Stickstoffausscheidung durch Urin (U), Kot (K), Schweiß, Haut (H), Haare und Nägel.

$$B = A - (U + K + H)$$

- Bei der Bestimmung der Stickstoffbilanz wird die gesamte Stickstoffaufnahme und Stickstoffausscheidung über Urin, Kot und Haut ermittelt.
- Stickstoffretention ist die Differenz zwischen der Resorption und der Ausscheidung im Urin.
- Die Stickstoffbilanz ist positiv bei einer Stickstoffretention, z.B. während des Wachstums.
- Die Stickstoffbilanz ist negativ, z.B. während des Fastens.

Durch die Proteinzufuhr kann die Proteinbilanz/Stickstoffbilanz verändert werden.

Durch eine **erhöhte Proteinaufnahme** wird der Proteinumsatz im menschlichen Organismus gesteigert. Es tritt jeweils ein Gleichgewicht zwischen Proteinaufnahme und Abbau/Aufbau von Körperprotein bzw. auch von Aminosäuren ein.

Bei hoher Proteinzufuhr steigt die Stickstoffausscheidung langsam auf entsprechend hohe Werte. Bei einer ausreichenden bzw. hohen Proteinzufuhr beträgt der Anteil an Harnstoffstickstoff mehr als 80% der gesamten Stickstoffausscheidung.

Erfolgt eine **Proteinunterversorgung**, so sinkt der Proteinumsatz – die Stickstoffausscheidung – nur langsam, erst nach vier bis sechs Tagen entspricht die Stickstoffausscheidung dem Proteingehalt der Nahrung. Bei geringer Proteinaufnahme beträgt der Anteil an Harnstoffstickstoff nur etwa 60% der gesamten Stickstoffausscheidung im Urin. Bei einer niedrigen Proteinaufnahme kommt es zu einer negativen Stickstoffbilanz.

Im menschlichen Organismus gibt es kaum labile Proteinreserven. Ein normal ernährter Erwachsener verfügt jedoch über ca. 11 kg Körperprotein, davon können 3 kg ohne Gefährdung der Gesundheit abgebaut werden. Bei erhöhter Proteinzufuhr wird dieses Körperprotein wieder aufgebaut.

Proteinaufnahme	24 g	80 g
Aufnahme Nahrungs-N	3,9 g	12,7 g
Abgabe		
Urin-N	5,3 g	9,3 g
Kot-N	0,7 g	0,6 g
Haut-N	0,2 g	0,2 g
Bilanz	– 2,3 g	+2,6 g

Tab. 2: Stickstoffbilanz einer übergewichtigen, jungen Frau nach mehrtägiger Verabreichung einer Kost mit 24 g und 80 g Protein/d (Passmore, Eastwood)

Mithilfe der Stickstoffbilanz kann

- **die Stoffwechsellage beurteilt werden.**
  Eine positive Stickstoffbilanz – höhere Stickstoffaufnahme als Stickstoffausscheidung – besteht z. B. während des Wachstums.

  Zu einer negativen Stickstoffbilanz – höheren Stickstoffausscheidung als Stickstoffaufnahme – kommt es z. B. während des Fastens oder bei Insulinmangel. Körperprotein wird zur Energiebedarfsdeckung bzw. zur Gluconeogenese (Glucoseneubildung) abgebaut.

- **der Minimalproteinbedarf ermittelt werden.**
  Der Minimalbedarf an Protein ist die Menge, bei deren Verzehr die Stickstoffbilanz noch ausgeglichen ist. Hierbei werden die Stickstoffverluste eines energetisch ausreichend ernährten Menschen über eine längere Zeit bestimmt. Mithilfe der Stickstoffverluste wird der minimale Proteinbedarf berechnet bzw. es wird die niedrigste Proteinzufuhr ermittelt, bei der die Stickstoffbilanz noch ausgeglichen ist.

  Der minimale Stickstoffbedarf beträgt 54 mg/kg KG, dies entspricht etwa 0,34 g (Roh)Protein/kg Körpergewicht (N×6,25).

  Rohprotein: Der Stickstoffgehalt wird mit dem Faktor 6,25 multipliziert, da Proteine im Durchschnitt 16% Stickstoff enthalten. Dabei wird vernachlässigt, dass die Nahrung auch Stickstoff enthält, der nicht aus Proteinen stammt, weil es sich hier meist nur um kleine Stickstoffmengen handelt.

  Bei Kindern und Jugendlichen kann der Proteinbedarf nicht mit dem Stickstoffgleichgewicht ermittelt werden, hier ist das optimale Wachstum das entscheidende Kriterium. Neugeborene verwenden etwa die Hälfte der aufgenommenen Proteine zum Aufbau neuer Körperproteine, der Rest dient der Erhaltung des Proteinbestandes.

- **die Qualität von Proteinen beurteilt werden.**
  In Tierversuchen wurde festgestellt, dass die Wachstumsrate bei den Proteinen unterschiedlich ist. Je geringer die biologische Wertigkeit und die Verdaulichkeit eines Proteins ist, vgl. S. 118 f., desto größere Mengen werden zur Bedarfsdeckung benötigt.

- **eine Bestimmung der essentiellen Aminosäuren erfolgen.**
  Ob Arginin und Histidin für den Menschen essentiell sind, wurde z. B. mithilfe von Stickstoffbilanzversuchen überprüft. Bei Erwachsenen kann in einer 10-tägigen Untersuchung mit einer arginin- und histidinfreien Ernährung eine positive Stickstoffbilanz aufrechterhalten werden. Bei Arginin und Histidin handelt es sich also vermutlich um nichtessentielle Aminosäuren. Diese Versuchsdauer wird jedoch häufig als zu kurz kritisiert.

- **der Bedarf an essentiellen Aminosäuren ermittelt werden.**
  Die Testnahrung enthält sieben essentielle und die nichtessentiellen Aminosäuren in ausreichender Menge. Die Zufuhr der zu testenden essentiellen Aminosäure, z. B. Methionin, wird gesteigert, bis die Stickstoffbilanz ausgeglichen ist.

Faktoren, die die Stickstoffbilanz beeinflussen

Energieaufnahme

Eine unzureichende Energiezufuhr verstärkt eine negative Stickstoffbilanz, da zusätzliche Proteine zur Energiebedarfsdeckung abgebaut werden müssen. Eine erhöhte Energiezufuhr verbessert dagegen eine negative Stickstoffbilanz.

	Kind	Erwachsener
Körpergewicht	10 kg	70 kg
Protein-Turnover g/kg/d	6	2 bis 3
Grundumsatz kJ/kg/d	190	85

Tab. 1: Beziehungen – Protein-Turnover und Grundumsatz

Wachstum

Durch den zusätzlichen Aufbau von Körperproteinen wird eine positive Stickstoffbilanz erreicht. Bei einem 12-jährigen Kind kommt es z. B. zu einer jährlichen Gewichtszunahme von 5 kg. Dabei wird 1 kg Körperprotein zusätzlich synthetisiert.

Körperverletzungen und Stress

Hormonell bedingt kommt es hier zu einer verstärkten Stickstoffausscheidung mit dem Urin.

Aufgaben

1. *Beschreiben Sie mithilfe der Abbildung auf S. 269 den Proteinstoffwechsel im menschlichen Organismus.*
2. *Beurteilen Sie den gegenwärtigen Fleischverzehr in der Bundesrepublik Deutschland, indem Sie*
   a) den Eiweißgehalt von 158 g Fleisch und 1,1 kg Getreide/Soja vergleichen:
   158 g Schweinebraten . . . x g E
   1,1 kg Weizen . . . . x g E
   b) die Verwertung von Fleischeiweiß und Getreideeiweiß im menschlichen Organismus erläutern.

   Gut 61 kg Fleisch und Fleischwaren – überwiegend vom Schwein – wurden 2000 in der Bundesrepublik Deutschland pro Person und Jahr gegessen. Rechnet man Knochen und Abfälle hinzu, so erhöht sich der Verbrauch auf 91 kg pro Person.
   Für die Erzeugung der bei uns täglich verzehrten Fleischmenge von 158 g müssen 1,1 kg Getreide oder Soja an die Tiere verfüttert werden. Diese Futtermittel stammen teilweise aus Entwicklungsländern, in denen der Hunger allgegenwärtig ist, vgl. auch S. 443.
3. *Erläutern Sie mithilfe der Abbildung auf S. 277 die negative Stickstoffbilanz beim Fasten.*
4. *Erläutern Sie die positive Stickstoffbilanz während des Wachstums.*

6.3.3 Proteinqualität – Biologische Wertigkeit

Aufgabe

Ermitteln Sie jeweils die limitierende Aminosäure für die verschiedenen Nahrungsproteine.

Wenn man den biologischen Wert eines Nahrungseiweißstoffes beurteilen will, muss man besonders auf den Gehalt an essentiellen Aminosäuren achten. Acht Aminosäuren sind essentiell, sie können im Organismus nicht synthetisiert werden, sie werden jedoch für den Aufbau von Körperproteinen benötigt.

Pflanzliche und tierische Proteine unterscheiden sich in der Aminosäurezusammensetzung von den menschlichen Proteinen. Bei der Ermittlung der biologischen Wertigkeit – Qualität eines Proteins – muss also die Aminosäurezusammensetzung der Nahrungsproteine mit dem Bedarfsmuster der Körperproteine verglichen werden.

Aus der Tabelle ist zu ersehen, in welchem Mengenverhältnis die essentiellen Aminosäuren in den verschiedenen Nahrungsproteinen enthalten sind. Mit Hilfe dieser Zahlen und der durchschnittlichen prozentualen Aminosäurezusammensetzung der Körperproteine kann die biologische Wertigkeit eines Nahrungsproteins ermittelt werden.

- Die biologische Wertigkeit eines Nahrungsproteins ist hoch, wenn es die essentielle Aminosäuren in einem ähnlichen Mengenverhältnis enthält, wie sie in den menschlichen Proteinen vorkommen.
- Die biologische Wertigkeit eines Nahrungsproteins ist niedrig, wenn es die essentiellen Aminosäuren in einem ganz anderen Mengenverhältnis enthält, als sie in den menschlichen Proteinen vorkommen.
- Je höher die biologische Wertigkeit eines Nahrungsproteins, um so geringer ist die Proteinmenge, die zur Aufrechterhaltung der Stickstoffbilanz benötigt wird.

Lebensmittel	Essentielle Aminosäuren							
	Valin	Leucin	Isoleucin	Threonin	Methionin	Lysin	Phenylalanin	Tryptophan
Bohnen, grün	5,44	5,86	4,60	3,89	1,42	5,86	3,05	1,13
Bohnen, weiß	6,06	8,59	5,68	4,32	1,03	7,42	5,54	0,94
Cornflakes	4,81	12,99	3,77	3,38	1,69	1,95	4,42	0,64
Dorsch	5,42	8,47	4,86	4,92	2,77	9,83	4,52	1,19
Eierteigwaren	3,23	6,99	3,68	2,93	0,68	4,14	4,89	0,60
Emmentaler	7,63	10,76	6,40	4,17	2,84	8,42	5,72	1,55
Erbsen, grün	4,43	5,80	4,73	3,97	0,84	14,12	3,66	0,84
Erbsen, geschält	5,50	7,55	5,63	3,97	1,00	6,72	4,89	0,92
Gelatine	2,83	3,42	1,58	2,23	0,93	4,94	2,38	0,01
Haferflocken	5,70	7,85	4,67	3,56	1,63	3,78	5,33	1,41
Haselnüsse	7,30	7,45	6,45	3,33	1,13	3,19	4,26	1,77
Hering	5,55	7,97	5,00	4,78	2,97	9,18	4,01	1,04
Hühnerei	8,14	8,45	7,13	3,95	5,27	5,27	5,81	1,40
Brathuhn	4,90	7,23	5,29	4,27	2,62	8,79	3,93	1,21
Karpfen	5,33	7,72	4,89	4,44	3,22	9,78	3,94	1,11
Kartoffeln	5,37	5,85	4,20	3,85	1,51	5,85	4,39	1,51
Milch	6,87	10,45	6,27	4,48	2,51	7,76	5,07	1,49
Möhren, Karotten	4,08	4,29	4,39	3,67	0,82	4,80	3,16	1,02
Reis, Vollkorn	7,03	8,65	4,73	3,92	1,76	3,92	5,00	1,05
Reis, poliert	7,00	8,71	4,71	4,00	1,86	4,00	5,00	1,09
Rindfleisch, mager	5,53	8,19	5,21	4,41	2,50	8,72	4,10	1,17
Roggen, ganzes Korn	5,26	6,72	4,22	3,71	1,55	4,05	4,74	1,12
Roggenmehl, Type 1800	4,91	6,30	3,98	3,43	1,48	3,80	4,44	1,02
Roggenvollkornbrot	5,21	6,71	4,25	3,70	1,64	4,11	4,66	1,14
Rosenkohl	5,39	5,17	4,72	3,60	0,90	5,62	3,37	1,12
Schnitzel	5,19	7,36	5,14	4,66	2,50	8,22	3,94	1,30
Schweinefleisch, mager	5,18	7,38	5,11	4,61	2,48	8,23	3,97	1,28
Sojabohnen	5,23	8,43	5,28	4,42	1,73	5,64	5,83	1,33
Speisequark	6,86	10,66	6,53	4,79	3,22	8,68	5,37	1,32
Weißbrot	5,12	7,80	5,00	3,29	1,71	2,68	5,49	1,07
Weizen, Korn	4,62	6,75	4,36	2,91	1,54	2,74	4,96	1,28
Weizenmehl, Type 405	4,72	7,83	4,62	3,02	1,70	2,36	5,57	1,23
Durchschnittlicher Körpereiweißwert	5,06	7,46	4,59	4,91	2,27	6,08	4,71	1,29

Tab. 1: Prozentualer Anteil an essentiellen Aminosäuren im Körpereiweiß und in Lebensmitteln

Berechnung der biologischen Wertigkeit des Milcheiweißes

Vergleicht man die durchschnittliche Aminosäurezusammensetzung der Körperproteine mit der Aminosäurezusammensetzung des Milcheiweißes, so fällt auf, dass im Milcheiweiß alle essentiellen Aminosäuren außer Threonin in einem höheren prozentualen Verhältnis als in den Körperproteinen vorkommen.

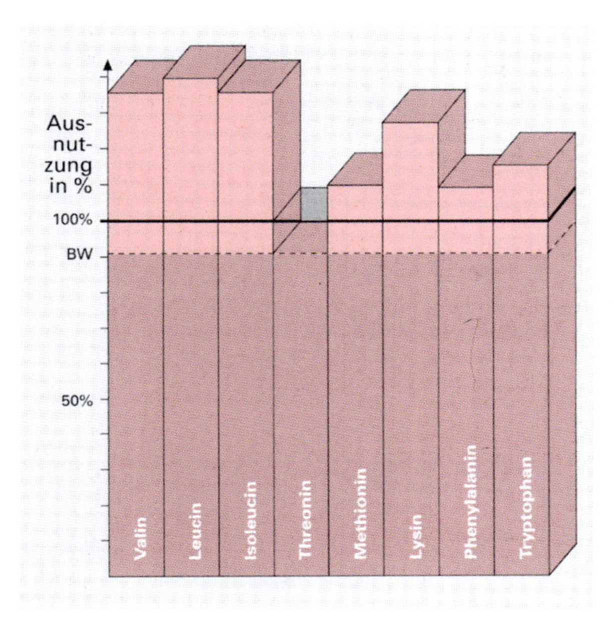

Abb. 1: Biologische Wertigkeit des Milcheiweißes

Um die biologische Wertigkeit des Milcheiweißes zu berechnen, setzt man nun die Threoningehalte beider Proteinarten zueinander in Beziehung:

Threonin		
Körperprotein	4,91	100 %
Milcheiweiß	4,48	x %

Threonin ist im Milcheiweiß im Verhältnis zum Vorkommen in Körperproteinen zu 91 % vorhanden. Threonin ist die limitierende, d. h. die biologische Wertigkeit begrenzende Aminosäure. Die biologische Wertigkeit des Milcheiweißes beträgt 91 %.

Werden also z. B. mit einem halben Liter Milch 17,5 g Eiweiß aufgenommen, so können diese zu 91 % zu Körperprotein umgebaut werden. Die restlichen Aminosäuren werden in der Leber zur Energiegewinnung abgebaut bzw. zu Glucose bzw. Fett umgebaut.

1/2 l Milch enthält:	
17,5 g Eiweiß	100 %
x g Eiweiß	91 %

Aus dem Protein, das in einem halben Liter Milch enthalten ist, können also 15,9 g – rund 16 g – Körperprotein synthetisiert werden.

Berechnung der biologischen Wertigkeit des Weißbroteiweißes

Vergleicht man die durchschnittliche Aminosäurezusammensetzung der Körperproteine mit der Aminosäurezusammensetzung des Weißbroteiweißes, so fällt auf, dass Threonin, Methionin, Lysin und Tryptophan in einem niedrigeren prozentualen Verhältnis als im Körperprotein vorkommen. Die größte prozentuale Abweichung ist bei Lysin zu erkennen.

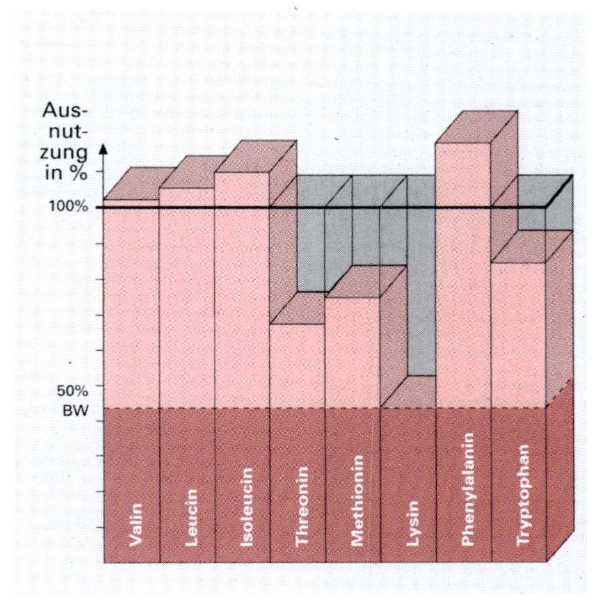

Abb. 2: Biologische Wertigkeit des Weißbroteiweißes

Um die biologische Wertigkeit des Weißbroteiweißes zu berechnen, setzt man nun die Lysingehalte beider Proteinarten zueinander in Beziehung:

Lysin		
Körperprotein	6,08	100 %
Weißbroteiweiß	2,68	x %

Lysin ist im Weißbroteiweiß im Verhältnis zum Vorkommen in Körperproteinen zu 44 % vorhanden. Lysin ist die limitierende, d. h. die biologische Wertigkeit begrenzende Aminosäure. Die biologische Wertigkeit des Weißbroteiweißes beträgt 44 %. Die restlichen Aminosäuren werden in der Leber zur Energiegewinnung abgebaut bzw. zu Glucose bzw. Fett umgebaut.

Werden also z. B. mit einem Brötchen (Weißbrot) 3 g Eiweiß aufgenommen, so können diese zu 44 % zu Körperprotein umgebaut werden.

1 Brötchen enthält:	
3 g Eiweiß	100 %
x g Eiweiß	44 %

Aus dem Eiweiß, das in einem Brötchen enthalten ist, können also 1,3 g – rund 1 g – Körperprotein synthetisiert werden.

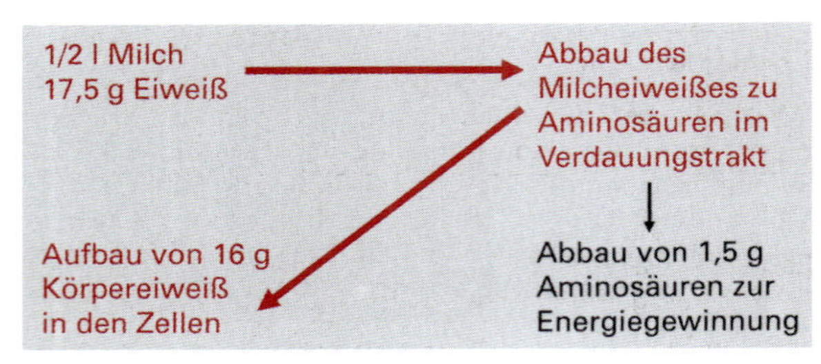

Abb. 1: Schematische Darstellung – Aufbau von Körpereiweiß aus Milcheiweiß

- Die prozentuale Aminosäurezusammensetzung der Nahrungsproteine entspricht nicht der Aminosäurezusammensetzung der Körperproteine.
- Acht Aminosäuren können im menschlichen Organismus nicht synthetisiert werden, sie müssen also täglich mit der Nahrung aufgenommen werden. Diese acht Aminosäuren werden als essentielle Aminosäuren bezeichnet.
- Die begrenzende (limitierende) Aminosäure bestimmt die biologische Wertigkeit eines Nahrungsproteins. Limitierend wirken häufig Methionin und Lysin.
- Die biologische Wertigkeit gibt an, wie viel Gramm Körpereiweiß durch 100 g resorbiertes Nahrungsprotein ersetzt bzw. gebildet werden können.

  $$\text{Biologische Wertigkeit (BW)} = \frac{\text{retinierter N}}{\text{absorbierter N}} \times 100$$

- Die biologische Wertigkeit von tierischen Proteinen ist im Allgemeinen höher als die von pflanzlichen.
- Die Angaben zur biologischen Wertigkeit von Lebensmitteln gelten nicht für Kinder und Jugendliche, da diese die Aminosäuren in einem anderen Mengenverhältnis benötigen.

Aufgaben

1. *Berechnen Sie die biologische Wertigkeit der Nahrungsproteine.*
2. *In einem Hühnerei sind 7 g Eiweiß enthalten. Wie viel Gramm Körperprotein können aufgebaut werden?*
3. *Im Gelatineeiweiß fehlt Tryptophan fast vollständig. Wie hoch ist die biologische Wertigkeit?*

Lebensmittel	Eiweiß in g in 100 g Lebensmittel	Biologische Wertigkeit in %	Limitierende Aminosäure
Bohnen, grün	2	63	Met
Bohnen, weiß	21	46	Met
Cornflakes	8	32	Lys
Dorsch	18	92	Trp
Eierteigwaren	13	30	Met
Emmentaler	28	85	Thr
Erbsen, grün	7	37	Met
Erbsen, geschält	23	44	Met
Gelatine	84	1	Trp
Haferflocken	14	62	Lys
Haselnüsse	14	50	Met
Hering	18	81	Trp
Hühnerei	13	81	Thr
Brathuhn	21	83	Phe
Karpfen	18	84	Phe
Kartoffeln	2	67	Met
Milch	3,5	91	Thr
Möhren, Karotten	1	36	Met
Reis, Vollkorn	7	64	Lys
Reis, poliert	7	66	Lys
Rindfleisch, mager	19	87	Phe
Roggen, ganzes Korn	12	67	Lys
Roggenmehl, Type 1800	11	62	Lys
Roggenvollkornbrot	7	68	Lys
Rosenkohl	4	40	Met
Schnitzel	21	84	Phe
Schweinefleisch, mager	14	84	Phe
Sojabohnen	37	76	Met
Speisequark	13	98	Thr
Weißbrot	8	44	Lys
Weizen, ganzes Korn	12	45	Lys
Weizenmehl, Type 405	11	39	Lys

Tab. 1: Biologische Wertigkeit verschiedener Lebensmittel

6.3.4 Biologischer Ergänzungswert der Eiweißstoffe

Bei einer gemischten Kost werden die Aminosäuren der verschiedenen Lebensmittel gleichzeitig aus dem Darm resorbiert, sie können nun gemeinsam zum Aufbau von Körperproteinen verwendet werden. Hierdurch kann die biologische Wertigkeit eines einzelnen Proteins durch ein anderes Protein erhöht – ergänzt – werden.

Nahrungsproteine können sich gegenseitig ergänzen, wenn sie unterschiedliche limitierende Aminosäuren besitzen.

Ergänzungswert von Milcheiweiß und Weißbroteiweiß

Milcheiweiß enthält Threonin (91%) als limitierende Aminosäure, Lysin ist hier im Überschuss (128%) vorhanden.

Weißbroteiweiß hat Lysin (44%) als limitierende Aminosäure, Threonin ist hier zu 67% enthalten.

Die BW von Weißbroteiweiß kann durch das im Milcheiweiß überschüssig enthaltene Lysin ergänzt werden.

Die limitierende Aminosäure des Proteingemisches ist das Threonin.

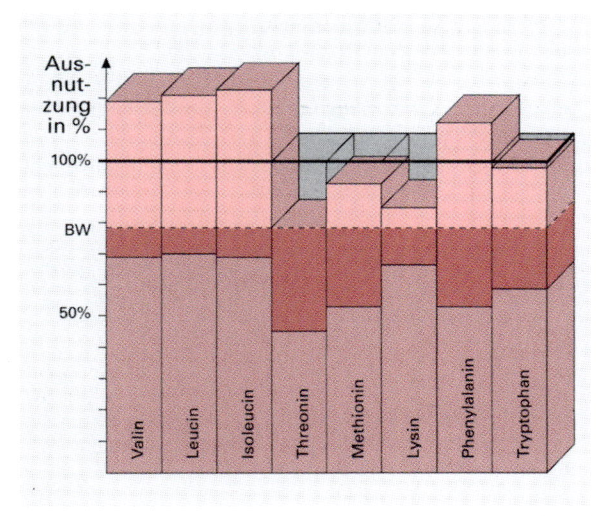

Abb. 1: Biologischer Ergänzungswert von Milcheiweiß und Weißbroteiweiß

Berechnung der biologischen Wertigkeit des Eiweißgemisches

Milch und Brötchen werden gemeinsam aufgenommen.

1/2 l Milch	
100 g Milcheiweiß	4,48 g Threonin
17,5 g Milcheiweiß	0,78 g Threonin

1 Brötchen	
100 g Weißbroteiweiß.....	3,29 g Threonin
3 g Weißbroteiweiß.....	0,10 g Threonin

Der Gesamtthreoningehalt des Eiweißgemisches beträgt also 0,88 g.
Zum Aufbau von 100 g Körperprotein werden durchschnittlich 4,91 g Threonin benötigt.

Eiweißgemisch	
100 g Körperprotein	4,91 g Threonin
× g Körperprotein	0,88 g Threonin

Es können also 17,9 g – rund 18 g – Körperprotein aus dem Eiweißgemisch synthetisiert werden.

Werden Milch und Brötchen getrennt aufgenommen, so können nur 17 g Körpereiweiß aufgebaut werden.

- Nahrungseiweißstoffe können sich bei gleichzeitiger Aufnahme gegenseitig ergänzen.
- Unter Berücksichtigung der Ergänzungswirkung der Proteine kann auch ein Veganer, der nur pflanzliche eiweißreiche Lebensmittel verzehrt, seinen Eiweißbedarf decken.
- Zur besseren Ausnutzung der Proteine sollten zu den verschiedenen Mahlzeiten sowohl pflanzliche als auch tierische Lebensmittel bzw. pflanzliche Lebensmittel mit unterschiedlichen limitierenden Aminosäuren aufgenommen werden.

Bedeutung der Ergänzungswirkung in Entwicklungsländern
Incaparina wurde von dem Ernährungsinstitut für Zentralamerika und Panama in Guatemala entwickelt.
Es besteht aus 25% Baumwollsaatmehl,
35% Maismehl,
35% Sorghum-Hirse,
etwas Hefe, Vitamin A und Calcium.

Die biologische Wertigkeit dieses Eiweißgemisches entspricht der biologischen Wertigkeit der Vollmilch. Der Preis beträgt etwa ein Fünftel dessen, was für eine entsprechende Menge Vollmilch zu zahlen wäre.

Aufgaben

1. *Erläutern Sie die biologische Ergänzungswirkung zwischen Erbseneiweiß und Weizenmehleiweiß.*
2. *Berechnen Sie, wie viel Gramm Körperprotein bei*
   a) getrennter,
   b) gemeinsamer Aufnahme aus 200 g grünen Erbsen und 50 g Weißbrot aufgebaut werden.
3. *Beurteilen Sie folgende Werbeaussage: „Fleisch ist für Sportler nach wie vor ein geradezu ideales Nahrungsmittel, um ihren Bedarf an hochwertigen Proteinen zu decken."*
4. *Ermitteln Sie mithilfe der Tabelle und den Angaben auf S. 120 Eiweißkombinationen*
   a) mit Ergänzungswert,
   b) ohne Ergänzungswert.
5. *Begründen Sie die Aussage: „Wir sollten unseren Eiweißbedarf zu 1/3 durch tierische und zu 2/3 durch pflanzliche Lebensmittel decken."*

6.3.5 Empfehlungen für die Eiweißbedarfsdeckung

Aufgaben

1. *Erläutern Sie die Bedeutung der Nahrungsproteine für Jugendliche.*
2. *Beurteilen Sie folgende Werbeaussagen:*
   a) „So erhält Ihr Kind eine Extraportion Milch."
   b) „... sie sind so gesund wie ein kleines Steak zwischendurch."
3. *Ermitteln Sie für den Kostplan auf S. 347 die Zufuhr in Gramm an*
   a) Eiweiß insgesamt,
   b) tierischem Eiweiß,
   c) pflanzlichem Eiweiß.
4. *Machen Sie Verbesserungsvorschläge.*
5. *Diskutieren Sie den folgenden Text der Deutschen Gesellschaft für Ernährung:*
   Der experimentell ermittelte durchschnittliche Bedarf an Proteinen hoher Qualität (Fleisch, Milch, Ei, Fisch) beträgt beim Erwachsenen 0,6 g/kg Körpergewicht und Tag. Werden die individuellen Schwankungen berücksichtigt, erhöht sich der Wert auf 0,75 g/kg/Tag. Da sich die Verdaulichkeit der Bezugsproteine zwischen 90 und 95% bewegt, ist eine weitere Anhebung um 0,05 g/kg/Tag angebracht. Die empfohlene Zufuhr beträgt somit 0,8 g/kg/Tag.
   Beim Erwachsenen kann ferner davon ausgegangen werden, dass sich in Mischungen tierischer und pflanzlicher Proteine die biologische Wertigkeit nicht vermindert und die Verdaulichkeit nur geringfügig verändert. Dies bedeutet, dass auch für die Proteinzufuhr mit der hierzulande üblichen Mischkost die Empfehlung von 0,8 g/kg/Tag ausreichend ist.
6. *Sammeln Sie Argumente, die gegen den heutigen hohen Verzehr von tierischem Eiweiß sprechen.*

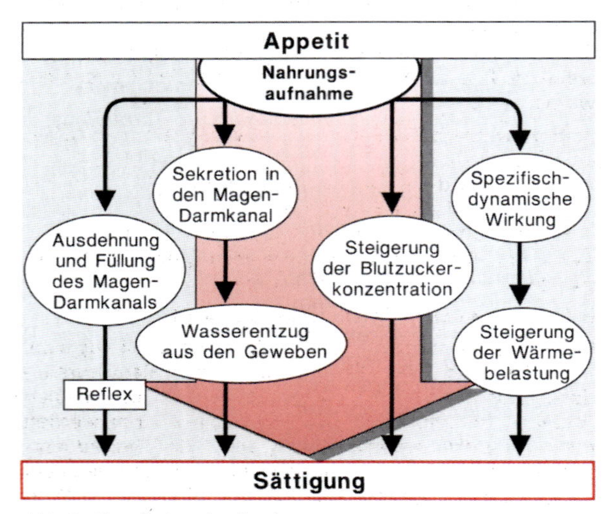

Abb. 1: Regulation der Sättigung

Proteinbedarf

Hinsichtlich der Empfehlungen für die Proteinzufuhr unterscheidet man zwei Personengruppen:

- **Personen, die Protein nur zur Erneuerung von Körperprotein benötigen**

  Der Proteinbedarf steigt parallel zum Normalgewicht.

  Die DGE empfiehlt für Erwachsene eine tägliche Proteinzufuhr von 0,8 g Protein pro kg Körpergewicht.

  Ältere Menschen müssen auf eine proteinreiche Kost – eine größere Nährstoffdichte – achten, da lediglich ihr Energiebedarf, aber nicht ihr Proteinbedarf sinkt, vgl. S. 367.

  Täglich sollten höchstens 15% der Gesamtenergiemenge in Form von Eiweiß aufgenommen werden. Zwei Drittel dieses Eiweißes sollten pflanzlicher und nur ein Drittel tierischer Herkunft sein.

- **Personen, die Protein zur Erneuerung und zum Aufbau von Körperprotein benötigen**

  Zu dieser Gruppe gehören Säuglinge, Kinder und Jugendliche. Die Tabelle zeigt, dass der Eiweißbedarf von der Wachstumsgeschwindigkeit abhängig ist. Der Proteinbedarf sinkt mit zunehmendem Alter – mit abnehmender Wachstumsgeschwindigkeit.

  Proteinmangel führt im Wachstumsalter zu körperlicher, in schweren Fällen auch zu geistiger Unterentwicklung.

  Zu dieser Gruppe gehören auch Schwangere, vgl. S. 354, und Stillende, vgl. S. 356.

Alter	g/kg		g/MJ	
	m	w	m	w
Säuglinge				
1 bis unter 2 Monate	2,0		5,0	5,3
6 bis unter 12 Monate	1,1		3,3	3,4
Kinder				
1 bis unter 4 Jahre	1,0		3,0	3,0
4 bis unter 7 Jahre	0,9		2,8	2,9
7 bis unter 10 Jahre	0,9		3,0	3,4
10 bis unter 13 Jahre	0,9		3,6	4,1
13 bis unter 15 Jahre	0,9		4,1	4,8
Jugendliche und Erwachsene				
15 bis unter 19 Jahre	0,9	0,8	5,7	5,4
19 bis unter 25 Jahre	0,8		5,6	5,9
25 bis unter 51 Jahre	0,8		5,8	6,0
51 bis unter 65 Jahre	0,8		6,3	6,2
65 Jahre und älter	0,8		6,5	6,4
Schwangere				
ab 4. Monat			6,3	
Stillende			5,8	

Tab. 1: Empfohlene Proteinzufuhr (DGE)

Bei der täglichen Eiweißbedarfsdeckung sollte Folgendes beachtet werden:

- Besonders der „rote" Fleischkonsum sollte gesenkt werden. Nur ein Drittel der Eiweißaufnahme sollte durch tierische Lebensmittel erfolgen. Bei der Aufnahme von tierischen Proteinen muss die gleichzeitige Aufnahme von Fett, Cholesterin und Purinen beachtet werden.
- Eine ausreichende Versorgung mit Milch, Milchprodukten und Seefisch ist neben der Eiweißbedarfsdeckung für die Calcium-, Iodbedarfsdeckung usw. notwendig.
- Durch pflanzliche Lebensmittel wie Vollkornprodukte, Gemüse, Kartoffeln, Hülsenfrüchte usw. sollten zwei Drittel des Eiweißbedarfs gedeckt werden. Pflanzliche Lebensmittel enthalten gleichzeitig Ballaststoffe, die eine Überversorgung mit Energie und Eiweiß verhindern.
- Täglich sollten höchstens 15% der Gesamtenergiemenge in Form von Eiweiß bzw. höchstens 2 g Eiweiß pro kg Körpergewicht aufgenommen werden. Dies entspricht einer durchschnittlichen täglichen Eiweißzufuhr von 120 g für Frauen und 140 g für Männer.
- Der jeweilige Eiweißbedarf ergibt sich also aus der biologischen Wertigkeit/dem Ergänzungswert der Speisen. Z.B. bei einer Ernährung ohne tierisches Eiweiß muss aufgrund der geringeren biologischen Wertigkeit die Gesamteiweißzufuhr erhöht werden.
- Der Eiweißbedarf muss auf jeden Fall gedeckt werden. Eiweiß kann durch keinen anderen Nährstoff ersetzt werden.
- Eiweiß sollte also täglich mit der Nahrung aufgenommen werden, da es nur begrenzt gespeichert werden kann.
- Eine ausreichende Kohlenhyrat- und Fettbedarfsdeckung ist notwendig, damit Eiweiß nicht zusätzlich zur Energiebedarfsdeckung abgebaut werden muss.

Berechnung der empfohlenen Eiweißzufuhr – Beispiel

Die empfehlenswerte Eiweißzufuhr in g für Jugendliche bei einem Gesamtenergiebedarf von 10 000 kJ soll berechnet werden.

Gesamtenergiebedarf	100%	10 000 kJ
Eiweißzufuhr..............	15%	1 500 kJ
1 g Eiweiß liefert		17 kJ
× g Eiweiß liefern		1 500 kJ

1 500 : 17 = 88

Jugendliche sollten täglich bei einem Gesamtenergiebedarf von 10 000 kJ nicht mehr als 88 g Eiweiß aufnehmen.

allgemein	Beispiele
Getreideerzeugnisse mit Milch, Fleisch, Fisch, Ei oder Hefe	**Brot** mit Käse, Milch, Ei, Wurst, Quark, Fisch usw. **Getreideflocken** mit Milch **Grießbrei** mit Milch, Ei **Teigwaren** (Nudeln) mit Fleisch, Käse, Ei usw. **Reis** mit Fleisch, Ei usw. **Milchreis** **Brot,** mit Hefe hergestellt, bzw. Hefekuchen
Kartoffeln mit Milch, Fleisch, Fisch, Ei	**Pellkartoffeln** mit Matjes **Kartoffeln** mit Ei **Kartoffelbrei** mit Milch **Pellkartoffeln** mit Kräuterquark **Kartoffelgratin** mit Sahne und Käse
Hülsenfrüchte mit Milch, Fleisch, Fisch, Ei oder Getreideerzeugnissen	**Bohnensalat** mit Brot Serbische **Bohnensuppe** mit Würstchen Sahnige **Erbsensuppe** **Grünkernsalat** mit **Erbsen**

Tab. 1: Ergänzungswert – Lebensmittelkombinationen

Probleme bei der Eiweißversorgung

In der Bundesrepublik Deutschland wird im Allgemeinen zu viel tierisches Eiweiß aufgenommen, vgl. S. 346.
Die Werbung ermuntert uns, zusätzlich Eiweiß aufzunehmen. Haupteiweißlieferant ist das Fleisch.
Lediglich ein Drittel des Eiweißes stammt aus pflanzlichen Lebensmitteln.
Bei entsprechender Veranlagung kann durch diese Eiweiß- und somit Purinüberversorgung Gicht ausgelöst werden.

In Entwicklungsländern wird zu wenig Eiweiß aufgenommen.
Außerdem wird der Eiweißbedarf nur zu
– $^1/_5$ durch tierisches Eiweiß und zu
– $^4/_5$ durch pflanzliches Eiweiß gedeckt.
Hierdurch wird die Eiweißunterversorgung noch verstärkt.

Folgen dieses Eiweißmangels, vgl. S. 439 f.

In Entwicklungsländern kann die geringe biologische Wertigkeit von Pflanzenproteinen – Reis, Mais, Hirse – durch das Hinzufügen der limitierenden essentiellen Aminosäure erhöht werden. Die Aminosäuren werden meist durch Bakterienkulturen gewonnen. Getreideprotein wird z.B. mit Lysin angereichert. Daneben versucht man, Getreidearten mit einer höheren biologischen Wertigkeit zu züchten.

7 Eiweißreiche Lebensmittel

7.1 Milch

7.1.1 Trinkmilchaufbereitung

Aufgaben

1. ***Bereiten Sie einen Geschmackstest vor.***
   Schreiben Sie auf je einen Becher den Buchstaben A, B oder C.
   Füllen Sie einen Becher
   mit H-Vollmilch,
   einen anderen mit frischer Vollmilch und
   einen dritten mit fettarmer frischer Milch.
   Stellen Sie fest, ob andere Personen die jeweiligen Milchsorten „herausschmecken" können.
2. *Erkunden Sie die Preise für verschiedene Milchsorten.*
3. *Nennen Sie Verwendungszwecke für verschiedene Milchsorten.*
4. *Erläutern Sie Unterschiede zwischen den in der Molkerei bearbeiteten Milchsorten und Rohmilch/ Vorzugsmilch vom Bauern.*
5. *Beurteilen Sie das gegenwärtige Milchangebot hinsichtlich des verwendeten Verpackungsmaterials.*

Rohmilch oder pasteurisierte Milch?

Rohmilch ist das unveränderte Gemelk einer Kuh oder mehrerer Kühe, das nicht über die Gewinnungstemperatur (ca. 40 °C) erhitzt worden ist.
Rohmilch darf nur vom jeweiligen Erzeugerbetrieb direkt an Verbraucher abgegeben werden, wenn sie am Tag der Abgabe oder am vorherigen Tag gewonnen wurde. An der Abgabestelle muss gut sichtbar und lesbar der Hinweis „Rohmilch, vor dem Verzehr abkochen" angebracht sein.
Rohmilch wird heute von vielen Menschen als besonders hochwertig angesehen, da der unbehandelten Milch positive Eigenschaften zugeschrieben werden. Sie kann jedoch krankheitserregende Keime enthalten, die besonders bei Säuglingen und älteren bzw. geschwächten Personen Durchfall hervorrufen können. Beim Abkochen der Rohmilch kommt es zu höheren Vitaminverlusten als beim Pasteurisieren, vgl. S. 128.

Vorzugsmilch ist Rohmilch, die in ihrer natürlichen Beschaffenheit mit unverändertem Fettgehalt auch außerhalb des Erzeugerbetriebs, also im Lebensmittelhandel, ausschließlich in abgepackter Form in den Verkehr gebracht werden darf. Es werden besonders strenge Hygieneanforderungen an Kühe, Personal, Ställe, Behandlung, Verpackung und Beförderung gestellt. Wer Rohmilch trinken möchte, sollte also Vorzugsmilch wählen.

Die frisch gemolkene Milch wird sofort gereinigt und gekühlt.

Bearbeitung der Rohmilch in der Molkerei

1. **Reinigung und Entrahmung:** Durch Zentrifugieren bei 40 °C und 6000 Upm (Umdrehungen pro Minute) wird die Rohmilch von Verunreinigungen befreit, der Rahm wird von der Magermilch abgetrennt.

2. **Einstellung des Fettgehaltes:** Der entrahmten Milch wird wieder Rahm zugefügt, bis der gewünschte Fettgehalt – fettarme Milch oder Vollmilch – erreicht ist. Der auf den Verpackungen angegebene Fettgehalt darf nicht unterschritten werden, ein höherer Fettgehalt ist dagegen erlaubt.

3. **Homogenisieren:** In der Rohmilch sind die 1 bis 22 µm dicken Fetttröpfchen von einer Eiweißhülle umgeben, die zunächst das Aufrahmen verhindert. Die Rohmilch wird bei einem Druck von 200 bar durch feinste Düsen gepresst, hierbei werden die Fetttröpfchen auf etwa ein Fünftel ihrer Größe zerschlagen, ein Aufrahmen wird so verhindert. Auch das Milcheiweiß, die Caseinmicellen, liegt nach dem Homogenisieren in feinerer Verteilung vor.

4. **Wärmebehandlung:** Der Keimgehalt soll vermindert werden, gleichzeitig sollen Geschmack, Nährstoffgehalt usw. der Rohmilch weitgehend erhalten bleiben.

   Pasteurisierung: Zwei unterschiedliche Verfahren werden hauptsächlich angewandt:
   - **Kurzzeiterhitzung:** 15 bis 30 Sekunden auf 72 bis 75 °C
   - **Hocherhitzung** – längerfrische Milch: 1 bis 2 Sekunden auf 85 bis 125 °C

   Beim Pasteurisieren werden ca. 95 % der Keime abgetötet. Außerdem finden weitere Reaktionen statt: Vitaminabbau, Denaturierung der Molkenproteine, Inaktivierung der Enzyme, Maillard-Reaktion, vgl. S. 281.

   Besonders bei der Hocherhitzung bleiben Aussehen, Geschmack und Nährstoffgehalt der Milch nahezu unverändert. Durch die Wärmebehandlung wird das Milcheiweiß denaturiert, es ist nun leichter verdaulich. Außerdem ist pasteurisierte Milch frei von krankheitserregenden Keimen.

   Ultrahocherhitzen, vgl. S. 293.

   Sterilisieren wird kaum noch angewandt, vgl. S. 292.

5. **Kühlung:** Nach der Wärmebehandlung wird die Milch schnell auf 4 °C abgekühlt.

Rohmilch

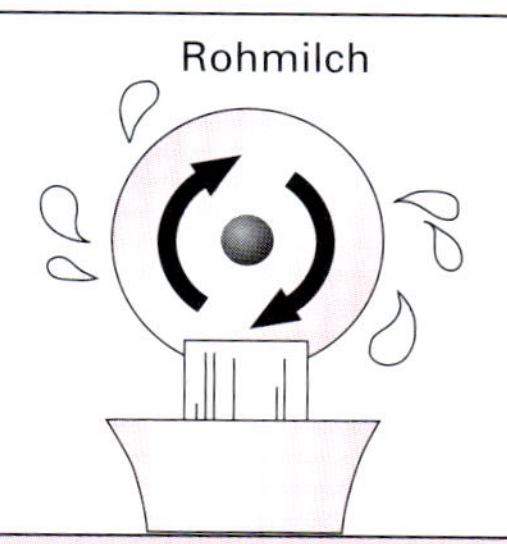

Reinigung
Entfernung von Schmutzteilchen

Entrahmung
Abtrennung des Milchfettes

Zentrifugieren bei 40 °C und 5500 bis 6500 Upm

Einstellung der Fettgehaltsstufen

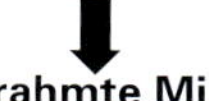

entrahmte Milch
Magermilch
höchstens 0,3 % Fett

Vollmilch
mindestens 3,5 % Fett

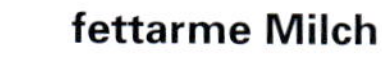

fettarme Milch
teilentrahmte Milch
mindestens 1,5 bis 1,8 % Fett

Homogenisieren

Milch wird mit einem Druck von 220 bar durch feinste Düsen gepresst.

Rohmilch

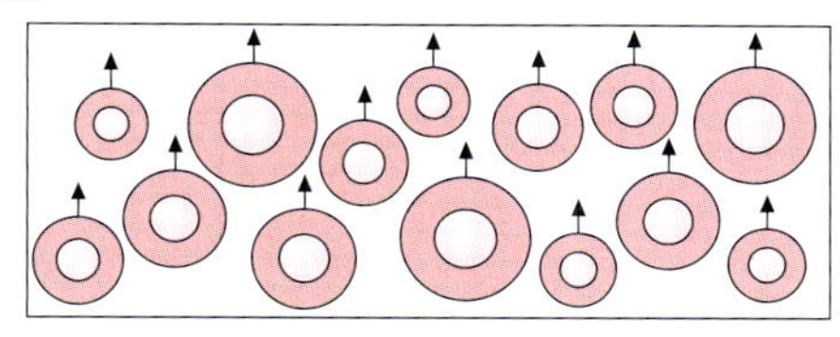

Fetttröpfchen sind von einer Eiweißhülle umgeben, sie sind ungleichmäßig groß.

Homogenisierte Milch

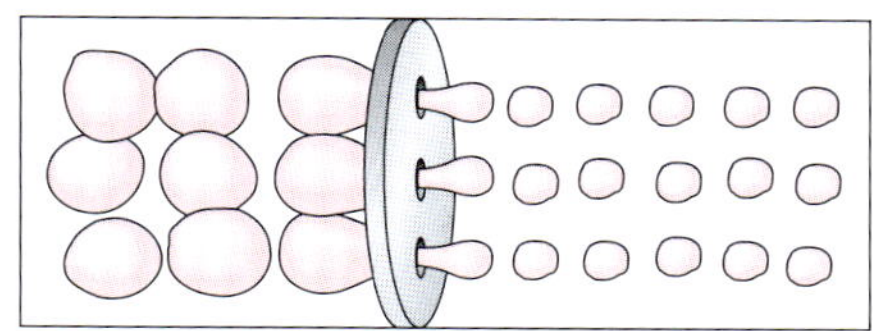

Fetttröpfchen sind zerkleinert und gleichmäßig in der Milch verteilt. Die Milch kann nicht mehr aufrahmen.

Wärmebehandlung

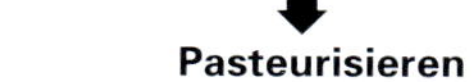

Ultrahocherhitzen	**Pasteurisieren**		**Sterilisieren**
einige Sekunden auf 135 bis 150 °C erhitzen	**Hocherhitzung:** 1 bis 2 Sekunden auf 85 bis 125 °C **Kurzzeiterhitzung:** 15 bis 30 Sekunden auf 72 bis 75 °C		**10 bis 20 Minuten auf 110 bis 120 °C** in der Verpackung im Autoklaven erhitzen
H-Milch mindestens 12 Wochen haltbar	**Frischmilch** 3 bis 4 Tage haltbar bei max. 8 °C	**Längerfrische** 15 Tage haltbar bei max. 8 °C	**Sterilmilch** mehrere Monate haltbar Nährstoffveränderungen

Versuchen Sie die Angaben auf den Milchpackungen zu erläutern.

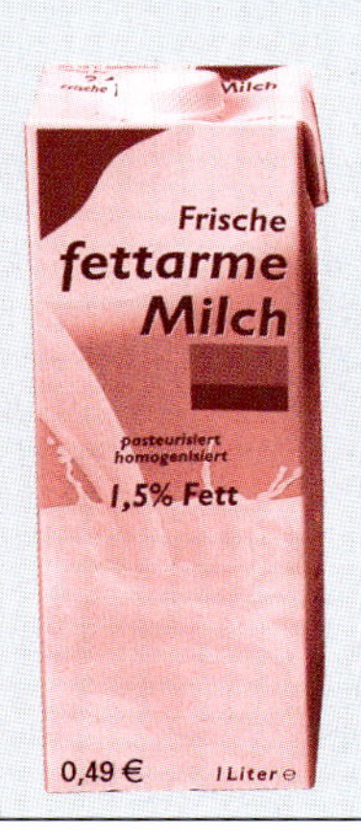

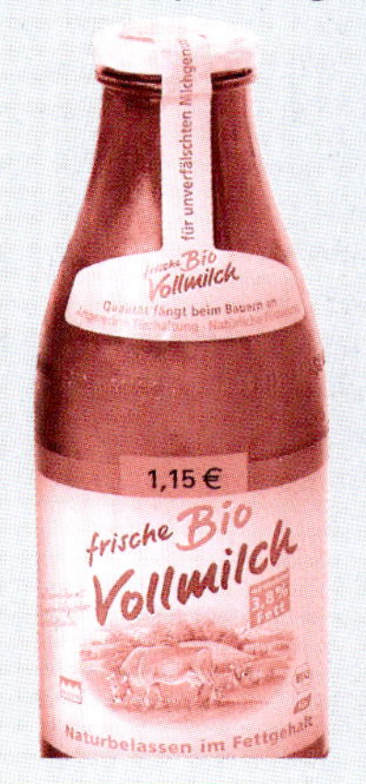

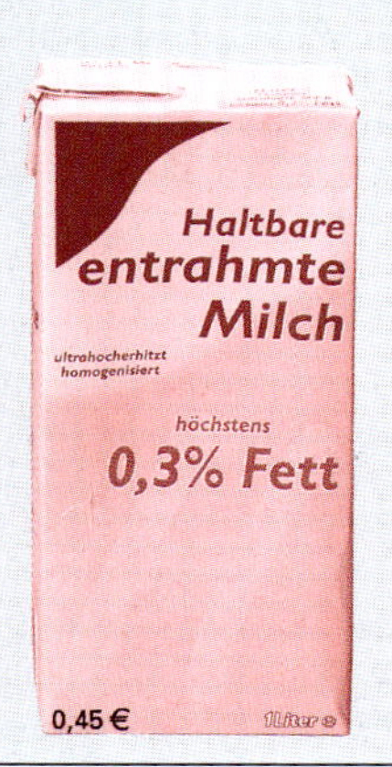

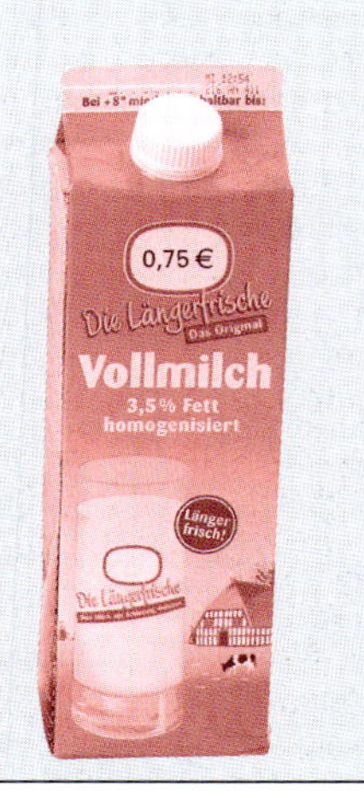

Abb. 1: Übersicht – Trinkmilchaufbereitung

7.1.2 Bewertung des Nährstoffgehaltes (Kuhmilch)

3,5 % Eiweiß sind in Vollmilch und fettarmer Milch enthalten. Das Milcheiweiß besteht aus
80 % Caseinen,
20 % Molkenproteinen.

Bei den Molkenproteinen handelt es sich um verschiedene globuläre Proteine, α-Lactalbumin und β-Lactoglobulin (Durchmesser 0,005 μm). Die biologische Wertigkeit dieser Proteine ist sehr hoch.

Die verschiedenen Caseine bestehen aus gefalteten Peptidketten mit unterschiedlicher Länge. In der Milch liegen die Caseine als Caseinkomplexe oder Caseinmicellen vor. 1 000 bis 1 Million Caseinmoleküle bilden über Phosphat-Calcium-Citrat-Brücken jeweils eine Caseinmicelle (Durchmesser 0,05 bis 0,5 μm). Caseine sind also gleichzeitig wichtige Calcium- und Phosphatlieferanten.

Bei 70 000facher Vergrößerung lassen sich die Proteinmoleküle, aus denen sich die Caseinmicelle zusammensetzt, als kleine Teilchen deutlich erkennen

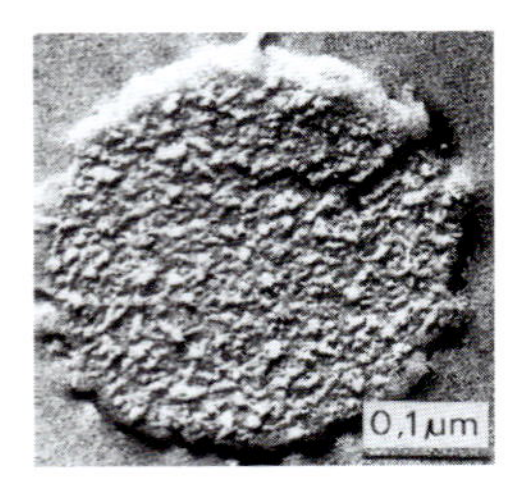

Abb. 1: Caseinmicelle

Casein	93,2
Calcium	2,9
Magnesium	0,1
Natrium	0,1
Kalium	0,3
Phosphat (org.)	2,3
Phosphat (anorg.)	2,9
Citrat	0,4

Tab. 1: Zusammensetzung von Caseinmicellen in %

Gerinnung der Milchproteine

Die Molkenproteine gerinnen – denaturieren – durch Hitzeeinwirkung. Die Caseine gerinnen nicht durch Hitzeeinwirkung, sondern sowohl durch pH-Wert-Änderungen (bei pH-Wert 4,6) in den sauren Bereich als auch durch Einwirkung von Proteasen, z. B. Pepsin. Beim Erhitzen der Milch werden die denaturierten Molkenproteine an die Caseinmicellen gebunden, die Milch gerinnt also nicht.

Verdaulichkeit der Milchproteine

Gelangt **Rohmilch** in den Magen, so bilden die Caseine zunächst Caseinstränge und später ein festes, zusammenhängendes Koagulum. (Koagulation: Übergang vom Sol zum Gel, anschließendes Verdichten durch Austritt von Flüssigkeit.) Die Milch ist schwer verdaulich.

Wird **Vollmilch pasteurisiert oder homogenisiert**, so werden 10 bis 15 % der Caseine an die Fetttröpfchen gebunden. Gelangt diese Vollmilch in den Magen, so koagulieren Fette und Caseine gleichzeitig, es wird ein weicheres Koagulum gebildet.

Wird **Vollmilch ultrahocherhitzt und homogenisiert**, so werden ebenfalls 10 bis 15 % der Caseine an die Fetttröpfchen gebunden. Daneben werden die denaturierten Molkenproteine an die Caseinmicellen angelagert. Im Magen bildet sich in diesem Fall ein feinflockiges Koagulum, in das Fette und Molkenproteine eingelagert sind. Diese Milch ist also leichter verdaulich.

Wird **Vollmilch angesäuert**, so denaturieren die Caseine unter gleichzeitiger Freisetzung von Calciumionen. Es kommt zu einer lockeren Zusammenlagerung von Casein und Fetttröpfchen. Im Magen wird diese Zusammenlagerung von Casein und Fetttröpfchen nur unwesentlich verdichtet. Sauermilchprodukte, z. B. Joghurt, sind also leichter verdaulich. Die Verdaulichkeit wird noch durch die freigesetzten Calciumionen erhöht, da diese Pepsin aktivieren.

Eine feinere Gerinnung der Caseine kann auch durch **Kohlenhydrate** (Stärke) bewirkt werden, z. B. Milch mit Brot ist leichter verdaulich.
Die unterschiedliche Verdaulichkeit von Milchprodukten hat besondere Bedeutung für die Säuglingsernährung und die leichte Vollkost.

Fett – fettlösliche Vitamine

Rohmilch enthält maximal 5 % Fett, Vollmilch 3,5 % Fett, fettarme Milch dagegen nur 1,5 bis 1,8 % Fett.

Milchfett weist einen hohen Anteil an kurzkettigen Fettsäuren und Ölsäure auf. Der Schmelzbereich des Milchfettes liegt relativ niedrig, bei etwa 30 °C. Milchfett enthält kaum Linolsäure, vgl. S. 73.

In der Rohmilch liegt das Fett fein verteilt in Tröpfchen vor. Die Fetttröpfchen haben einen Durchmesser von 1 bis 22 μm. Die Fetttröpfchen sind von einer Membran umgeben, die aus Phospholipiden (Lecithin), Cholesterin, Membranproteinen und Enzymen besteht. Das Milchfett bildet also eine Fett/Wasser-Emulsion. Diese Tatsache ist für den Verdauungsvorgang von Bedeutung. Milchfett kann durch die Lipasen der Verdauungssekrete ohne vorheriges Einwirken von Gallensäuren hydrolytisch gespalten werden. Es kann so auch bei gestörter Gallensaftproduktion zur Fettbedarfsdeckung eingesetzt werden.

In homogenisierter Milch haben die Fetttröpfchen nur noch einen Durchmesser von 0,5 bis 0,8 μm, also nur noch ein Fünftel der ursprünglichen Größe.

Manche Erwachsene vertragen keine frische Milch – Lactoseintoleranz (vgl. S. 433)

Nach dem Säuglingsalter – meist jedoch erst im Erwachsenenalter – entwickeln manche Personen einen angeborenen oder erworbenen Lactasemangel, die Lactose kann nicht mehr gespalten werden. Lactose wird dann im Dickdarm durch Darmbakterien zu Säuren und Gasen abgebaut. Der osmotische Druck wird erhöht, es kommt zu Blähungen und Durchfall. Sauermilchprodukte, vgl. S. 130, werden dagegen häufig gut vertragen, da die Lactose bei der Milchsäuregärung bereits teilweise abgebaut wird.
In Afrika und Asien haben bis zu 80 % der Bevölkerung einen Lactasemangel, bei uns sind lediglich 15 % der Bevölkerung betroffen. Völker, bei denen Erwachsene keine Milch zu sich nehmen, haben also eher einen Lactasemangel.

Aufgabe

Beschreiben Sie mithilfe der folgenden elektronenmikroskopischen Fotos

a) die unterschiedliche Struktur von Rohmilch und pasteurisierter, homogenisierter Vollmilch,

b) die unterschiedliche Verdaulichkeit von Rohmilch und pasteurisierter, homogenisierter Vollmilch und angesäuerter Vollmilch (Joghurt).

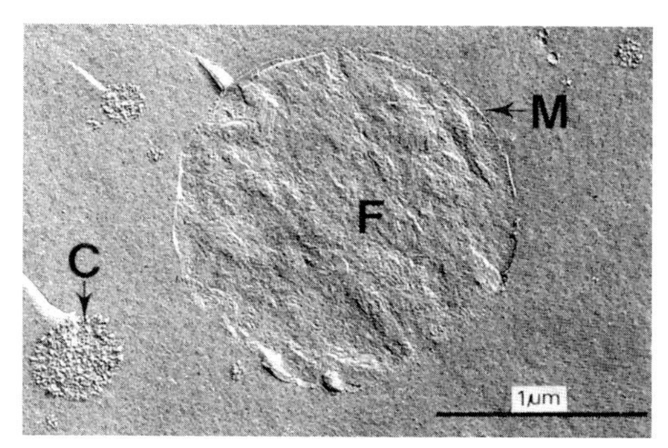

Abb. 1: Rohmilch
C: Caseinmicelle; F: Fettkügelchen; M: Fettkügelchenmembran

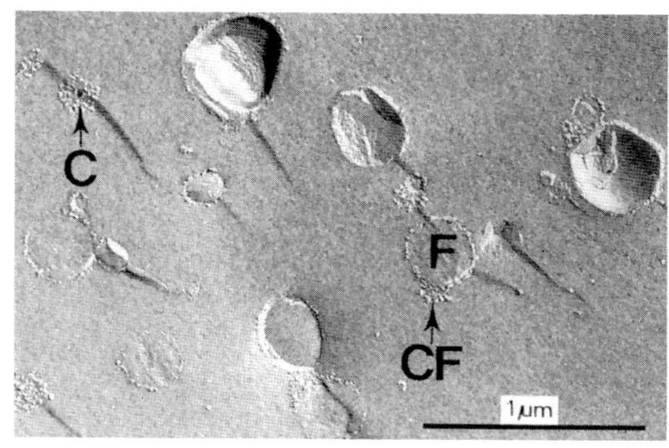

Abb. 2: Pasteurisierte und homogenisierte Vollmilch
C: Caseinmicelle; F: Fettkügelchen; CF: an Fettkügelchen adsorbiertes Casein

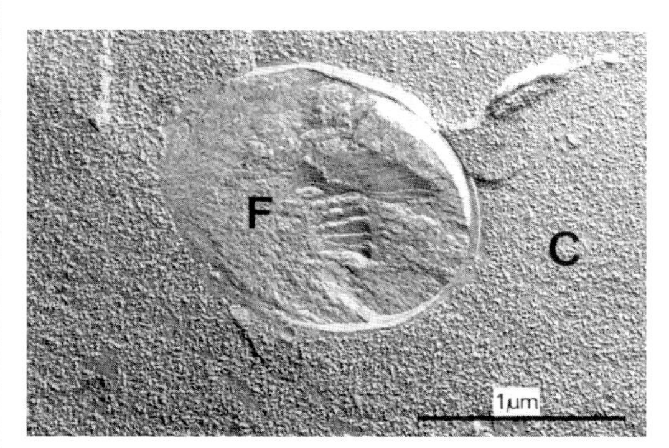

Abb. 3: Koagulum von Rohmilch im Magen (360 Minuten nach Aufnahme der Milch)
F: im koagulierten Casein (C) eingeschlossenes Fettkügelchen

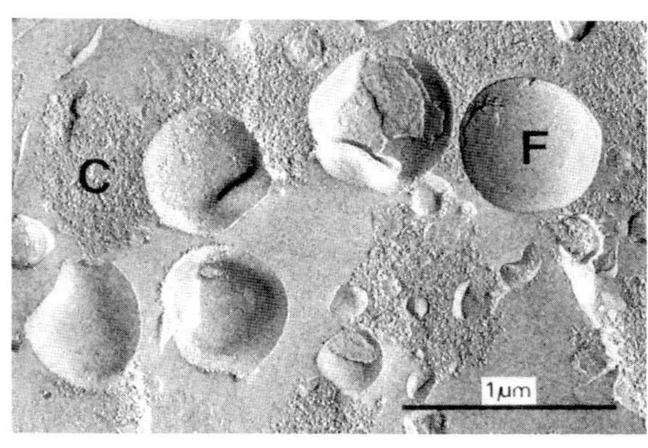

Abb. 4: Koagulum von ultrahocherhitzter und homogenisierter Vollmilch (H-Milch) im Magen (260 Minuten nach der Aufnahme; nach 360 Minuten weitgehende Verflüssigung des Koagulums)
C: Casein; F: Fettkügelchen

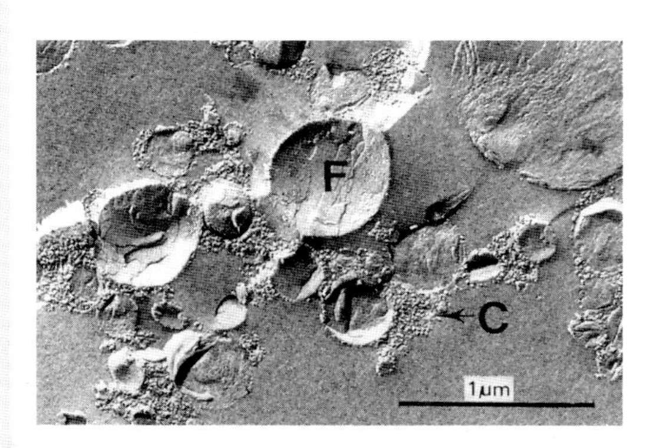

Abb. 5: Sauermilchprodukt (Vollmilchjoghurt). Casein (C) und Fettkügelchen (F) lagern sich bereits im Produkt zu einem feinflockigen Koagulum zusammen. Im Magen verändert sich diese Struktur nur noch geringfügig.

5 % Kohlenhydrate – Lactose –, weiterhin geringe Mengen an Aminozuckern, Glucose und Oligosacchariden sind in Vollmilch und fettarmer Milch enthalten.

Lactose kommt nur in Milch vor, sie wird von den Darmbakterien teilweise zu Milchsäure abgebaut. Lactose bewirkt die Bildung einer günstigen Darmflora und fördert indirekt die Calcium-, Phosphat-, Magnesium-, Eisenresorption usw. und außerdem die Synthese von einigen Vitaminen durch die Darmbakterien.

Mineralstoffgehalt

Milch ist der wichtigste Calciumlieferant für den Menschen. Mit einem $^3/_4$ Liter Milch kann ein Erwachsener bereits seinen täglichen Calciumbedarf decken. Auch Magnesium und Phosphat sind reichlich in der Milch enthalten.

Der Eisengehalt der Milch ist dagegen sehr gering. Aus diesem Grund muss die Säuglingsernährung frühzeitig durch Obst- und Gemüsesäfte, die Eisen enthalten, ergänzt werden.

Vitamingehalt

Milch enthält je nach der Fütterung der Tiere (Weide- oder Stallfütterung) und dem Fettgehalt einen unterschiedlichen Vitamingehalt. Sommermilch und fettreiche Milch haben einen höheren Vitamingehalt. Vitamin A und D sind reichlich enthalten.

Mit einem $^3/_4$ Liter Milch kann außerdem der tägliche Riboflavinbedarf eines Erwachsenen gedeckt werden.

Vitamin C ist dagegen nur in sehr geringen Mengen in der Milch enthalten. Auch aus diesem Grund muss die Säuglingsernährung frühzeitig durch Obst- und Gemüsesäfte ergänzt werden.

Erhitzungsverfahren	Verluste in %				
	B_1	B_6	B_{12}	Folsäure	C
Pasteurisieren	<10	0–8	<10	<10	10–25
Ultrahocherhitzen	15–20	10	10–20	5–20	5–30
Kochen	10–20	10	5–10	20	15–30
Sterilisieren	20–50	20–50	20–100	30–50	30–100

Tab. 1: Vitaminverluste in der Milch bei verschiedenen Erhitzungsverfahren (Renner)

Vollmilch enthält:
- biologisch hochwertiges Eiweiß,
- emulgiertes, leicht verdauliches Fett,
- reichlich Calcium, Magnesium und Phosphat,
- reichlich Vitamin A, D und B-Vitamine,
- wenig Eisen und Vitamin C.

Vollmilch ist leichter verdaulich,
wenn sie
- erhitzt wurde,
- erhitzt und angesäuert wurde,
- homogenisiert wurde,
- mit Kohlenhydraten, z. B. Haferflocken, gegessen wird.

Nährstoffvergleich: Vollmilch – fettarme Milch

Aufgaben

1. Berechnen Sie die Nährstoffdichte von
a) Vollmilch,
b) fettarmer Milch. Vgl. S. 342.

2. Nennen Sie
a) Personengruppen,
b) Verwendungszwecke, für die Sie fettarme Milch bevorzugen würden.

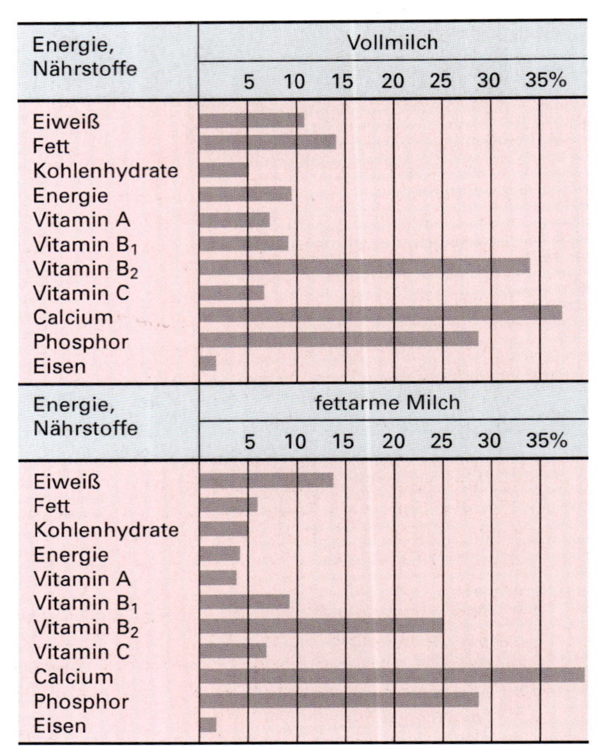

Tab. 2: Tägliche Nährstoffbedarfsdeckung durch jeweils 250 ml Vollmilch oder fettarme Milch, Angaben in %. Weibl. Erwachsene, Gesamtenergiebedarf 8 400 kJ

Fettarme (teilentrahmte) Milch
- ist im Allgemeinen ernährungsphysiologisch wertvoller als Vollmilch;
- hat einen geringeren Fettgehalt und somit auch weniger Energie als Vollmilch;
- enthält kaum fettlösliche Vitamine A und D;
- enthält ausreichend Vitamin B_2 und Calcium;
- ist in Bezug auf die restlichen Nährstoffe etwa mit der Vollmilch gleichwertig;
- ist teilweise auch preiswerter als Vollmilch.

Versuche und Aufgaben

1. **Kohlenhydrate verhindern eine grobflockige Gerinnung des Caseins**

   Füllen Sie zwei Bechergläser mit je 50 ml Wasser und einigen Tropfen verdünnter Salzsäure. Geben Sie dann unter Rühren
   a) in das eine Becherglas Vollmilch,
   b) in das andere Becherglas dünnflüssigen Milchstärkekleister.
   Vergleichen Sie das Aussehen beider Proben.

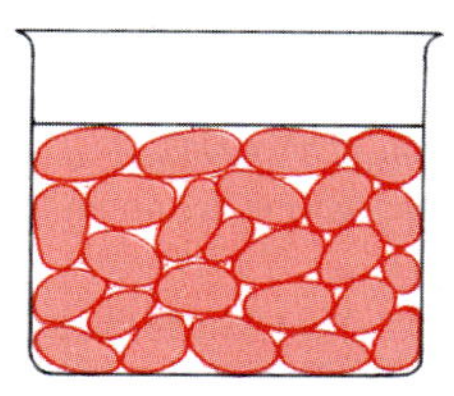
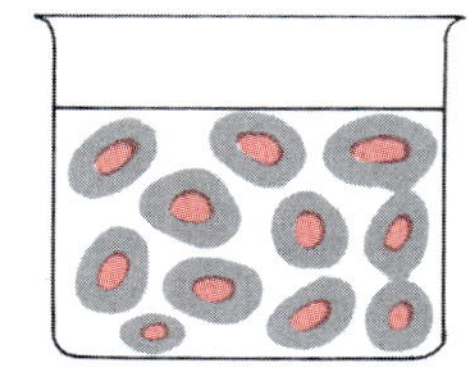

2. **Nährstoffgehalt der Milch**

2.1 ***Eiweiß – Casein***
Versetzen Sie 50 ml Milch mit der gleichen Wassermenge. Geben Sie dann tropfenweise Essigsäure hinzu, bis eine deutlich sichtbare Ausflockung entstanden ist. Lassen Sie die Milch dann 5 Minuten stehen und filtrieren Sie anschließend den Niederschlag ab. Filtrat wird für die Versuche 2.2, 2.5 und 2.6 benötigt.

2.2 ***Eiweißstoffe – Albumine und Globuline:***
Lassen Sie das Filtrat – die Molke – aus dem 1. Versuch 5 Minuten lang kochen.
Prüfen Sie dann das Aussehen der Probe.

2.3 ***Kohlenhydrate – Milchzucker (Lactose):***
Filtrieren Sie den Eiweißniederschlag aus dem Versuch 2.2. Prüfen Sie danach das Filtrat mit Fehling'scher Lösung I und II.

2.4 ***Fette:***
Versetzen Sie 50 ml Milch mit einigen Tropfen Natronlauge. Fügen Sie dann 50 ml Ether dazu. Benutzen Sie für diesen Versuch einen Erlenmeyerkolben, den Sie mit einem Korken gut verschließen können.
Schütteln Sie dann den Inhalt des Erlenmeyerkolbens gut durch.
Beobachten Sie die Veränderungen und versuchen Sie diese zu erklären.

2.5 ***Mineralstoffe – Calcium:***
Versetzen Sie 2 ml des Filtrats aus dem Versuch 2.1 mit 2 ml Ammoniumoxalat.

2.6 ***Mineralstoffe – Chlorid:***
Versetzen Sie 2 ml des Filtrats aus dem Versuch 2.1 mit 1 ml Silbernitrat.

2.7 ***Frischezustand der Milch:***
Versetzen Sie 5 ml Milch mit der gleichen Menge 68%igem Alkohol. Schütteln Sie das Ganze kräftig durch.

3. ***Mikroskopische Untersuchung der Milch***
   Bringen Sie mit einer Kapillarauslaufpipette 0,01 ml Milch auf einen Objektträger. Verteilen Sie diese mit einer rechtwinklig gebogenen Nadel gleichmäßig über eine Fläche von 1 cm². Trocknen Sie den Ausstrich. Tauchen Sie den Ausstrich dann zweimal in Farblösung (Bread-Lösung). Lassen Sie ihn wiederum trocknen.
   Entfernen Sie durch Eintauchen in Wasser den überflüssigen Farbstoff, lassen Sie das Präparat nochmals trocknen. Tragen Sie einen Tropfen Zedernöl auf und betrachten Sie das Präparat unter dem Mikroskop (mindestens 300fache Vergrößerung).

4. ***Verfälschung der Milch***
   Bringen Sie jeweils einen Tropfen Vollmilch und einen Tropfen Magermilch auf einen Fingernagel.
   Beobachten Sie die unterschiedliche Veränderung der beiden Milchtropfen.

5. ***Joghurtherstellung***
   1 l Vollmilch bis zum Kochen erhitzen und danach in kaltem Wasser schnell auf 40 bis 45 °C abkühlen. Ungefähr 50 g Joghurtkultur zusetzen. Die Milch danach bei einer Temperatur von 30 bis 40 °C aufbewahren. Sie darf während der Säuerung weder geschüttelt noch umgerührt werden.
   Die Milch gerinnt innerhalb von einigen Stunden. Die Gerinnung erkennt man am festen molkenfreien Gefüge. Den fertigen Joghurt kalt stellen.

6. *Ermitteln Sie, in wie viel*
   a) Hühnereiern,
   b) Gramm Schweinekotelett,
   c) Gramm Kabeljaufilet die gleiche Eiweißmenge wie in einem halben Liter Milch enthalten ist.

7. *Berechnen Sie den Preis für*
   a) 20 g Milcheiweiß,
   b) 20 g Rindfleischeiweiß (Roulade).

8. *Ein Stück Zucker wiegt 5 g.*
   Wie viel Zuckerstücke entsprechen der Kohlenhydratmenge in einem halben Liter Milch?

9. *Berechnen Sie, in wie viel Gramm Butter die Fettmengen von je einem halben Liter*
   a) Vollmilch,
   b) fettarmer Milch enthalten sind.
   Ermitteln Sie, wie viel Brotscheiben mit diesen Fettmengen bestrichen werden können.

10. *Beurteilen Sie die Aussage:*
    „Milch ist kein Getränk, sondern ein flüssiges Lebensmittel."

Preisvergleich: Milcheiweiß – Rindfleischeiweiß

1 l Vollmilch kostet 0,75 € und enthält 35 g Eiweiß. 1 kg Rindfleisch aus der Keule, zum Schmoren und Braten geeignet, kostet 9,00 € und enthält 210 g Eiweiß.

1 l Vollmilch .... 35 g Eiweiß .... 0,75 €
1 kg Rindfleisch .... 210 g Eiweiß .... 9,00 €

Es kosten also:
20 g Milcheiweiß. .... 0,43 €
20 g Rindfleischeiweiß .... 0,86 €

Wird der tierische Eiweißbedarf durch Milch gedeckt, so spart man pro Tag 0,43 €.

Milchimitate, vgl. S. 151.

7.1.3 Milcherzeugnisse

Sauermilcherzeugnisse werden durch den Zusatz von Milchsäurebakterien hergestellt, diese bauen Lactose zu Milchsäure ab, das Casein gerinnt.
Sauer- oder Dickmilch wird in den gleichen Fettgehaltsstufen wie Trinkmilch angeboten. Daneben gibt es Sahnedickmilch oder saure Sahne mit 10% Fett, Schmand mit 20 bis 24% Fett und Crème fraîche mit 30 bis 40% Fett.
Sauermilcherzeugnisse und Joghurt, Kefir usw. fördern die Verdauung. Über Zucker-, Fruchtzusätze usw. informiert die Zutatenliste.

Joghurterzeugnisse werden in vier Fettgehaltsstufen angeboten:

Sahnejoghurt	10% Fett
Vollmilchjoghurt	3,5% Fett
fettarmer Joghurt	1,5 bis 1,8% Fett
Magermilchjoghurt	0,3% Fett

Der kräftige Joghurtgeschmack wird durch spezielle Joghurtkulturen erreicht, die Lactose zu linksdrehender D(–)-Milchsäure abbauen. Für Joghurt mild – Biojoghurt – verwendet man Bakterienkulturen, die rechtsdrehende L(+)-Milchsäure produzieren. Die rechtsdrehende Milchsäure entsteht im Körper bei der Glykolyse, vgl. S. 255. Die linksdrehende D(–)-Milchsäure, die mit der Nahrung aufgenommen wird, kann dagegen im Organismus nur langsam abgebaut und ausgeschieden werden.

Probiotischer Joghurt – Probiotika sind Mikroorganismen, die nach exogener Zufuhr aktiv und in ausreichender Menge ihren Wirkungsort erreichen und die Gesundheit positiv beeinflussen. Probiotischer Joghurt enthält besonders robuste Milchsäurebakterien, z.B. Lactobazillen oder Bifidobakterien, von denen ca. 10 bis 40 % die Passage durch die Magensalzsäure überleben. Im Dickdarm produzieren sie Milchsäure und schaffen so ein lebensfeindliches Milieu für Krankheitserreger. Eine dauerhafte Ansiedlung dieser Mikroorganismen findet allerdings nicht statt. Entscheidend für die Wirkung der probiotischen Mikroorganismen ist also eine ausreichende Keimzahl im Dickdarm und somit der regelmäßige tägliche Verzehr.

Wirkung der probiotischen Mikroorganismen: Gesichert ist, dass probiotischer Joghurt Durchfallerkrankungen positiv beeinflusst. Die probiotischen Mikroorganismen senken außerdem die Konzentration gesundheitsschädlicher Keime – Stoffwechselprodukte – im Dickdarm. Probiotischer Joghurt wird auch bei Lactoseintoleranz vertragen. Weitere gesundheitsfördernde Effekte sind bislang nicht ausreichend belegt.

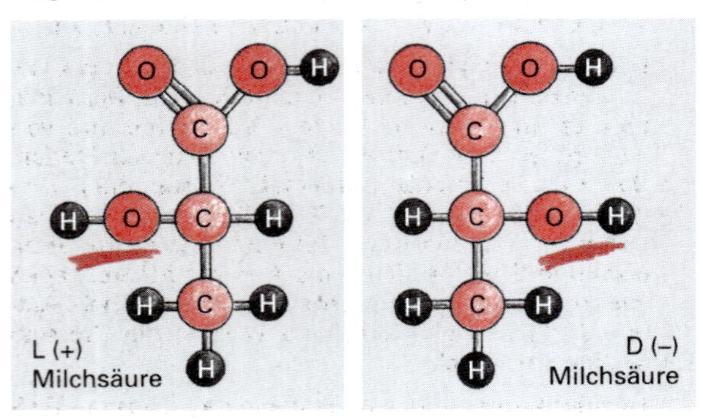

Abb. 1: Strukturformeln

Joghurt ist Ausgangsprodukt für
Fruchtjoghurt – 6% Frischfrucht,
Joghurt mit Fruchtzubereitung – 3,5% Frischfrucht,
Joghurt mit Fruchtgeschmack – weniger als 3,5% Frischfrucht,
Fruchtjoghurt- und Müslizubereitung.

In einigen dieser Produkte können auch Zucker, Aromastoffe, Konservierungsmittel, Bindemittel, Farbstoffe usw. enthalten sein. Durch Zuckerzusatz kann der Energiegehalt auf das Doppelte erhöht werden. Mithilfe der Zutatenliste kann sich der Verbraucher informieren und Produkte ohne Zuckerzusatz oder Zusatzstoffe auswählen.

Kefirerzeugnisse werden wie Joghurt in vier Fettgehaltsstufen angeboten. Die Kefirkulturen bewirken eine leichte Gärung der Lactose und das Entstehen von Kohlensäure und Alkohol. Auch bei Kefir werden milde Sorten angeboten.

Buttermilcherzeugnisse waren früher ein Nebenprodukt bei der Butterherstellung. Sie haben einen Fettgehalt von 1%. Man unterscheidet Buttermilch mit einem geringen Zusatz an Wasser oder entrahmter Milch und „Reine Buttermilch" ohne entsprechende Zusätze.

Sahneerzeugnisse werden aus dem Rahm der Milch hergestellt. Kaffeesahne enthält mindestens 10% und Schlagsahne mindestens 30% Fett.

Kondensmilcherzeugnisse unterscheiden sich aufgrund ihres Fett- und Zuckergehalts. Ungezuckerte entrahmte kondensierte Milch enthält maximal 1% Fett, Kondensmilch 15% Fett. Gezuckerte Kondensmilch hat einen Fettgehalt zwischen 1 bis 8%, der Zuckerzusatz muss in der Zutatenliste angegeben werden.

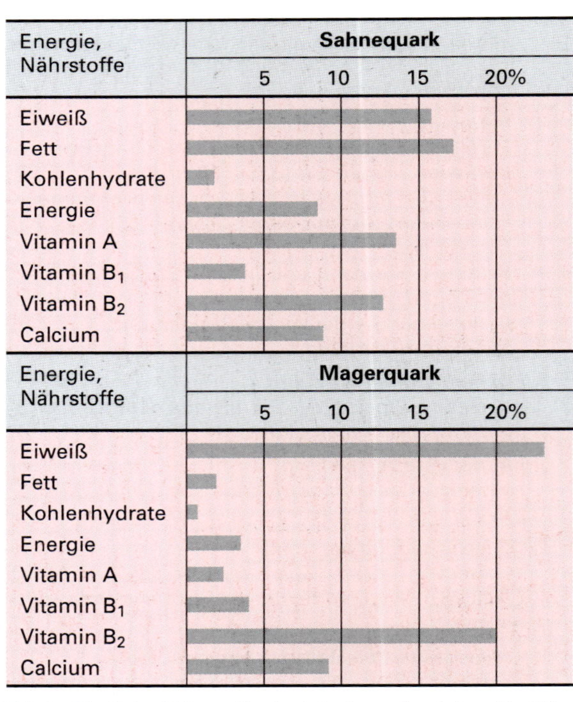

Tab. 1: Tägliche Nährstoffbedarfsdeckung durch jeweils 100 g Magerquark oder Sahnequark, Angaben in %. Weibl. Erwachsene, Gesamtenergiebedarf 8400 kJ

7.2 Käse

Aufgaben

1. *Beurteilen Sie die Verzehrsgewohnheiten.*
   a) Wie viel Käse wird pro Woche gegessen?
   b) Wie hoch ist die Fettzufuhr durch den Käseverzehr?
   Der Bundesbürger isst durchschnittlich pro Woche 80 g Schnittkäse, 35 g Weichkäse, 10 g Sauermilchkäse, 45 g Hartkäse, 25 g Schmelzkäse, 155 g Frischkäse.
2. *Beurteilen Sie folgende Angabe auf einer Käsepackung:*
   „Ihnen zuliebe ... Camembert – nur 12% Fett – Dreiviertel-Fettstufe".

Käse sind frische oder in verschiedenen Graden der Reife befindliche Erzeugnisse, die aus dick gelegter Käsemilch hergestellt sind.

Eine Unterscheidung erfolgt nach
- der Art der Milch,
- der Art der Dicklegung (Säure oder Lab),
- der Konsistenz (Trockenmasse)
- und dem Fettgehalt.

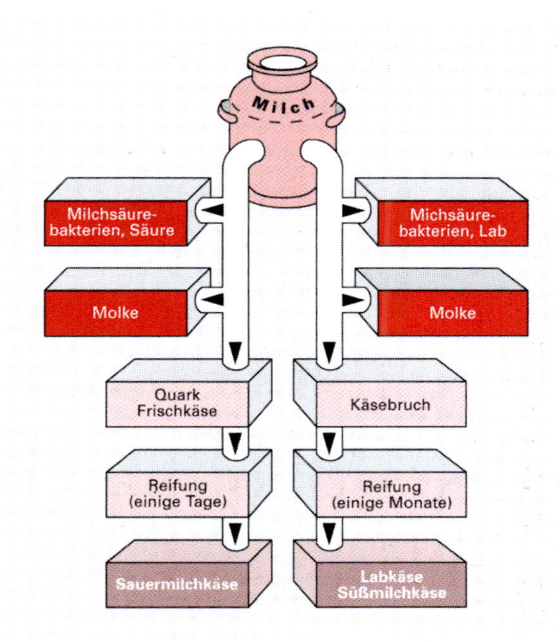

Abb. 1: Übersicht – Käseherstellung

Aufgrund des Herstellungsverfahrens unterscheidet man:

Labkäse	→ Milch + Milchsäurebakterien + Labenzym
Sauermilchkäse	→ Milch, meist Magermilch + Milchsäure

7.2.1 Käseherstellung

Ausgangsprodukte für die Käseherstellung sind verschiedene Milchsorten – Kuhmilch, Ziegenmilch, Schafmilch, früher Büffelmilch (Mozzarella). Je nach gewünschter Käsesorte verwendet man unterschiedliche Mischungen aus Sahne (Rahm), Vollmilch, entrahmter Milch oder Buttermilch und einen Zusatz von Molke oder Wasser. Die Milch muss frei von Antibiotika und anderen Arzneimitteln sein, die die Käsereifung beeinträchtigen würden.

Käsesorten unterscheiden sich außerdem aufgrund der unterschiedlichen Weiterverarbeitung.

1. Frischkäse: Je nach gewünschtem Fettgehalt ist das Ausgangsprodukt pasteurisierte Milch oder Milch mit Rahmzusatz. Die Milch wird zur Frischkäseherstellung zunächst durch Milchsäurekulturen angesäuert, außerdem wird eine geringe Menge Lab zugesetzt. Das sich abscheidende Casein (Käsestoff) wird je nach Fettgehalt zu Quark, Rahm- oder Doppelrahmfrischkäse weiterverarbeitet.

2. Gereifter Käse

2.1 Sauermilchkäse: Der pasteurisierten Milch werden Milchsäurebakterien zugesetzt. Daneben wird die Milch häufig direkt angesäuert. Durch die Säure wird das Casein von der Molke abgetrennt. Der entstehende Sauermilchquark wird als Ausgangsprodukt für Käsesorten wie Harzer, Mainzer, Korbkäse usw. verwendet.

Säuert man Milch bis zum isoelektrischen Punkt an, vgl. S. 101, so bildet sich Säuremolke. Sie enthält im Gegensatz zur Labmolke Calcium, da das Calcium beim Ansäuern als Calciumlactat in Lösung geht. Folglich sind Calcium- und Lactosegehalt bei den durch Säuregerinnung hergestellten Käsesorten geringer als bei den Labkäsesorten.

2.2 Labkäse: Pasteurisierte Milch mit unterschiedlichem Fettzusatz wird zunächst leicht angesäuert und dann mit Labenzym versetzt. Das Casein wird innerhalb von 10 bis 30 Minuten ausgefällt, es bildet sich der feste Käsebruch. Während der Fällung wird der Käsebruch durch rotierende Schneidvorrichtungen in kleine Teilchen zerschnitten. Er wird auf 50 °C erwärmt, dabei gibt er weitere Molke ab. Der Käsebruch wird in Formen gepresst, der Käselaib entsteht. Durch Trockensalzung oder Einlegen in eine 20%ige Kochsalzlösung wird nun die Bildung der Käserinde erreicht. Der Käse wird dann in Gärkellern bei hoher Luftfeuchtigkeit und unterschiedlichen Temperaturen bis zur gewünschten Reife gelagert.

Die Käsereifung wird durch Mikroorganismen wie Hefen, Bakterien und Schimmelpilze bewirkt. Milchsäurebakterien bilden aus Lactose Milchsäure und verhindern so das Aufkommen von Fäulnisbakterien. Das Casein unterliegt ebenfalls bestimmten Umwandlungen; es wird zum Teil abgebaut zu Peptiden und freien Aminosäuren. Besonders die sauren Aminosäuren Glutaminsäure und Asparaginsäure tragen wesentlich zum erwünschten Käsearoma bei. Aufgrund dieser Abbauvorgänge werden die Proteine leichter verdaulich.

Labkäsesorten sind u.a. Emmentaler, Chester, Tilsiter, Camembert, Brie, Gouda.

Produkt	TM (%)	Protein (% d. TM)	Lactose (% d. TM)	Mineralstoffe (% d. TM)
Magermilch	9,0	36	53	7
Labmolke Sauermolke	6,0–6,4 5,8–6,2	13 12	75 67	8 14

Tab. 1: Zusammensetzung von Molkenprodukten. Angaben in % der Trockenmasse (TM)

Schmelzkäse wird meist aus altem und jungem Käse unter Zusatz von Schmelzsalzen, vor allem Natriumsalze der Citronen-, Wein- und Milchsäure, sowie Natriumpolyphosphaten hergestellt. Durch die Schmelzsalze werden die Calciumionen komplex gebunden, eine streichbare Eiweiß-in-Fett-Emulsion entsteht.

Käse, der nicht erhitzt worden ist, darf als **„Naturkäse"** bezeichnet werden.

7.2.2 Lebensmittelrechtliche Bestimmungen

Käsesorten werden aufgrund lebensmittelrechtlicher Bestimmungen nach Wassergehalts- und Fettgehaltsstufen angeboten.

Die Wassergehaltsstufe gibt den Wassergehalt in der fettfreien Käsemasse an.

Die Fettgehaltsstufe gibt den Fettgehalt in der Trockenmasse an.

Fettgehaltsstufen

Fettgehaltsstufen	Fettgehalt in der Trockenmasse
Doppelrahmstufe	höchstens 87% mindestens 60%
Rahmstufe	mindestens 50%
Vollfettstufe	mindestens 45%
Fettstufe	mindestens 40%
Dreiviertelfettstufe	mindestens 30%
Halbfettstufe	mindestens 20%
Viertelfettstufe	mindestens 10%
Magerstufe	weniger als 10%

Tab. 2: Fettgehaltsstufen von Käse

Man unterscheidet verschiedene Fettgehaltsstufen:

mager – unter 10 % Fett i. Tr.;
viertelfett – über 10% Fett i. Tr. usw., vgl. Tabelle.

Bei der Käsekennzeichnung muss die Fettgehaltsstufe oder stattdessen der Fettgehalt in der Trockenmasse „... % Fett i. Tr." angegeben werden.

Wassergehaltsstufen

Käsegruppen	Wassergehalt in der fettfreien Käsemenge
Hartkäse	56% oder weniger
Schnittkäse	mehr als 54% bis 63%
Halbfester Schnittkäse	mehr als 61% bis 69%
Sauermilchkäse	mehr als 60% bis 73%
Weichkäse	mehr als 67%
Frischkäse	mehr als 73%

Tab. 3: Wassergehaltsstufen von Käse

Man unterscheidet verschiedene Wassergehaltsstufen:

Hartkäse, Schnittkäse, usw., vgl. Tabelle S. 133.

Hartkäse enthält den geringsten Wassergehalt, Frischkäse dagegen den höchsten.

Hartkäse verfügt also über den höchsten Anteil Trockenmasse,
Frischkäse dagegen über den geringsten.

Die Wassergehaltsstufen haben keine Gültigkeit für Käseimitate, vgl. S. 151.

Besonders viel Fett enthält ein Käse, wenn er
- einen niedrigen Wassergehalt, also einen hohen Gehalt an Trockenmasse besitzt,
- eine hohe Fettgehaltsstufe hat.

Z. B. Schnittkäse – Doppelrahmstufe, 60 bis 85% Fett i. Tr. – Tilsiter.

Bei Weich- und Schnittkäse macht der tatsächliche Fettgehalt etwa die Hälfte des angegebenen Wertes aus und bei Hartkäse etwa zwei Drittel.

Besonders wenig Fett enthält ein Käse, wenn er
- einen hohen Wassergehalt, also eine geringe Trockenmasse besitzt,
- eine niedrige Fettgehaltsstufe hat.

Z. B. Frischkäse – mager, unter 10% Fett i. Tr. – Speisequark.

Bei Frischkäse beträgt der tatsächliche Fettgehalt etwa ein Drittel des angegebenen Wertes.

7.2.3 Bewertung verschiedener Käsesorten

- Fettarme Käsesorten bis einschließlich vollfetter Käse sind zu bevorzugen, da die Fettzufuhr insgesamt zu hoch ist.
- Käse ist wie Milch ein wichtiger Calcium-, Phosphat- und B-Vitamin-Lieferant.
- Fettreiche Käsesorten enthalten außerdem reichlich die Vitamine A und D.
- Das Eiweiß ist biologisch hochwertig und leicht verdaulich. Fettarme, milde Käsesorten sind auch für die leichte Vollkost geeignet.
- Käseeiweiß – besonders in Form von Speisequark – ist preiswert.

Emmentaler, Hartkäse, 45 % Fett i.Tr.

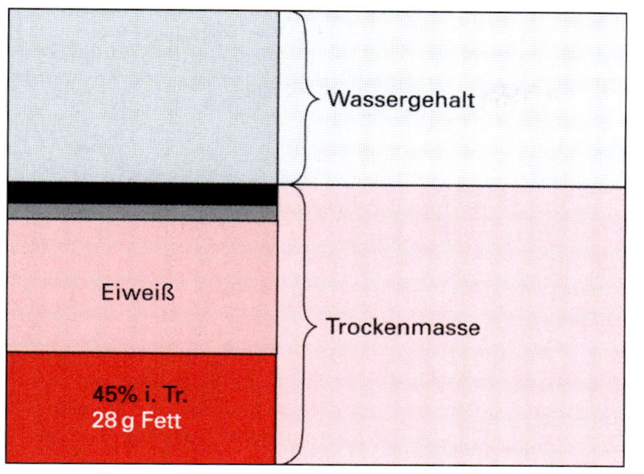

Doppelrahmfrischkäse, 60 % Fett i.Tr.

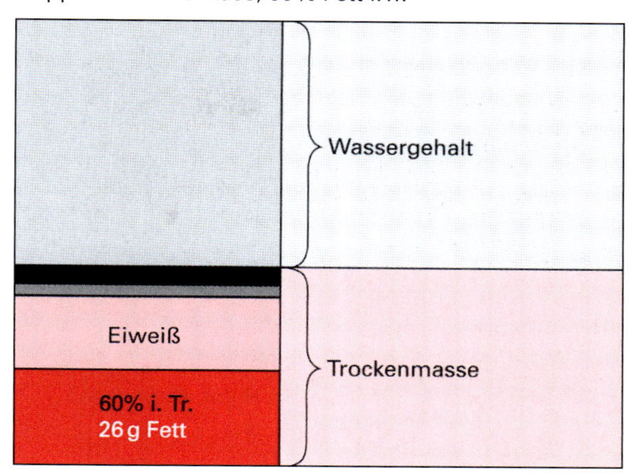

Abb. 1: Trockenmasse und Wassergehalt verschiedener Käsesorten

Wassergehaltsstufen Käsesorten	**Fettgehaltsstufen**							
	mager	viertel-fett	halbfett	drei-viertel-fett	fett	vollfett	Rahm-stufe	Doppel-rahm-stufe
	unter 10%	10% Fett i.Tr.	20% Fett i.Tr.	30% Fett i.Tr.	40% Fett i.Tr.	45% Fett i.Tr.	50% Fett i.Tr.	60–87% Fett i.Tr.
Hartkäse Bergkäse, Emmentaler Chester						28 g*	31 g	
Schnittkäse Edamer, Gouda Tilsiter				15 g	21 g	25 g	28 g	43 g
Halbfester Schnittkäse Butterkäse, Edelpilzkäse Steinbuscher Wilstermarschkäse				13 g		22 g	25 g	
Sauermilchkäse Harzer-, Mainzer-, Korb-, Handkäse	3 g							
Weichkäse Brie Camembert Weißlacker Limburger				12 g	17 g	20 g	23 g	36 g
Frischkäse Speisequark Rahmkäse Doppelrahmfrischkäse		2 g	5 g	7 g	10 g	12 g	20 g	26 g

* in 100 g enthaltene Fettmenge

angebotene Fettgehaltsstufen

Tab. 1: Käsesorten – Fettgehaltsstufen und Wassergehaltsstufen

7.3 Hühnereier

Aufbau eines Hühnereies

Versuche

1. *Schlagen Sie ein Hühnerei in ein Glasgefäß auf. Versuchen Sie die Bestandteile des Hühnereies zu benennen.*
2. *Stechen Sie mit einer Nadel in das Eidotter. Beschreiben Sie Ihre Beobachtung und begründen Sie diese.*
3. *Überlegen Sie auch, welche Bedeutung die verschiedenen Bestandteile des Hühnereies haben.*

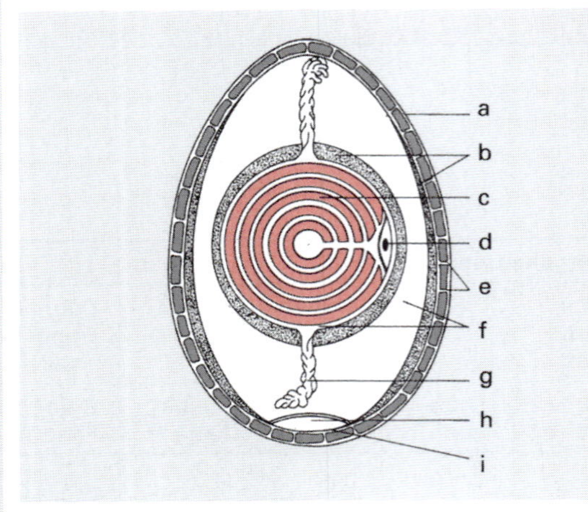

Abb. 1: Bestandteile des Hühnereis

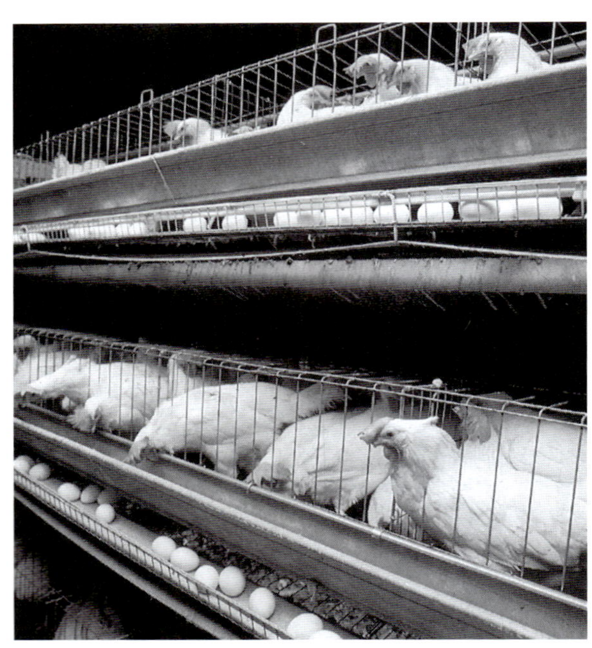

Abb. 2: Legehennenbatterie

Sollte der Verzehr von Hühnereiern eingeschränkt werden?

Aufgaben

1. *Vergleichen und bewerten Sie den Nährstoffgehalt von Eigelb und Eiklar.*
   Gewicht: ein Eiklar 35 g, ein Eigelb 20 g
2. *Diskutieren sie den folgenden Text:*

Mit immer neuen Fantasiebezeichnungen wie „…“ auf den Verpackungen versuchen die Eierproduzenten den Kunden eine Vorstellung von frei laufenden fröhlich gackernden und pickenden Hühnern zu vermitteln, die obendrein noch gesunde Eier legen.

Die Realität sieht anders aus.
Über 40 Millionen Legehennen werden in der Bundesrepublik jährlich zu Höchstleistungen getrieben. Durch Züchtung, Intensivhaltung und -fütterung ist es gelungen, den Hennen immer mehr Eier abzuringen: Waren es 1950 noch 120 Eier pro Henne, so sind es heute jährlich etwa 257 Eier. Der Bundesbürger aß 1950 zwei bis drei Eier pro Woche, heute isst er fast täglich ein Ei.

87,5 % der im Handel erhältlichen Eier stammen aus Käfighaltung. Bei täglich bis zu 20 Stunden Kunstlicht werden die Hennen in Drahtkäfigen zusammengepfercht, bei der Bodenhaltung werden die Tiere statt in Käfigen in Hallen zusammengedrängt.

Die inneren Organe und so auch die Eierstöcke sind durch Salmonellen infiziert. Etwa jedes zwanzigste Ei eines kranken Huhns enthält Salmonellen.

Um die sich in den Massenbeständen rasch ausbreitenden Krankheiten einigermaßen im Griff zu behalten, wird die chemische Keule in Form von Tierarzneimitteln eingesetzt. Dass die Eier von behandelten Hennen nicht vor Ablauf einer vorgeschriebenen Wartezeit in den Handel gebracht werden dürfen, schert die Produzenten teils wenig. (nach I. Mühleisen, Beck'sche Reihe)

Hauptbestandteile des Hühnereies

Eischale – 10 % des Gesamtgewichtes
Eiklar – 57 % des Gesamtgewichtes
Eidotter – 33 % des Gesamtgewichtes

Die Dotterkugel ist von einer dünnen Haut umgeben, sie wird durch die Hagelschnüre in der Eimitte gehalten. Aus der Keimscheibe entwickelt sich das Küken. Das Eidotter muss also alle Stoffe enthalten, die für die Entwicklung des Kükens benötigt werden.

Die Eischale (etwa 0,3–0,4 mm dick) schließt das Ei nach außen ab. Sie ist luftdurchlässig. In der Eischale sind etwa 10 000 Poren, die beim Brutvorgang den Luftaustausch gewährleisten sollen. Die Poren ermöglichen allerdings auch das Eindringen von Mikroorganismen.

7.3.1 Bewertung des Nährstoffgehaltes

Die **Eiweißstoffe** des Hühnereies sind biologisch hochwertig. Das Eiklar enthält überwiegend Ovalbumine, die Phosphat enthalten und daneben in geringer Menge Globuline und Mucine. Ovalbumin ist ein Glykophosphoproteine mit 3,2% Kohlenhydraten.

Fett ist im Eigelb vorhanden. Rund ein Drittel des Fettgehaltes setzt sich aus Phosphatiden (Lecithin) und Cholesterin zusammen.

Kohlenhydrate sind im Hühnerei kaum vorhanden.

Mineralstoffe – Eisen und Calcium – und **Vitamine** – A, D, E, K, Riboflavin, Niacin, Pantothensäure und Cobalamine – sind besonders reichlich im Eigelb enthalten.

Die Nährstoffe des Hühnereies können zu einem sehr hohen Prozentsatz – 94% – resorbiert werden.

Verdaulichkeit: Weich gekochte Hühnereier sind leichter verdaulich als rohe, da die Proteine denaturiert wurden. Hart gekochte Hühnereier sind dagegen schwer verdaulich, da bei längerem Erhitzen verstärkt neue Bindungen geknüpft werden und die Struktur fester wird. Auch die Gartechnik ist neben der Dauer der Hitzeeinwirkung für die Verdaulichkeit von Bedeutung.

Ein Eiklar (35 g)

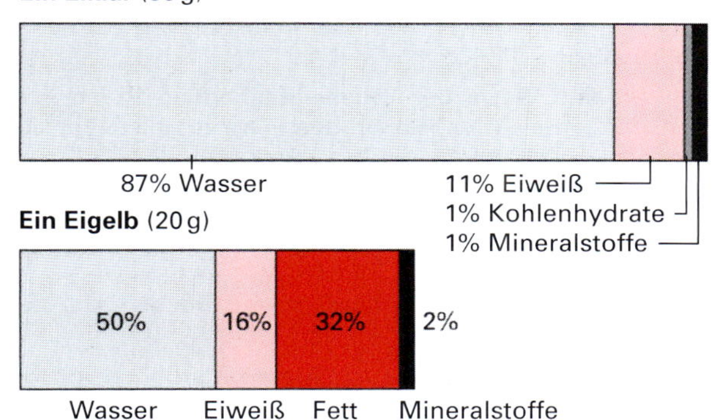

Abb. 1: Nährstoffgehalt: Eiklar und Eigelb

- Besonders Eigelb enthält vollwertiges Eiweiß, Mineralstoffe und Vitamine, aber auch reichlich Fett und Cholesterin, vgl. S. 82.
- Wer gesund ist und sich abwechslungsreich ernährt, braucht nicht auf sein Frühstücksei zu verzichten. Bei zu hohen Blutfettwerten sollte man dagegen nicht mehr als ein bis zwei Eier (meist in den Speisen, z.B. Backwaren, enthalten) pro Woche essen.
- Eier sind weich gekocht leicht verdaulich, hart gekocht oder gebraten schwerer verdaulich.
- Eier sind ein preiswerter und konzentrierter Nährstofflieferant. Sie sind besonders für die Säuglingsernährung und die leichte Vollkost geeignet.
- Eier von Hühnern aus Freilandhaltung kosten meist nur wenig mehr. Je nach den Umweltbedingungen haben sie eine höhere Qualität.
- Ein Qualitätsunterschied zwischen Eiern aus Legebatterien/Volierenhaltung und Bodenhaltung besteht nicht.

Frischezustand von Hühnereiern

Versuche

Sichtprobe rohe Eier

Schlagen Sie jeweils getrennt a) ein frisches Ei, b) ein älteres Ei auf einem größeren Teller auf. Vergleichen Sie Aussehen und Beschaffenheit von Eiklar und Eigelb.

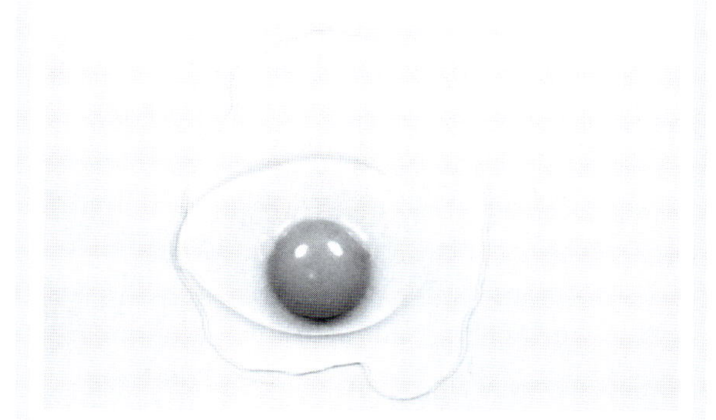

Abb. 2: Frisches Ei

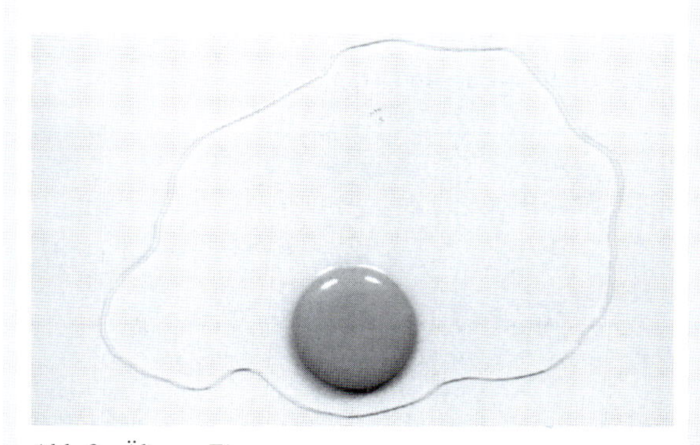

Abb. 3: Älteres Ei

Sichtprobe hart gekochtes Ei

Kochen Sie zwei ältere und zwei frische Hühnereier hart.
Schneiden Sie jeweils ein Hühnerei in Längsrichtung und ein Hühnerei in Querrichtung durch. Vergleichen Sie Lage bzw. Größe von Eidotter und Luftkammer.

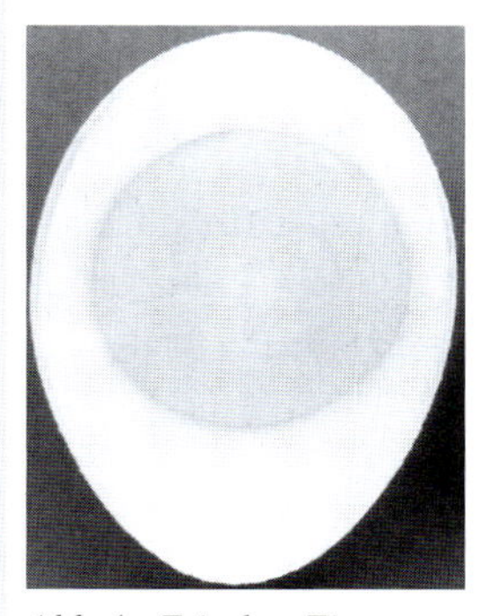

Abb. 4: Frisches Ei

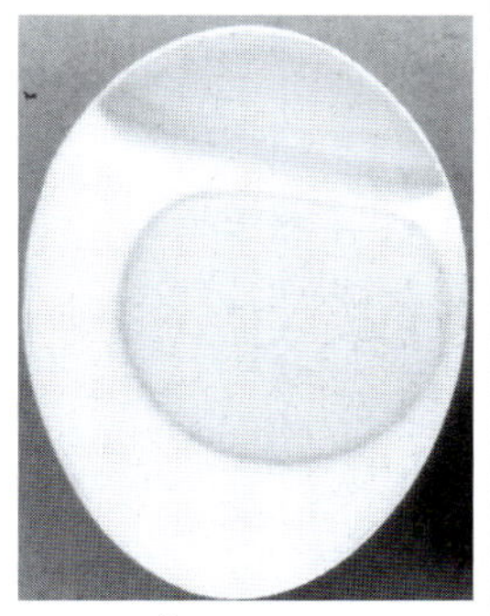

Abb. 5: Älteres Ei

7.3.2 Lebensmittelkennzeichnung – Einkauf

Aufgabe

Versuchen Sie die Angaben auf der Eierpackung zu erläutern.

Abb. 1: Eierpackung

Das Lebensmittelrecht schreibt vor, dass beim Verkauf von Hühnereiern jeweils die **Güteklasse** und die **Gewichtsklasse** angegeben werden müssen. Im Einzelhandel werden hauptsächlich Hühnereier der Güteklasse A und der Gewichtsklassen M und L angeboten.

S	klein	Gewicht unter 53 g
M	mittelgroß	Gewicht 53 bis unter 63 g
L	groß	Gewicht 63 bis unter 73 g
XL	sehr groß	Gewicht über 73 g

Tab. 1: Gewichtsklassen

Für die Einteilung nach Güteklassen werden Hühnereier nach folgenden Merkmalen überprüft:

- Höhe der Luftkammer/Frischezustand
- Aussehen und Beschaffenheit von Eiklar und Eigelb
- Sauberkeit und Beschaffenheit der Schale
- Fremdgeruch

Güteklassen	Beschaffung der Eier / Verpackungsbeschriftung
A-„Extra“	**Besonders frische Eier** Luftkammerhöhe bis 4 mm Auf Kleinpackungen: Packdatum und empfohlenes Verkaufsdatum; darüber eine Banderole mit der Bezeichnung „Extra“, nach sieben Tagen muss diese entfernt werden. Die Eier kommen nun in die Güteklasse A – frische Eier.
A	**Frische Eier** Luftkammerhöhe bis 6 mm Packdatum und empfohlenes Verkaufsdatum auf der Verpackung. Die Bezeichnung „frisch“ ist zulässig.

Tab. 2: Güteklassen

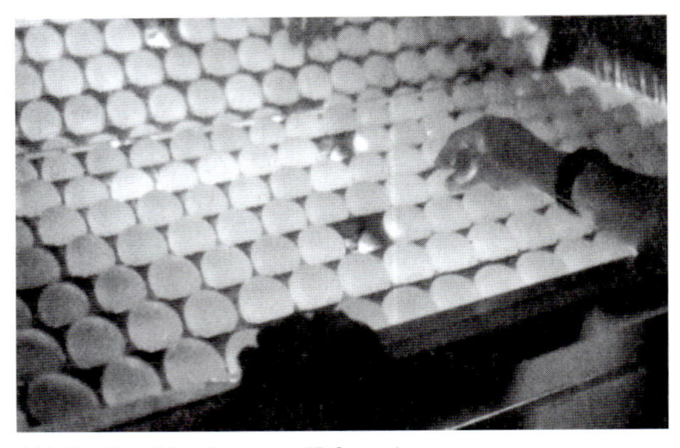

Abb. 2: Durchleuchten von Hühnereiern

Weitere Angaben, die auf Eierpackungen zu finden sind:

- Zahl der verpackten Eier
- Mindesthaltbarkeitsdatum, Legedatum (freiwillige Angabe), Abpackdatum (freiwillige Angabe),
- Verbraucherhinweise: Bei Kühlschranktemperatur aufbewahren. Nach Ablauf des Mindesthaltbarkeitsdatums durcherhitzen.
- Name, Anschrift und Kennnummer des Verpackungsbetriebes.

Die **Art und Weise der Legehennenhaltung** ist an der ersten Zahl des Stempels auf den Eiern zu erkennen, sie gibt also Auskunft über die Haltungsform.

- 0 = Biohaltung: pro Huhn 6 m² Auslauffläche im Freien
- 1 = Freilandhaltung: pro Huhn 4 m² Auslauffläche im Freien
- 2 = Bodenhaltung: 9 Hühner pro m² Bodenfläche im Stall
- 3 = Käfighaltung: Käfige mit Metallgitterböden, i. d. R. in drei oder vier Etagen, 800 cm² pro Henne.

Nach der Ziffer für die Art der Legehennenhaltung folgt der jeweilige Code für das EU-Land, in dem die Eier verpackt wurden, z. B. DE für Deutschland. Es folgen Zahlencodes, durch die der jeweilige Betrieb und Stall identifiziert werden können.

Beispiel: 1-DE-2345671

1 – Legehennenhaltung
DE – Erzeugerland
2345671 – Legebetrieb mit Stallnummer

BE = Belgien
DE = Bundesrepublik Deutschland
FR = Frankreich
IT = Italien
LU = Luxemburg
NL = Niederlande
DK = Dänemark
IE = Irland
UK = Vereinigtes Königreich
GR = Griechenland
ES = Spanien
PT = Portugal

7.3.3 Lebensmittelverarbeitung – Eiklar und Eigelb

Versuche

1. *Führen Sie die folgenden Versuche durch.*
2. *Begründen Sie die Versuchsergebnisse.*
3. *Nennen Sie je ein Beispiel aus der Lebensmittelverarbeitung, bei dem Sie die jeweiligen Eigenschaften von Eiklar bzw. Eigelb berücksichtigen.*
4. *Leiten Sie allgemeine Regeln für die Lebensmittelverarbeitung ab.*

Technologische Verwendung

1. **Bindefähigkeit**
   Schlagen Sie drei gleich große Hühnereier in drei Gefäßen auf.
   a) Geben Sie zu dem ersten Hühnerei vier Eierschalenhälften voll Wasser.
   b) Geben Sie zu dem zweiten Hühnerei zwei Eierschalenhälften voll Wasser.
   c) Das dritte Hühnerei bleibt ohne Wasserzusatz.
   Verschlagen Sie jeweils Ei und Wasser.
   Erwärmen Sie die drei Proben im Wasserbad.
   Vergleichen Sie die Beschaffenheit der drei Proben nach 10 Minuten.
2. **Legieren (Sämigmachen)**
   Verrühren Sie ein Eigelb mit etwas warmer Flüssigkeit. Rühren Sie jeweils langsam die Hälfte der Eigelbmasse in einen viertel Liter
   a) heißes Wasser,
   b) kochendes Wasser ein.
   Lassen Sie die zweite Probe aufkochen. Vergleichen Sie anschließend Beschaffenheit und Aussehen der beiden Proben.
3. **Emulgierende Wirkung von Eigelb, vgl. S. 97.**
4. **Feinflockige Gerinnung durch Kohlenhydrate**
   Stellen Sie zwei Proben her:
   a) Eigelb mit einem Esslöffel heißem Wasser mischen,
   b) Eigelb mit einem Esslöffel heißem Wasser und einem Teelöffel Mehl mischen.
   Geben Sie beide Proben getrennt, jeweils unter gleichmäßigem Rühren, in je einen viertel Liter kochendes Wasser.
   Vergleichen Sie das Aussehen der beiden Proben.
5. **Lockerungswirkung von Eiklar**
   Stellen Sie Eischnee aus einem Eiklar her.
   Teilen Sie den Eischnee in drei gleich große Teile:
   a) ein Drittel so stehen lassen,
   b) ein Drittel im Wasserbad langsam erhitzen,
   c) ein Drittel in heißes Wasser geben, aufkochen lassen.
   Vergleichen Sie Aussehen und Beschaffenheit der drei Proben nach 10 Minuten.
6. **Lockerungswirkung von Eigelb**
   Mischen Sie ein Eigelb mit einem Esslöffel heißem Wasser.
   Verschlagen Sie die Eimasse mit etwas Zucker.
   Beschreiben Sie die Veränderungen.
7. **Färben mit Eigelb**
   Formen Sie Mürbeteigkleingebäck.
   Bestreichen Sie die eine Hälfte des Gebäcks mit Eigelb. Lassen Sie die andere Hälfte unbestrichen.
   Backen Sie das Gebäck ab.
   Beurteilen Sie anschließend das unterschiedliche Aussehen des Gebäcks.

- Eiklar nimmt beim Schlagen Luft auf. Es bildet sich Eischnee. Eischnee vorsichtig unter die Speisen heben. Aufkochen der Speisen nach dem Unterheben von Eischnee vermeiden.
- Bei der Herstellung von Biskuit oder Creme auch das Eigelb schaumig schlagen. Eigelb nimmt beim Schlagen ebenfalls Luft auf.
- Zur Herstellung von Rührei oder Eierstich pro Ei die gleiche Menge Milch zusetzen.

  Kloß- und Fleischteigen kann Ei als Bindemittel zugesetzt werden. Ei bindet beim Erhitzen die entsprechende Wassermenge.
- Legieren (Sämigmachen) mit Eigelb
  Zum Legieren von Soßen und Suppen Eigelb zunächst mit etwas warmer Flüssigkeit verrühren, dann in die heiße Speise einrühren. Nicht mehr aufkochen, damit das Eigelb nicht ausflockt.
  Durch vorheriges Vermischen des Eigelbs mit Mehl oder Stärke kann ein grobflockiges Gerinnen der Eiweißstoffe verhindert werden.
- Eigelb wirkt emulgierend, vgl. S. 97.
- Mürbeteig- und Hefegebäck vor dem Backen mit Eigelb oder Milch bestreichen, das Gebäck erhält so ein ansprechenderes Aussehen.
- Eine trübe Knochenbrühe kann durch das Aufkochen mit Eiklar geklärt werden. Eiklar umschließt die schwebenden Teilchen und setzt sich dann als Schaum an der Oberfläche ab.

Salmonellose, vgl. S. 312 f.

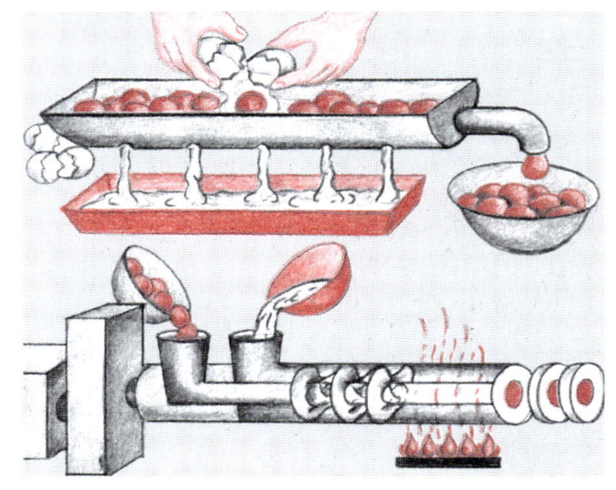

Abb. 1: Herstellung von Meter-Ei

7.4 Fleisch

Aufgaben

1. ***Starten Sie eine Befragung zum Fleischkonsum.***
   Überlegen Sie zunächst:
   Wer und wo soll befragt werden?
   Wie sollen die Fragen lauten?
   Was machen wir mit der Auswertung?
   Einige mögliche Fragen:
   - Wie oft und wie viel Fleisch wird bei Ihnen gegessen?
   - Welches Fleisch bevorzugen Sie?
   - Warum essen Sie Fleisch bzw. warum essen Sie kein Fleisch?
   - usw.
2. *Vergleichen Sie die folgenden Empfehlungen der Vollwert-Ernährung mit den Angaben zum gegenwärtigen Fleischkonsum, S. 117.*

Für die Vollwert-Ernährung wird die Verwendung von Fleisch, Fisch sowie Eiern nicht ausdrücklich empfohlen, ein mäßiger Verzehr aber auch nicht abgelehnt. Als mäßiger Verzehr erscheint eine Menge sinnvoll, wie sie vor ca. 100 Jahren für die deutsche Durchschnittsbevölkerung üblich war, d.h. ein bis zwei Fleischmahlzeiten, eine Fischmahlzeit und etwa ein bis zwei Eier pro Woche.

3. *Erstellen Sie eine Fleischwerbung – pro oder kontra – mögliche Kontra-Werbung: „(**FRUCHT**-)Fleisch muss es sein.“*

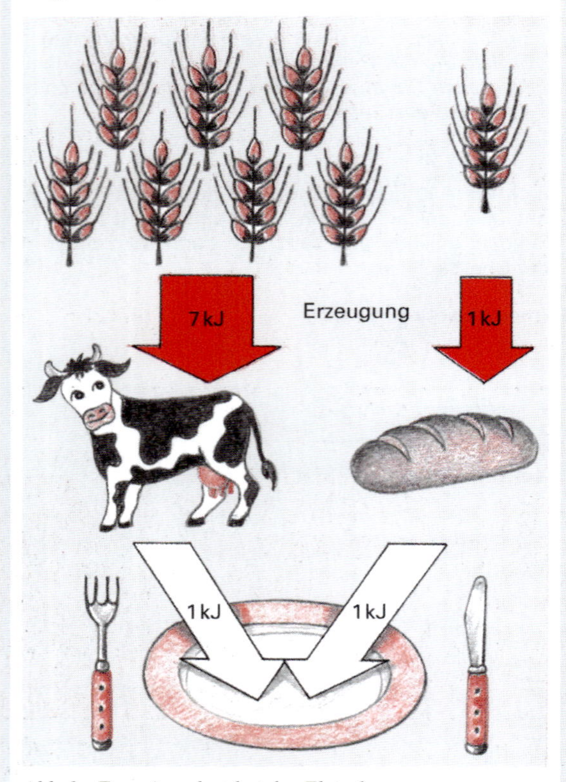

Abb. 1: Energieverlust bei der Fleischerzeugung

7.4.1 Fleisch, ein Stück Lebenskraft?

Fleisch enthält viel Eiweiß

Muskelfasern des Fleisches enthalten biologisch hochwertiges Eiweiß: Myoglobin, Enzyme und hauptsächlich Myosin und Actin, vgl. S. 111, mit einem Anteil von 65 bis 70% des Gesamtproteins des Fleisches.

Unzerteiltes Rindfleisch enthält durchschnittlich 15% **Bindegewebe**, Bratenfleisch etwa 6%. Bindegewebe besteht hauptsächlich aus Kollagen, die biologische Wertigkeit ist gering.

Fleisch hat eine hohe biologische Wertigkeit, Eier- und Milcheiweiß haben jedoch eine noch höhere biologische Wertigkeit. Auch Eier- und Milcheiweiß können pflanzliche Eiweißstoffe ergänzen.

Der **Sättigungswert** von Fleisch ist aufgrund des Bindegewebs-, Eiweiß- und Fettanteils gut.

Extraktivstoffe sind reichlich im Fleisch enthalten. Diese Bestandteile verleihen dem Fleisch einen würzigen Geschmack und bewirken eine verstärkte Ausschüttung von Verdauungssäften. Hierauf beruht auch die appetitanregende Wirkung einer Fleischbrühe.

Fleisch enthält wichtige Vitamine und Mineralstoffe

Vitamin A und die B-Vitamine sind reichlich im Fleisch enthalten. Schweinefleisch ist bei uns neben den Vollkornprodukten der wichtigste Thiaminlieferant. Beim Garen und Pökeln wird Thiamin jedoch in erheblichem Umfang zerstört.

Auch **Eisen** ist im Fleisch – besonders in der Leber – reichlich enthalten. Eisen kann aus tierischen Lebensmitteln besser ausgenutzt werden als aus pflanzlichen, vgl. S. 179.

Fleisch kann also ein Stück Lebenskraft sein, aber:
Fleisch, Innereien und Fleischwaren enthalten Fett, Cholesterin und Purine.

- Der Fettgehalt besonders von Fleischwaren ist Ursache für den zu hohen Fettkonsum in der Bundesrepublik Deutschland. Übergewicht kann die Folge sein, das ein Risikofaktor für weitere ernährungsbedingte Erkrankungen ist, vgl. S. 395.
- Der Cholesteringehalt führt bei entsprechender Veranlagung zur Erhöhung der Blutfettwerte und somit zu Arteriosklerose, vgl. S. 413.
- Purine sind vor allen Dingen in Innereien, aber auch im Muskelfleisch enthalten. Sie werden im Körper zu Harnsäure abgebaut und über die Nieren ausgeschieden. Ein Überangebot an Purinen kann bei entsprechender Veranlagung zu Gicht führen, vgl. S. 419. Die Zahl der Gichterkrankungen ist in den letzten Jahren parallel zum Fleischkonsum angestiegen.

Fleisch kann außerdem Pestizidrückstände, Hormone, z. B. Östrogene, und andere Tierarzneimittel enthalten.
Der Verzehr von Innereien, Niere und Leber, sollte aufgrund der Schadstoffbelastung, vgl. S. 322, begrenzt werden.

Der gegenwärtige Fleischkonsum ist des Guten zu viel, der Fleischkonsum sollte reduziert werden.

BSE – Rinderwahnsinn

Die ersten **BSE-Fälle (B**ovine **s**pongiforme **E**nzephalopathie, **„Rinderwahnsinn")** wurden 1982 in England beobachtet. Ursache war die Zufütterung von Proteinen aus Tierkadavern von Schafen, die an der Traber-Krankheit (Scrapie) verendet waren. Rinder – eigentlich Vegetarier – erhielten also tierische Proteine zur Erzielung besserer Mast- bzw. Milchresultate. Ende 2000 wurden auch in Deutschland mit BSE infizierte Rinder entdeckt.

Die übertragbare Krankheit **BSE** befällt schwerpunktmäßig das Gehirn und zerstört dort wichtige, lebensnotwendige Zentren. Vor allem Hirnstamm und Rückenmark werden schwammartig zersetzt. Hinzu kommen Eiweißablagerungen, die wie winzige Stäbchen aussehen.

Krankheitssymptome bei Rindern: Die Inkubationszeit liegt etwa zwischen 22 Monaten und 15 Jahren. Am häufigsten erkranken Rinder im Alter zwischen vier und sechs Jahren. Es kommt zu Verhaltensauffälligkeiten, unsicherem Gang und Schläfrigkeit. Innerhalb von drei Wochen bis zu sechs Monaten tritt qualvoll der Tod ein.

Unkonventioneller Erreger: BSE wird vermutlich durch einen Eiweißstoff (Prion von engl. Proteinaceous infectious particle) und nicht durch Viren oder Bakterien übertragen. Die krankheitsauslösenden Eiweißstoffe sind wohl „anders gefaltet" und so schädlich für die Nervenzellen. Diese Eiweißstoffe lösen keine bekannten Abwehrreaktionen des Immunsystems aus. Sie sind äußerst stabil und widerstandsfähig gegen chemische Desinfektion, Hitzebehandlung und ionisierende Strahlen.

Übertragung von BSE auf Kälber: Zunächst vermutete man, dass BSE lediglich durch infiziertes Tiermehl übertragen werden kann. Inzwischen steht fest, dass Kälber, die von Kühen mit BSE abstammen, ebenfalls an BSE erkranken können. BSE wird über das Blut auf Kälber übertragen.

Die Creutzfeldt-Jacob-Krankheit wurde Anfang der 20er-Jahre erstmals von dem Kieler Neurologen Hans-Gerhard Creutzfeldt und dem Hamburger Neurologen Alfons Jacob beschrieben. Krankheitsbild: Die Patienten sind älter als 42 Jahre. Es kommt zu einer Abnahme der Intelligenz und zu Verwirrung, Bewegungsstörungen, Krämpfen und typischen Veränderungen der Hirnstrommuster. 90 % der Erkrankten sterben innerhalb eines Jahres. Die Häufigkeit liegt zwischen einem und zwei Fällen pro einer Million Einwohner.

Übertragung von BSE auf den Menschen: 1996 wurden Fälle der Creutzfeldt-Jacob-Krankheit beobachtet, die Besonderheiten aufwiesen. Das Durchschnittsalter der Erkrankten lag bei 28 Jahren. Die Inkubationszeit soll bei etwa 10 Jahren liegen. Am Anfang traten Depressionen und Angstzustände auf. Gefühlsstörungen, Probleme bei der Bewegungskoordination und Krämpfe wurden ebenfalls beobachtet. Die Hirnstrommuster waren jedoch unverändert. Die Betroffenen fallen schließlich ins Koma und sterben. Die Erkrankungsdauer ist doppelt so lang wie bei der Creutzfeldt-Jacob-Krankheit. Dass die neue Variante der Creutzfeldt-Jacob-Krankheit durch BSE-Erreger ausgelöst wird, wurde durch wissenschaftliche Untersuchungen erhärtet.

Die BSE-Erreger (Prionen) sind krankhafte Formen eines Eiweißes, dessen gesunde Form ein Bestandteil von Nervenzellen ist. Die Erreger treten in infizierten Tieren hauptsächlich im Hirn, im Nervengewebe und in Innereien auf. Die Prionen können durch im Haushalt übliche Temperaturen nicht unschädlich gemacht werden. Seit dem 1. Oktober 2000 wird das „Risikomaterial" (Kopf, Gehirn, Mandeln, Rückenmark, Teile des Darms) aus den Schlachtkörpern von Rindern, Schafen, Ziegen entfernt und verbrannt.

Veredelungsproduktion und Welternährung

Großbetriebe, in denen Massentierhaltung stattfindet, haben heute häufig die bäuerlichen Mischbetriebe ersetzt. Die Mastbetriebe sind im Norden der Bundesrepublik und in den Nordseeanliegerstaaten konzentriert.

Es werden billige Futtermittel, die evtl. mit bei uns verbotenen Pflanzenschutzmitteln belastet sind, aus Entwicklungsländern eingekauft. In Großbetrieben werden so Eier, Hähnchen und Schweinekoteletts indirekt auf den Flächen der Dritten Welt erzeugt. Das um die Mastbetriebe liegende Land würde nicht ausreichend Futter liefern.

Für die Erzeugung von tierischen Lebensmitteln benötigt man im Durchschnitt siebenmal so viel Energie wie für die Erzeugung pflanzlicher Lebensmittel. Bei einer geringeren Fleischproduktion würden also weniger Futtermittel benötigt. Es könnten an deren Stelle verstärkt pflanzliche Lebensmittel zur Versorgung der Weltbevölkerung angebaut werden.

Bei einer entsprechenden Ernährungsweise in den Industrieländern wäre das Welternährungsproblem jedoch nicht unbedingt gelöst.

PSE-Fleisch

P wie pale – blasses,
S wie soft – weiches,
E wie exudative – wässeriges Schweinefleisch.

Bei überzüchteten Schweinen kommt es in Stresssituationen, z. B. auf dem Weg zum Schlachthof, zur Ausschüttung von Adrenalin. Folge ist eine beschleunigte Fleischreife nach der Schlachtung. Das Wasserbindungsvermögen des entstandenen PSE-Fleisches ist geringer, diese Erscheinung ist besonders beim Garen und Auftauen dieses Fleisches zu beobachten.

DFD-Fleisch: dunkles, festes, trockenes Rindfleisch – ein anderer Qualitätsmangel.

	Beschaffenheit	pH_1	pH_{24}	ATP	Glykogen	Lactat
Normalfleisch		6,5	5,8	2,2	6,2	4,7
PSE-Fleisch	blass, wässerig, schlaffe Konsistenz	5,6	5,6	0,3	1,9	9,0
DFD-Fleisch	dunkel, klebrig feste Konsistenz	6,5	6,3	1,1	1,5	4,0

Tab. 1: Unterschiede zwischen normalem und fehlerhaftem Schweinefleisch – Mittelwerte in mg/g Muskel (Anfangs-pH-Wert, pH_1 – 1 h post mortem, End-pH-Wert, pH_{24} – 24 h post mortem)

7.4.2 Fleischteile – Verwendungszwecke

Rind

Aufgaben

1. *Nennen Sie Fleischgerichte, für die die verschiedenen Fleischteile verwendet werden können.*
2. *Erkunden Sie die Preise für die verschiedenen Fleischteile.*

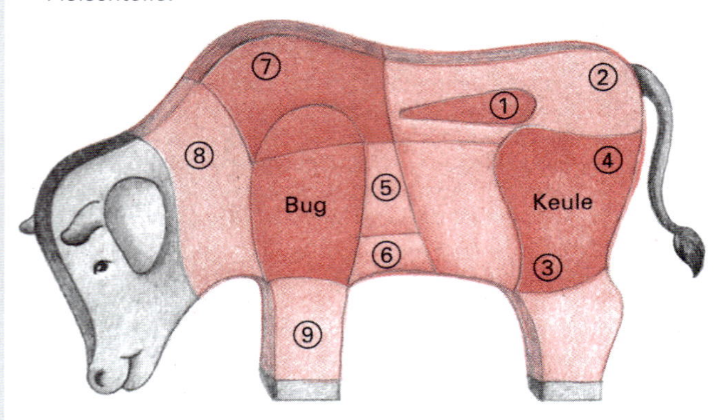

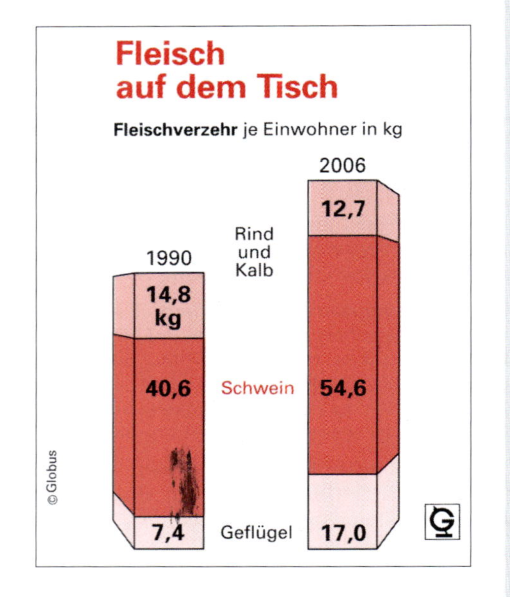

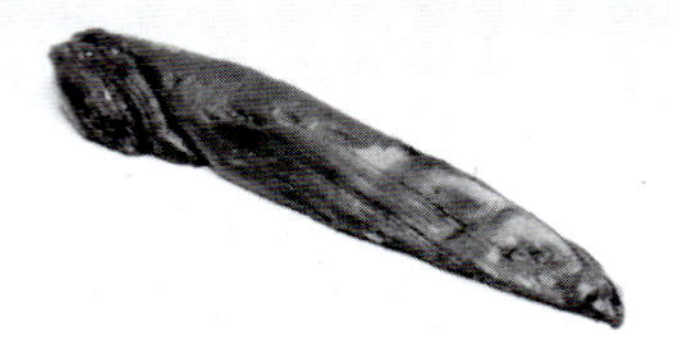

① **Filet**
(Braten, Grillen)

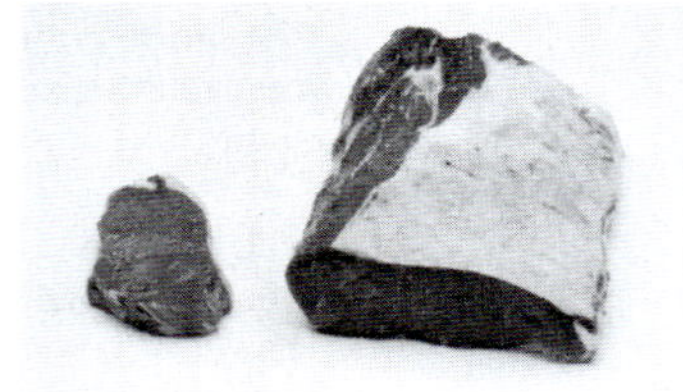

② **Roastbeef**/Rumpsteak
(Braten, Grillen)

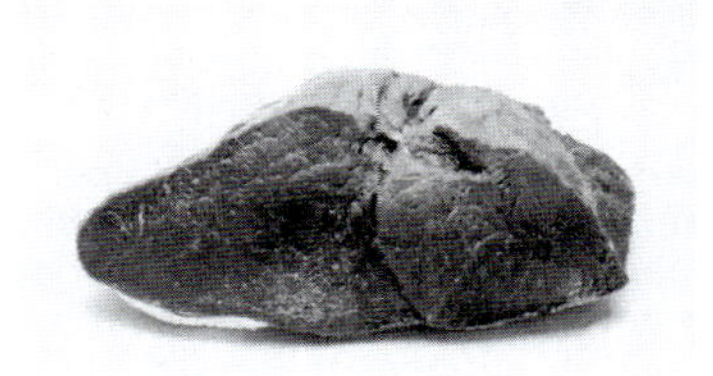

③ **Oberschale**
(Braten, Schmoren)

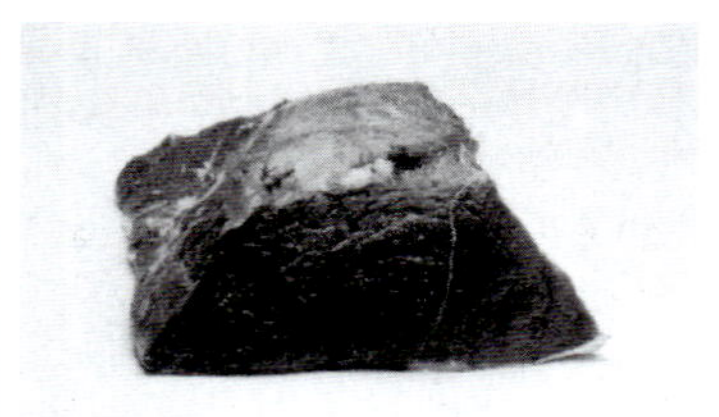

④ **Schwanzstück**
(Braten, Schmoren)

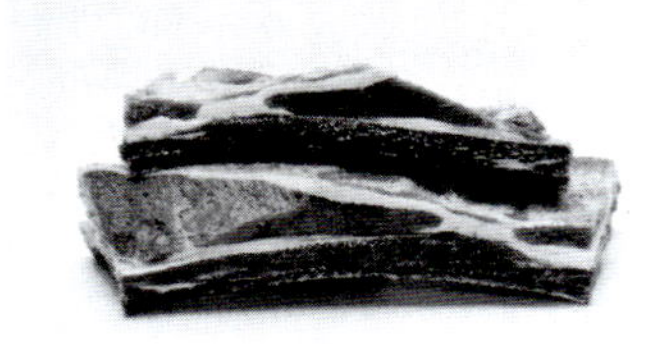

⑤ **Spann-/Quer-, Flachrippe**
(Kochen)

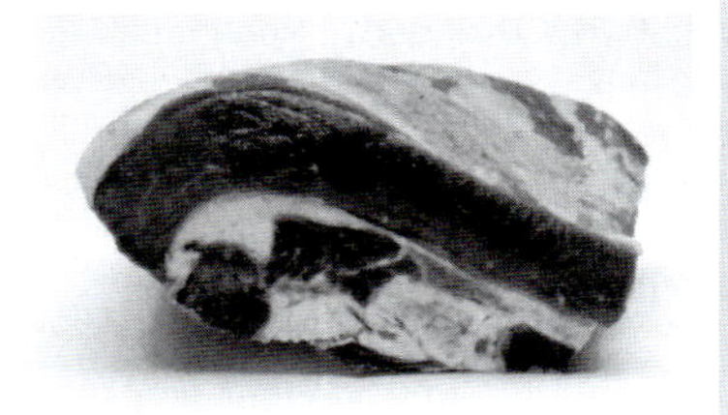

⑥ **Mittelbrust**
(Kochen, Schmoren),

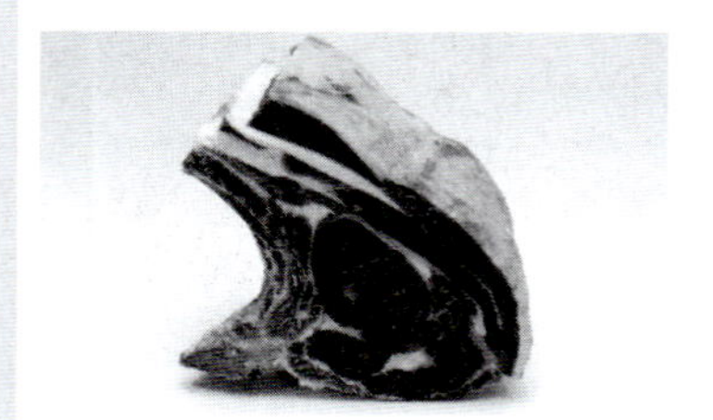

⑦ **Hohe Rippe**
(Braten, Grillen, Kochen)

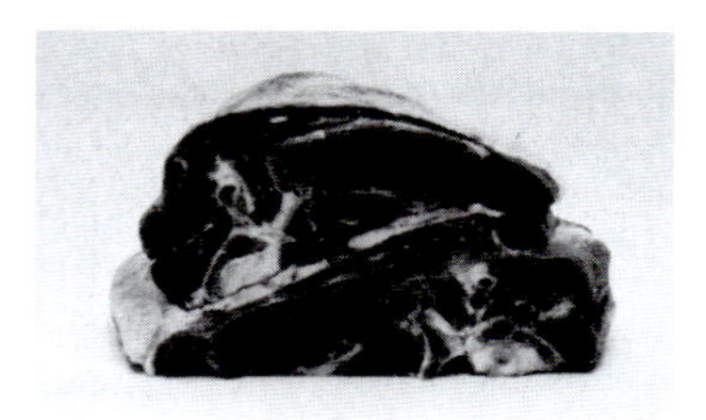

⑧ **Kamm/Nacken**
(Schmoren, Kochen)

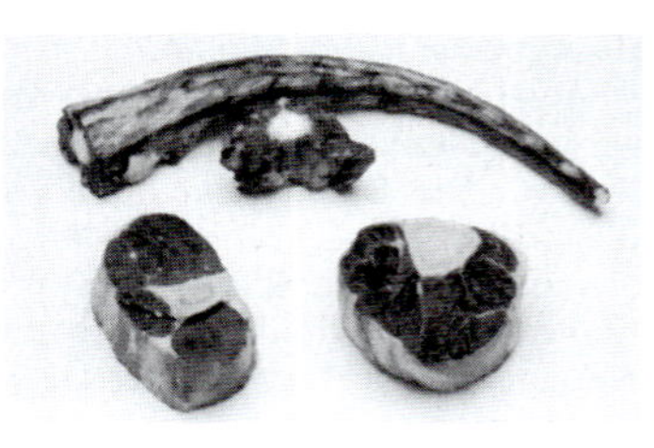

⑨ **Schwanz und Beinscheiben**
(Kochen)

Schwein

Aufgaben

1. *Nennen Sie Fleischgerichte, für die die verschiedenen Fleischteile verwendet werden können.*
2. *Erkunden Sie die Preise für die verschiedenen Fleischteile.*

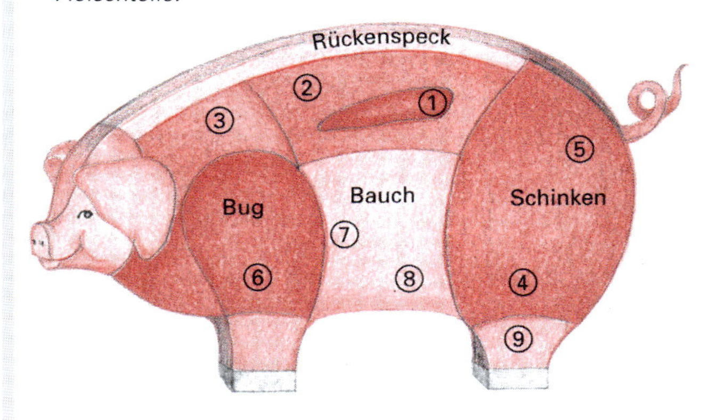

Schwein

Gewichtsverlust beim Garen:	durchschnittlich 25 %
Fleischfarbe:	hellrot
Fettfarbe:	weiß
Muskelfasern:	mit zunehmendem Alter des Tieres dicker

Rind

Gewichtsverlust beim Garen:	durchschnittlich 35 %
Fleischfarbe:	frisch-rot
Fettfarbe:	gelblich
Muskelfasern:	dicker

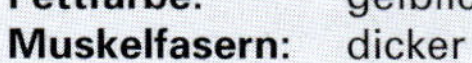

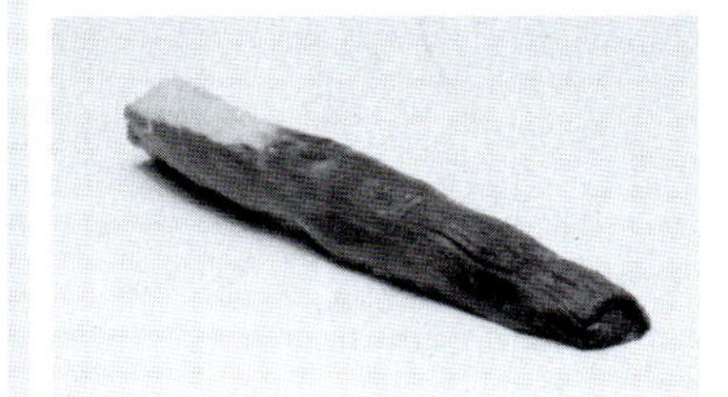

① **Filet**
(Braten, Grillen)

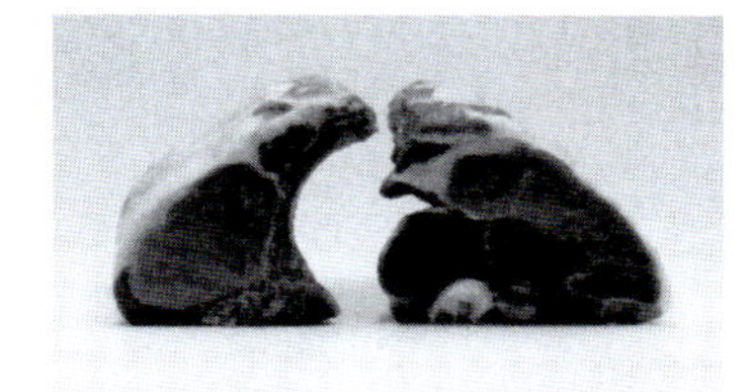

② **Kotelett**
(Braten, Grillen, Kochen)

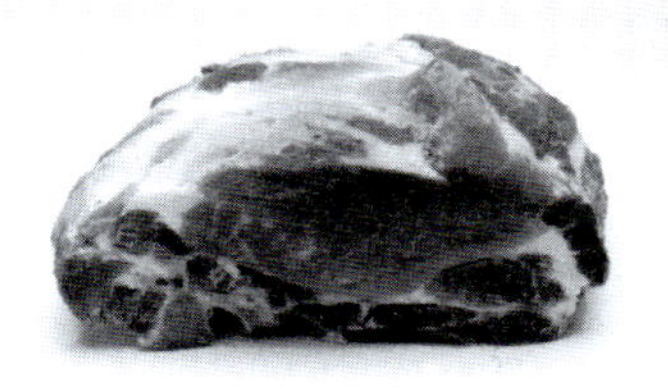

③ **Nacken, Kamm**
(Schmoren, Grillen, Kochen)

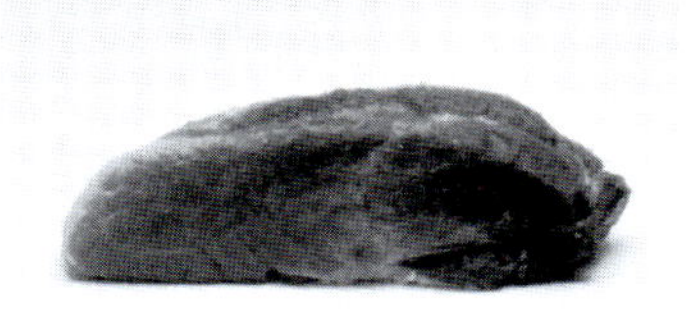

④ **Oberschale**
(Schmoren, Braten, Kochen)

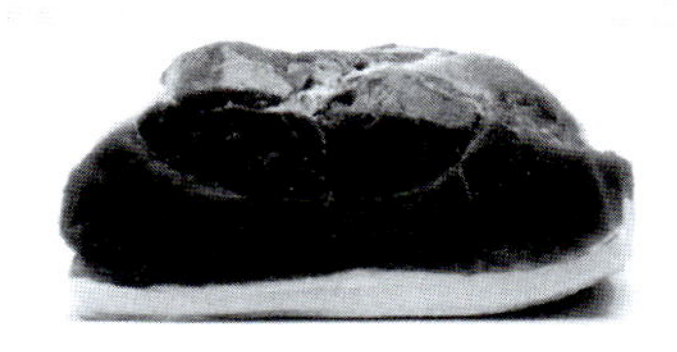

⑤ **Schinkenspeck** (Hüfte)
(Schmoren, Braten, Kochen)

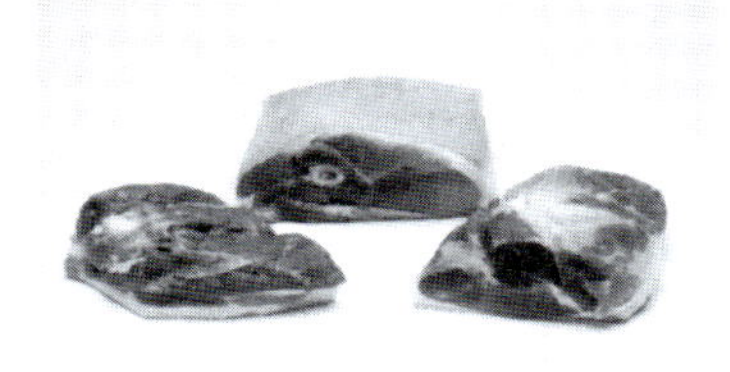

⑥ **Schulter**
(Schmoren, Braten, Kochen)

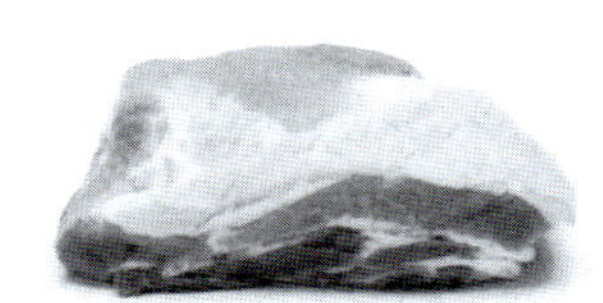

⑦ **Dicke Rippe**
(Schmoren, Braten, Kochen)

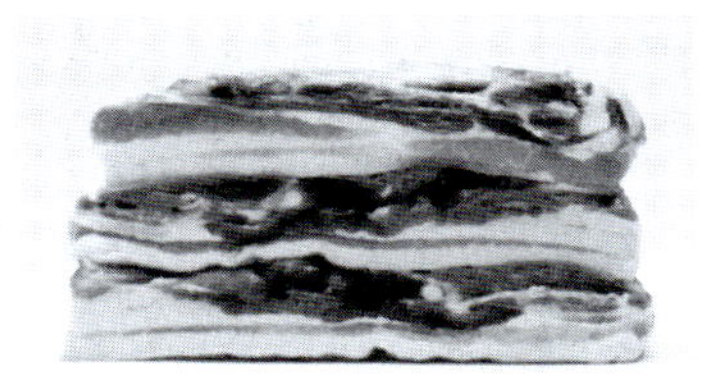

⑧ **Bauchfleisch**
(Braten, Grillen, Kochen)

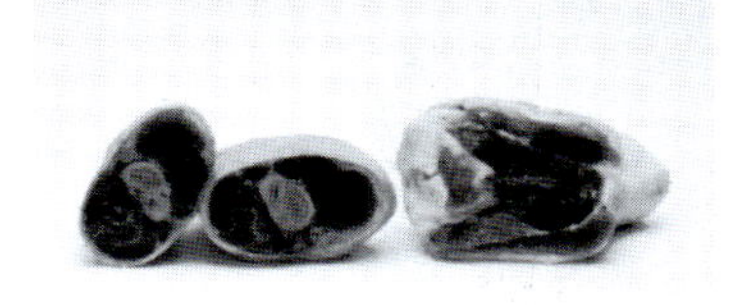

⑨ **Eisbein**
(Kochen, Grillen)

7.4.3 Veränderungen des Fleisches nach dem Schlachten

Versuche

1. *Bestimmen Sie an einer frischen Schnittstelle mit Indikatorpapier den pH-Wert des Fleischstückes. Bewahren Sie das Fleischstück abgedeckt im Kühlschrank auf und wiederholen Sie die pH-Wert-Bestimmung täglich an einer frischen Schnittstelle. Stellen Sie die pH-Wert-Veränderung grafisch dar.*
2. *Braten Sie 100 g Schweineschnitzel unpaniert und ungesalzen. Ermitteln Sie nach dem Braten den Gewichtsverlust. Hat das Schnitzel einen Gewichtsverlust von 50 %, so ist es PSE-Fleisch.*

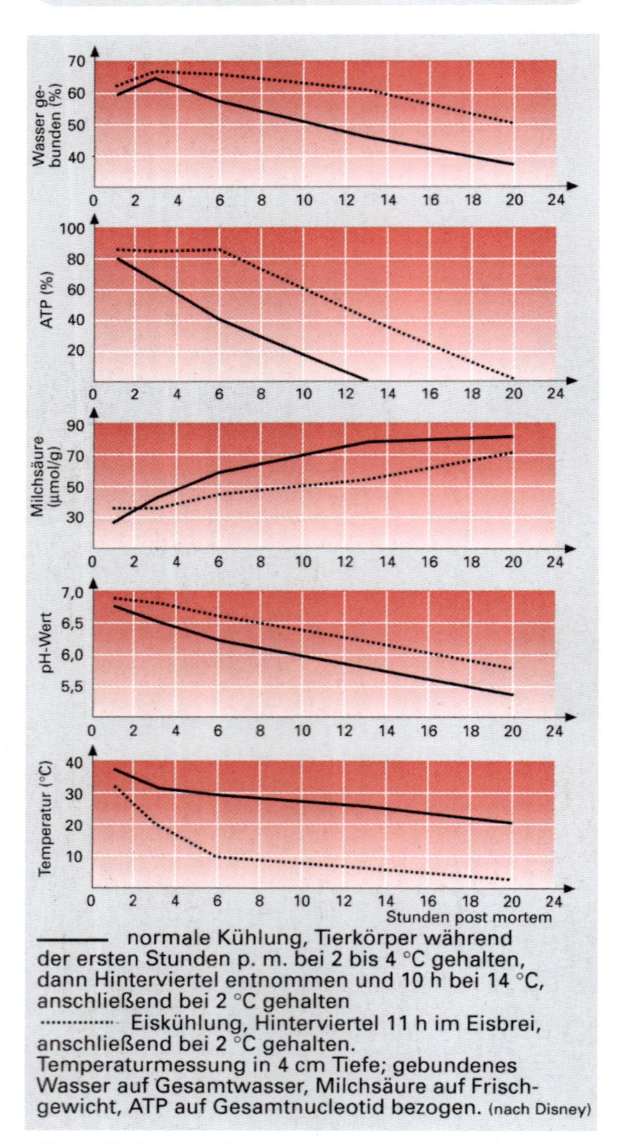

Abb. 1: Einfluss der Temperatur auf postmortale Veränderungen im Rindermuskel

Totenstarre

Je nach Tierart tritt einige Stunden bzw. einen Tag nach dem Schlachten die Totenstarre – Rigor mortis – ein:

Rinder 10 bis 24 Stunden
Schweine 4 bis 28 Stunden
Hühner 2 bis 4 Stunden

Die Totenstarre wird durch folgende Stoffwechselvorgänge bewirkt:

- Energiereiche Verbindungen – Kreatinphosphat und ATP, ADP – werden abgebaut.
- Muskelglykogen wird anaerob zu Lactat abgebaut, der pH-Wert fällt von 6,5 auf unter 5,8. Der isoelektrische Punkt wird durchlaufen, das Muskelprotein wird fest.
- Actin- und Myosinfilamente (Proteinschichten), vgl. S. 111, werden nicht mehr durch ATP auseinander gehalten, die Muskulatur wird steif, das Fleisch wird zäh und hart.
- Lactat lässt Kollagen aufquellen – denaturieren –, hierdurch wird die Schrumpfung vermindert.

Die Geschwindigkeit, mit der die pH-Wert-Änderung abläuft, und der End-pH-Wert haben einen großen Einfluss auf das Wasserbindungsvermögen und die Fleischqualität.

Fleischreifung

Nach 48 Stunden bei Schweinen bzw. zwei bis drei Tagen bei Rindern kommt es durch eine erneute Veränderung des Säuregrades – der pH-Wert steigt an – zum Lösen der Totenstarre.

Schweinefleisch muss mindestens zwei Tage, Rindfleisch dagegen acht bis vierzehn Tage im Kühlhaus – 0 °C – reifen. Der Reifungsvorgang ist temperaturabhängig, bei 16 bis 18 °C reift Rindfleisch innerhalb von vier Tagen.

Das Fleisch wird durch diese Reifungsvorgänge mürbe. Beim Reifen verliert das Fleisch jedoch gleichzeitig Wasser, d. h., es entsteht ein Gewichtsverlust für den Schlachter.

Veränderungen des Fleisches beim Garen

Die während der Fleischreifung begonnenen Veränderungen werden während des Garens noch verstärkt.

Zunächst werden die Muskeleiweißstoffe denaturiert. Das Fleisch wird dabei fester und zäher und gibt dabei Flüssigkeit ab. Aus diesem Grund sind englisch gebratene Steaks zarter als die „well-done" gebratenen.

Beim weiteren Garen – durch Kochen oder Schmoren – wird das Bindegewebe (Kollagen) durch weitgehende Auffaltung der Tripelhelices, vgl. S. 112, in lösliche Gelatine umgewandelt, das Fleisch erscheint zart.

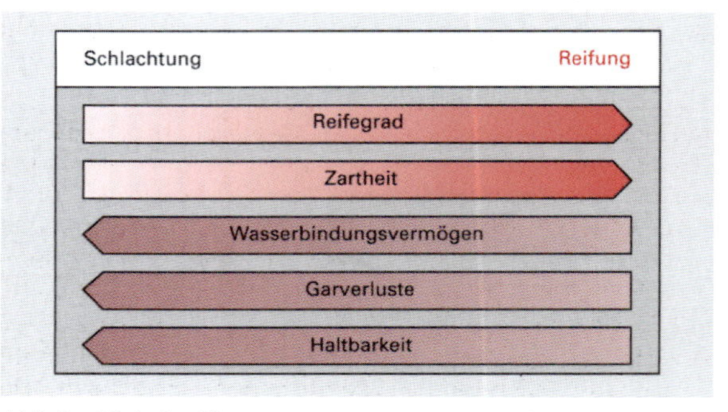

Abb. 2: Fleischreifung

7.4.4 Einkauf und Verarbeitung von Fleisch

Aufgaben

1. *Erläutern Sie die Zubereitung von*
   a) Schnitzel, b) Gulasch.
2. *Nennen Sie andere Speisen mit einer hohen biologischen Wertigkeit, durch die der Eiweißbedarf gedeckt werden kann.*
3. *In der Fleischwerbung heißt es:*
   „Fleisch muss sein. Nach Herzenslust genießen."
   Beurteilen Sie diese Aussage.

Fleisch entsprechend Verwendungszweck und Garverfahren einkaufen.

- Zum Kurzbraten, Braten und Grillen eignet sich bindegewebsarmes und gut gereiftes Fleisch.
- Zum Schmoren und Kochen eignet sich bindegewebsreiches und nicht so lange gereiftes Fleisch. Bindegewebsreiches Fleisch muss länger gegart werden, damit die Kollagene abgebaut werden.
- Blasses, extrem fettarmes Schweinefleisch aus dem Rücken und Schinken kann PSE-Fleisch sein. Koteletts oder Braten aus dem Nackenstück sind vorzuziehen. Fragen Sie nach etwas fetterem Fleisch mit kräftiger Farbe. Ein dünnes Fleischstück ist nach dem Braten weniger saftig als ein dickeres. Falls Sie PSE-Fleisch erst bei der Zubereitung erkennen, sollten Sie dies bei Ihrem Schlachter beanstanden.
- Fleisch unzerkleinert kurz unter fließendem Wasser waschen. Wasser löst Nährstoffe aus dem Fleisch.
- Flache Fleischstücke vor dem Garen klopfen. Das Bindegewebe wird durch das Klopfen zerrissen, das Zellgefüge wird gelockert.
- Fleisch vor dem Schmoren, Braten oder Grillen abtupfen. Das Fett spritzt sonst.
- Fleischstücke beim Schmoren oder Braten zunächst von allen Seiten anbraten. Durch die Hitze gerinnt das Eiweiß, die Randschichten schließen sich, es kann kein Saft austreten, das Fleisch bleibt saftiger. Es bräunt schneller.
- Unpaniertes Fleisch erst nach dem Anbraten würzen. Salz entzieht dem Fleisch Flüssigkeit, es wird zäh.
- Fleischstücke nach dem Panieren sofort braten. Bleibt das Fleisch liegen, so feuchtet die Panade durch.
- Kleine tiefgekühlte Fleischstücke sofort unaufgetaut garen. Beim Auftauen geht zu viel Fleischsaft verloren und damit Nährstoffe.
- Größere Fleischstücke, z. B. Geflügel, erst langsam vollständig auftauen lassen, dann sofort garen. Die Auftauflüssigkeit auffangen. Ist das Fleisch nicht vollständig aufgetaut, so wird es evtl. nicht ausreichend durchgegart. Es kann zu Lebensmittelvergiftungen kommen, vgl. S. 312. Die Auftauflüssigkeit kann ebenfalls Salmonellen enthalten.
- Fleisch ist gar, wenn es bei der Druckprobe nicht mehr nachgibt. Nicht ins Fleisch stechen, Fleischsaft tritt aus, Nährstoffe gehen verloren.
- Fleisch zum Kochen in kochendes Wasser geben. Die Randschichten schließen sich schneller.
  Aber: Zur Herstellung einer kräftigen Brühe Fleisch in kaltes Wasser geben, langsam erhitzen. Die Geschmacks- und Nährstoffe werden so aus dem Fleisch herausgelöst.
- Fleisch quer zur Faser aufschneiden.
  Das Bindegewebe wird dabei zerschnitten, das Fleisch erscheint zarter.
- Hackfleisch und Leber am Tag des Einkaufs weiterverwenden. Sie verderben sehr leicht.
- Gegartes Fleisch, z. B. Bratenreste, kann wieder eingefroren werden.

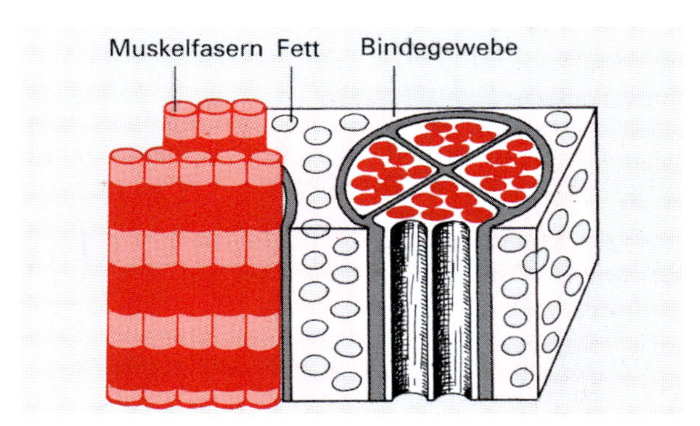

Abb. 1: Struktur des Fleisches

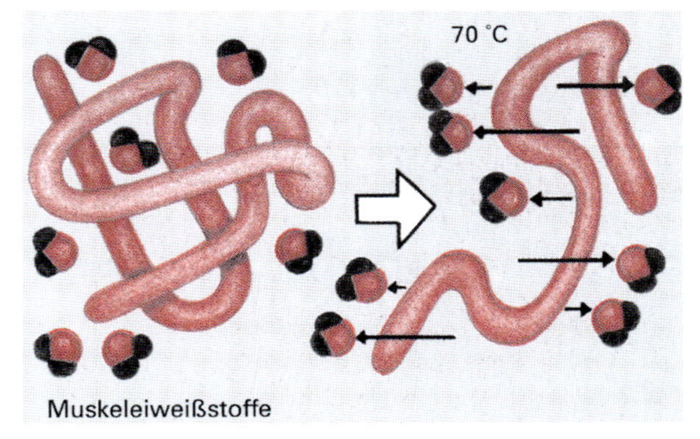

Abb. 2: Veränderung des Fleisches beim Garen

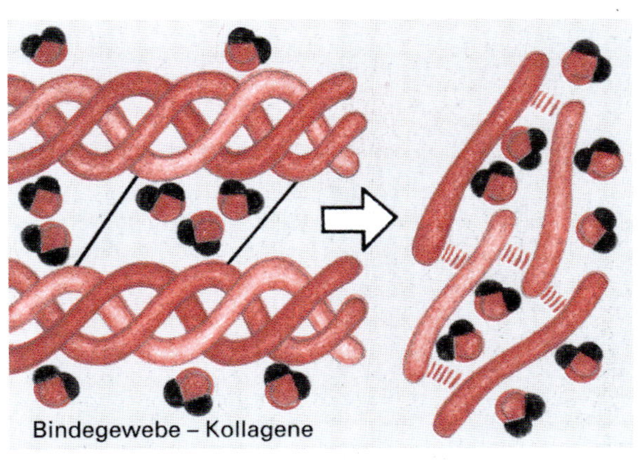

Abb. 3: Veränderungen des Fleisches beim Garen

7.4.5 Fleischwaren – Würste

Würste werden aus zerkleinertem Muskelgewebe, anderen Organen, Speck und unter Zusatz von Salz, Gewürzen und Wasser hergestellt.

Kochsalz- und Fettgehalt

Fleischwaren enthalten einen hohen Gehalt an Kochsalz. Dies dient der Wasserbindung und der Geschmacksbildung.
Wurstsorten enthalten 5 bis 65 % – oft versteckte – Fette. Mit zwei Scheiben Wurst können bis zu 40 g Fett aufgenommen werden. Beim Einkauf sollte auf die freiwillige „Fettkennzeichnung" geachtet werden. Auf der Verpackung steht z. B. „Fettgehaltsstufe 25 % ± 5 %".

Phosphate

Bei der Brühwurstherstellung, z. B. Jagdwurst, werden zur Erhöhung des Wasserbindungsvermögens Phosphate, Lactat usw. eingesetzt. Auf diese Weise kann man den Fremdwassergehalt in der Wurst heraufsetzen.

- Lebensmittelkennzeichnung: Zutatenliste, vgl. S. 328, und freiwillige Fettkennzeichnung beachten.
- Gepökelte Fleischwaren:
  - seltener verzehren,
  - möglichst nicht zum Grillen oder Braten verwenden, vgl. S. 305.
- Nicht jeden Tag Wurst essen. Brot kann auch mit Quark, Fisch, Tomaten- und Gurkenscheiben usw. belegt werden.

Pökeln von Fleischwaren, vgl. S. 304.

Aufgaben

1. *Lesen Sie die Angaben auf den Wurstpackungen. Stellen Sie Unterschiede fest.*

Jagdwurst

Zutaten: Schweinefleisch 76 %, Trinkwasser, Nitritpökelsalz (Kochsalz, Konservierungsstoff E 250), Gewürze, Zuckerstoffe, Emulgator E 471, Antioxidationsmittel: E 301, Geschmacksverstärker: E 621

bei +7 °C mindestens haltbar bis	Grundpreis	Einwaage	Packungspreis
23.02.	€ 0,53/100 g	350 g	€ 1,86

Jagdwurst **aufgeschnitten**

Zutaten: Schweinefleisch, Trinkwasser, iodiertes Speisesalz, Gewürze, Zuckerstoffe, Stabilisator: Natriumcitrat, Speisewürze, Antioxidationsmittel: Ascorbinsäure, Konservierungsstoff E 250, Rauch.

	24 %	Grundpreis €	PREIS €	bei +7 °C mindestens haltbar bis
160 g	Fett	0,35/100 g	0,56	14.02.

2. *Eine Portion Wurst bzw. eine Wurstscheibe wiegt durchschnittlich 25 g.*
   a) *Berechnen Sie jeweils in Gruppen den Fettgehalt für je eine Portion der verschiedenen Wurstsorten.*
   b) *Wiegen Sie die Fettmengen jeweils ab.*

Art	Herstellung	Sorten	Fettgehaltsstufen in %
Rohwürste, Dauerwürste	Die roh belassene Wurstmasse – Fleisch, Speck, Nitrat, Salz, Gewürze – wird kaltgeräuchert, luftgetrocknet.	**Schnittfest**	
		Cervelatwurst	35 – 55
		Plockwurst	35 – 55
		Schlackwurst	35 – 55
		Salami	35 – 55
	Lange Haltbarkeit, ausgenommen Mett- und Teewurst.	**Streichfähig**	
		Mettwurst	45 – 70
		Teewurst	35 – 45
Brühwürste	Die Wurstmasse (Brät) – Fleisch, Speck, Nitrat, Salz, Gewürze und Wasser – wird bei 70 bis 80 °C gebrüht und teils geräuchert.	Jagdwurst	20 – 35
		Mortadella	20 – 35
		Bierschinken	15 – 25
		Bockwurst	20 – 35
		Wiener Würstchen	20 – 35
		Bratwurst	20 – 40
	Zum alsbaldigen Verzehr bestimmt.		
Kochwürste	Die vorgegarte Wurstmasse – Innereien, Fleisch, Speck, Blut usw. – wird nach dem Abfüllen in Wursthüllen nochmals gebrüht oder gekocht und teils geräuchert.	Leberwurst	25 – 45
		Blutwurst	40 – 45
		Sülzwurst	5 – 20
	Bei kühler Lagerung kurz haltbar.		

Tab. 1: Übersicht – Würste

7.5 Fisch

7.5.1 Fischsorten

Aufgabe

Etwa 40 verschiedene Fischsorten werden bei uns im Handel angeboten. Sehr bekannt sind die abgebildeten Fischsorten. Nennen Sie Fischgerichte, für die diese Fischsorten verwendet werden können.

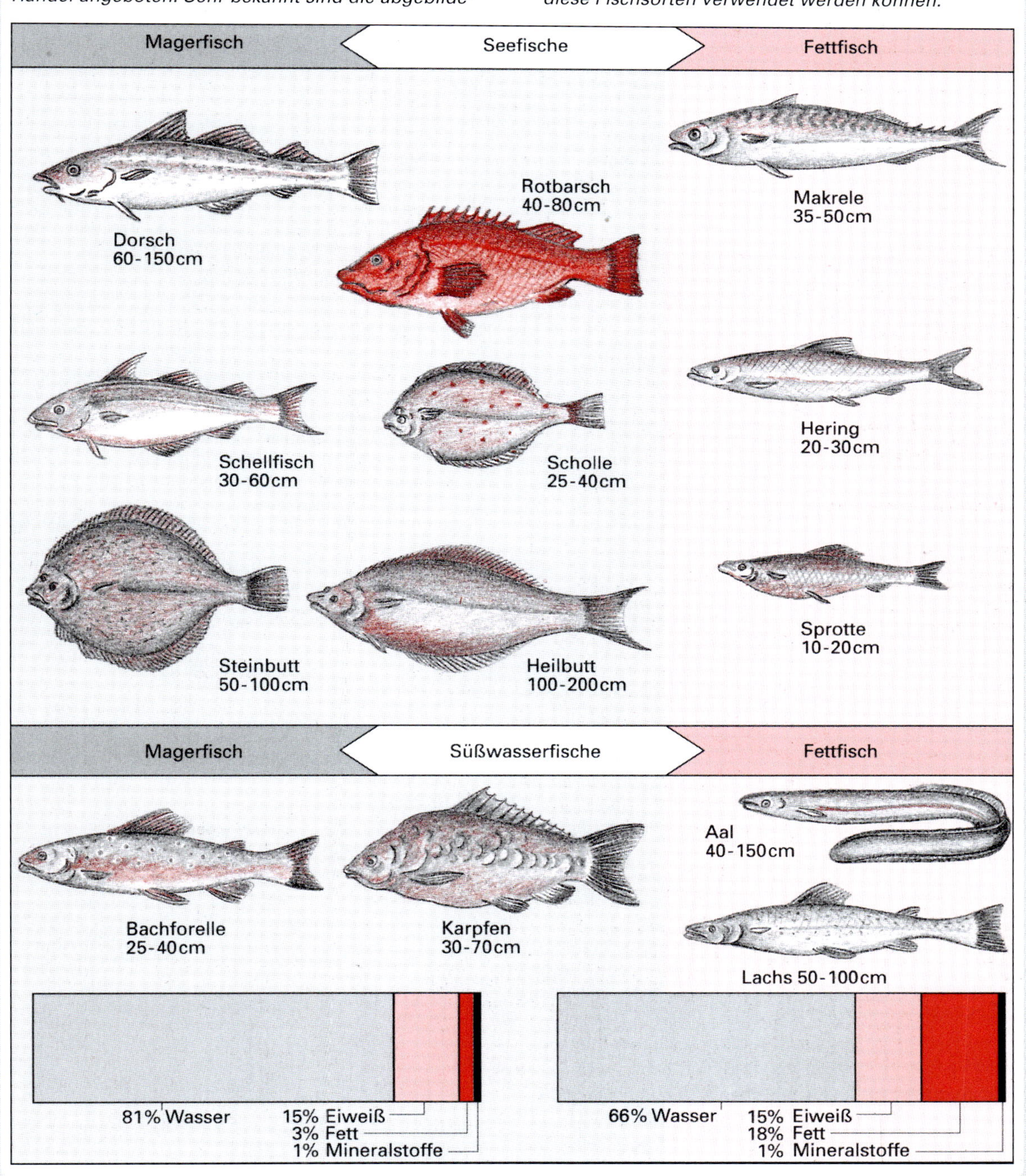

7.5.2 Bewertung des Nährstoffgehaltes

Aufgabe

Nehmen Sie Stellung zu folgender Empfehlung der Deutschen Gesellschaft für Ernährung (DGE):

Planen Sie mindestens einmal wöchentlich eine Fischmahlzeit (150 bis 200 g pro Portion) ein. Denn Fisch, insbesondere Seefisch (z. B. Kabeljau, Seelachs, Rotbarsch), ist eine hochwertige Eiweißquelle und einer der bedeutendsten Lieferanten für Omega-3-Fettsäuren (ungesättigte, essentielle Fettsäuren) und Iod unter den Lebensmitteln.

Fett

Hinsichtlich des Nährstoffgehaltes unterscheidet man Mager- und Fettfisch.

Magerfisch 0,1 bis 5 % Fett
Fettfisch 12 bis 26 % Fett

Fett von Seefischen ist reich an mehrfach ungesättigten Fettsäuren mit fünf oder sechs Doppelbindungen, ω-3-Fettsäuren, vgl. S. 83. ω-3-Fettsäuren leiten sich von der α-Linolensäure ab.
Da der Gehalt an Tocopherolen im Verhältnis zu den ungesättigten Fettsäuren sehr gering ist, verdirbt das Fett sehr leicht.

Fischart	im Fischfilet %
Seehecht	0,10
Seezunge	0,10
Flunder	0,22
Scholle	0,30
Kabeljau	0,32
Rotbarsch	0,34
Schellfisch	0,35
Katfisch	0,70
Schwarzer Heilbutt	1,00
Lachs (Atlantik)	1,30
Hering	1,70
Makrele	4,00

Tab. 1: Mittlerer Gehalt an C 20:5- und C 22:6-Fettsäuren (Oehlenschläger)

Eiweiß

Fisch enthält **hochwertiges Eiweiß**. Durch eine Fischportion von 200 g kann etwa der halbe Tageseiweißbedarf gedeckt werden.

Fischfleisch ist leicht verdaulich, da es wenig Bindegewebe enthält. Der geringe Sättigungswert des Fisches kann jedoch durch Rohkost, Gemüse, Vollkornreis usw. ausgeglichen werden.

Für den Fischgeschmack sind Aminosäuren wie Histidin, Glutamin, Methionin und Valin wichtig.

Kohlenhydrate sind im Fisch – ebenso wie im Fleisch der Schlachttiere – praktisch nicht vorhanden.

Fisch enthält reichlich **Vitamine und Mineralstoffe**, in größeren Mengen besonders Thiamin, Riboflavin und Niacin. Fettfisch enthält außerdem die Vitamine A und D.

Iod

Fisch ist der bedeutendste Iodlieferant in der menschlichen Ernährung. Besonders Seefische weisen einen hohen Iodgehalt auf, vgl. S. 181. Außerdem enthält Fisch Phosphat, Fluorid und Kalium.

Element	mg/kg
Calcium	48 – 420
Magnesium	240 – 310
Phosphor	1730 – 2170
Eisen	5 – 24,8
Kupfer	0,4 – 1,7
Iod	0,1 – 1,0

Tab. 2: Mineralstoffe im Fischmuskel

Schadstoffe

Der Gehalt an freien Aminosäuren ist im Fischfleisch relativ hoch, in dunklem Fischfleisch ist der Histidingehalt besonders hoch. Hieraus können bei Verderb biogene Amine, z. B. Histamin, entstehen, vgl. S. 320.

Umweltchemikalien wie Cadmium, vgl. S. 322, und Quecksilber, vgl. S. 323, sind in Fischen enthalten.

Nematoden gehören zu den häufigsten Parasiten bei Seefisch, besonders bei Hering, Makrelen, Kabeljau und Rotbarsch. Die Nematodenlarven befinden sich in den Eingeweiden der Fische und können von hier aus in das Fleisch eindringen. Im menschlichen Darm können Nematoden geschwürähnliche Prozesse auslösen.
Um das Eindringen von Nematodenlarven in das Fleisch zu verhindern bzw. vorhandene Larven abzutöten, ist Folgendes vorgeschrieben:
- Fisch muss sofort nach dem Fang ausgenommen werden,
- Fisch muss tiefgefroren, erhitzt, gesalzen oder mariniert werden.

Aufgaben

1. *Beurteilen Sie die Aussage: „Eine Portion Seefisch pro Woche ist für die Iodbedarfsdeckung geeigneter als iodiertes Speisesalz."*
2. *Berechnen Sie die Nährstoffdichte für*
   a) Forelle,
   b) Makrele.
3. *Beurteilen Sie den Fischverzehr in der Bundesrepublik Deutschland, vgl. S. 346.*

Tierart	Wasser	Protein	Fett	Mineralstoffe	essbarer Anteil %
Garnele	78	19	2	–	41
Hummer	80	16	2	2,1	36
Flusskrebs	83	15	0,5	1,3	23
Auster	83	9	1,2	2,0	10
Pilgermuschel	80	16	0,1	1,4	44
Pfahlmuschel	83	10	1,3	1,7	18

Tab. 3: Prozentuale Zusammensetzung von Krusten-, Schalen- und Weichtieren bezogen auf essbaren Anteil

7.5.3 Einkauf und Verarbeitung von Fisch

Aufgaben

1. *Nennen Sie jeweils eine geeignete Beilage, durch die der fehlende Sättigungswert folgender Fischgerichte ergänzt werden kann:*
   a) Fischfilet gebraten,
   b) Fischfilet in Tomatensoße,
   c) Forelle blau.
2. *Erläutern Sie die Veränderungen des Fischeiweißes, die durch*
   a) Säuern, b) Salzen,
   c) Gefrierlagerung erzielt werden.

Einkauf

- Frischen Fisch erkennt man an folgenden Merkmalen: rote Kiemen, straffe Haut – keine Druckstellen.
- Frischfisch kühl aufbewahren. Am Einkaufstag weiterverarbeiten. Fisch verdirbt leicht.
- Folgende Fischsorten sollten aufgrund des höheren Schadstoffgehaltes, besonders Quecksilber, vgl. S. 323, seltener gegessen werden:
  - Thunfisch, Haifisch (z.B. Schillerlocke), Schwertfisch, Heilbutt, Blauleng. Diese langlebigen Raubfische ernähren sich von ebenfalls belasteten kleineren Fischen.
  - Fische aus den schadstoffbelasteten Mündungsgebieten von Elbe, Jade, Weser und aus bestimmten Süßwasserbereichen.
  - Muscheln weisen zum Teil ebenfalls einen hohen Schadstoffgehalt auf.
- Hochseefische, z.B. Hering, Makrele, Seelachs, Rotbarsch, Seehecht, Scholle, sind am wenigsten belastet.
- Bei der Fischzucht, z.B. von Lachsen, Karpfen, wird häufig ebenfalls Massentierhaltung mit all ihren Nachteilen betrieben.

Auf fünf Fischsorten – Seelachs, Hering, Kabeljau, Lachs und Thunfisch – entfallen in Deutschland Dreiviertel des Konsums.

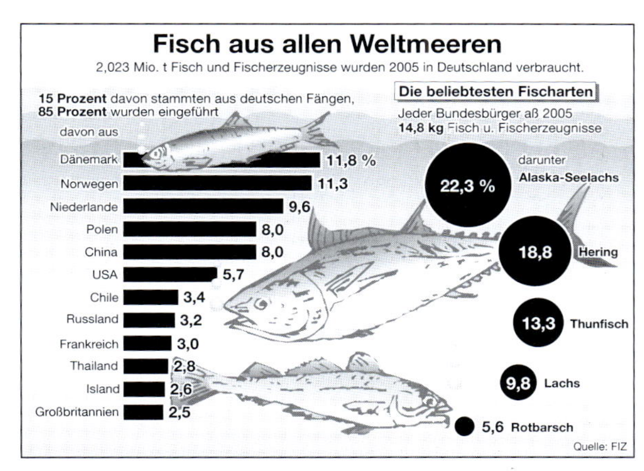

Abb. 1: Fischverzehr in Deutschland

Vorbereiten

DREI-S-Regel – Säubern, Säuern, Salzen – bei der Zubereitung von Fisch anwenden.

- Fisch säubern – kurz unter fließendem kalten Wasser waschen. Fisch nie im Wasser liegen lassen, wertvolle Nährstoffe gehen sonst verloren.
- Fisch mit Zitronensaft oder Essig säuern, Fisch etwa 10 bis 15 Minuten stehen lassen. Das Fischfleisch wird weißer und fester. Denaturierung von Proteinen, vgl. S. 108.
- Fisch erst unmittelbar vor dem Garen salzen, Salz entzieht dem Fischfleisch Wasser und damit wertvolle Nährstoffe.

Garen

- Besonders geeignet sind Gartechniken wie Dünsten, Braten und Grillen. Diese Gartechniken ermöglichen eine besonders schmackhafte Zubereitung.
- Fisch gut würzen oder mit würzigen Beilagen servieren. Fisch hat wenig Eigengeschmack.
- Fisch nicht kochen, sondern gar ziehen lassen. Er würde sonst zerfallen.
- Garflüssigkeit für Soßen und Suppen mitverwenden, da sie wertvolle Nährstoffe enthält.
- Fisch vor dem Panieren gut abtupfen, die Panade durchweicht sonst. Erst unmittelbar vor dem Garen panieren.
- Tiefgekühlte panierte Fischstücke, z.B. Fischstäbchen, unaufgetaut sofort braten. Die Form bleibt so besser erhalten.
- Fisch, im Ganzen zubereitet, ist gar, wenn sich die Rückenflosse leicht herauslösen lässt.

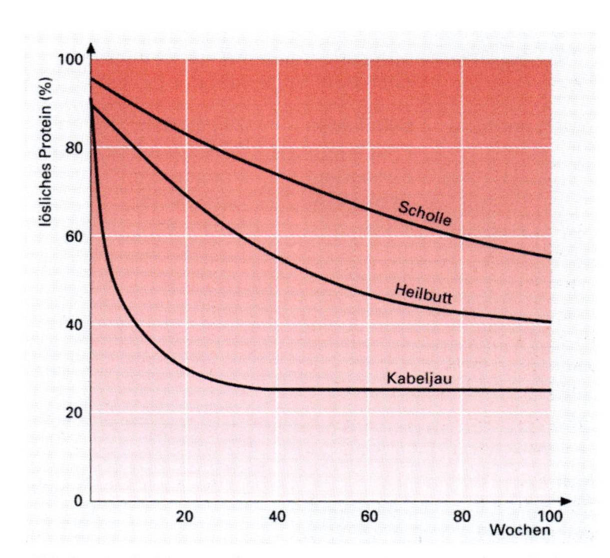

Abb. 2: Löslichkeitsänderungen von Proteinen bei Gefrierlagerung (–14 °C) von Fischmuskel (nach Connell)

7.6 Hülsenfrüchte

Aufgaben

1. *Nehmen Sie zu folgenden Ernährungsgewohnheiten Stellung:*

Hülsenfrüchte werden bei uns kaum verzehrt. Der jährliche Verbrauch ist auf 0,6 kg gesunken, der Bundesbürger isst also nur etwa 10-mal im Jahr ein Hülsenfruchtgericht.
In anderen Ländern sind die Hülsenfrüchte dagegen Grundnahrungsmittel:
die Kichererbse im Vorderen Orient,
die Rote Kidneybohne ist Bestandteil des mexikanischen Nationalgerichtes „Chili con carne".

2. *Sammeln Sie Rezepte für die Verwendung von Hülsenfrüchten.*
   Zeigen Sie hierbei unterschiedliche Verwendungsmöglichkeiten auf.

3. *Machen Sie Vorschläge, wie der Nährstoffgehalt von Hülsenfruchtgerichten ergänzt werden kann.*

Erdteil	Bohnen	Erbsen	Kichererbsen	Sojabohnen
Welt	15 469	10 627	6 526	89 893
Afrika	1 642	280	256	378
Amerika, Nord-Mittel-	2 670	333	165	52 368
Amerika, Süd-	3 206	89	24	23 095
Asien	7 038	2 531	5 980	12 482
Europa, West-	287	1 189	99	167
Europa, Ost- und GUS	623	6 009	2	1 319
Ozeanien	3	196	–	84

Tab. 1: Produktion von Hülsenfrüchten (reife Samen) (1000 t)

Als Hülsenfrüchte, Leguminosen, **bezeichnet man die reifen, luftgetrockneten Samen** von Bohnen, Erbsen, Linsen und Sojabohnen.

	Bohnen	Erbsen	Linsen	Sojabohnen	Erdnüsse
Eiweiß	durchschnittlich 20 bis 24%; biologische Wertigkeit niedrig; ergänzt werden können die Eiweißstoffe durch Fleisch-, Ei-, Milch- und Getreideeiweiß			insgesamt 37%; biologische Wertigkeit hoch	insgesamt 26%
Fett	durchschnittlich 1 bis 3%, fettarm			18%, fettreich	49%, sehr fettreich
Kohlenhydrate	durchschnittlich 56 bis 59%, kohlenhydratreich; Stärke und Ballaststoffe sind enthalten			27% Kohlenhydrate	18% Kohlenhydrate
Mineralstoffe	reich an Calcium, Phosphat, Kalium und Magnesium				
Vitamine	reich an Vitamin B_1, Folsäure, Vitamin E				
Verdaulichkeit	aufgrund des hohen Ballaststoffanteils schwer verdaulich, Blähungen; nach dem Entfernen der ballaststoffhaltigen Schale leichter verdaulich				
Verwendung	500 Sorten: Frischgemüse, Konserven, getrocknet	250 Sorten: Frischgemüse, Konserven, getrocknet, Erbsmehl (Erbswurst)	Konserven, getrocknet	400 Sorten: Gewinnung von Sojaöl für die Speiseöl- und Margarineherstellung; Gewinnung von Sojamehl, als eiweißreiche Lebensmittel: Sprossen, Sojaquark (Tofu), Sojamilch	Gewinnung von Erdnussöl für die Speiseöl- und Margarineherstellung; Erdnussbutter, gesalzene Erdnüsse
Anbaugebiete	Äthiopien, Bulgarien, Argentinien, USA, Polen, Deutschland usw.	USA, Holland, England, Belgien, Deutschland usw.	Türkei, Pakistan, Ägypten, Chile, Argentinien usw.	USA, Kanada, China, Brasilien usw.	Brasilien, USA, Mittelamerika, Afrika usw.

Tab. 2: Übersicht – Hülsenfrüchte

7.6.1 Bohnen, Erbsen und Linsen

Bewertung des Nährstoffgehaltes

Hülsenfrüchte sind die eiweißreichsten pflanzlichen Lebensmittel, jedoch mit einer geringen biologischen Wertigkeit. Die Proteine, überwiegend Globuline, dienen als Reservestoffe, die bei der Keimung mobilisiert werden, vgl. S. 110.

Die biologische Wertigkeit des Eiweißes ist gering, da kaum schwefelhaltige Aminosäuren enthalten sind. Getreide, Milch und Ei können die biologische Wertigkeit jedoch ergänzen.

Inhibitoren für Proteinasen, vgl. S. 320.

Erbsen, Bohnen und Linsen enthalten wenig Fett, aber reichlich Stärke, Ballaststoffe, Mineralstoffe und Vitamine. Sojabohnen und Erdnüsse gehören dagegen zu den Ölsaaten.

Mungobohnenstärke wird für die Herstellung von Glasnudeln verwendet.

- Hülsenfrüchte sollten aufgrund ihres Ballaststoff- und Eiweißgehaltes Bestandteil der vollwertigen Ernährung sein.
- Die hohe Lebensmittelintoleranz bei Hülsenfrüchten, vgl. S. 423, ist jedoch zu beachten.
- Hülsenfrüchte sind nach dem Entfernen der ballaststoffhaltigen Schalen leichter verdaulich.
- Bei Erdnüssen und Sojabohnen muss der hohe Fettgehalt berücksichtigt werden.

Mehl aus	Glucose	Saccharose	Raffinose	Stärke
Gartenbohne	0,04	2,23	0,41	51,6
Saubohne	0,34	1,55	0,24	52,7
Linse	0,07	1,81	0,39	52,3
Mungobohne	0,05	1,28	0,32	52,0

Tab. 1: Kohlenhydrate in Mehlen aus Hülsenfrüchten in Gew.-% bezogen auf die Trockenmasse

Fettsäure	Gartenbohne	Kichererbse	Saubohne	Linse
14:0	0,22	1,3	0,6	0,85
16:0	21,8	8,9	9,3	23,2
18:0	4,7	1,6	4,9	4,6
20:0	0,53	0,03	0,7	2,3
22:0	2,9	0	0,42	2,7
24:0	1,1	0	0	0,85
16:1 (9)	0,21	0,05	0	0,15
18:1 (9)	11,6	35,4	33,8	36,0
18:2 (9, 12)	29,8	51,1	42,1	20,6
18:3 (9, 12, 15)	27,4	1,7	6,4	1,6
20:1	0,02	0	0,7	1,9

Tab. 2: Lipide aus Hülsenfrüchten. Fettsäurezusammensetzung in Gew.-%

Verarbeitung von Hülsenfrüchten

Versuch

Weichen Sie in einem Becherglas mit Leitungswasser
a) 50 g geschälte Erbsen,
b) 50 g ungeschälte Erbsen ein.

Vergleichen Sie nach einer Stunde Volumen, Aussehen und Festigkeit der Erbsen.

Begründen Sie die Veränderungen.

- Hülsenfrüchte verlesen und waschen, um Schmutz, Steine und ungenießbare Samen zu entfernen.
- Hülsenfrüchte vor dem Garen – am besten über Nacht – in der dreifachen Menge Wasser einweichen. Durch abgekochtes, weiches Wasser wird die Garzeit zusätzlich verkürzt.
- Das nährstoffreiche Einweichwasser zum Garen der Hülsenfrüchte weiterverwenden.
- Geschälte Hülsenfrüchte benötigen eine kürzere Garzeit. Sie sind leichter verdaulich, Blähungen werden vermieden. Sie enthalten aber weniger Ballaststoffe, Mineralstoffe und Vitamine.
- Essig wird z. B. bei Linsengerichten zugesetzt. Essig erst nach dem Garen zusetzen. Durch den Zusatz von Essig quellen die Eiweißstoffe auf und werden leichter verdaulich.
- Statt Sojasprossen Mungobohnen verwenden oder die Sojasprossen blanchieren, vgl. S. 320.

Hülsenfruchtprodukte mit vermindertem Ballaststoffanteil

Geschälte Erbsen: Hier wird die ballaststoffreiche Samenschale entfernt. Damit wird zwar gleichzeitig auch ein Teil des Mineralstoffgehaltes entfernt, doch die verbleibenden Mineralstoffe können besser ausgenutzt werden. Außerdem werden Blähungen erheblich reduziert. Blähungen entstehen durch eine übermäßige Gasentwicklung – Stickstoff, Methan, Schwefelwasserstoff und Kohlenstoffdioxid – bei der Zersetzung von unverdaulichen Nahrungsbestandteilen durch Darmbakterien.

Geschälte, im Dampf vorbehandelte Erbsen: Hier entfällt die Einweichzeit, die Garzeit beträgt zehn Minuten. Der Nährstoffgehalt kann besser ausgenutzt werden, und die Speisen lassen sich schnell zubereiten.

Kochfertige Suppen- bzw. Eintopfgerichte: Hier sind gemahlene und aufgeschlossene Hülsenfrüchte enthalten.

Frischware (unreife, zarte Samen)	Trockenware (im reifen Zustand geerntet)	gekeimte Hülsenfrüchte
Frischgemüse Salate Püree Suppen	Eintöpfe Suppen Püree	Salate Brotbelag Gemüse

Tab. 3: Verwendung von Hülsenfrüchten

7.6.2 Sojaprodukte

Aufgaben

1. *Diskutieren Sie zunächst die folgenden Aussagen:*

Soja in Milch, Käse, Butter und Wurst? – Lebensmittelimitate

Mit der Vollendung des europäischen Binnenmarktes soll die Angleichung der lebensmittelrechtlichen Vorschriften innerhalb der EU abgeschlossen sein, d. h., in allen Ländern gelten die gleichen Vorschriften. Lebensmittelimitate für Milchprodukte und Wurst dürfen dann auch in der Bundesrepublik Deutschland angeboten werden.

Ein Wegfall der Imitationsverbote für Milchprodukte und Wurst durch die Verwendung von Soja bringt eine immense Vergrößerung der Milchseen, Butter- und Fleischberge. Bei Zusatz von 1 % Soja zur Wurst sind in der EU schätzungsweise eine Million Schlachtschweine weniger absetzbar. Zwar kann es aus Verbrauchersicht nicht darum gehen, den Konsum nach den Absatzinteressen der deutschen Landwirtschaft zu richten. Ebenso wenig ist es jedoch einzusehen, stattdessen der Überproduktion der US-Landwirtschaft unter die Arme zu greifen. Fest steht nämlich, dass die USA lebhaftes Interesse an neuen Absatzmärkten für ihre in Monokulturen unter massivem Pestizid- und Mineralstoffdüngereinsatz erwirtschaftete Sojaproduktion haben. (nach I. Mühleisen, Beck'sche Reihe)

2. *Orientieren Sie sich in einem Reformhaus über das Angebot an Sojaprodukten.*
   a) *Stellen Sie einen Nährstoff-, Preis- und Geschmacksvergleich mit herkömmlichen Lebensmitteln an.*
   b) *Beschreiben Sie Verwendungsmöglichkeiten.*
3. *Beurteilen Sie die Aussage:*
   „Alternativ essen – die gesunde Sojaküche."

Fettarmes Sojamehl mit 50 % Eiweiß wird durch Vermahlung von Sojaschrot, dem Rückstand bei der Ölgewinnung, vgl. S. 89, hergestellt.

Sojakonzentrat und Sojaisolat werden hergestellt, indem Sojaschrot mit Wasser versetzt und angesäuert wird. Die löslichen Inhaltsstoffe werden dann durch Zentrifugieren abgetrennt, gewaschen und getrocknet.

Sojakonzentrate: mindestens 65 % Eiweiß
Sojaisolate: mindestens 90 % Eiweiß

Diese Sojaprodukte sind pulverförmig oder grobflockig, sie werden Backwaren, Kaffeeweißer, Kindernahrung, Schokolade, Streichwürsten, Fertigsuppen usw. zugesetzt.
Texturiert und aromatisiert wird Sojaeiweiß als „Sojafleisch – **Fleischersatz**" angeboten.

Weitere Sojaprodukte sind
Sojasoße,
Miso – fermentierte Sojapaste,
Natto – fermentiertes Sojaprodukt,
Sufu – aus Tofu hergestellter Sojakäse,
Tempeh – fermentiertes Sojaprodukt.

Sojabohnen
Quellung in Wasser
Vermahlung mit Wasserüberschuss
Pasteurisierung ca. 100 °C für 15–20 Minuten
Sojamilch

Abb. 1: Herstellung von Sojadrink (-milch)

Sojadrink (-milch): Sojabohnen werden mit der zehnfachen Wassermenge versetzt. Nachdem die Sojabohnen aufgequollen sind, wird das Gemisch gemahlen. Die Rückstände werden abfiltriert. Die Sojamilch wird dann 15 bis 20 Minuten gekocht, um die Enzyme Lipoxygenasen und Proteinaseninhibitoren zu inaktivieren.

Sojamilch, angereichert mit Calcium und Vitaminen, ist in der Säuglingsernährung von Bedeutung, falls keine Kuhmilch vertragen wird, vgl. S. 126.

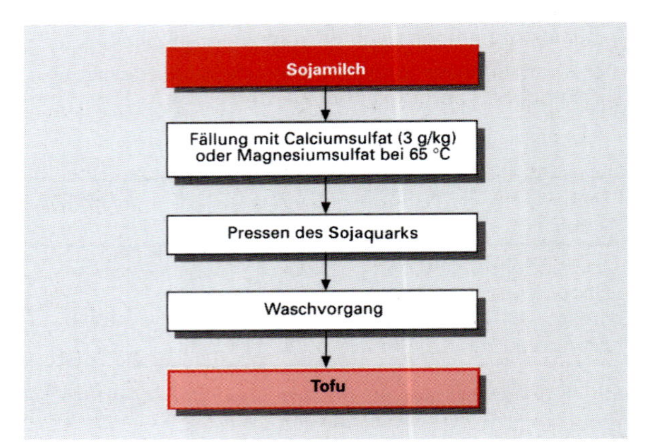

Abb. 2: Herstellung von Tofu

Tofu: Aus Sojamilch wird mit Calciumsulfat (3 g/kg) bei 65 °C Sojaquark ausgefällt und ausgepresst. Dieses quarkähnliche Produkt ist in Asien ein wichtiger Eiweißlieferant. Entsprechend kann auch Sojajoghurt hergestellt werden.

Produkte	Energie in kJ	Eiweiß in g	Fett in g	Kohlenhydrate in g
Soja-Hackfleisch	490	12	1	14
Soja-Würstchen	880	12	16	3
Sojamilch	150	3	1,5	2
Tofu	320	7	4	3

Tab. 1: Nährstoffgehalt einiger Sojaprodukte

7.6.3 Lebensmittelimitate

Lebensmittelimitate sind den Originalprodukten ähnlich, beim Verbraucher führen sie nicht selten zu Verwechslungen. In Lebensmittelimitaten wurden wesentliche Bestandteile, z. B. Kuhmilch/Butter, ersetzt.

Einschätzung der Milchimitate aus Verbrauchersicht

- starke Verarbeitung der Rohstoffe
- hoher Gehalt an Zusatzstoffen
- teilweise geringer Mineralstoff- und Vitamingehalt, weniger Calcium, Phosphat und Riboflavin, dafür mehr Eisen, Thiamin und Niacin
- nur bei Verwendung von Sojaöl höherer Gehalt von mehrfach ungesättigten Fettsäuren
- Forschung bezüglich der Inhalts- und Zusatzstoffe unvollständig
- die genannten gesundheitlichen Vorteile könnten auch durch eine Einschränkung des Fleischkonsums erreicht werden

Beim Kauf sollte also auf die Kennzeichnung – **insbesondere Zutatenliste** – geachtet werden, so können z. B. Milchprodukte und Imitate unterschieden und die Inhaltsstoffe bewertet werden.

Die Zutatenliste ist bisher allerdings nur für ein Drittel der erwachsenen Bevölkerung von Interesse.

Absatzfördernde Faktoren für Milchimitate

- geschmackliche und optische Anlehnung an Milchprodukte
- gute Verpackungseigenschaften: längere Haltbarkeit, gute Streichfähigkeit
- gesundheitlicher Vorteil: niedriger Cholesteringehalt, z. T. hoher Anteil an mehrfach ungesättigten Fettsäuren
- preiswertere Produkte

Interessen der Produzenten

- günstige Gewinnspannen, da geringe Rohstoff- und Verarbeitungskosten
- günstige Absatzperspektiven, z. B. für Fertiggerichthersteller, Gemeinschaftsverpflegung, Bäckereien, Konditoreien

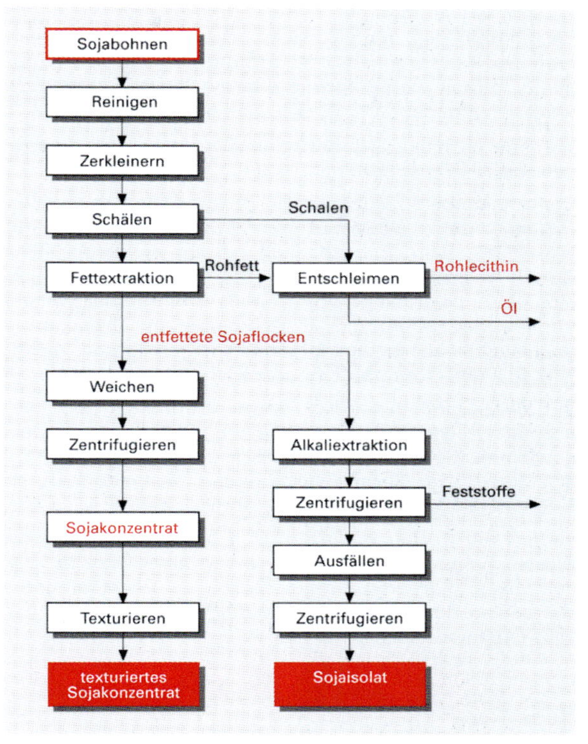

Abb. 1: Verarbeitung von Sojabohnen

Imitate	imitiertes Milchprodukt	Hauptbestandteile bzw. Ausgangsprodukte
Ohne Milchbestandteile Sojadrink (-milch) Tofu Sojajoghurt	 Trinkmilch Käse, Quark Joghurt	 Sojabohnen, Wasser, Süßungsmittel, Aromen
Mit Milchbestandteilen Mischfette	 Butter, Butterhalbfett	 pflanzliche Öle/Fette, Milchfett, Milcheiweiß
Mischkäse	Käse (Quark)	Magermilch bzw. Milcheiweiß pflanzliche Öle/Fette
Kondensmilchimitate	Kondensmilch	kondensierte Magermilch, pflanzliche Öle
Kaffeeweißer	Kondensmilch	pflanzliche Fette, Zucker, Milcheiweiß
Sahneimitate	Sahne	pflanzliche Fette, Zucker, Milcheiweiß, Milchfett
Dessertschäume	Sahne	pflanzliche Fette, Zucker, Milcheiweiß

Tab. 1: Milchprodukte und ihre Imitate

8 Anorganische Nahrungsbestandteile

*interstitieller Raum = zwischen den Zellen -> hier befindet sich die Gewebsflüssigkeit.

8.1 Wasser

Wasser ist der mengenmäßig wichtigste anorganische Bestandteil des menschlichen Organismus. Versucht man den Wassergehalt des Gesamtorganismus zu ermitteln, so erhält man aufgrund des jeweiligen Fettgehaltes recht verschiedene Werte zwischen 50 und 60%.

Der Wassergehalt der fettfreien Körpermasse ist dagegen mit 73% konstant.

Der prozentuale Wasseranteil ist außerdem vom Alter abhängig. Beim Neugeborenen ist er am höchsten, mit etwa 80%, beim Erwachsenen beträgt er 50 bis 60%. Durch Wasserverluste wird in den ersten Lebenstagen ein Gewichtsverlust hervorgerufen. Während der Wachstumsperiode nimmt der Wassergehalt im Organismus dann weiter ab. In den folgenden Lebensjahren verringert sich der Wasseranteil nur noch langsam.

Der Wassergehalt des Körpers wird konstant gehalten, normalerweise schwankt er nur um ±0,22% des Körpergewichtes. Gewöhnlich übersteigt die Wasseraufnahme den Bedarf. Der Gesamtwasserbedarf wird jedoch durch eine verstärkte Ausscheidung aufrechterhalten.

Verliert der Körper mehr als 0,5% seines Gewichtes an Wasser, so entsteht Durst. Wasserverluste von etwa 10% der Gesamtkörperflüssigkeit führen zu Verwirrungszuständen. Verluste von mehr als 20% sind nicht mehr mit dem Leben vereinbar.

Zahnschmelz	0,2
Zahnstein	10
Skelett	20–25
Fettgewebe	30
Elastisches Gewebe	50
Knorpel	55
Erythrozyten	64–65
Haut	72
Weiße Gehirnsubstanz	68–73
Leber	70–80
Muskel	73–76
Schilddrüse	76
Milz	76
Thymus	77
Darm	77
Pankreas	78
Lungen	78–79
Herzmuskel	79
Bindegewebe	80
Gesamtblut	78–83
Nieren	77–84
Graue Gehirnsubstanz	83–85
Hoden	86
Blutplasma	91–92
Lymphe	96
Glaskörper (Auge)	99

Tab. 1: Wassergehalt (%) verschiedener menschlicher Gewebe

8.1.1 Verteilung des Wassers im Organismus

1. **Intrazellulärer Raum:** Innerhalb der Zellen ist der Hauptanteil der Körperflüssigkeit gebunden.
   Nur wenn genügend Wasser in den Zellen vorhanden ist, d.h. die Stoffe in Lösung vorliegen, können z.B. enzymatische Reaktionen ablaufen.
2. **Extrazellulärer Raum:** Außerhalb der Zellen unterscheidet man zwei Bereiche – Blutplasma und Gewebsflüssigkeit. Die Gewebsflüssigkeit – interstitielle * Flüssigkeit – befindet sich in den Spalten zwischen den Zellen. Sie versorgt die Zellen mit Nährstoffen und sorgt für den Abtransport der Stoffwechselendprodukte. Die Gewebsflüssigkeit stellt also eine Verbindung zwischen Blutplasma und Zellflüssigkeit her.

Zwischen den Wasserbereichen im Organismus findet ein ständiger Austausch an Stoffen und somit auch an Wasser statt.

Schließlich ist noch der **transzelluläre Raum** zu nennen; Verdauungstrakt und Niere.
In den Verdauungstrakt ergießt sich mit Speichel, Magensaft, Pankreassaft, Gallenflüssigkeit und Dünndarmsaft täglich eine Flüssigkeitsmenge von über acht Litern. Diese Flüssigkeit wird jedoch im unteren Dünndarm und im Dickdarm rückresorbiert und wieder ins Blut aufgenommen.

In die Nierenkapseln werden täglich 170 bis 180 l Primärharn abgegeben. Auch hier wird die Flüssigkeit wieder fast vollständig rückresorbiert, vgl. S. 430.
Bei der Berechnung des Wassergehaltes muss dieser Bereich also nicht berücksichtigt werden.

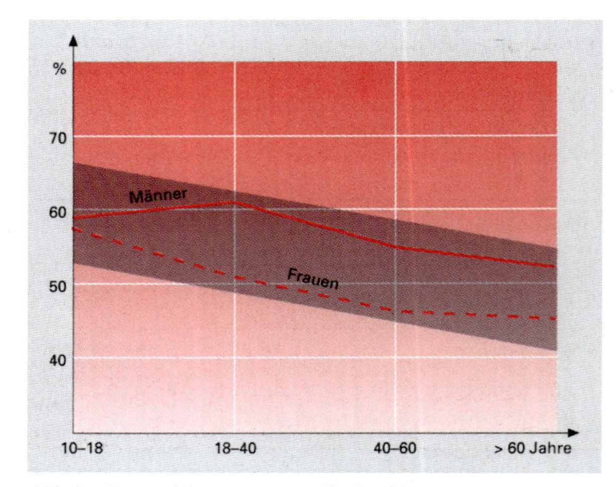

Abb. 1: Gesamtkörperwasser in % des Körpergewichtes

8.1.2 Wasserbilanz

Die Flüssigkeitszufuhr erfolgt

- **durch Getränke,**
- **durch feste und flüssige Nahrung.** Der durchschnittliche Wassergehalt der Lebensmittel beträgt 60 bis 70 %.
- **durch Oxidationswasser**, das beim enzymatischen Abbau von Kohlenhydraten, Fett und Eiweiß in den Zellen entsteht, vgl. Atmungskette, S. 260 f. Bei einer gemischten Kost mit rund 10 500 kJ werden täglich ungefähr 300 ml Oxidationswasser gebildet.

Substrat	ml H_2O/g Substrat	ml H_2O/kJ
Glucose	~ 0,60	~ 0,04
Palmitinsäure	~ 1,12	~ 0,03
Albumin	~ 0,37	~ 0,02

Tab 1: Beim Nährstoffabbau gebildete Mengen an Oxidationswasser (nach Askew)

Die Flüssigkeitsausscheidung erfolgt

- **mit dem Harn über die Nieren.** Eine Mindestharnmenge von 0,5 l ist notwendig, um die Stoffwechselendprodukte und die überschüssigen Mineralstoffe – besonders Kochsalz – auszuscheiden. Die Gesamtharnmenge ist abhängig von der Gesamtflüssigkeitsaufnahme. Überschüssig aufgenommene Flüssigkeit kann die Harnmenge stark ansteigen lassen.
- **mit dem Kot durch den Darm.** Die Wassermenge, die auf diese Weise ausgeschieden wird, ist gewöhnlich sehr gering. Bei Durchfall ist die Flüssigkeitsmenge im Kot dagegen stark erhöht. Flüssigkeitsverluste durch Durchfall und Erbrechen sind besonders im Säuglingsalter gefährlich, da die Regulierung des Wasserhaushalts in diesem Alter noch nicht so stabil ist.
- **mit dem Schweiß über die Haut.** Die Schweißbildung ist abhängig von der Temperatur/Luftfeuchtigkeit, sie steigt bei trockenem und heißem Klima und bei stärkerer Muskeltätigkeit.
- **mit der Atemluft als Wasserdampf über die Lungen.** Die so ausgeschiedene Flüssigkeitsmenge steigt mit der Körpertemperatur und dem Atemvolumen und sinkt mit zunehmender Feuchtigkeit der eingeatmeten Luft.

Wasseraufnahme in l		Wasserausscheidung in l	
Getränke	ca. 1,2	Niere	ca. 1,4
Speisen	ca. 1,0	Darm	ca. 0,1
Oxidationswasser	ca. 0,3	Haut und Lungen	ca. 1,0
Insgesamt	ca. 2,5	Insgesamt	ca. 2,5

Tab. 2: Wasserbilanz eines Erwachsenen (Körpergewicht 70 kg) in 24 Stunden

Verteilung und Bewegung des Wassers im Organismus

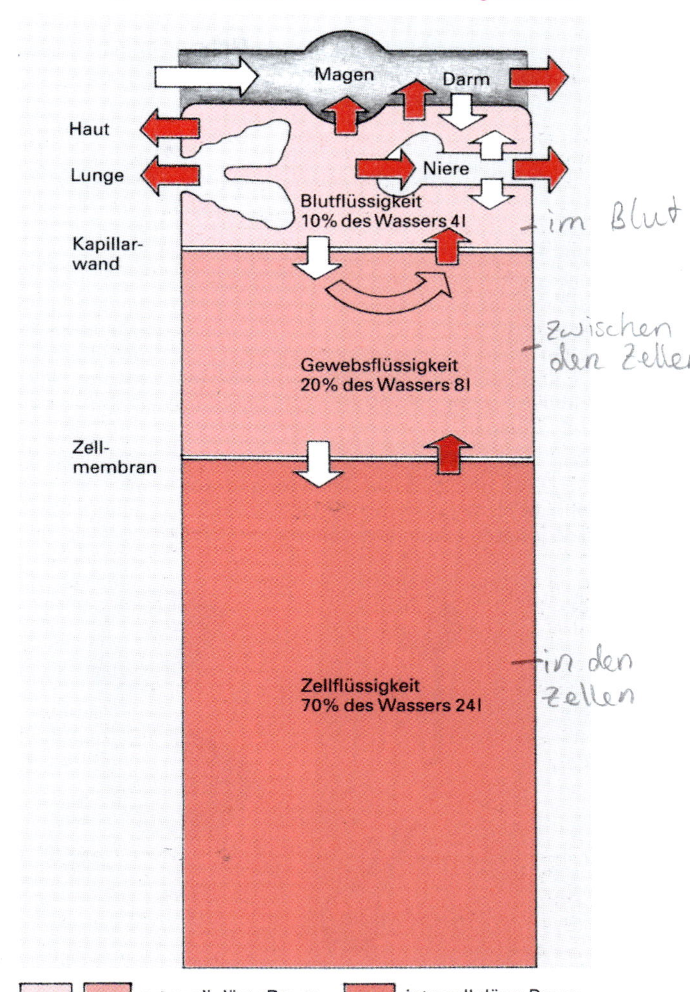

Abb. 1: Wasser im menschlichen Organismus: Verteilung und Stoffwechsel

Die Literangaben beziehen sich auf ein Gesamtkörpergewicht von 60 kg, d. h., bei diesem Körpergewicht sind 36 l Wasser vorhanden.

Sekret	l/d
Speichel	1,0
Magensaft	2,0
Galle	1,0
Pankreassaft	1,0
Darmsaft	3,0
Gesamt	8,0

Tab. 3: Gesamtvolumen an Verdauungssekreten eines durchschnittlichen Erwachsenen (Gamble)

8.1.3 Aufgaben des Wassers im Organismus

Wasser dient als Lösungsmittel

Wasser ist für viele Stoffe ein besseres Lösungsmittel als die meisten anderen Flüssigkeiten. Diese Eigenschaft beruht auf der Struktur des Wassermoleküls.

Struktur des Wassermoleküls

Jedes der beiden Wasserstoffatome hat ein Elektronenpaar mit dem Sauerstoffatom gemeinsam (Elektronenpaarbindung), die gemeinsamen Elektronenpaare bedingen den gewinkelten Bau des Moleküls.

Die stark elektronenabziehende Tendenz des Sauerstoffs bewirkt eine Verschiebung der Elektronenpaare vom Wasserstoff zum Sauerstoff. Die negative Ladung ist nicht mehr gleichmäßig zwischen Sauerstoff und Wasserstoff verteilt. Am Sauerstoff entsteht eine negative Teilladung, an den Wasserstoffkernen entstehen positive Teilladungen.

Das Wassermolekül ist also ein polares Molekül. Es weist negative und positive Teilladungen auf, deren Schwerpunkte nicht zusammenfallen. Moleküle mit einer derartigen inneren Ladungsverteilung bezeichnet man als Dipol.

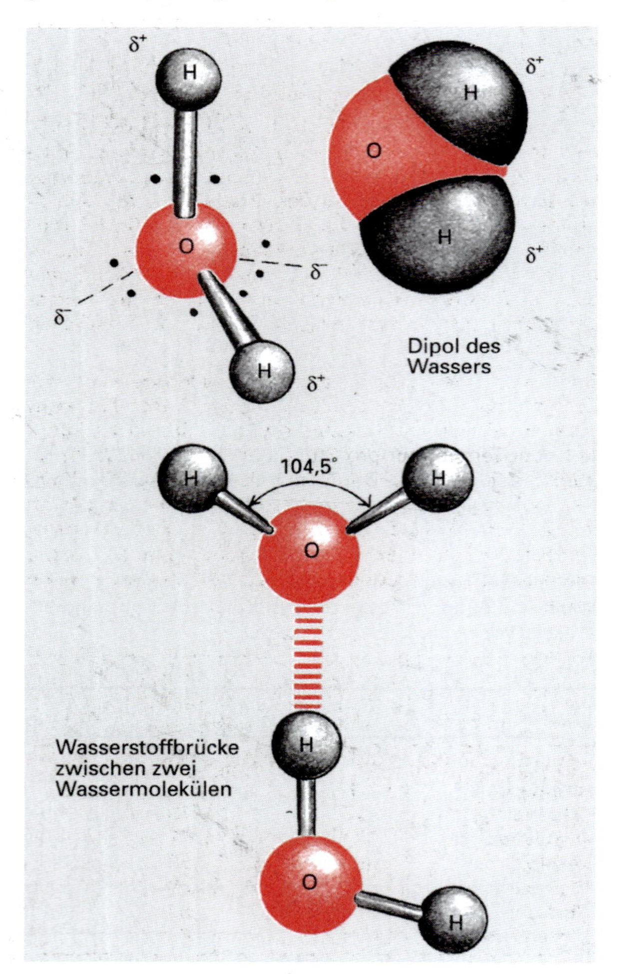

Abb. 1: Dipol des Wassers, Wasserstoffbrücke

Anziehungskräfte zwischen benachbarten Wassermolekülen

Wassermoleküle können sich durch elektrostatische Kräfte zwischen der negativen Teilladung am Sauerstoffatom und der positiven Teilladung am Wasseratom gegenseitig anziehen. Diese Art der elektrostatischen Anziehung wird als Wasserstoffbrückenbindung bezeichnet.

Im Eis bildet ein Wassermolekül mit vier benachbarten Wassermolekülen Wasserstoffbrücken. Hierdurch wird ein gleichmäßiges offenes Kristallgitter gebildet.

Bei Zimmertemperatur bildet ein Wassermolekül dagegen durchschnittlich mit 3,4 anderen Wassermolekülen Wasserstoffbrücken. Wasser weist also eine höhere Dichte als Eis auf. Die Wassermoleküle sind in Bewegung, d. h., die Wasserstoffbrücken werden ständig aufgebrochen und neu gebildet.

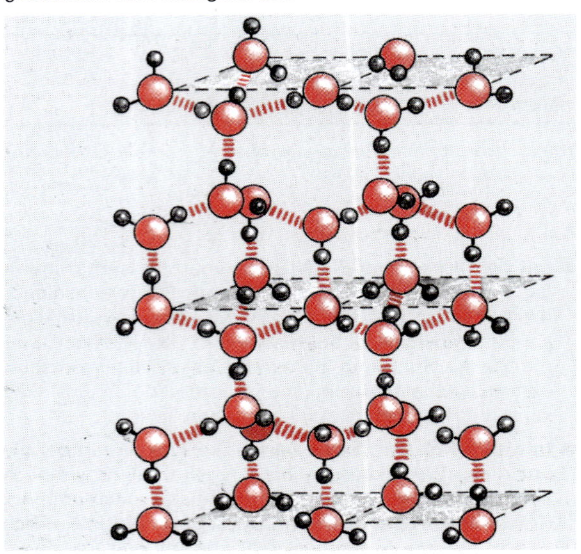

Abb. 2: Kristallgitter des Wassers

Wasser schwächt Ionenbindungen und löst polare Moleküle

Kristallines Kochsalz besteht aus Na^+-Ionen und Cl^--Ionen. Das Kristallgitter von NaCl wird durch elektrostatische Anziehungskräfte zwischen Na^+- und Cl^--Ionen zusammengehalten, vgl. S. 168. Wird kristallines NaCl mit Wasser in Verbindung gebracht, so löst Wasser die Natriumchloridkristalle auf, da die elektrostatischen Anziehungskräfte zwischen den Wasserdipolen und den Na^+- und Cl^--Ionen zur Ausbildung sehr stabiler, hydratisierter Na^+- und Cl^--Ionen führen. Entsprechend kann Wasser auch einfache polare organische Verbindungen lösen, die z. B. eine ionisierte Carboxyl- oder Aminogruppe besitzen.

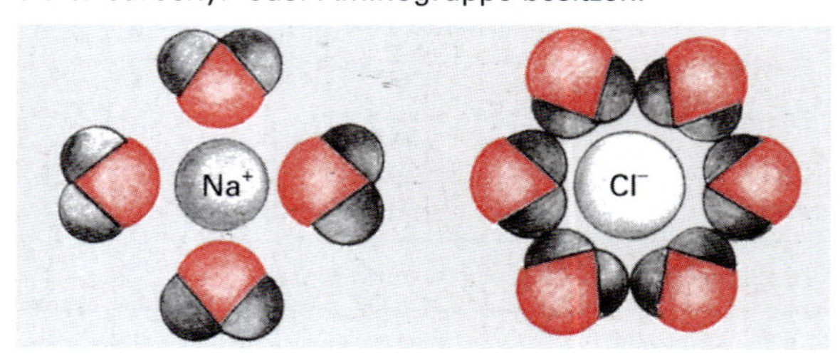

Abb. 3: Hydratisierte Ionen

Polare Verbindungen werden daher auch als hydrophil (hydro – Wasser, philos – liebend) bezeichnet.

Unpolare Verbindungen, z. B. Öl, sind dagegen hydrophob (phobos – Furcht).

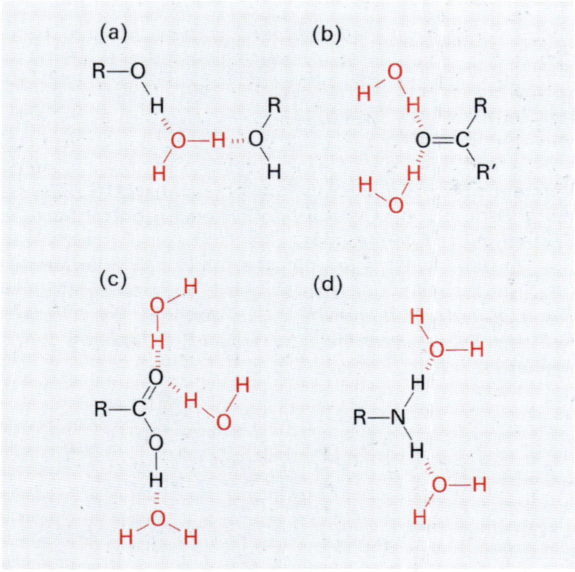

Abb. 1: Wasserstoffbrückenbindungen zwischen Wasser und (a) Hydroxygruppen, (b) Ketogruppen, (c) Carboxygruppen und (d) Aminogruppen

Wasserstoffbrückenbindungen kommen nicht nur im Wasser vor, sie werden zwischen elektronegativen Atomen, z. B. Sauerstoff, Stickstoff, und elektropositiven Wasserstoffatomen gebildet. Durch Wasserstoffbrückenbildung kann Wasser so organische Verbindungen lösen, die polare funktionelle Gruppen besitzen, z. B. Zucker, Alkohol, Aldehyde, Ketone.

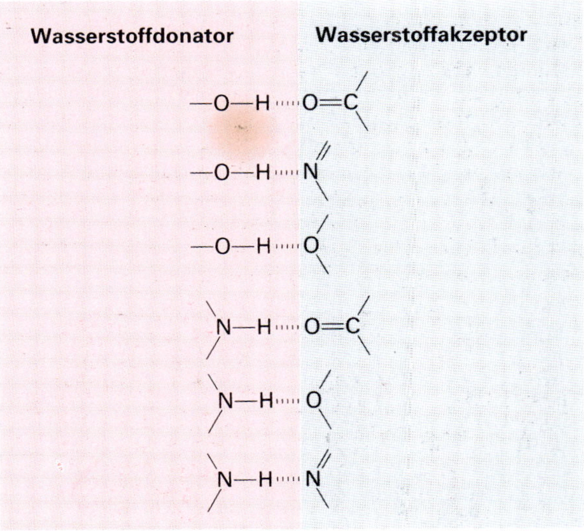

Wasserstoffdonator **Wasserstoffakzeptor**

Abb. 2: Donatoren und Akzeptoren

Wasser dient als Transportmittel

Die Übersicht auf S. 153 zeigt die mengenmäßige Verteilung des Wassers im menschlichen Körper und den ständigen Austausch zwischen Blut-, Gewebs- und Zellflüssigkeit.

Mithilfe der Körperflüssigkeiten werden die gelösten Nährstoffe zu den Zellen und die Stoffwechselendprodukte zu den Ausscheidungsorganen transportiert. Außerdem befördern sie die Erythrozyten mit dem Oxyhämoglobin (Hämoglobin + Sauerstoff) zu den Zellen, hier wird der Sauerstoff abgegeben und Kohlenstoffdioxid aufgenommen und zur Lunge zurückgebracht.

Obwohl das Wasser im Körper ständig in Bewegung ist, bleibt die prozentuale Verteilung des Wassers im Körper stets verhältnismäßig gleich, vgl. S. 158.

Wasser ist Reaktionspartner bei enzymatischen Prozessen

An zahlreichen enzymatischen Reaktionen des Stoffwechsels ist Wasser beteiligt, z. B. hydrolytische Spaltung, vgl. S. 242.

Wasser dient als Baustoff

Wasser ist Strukturbestandteil von Polysacchariden und Proteinen.

Wasser ermöglicht Wärmeregulation

Für Wasser ist eine höhere Verdampfungswärme als für die meisten anderen vergleichbaren Flüssigkeiten erforderlich. Dies bedeutet, dass zwischen den benachbarten Wassermolekülen aufgrund des Dipol-Charakters Anziehungskräfte bestehen. Die Verdampfungswärme wird benötigt, um die Moleküle voneinander zu lösen, sie in den gasförmigen Zustand zu bringen. Wasser kann also eine relativ große Wärmemenge zugeführt oder entzogen werden, ohne dass sich die Temperatur wesentlich ändert.

Der Körper nutzt diese Eigenschaft des Wassers, um die Körpertemperatur konstant zu halten. Durch Schweiß können bei extremer Belastung durch körperliche Tätigkeit oder Temperatur pro Stunde bis zu 1,5 l Wasser ausgeschieden werden. Durch die Verdunstung des Wassers/Schweißes wird Wärme verbraucht, die Haut kühlt ab, die Körpertemperatur wird reguliert. Die Körpertemperatur wird auf jeden Fall konstant gehalten, selbst wenn es dabei zu lebensbedrohenden Wasserverlusten kommt.

	Schmelzpunkt in °C	Siedepunkt in °C
Wasser	0	100
Methanol	– 98	65
Ethanol	– 117	78
Propanol	– 127	97
Aceton	– 95	56
Hexan	– 98	69
Benzol	6	80
Chloroform	– 63	61

Tab. 1: Schmelzpunkt und Siedepunkt einiger Flüssigkeiten

8.1.4 Säuren-Basen-Gleichgewicht

Für den normalen Ablauf des Stoffwechsels ist ein konstanter pH-Wert von großer Bedeutung. Im Stoffwechsel werden generell genauso viele Protonen verbraucht, wie Protonen gebildet werden. Besonders die Enzyme sind in Bezug auf ihre optimale Wirkung an einen bestimmten pH-Wert gebunden.

Alkalische Reaktion	Pankreassaft Leber/Galle Darmsaft Blut	pH-Wert 8,8 pH-Wert 8,2 pH-Wert 8,0 pH-Wert 7,4
Saure Reaktion	Speichel Harn Magensaft	pH-Wert 6,3 pH-Wert 5,0–7,0 pH-Wert 0,9–1,8

Tab. 1: Übersicht: Reaktionen der Körperflüssigkeiten

Metabolische Acidose bzw. Alkalose

Der Organismus verfügt über verschiedene Puffersysteme, die den pH-Wert konstant halten. Der pH-Wert des Blutes schwankt normalerweise lediglich zwischen 7,35 und 7,45.

Ein Absinken des pH-Wertes der Körperflüssigkeiten auf <7,35 wird als **Acidose** bezeichnet, es liegt eine Überproduktion an Protonen bzw. eine Verminderung der Alkalireserven vor. Eine Erhöhung des pH-Wertes auf >7,45 wird als **Alkalose** bezeichnet. Ein Absinken des pH-Wertes des Blutes unter 7,0 bzw. eine Erhöhung des pH-Wertes über 7,8 kann lebensgefährliche Folgen haben. Durch eine Veränderung des pH-Wertes werden der normale Quellungszustand der Eiweißstoffe, die Funktionen der Zellmembranen, die Wirkungsweise der Enzyme usw. beeinträchtigt. Es können irreversible Schäden eintreten.

Durch ein teilweises Versagen der **Nierenfunktion** oder durch einen fehlgeleiteten Stoffwechsel kann es zu einer Verschiebung des pH-Wertes der Körperflüssigkeiten kommen. Beim **Diabetes mellitus** kommt es z.B. leicht zu einer Überproduktion an organischen Säuren, vgl. S. 405.

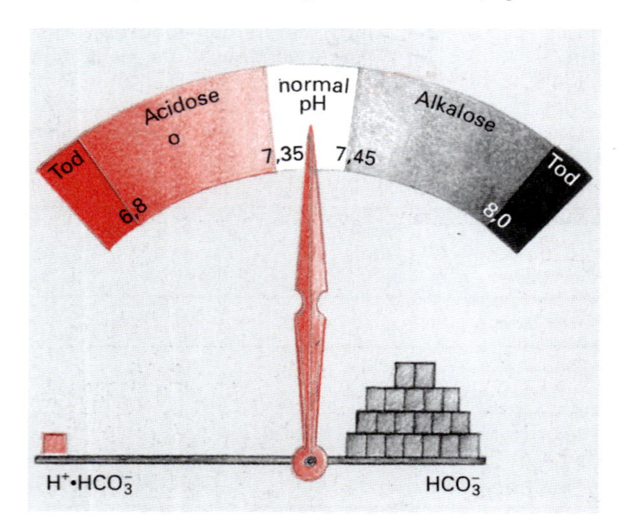

Abb. 1: pH-Werte im menschlichen Körper

Hydrogencarbonat/Kohlensäure ist das wichtigste Puffersystem im menschlichen Organismus. Die Wasserstoffionenkonzentration kann durch eine Sofortreaktion dieses Puffersystems wieder normalisiert werden.

Hydrogencarbonat und Kohlensäure liegen in einem ganz bestimmten Dissoziationsgleichgewicht vor, man spricht deshalb auch von der Dissoziationskonstanten **K**.

$$\frac{[H^+] \cdot [HCO_3^-]}{[H_2CO_3]} = K$$

Entsteht nun z.B. im Stoffwechsel Lactat, vgl. S. 252, so wird dadurch die Wasserstoffionenkonzentration der Körperflüssigkeiten erhöht. Hierdurch wird jedoch das Säuren-Basen-Gleichgewicht gestört. Zur Wiederherstellung dieses Gleichgewichtes wird entsprechend dem Dissoziationsgleichgewicht H_2CO_3 gebildet. Die Wasserstoffionenkonzentration der Körperflüssigkeiten wird wieder gesenkt.

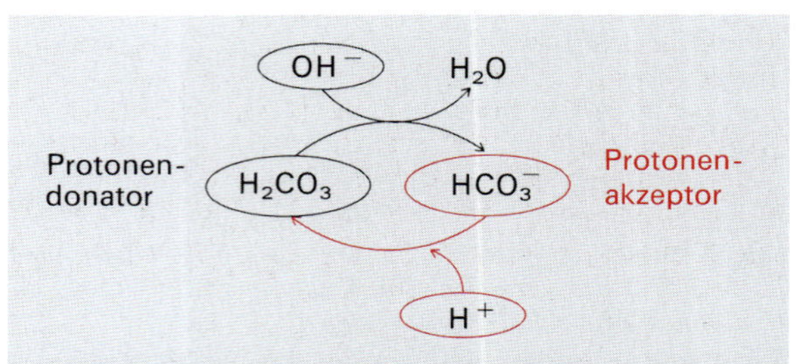

Die Pufferwirkung des Hydrogencarbonat/Kohlensäure-Paares, d.h. seine Fähigkeit sowohl H^+- als auch OH^--Ionen abzufangen.

Hydrogencarbonat/Kohlensäure	$[\mathbf{HCO_3^-}]/[H_2CO_3]$
Hämoglobin⁻/Hämoglobin	$[\mathbf{Hb^-}]/[Hb\text{–}H]$
Proteinat/Protein	**[Proteinat⁻]**/[Protein]
Hydrogenphosphat/ Dihydrogenphosphat	$[\mathbf{HPO_4^{2-}}]/[H_2PO_4^-]$

Tab. 2: Puffersysteme des Blutes

Verhältnis HCO_3^- : $H^+ + HCO_3^-$	Resultierender pH-Wert	Protonen-konzentration [nmol/l]
8 : 1	7,0	100
10 : 1	7,1	80
12,5 : 1	7,2	64
16 : 1	7,3	50
20 : 1	7,4	40
25 : 1	7,5	32
32 : 1	7,6	25
40 : 1	7,7	20
50 : 1	7,8	16

Tab. 3: Verhältnis von HCO_3^- zu $H^+ + HCO_3^-$, daraus resultierender pH-Wert und Protonenkonzentrationen

Regulation durch Atmung und Nieren

Unterstützt wird das Hydrogencarbonat/Kohlensäurepuffersystem durch Atmung und Niere.

Der **Atemmechanismus** reagiert sehr schnell. Steigt die Wasserstoffionenkonzentration und infolgedessen die Kohlensäurekonzentration im Blut, so kann durch ein schnelleres und tieferes Atmen (Hyperventilation) das überschüssige Kohlenstoffdioxid mit der Atemluft abgegeben werden.

Sinkt dagegen die Wasserstoffionenkonzentation und somit die Kohlensäurekonzentration der Körperflüssigkeiten, so reagiert das Atemzentrum mit einer Hypoventilation – es wird vermindert Kohlenstoffdioxid abgegeben –, bis der normale pH-Wert wieder erreicht ist.

In der **Niere** werden Wasserstoffionen z. B. an Ammoniak gebunden und als Ammoniumionen im Harn ausgeschieden.

$$H^+ + NH_3 = NH_4^+$$

Eine pH-Wert-Änderung des Blutes ist ein Zeichen einer Stoffwechselstörung.
Im gesunden Organismus kommt es nicht zu pH-Wert-Änderungen.
Puffersysteme können pH-Wert-Änderungen ausgleichen, sie enthalten Protonendonatoren und -akzeptoren.

Aufgaben

1. *Erläutern Sie die Wirkungsweise der Puffersysteme a) am Beispiel des Phosphatpuffers: Hydrogenphosphat und Dihydrogenphosphat,*
   b) am Beispiel einer Aminosäure.

$$^{+}H_3N\text{—}\underset{R}{\overset{H}{C}}\text{—}COOH \underset{H^+}{\overset{OH^- \quad H_2O}{\rightleftharpoons}} {}^{+}H_3N\text{—}\underset{R}{\overset{H}{C}}\text{—}COO^-$$

$$\underset{H^+}{\overset{OH^- \to H_2O}{\rightleftharpoons}}$$

$$\text{Aminosäure} \quad H_2N\text{—}\underset{R}{\overset{H}{C}}\text{—}COO^-$$

2. *Überlegen Sie, warum der pH-Wert des Blutes unbedingt konstant gehalten werden muss.*
3. *Während eines Kurzstreckenlaufes produzieren die Muskeln verstärkt Lactat. Warum ist aufgrund dieser Tatsache eine Hyperventilation vor dem Sport sinnvoll?*
4. *Erläutern Sie mögliche Veränderungen des pH-Wertes des Blutes durch*
   a) Hypoventilation, b) Hyperventilation.

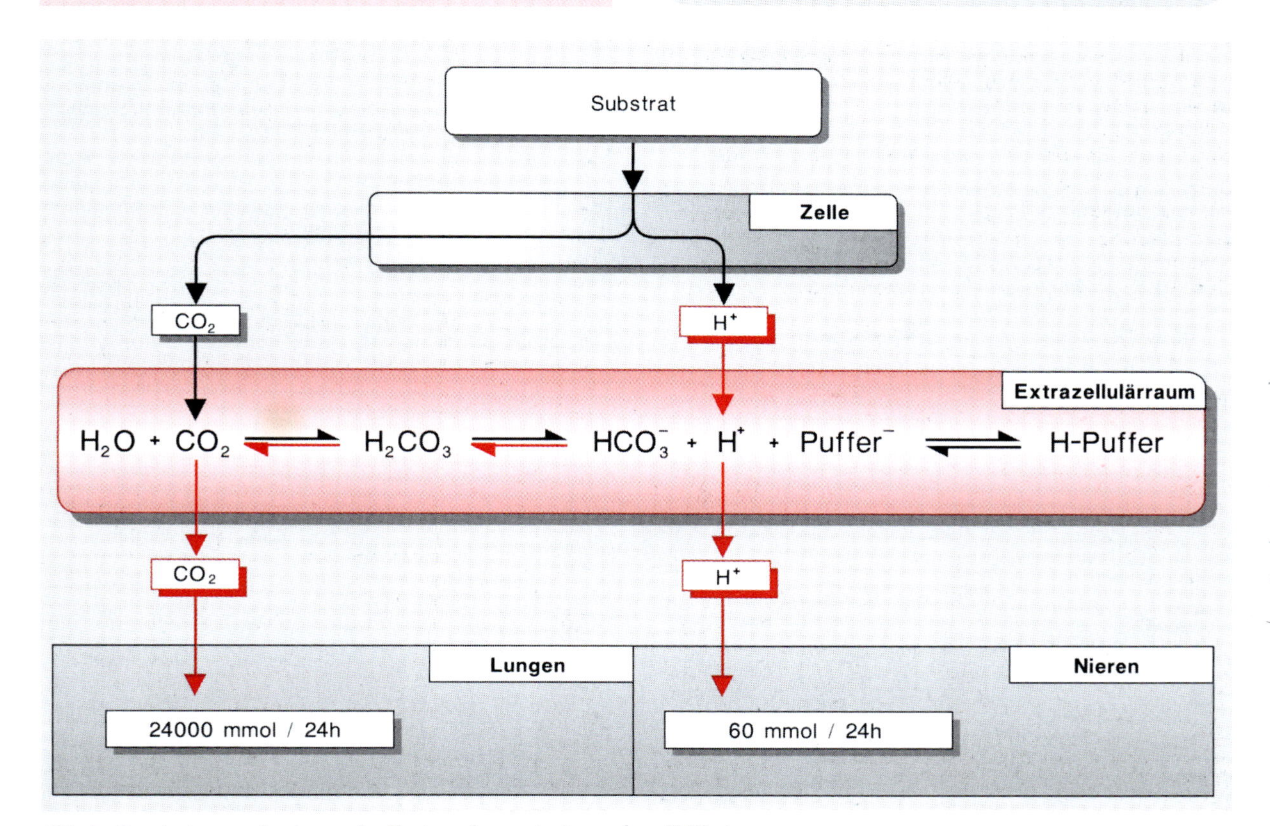

Abb. 1: Regulationsmechanismen der Protonenkonzentration – des pH-Wertes

8.1.5 Regulierung des Wasserhaushaltes

Eine Grobregulation des Wasserhaushaltes erfolgt über den Durst.
Die Niere ist das Hauptorgan zur Feinregulation des Wasserhaushaltes, vgl. S. 430 ff. Die Nierentätigkeit wird hormonell geregelt.

Eine **Erhöhung der Osmolarität des Blutplasmas** durch Wasserverluste, z. B. beim Schwitzen, führt zur Ausschüttung des Hormons Adiuretin (ADH), das im Hypothalamus gebildet und im Hypophysenhinterlappen gespeichert wird. Das Hormon bewirkt eine verstärkte Rückresorption des Wassers in der Niere und damit die Ausscheidung eines konzentrierten Harns, vgl. S. 243 f.

Eine **Zunahme des Blutvolumens** führt zu einer Dehnung des linken Herzvorhofes, hierdurch wird indirekt die Freisetzung von ADH gehemmt.

Bei einer **Erniedrigung der Osmolarität des Blutplasmas**, bei größerer Wasserzufuhr, z. B. durch Trinken, wird die Freisetzung von ADH ebenfalls gehemmt. Es wird verstärkt verdünnter Harn ausgeschieden, bis die Osmolarität des Blutplasmas normalisiert ist.

Adrenalin, Schmerz, Ohnmacht, Nikotin, Barbiturate usw. bewirken eine Ausschüttung von ADH; Coffein und Alkohol hemmen die Ausschüttung.

Außerdem kann der Wasserhaushalt durch den Natriumgehalt reguliert werden, eine zu geringe Kochsalzaufnahme hemmt die ADH-Ausschüttung usw., vgl. S. 166.

Osmolarität ist das Maß für die osmotisch wirksame Konzentration einer Lösung.

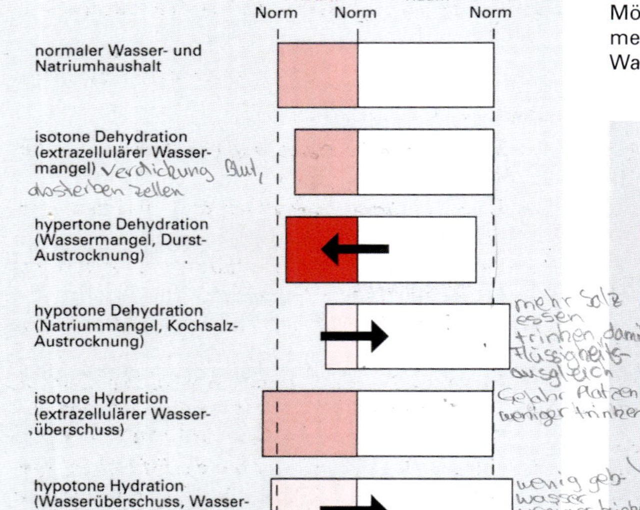

Abb. 1: Störungen des Wasserhaushalts

Hydration – Zunahme der Körperflüssigkeit

Hypertone oder isotonische Hydration: Hierbei steigt das Extrazellulärvolumen, und die Osmolarität ist erhöht. Die Flüssigkeitsmenge kann insgesamt bis auf das Dreifache des Normalwertes ansteigen. Es kommt dadurch zu Wasseransammlungen in den Körperhöhlen und zur Ödembildung.

Recht verschiedene Ursachen können zu dieser krankhaften Veränderung führen: lang anhaltende Infusion von Kochsalzlösungen, ungenügende Leistung des Herzmuskels, Nierenversagen.

Hypotone Hydration – Wasserintoxikation: Hierbei kommt es zu einer relativen Steigerung des Wassergehaltes im intrazellulären und extrazellulären Raum bei gleichzeitigem Verlust an Mineralstoffen. Die Osmolarität ist also erniedrigt. Ursache ist eine erhöhte Wasserzufuhr. Es kommt zu Muskelschwäche, -krämpfen bzw. zu Störungen des Zentralnervensystems.

Dehydration – Abnahme der Körperflüssigkeit

Durch eine Dehydration wird das Stoffwechselgeschehen – der Stoffaustausch – in den Geweben beeinträchtigt.

Allgemeine Symptome: starkes Durstgefühl, Gewichtsabnahme, Austrocknung der Haut und Schleimhäute, verminderte Speichelproduktion, konzentrierter Harn.

Hypotone oder isotone Dehydration ist durch eine Verkleinerung des Extrazellulärraums gekennzeichnet. Die Osmolarität ist erniedrigt bzw. normal.
Mögliche Ursachen sind Erbrechen, Durchfall, Verbrennungen oder Blutungen, Schwitzen. Besonders bei Säuglingen zeigt sich bei einer Ernährungsstörung schnell eine solche Wasserverminderung im Organismus.

Hypertone Dehydration ist durch eine Verkleinerung des Intrazellulärraums im Vergleich zum Extrazellulärraum gekennzeichnet. Die Osmolarität ist erhöht.
Mögliche Ursachen sind eine zu geringe Wasseraufnahme, z. B. bei gestörtem Durstgefühl im Alter, gesteigerter Wasserabgabe bei Diabetes mellitus oder ADH-Mangel.

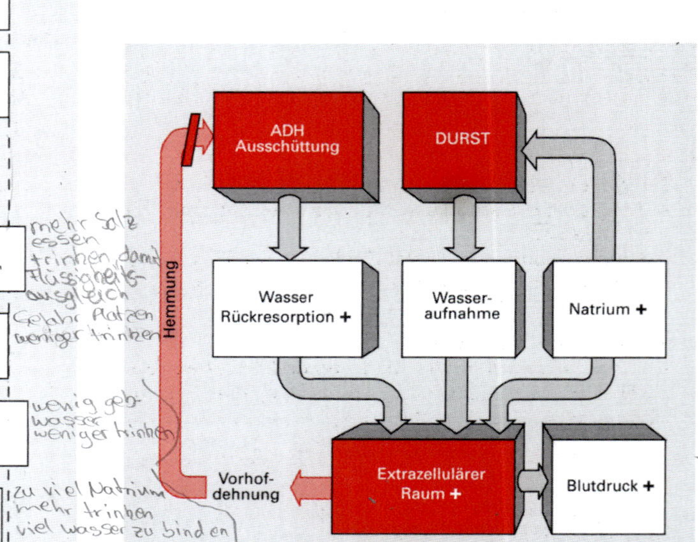

Abb. 2: Regulierung des Wasserhaushalts

8.1.6 Flüssigkeitsbedarfsdeckung

Die durch die Haut und Lunge abgegebene durchschnittliche Wassermenge und die Mindestharnmenge von 0,5 l erfordern eine tägliche Mindestwasserzufuhr von 1 bis 1,5 l.

Ein gesunder **Erwachsener** sollte täglich 2 bis 2,5 l Flüssigkeit aufnehmen.

Säuglinge haben einen relativ höheren Flüssigkeitsbedarf als Erwachsene, da sie einen höheren Grundumsatz haben. Außerdem benötigt der Säugling größere Wassermengen für die Ausscheidung der Stoffwechselendprodukte. Der Harn des Säuglings kann nur zu einem geringeren Grad mit harnpflichtigen Substanzen angereichert werden.

Ältere Menschen trinken häufig weniger, da das Durstempfinden sinkt, der Flüssigkeitsbedarf bleibt jedoch gleich. Besonders diese Personengruppe muss also auf eine ausreichende Flüssigkeitszufuhr achten.

Gesteigert wird der Flüssigkeitsbedarf eines Menschen durch

- **trockenes und heißes Klima und körperliche Betätigung.**

  Durch starkes Schwitzen kann der Flüssigkeitsbedarf auf etwa 10 l täglich ansteigen, da der Flüssigkeitsverlust ausgeglichen werden muss. Durch das Schwitzen gehen gleichzeitig größere Mengen an Kochsalz und Kalium verloren, dieser Verlust muss ebenfalls ausgeglichen werden, vgl. S. 372.
- **den Salzgehalt der Nahrung.** Salzige Speisen rufen ein Durstgefühl hervor. Der erhöhte Kochsalzgehalt des Blutes muss durch vermehrte Flüssigkeitsaufnahme ausgeglichen werden.

Der jeweilige individuelle Flüssigkeitsbedarf wird durch folgende Faktoren bedingt:

- Klima
- Arbeitsleistung/Freizeit
- Kochsalzzufuhr
- Alter

Deckung des Flüssigkeitsbedarfs

- **Geeignete Getränke sind:**
  - energiearme Getränke wie ungesüßter Tee und Mineralwasser.
  - vitamin- und mineralstoffreiche Getränke wie Gemüsesäfte, Obstsäfte, evtl. verdünnt, fettarme Milch, Buttermilch usw.
- **Ungeeignete Getränke sind:**
  - energiereiche, vitamin- und mineralstoffarme Getränke wie Cola-Getränke, Limonaden, Bier, Fruchtsaftgetränke, Kaffee, schwarzer Tee usw.

Beim Einkauf von Getränken, vgl. S. 162, auf die Lebensmittelkennzeichnung achten:

- Produktbezeichnung, z. B. Fruchtsaft
- Fruchtsaftanteil/Gemüseanteil
- Zutatenliste, z. B. Farbstoffe, Vitamine, Zucker
- Mineralstoffzusammensetzung, z. B. Natriumgehalt
- Mindesthaltbarkeitsdatum

Alter	ml Wasser
Säuglinge	130 bis 110
1 bis 3 Jahre	95
4 bis 6 Jahre	75
7 bis 9 Jahre	60
10 bis 12 Jahre	50
13 bis 14 Jahre	40
15 bis 18 Jahre	40
19 bis 50 Jahre	35
51 Jahre und älter	30
Stillende	45

Tab. 1: Empfehlenswerte Wasserzufuhr pro kg Körpergewicht pro Tag (DGE)

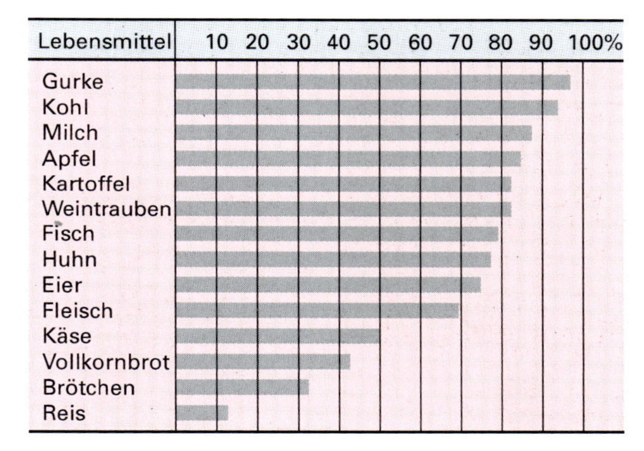

Tab. 2: Prozentualer Wassergehalt einiger Lebensmittel

Aufgaben

1. *Erläutern Sie die Bedeutung des Wassers für den Menschen.*
2. *Welche Faktoren bestimmen den täglichen Wasserbedarf?*
3. *Warum muss ein fiebriger Kranker besonders viel Flüssigkeit zu sich nehmen?*
4. *Begründen Sie den erhöhten Flüssigkeitsbedarf im Sommer.*
5. *Beurteilen Sie das Getränkeangebot in einem Geschäft, indem Sie die Angaben/Zutatenliste auf den verschiedenen Verpackungen vergleichen.*
6. *Welches Getränk würden Sie als Erfrischungsgetränk auswählen? Begründen Sie Ihre Entscheidung.*
7. *Vergleichen Sie mithilfe der Nährwerttabelle den Energie- und Nährstoffgehalt von Apfelsaft und Limonade.*
8. *Beurteilen Sie den Getränkeverbrauch in der Bundesrepublik Deutschland, vgl. S. 222.*

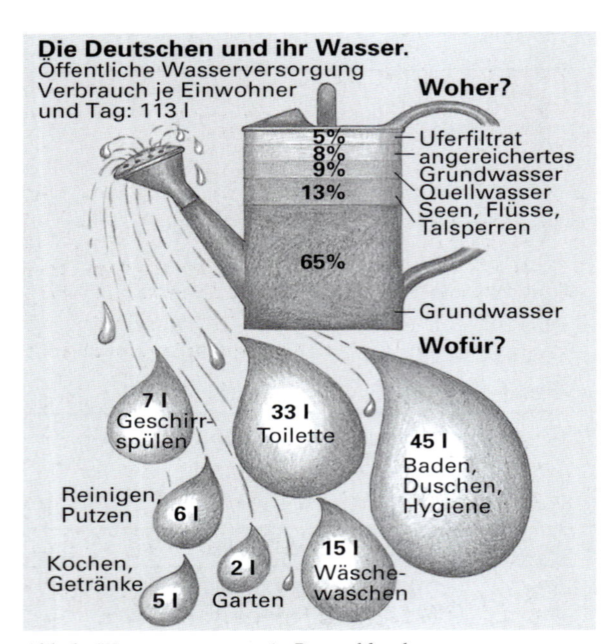

Abb. 1: Wasserversorgung in Deutschland

Nitrat im Trinkwasser

Göttingen (dpa) In Gelliehausen im Kreis Göttingen ist das Leitungswasser so stark mit Nitrat belastet, dass es nicht mehr als Trinkwasser verwendet werden sollte. Der Grenzwert von 50 Milligramm Nitrat pro Liter ist überschritten. Das Nitrat soll aus Gülleeintrag der Landwirte stammen.

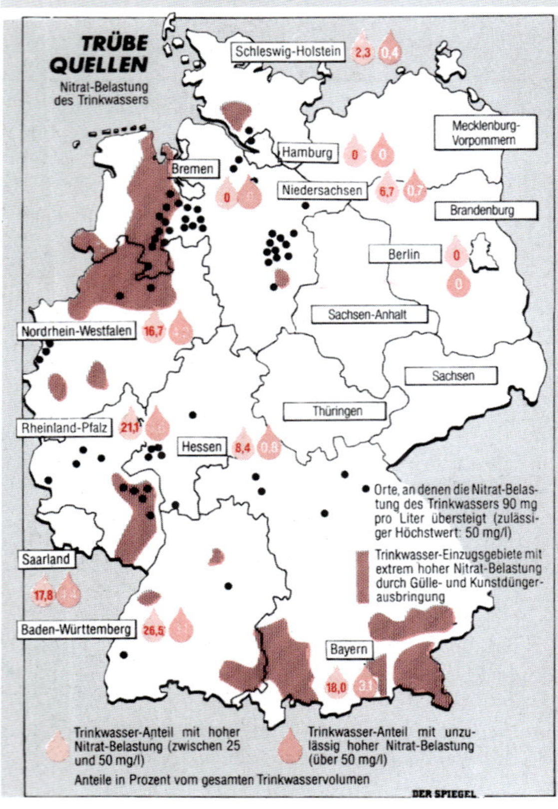

8.1.7 Trinkwasser

Drei Viertel der Erdoberfläche sind von Meeren bedeckt. Es gibt aber nur wenig Trinkwasser. Wasser verdunstet, und Niederschläge versickern im Boden oder sie gelangen über Bäche, Flüsse und Seen zurück ins Meer. Niederschläge durchdringen verschiedene Bodenschichten und werden dabei gereinigt oder verunreinigt. Sie sammeln sich über wasserundurchlässigen Gesteinsschichten und bilden das Grundwasser. Bäche, Flüsse und Seen werden als Oberflächenwasser bezeichnet.
Grundwasser war früher sauber, man konnte es trinken. Ein Brunnen wurde gebohrt, bis man auf Grundwasser stieß, das Wasser wurde dann mit Eimern oder über eine Pumpe herausgeholt. Heute ist es oft ein Problem, die vorgeschriebenen EU-Trinkwasser-Richtlinien einzuhalten, z.B. 50 mg Nitrat/Liter. Doch wir benötigen einwandfreies Trinkwasser als „**Lebens**mittel".
Gut die Hälfte unseres Trinkwassers ist immer noch Grundwasser, dies reicht heute nicht mehr aus, um unseren Wasserbedarf zu decken, so muss man Wasser aus Flüssen und Seen aufbereiten, reinigen, um genügend Trinkwasser zu erhalten.

Nitrat, vgl. S. 214 f.

Anforderungen an Trinkwasser (Trinkwasser-VO)

1. Es muss **frei von Krankheitserregern** sein (Typhus, Paratyphus, Cholera und Salmonellen).
2. Es muss **keimarm sein** (höchstens 100 Keime/ml Wasser). Hierzu wird das Trinkwasser ständig mithilfe einfacher bakteriologischer Untersuchungsmethoden geprüft: Keimzählung und Coli-Titer. **Coli-Bakterien** gehören zur normalen menschlichen und tierischen Darmflora, ihr Vorkommen im Wasser weist also auf Verunreinigungen hin. In 100 ml Wasser dürfen Coli-Bakterien nicht nachzuweisen sein.
   Grund- und Quellwasser sind meist durch die erfolgte Reinigung in den Erdschichten keimarm. Oberflächenwasser muss dagegen in besonderen Aufbereitungsanlagen durch künstliche Filter und durch Zusatz von Desinfektionsmitteln (Chlor- und Ozonverfahren) entkeimt werden.
3. Trinkwasser soll **frei von gesundheitsschädlichen Stoffen** sein, z.B. Blei, Arsen, Chrom, Nitrat.
4. **Trinkwasser soll klar, farblos, ohne Geruch und ohne fremdartigen Geschmack sein.**
5. Trinkwasser sollte einen **mittleren Härtegrad** aufweisen.

Härtebereich	Gesamthärte (mmol/l)	Vorkommen in %	Wassercharakter
1	bis 1,3	22	weich
2	1,3– 2,5	32	mittel
3	2,5– 3,8	35	hart
4	über 3,8	11	sehr hart

Tab. 1: Übersicht – Wasserhärte

1 Millimol ≙ 1 mmol ≙ 56 mg CaO (Calciumoxid) in 1 Liter Wasser

Die Härte des Wassers ist abhängig vom Gestein der jeweiligen Landschaft, von der Regenhäufigkeit und der Jahreszeit.

Gelöste Calcium- und Magnesiumsalze verursachen die Härte des Wassers

Man unterscheidet:

- **Carbonathärte – vorübergehende oder temporäre Härte**, hervorgerufen durch Calciumhydrogencarbonat und Magnesiumhydrogencarbonat.
- **Nichtcarbonathärte, bleibende oder permanente Härte**, vorwiegend verursacht durch Calciumsulfat.

Die Gesamthärte des Wassers ergibt sich aus Carbonat- und Nichtcarbonathärte.

Die Carbonathärte verschwindet beim Erhitzen unter Abscheidung von unlöslichen Carbonaten, es bildet sich Kesselstein.

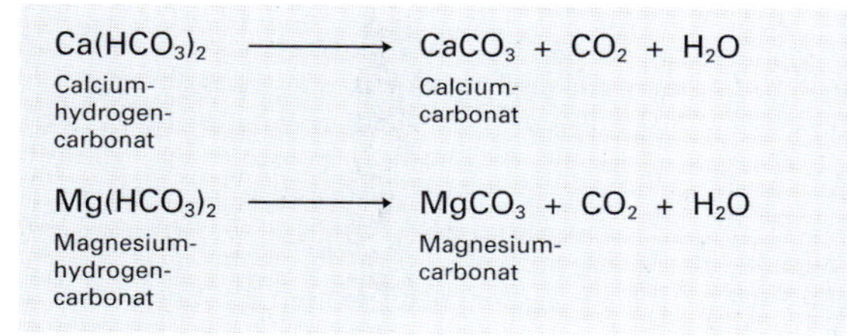

Die Nichtcarbonathärte bleibt beim Erhitzen unverändert.

Bedeutung der Wasserhärte für den menschlichen Organismus

Hartes Wasser hat einen frischeren Geschmack und ist als Trinkwasser beliebter, während weiches Wasser fade schmeckt. Außerdem kann durch Wasser, das einen mittleren Härtegrad aufweist, etwa 10% des täglichen Calciumbedarfs gedeckt werden.

Sehr hartes Wasser ist als Trinkwasser ungeeignet, da z.B. die Aromastoffe nicht ausreichend aus dem Kaffeepulver oder den Teeblättern herausgelöst werden können. Auch sonst wirkt sich sehr hartes Wasser beim Kochen negativ aus; Hülsenfrüchte z.B. können nicht genügend aufquellen und werden kaum weich beim Kochen.

Bestimmung der Wasserhärte

Hierzu benutzt man eine alkoholische Seifenlösung (Seifenspiritus), von der bekannt ist, wie viel Härtegraden 1 ml Seifenlösung entspricht. Je härter das Wasser, desto mehr Seifenlösung muss man zusetzen, bis beim Schütteln Schaum stehen bleibt, d.h., bis die Seife nicht mehr als unlösliche Calciumverbindung ausgefällt wird.

Bezeichnung	Grenzwert mg/l	berechnet als	entsprechend etwa mmol/m³	Vorgeschriebene Richtigkeit von Analysen in % des Grenzwertes
Arsen	0,01	As	0,1	10
Blei	0,025	Pb	0,2	10
Cadmium	0,005	Cd	0,04	10
Chrom	0,05	Cr	1	10
Cyanid	0,05	CN^-	2	10
Fluorid	1,5	F^-	79	10
Kupfer	2	Cu	0,9	10
Nitrat	50	NO_3^-	806	10
Nitrit	0,1	NO_2^-	2,2	10
Quecksilber	0,001	Hg	0,005	20

Tab. 1: Grenzwerte für chemische Stoffe im Trinkwasser (Trinkwasserverordnung)

Versuche und Aufgaben

1. *Prüfen Sie Geruch und Aussehen von*
   a) Leitungswasser, b) Regenwasser.
2. **Nachweis der Carbonathärte**
   Geben Sie in je ein Glasgefäß
   a) 100 ml Leitungswasser,
   b) 100 ml Regenwasser.
   Lassen Sie beide Proben 10 Minuten kochen. Vergleichen Sie danach den Niederschlag in den Glasgefäßen.
3. **Bestimmung der Gesamthärte von Leitungswasser**
   Geben Sie zu 40 ml Leitungswasser tropfenweise Seifenlösung nach Boutron-Boudet und schütteln Sie jeweils kräftig durch.
   Geben Sie so lange Seifenlösung dazu, bis ein dichter Schaum mindestens 3 Minuten stehen bleibt.
   Lesen Sie ab, wie viel Milliliter Seifenlösung Sie benötigt haben.
   Die Seifenlösung ist so eingestellt, dass 1 ml Seifenlösung 0,18 mmol/l entspricht. Die Zahl der verbrauchten Milliliter Seifenlösung gibt also die Härte des Leitungswassers in Millimol CaO/Liter an.
4. **Nachweis der Nichtcarbonathärte**
   Kochen Sie eine Probe Leitungswasser mit verdünnter Sodalösung. Bestimmen Sie danach die Härte dieser Wasserprobe.
   (Versuchsanordnung wie im Versuch 3)
   Kontrollversuch
   Kochen Sie eine Probe von 40 ml Leitungswasser 10 Minuten lang. Bestimmen Sie danach die Härte dieser Wasserprobe.
   (Versuchsanordnung wie im Versuch 3)
5. *Erklären Sie, welche Bedeutung der Mineralstoffgehalt des Leitungswassers für den menschlichen Organismus hat.*

Welches Mineralwasser wähle ich?

Rund 650 verschiedene Mineralwässer sind in Deutschland auf dem Markt. Mineralwasser ist ein gesunder Durstlöscher ohne Energie. Der jährliche Pro-Kopf-Verbrauch liegt bei 103 Litern. Beim Kauf sollte man auf den Gehalt an Mineralstoffen und Spurenelementen achten. Mineralwässer mit hohem Mineralstoffgehalt – über 1500 mg pro Liter – sind für Sportler und Personen, die viel schwitzen, geeignet, um Flüssigkeits- und Mineralstoffverluste wieder auszugleichen. Mineralwässer mit hohem Natriumgehalt sind für Menschen mit hohem Blutdruck ungeeignet. Wenn der Natriumgehalt unter 20 mg pro Liter liegt, ist die Angabe „geeignet für natriumarme Ernährung" zugelassen. Mineralwässer für die Säuglingsernährung sollten folgende Obergrenzwerte pro Liter nicht überschreiten:

- 0,7 mg Fluorid, 20 mg Natrium
- 10 mg Nitrat, 0,02 mg Nitrit
- 240 mg Sulfat

Getränke	Lebensmittelrecht/Inhaltsstoffe
Fruchtsäfte	**Fruchtsaftanteil 100%** Höchstens 15 g Zucker je Liter dürfen zugesetzt werden, sonst muss „gezuckert" auf der Packung stehen. Fruchtsäfte enthalten jedoch meist 10% natürlichen Zucker, außerdem Vitamine und Mineralstoffe. Fruchtsäfte können auch aus Fruchtsaftkonzentrat durch Wasserzusatz hergestellt werden. Fruchtsäfte mit dem Qualitätshinweis „naturrein" dürfen – nur einmal erhitzt werden, – keine Rückstände aufweisen, z.B. Pflanzenschutzmittel, – nicht durch Rückverdünnung aus einem Konzentrat hergestellt werden.
Fruchtnektar **Süßmost**	**Fruchtsaft- und/oder Fruchtmarkanteil 25 bis 50%** Der Rest sind Wasser und Zucker; Vitamine werden oft zugesetzt. Fruchtnektar wird auch aus einigen Früchten hergestellt, die sonst zu sauer wären. Der Gehalt an Fruchtsaft bzw. Fruchtmark muss angegeben werden.
Fruchtsaftgetränk	**Fruchtsaftanteil 6 bis 30%** Der Fruchtsaftanteil beträgt bei Fruchtsaftgetränken aus Zitrusfrüchten 6%, aus Beeren- und Steinobst 10% und aus Kernobst, z.B. Äpfeln, 30%. Der Wasser- und Zuckerzusatz ist also noch höher. Zutatenliste beachten.
Gemüsesäfte	**Gemüseanteil 100%** Sie sind energiearm, vitamin- und mineralstoffreich. Salzzusatz beachten. Sie können auch aus konzentriertem Gemüsesaft oder Gemüsemark hergestellt werden.
Gemüsetrunk	**Gemüse- oder Gemüsemarkanteil 25 bis 40%** Der Nährstoffgehalt kann je nach den verwendeten Zutaten und Zusätzen recht unterschiedlich sein. Zutatenliste beachten.
Limonaden	**Fruchtsaftanteil 3 bis 15%** Der Fruchtsaftgehalt muss halb so hoch wie bei entsprechenden Fruchtsaftgetränken sein. Außerdem enthalten sie Aroma- und Farbstoffe natürlichen Ursprungs, z.B. 65 bis 250 mg Coffein in 1 l Cola-Limonade oder Chinin in Tonics.
Brausen	**kein Fruchtsaftanteil.** Es sind kohlensäurehaltige Erfrischungsgetränke, die künstliche Essenzen, Farb- und Süßstoffe enthalten. Zutatenliste beachten.
Natürliches Mineralwasser	Es ist nach wissenschaftlichen Verfahren überprüft und amtlich anerkannt. Es enthält mehr als 1000 mg/l gelöste Mineralstoffe oder mehr als 250 mg/l Kohlensäure. Die Bezeichnungen Säuerlinge oder Sprudel weisen auf einen höheren Kohlenstoffdioxid-gehalt (Kohlensäure) hin.
Quellwasser	Es stammt wie Mineralwasser aus natürlichen Quellen, enthält jedoch weniger Mineralstoffe oder Kohlenstoffdioxid.
Tafelwasser	Es stammt aus keiner bestimmten Quelle. Es ist ein Gemisch aus Trink-, Quell- oder Mineralwasser, evtl. Zusatz von Mineralstoffen und Kohlenstoffdioxid.

Tab. 1: Übersicht – Alkoholfreie Getränke

Lfd. Nr.	Stoff	Grenzwert	berechnet als
1	Arsen	0,005 mg/l	AS
2	Cadmium	0,005 mg/l	Cd
3	Chrom, gesamtes	0,05 mg/l	Cr
4	Quecksilber	0,001 mg/l	Hg
5	Nickel	0,05 mg/l	Ni
6	Blei	0,05 mg/l	Pb
7	Antimon	0,01 mg/l	Sb
8	Selen, gesamtes	0,01 mg/l	Se
9	Borat	30 mg/l	Bo_3^{3-}
10	Barium	1 mg/l	Ba

Tab. 2: Liste der zulässigen Grenzwerte für natürliches Mineralwasser

Kräutertee	Wirkung
Pfefferminztee	gegen Blähungen, Krämpfe, Übelkeit, Bauchschmerzen; entzündungshemmend, auch bei Zahnschmerzen, beruhigend, gegen Erkältungen (Dampfbad)
Fencheltee	gegen Blähungen, Krämpfe, Übelkeit, Bauchschmerzen; entzündungshemmend
Melissentee	gegen Blähungen, Krämpfe, Übelkeit, Bauchschmerzen; beruhigend
Lindenblütentee	heiß getrunken schweißtreibend, beruhigend
Brennnesseltee	entwässernd, harntreibend, stärkend, belebend
Matetee	anregend, verdauungsfördernd, harntreibend

Tab. 3: Wirkung von Kräutertees

8.1.8 Wasser in der Lebensmittelverarbeitung

Versuche

1. *Führen Sie die folgenden Versuche durch. Begründen Sie die Versuchsergebnisse. Nennen Sie je ein Beispiel aus der Lebensmittelverarbeitung, bei dem Sie die jeweiligen Eigenschaften des Wassers berücksichtigen. Leiten Sie allgemeine Regeln für die Lebensmittelverarbeitung ab.*

Versuchsanweisungen

1. **Siedepunkt des Wassers**
   Erhitzen Sie Wasser und beobachten Sie dabei den Temperaturanstieg. Stellen Sie fest, bis zu welcher Temperatur Wasser erhitzt werden kann.
2. **Wasser löst einige Stoffe**

2.1 *Geben Sie je 1TL Zucker oder Salz in ein Becherglas mit*
   a) kaltem Wasser,
   b) heißem Wasser.
   Beobachten Sie.

2.2 *Geben Sie in je ein Becherglas mit kaltem Wasser*
   a) 1EL Speiseöl,
   b) 1EL Ethanol.
   Beobachten Sie.

2.3 *Öffnen Sie eine Flasche Mineralwasser. Geben Sie Mineralwasser in ein Becherglas und erhitzen Sie dieses langsam. Beobachten Sie.*

3. **Wasser löst heraus**
   Geben Sie jeweils getrennt in ein Becherglas mit kaltem Wasser und in ein Becherglas mit heißem Wasser
   a) einige Spinatblätter,
   b) ein Stück Zitronenschale,
   c) einige Teeblätter.
   Beobachten Sie und vergleichen Sie das Aussehen der Proben.
4. **Wasser lässt aufquellen**
   Geben Sie Backobst oder Hülsenfrüchte in Wasser. Lassen Sie die eingeweichten Lebensmittel 12 Stunden stehen. Vergleichen Sie danach Aussehen und Beschaffenheit von eingeweichten mit nicht eingeweichten Lebensmitteln.

Höhe über dem Meeresspiegel m	Siedepunkt in °C
0	100,0
600	98,4
1500	95,0
3000	90,0
9000	70,0

Tab. 1: Siedepunkt des Wassers in Abhängigkeit von der Höhe über dem Meeresspiegel

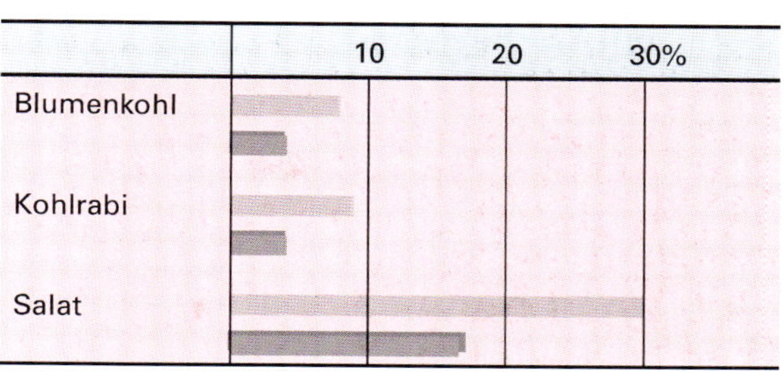

Tab. 2: Vitamin-C-Verluste beim Waschen (15 Min., 15 °C Wassertemperatur)

- Lebensmittel unzerkleinert waschen.
  Mit zunehmender Zerkleinerung vergrößert sich die Oberfläche der Lebensmittel, Wasser kann leichter eindringen und Mineralstoffe und Vitamine herauslösen.
- Lebensmittel kurz und gründlich unter fließendem Wasser waschen. Warmes Wasser löst stärker als kaltes, Lebensmittel mit empfindlicher Zellstruktur, z.B. Salat, müssen allerdings im stehenden Wasser gewaschen werden. Gründliches Waschen ist erforderlich, um eventuell vorhandene Schadstoffe, z.B. Blei, zu entfernen, vgl. S. 321.
- Lebensmittel möglichst nicht im Wasser liegen lassen.
- In allen Fällen, in denen ein Herauslösen von Geschmacks- oder Farbstoffen erwünscht ist, die Lebensmittel in heißes Wasser geben oder mitkochen.
- Geschmacksstoffe, die sich gut verteilen sollen, zusetzen, solange die Speisen noch heiß sind. Also z.B. Speisen süßen, solange sie noch heiß sind. Löslichkeit von verschiedenen Zuckern in Abhängigkeit von der Temperatur, vgl. S. 30.
- Lebensmittel, denen durch Trocknung Wasser entzogen wurde, z.B. Hülsenfrüchte, zum Aufquellen in Wasser geben.
- Sobald Wasser siedet, die Wärmequelle regulieren. Wasser siedet bei 100 °C (Meereshöhe), es geht bei dieser Temperatur in Wasserdampf über. Trotz weiterer Energiezufuhr kann das Wasser nicht über 100 °C erhitzt werden.
- Im Dampfdrucktopf bei 1,8 bar siedet Wasser dagegen erst bei 116 °C, hierdurch wird die Garzeit erheblich verkürzt.

Aufgaben

1. *Nennen Sie Beispiele aus der Nahrungszubereitung, bei denen ein Herauslösen von Geschmacks- oder Farbstoffen erwünscht ist.*
2. *Überlegen Sie, welche Nahrungsbestandteile durch heißes Wasser aus Lebensmitteln*
   a) herausgelöst,
   b) nicht herausgelöst werden können.
3. *Nennen Sie fünf Speisen, für deren Herstellung sich der Einsatz des Dampfdrucktopfes lohnt.*
4. *Beschreiben Sie die Nährstoffveränderung durch Wassereinwirkung beim Zubereiten von Kartoffeln.*

8.2 Mineralstoffe

8.2.1 Mineralstoffe, anorganische Nahrungsbestandteile

Aufgaben

In Geschäften gibt es ein vielfältiges Angebot an Iso-Drinks.

1. *Ermitteln Sie die Aufgaben der enthaltenen Mineralstoffe.*
2. *Beurteilen Sie folgenden Werbetext auf einem Iso-Drink:*

Iso-Drink löscht erfrischend den Durst. Er ersetzt rasch die bei körperlicher Belastung verlorene Flüssigkeit, Mineralsalze (Elektrolyte) und Vitamin C. Dank seiner isotonischen Eigenschaft (gleiche Teilchenkonzentration wie die Körperflüssigkeit) wird Iso-Drink sofort aufgenommen, ohne zu belasten. Iso-Drink ist das moderne Getränk für die optimale Erhaltung der körperlichen Leistungsfähigkeit, da es isotonisch und energiearm ist.
Iso-Drink ist ohne Zusatz von Kristallzucker hergestellt worden.
Mineralstoffe in 250 ml
Natrium .... 140 mg
Kalium .... 65 mg
Calcium............. 30 mg
Magnesium .... 13 mg
Phosphor .... 18 mg
Chlorid .... 125 mg
Vitamin C.......... 25 mg
Zutaten: Tafelwasser mit Kohlensäure versetzt, Fructosesirup, Glucosesirup, natürliche Aromastoffe, Säuerungsmittel ...
(Isoton – die Summe aller osmotisch wirksamen Ionen ist gleich.)

Neben den Energie liefernden Grundnährstoffen müssen wir auch Mineralstoffe, anorganische Nahrungsbestandteile, aufnehmen. Diese anorganischen Stoffe bleiben bei der Veraschung von Lebensmitteln als nicht brennbarer Rückstand übrig. Bisher sind 21 „anorganische Elemente" – Mineralstoffe – bekannt, die der Mensch mit der Nahrung aufnehmen muss.

Der Anteil an Mineralstoffen im menschlichen Körper beträgt etwa 4 % des Körpergewichtes. Die Mineralstoffe unterliegen einem ständigen Stoffwechsel. Bei einer normalen gemischten Ernährung scheidet der Mensch täglich ungefähr 15 bis 20 g Mineralstoffe aus, dieser Verlust muss regelmäßig durch die Nahrung ersetzt werden. Der Organismus besitzt die Fähigkeit, den Mineralstoffbestand relativ konstant zu halten.

Die Mineralstoffe kommen im Körper in unterschiedlicher Menge vor.

Mineralstoffe				
Mengenelemente		**Spurenelemente**		
Natrium Kalium Chlorid Schwefel	Calcium Phosphat (Phosphor) Magnesium	Eisen Kupfer Zink Nickel Silicium	Iod Fluorid Cobalt Selen	Mangan Molybdän Chrom

Tab. 1: Einteilung Mengen- und Spurenelemente

- Je nach der Konzentration in den Körperflüssigkeiten unterscheidet man Mengen- und Spurenelemente, im Übrigen haben Mengen- und Spurenelemente funktionelle Gemeinsamkeiten.
- Spurenelemente liegen in einer Konzentration von unter 50 mg/kg KG vor.
- Zahlreiche Spurenelemente entfalten bei überhöhter Aufnahme eine toxische Wirkung.

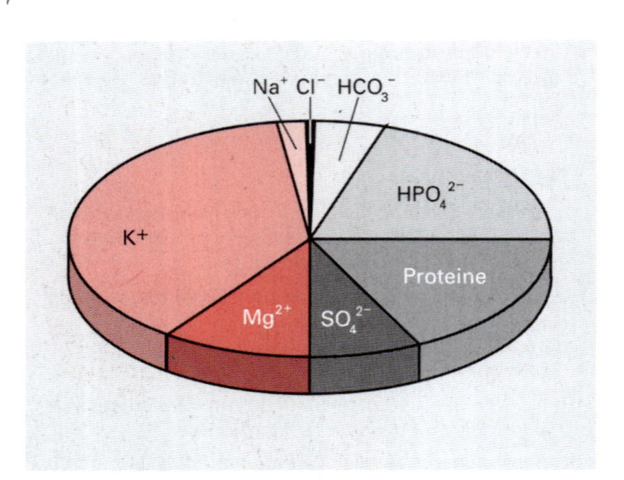

Abb. 1: Verteilung von Kationen+ und Anionen− im intrazellulären Flüssigkeitsraum

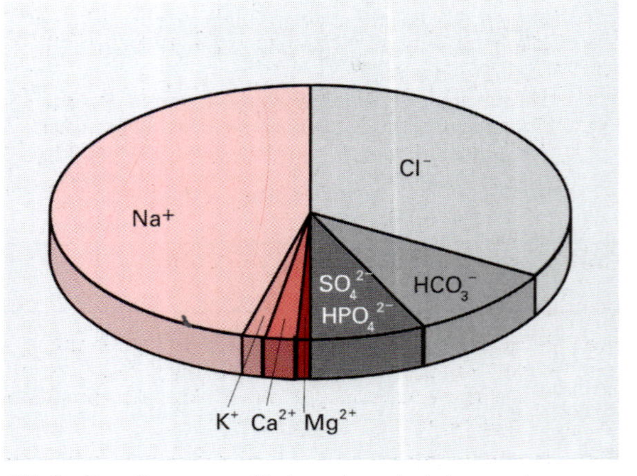

Abb. 2: Verteilung von Kationen+ und Anionen− im extrazellulären Flüssigkeitsraum

Mineralstoffe haben im Körper wichtige Aufgaben zu erfüllen.

1. Mineralstoffe sind Bestandteile des Skeletts und der Zähne. Sie geben den Knochen die Festigkeit und ermöglichen so die Stützfunktion. Hier kommen die Mineralstoffe als unlösliche Verbindungen vor, Calciumionen und Phosphationen bilden in der Knochensubstanz Hydroxylapatit, vgl. S. 170.
2. Mineralstoffe (Kationen Na^+, K^+, Ca^{2+}, Mg^{2+} und Anionen Cl^-, HPO_4^{2-}, SO_4^{2-}) beeinflussen in gelöster Form – als Elektrolyte – die lebensnotwendigen physikalischen und biochemischen Eigenschaften der Körperflüssigkeiten, z. B.
   - die Aufrechterhaltung des osmotischen Drucks,
   - die Erhaltung der Elektroneutralität,
   - die Bildung von Puffersystemen.

Als Elektrolyte werden Stoffe bezeichnet, die in wässeriger Lösung vollständig oder zumindest teilweise in Ionen dissoziiert sind und deshalb den elektrischen Strom leiten.

3. Mineralstoffe sind auch wesentliche Bestandteile biologisch wirksamer organischer Verbindungen: Iod ist Bestandteil der Schilddrüsenhormone, Cobalt des Vitamin B_{12} und Eisen-II-Ionen des Hämoglobins und Myoglobins. Daneben sind zahlreiche Mineralstoffe Bestandteile von Enzymen, z. B. Eisen, Kupfer, Mangan, Molybdän, Zink usw.

Gesamtkörper	Na	K	Ca	Mg	P	S	Cl
Neugeborene	0,18	0,19	0,92	0,03	0,54	0,25	0,20
Erwachsene	0,11	0,27	2,01	0,04	1,16	0,20	0,16

Tab. 1: Anteil an Mineralstoffen im Gesamtorganismus (%-Werte)

Organe des Erwachsenen	Na	K	Ca	Mg	P	Cl
Skelett	0,18	0,06	**11,0**	**0,105**	**5,05**	0,19
Muskel	0,07	**0,36**	0,007	0,023	0,22	0,07
Blutserum	**0,34**	0,02	0,011	0,003	0,02	**0,37**
Gehirn	0,17	0,33	0,012	0,016	0,38	0,15
Leber	0,19	0,22	0,012	0,022	0,21	0,16
Darm	–	0,29	0,014	0,008	0,10	0,07
Lungen	0,25	0,15	0,017	0,007	0,12	0,26
Nieren	0,18	0,18	0,02	0,021	0,14	0,22
Herz	0,19	0,25	0,01	0,017	0,27	0,14
Pankreas	0,09	0,23	0,017	0,019	0,34	0,18
Schilddrüse	–	–	0,034	0,01	0,34	0,18

Tab. 2: Anteil an Mineralstoffen in einigen Organen und im Blutserum (%-Werte)

8.2.2 Natrium – Chlorid – Kalium

Natrium

Der Natriumbestand im menschlichen Organismus beträgt etwa 70 g, der Kaliumbestand etwa 170 g. Natriumionen befinden sich hauptsächlich im extrazellulären Raum, Kaliumionen im intrazellulären.

Ein Drittel des Natriumbestandes ist in den Knochen gespeichert, es kann bei Mangelzuständen wieder an das Blut abgegeben werden.

Natrium-Kalium-Pumpe

Natriumionen werden durch aktiven Transport, vgl. S. 246 f., aus den Zellen heraustransportiert und Kaliumionen werden gleichzeitig hineinbefördert.

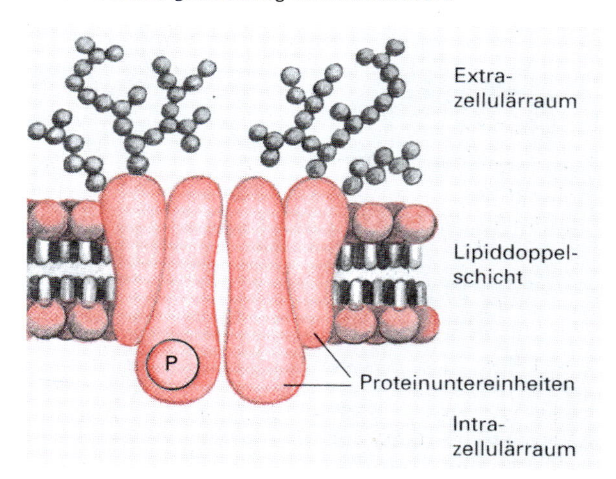

Abb. 1: Schematisches Modell eines Carrierproteins

Reaktionsschritte:

- Das Carrierprotein ist nach innen offen, es hat zwei K^+-Ionen abgegeben und nimmt nun drei Na^+-Ionen auf.
- Das Carrierprotein wird nun durch den Mg-ATP-Komplex phosphoryliert und erfährt dadurch eine Konformationsänderung.
  Das Natrium kann so in den Kanal hineinrutschen.
- Das Carrierprotein öffnet sich nach außen. Natrium wird abgegeben und Kalium kann angelagert werden.
- Phosphat wird abgespalten, das Carrierprotein erfährt wiederum eine Konformationsänderung, Kalium rutscht durch den Kanal zur inneren Bindungsstelle und wird dann in die Zelle abgegeben.

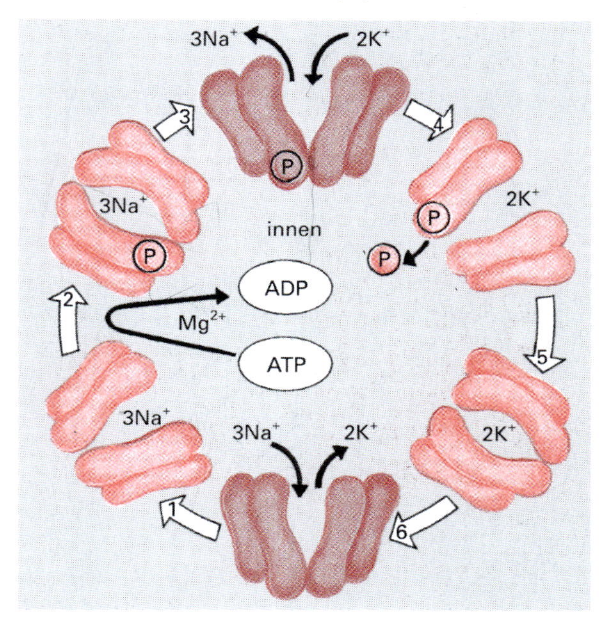

Abb. 2: Natrium-Kalium-Pumpe

Natrium-, Kalium-, Chloridionen und andere Ionen, vgl. S. 164 f., haben die Aufgabe, den osmotischen Druck der Zellen aufrechtzuerhalten. Natrium beeinflusst die Muskelreizbarkeit und -kontraktion. Natrium wird außerdem für die Resorption von Monosacchariden sowie Aminosäuren und als Enzymaktivator benötigt, vgl. S. 247.

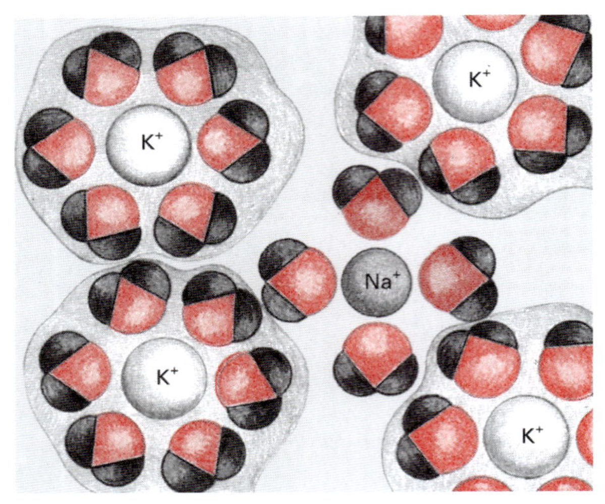

Abb. 1: Hydratisierte Natrium- und Kaliumionen

Starke Hitze oder große körperliche Belastung
↓
Starke Wasser- und Na^+-Verluste im Schweiß
↓
Durst
↓
Zufuhr großer Mengen Leitungswasser
↓
Weitere Verminderung der Na^+-Konzentration in der extrazellulären Flüssigkeit
↓
Wasserverschiebung in die Zelle
↓
Zelluläre Ödeme

Abb. 2: Folgen von Schweißverlusten und Zufuhr von Leitungswasser

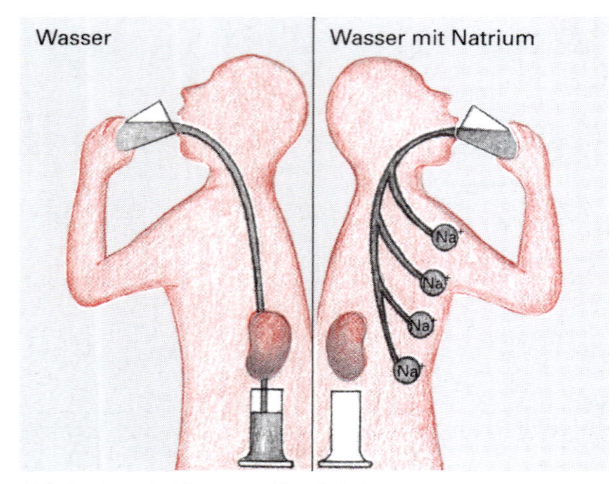

Abb. 3: Ausscheidung von Flüssigkeiten

Veränderung des Natrium- bzw. Kaliumbestandes im Körper

Beim Schwitzen verliert der Körper Wasser, Natrium (0,5 bis 1 g/pro Liter Schweiß) und Kalium.
Die Folgen des starken Schwitzens, z. B. nach einem Fußballspiel oder bei großer Hitze, können allgemeine Schwäche, Gewichtsverlust, Muskelkrämpfe und ein Absinken des Blutdrucks sein.
Wird nun reines Wasser getrunken, so wird dies schnell wieder mit dem Harn ausgeschieden. Wird dagegen Wasser mit Kochsalz/Mineralstoffen aufgenommen, so kommt es wieder zu einer Zunahme des Wasseranteils im Organismus.
Aus diesem Grund nehmen z. B. Sportler oder Europäer in den Tropen, die viel schwitzen, Salztabletten oder mineralstoffhaltige Getränke zu sich, um den Verlust auszugleichen.

Zu einem Natrium- und Kaliummangel kann es auch durch anhaltende **Durchfälle** oder **häufiges Erbrechen** kommen. Dies ist besonders bei Säuglingen zu beachten, da hier schnell entscheidende Mineralstoff- und so auch Wasserverluste auftreten können.

Durch einen Kaliummangel kann es zu einer Störung des Natrium-Kalium-Haushalts kommen, vgl. S. 169. Natrium hält das Wasser im Körper fest, es kommt zu Wasseransammlung unter der Haut, zu Ödemen.

Wenn man z. B. einen Salzhering isst, bekommt man Durst, da die Natriumkonzentration im Blut ansteigt. Der Durst ist eine Schutzmaßnahme des Körpers, da das Salz gelöst und ausgeschieden werden muss. Der Wassergehalt steigt also zunächst im Organismus, die Blutmenge und die Gewebsflüssigkeit in den Zellzwischenräumen nehmen zu.

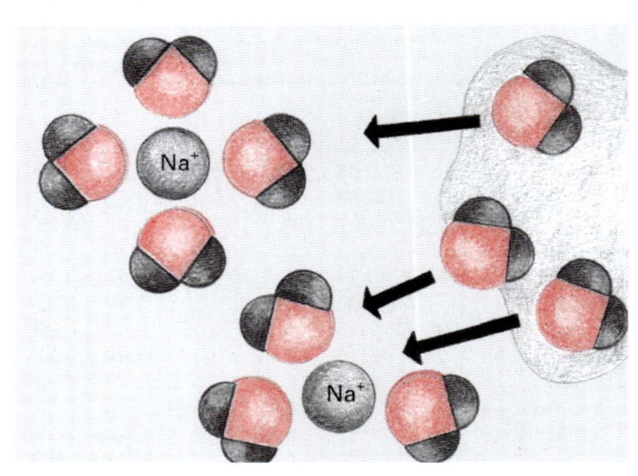

Abb. 4: Verschiebung von Wasser aus den Zellen in Gewebsflüssigkeit und Blut

8 g Natriumchlorid binden etwa 1 l Wasser.

Größere Flüssigkeitsmengen belasten Herz und Niere. Nicht eindeutig geklärt ist aber der Zusammenhang zwischen hohem Kochsalzverzehr und Bluthochdruck, vgl. S. 421 f.

Kalium wirkt jedoch blutdrucksenkend. Besonders kaliumreich sind pflanzliche Lebensmittel: Gemüse, Obst – besonders Bananen –, Nüsse, Pilze.

Kochsalz-, Natriumaufnahme

Aufgaben

1. *Ermitteln Sie mithilfe der Speisepläne die tägliche Natriumaufnahme – Kochsalzaufnahme – von*
   a) Astrid,
   b) Jörg.
   (10 g Kochsalz ≙ 4 g gebundenem Natrium)
2. *Vergleichen Sie die beiden Speisepläne. Stellen Sie fest, welcher Speiseplan geeigneter ist.*
3. *Nennen und notieren Sie Lebensmittel, die natriumreich sind.*
4. *Machen Sie Vorschläge, wie bei dem natriumreichen Kostplan Kochsalz eingespart werden kann.*
5. *Nennen Sie für folgende Speisen Gewürze, die man anstelle von Kochsalz verwenden kann:*
   a) Pizza, b) Hähnchen,
   c) Tomaten-Gurken-Salat,
   d) Kartoffelsalat.
6. *Ermitteln Sie mithilfe der Zutatenlisten auf den Verpackungen Unterschiede zwischen verschiedenen Speisesalzsorten.*
7. *Diskutieren Sie die folgenden Texte:*

Die Bundesrepublik Deutschland ist eines der salzreichsten Länder der Erde. Früher konnten sich nur reiche Leute das kostbare Salz leisten, das heute für ein paar Cent zu kaufen ist. Mit sinkendem Preis stieg der Salzkonsum in ungesunde Höhen, so argumentieren einige Wissenschaftler. Es wird ein Zusammenhang zwischen Salzkonsum und Anstieg der Volkskrankheit Bluthochdruck bei entsprechender Veranlagung vermutet. Der tägliche Salzkonsum ist bei uns dreimal so hoch, wie er sein sollte.

„Dem Gesunden nützt es nicht, vorbeugend eine ‚salzarme' Diät einzuhalten, um Krankheiten vorzubeugen. Im vergangenen Jahrhundert lag der Kochsalzkonsum wesentlich höher als heute. In Ermangelung von Importmöglichkeiten ausländischer Gewürze, Zucker und von Sahne und Fetten steigt der Speisesalzkonsum erfahrungsgemäß in Kriegszeiten als Ersatz an.

Es wurde noch nie so wenig Kochsalz verzehrt wie heute, gemessen an früheren Perioden." (nach Holtmeier)

Speiseplan von Astrid	Natriumzufuhr in mg
Frühstück	
2 Scheiben Mischbrot	240
1 Scheibe Mettwurst	320
1 Portion Margarine	6
1 Portion Gouda	260
1 Glas Früchtetee	0
Pause	
1 Portion Kartoffelchips	240
Mittagessen	
1 Portion Pommes frites	1080
1 Portion grüne Erbsen, sterilisiert	400
2 Wiener Würstchen	1472
1 Portion Ketchup	195
Nachmittags	
6 Butterkekse	150
1 Tasse Tee	0
Abendessen	
2 Scheiben Roggenbrot	850
1 Portion Butter	2
1 Essiggurke	480
1 Scheibe Schinken, roh	1100
1 Portion Harzer	450
Natriumzufuhr, insgesamt	?

Speiseplan von Jörg	Natriumzufuhr in mg
Frühstück	
4 EL Haferflocken	1
1 kleiner Apfel	8
1 Portion Honig	1
1 Becher Vollmilchjoghurt	70
1 Glas Früchtetee	0
Pause	
1 Mandarine	1
Mittagessen	
1 Portion Pellkartoffeln	40
1 Portion Spinat	85
2 Spiegeleier	155
Nachmittags	
1 Glas Buttermilch	110
Abendessen	
2 Scheiben Roggenbrot	850
1 Portion Butter	2
1 kleine Tomate	70
1 Portion Kräuterquark (selbst hergestellt)	20
1 Scheibe Bierschinken	185
Natriumzufuhr, insgesamt	?

Tab. 1: Speisepläne – Natriumzufuhr

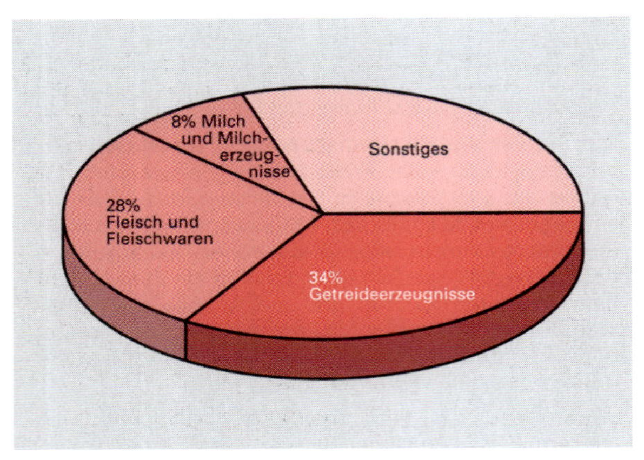

Abb. 1: Prozentuale Natriumbedarfsdeckung durch verschiedene Lebensmittelgruppen in der Bundesrepublik Deutschland

Durch folgende Maßnahmen kann der Salzkonsum eingeschränkt werden:

- Weniger oder kein Kochsalz zum Würzen von Speisen verwenden. Kräuter, Zwiebeln und salzfreie Gewürze können Salz zumindest teilweise ersetzen. Die Zutatenliste bei Gewürzsalzen usw. beachten, vgl. S. 217 f.
- Seltener salzreiche Lebensmittel, z. B. Salzgebäck, Schinken, Matjes, Konserven, Fertiggerichte, verzehren. Mit Fleisch- und Fischwaren werden täglich etwa 2 g Kochsalz aufgenommen.
- Mehr frische, unbearbeitete Lebensmittel zu sich nehmen, sie enthalten kaum Salz.
- Garverfahren wählen, bei denen der Eigengeschmack der Speisen erhalten bleibt, z. B. Dämpfen, Dünsten, Grillen.
- Bei Mineralwasser auf die Kennzeichnung achten, sie können viel Natrium enthalten.
- Langsam auf eine salzärmere Kost umsteigen. Das Geschmacksempfinden für Salz kann so wieder verstärkt werden. Babykost bzw. Kleinkinderkost gar nicht oder kaum salzen.

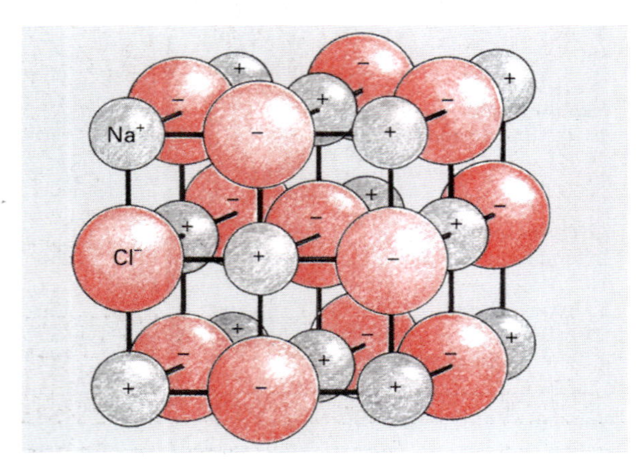

Abb. 2: Kristallgitter von NaCl

Chlor – Chlorid

Der Gesamtbestand an Chlorid im menschlichen Organismus beträgt etwa 120 g. Chloridionen befinden sich wie die Natriumionen hauptsächlich in den extrazellulären Flüssigkeiten.

Chloridionen sind gemeinsam mit den Natriumionen und anderen Elektrolyten für die Aufrechterhaltung des osmotischen Drucks im Organismus verantwortlich. Außerdem werden Chloridionen für die Magensalzsäureproduktion benötigt, vgl. S. 235.

Die Regulation des Chloridhaushaltes erfolgt gemeinsam mit dem Natriumhaushalt. Auch die Bedarfsdeckung vollzieht sich für beide Mineralstoffe parallel, da sie auch in den Lebensmitteln gemeinsam vorkommen.

Der geschätzte Bedarf liegt bei ca. 3 g Chlorid täglich (Mindestzufuhr 830 mg). Der Chloridgehalt von tierischen Lebensmitteln ist höher als von pflanzlichen.

Die übliche Zufuhr durch die tägliche Nahrung liegt bei etwa 7 g. Der Bedarf ist also normalerweise reichlich gedeckt.

	g	Prozentualer Anteil an der Gesamtmenge
Plasma	19	13,6
Interstitielle Flüssigkeit, Lymphe	51	37,3
Dichtes Bindegewebe und Knorpel	23	17,0
Knochen (gesamte Menge)	21	15,2
Transzelluläre Flüssigkeit	6	4,5
Gesamtmenge *im Extrazellulärraum*	*120*	*87,6*
Gesamtmenge im Intrazellulärraum	15	12,4

Tab. 1: Verteilung von Chlorid im Organismus

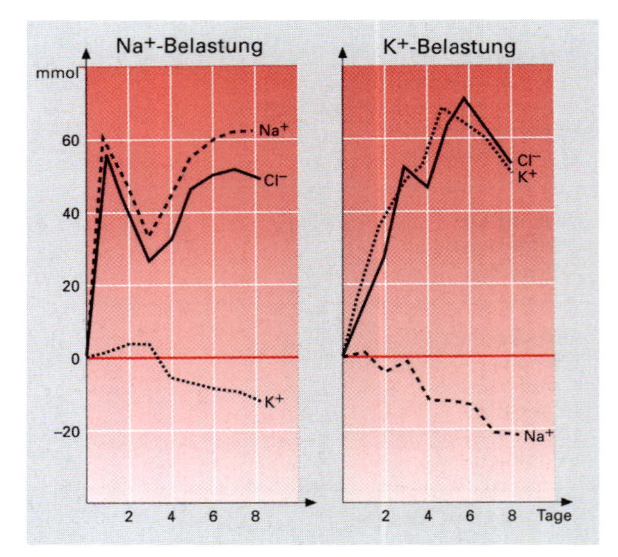

Abb. 3: K^+- und Na^+-Ausscheidungen im Harn in mmol

Kalium

Vorkommen und Wirkungsweise

Rund 0,25% der Körpermasse besteht aus Kalium, das sind etwa 170 g. Ca. 90% der Kaliumionen kommen intrazellulär vor. Intrazellulär befinden sich neben Kalium (K^+) als osmotisch wirksame Ionen hauptsächlich Hydrogenphosphat (HPO_4^{2-}) und Eiweißstoffe; extrazellulär vorhanden sind Natrium (Na^+), Chlorid (Cl^-) und Hydrogencarbonat (HCO_3^-), vgl. S. 164. Von dieser gleich bleibenden Verteilung der Ionen ist die Wasserverteilung, der osmotische Druck, die Elektroneutralität und die Hydratation im Organismus, abhängig.

Kaliumionen wirken auf die Herztätigkeit und sind mitverantwortlich für die normale Erregbarkeit von Muskeln und Nerven. Schließlich werden Kaliumionen noch im intermediären Stoffwechsel als Aktivator für verschiedene Enzyme benötigt.

Störungen des Kaliumhaushaltes

Die Natrium- und Kaliumausscheidung wird durch das Nebennierenrindenhormon Aldosteron geregelt. Aldosteron steigert die Natrium-Rückresorption und steigert gleichzeitig die Kaliumausscheidung.

Auch bei geringer Kaliumzufuhr kann Kalium also nicht im gleichen Maße wie Natrium eingespart werden.

Zu einem Kaliummangel kommt es nach größeren Flüssigkeitsverlusten, z. B. durch Erbrechen, Durchfall.

Zu einem **Kaliummangel** kann es auch durch **Medikamente**, z. B. **Entwässerungs-** und **Abführmittel**, kommen. Kalium ist auch für die Muskeltätigkeit des Darmes verantwortlich. Bei Kaliummangel wird der Darm also „träger", die Abführmitteldosis wird häufig erhöht, der Teufelskreis beginnt.

Kaliummangel führt zu hypotoner Dehydration der Zellen, es kommt zu Muskelschwäche und Störungen der Herztätigkeit. Außerdem kann er die Insulinausschüttung blockieren.

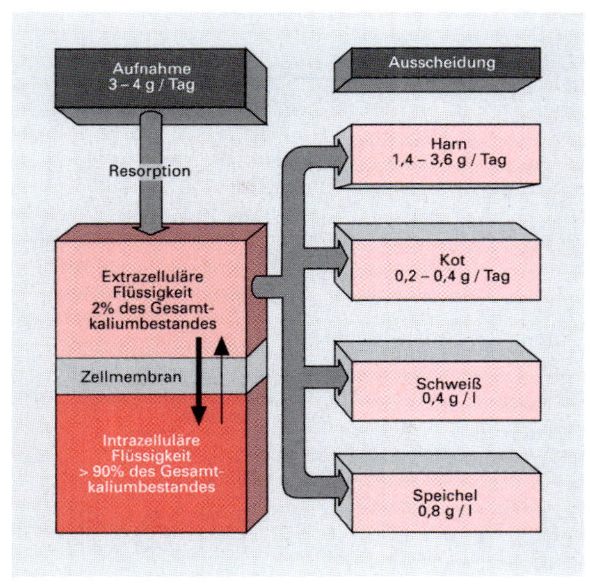

Abb. 1: Kaliumstoffwechsel

Kaliumbedarf

Der tägliche Kaliumbedarf beträgt 2 bis 3 g. Mit der üblichen gemischten Kost nimmt man täglich etwa diese Menge auf. Pflanzliche Lebensmittel sind besonders kaliumreich. Der Kaliumbedarf ist normalerweise gedeckt.

Kaliummangel und Kaliumüberschüsse sind in den seltensten Fällen ernährungsbedingt.

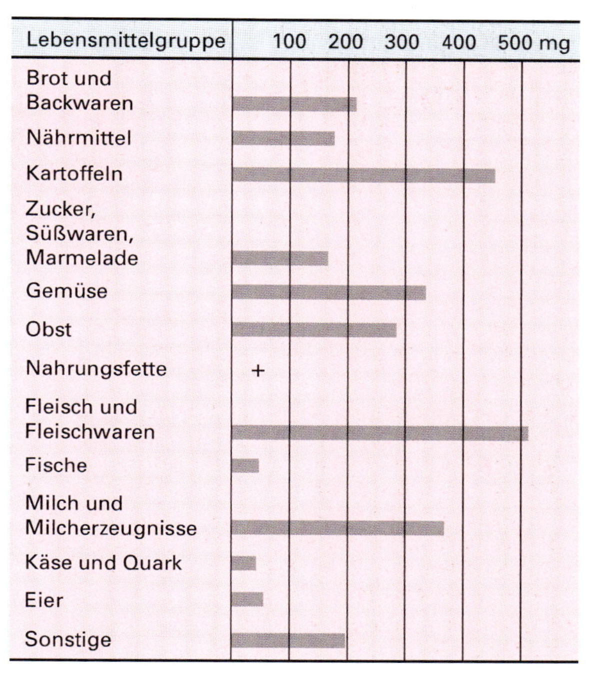

Tab. 1: Aufnahme an Kalium in der Bundesrepublik Deutschland pro Person/Tag in mg

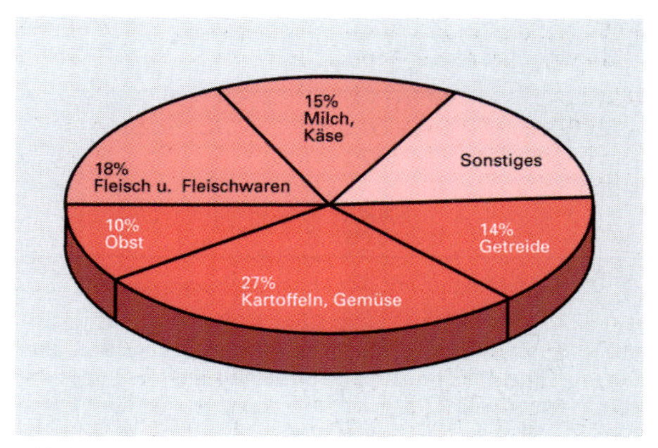

Abb. 2: Prozentuale Kaliumbedarfsdeckung durch verschiedene Lebensmittelgruppen in der Bundesrepublik Deutschland

	Natrium	Chlorid	Kalium
Jugendliche und Erwachsene	550 mg	830 mg	2000 mg

Tab. 2: Geschätzter täglicher Mindestbedarf an Natrium, Chlorid und Kalium (DGE)

8.2.3 Calcium – Magnesium – Phosphat

Calcium

Funktionen: Calcium ist der mengenmäßig wichtigste Mineralstoff. Im menschlichen Skelett sind ca. 99% des Calciumbestandes in die organische Knochensubstanz eingelagert. Calciumionen liegen hier zusammen mit Phosphationen als Hydroxylapatit vor, Apatite sind komplexe Salze. Das Calcium verleiht den Knochen die Festigkeit. Das Knochengewebe ist für den Organismus gleichzeitig ein wichtiger Calciumspeicher. Bei Neugeborenen sind etwa 25 bis 30g Calcium und bei Erwachsenen ungefähr 1 bis 1,5kg Calcium in Knochen und Zähnen eingelagert.

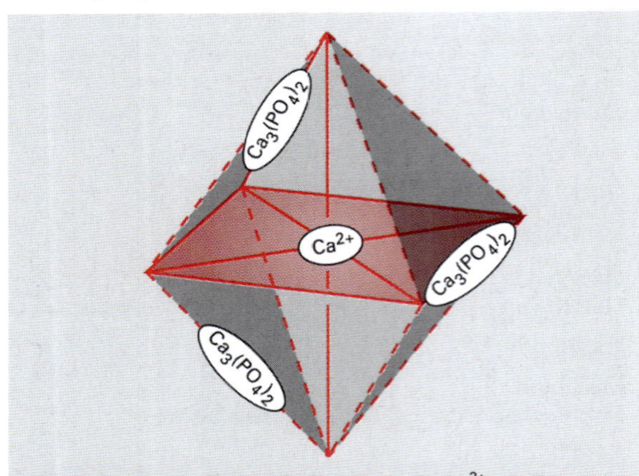

Die Apatite sind komplexe Salze mit Ca^{2+} als Zentralatom; als Liganden sind drei $Ca_3(PO_4)_2$-Moleküle gebunden. Dem komplexen Kation stehen als Anionen OH^-, CO_3^{2-}, HPO_4^{2-} oder organische Säuren gegenüber. Diese Anionen sind leicht austauschbar, sodass die Mineralsubstanz der Knochen die Eigenschaft eines Ionenaustauschers hat.

Abb. 1: Apatit-Kation

Kationen	%	Anionen	%
Ca^{2+}	36,7	HPO_4^{2-}	50,1
Mg^{2+}	0,6	CO_3^{2-}	7,6
Na^+	0,8	Cl^-	0,04
K^+	0,15	F^-	0,05

Tab. 1: Zusammensetzung der Mineralsubstanz des Knochens (nach Lang)

Calcium ist außerdem unentbehrlicher Bestandteil aller Gewebe und Organe. In den Körperflüssigkeiten liegt der überwiegende Teil des Calciums in Form von Ca^{2+}-Ionen vor.

- Calcium beeinflusst die Permeabilität (Durchlässigkeit) der Zellmembranen, indem es den Transport von Wasser und anderen Substanzen durch die Zellmembranen erschwert.
  Calcium übt dadurch einen entzündungswidrigen und blutungshemmenden Einfluss aus.
- Calcium beeinflusst die Erregbarkeit der Nerven und Muskeln. Calcium wirkt auch auf die Herztätigkeit.
- Calcium bildet mit Gerinnungsfaktoren Komplexe, es ist so an der Blutgerinnung beteiligt.

Calciumresorption, -stoffwechsel

Die Calciumresorption im Darmtrakt bzw. die Rückresorption in der Niere richtet sich nach dem jeweiligen Calciumbedarf/-bestand im Organismus. Säuglinge resorbieren bis zu 75% des Calciums, Erwachsenen dagegen nur 20 bis 40%.

Calcium gelangt mit dem Nahrungsbrei in den Dünndarm und wird durch die Darmwand ins Blut aufgenommen.

- **Faktoren, die die Calciumresorption aus dem Darm fördern:**
  Vitamin D, Eiweißstoffe, Citronensäure und Lactose.

  Vitamin D, vgl. S. 190, bewirkt die Bildung eines spezifischen Proteincarriers, der den aktiven Ca^{2+}-Transport durch die Darmwand ermöglicht. Bei Vitamin-D-Mangel ist der Calciumtransport also nur noch begrenzt möglich.

  Aminosäuren und **Citronensäure** bilden mit Calcium leicht lösliche Komplexsalze und fördern so die Resorption.

  Lactose beeinflusst die Darmflora und fördert so die Ausnutzung des Milchcalciums.

- **Faktoren, die die Calciumresorption hemmen:**

  Oxalsäure, Phytin, eine fettreiche bzw. eiweißarme Nahrung.

  Oxalsäure bildet mit dem Calcium das nicht resorbierbare Calciumoxalat, vgl. S. 319.
  Phytin, vgl. S. 177, das in den Randschichten des Getreides vorkommt, bildet mit Calcium ein schwer resorbierbares Calciumsalz. Phytin wird bei der Teigherstellung durch das Enzym Phytase aufgespalten, das Calcium wird freigesetzt. Schwer lösliche Calciumsalze, z.B. Phosphat oder Carbonat, werden dagegen resorbiert.

  Kostformen mit einem hohen Gehalt an gesättigten Fettsäuren führen zur Bildung von schwer löslichen Kalkseifen.

Vitamin D kann die Calciumaufnahme aus dem Darm in das Blut am stärksten beeinflussen.

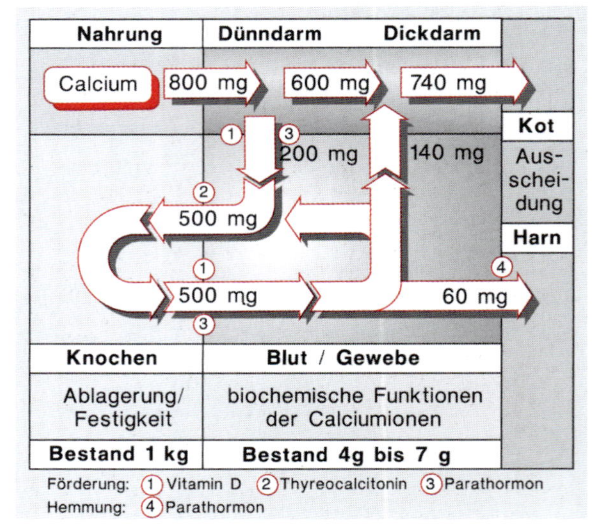

Abb. 2: Täglicher Calciumstoffwechsel

Mit dem Blut wird Calcium zu den Knochen transportiert und eingelagert. Der Calciumturnover sinkt mit zunehmendem Alter. Bei einem Kleinkind wird das Skelett innerhalb von ein bis zwei Jahren vollständig erneuert. Im Alter von 5 bis 15 Jahren verdichten sich die Knochen in zunehmendem Maße. Im Durchschnitt müssen in den ersten zwanzig Lebensjahren täglich 100 bis 150 mg Calcium in die Knochen eingebaut werden. Die maximale Knochenmasse wird zwischen dem 25. und 30. Lebensjahr erreicht. Ab dem 40. Lebensjahr überwiegt der Knochenabbau, es kommt zu einem Substanzverlust.

Die **Calciumausscheidung** mit dem Harn wird hormonell geregelt. Generell erfolgt ca. 40% der Calciumausscheidung mit dem Harn.
Mit dem Schweiß können in extremen Situationen bis zu 20 mg Calcium pro Stunde abgegeben werden.

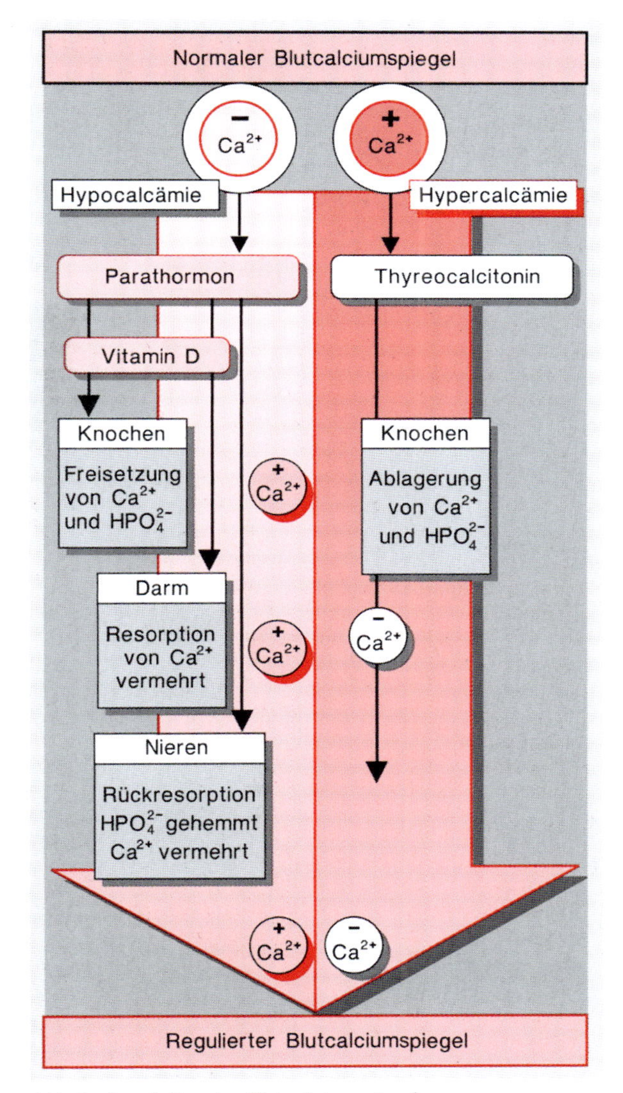

Abb. 1: Regulation des Blutcalciumspiegels

Der Calciumstoffwechsel wird durch zwei antagonistisch wirkende Hormone reguliert, sie sorgen für eine Konstanterhaltung des Blutcalciumspiegels.

Steigt der Blutcalciumspiegel, so wird Thyreocalcitonin – Hormon der Schilddrüse – ausgeschüttet. Es bewirkt eine verstärkte Calciumeinlagerung in die Knochen und damit eine Senkung des Blutcalciumspiegels.

Eine **Hypercalcämie** tritt nur unter extremen Ernährungsbedingungen auf. Hierbei steigt der Blutcalciumspiegel sehr stark an, es kommt zu krankhaften Calciumablagerungen in den Organen, z.B. Nierensteine. Calciumpräparate sollten also nicht ohne Rat des Arztes eingenommen werden, vgl. auch S. 431.

Sinkt der Blutcalciumspiegel, wird Parathormon aus der Nebenschilddrüse ausgeschüttet, es bewirkt eine

- Aktivierung von Vitamin D, dies fördert die Bildung eines Calcium bindenden Carrierproteins in der Darmschleimhaut und verstärkt so die Calciumresorption.
- verstärkte Calciumfreisetzung aus den Knochen, die Calciumreserven in den Knochen können bis auf die Hälfte schrumpfen.
- verstärkte Rückresorption und so eine verminderte Calciumausscheidung mit dem Harn.

Der Calciumspiegel wird erhöht.

Ein hoher Phosphatgehalt der Nahrung führt z.B. zu einem Absinken des Blutcalciumspiegels, Parathormon wird verstärkt ausgeschüttet. Eine erhöhte Phosphataufnahme könnte so einen Einfluss auf die Osteoporoseentstehung haben. Die Nahrung sollte Calcium und Phosphor im Verhältnis 1:1 enthalten.

Mangelerscheinungen

Hypocalcämie: Sinkt der Calciumgehalt im Körper stark ab, so kommt es zunächst zu Krämpfen (Tetanie). Länger anhaltender Calcium- und/oder Vitamin-D-Mangel führt zu Knochenentkalkung. Bei Kindern nennt man diese Erkrankung Rachitis, bei Erwachsenen Osteomalazie.

Osteoporose: Besonders bei Frauen nach der Menopause wird der Calcium- bzw. Knochenstoffwechsel durch den Rückgang der Östrogenproduktion beeinflusst, die Synthese von 1,25 Dihydroxycholecalciferol ist gestört, vgl. S. 190. Calcium wird aus den Knochen freigesetzt, der Blutcalciumgehalt steigt, Parathormon wird vermindert ausgeschüttet. Die Calciumausscheidung ist erhöht. Durch Bewegungsmangel, eine verminderte Bildung von aktivem Vitamin D und eine erhöhte Phosphataufnahme wird das Osteoporoserisiko verstärkt.
Mittlerweile wird ein genetischer Defekt als mögliche Ursache für die Entstehung von Osteoporose diskutiert.

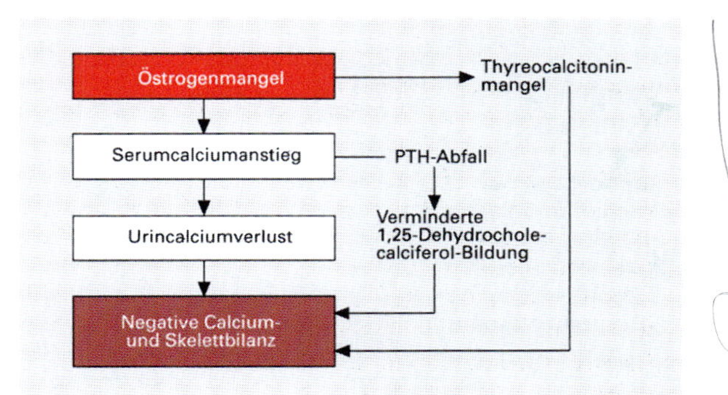

Abb. 2: Veränderungen im Hormon- und Calciumhaushalt bei Osteoporose (Ziegler)

Calciumbedarf und -bedarfsdeckung

Aufgaben

1. *Ermitteln Sie mithilfe der Speisepläne die tägliche Calciumaufnahme von*
   a) Astrid,
   b) Jörg.
2. *Vergleichen Sie die beiden Speisepläne. Stellen Sie fest, welcher Speiseplan besser zur Calciumbedarfsdeckung geeignet ist.*
3. *Nennen und notieren Sie Lebensmittel, die calciumreich sind.*
4. *Nennen und begründen Sie mögliche Ursachen für einen Calciummangel.*

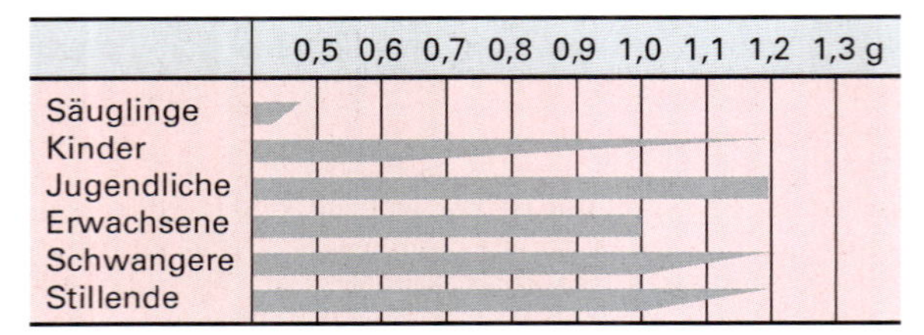

Tab. 1: Empfehlenswerte Höhe der täglichen Calciumzufuhr (DGE)

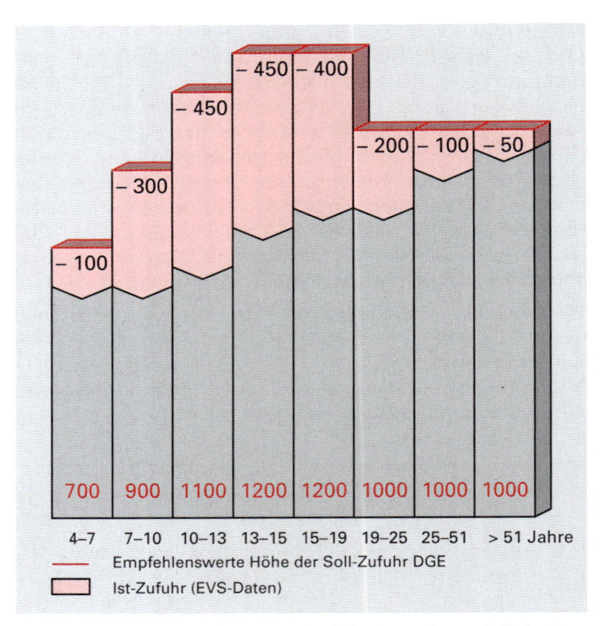

Abb. 1: Calciumbedarf und Bedarfsdeckung für weibliche Personen (Angaben in mg pro Tag)

Speiseplan von Astrid	Calciumzufuhr in mg
Frühstück	
2 Scheiben Roggenbrot	14
1 Scheibe Bierschinken	4
1 Portion Honig	1
2 TL Butter	1
1 Tasse Tee	0
Pause	
1 kleiner Apfel	7
Mittagessen	
1 Frikadelle	8
1 Portion Salzkartoffeln	26
1 Portion Blumenkohl	26
1 Portion Apfelgelee	1
Nachmittags	
2 Tassen Tee	0
Abendessen	
2 Scheiben Mischbrot	16
2 TL Butter	1
2 kleine Tomaten	14
1 Scheibe Cornedbeef	8
1 Portion Leberwurst	2
1 Tasse Tee	0
Calciumzufuhr, insgesamt	?

Speiseplan von Jörg	Calciumzufuhr in mg
Frühstück	
Müsli	
4 EL Haferflocken	15
1 kleiner Apfel	7
1 Portion Honig	1
1 Becher Vollmilchjoghurt	150
1 Tasse Tee	0
Pause	
1 Mandarine	20
Mittagessen	
1 Portion Rotbarschfilet	30
1 Portion Salzkartoffeln	26
1 Portion Brokkoli	260
1 Portion Vanillecreme	140
Nachmittags	
1 Glas Buttermilch	165
Abendessen	
2 Scheiben Roggenbrot	15
2 TL Butter	1
2 kleine Tomaten	14
1 Scheibe Salami	8
1 Scheibe Edamer	213
1 Tasse Tee	0
Calciumzufuhr, insgesamt	?

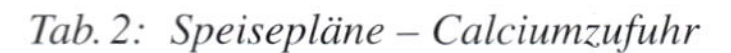
Tab. 2: Speisepläne – Calciumzufuhr

Besonders folgende Personengruppen benötigen eine ausreichende Calciumzufuhr:

- **Säuglinge, Kinder und Jugendliche**, da die Knochen zunächst noch weicher und biegsamer sind und aufgrund des Wachstums noch zusätzlich Calcium in die Knochen eingelagert werden muss.
- **Schwangere**, da der kindliche Organismus aufgebaut werden muss. Wird während der Schwangerschaft nicht genügend Calcium aufgenommen, so kann es beim Säugling zu rachitischen Veränderungen kommen.
- **Stillende**, da mit der Muttermilch Calcium abgegeben wird und zum Ausgleich der Verluste während der Schwangerschaft. 1 l Muttermilch enthält 330 mg Calcium.
- **Ältere Menschen – besonders Frauen** – sollten auf eine ausreichende Calciumversorgung achten, um einer Osteoporose vorzubeugen.

Faktoren, die die Calciumversorgung beeinträchtigen:

- Unterernährung bzw. einseitige Ernährung, in der Milch und Milchprodukte fehlen
- Vitamin-D-Mangel, fehlende Besonnung
- Phosphatüberschuss in der Nahrung

Calciumbedarfsdeckung: Besonders geeignet sind fettarme Milch und Milchprodukte.

Lebensmittel	10 20 30 40%
250 g Vollmilch	
30 g Emmentaler	
150 g Joghurt	
200 g Grünkohl	
30 g Camembert	
100 g Weizenvollkornbrot	

Es wurden jeweils Portionsmengen für die Bedarfsdeckung zugrunde gelegt.

Tab. 1: Deckung eines täglichen Calciumbedarfs von 1000 mg

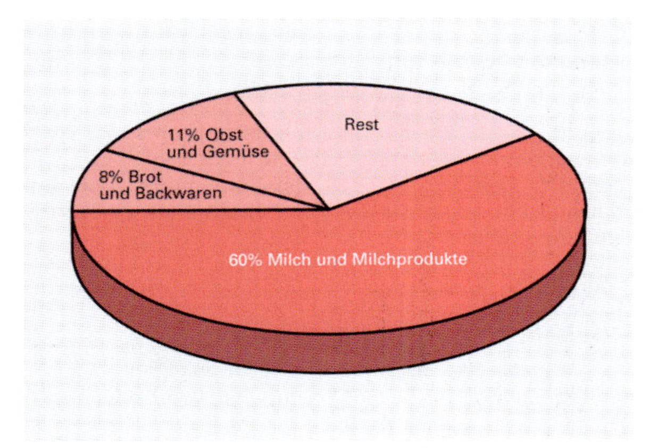

Abb. 1: Prozentuale Calciumbedarfsdeckung durch verschiedene Lebensmittelgruppen in der Bundesrepublik Deutschland

Wie kann es zu einem Vitamin-D-Mangel kommen?

Vitamin D wird auch Calciferol – Kalkträger – genannt. Vitamin D kann durch die UV-Strahlen des Sonnenlichtes in der Haut aus einem Provitamin aufgebaut werden. Ein Vitamin-D-Mangel beruht also nicht nur auf einer ungenügenden Vitaminversorgung mit der Nahrung, sondern auch auf einer unzureichenden Einwirkung von UV-Strahlen der Sonne. Das in der Haut gebildete Vitamin D wird in der Leber gespeichert. Die Vitamin-D-Reserven reichen im Notfall mehrere Monate zur Bedarfsdeckung aus, vgl. S. 190 f.

Rachitis wurde bereits im 17. Jahrhundert genau beschrieben. Da Rachitis während der Industrialisierung in den Städten Englands häufig auftrat, bezeichnet man diese Mangelerscheinung auch als Englische Krankheit. Im 19. Jahrhundert gelang es schon, Rachitis durch Lebertrangaben zu heilen.

Rachitis ist hauptsächlich durch eine ungenügende Verkalkung der Knochen gekennzeichnet. Folgende Veränderungen treten auf: Die Schädelknochen können leicht verformt werden, man spricht vom so genannten „Pappschädel". Die Knochen-Knorpel-Grenze der Rippen ist aufgetrieben, „Rosenkranz". Außerdem kommt es zu Verformungen der Wirbelsäule; Rachitis heißt eigentlich „Buckelkrankheit". Die Beinknochen verformen sich ebenfalls, O-Beine bzw. X-Beine sind die Folge. Die Zähne erscheinen spät und sind sehr klein.

Säuglinge erhalten nach ärztlicher Verordnung Vitamin-D-Gaben in Tablettenform, um Rachitis vorzubeugen.

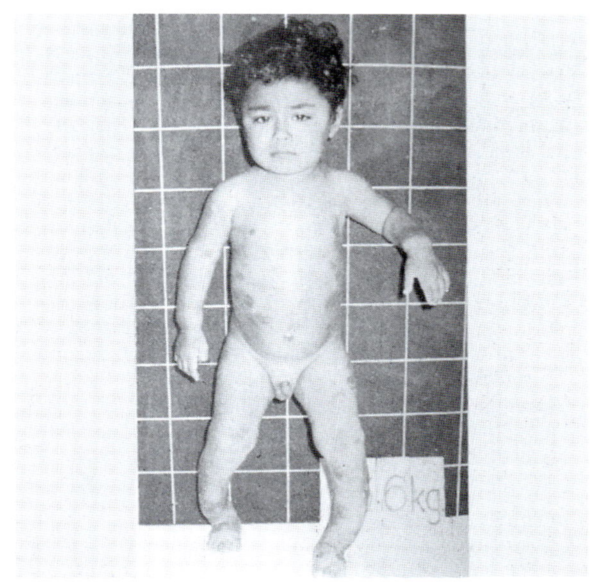

Abb. 2: Rachitisches Kind

	Knochenasche [% der Trockenmasse]
normale Kinder	56 – 60
rachitische Kinder	22 – 32

Tab. 2: Mineralstoffgehalt des Knochens bei Rachitis

Phosphor – Phosphat

Aufgaben

1. *Lesen und diskutieren Sie den folgenden Text.*
2. *Ermitteln Sie mithilfe der Nährwerttabelle*
   a) phosphatreiche,
   b) phosphatarme Lebensmittel.

Aggressionen durch Wiener Würstchen?
Frau Hafers Adoptivsohn Michael war von Kindesbeinen an ein „Zappelphilipp" und Störenfried. Seine Mutter ließ nichts unversucht, um dem Jungen zu helfen. Sie konsultierte mit Michael gut ein halbes Dutzend Fachärzte, die den miserablen Schüler mit allen möglichen Tabletten voll stopften. Ohne Erfolg. Der Zustand des Kindes änderte sich nicht.

Dann stieß die Apothekerin auf einen Artikel über eine Diät für verhaltensgestörte Kinder, tatsächlich ließen Michaels Aggressionen nach. Aber ein lieber und lernfreudiger Junge wurde er erst, nachdem Würstchen, Cola-Getränke und bestimmte Käsesorten von seinem Speisezettel gestrichen waren – alles Lebensmittel, die einen künstlichen Phosphatzusatz enthalten. Die phosphatfreie Diät fand viele Nachahmer.

Eine wissenschaftliche Bestätigung für die Wirksamkeit einer phosphatarmen Diät gibt es bisher nicht. Ein Phosphatmangel führt zu Schäden im Knochenbau. Der Stoffwechsel kann nicht zwischen „künstlichem" und natürlichem Phosphat unterscheiden.

Phosphate sind ins Gerede gekommen, weil sie laut Gesetz als Zusatzstoffe (Stabilisatoren und Emulgatoren) für Lebensmittel, z. B. Kondensmilch, Schmelzkäse, Brühwürste, Fischzubereitungen, Fertigeis, Cola- und Kakaogetränke, zugelassen sind. Die Zutatenliste informiert den Verbraucher über die Verwendung.

Phosphat wird vor allem bei der Wurstverarbeitung verwendet, denn Phosphat bindet Wasser. Mithilfe von Phosphat können Wurstfabriken ihren Produkten jede Menge Wasser beigeben, an dem die Produzenten gut verdienen, ohne dass der Verbraucher es merkt. Wenn man so will, macht Phosphat Wasser schnittfest. (nach Ulrich Rückert, Vitamine und Mineralstoffe, Ariston Verlag, Genf)

Aussage der DGE: Lebensmitteln zugesetzte Polyphosphate sind in dem vom Gesetzgeber zugelassenen Umfang unbedenklich.

Lebensmittelgruppen	mg
Fleisch und Fleischwaren	413
Eier und Eiprodukte	89
Milch und Milchprodukte	459
Brot und Backwaren	203
Nährmittel	149
Süßwaren	123
Akoholische Getränke	123

Tab. 1: Durchschnittliche tägliche Phosphataufnahme in der Bundesrepublik Deutschland (Angaben pro Person)

Vorkommen und Wirkungsweise

Der Bestand an Phosphat im erwachsenen Organismus beträgt etwa 1 % der Körpermasse, das sind etwa 0,7 kg. Ca. 80 % des Phosphates befinden sich zusammen mit Calcium als anorganische Verbindung in den Knochen und nur etwa 2 g im Blut.
Phosphat- und Calciumstoffwechsel sind eng miteinander verbunden.

Im Übrigen kommt Phosphat in Form von HPO_4^{2-}-Ionen vor, und zwar hauptsächlich intrazellulär. Nur ein kleiner Teil befindet sich in den Körperflüssigkeiten.

Phosphat hat im menschlichen Organismus zahlreiche Aufgaben zu erfüllen:
- Es ist Bestandteil des Hydroxylapatits im Skelett.
- Energiereiches Phosphat (ATP und Kreatinphosphat) ist die Energiequelle für alle Leistungen der Zelle, vgl. S. 248.
- Phosphat wirkt als Puffersystem, vgl. S. 405.
- Phosphat ist Bestandteil von Nucleinsäure, vgl. S. 115, und Phospholipiden, vgl. S. 80, Thiamindiphosphat usw.

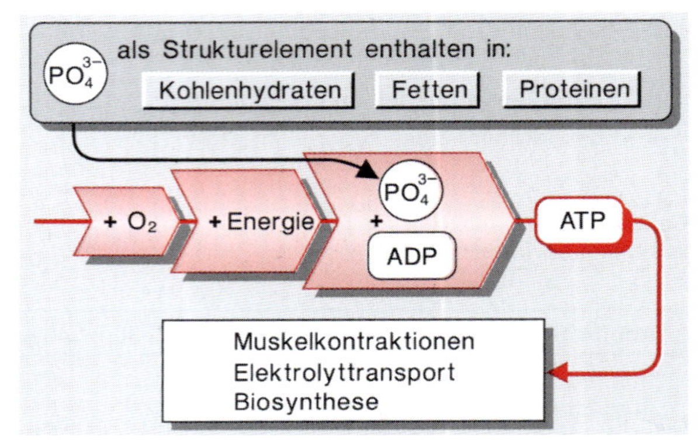

Abb. 1: Physiologische Funktionen von PO_4^{3-}

Phosphatbedarf und -bedarfsdeckung

Der tägliche Phosphorbedarf für Erwachsene beträgt 700 mg. Phosphatzufuhren von 1,5 bis 2 g bewirken einen Abfall des Calciumspiegels im Serum und einen Anstieg der Serum-Parathormokonzentration. Entgegen früherer Vermutungen verschlechtert sich die Calciumbilanz hierdurch nicht. Fettarme Milch und Milchprodukte eignen sich für die Bedarfsdeckung.

Ein ernährungsbedingter Phosphatmangel tritt nicht auf.

Die Phosphatzufuhr ist aufgrund des hohen Fleischkonsums in der Bundesrepublik Deutschland recht hoch. Der reichliche Genuss von phosphorsäurehaltigen Cola-Getränken kann ebenfalls zu einer überhöhten Phosphataufnahme führen.

Aufgaben

1. *Nennen Sie Verbindungen im menschlichen Organismus, die Phosphat enthalten, und erläutern Sie deren Funktionen.*
2. *Überprüfen Sie die Phosphorbedarfsdeckung durch den Kostplan auf S. 347.*

Magnesium

Vorkommen und Wirkungsweise

Magnesium gehört zu den essentiellen Bestandteilen der Gewebe und Körperflüssigkeiten. Der Gesamtbestand an Magnesium im Organismus beträgt etwa 30 g. 50 bis 60 % davon sind in die Knochen eingelagert. Magnesium befindet sich zu 99 % intrazellulär. In den Muskelzellen und im Blut kommt Magnesium in Form von Mg^{2+}-Ionen vor.

Magnesium und Calcium wirken zum Teil antagonistisch auf das Stoffwechselgeschehen.

Die Schilddrüsenhormone bewirken eine positive Magnesiumbilanz. Nach der Gabe von Schilddrüsenhormonen steigt die Magnesiumresorption und der intrazelluläre Magnesiumgehalt.

Wirkungen	Calcium-zufuhr	Magnesium-zufuhr
Neuromuskuläre Erregbarkeit	+	–
Calciumkonzentration im Blutplasma	+	–
Cholesteringehalt im Blutpasma	+	–
Calciumablagerungen in den Blutgefäßen	+	–

\+ = erhöht – = erniedrigt

Tab. 1: Antagonistische Wirkung von Ca^{2+}-Ionen und Mg^{2+}-Ionen

Magnesium hat auch spezifische Funktionen zu erfüllen: Magnesium wirkt als Enzymaktivator beim Energiestoffwechsel. Enzyme, die den Phosphattransfer von ATP oder von phosphorylierten Verbindungen auf ADP katalysieren, werden aktiviert, vgl. S. 165.

Bei vielen biochemischen Reaktionen reagiert nicht freies ATP, sondern der Komplex mit Mg^{2+}-Ionen.

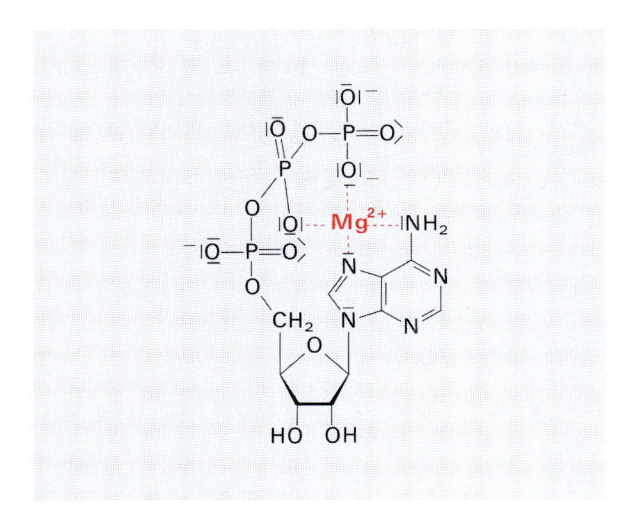

Abb. 1: ATP-Mg^{2+}-Komplex

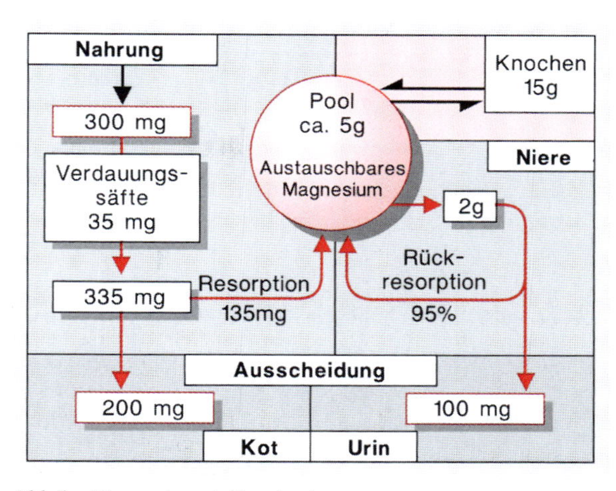

Abb. 2: Magnesiumstoffwechsel

Störungen des Magnesiumhaushaltes

Bei Magnesiummangel kommt es zu vielfältigen Störungen:
- Auftreten von Krämpfen (Tetanie), Steigerung der neuromuskulären Erregbarkeit
- schlechtere Ausnutzung der Nahrung, Wachstumsstörungen, Erniedrigung der Körpertemperatur
- Verkalkung der Blutgefäße, Nieren und Knorpel

Bei Herzinfarktpatienten wurde häufig ein Magnesiummangel festgestellt.

Magnesiumbedarf und -bedarfsdeckung

Der tägliche Magnesiumbedarf liegt bei etwa 300 mg. 20 bis 30 % des Magnesiums werden resorbiert.
Eine ausreichende Magnesiumversorgung ist normalerweise gesichert, da Magnesium in allen – besonders pflanzlichen – Lebensmitteln enthalten ist (Chlorophyll enthält Magnesium). Zwei Drittel der Magnesiumzufuhr stammen gewöhnlich aus Gemüse und Getreide. Beim Ausmahlen von Getreide kommt es zu hohen Magnesiumverlusten. Die Resorptionsquote wird jedoch durch den Phytin- und Ballaststoffgehalt beeinflusst.
Die Magnesiumresorption kann durch folgende Faktoren stark beeinträchtigt werden:
- fettreiche und calciumreiche Nahrung
- reichlichen Alkoholkonsum
- Missbrauch von Abführ-, Entwässerungsmitteln; Durchfall
- Vitamin-B_1- und Vitamin-B_6-Mangel

Alkoholismus ist heute die häufigste Ursache für einen Magnesiummangel bei Erwachsenen. Leistungssport, Hitzearbeit und Stress erhöhen den Bedarf.

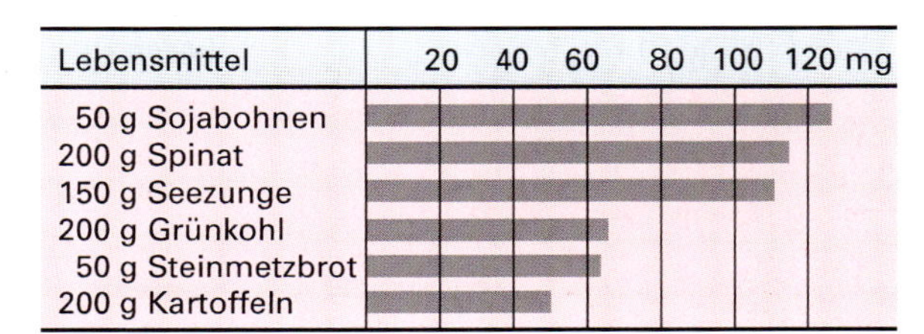

Tab. 2: Lebensmittel, die reichlich Magnesium enthalten

Gesamtübersicht – Wasser, Mineralstoffe

Mineral-stoffe	Körper-bestand	Tages-bedarf[1]	Vorkommen in Lebensmitteln	Wirkungsweise
Wasser (H_2O)	60%	2–2,5 l	Getränke, Obst, Gemüse usw.	Lösungsmittel, Transportmittel, Quellungswasser für kolloide Stoffe, Wärmeregulation
Natrium (Na^+)	70 g	6 g	Kochsalz – NaCl	Regulation des osmotischen Druckes, Enzymaktivator, Aufrechterhaltung des Säuren-Basen-Gleichgewichtes, Wasserhaushalt, normale Erregbarkeit der Muskeln und Nerven
Chlorid (Cl^-)	120 g	ca. 3 g	Kochsalz – NaCl	Regulation des osmotischen Druckes, Wasserhaushalt, Salzsäurebildung im Magen
Kalium (K^+)	170 g	2–3 g	Getreide, Obst, Gemüse	Regulation des osmotischen Druckes, Enzymaktivator für den Auf- und Abbau von ATP und ADP, normale Erregbarkeit von Muskeln und Nerven, Herztätigkeit
Calcium (Ca^{2+})	1 kg	1 g	Milch und Milchprodukte, Eigelb, grüne Gemüse	Aufbau von Knochen und Zähnen, Permeabilität der Zellmembranen, normale Erregbarkeit von Muskeln und Nerven, Herztätigkeit, Blutgerinnung
Magnesium (Mg^{2+})	30 g	0,30–0,40 g	in allen grünen Gemüsen (Chlorophyll)	Enzymaktivator, normale Erregbarkeit von Muskeln und Nerven
Phosphat[2] (HPO_4^{2-})	700 g	0,7 g	Milch und Milchprodukte, Hülsenfrüchte	Knochenaufbau, Bestandteil energieübertragender Verbindungen z. B. ATP
Schwefel	150 g		Eier, Fleisch	Aufbau von Eiweißstoffen, Bestandteil von Enzymen; Entgiftung
Spuren-elemente	Körper-bestand	Tages-bedarf[1]	Vorkommen in Lebensmitteln	Vorkommen/Wirkungsweise
Eisen (Fe)	4–5 g	10–15 mg	Leber, Fleisch, Eidotter, Obst, Gemüse	Bestandteil des Hämoglobins und Myoglobins: Sauerstofftransport, Gewebsenzymeisen
Kupfer (Cu)	80–100 mg	1,0–1,5 mg	Leber, grüne Bohnen, Eidotter, Fisch, Nüsse	Hämoglobinsynthese, Bestandteil von Enzymen
Iod (I)	10–20 mg	200 µg	Seefisch, Fleisch, Milch, Weizen, Salat	Bestandteil des Schilddrüsenhormons Thyroxin, normaler Ablauf des Grundumsatzes
Zink (Zn)	1–2 g	7–10 mg	Rindfleisch, Leber, Fisch, Milchprodukte	Insulinsynthese, Bestandteil von Enzymen: Abbau von Kohlenhydraten und Eiweißstoffen in den Zellen
Mangan (Mn)	10–40 mg	2,0–5,0 mg	Hafer, Weizen, Bohnen, Leber, Spinat	Enzymaktivator, steigert die Verwertbarkeit von Thiamin
Cobalt (Co)	1–2 mg	5 µg	Leber, Getreide, Hülsenfrüchte	Bestandteil des Vitamin B_{12}, Enzymaktivator
Molybdän (Mo)	10–20 mg	50–100 µg	Hafer, Weizen, Nüsse, Hülsenfrüchte	Bestandteil von Enzymen
Fluorid (F^-)	2–6 g	3,1–3,8 mg	Trinkwasser, Seefische	Kariesprophylaxe

[1] Empfehlenswerte Höhe der täglichen Zufuhr für Erwachsene (DGE)
[2] Mengenangaben beziehen sich auf Phosphor

8.2.4 Einzelne Mineralstoffe – Spurenelemente

Man unterteilt die Spurenelemente, die im menschlichen Organismus und in der Nahrung vorkommen, nach ihrer physiologischen Bedeutung in folgende Gruppen.

Physiologische Funktion bekannt	Physiologische Funktion nicht sicher bekannt	Ohne physiologische Funktion, Entbehrlichkeit erwiesen	Toxisch wirkende Spurenelemente
Chrom (Cr) Cobalt (Vitamin B_{12}) (Co) Eisen (Fe) Fluor (F) Iod (I) Kupfer (Cu) Mangan (Mn) Molybdän (Mo) Nickel (Ni) Selen (Se) Silicium (Si-Kieselsäure) Zink (Zn)	Aluminium (Al) Bor (B) Vanadium (V) Zinn (Sn)	Barium Beryllium Brom Caesium Edelgase Gold Lithium Platinmetalle Rubidium Silber Strontium Tellur Titan	Antimon Arsen Blei Cadmium Quecksilber Thallium

Tab. 1: Übersicht über die im menschlichen Organismus aufgefundenen Spurenelemente. Nicht berücksichtigt sind in dieser Tabelle die radioaktiven Isotopen (Lang, K.)

Spuren-elemente	Gesamtbestand		Bestand in mg			Konzentration im Plasma µg/100 ml
	mg	µg/kg	Blut	Plasma	Erythrozyten	
Fe	4200	60	2500	3,6	2400	114
Zn	2300	33	34	5,6	2,8	98
Cu	72	1,0	5,6	5,5	2,2	116
V	18	0,3	0,088	0,031	0,057	1,0
Se	13	0,2	1,1			1,1
Mn	12	0,2	0,14	0,025	0,12	0,83
I	11	0,2		2,6	0,35	8,7
Ni	10	0,1	0,16	0,08	0,07	0,42
Mo	9,3	0,1	0,083			0,4
Cr	1,7	0,02	0,14	0,074	0,044	2,8
Co	1,5	0,02	0,0017	0,0014	0,00034	0,018
F	2600	37	0,095	0,87	0,17	2,8

Tab. 2: Vorkommen von essentiellen Spurenelementen im menschlichen Organismus (Lang, K.)

Eisen

Der Gesamtbestand an Eisen im Organismus beträgt etwa 4 bis 5 g. Eisen kommt in unterschiedlichen Wertigkeitsstufen vor, Fe-II-Ionen und Fe-III-Ionen.

Eisenstoffwechsel

Die in den Lebensmitteln enthaltenen Eisenverbindungen werden durch die Magensalzsäure als dreiwertiges Eisen freigesetzt. Dreiwertiges Eisen wird zu zweiwertigem Eisen reduziert, z. B. durch Vitamin C. Auch Cystein, Methionin und Citrat begünstigen die Eisenausnutzung. Phytinsäure, Phosphat, Phospholipide und Gerbsäure (schwarzer Tee und Kaffee) bilden mit Eisen Komplexe und verhindern so die Resorption.

$$Fe^{3+} + e^{-} \rightarrow Fe^{2+}$$

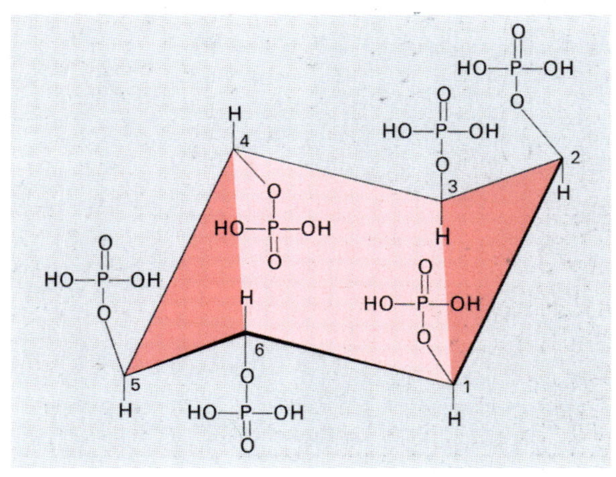

Abb. 1: Struktur der Phytinsäure

Zweiwertiges Eisen wird im oberen Dünndarm aus dem Nahrungsbrei in die Darmschleimhaut aufgenommen. Die tägliche Eisenresorption beträgt 1 bis 2 mg. Hier wird Eisen in Ferritin gebunden gespeichert bzw. mit Transferrin zu Leber, Knochenmark und Milz transportiert und dort als Ferritin bzw. Hämosiderin gespeichert. Im Knochenmark wird Eisen zur Bildung des Hämoglobins/Erythrozyten benötigt.

Die Eisenausscheidung – 1 mg pro Tag – erfolgt hauptsächlich durch den Darm. Im gesunden Organismus entspricht die Resorption der Ausscheidung.

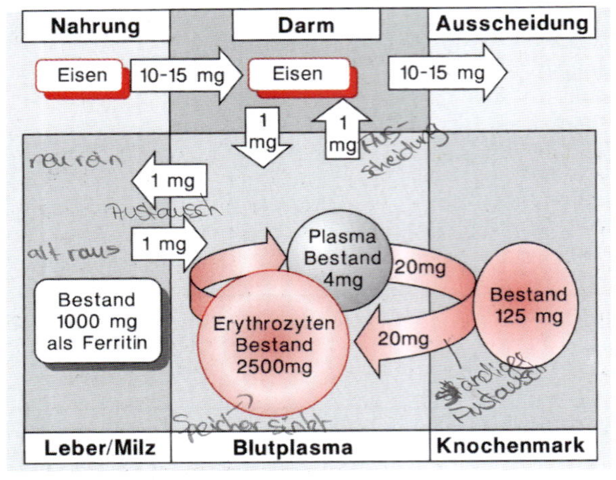

Abb. 1: *Übersicht – Eisenstoffwechsel*

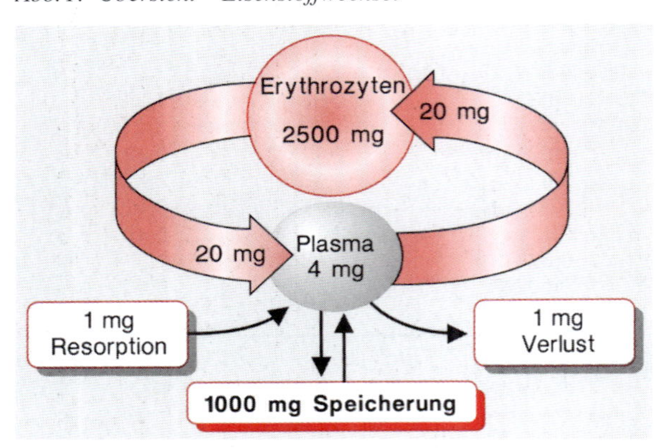

Abb. 2: *Eisenstoffwechsel – Junge Männer*

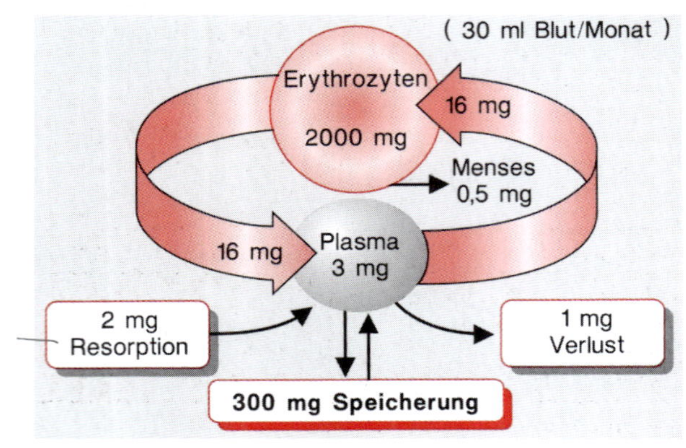

Abb. 3: *Eisenstoffwechsel – Junge Frauen*

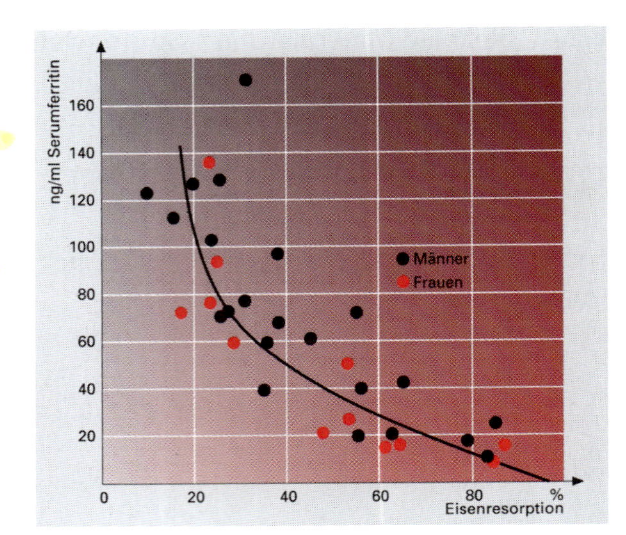

Abb. 4: *Eisenresorption in Abhängigkeit vom Gesamtkörpereisen – indirekte Ermittlung durch Bestimmung des Serumferritins*

Funktionen

Hämproteine: Eisen ist Bestandteil von Hämoglobin (roter Blutfarbstoff) und Myoglobin (Muskelfarbstoff). Der Aufbau von Hämoglobin und Myoglobin ist sehr ähnlich, vgl. S. 108, 114. Beide Stoffe bestehen aus einem Protein- und einem Farbstoffanteil, der das Eisen beinhaltet. Sie gehören zu den Chromoproteinen. In diesen Verbindungen ist Eisen zweiwertig. Wird Eisen dreiwertig, so entsteht das unwirksame Methämoglobin, vgl. S. 305.

Hämoglobin kann Sauerstoff reversibel binden, es ist ein Sauerstoff transportierendes Protein, das ca. 70 % des gesamten Körpereisenbestandes enthält. Täglich werden 8 bis 9 g Hämoglobin abgebaut und müssen wieder ersetzt werden, dies entspricht einem Eisenumsatz von 25 bis 30 mg. Myoglobin enthält etwa 4 % des Eisens, es kann Sauerstoff speichern und ihn kurzfristig bei Sauerstoffmangel abgeben.

Cytochrome der Atmungskette. Durch Wertigkeitswechsel des Eisens können diese Coenzyme Elektronen übertragen, vgl. S. 260. Daneben ist Eisen Bestandteil von Peroxidasen, vgl. S. 192, Katalasen usw.

Ferritin und Hämosiderin sind Proteine, die bis zu 23 % des im Körper vorhandenen Eisens aufnehmen können. Es sind die Speicherformen des Eisens in Leber, Milz und Knochenmark, Ferritin ist auch in der Darmschleimhaut vorhanden. Schließlich kommt das Eisen noch als Bestandteil des Proteins **Transferrin** vor. In dieser Form wird das Eisen von den Zellen der Darmschleimhaut zu Leber, Knochenmark und Milz, d. h. zu den Blutspeicherorganen, transportiert.

Hämoglobin	Myoglobin	Enzyme	Speicher- und Transportproteine
ca. 70%	ca. 4%	ca. 0,3%	ca. 26%

Tab. 1: *Gesamteisenbestand im Organismus*

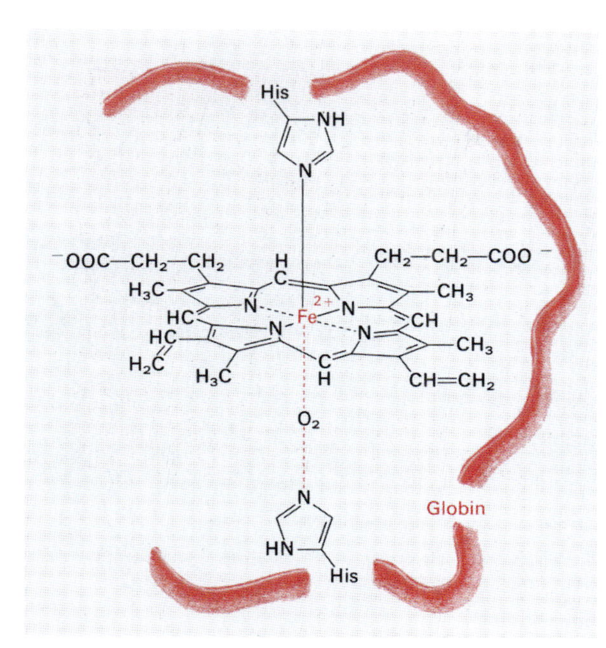

Abb. 1: Bindung vom Häm im Hämoglobin

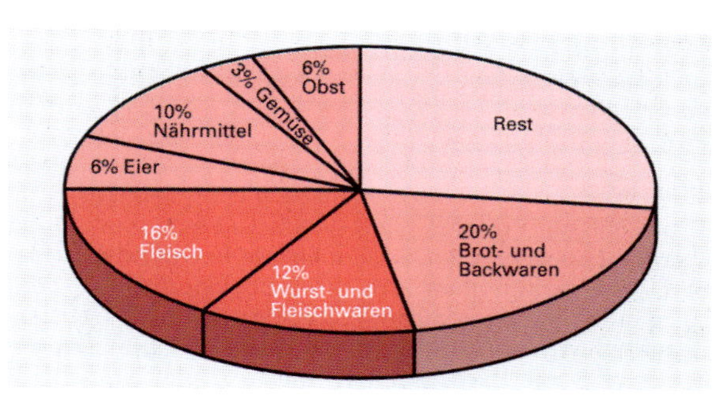

Abb. 2: Prozentuale Eisenbedarfsdeckung durch verschiedene Lebensmittelgruppen in der Bundesrepublik Deutschland

Eisenbedarf und -bedarfsdeckung

Personengruppen mit erhöhtem Eisenbedarf

- **Neugeborene** verfügen über einen Eisenvorrat von 200 bis 400 mg. Da die Muttermilch eisenarm ist, ist der Säugling zunächst auf diese Eisenvorräte angewiesen. Es ist rechtzeitig auf eine eisenreiche Beikost zu achten: grünes Gemüse und Obstsäfte.
- **Kinder und Jugendliche** haben einen erhöhten Bedarf. Ursachen hierfür sind das Wachstum und die Tatsache, dass der Eisengehalt der Lebensmittel nur begrenzt ausgenutzt werden kann. Dabei ist jedoch zu beachten, dass selbst bei Erwachsenen nur durchschnittlich 10 % des Eisengehalts der Lebensmittel resorbiert werden können.
- **Schwangere** benötigen für den Fetus, die Plazenta und das vermehrte Blutvolumen zusätzlich Eisen.
- **Stillende** geben mit der Muttermilch täglich nur etwa 0,4 mg Eisen ab. Daher ergibt sich für das Stillen als solches kein erhöhter Eisenbedarf. Die Empfehlungen für die Bedarfsdeckung enthalten jedoch eine Zulage, durch die die Verluste während der Schwangerschaft ausgeglichen werden sollen.
- **Frauen** haben bis zur Menopause einen höheren Eisenbedarf als Männer. Durch die Menstruationsblutungen kommt es monatlich zu Verlusten von ca. 15 mg Eisen, die durch die Nahrung ersetzt werden müssen. Eisenbedarf pro Tag: Frauen 15 mg, Männer 10 mg.
- **Ältere Menschen** können den Eisengehalt der Nahrung häufig nicht mehr voll ausnutzen.

Veganer müssen darauf achten, dass sie regelmäßig eisenreiche, Vitamin-C-reiche Lebensmittel verzehren.

Mangelerscheinungen: Eisenmangel ist weltweit der am weitesten verbreitete Nährstoffmangel. Mögliche Ursachen: unzureichende Ernährung oder hohe Blutverluste. Symptome: Abgeschlagenheit, Erschöpfung, Anämie.

↳ Verminderung der Konzentration des Hämoglobins unter die altersnorm entsprechende Menge
↳ Blutarmut, Blutmangel

Geeignete Lebensmittel: Vollkornprodukte, Fleisch, Gemüse, Obst, Hülsenfrüchte enthalten ausreichend Eisen. Hämgebundenes Eisen aus tierischen Lebensmitteln wird besser ausgenutzt als das Eisen aus pflanzlichen.

Leber ist besonders eisenreich, jedoch auch schadstoffreich. Leber sollte heute nur noch selten gegessen werden, vgl. S. 322. Auch eisenreicher Spinat wird heute aufgrund des Oxalsäure- bzw. Nitratgehaltes, vgl. S. 215, 319, kaum noch zur Eisenbedarfsdeckung empfohlen.

Eidotter → guter Eiweißlieferant

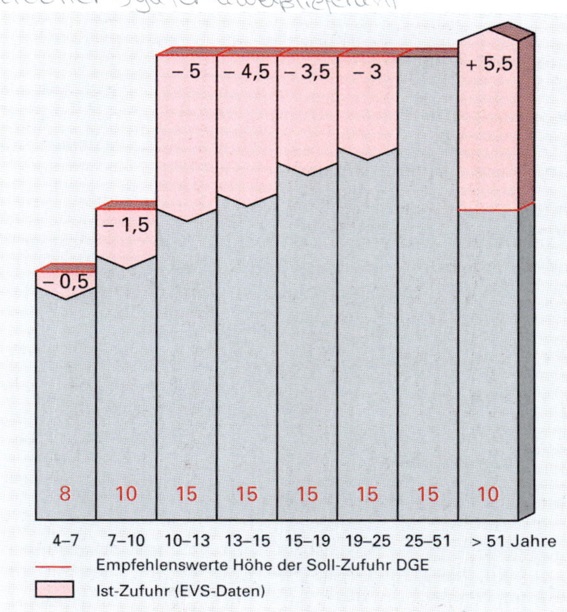

Abb. 3: Eisenbedarf und Bedarfsdeckung für weibliche Personen (Angaben in mg pro Tag)

Lebensmittel	10	20	30	40%
Pflanzliche Lebensmittel				
Eier				
Leber				
Fleisch				

— durchschnittliche Eisenresorption

Tab. 1: Eisenresorption aus Lebensmitteln

Kupfer

Der Gesamtkupferbestand im menschlichen Organismus beträgt nur 80 bis 100 mg. Kupfer liegt überwiegend an Protein gebunden vor.

Funktionen

Kupferhaltige Proteine sind vielfach Bestandteile von Oxidoreduktasen, z. B. Coeruloplasmin bewirkt die Oxidation von Eisen(II)-Ionen, z. B. in der Speicherform Ferritin, zu Eisen(III)-Ionen. In dieser Form kann Eisen an Transferrin gebunden und transportiert werden. Kupfer ermöglicht so z. B. die Hämoglobinsynthese. Kupfer ist auch an der Pigmentierung von Haut und Haaren beteiligt.

Kupferbedarf und -bedarfsdeckung

Bei einer gemischten Kost nehmen wir täglich 2 bis 5 mg Kupfer auf. Die tägliche angemessene Kupferzufuhr wird für Jugendliche und Erwachsene auf 1,0 bis 1,5 mg geschätzt.

Kupferreiche Lebensmittel sind: Vollkornprodukte, Hülsenfrüchte, Nüsse, Fisch.

Milch enthält nur sehr wenig Kupfer, so kann es bei einer länger anhaltenden reinen Milchnahrung zu Kupfermangelerscheinungen kommen. Das Neugeborene verfügt deshalb über drei- bis zehnmal höhere Kupferreserven in der Leber als Erwachsene, die Reserven werden jedoch in den ersten Lebensmonaten zur Bedarfsdeckung mobilisiert. Danach ist auf eine kupferreiche Beikost zu achten.

Mangelerscheinungen

- Anämie, da der Aufbau von Hämoglobin gestört ist,
- verminderte Pigmentierung der Haut.

Ernährungsbedingte Mangelerscheinungen wurden nur bei Kindern beobachtet und beschrieben.

Intoxikation

Säurehaltige Speisen dürfen nicht in Kupfergeschirr aufbewahrt werden, da sich giftige Kupferverbindungen bilden können. Außerdem wird Vitamin C durch Kupferionen völlig zerstört.

Aufgaben

1. *Nennen Sie Ursachen für den Eisenmangel von Jugendlichen.*
2. *Begründen Sie die Folgen eines Eisenmangels.*

Im Auftrag der Bundesregierung hat die Deutsche Gesellschaft für Ernährung (Ernährungsbericht) ermittelt, dass besonders Heranwachsende und junge Erwachsene von einer unsicheren Eisen- und Vitaminversorgung betroffen sind. Bei Jugendlichen fällt Eisenmangel häufig durch Appetitlosigkeit, Konzentrationsschwäche, Leistungsschwäche und Schulmüdigkeit auf.

3. *Warum kann es im Säuglingsalter leicht zu einem Eisenmangel kommen?*
4. *Stellen Sie zusammen, was Sie am vergangenen Tag gegessen haben. Überprüfen Sie Ihre Eisenbedarfsdeckung.*
5. *Überlegen Sie, wie der Mineralstoffbedarf eines Menschen ermittelt werden kann.*

Fluorid

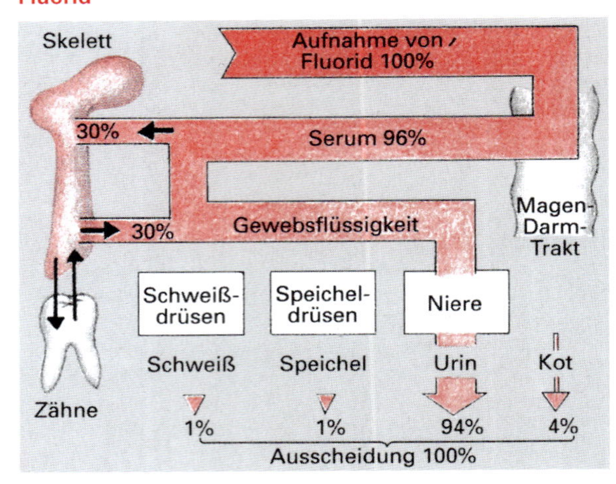

Abb. 1: Fluorid – Stoffwechsel

Fluorid wird besonders in den Zähnen und Knochen angereichert, der Körperbestand beträgt 2 bis 6 g.

Funktionen

Fluorid verhindert die Entstehung von Karies durch eine verminderte

- Löslichkeit des Zahnschmelzes, es wird Fluorapatit gebildet.
- bakterielle Enzymtätigkeit im Zahnbelag.

Fluoridionen sind auch am Knochenaufbau beteiligt. Fluor wird so auch eine prophylaktische Wirkung gegen Osteoporose zugesprochen.

Fluoridbedarf und -bedarfsdeckung

Ein einjähriges Kind benötigt etwa 0,7 mg Fluorid, ein Erwachsener etwa 3,1 bis 3,8 mg Fluorid. Fluoridgaben (Tabletten, Zahnpasta) bis 1 mg täglich setzen die Kariesanfälligkeit herab, dieser Wert gilt ab dem 10. Lebensjahr. Statistische Untersuchungen zeigen, dass die Fluoridzufuhr zu einer Kariesverminderung um mehr als 50 % führt, wenn sie frühzeitig begonnen und weitergeführt wird. Gleichzeitig sind jedoch eine ausreichende Mundhygiene und eine Umstellung der Ernährungsgewohnheiten notwendig, vgl. S. 51.

Täglich nimmt der Erwachsene 0,4 bis 0,6 mg Fluorid mit der Nahrung und vor allem dem Trinkwasser auf.

Besonders fluoridreich sind einige schwarze Teesorten, einige Mineralwässer, Seefische, Vollkornprodukte.

Das Trinkwasser enthält durchschnittlich 0,3 mg Fluorid/l. Der genaue Fluoridgehalt kann beim örtlichen Wasserwerk erfragt werden. Über einen Fluoridzusatz zum Trinkwasser zur Kariesvorbeugung wird seit langem diskutiert. In der Bundesrepublik Deutschland bestehen Bedenken, da der Zusatz eine Zwangsaufnahme bedeuten würde, der sich niemand entziehen könnte. Mit gesundheitlichen Argumenten könnte man dann z. B. auch das Trinkwasser iodieren usw.

Intoxikation

Gefahren bestehen jedoch bei einer Überdosierung. Bei einer stärkeren chronischen Überdosierung bilden sich Flecken am Zahnschmelz, Zahnschmelzfluorose. Bei höheren Gaben kommt es zum krankhaften Abbau des Zahnschmelzes bzw. zum gestörten Aufbau.

Iod

Mit der Nahrung zugeführtes Iodid wird nahezu vollständig resorbiert. Der Gesamtbestand an Iod im menschlichen Organismus beträgt etwa 10 bis 20 mg. 70 % davon sind in der Schilddrüse gespeichert. 15 bis 70 % des Iodids der Nahrung werden – je nach Bedarf – innerhalb von 24 Stunden aktiv – gegen das Konzentrationsgefälle – in die Schilddrüse aufgenommen. Auch in Leber und Plazenta ist Iod angereichert.

Funktionen: Iod ist Bestandteil der Schilddrüsenhormone Thyroxin (90 %) und Triiodthyronin. Diese Hormone können nur gebildet werden, wenn genügend Iod in der Nahrung enthalten ist. Die normale Schilddrüsenfunktion ist also von einer ausreichenden Iodzufuhr durch die Nahrung abhängig.

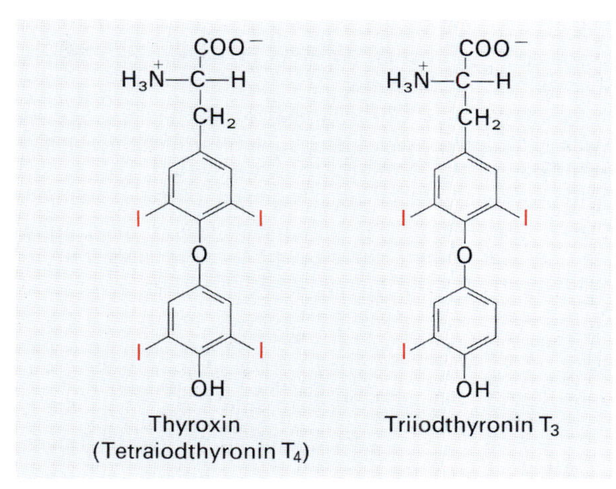

Abb. 1: Schilddrüsenhormone

Prozess	Leber	Muskel	Fettgewebe
O_2-Aufnahme	+	+	+
Lipolyse			+
Proteinsynthese	+	+	

Tab. 1: Wichtige Wirkungen von Thyroxin

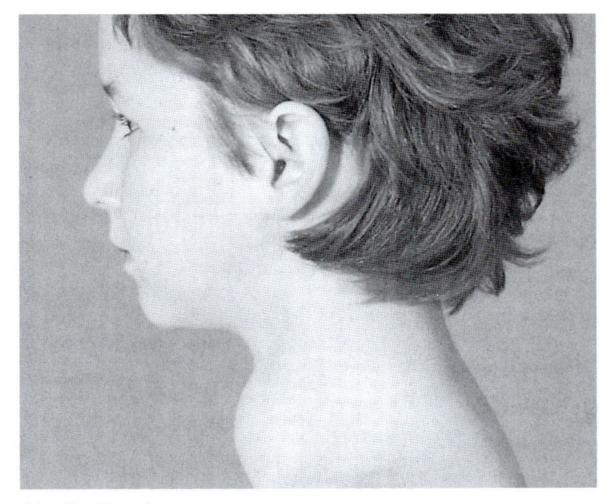

Abb. 2: Kropf

Iodmangel

Bei Iodmangel kommt es zu einer Schilddrüsenunterfunktion. Auch durch Thyreostatika, vgl. S. 325, kann die Hormonbildung der Schilddrüse beeinträchtigt werden. Um eine erhöhte Hormonproduktion zu erreichen und so den Mangel auszugleichen, kommt es zu einem verstärkten Größenwachstum der Schilddrüse, zur Kropfbildung.

In Gegenden, in denen häufig Kropfbildung auftritt, ist parallel oft eine Unterfunktion der Schilddrüse festzustellen. Die schwerste Form des Iodmangels – Unterproduktion des Schilddrüsenhormons – führt zu Kretinismus. Eine Unterfunktion der Schilddrüse hemmt den Grundumsatz, die Oxidationsvorgänge in den Zellen sind verlangsamt.

Überhöhte Iodzufuhr

Durch überhöhte Iodzufuhr, Aufnahme von 500 µg Iod/Tag, kann es zu einer Schilddrüsenüberfunktion, Basedow, kommen. Ernährungsbedingt kann diese Störung also kaum auftreten. Zu dieser Erkrankung kann es unabhängig vom Iodgehalt der Nahrung kommen. Eine Überfunktion der Schilddrüse bewirkt einen erhöhten Grundumsatz, also eine Beschleunigung der Oxidationsvorgänge in allen Zellen.

Iodbedarf und -bedarfsdeckung

Der tägliche Iodbedarf für einen Erwachsenen wird auf 200 µg geschätzt. Schwangere und Stillende haben einen erhöhten Bedarf. Der Iodgehalt pflanzlicher und tierischer Lebensmittel ist vom Iodgehalt des Bodens abhängig.

Deutschland gehört zu den Iodmangelgebieten. Die tägliche Iodzufuhr in Deutschland – ohne Zufuhr durch iodiertes Speisesalz – liegt zwischen 30 und 80 µg/Tag.

Iodreich sind besonders Seefische. Der Iodgehalt von Milch und Eiern ist von der Fütterung der Tiere abhängig.

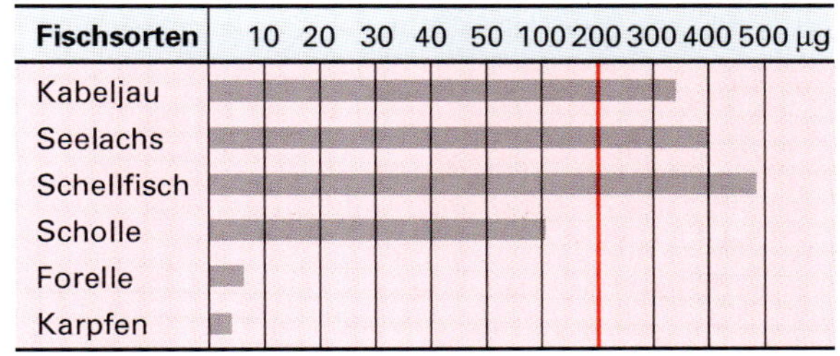

Tab. 2: Iodgehalt einiger Fischsorten (200-g-Portion)

Durch iodiertes Speisesalz kann die Iodversorgung in Mangelgebieten gesichert werden. Iodiertes Speisesalz enthält 25 mg Iod/kg Kochsalz. Entsprechend der Zusatzstoff-Zulassungsverordnung darf iodiertes Speisesalz auch bei der Lebensmittelherstellung bzw. in der Gemeinschaftsverpflegung verwendet werden.

So genannte „Reformsalze" und „Meersalze" enthalten nur unzureichend Iod, falls dies nicht zugesetzt wurde.

Die Devise lautet:
„Wenn Salz, dann Iodsalz."

Chrom

Funktionen: Chrom kommt im Glucosetoleranz-Faktor (GTF) vor. Chrom steigert die Glucosetoleranz.

Chrombedarf und -bedarfsdeckung: Die Chromzufuhr mit der Nahrung schwankt zwischen 30 und 100 µg pro Tag.

Fleisch, Käse und Vollkornprodukte enthalten nennenswerte Chrommengen.

Mangelerscheinungen äußern sich in einer verminderten Glucosetoleranz und Gewichtsverlust. Negative Bilanzen werden vor allem durch einen übermäßigen Verzehr an raffiniertem Zucker ausgelöst.

Chromationen

Die Toxizität des in der Nahrung enthaltenen dreiwertigen Chroms ist gering. Chromationen – Chemikalien – lösen evtl. Allergien aus. Gefährdet sind Maurer, Zementarbeiter und Fliesenleger, da Zement als Verunreinigung Chromat enthält.

Cobalt

Der Gesamtbestand an Cobalt im menschlichen Organismus beträgt 1 bis 2 mg. Hauptspeicherorgan ist die Leber.

Funktion: Cobalt ist Bestandteil des Vitamin B_{12}, es ist hier das Zentralatom, vgl. S. 205. Außerdem aktiviert es Enzyme.

Cobaltbedarf und -bedarfsdeckung: Vitamin B_{12} kann weder von Tieren noch von Pflanzen, lediglich von einigen Mikroorganismen synthetisiert werden. Der Cobaltbedarf wird also über die Vitamin-B_{12}-Zufuhr gedeckt, vgl. S. 205. Cobalt, gebunden an Vitamin B_{12}, wird durch tierische Lebensmittel aufgenommen.

Cobalt kann wie Nickel Allergien auslösen. Oxide des Cobalts sind in Porzellan-, Emaillefarben, Drucktinte usw. enthalten.

Mangan

Der Gesamtbestand an Mangan im menschlichen Organismus beträgt ca. 10 bis 40 mg. Die Knochen weisen eine relativ hohe Mangankonzentration auf.

Funktionen: Mangan ist z.B. Bestandteil der Pyruvat-Carboxylase, darüber hinaus dient Mangan als Enzymaktivator. Mangan steigert die Verwertbarkeit von Thiamin.

Manganbedarf und -bedarfsdeckung: Der tägliche Manganbedarf eines Erwachsenen wird auf 2 bis 5 mg geschätzt, diese Menge ist in der üblichen gemischten Kost enthalten.

Manganreich sind pflanzliche Lebensmittel: Nüsse, Vollkorn, Hülsenfrüchte, grünes Gemüse; tierische Lebensmittel enthalten dagegen sehr wenig Mangan.

Mangelerscheinungen wurden beim Menschen kaum beobachtet. Ein Manganmangel führt also zur Herabsetzung der Enzymaktivität.

Intoxikation: Eine negative Wirkung zu großer Manganmengen wurde lediglich bei Minenarbeitern, die einer chronischen Belastung durch Manganstaub ausgesetzt waren, beschrieben. Es kam zu schweren psychischen Störungen.

Molybdän

Der Gesamtbestand an Molybdän im menschlichen Organismus beträgt etwa 10 bis 20 mg.

Funktionen: Molybdän ist Bestandteil von Enzymen, z.B. Xanthinoxidase, sie ermöglichen die Synthese von Harnsäure aus Purinbasen, vgl. S. 417. Außerdem wird ein kariostatischer Effekt diskutiert. Bei überhöhter Zufuhr wurden gichtähnliche Symptome beobachtet.

Molybdänbedarf und -bedarfsdeckung: Der tägliche Bedarf von Jugendlichen und Erwachsenen wird auf 50 bis 100 µg geschätzt.

Mangelerscheinungen wurden beim Menschen kaum beobachtet.

Selen

Der Gesamtbestand an Selen im menschlichen Organismus beträgt 10 bis 15 mg.

Funktionen: Selen ist Bestandteil eines Enzyms, das mit Vitamin E und schwefelhaltigen Aminosäuren die Lipidperoxidation in Zellmembranen verhindert, vgl. S. 192. Selen wird eine antikanzerogene Wirkung zugesprochen.

Die Wirksamkeit einer erhöhten Selenzufuhr als Prophylaxe bei Herzinfarkt, Krebs oder Störungen des Immunsystems ist noch nicht ausreichend geklärt.

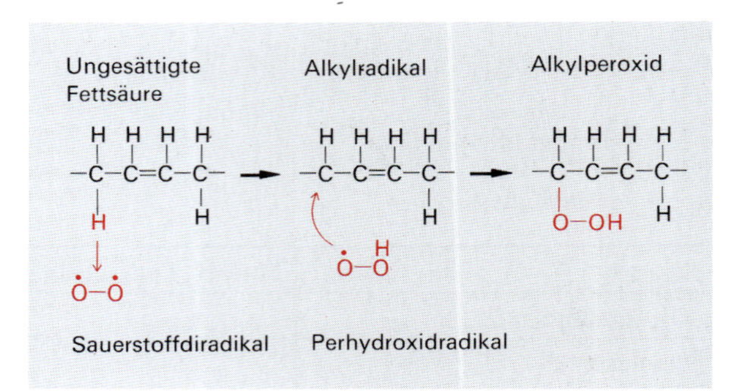

Abb. 1: Peroxidation einer ungesättigten Fettsäure

Selenbedarf und -bedarfsdeckung: Die Zufuhr an Selen sollte 30 bis 70 µg pro Tag betragen. Selenreich sind Fleisch, Fisch, Eier, Getreide und Hülsenfrüchte.

Lebensmittel	Durchschnittswerte µg je 100 g
Leber	240
Rosenkohl	179
Eigelb	160
Erbsen	159
Schnitzel	9

Tab. 1: Selenreiche Lebensmittel

Intoxikation: Die Aufnahme von mehr als 3000 µg Selen pro Tag führt zu Leberzirrhose, Haarausfall und Herzmuskelschwäche. Gefährdet sind Beschäftigte in der Elektronik-, Glas- und Farbenindustrie.

Nickel

Der Gesamtbestand an Nickel im menschlichen Organismus beträgt 0,5 mg.

Funktionen sind bisher nicht nachgewiesen. RNA und DNA enthalten jedoch bedeutsame Nickelkonzentrationen. Nickel stabilisiert evtl. diese Verbindungen.

Bei Nickelmangel ist der Hämoglobingehalt des Blutes verringert. Außerdem ist die Aktivität zahlreicher Enzyme beeinträchtigt.

Nickelbedarf und -bedarfsdeckung: Die durchschnittliche Tagesaufnahme liegt bei 150 bis 900 µg. Pflanzliche Lebensmittel enthalten mehr Nickel als tierische.

Lebensmittel	Durchschnittswerte µg je 100 g
Linsen	300
Erbsen	200
Grüne Bohnen	200
Edamer Käse	100
Hering, Kartoffeln, Möhren	30

Tab. 1: Nickelreiche Lebensmittel

Nickelallergie

Nickel in Lebensmitteln kann Allergien auslösen. Kontaktallergien werden häufig durch nickelhaltige Jeansknöpfe, Reißverschlüsse, Brillengestelle, Armbanduhren, Ohrstecker usw. ausgelöst.

Schwitzen begünstigt das Entstehen von Allergien, häufiges Waschen schützt nicht.

Zink

Der Gesamtbestand an Zink im menschlichen Organismus beträgt etwa 2 g. Zink ist relativ reichlich in Iris und Retina des Auges, Langerhans'schen Inseln, Knochen, Leber und Haaren zu finden. Nur etwa 1 bis 2 % des Gesamtzinks befindet sich im Blut, überwiegend in den Erythrozyten.

Funktionen: Zink ist in ionisierter Form Bestandteil von über 200 Enzymen und wirkt als Enzymaktivator bei der Insulinspeicherung und im Immunsystem.

Zinkbedarf und -bedarfsdeckung: Der tägliche Zinkbedarf von Jugendlichen und Erwachsenen wird auf 7 bis 10 mg geschätzt. Stillende haben einen höheren Bedarf, der im Allgemeinen zu einer verstärkten Resorption von Zink aus der Nahrung führt.

Zink kann generell aus tierischen Lebensmitteln besser verwertet werden als aus pflanzlichen. Die Komplexbildner Histidin und Cystein verbessern die Resorption, Phytin und Phosphat beeinträchtigen sie.

Gute Zinklieferanten sind Fleisch, Fisch, Vollkorn, Gemüse. Z. B. beim Ausmahlen des Getreides kommt es zu erheblichen Verlusten.

Mangelerscheinungen: Zinkmangel bewirkt Veränderungen im Hormonhaushalt und in der Enzymaktivität. Symptome sind: Appetitlosigkeit, gestörte Glucosetoleranz, erhöhte Infektionsgefahr, verzögerte Wundheilung.

Intoxikation: Lebensmittel dürfen nicht in verzinkten Gefäßen zubereitet oder aufbewahrt werden. Die Säuren der Lebensmittel bilden mit dem Zink giftige Zinksalze, es kann zu einer akuten Vergiftung bzw. zu einer chronischen Anämie kommen. Zu hohe Zinkgaben können zu einem Eisen- und Kupfermangel im Organismus führen.

Legende: Atommasse in u – 27,0; Elementsymbol – Al; Ordnungszahl (Protonenzahl) – 13; Elementname – Aluminium

Periode	Hauptgruppen I	II	Nebengruppen (Übergangselemente) III	IV	V	VI	VII	VIII	VIII	VIII	I	II	Hauptgruppen III	IV	V	VI	VII	VIII
1 K-Schale	1,0 H 1 Wasserstoff																	4,0 He 2 Helium
2 L-Schale	6,9 Li 3 Lithium	9,0 Be 4 Beryllium											10,8 B 5 Bor	12,0 C 6 Kohlenstoff	14,0 N 7 Stickstoff	16,0 O 8 Sauerstoff	19,0 F 9 Fluor	20,2 Ne 10 Neon
3 M-Schale	23,0 Na 11 Natrium	24,3 Mg 12 Magnesium											27,0 Al 13 Aluminium	28,1 Si 14 Silicium	31,0 P 15 Phosphor	32,1 S 16 Schwefel	35,5 Cl 17 Chlor	39,9 Ar 18 Argon
4 N-Schale	39,1 K 19 Kalium	40,1 Ca 20 Calcium	45,0 Sc 21 Scandium	47,9 Ti 22 Titan	50,9 V 23 Vanadium	52,5 Cr 24 Chrom	54,9 Mn 25 Mangan	55,8 Fe 26 Eisen	58,9 Co 27 Cobalt	58,7 Ni 28 Nickel	63,5 Cu 29 Kupfer	65,4 Zn 30 Zink	69,7 Ga 31 Gallium	72,6 Ge 32 Germanium	74,9 As 33 Arsen	79,0 Se 34 Selen	79,9 Br 35 Brom	83,8 Kr 36 Krypton
5 O-Schale	85,5 Rb 37 Rubidium	87,6 Sr 38 Strontium	88,9 Y 39 Yttrium	91,2 Zr 40 Zirkonium	92,9 Nb 40 Niob	95,9 Mo 41 Molybdän	(98,6) Tc 43 Technetium	101,1 Ru 44 Ruthenium	102,9 Rh 45 Rhodium	106,4 Pd 46 Palladium	107,9 Ag 47 Silber	112,4 Cd 48 Cadmium	114,8 In 49 Indium	118,7 Sn 50 Zinn	121,8 Sb 51 Antimon	127,6 Te 52 Tellur	126,9 I 53 Iod	131,3 Xe 54 Xenon
6 P-Schale	132,9 Cs 55 Caesium	137,3 Ba 56 Barium	57 bis 71	178,5 Hf 72 Hafnium	180,9 Ta 73 Tantal	183,9 W 74 Wolfram	186,2 Re 75 Rhenium	190,2 Os 76 Osmium	192,2 Ir 77 Iridium	195,1 Pt 78 Platin	197,0 Au 79 Gold	200,6 Hg 80 Quecksilber	204,4 Tl 81 Thallium	207,2 Pb 82 Blei	209,0 Bi 83 Bismut	(209) Po 84 Polonium	(210) At 85 Astat	(222) Rn 86 Radon
7 Q-Schale	(223) Fr 87 Francium	226,0 Ra 88 Radium	89 bis 103	(261) Rf 104 Rutherfordium	(262) Ha 105 Hahnium	(263) Unh 106 Unnilhexium	(262) Ns 107 Nielsbohrium	(265) Hs 108 Hassium	(266) Mt 109 Meiterium	(268) Uun 110 Ununnilium	(269) Uuu 111 Unununium							

Abb. 1: Das Periodensystem der Elemente

9 Vitamine

9.1 Kleine Menge – große Wirkung

Aufgaben

1. *Diskutieren Sie den folgenden Text:*

   Sinnvoll kann es in den Wintermonaten sein, Vitamin-C-Tabletten zu nehmen. In dieser Zeit werden Frischgemüse und -obst geringer angeboten, und dadurch fehlt in der Kost Vitamin C. Meistens droht in der kalten Jahreszeit auch noch eine Erkältung. Da ist es schon angebracht, auf eine gute Vitamin-C-Versorgung zu achten. Gefährlich können Vitamin-C-Tabletten nicht werden, denn überschüssig zugeführtes Vitamin C wird ausgeschieden. Allerdings müssen Diabetiker darauf achten, dass die Tabletten keinen Zucker enthalten. Übrigens sollten auch Übergewichtige zuckerfreie Tabletten wählen. Ständiges Lutschen von Bonbons fördert das Entstehen von Karies. Da ist die in Wasser aufgelöste Tablette günstiger. Sinnvoll kann auch die Einnahme von Vitaminen der B-Gruppe sein, denn es ist oft schwer, sich mit der üblichen Kost ausreichend damit zu versorgen.

   Ungefährlich sind auch Multivitaminpräparate, in denen Vitamine in den Mengen vorliegen, die dem Tagesbedarf entsprechen. Vor dem Griff zur Vitamintablette muss die Packungsbeilage sorgfältig gelesen werden und ein Vergleich mit den Empfehlungen darf nicht fehlen. Ungefährlich sind auch vitaminhaltige Säfte, wenn sie mit dem Energiebedarf in Einklang gebracht werden können.

   Gefährlich kann es werden, wenn Vitamine, bei denen Schäden durch Überdosierung bekannt sind, unbegrenzt eingenommen werden. Für Vitamin A und D besteht diese Gefahr. Präparate, die diese Vitamine enthalten, dürfen nicht ohne Befragen des Arztes genommen werden. (gekürzt M. Wagner/I. Bongartz, Vitamine und Ballaststoffe, Falken-Verlag)
2. *Sammeln und beurteilen Sie Werbetexte von Lebensmitteln, denen Vitamine zugesetzt wurden.*
3. *Ermitteln Sie mithilfe der Nährwerttabelle, vgl. S. 446ff., vitaminreiche Lebensmittel, die anstelle von Vitaminpräparaten gegessen werden können.*

Vitamine sind organische Verbindungen, die nicht oder nur unzureichend im menschlichen Organismus synthetisiert werden können. Vitamine sind also essentielle, d.h. lebensnotwendige Nahrungsbestandteile.

Der **Begriff Vitamin** wurde 1911 von K. Funk gewählt. Zunächst glaubte man, dass es sich bei den Vitaminen einheitlich um stickstoffhaltige Verbindungen handele, die zur Erhaltung, zum Wachstum und zur Fortpflanzung des Menschen benötigt würden (vita – Leben; amine – stickstoffhaltige Verbindungen). Heute weiß man, dass Vitamine einen recht unterschiedlichen chemischen Aufbau haben.

Zum Teil besteht eine enge Stoffwechselbeziehung zwischen den Vitaminen und anderen Nahrungsbestandteilen. Das Niacin – ein Vitamin der B-Gruppe – kann z.B. im intermediären Stoffwechsel aus der essentiellen Aminosäure Tryptophan gebildet werden. Andere Vitamine können aus ihren Vorstufen, den Provitaminen, gebildet werden. Vitamin D_3 z.B. kann in der Haut unter Einwirkung von UV-Strahlen des Sonnenlichtes aus dem Provitamin Dehydrocholesterin – einem Stoffwechselzwischenprodukt – synthetisiert werden.

Allen Vitaminen gemeinsam ist die Wirkung in „kleinster Menge". Vitamine sind organische Substanzen, deren täglicher Bedarf unter 20 mg liegt. Die einzige Ausnahme stellt das Vitamin C dar, dessen täglicher Bedarf bei 100 mg liegt. Würde dieses Vitamin heute entdeckt, würde man es daher wohl kaum den Vitaminen zuordnen.

Einteilung der Vitamine nach Vorkommen und Funktionen

1. **Vitamine als Bestandteile von Coenzymen:** Thiamin, Riboflavin, Niacin, Folsäure, Pantothensäure, Pyridoxin, Cobalamin, Biotin, Phyllochinone.
   Als Enzymbestandteile, vgl. S. 240f., katalysieren sie den Zellstoffwechsel – intermediären Stoffwechsel – der Kohlenhydrate, Fette und Proteine. Diese Vitamine kommen entsprechend ihren Funktionen in allen Zellen vor. Sie können zum Teil von Darmbakterien synthetisiert und so dem menschlichen Organismus zugeführt werden. Zu diesen Vitaminen sind Antivitamine bekannt.
2. **Vitamine mit spezifischen Funktionen:** Retinole, Ascorbinsäure, Calciferole, Tocopherole.
   Sie kommen vorwiegend im Blut oder nur in spezifischen Zellen vor.
   Eine zu reichliche Zufuhr von Retinol und Calciferol kann zu einer Hypervitaminose führen.

Einteilung der Vitamine nach ihrer Löslichkeit – ihren chemischen Eigenschaften

fettlösliche Vitamine	wasserlösliche Vitamine
Retinole, A Calciferole, D Tocopherole, E Phyllochinone, K	Thiamin, B_1 Riboflavin, B_2 Pyridoxin, B_6 Cobalamin, B_{12} Biotin Folsäure Niacin Pantothensäure Ascorbinsäure, C

Tab. 1: Löslichkeit der Vitamine

Hinweis: Die Benennung der Vitamine mit Buchstaben und Zahlen ist historisch bedingt und heute teils irreführend

Begriffserläuterungen

Provitamine: Einige Vitamine können im Körper aus einer Vorstufe – einem Provitamin – gebildet werden, z.B. Vitamin A aus Carotin, Vitamin D aus Dehydro**cholesterin** und Niacin aus der essentiellen Aminosäure Tryptophan.

Hypovitaminose: entsteht bei einem Vitaminmangel, der verschiedene Ursachen haben kann:
- **einseitige Ernährung**, z.B. Fastfood und Süßigkeiten oder industrielle Fertigkost bzw. falsche Lebensmittelverarbeitung;
- **Schlankheitsdiäten** ohne ausreichenden Vitamingehalt;
- Art und Menge anderer Nahrungsbestandteile, z.B.
  - der Vitamin-E-Bedarf steigt mit der Zufuhr an mehrfach ungesättigten Fettsäuren,
  - der Thiaminbedarf steigt mit dem Kohlenhydrat- und Alkoholanteil der Nahrung;
- **gestörte Vitaminresorption**, z.B. bei chronischem Durchfall, Abführmittelmissbrauch, gestörter Gallenfunktion – fettlösliche Vitamine können nur mit Fetten resorbiert werden – oder durch unzureichende Ausnutzung der Nahrung bei älteren Menschen;
- **Lebererkrankungen** führen zu einer verminderten Vitaminspeicherung bzw. zu einer Störung wichtiger biochemischer Reaktionen, die die Synthese von Coenzymen ermöglichen;
- **erhöhter Vitaminbedarf**, z.B. Schwangere, Stillende, Raucher, Alkoholkranke, Leistungssportler;
- **längere Behandlung mit Medikamenten**, z.B. Antibiotika verändern die Darmflora und beeinträchtigen so die Vitaminsynthese durch Darmbakterien bzw. sie wirken als **Antivitamine**.

Vitamine gehen mit den Peptidketten in den Cofaktoren der Enzyme katalytisch wirksame Verbindungen ein. Geringfügige chemische Veränderungen der Cofaktoren führen zur Bildung von Antivitaminen, die die Enzyme aufgrund ihrer strukturellen Verwandtschaft von ihrem Wirkungsort verdrängen. Auch bei ausreichender Vitaminversorgung kann es also zu Vitaminmangelerscheinungen kommen. Das Stoffwechselgeschehen wird durch Antivitamine blockiert, vgl. S. 194.

Eine Hypovitaminose äußert sich meist unspezifisch durch Abgeschlagenheit, Konzentrationsschwäche usw.

Überblick über die Schritte des Vitaminstoffwechsels

Vitamin
↓
Intestinale Resorption
↓
Transport im Blut
↓
Aufnahme in Zellen
↓
Umwandlung zum Coenzym
↓
Assoziation mit Apoenzym
↓
Holoenzym

Avitaminose: Hiervon spricht man bei völligem Fehlen eines Vitamins, wie z.B. bei Skorbut, Rachitis oder Beri-Beri-Krankheit. Die Vitaminreserven im Körper sind recht unterschiedlich, z.B. reichen die B_{12}-Reserven für drei bis fünf Jahre, Vitamin A für ein Jahr, Vitamin C für drei bis vier Monate, die Thiaminreserven dagegen nur für ein bis zwei Wochen, vgl. S. 188.

Hypervitaminose: Hierzu kann es durch eine ständige Überversorgung mit den fettlöslichen Vitaminen A und D kommen, da diese im Körper gespeichert werden. Mit üblichen Lebensmitteln ist dies jedoch kaum möglich. Werden wasserlösliche Vitamine im Übermaß aufgenommen, so werden diese ausgeschieden.

Als vitaminreich werden Lebensmittel bezeichnet, wenn durch eine übliche Portion 10 bis 20% der empfehlenswerten Höhe der täglichen Zufuhr erreicht werden. Lediglich Vitamin-C-reiche Lebensmittel sollten 50% der empfehlenswerten täglichen Zufuhr enthalten.

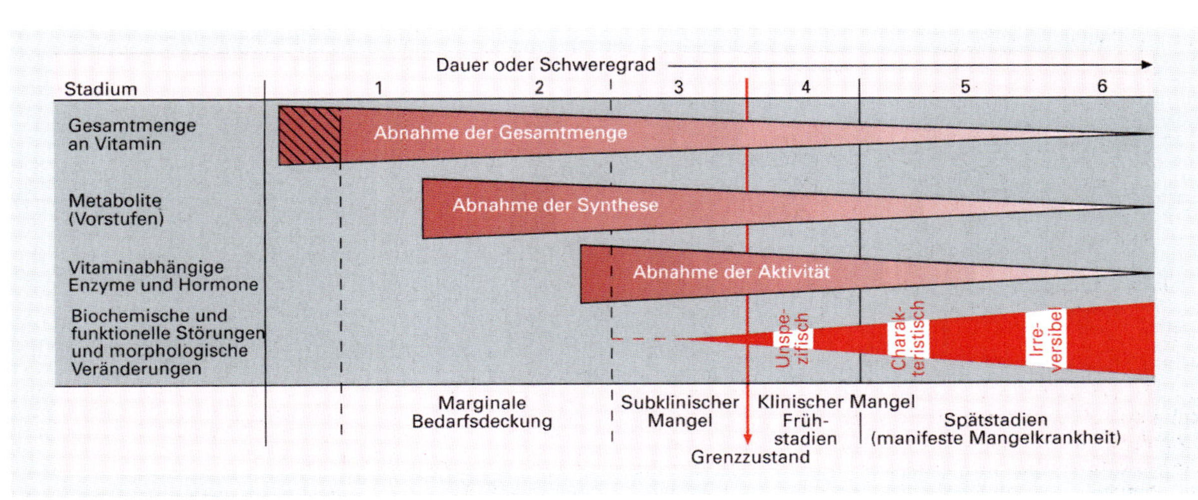

Abb. 1: Stadien der Vitaminverarmung (nach Brubacher)

9.2 Fettlösliche Vitamine

9.2.1 Retinole – Vitamin A

Struktur von Vitamin A und verwandten Verbindungen

All-trans-Retinol – Vitamin-A-Alkohol – Vitamin A_1 – besteht in reiner Form aus schwach gelben Kristallen. Am Ende der Kohlenwasserstoffkette befindet sich eine primäre alkoholische OH-Gruppe. In der Nahrung kommt all-trans-Retinol hauptsächlich verestert mit Palmitinsäure vor.

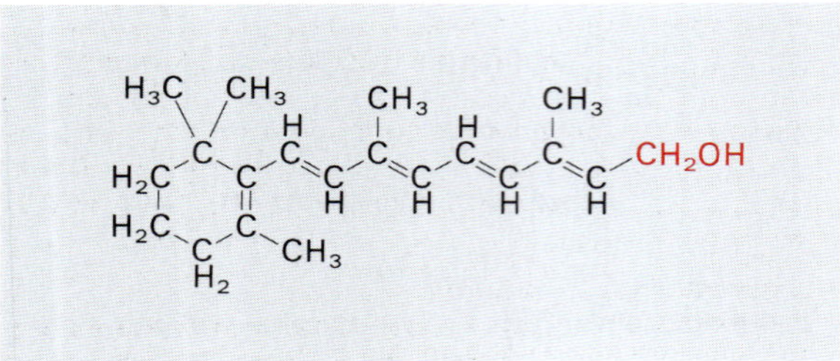

Abb. 1: Strukturformel des Vitamin A_1

All-trans-Retinal (Vitamin-A-Aldehyd) ist ein Oxidationsprodukt von Retinol. Die alkoholische OH-Gruppe wurde zur Aldehydgruppe oxidiert.

Retinsäure (Vitamin-A_1-Säure) ist ein Oxidationsprodukt von Retinal, die Aldehydgruppe wurde zur Carboxylgruppe weiter oxidiert. Retinsäure kann im Organismus nicht zu Retinol reduziert werden.

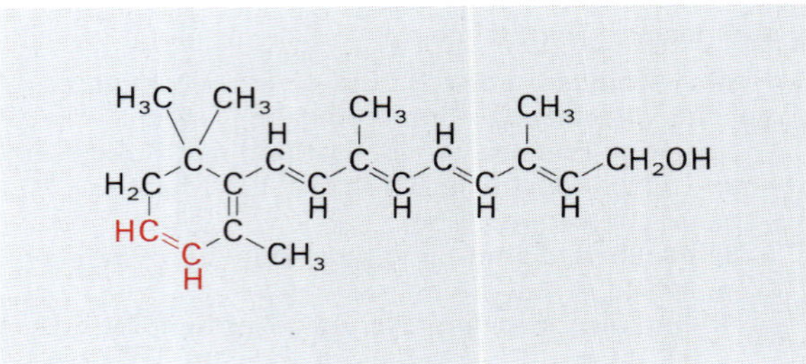

Abb. 2: Strukturformel des Vitamin A_2

Dehydroretinol – Vitamin A_2 – der β-Iononring enthält eine zweite Doppelbindung, es besitzt also zwei Wasserstoffatome weniger (– dehydro –) als Retinol.

Carotine, die einen β-Iononring aufweisen, sind Provitamine. Carotine sind fettlösliche Farbstoffe. Die Farbigkeit des Moleküls wird durch die fortlaufenden konjugierten Doppelbindungen (es befindet sich jeweils eine Einfachbindung zwischen zwei Doppelbindungen) hervorgerufen, sie bilden in reiner Form intensiv gelb gefärbte Kristalle. β-Carotin ist das wichtigste Provitamin.

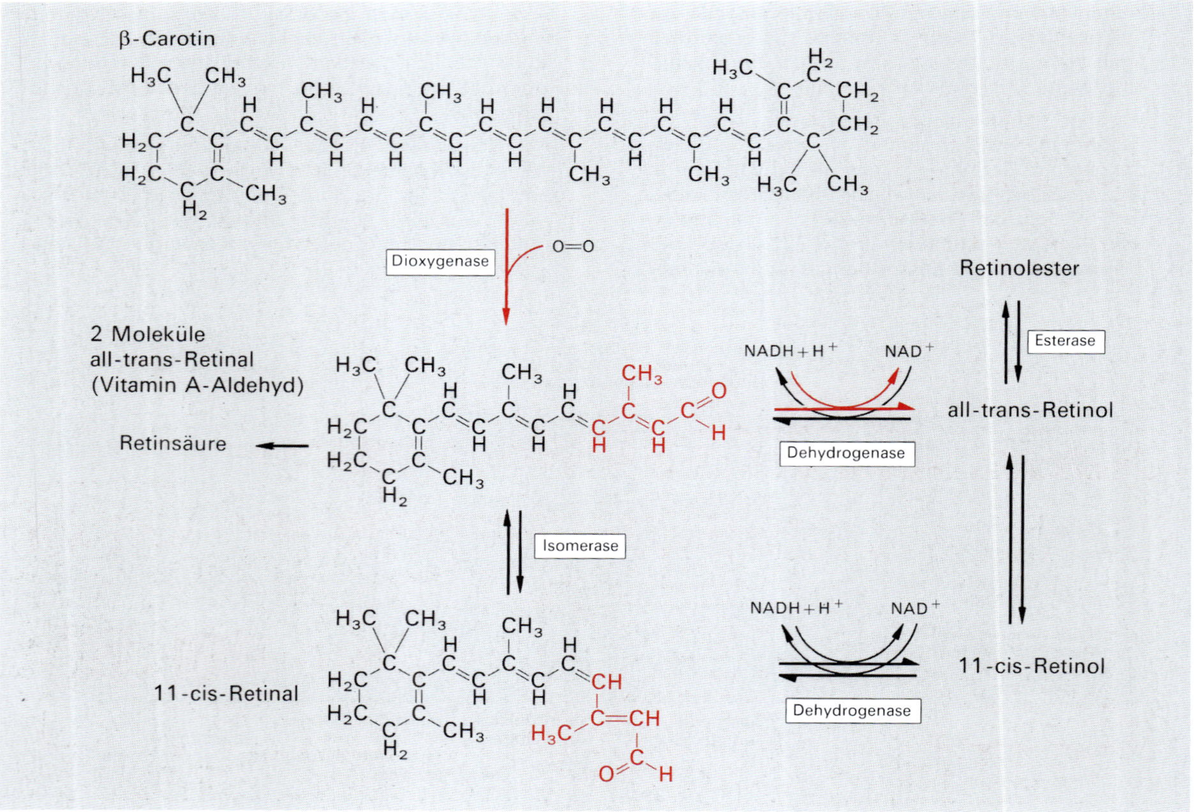

Abb. 3: Bildung von Retinal aus β-Carotin durch oxidative Spaltung und Stoffwechsel der Retinole

Resorption

Retinol wird überwiegend mit Palmitinsäure verestert und mit den Chylomikronenresten zur Leber transportiert. Carotine werden zum Teil schon in der Darmschleimhaut unter Einwirkung der Dioxygenase in zwei Moleküle Retinal gespalten, die sofort durch die Retinol-Dehydrogenase zu Retinol hydriert werden. Die Resorptionsrate für Carotin liegt durchschnittlich bei 33%.

Resorptionsverluste bei β-Carotin

1 µg Retinol ≘ 2 µg β-Carotin
≘ 4 µg β-Carotin in Fetten und Ölen
≘ 8 µg β-Carotin in gegartem Gemüse mit Fett
≘ 12 µg β-Carotin in gekochtem, passiertem Gemüse ohne Fett

Aus rohen, grob zerkleinerten Möhren, die nicht mit Fett zubereitet wurden, kann das β-Carotin praktisch nicht ausgenutzt werden.

Die Resorption von Retinol bzw. Carotinen wird durch
- die Gallensäureproduktion,
- die Verdaulichkeit der Nahrung,
- Nahrungsfette,
- Proteine gesteigert,
- mehrfach ungesättigte Fettsäuren beeinträchtigt.

Speicherung

Retinol bzw. Carotin können in der Leber als Retinol-Palmitat gespeichert werden. Die Leber verfügt generell über einen Vitamin-A-Vorrat, durch den der Bedarf über mehrere Monate gedeckt werden kann.

Bei Bedarf kann Retinol aus dem Retinol-Palmitat durch hydrolytische Spaltung wieder freigesetzt und ans Blut abgegeben werden. Der Transport erfolgt hauptsächlich mit den VLDL- bzw. LDL-Fraktionen.

Die Ausscheidung von Vitamin A erfolgt in Form von Retinsäure mit der Galle.

Funktionen

Vitamin A scheint zwei wichtige Funktionen im menschlichen Organismus zu erfüllen:

1. **Hautschutz-, Epithelschutzvitamin**
   Vitamin A wird für das Wachstum verschiedener Zellarten, besonders des Epithels, benötigt (Deckgewebe, das die Körperoberfläche bzw. die Hohlorgane und Körperhöhlen auskleidet). Die genaue Funktion des Vitamins im Zellstoffwechsel ist bisher noch nicht bekannt, es scheint jedoch die Eiweißsynthese zu fördern. Vitamin A wirkt der Verhornung der Zellen entgegen.
2. **Bestandteil des Sehpurpurs**
   Die Retina – Netzhaut – des menschlichen Auges enthält mehr als hundert Millionen winzige Stäbchen und Zapfen, die als Lichtrezeptoren das Sehen ermöglichen. Die Stäbchen enthalten das Pigment Rhodopsin als Sehpurpur und die Zapfen Iodopsin. Beide Chromoproteine enthalten unterschiedliche Proteine und Retinal als Farbstoffanteil.

Carotinoide scheinen das Lungen-, Speiseröhren- und Magenkrebsrisiko zu vermindern, sie ermöglichen den Abbau von Sauerstoffradikalen, vgl. S. 182.

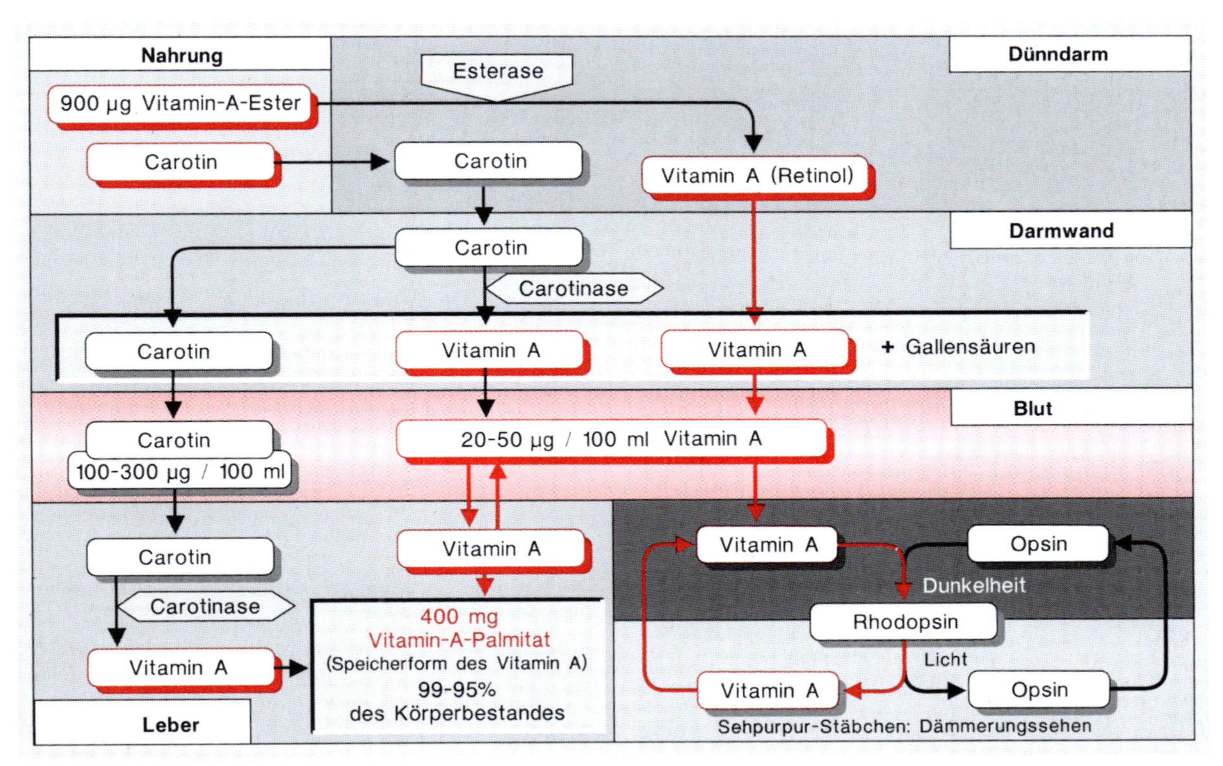

Abb. 1: Vitamin-A-Stoffwechsel

Sehvorgang

- Im Dunkeln wird all-trans-Retinol (Vitamin A_1) zu 11-cis-Retinol isomerisiert und anschließend zum 11-cis-Retinal dehydriert, welches sich mit Opsin zu Rhodopsin verbindet.
- Unter Lichteinwirkung zerfällt Rhodopsin wieder in die Bestandteile Opsin und all-trans-Retinal (Vitamin-A-Aldehyd). Hierdurch wird ein nervöser Impuls ausgelöst, der das Dämmerungssehen ermöglicht.
  All-trans-Retinal wird zu all-trans-Retinol hydriert und gelangt so erneut in den Zyklus.

Iodopsin hat in den Zapfen eine entsprechende Aufgabe für das Farbsehen.

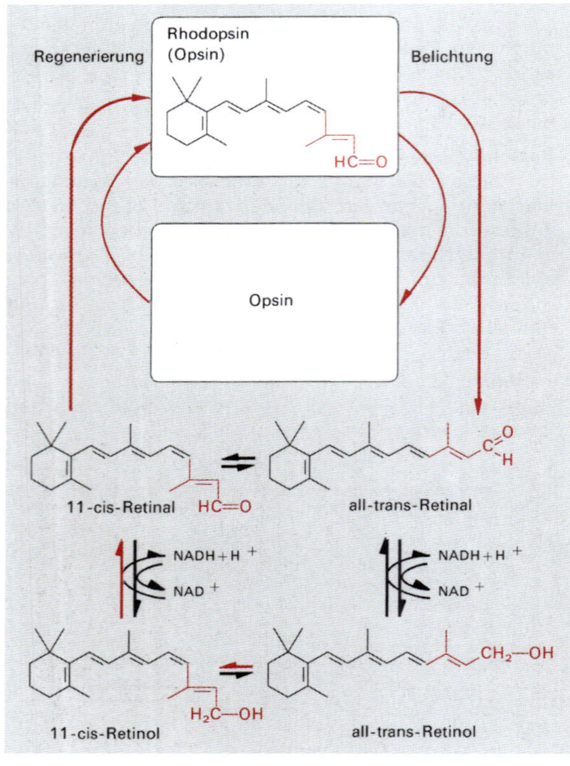

Abb. 1: Vitamin A und Sehvorgang (Buddecke)

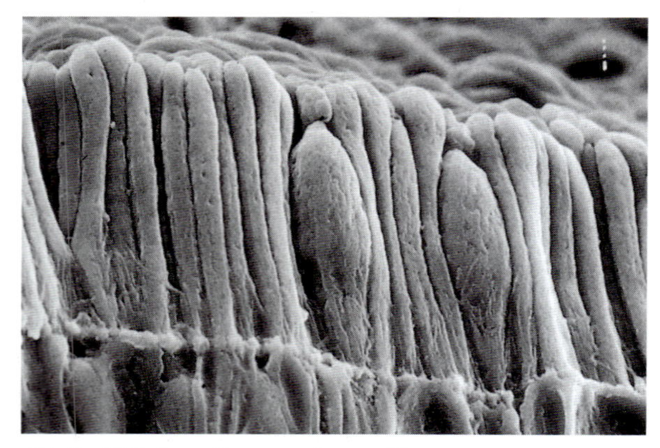

Abb. 2: Stäbchenzellen – stark vergrößert

Hypovitaminose – Avitaminose

Erste Folgen eines Vitamin-A-Mangels sind Sehprobleme in der Dämmerung, das Auge kann sich nicht mehr an geringe Lichtstärken anpassen. Ein weiterer Vitamin-A-Mangel führt dann zur Nachtblindheit, zum Austrocknen der Hornhaut und schließlich zur Erblindung. In Entwicklungsländern ist ein Vitamin-A-Mangel häufigste Ursache für eine Erblindung von Kindern.

Vitamin-A-Mangel bewirkt außerdem eine krankhafte Verhornung von Haut und Schleimhäuten.
Vitamin-A-Mangel ist in den westlichen Industrieländern selten.

Hypervitaminose

Da Vitamin A in der Leber gespeichert wird, können extreme Ernährungssituationen zu einer Hypervitaminose führen. Z.B. Eskimos, die große Mengen an Eisbärenleber verzehrten, zeigten Vergiftungserscheinungen. Die Folgen sind: Erbrechen, Durchfall, Schleimhautblutungen, Knochenbrüchigkeit und Übererregbarkeit.

Alter	Durchschnitts-werte	Höchst-werte
Säuglinge bis 1 Jahr	167	576
Kinder bis 10 Jahre	303	2121
Kinder ab 10 Jahre und Erwachsene	242	2121
Reservekapazität: 1 Jahr		

Tab. 1: Vitamin-A-Speicher der Leber des Menschen (μg Retinol-Äquivalent/g Leber)

Calcium	1–20 Jahre
Vitamin B_{12}	3– 5 Jahre
Vitamin A	1– 2 Jahre
Eisen	1– 2 Jahre
Folsäure	3– 4 Monate
Vitamin C	3– 4 Monate
Niacin	3– 4 Monate
Riboflavin	3– 4 Monate
Vitamin B_6	3– 4 Monate
Protein	6– 8 Wochen
Vitamin K	2– 6 Wochen
Thiamin	4–10 Tage

Tab. 2: Reservekapazität des Erwachsenen für essentielle Nährstoffe

Die **fettlöslichen Vitamine** A, D, E und K haben folgende gemeinsame Eigenschaften:

- Sie werden mit den Triglyceriden über die Lymphe transportiert. Ein Vitaminmangel entsteht also bei einer Störung der Fettverdauung bzw. -resorption.
- Sie werden – abgesehen vom Vitamin K – im Körper gespeichert und nicht über die Niere ausgeschieden. Bei einer Überdosierung entstehen also Hypervitaminosen.

Vitamin-A-Bedarf und -Bedarfsdeckung

Der Vitamin-A-Bedarf kann durch Retinol, β-Carotin und andere Carotine gedeckt werden. Aufgrund der Resorptionsverluste werden die Empfehlungen für die Zufuhr in Retinol-Äquivalent angegeben.

Empfehlenswerte Höhe der Retinol-Äquivalent-Zufuhr für verschiedene Alters- und Personengruppen, vgl. S. 210.

1 mg Retinol-Äquivalent	≙ 1 mg Retinol
	≙ 6 mg β-Carotin
	≙ 12 mg andere Carotinoide
1 I.E. Vit A	≙ 0,3 µg Retinol

Vitamin A ist besonders in Fleisch, Eiern und Speisefetten enthalten. Der Vitamin-A-Bedarf kann aber auch durch das Provitamin Carotin gedeckt werden, das in allen gelben und grünen Gemüsesorten vorkommt.

Als Farbstoff wird Speisefetten häufig Vitamin A und anderen Lebensmitteln Carotin zugesetzt.

Menge	Lebensmittel	200 400 600 800 1000 15000 µg
100 g	Möhren, roh	
200 g	Grünkohl	
150 g	Aprikosen	
100 g	Rinderleber	
2 Stück	Hühnereier	
20 g	Butter	
30 g	Camembert, 45% Fett i.Tr.	

— Empfehlenswerte Höhe der täglichen Vitamin-A-Zufuhr für Erwachsene (DGE)

Tab. 1: Lebensmittel, die reichlich Vitamin A bzw. Carotin enthalten

Vitamin-A-Verluste bei der Lebensmittelverarbeitung

Vitamin A und β-Carotine sind bis 100 °C hitzestabil. Über 100 °C werden sie jedoch in Gegenwart von Sauerstoff zerstört. Empfindlich sind beide Stoffe gegenüber Sauerstoff und Licht. Besonders in ranzigen Fetten treten große Verluste auf. Vitamin E verhindert die oxidative Zerstörung von Vitamin A.

Die durchschnittlichen Verluste bei der Lebensmittelverarbeitung betragen 20 %.

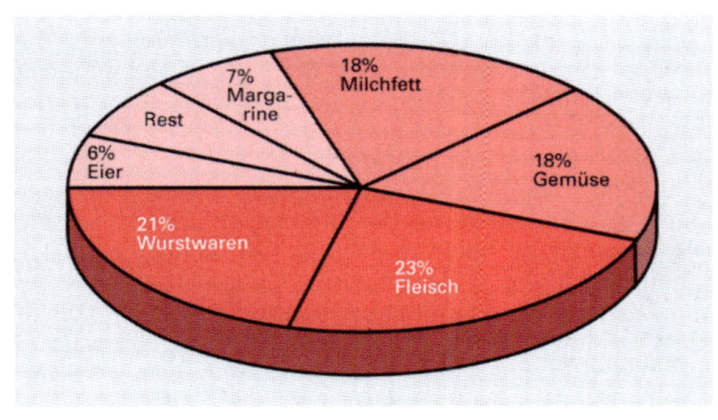

Abb. 1: Prozentuale Vitamin-A-Bedarfsdeckung durch verschiedene Lebensmittelgruppen in der Bundesrepublik Deutschland

Aufgaben

1. *Diskutieren Sie den folgenden Fall:*
   Amerikanische Wissenschaftler haben festgestellt, dass das Fernsehen ein regelrechter „Vitamin-A-Fresser" ist. Vor allem dann, wenn das Fernsehbild falsch eingestellt ist, etwa wenn es flimmert oder zu hell bzw. zu dunkel ist. Überdurchschnittlich langes Fernsehen kann den Vitamin-A-Bedarf bis auf das Fünfzigfache ansteigen lassen. Auch wer viel liest, nachts arbeitet oder viel Auto fährt, sollte an einen Vitamin-A-Ausgleich denken. (U. Rückert, Ariston)
2. *Erklären Sie unterschiedliche Auswirkungen eines Vitamin-A-Mangels bei*
   a) Kindern und b) Erwachsenen.
   In Entwicklungsländern erblinden jährlich viele Kinder im Alter zwischen 18 und 36 Monaten. Bei Erwachsenen, die freiwillig zwei Jahre eine Vitamin-A-freie Diät aßen, wurde nur eine Verschlechterung des Sehens bei Nacht beobachtet.
3. *Ermitteln Sie mithilfe der Nährwerttabelle Lebensmittel,*
   a) die reichlich Vitamin A enthalten,
   b) aus denen Vitamin A gut resorbiert werden kann.
4. *Beschreiben Sie den Stoffwechsel des Retinols.*
5. *Nennen Sie mögliche Ursachen für eine Vitamin-A-Hypovitaminose.*

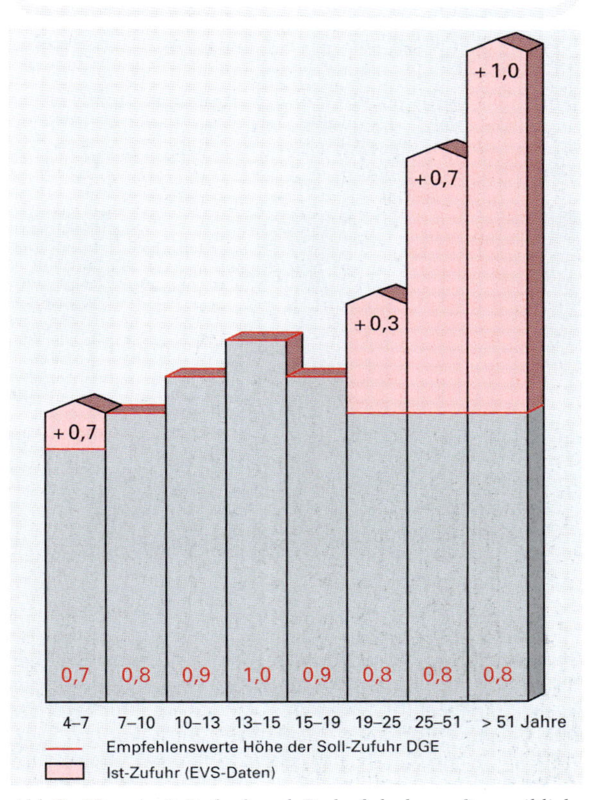

Abb. 2: Vitamin-A-Bedarf und Bedarfsdeckung für weibliche Personen (Angaben in mg pro Tag)

9.2.2 Calciferole – Vitamin D

Die D-Vitamine leiten sich von den Sterinen ab, vgl. S. 82. Sie sind wasserunlöslich, aber löslich in Fetten und Ölen. In reiner Form bilden sie farb- und geruchlose Kristalle. Die D-Vitamine werden auch Calciferole – Kalkträger – genannt.

Cholesterin und **Ergosterin** können als Provitamine angesehen werden. Cholesterin kommt in tierischen Lebensmitteln und im menschlichen Organismus vor, es kann zu Vitamin D_3 – **Cholecalciferol** – umgebaut werden. Ergosterin ist in pflanzlichen Lebensmitteln enthalten, es kann zu Vitamin D_2 – **Ergocalciferol** – umgebaut werden.

Für den menschlichen Organismus hat Cholecalciferol die größte Bedeutung, da es in der Leber und Haut synthetisiert wird.

Abb. 1: Strukturformel von Cholecalciferol – Vitamin D_3

Synthese von Cholecalciferol – Vitamin D_3

Cholesterin wird in der Leber zu 7-Dehydrocholesterol umgebaut, hieraus wird in der Haut unter Einwirkung von UV-Strahlen Cholecalciferol – Vitamin D_3 – gebildet. An α-Globuline gebunden, wird Cholecalciferol zur Leber transportiert.

Vitamin D wird in Leber und **Fettgewebe** gespeichert. Reduktionsdiäten können so zu einer Hypervitaminose führen. Vitamin D wird über die Gallenflüssigkeit mit dem Kot ausgeschieden.

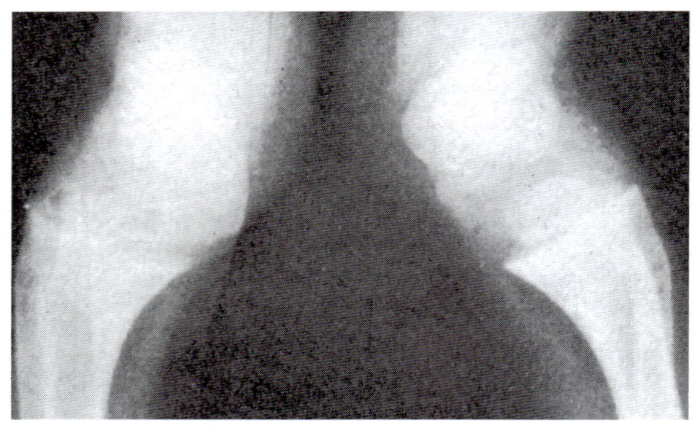

Abb. 2: Rachitische Knochen

Funktionen

Cholecalciferol und Ergocalciferol werden in der Leber zu 25-Hydroxycholecalciferol hydroxyliert und in der Niere nochmals hydroxyliert, bis die eigentliche stoffwechselaktive Form des Vitamins – 1,25-Dihydroxycholecalciferol – entsteht. Hydroxylase: Einbau von Sauerstoff unter Bildung einer Hydroxylgruppe. Die Biosynthese von 1,25-Dihydroxycholecalciferol wird durch das Parathormon gesteuert, vgl. S. 171.

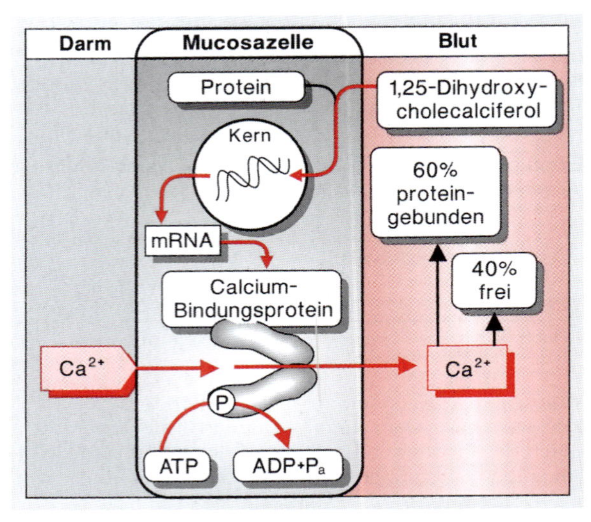

Abb. 3: Vitamin D fördert die Calciumresorption

Calcium wird durch aktiven Transport gegen das Konzentrationsgefälle durch die Darmwand resorbiert. Für den Transport werden ein Carrierprotein und ATP benötigt.

1,25-Dihydroxycholecalciferol – Vitamin-D-Hormon – fördert die Synthese des Carrierproteins und wirkt so Calcium mobilisierend auf
- den Verdauungstrakt und
- die Osteoclasten in den Knochen und steigert so die Blutcalciumkonzentration.

Außerdem wird die Calciumausscheidung gehemmt.

1,25-Dihydroxycholecalciferol fördert auch die Phosphatresorption und hemmt die Phosphatausscheidung.

Da 1,25-Dihydroxycholecalciferol in einem Organ synthetisiert und die biologische Aktivität eines anderen Gewebes reguliert, wird es aufgrund seines Wirkungsmechanismus als Hormon angesehen.

Hypovitaminose – Avitaminose

Rachitis (Osteomalazie heißt diese Erkrankung bei Erwachsenen; griech.: Osteon – Knochen, malakia – Weichheit), vgl. S. 173.
Osteoporose, vgl. S. 171.

Hypervitaminose

Eine extrem hohe Vitamin-D-Zufuhr – z. B. eine falsche Rachitisprophylaxe – kann zu einer Vitamin-D-Hypervitaminose führen. Tagesmengen über 25 µg sollten nicht gegeben werden, außerdem sollte die Calciumkonzentration im Plasma kontrolliert werden.
Bei einer Vitamin-D-Überversorgung kommt es zu einer verstärkten Mobilisierung von Calcium aus den Knochen. In diesem Fall ist der Blutcalciumspiegel erhöht. Diese krankhafte Veränderung führt zu abnormen Calciumablagerungen in Blutgefäßen, Lunge und Niere. Es kann dadurch u. a. zu Ablagerungen in den Nierenkanälchen kommen, sodass die harnpflichtigen Substanzen nicht mehr ausgeschieden werden können und Vergiftungserscheinungen auftreten.
Eine Reduzierung des Vitamin-D-Gehalts und Calciumgehalts der Nahrung bewirkt eine Verbesserung der krankhaften Stoffwechsellage.

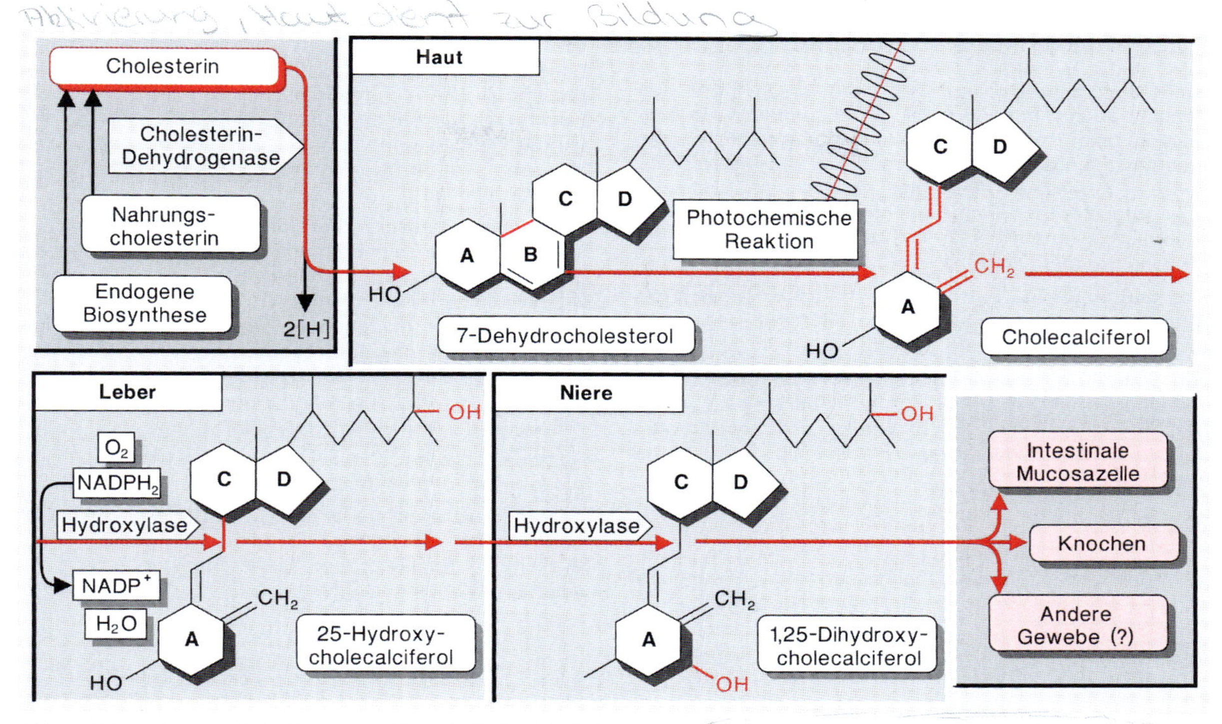

Abb. 1: Biosynthese und Wirkformen von Vitamin D_3 (Buddecke)

Vitamin-D-Bedarf und -Bedarfsdeckung

Für Jugendliche und Erwachsene empfiehlt die DGE eine Vitamin-D-Aufnahme von 5 µg pro Tag.

Senioren haben einen höheren Vitamin-D-Bedarf, da die Bildung in der Haut herabgesetzt ist, außerdem ist der Aufenthalt im Freien oft eingeschränkt. Durch eine erhöhte Aufnahme können die Knochenabbauprozesse und so das Risiko für Frakturen gemindert werden.

1 µg Vitamin D ≙ 40 I. E.

Säuglinge haben einen höheren exogenen Vitamin-D-Bedarf, da Muttermilch und Kuhmilch kaum Vitamin D enthalten. Auch die hiesigen klimatischen Bedingungen sind für eine ausreichende Eigensynthese ungünstig. Säuglinge erhalten deshalb täglich zusätzlich 10 µg Vitamin D in Form von Präparaten. Außerdem muss auf eine ausreichende Calciumversorgung geachtet werden. Frühgeborene haben einen noch höheren Bedarf.

Schwangere und **Stillende** haben wahrscheinlich einen höheren Vitamin-D-Bedarf. Während einer Schwangerschaft darf Vitamin D jedoch nicht ohne weiteres in größeren Mengen eingenommen werden, da bisher noch nicht geklärt ist, ob es hierdurch zu einer Schädigung des Kindes kommt.

Heute wird den Lebensmitteln teilweise Vitamin D zugesetzt. Diese erhöhte Vitamin-D-Zufuhr ist nicht unbedenklich, da hierdurch die Calciumkonzentration des Blutes angehoben werden kann. Besonders Menschen, die einen erhöhten Blutcholesterinspiegel haben, sollten nicht unkontrolliert Vitamin D zu sich nehmen, vgl. S. 171 und S. 413.

Menge	Lebensmittel	25 50 75 100 125 150 175%
100 g	Hering	
200 g	Pilze	
1 Stück	Hühnerei	
100 g	Kalbfleisch	
100 g	Schweineleber	
30 g	Margarine	
50 g	Emmentaler	
30 g	Butter	

Tab. 1: Prozentuale Deckung des täglichen Vitamin-D-Bedarfs – weibliche Erwachsene (5 µg)

Vitamin-D-Verluste bei der Lebensmittelverarbeitung

Vitamin D ist bis 180 °C hitzestabil. Durch längeres Einwirken von Sauerstoff und Licht/UV-Strahlen wird Vitamin D zerstört. Die Verluste bei der Lebensmittelverarbeitung bzw. -lagerung – 10 % – sind jedoch meist ohne Bedeutung, da das Vitamin bei jüngeren Erwachsenen im Organismus ausreichend synthetisiert wird.

Aufgaben

1. *Diskutieren Sie den Begriff „Vitamin" im Hinblick auf das Vitamin D.*
2. *In Multivitaminpräparaten ist Vitamin D enthalten. Beurteilen Sie diese Tatsache.*
3. *Erläutern Sie Faktoren, die zu Rachitis führen können.*
4. *Erläutern Sie folgende Angaben auf einer Margarinepackung: Vitaminzusatz pro 100 g: 3000 I. E. Vitamin A, 100 I. E. Vitamin D.*

9.2.3 Tocopherole – Vitamin E

Unter dem Begriff Tocopherole wird eine Gruppe von Substanzen zusammengefasst, die aus einem Chromanring und einer isoprenoiden Seitenkette bestehen. Für die Vitaminwirkung sind der Chromanring und das Vorhandensein mindestens einer Methylgruppe und der Hydroxylgruppe am Ring von Bedeutung. Die verschiedenen Tocopherole unterscheiden sich durch die Zahl und die Stellung der Methylgruppe am Chromanring.

Aus diesem Grund hat man den Begriff α-Tocopherol-Äquivalent als Maßeinheit für den Vitamin-E-Bedarf gewählt.

Tocopherole werden nur in Pflanzen synthetisiert.
Tocopherole sind in reiner Form dickflüssige, gelbliche Öle. Sie sind löslich in Ölen und Fetten. Tocopherole werden in Gegenwart von ranzigen Fetten inaktiviert.

Resorption und Speicherung

Tocopherol wird wie Retinol und Cholecalciferol an Chylomikronen gebunden zur Leber transportiert. Verdauung und Resorption sind also an die Fettverdauung gekoppelt. Die Resorption wird durch mehrfach ungesättigte Fettsäuren, oxidierte Fette und Abführmittel gehemmt. Tocopherol wird zu 65% in den LDL transportiert. Hauptspeicherort sind Leber und **Fettgewebe**.

Abb. 1: Isopren, die Struktureinheit der Isoprenoid-Verbindungen

Gewebe/Organ	mg Tocopherol/ g Fett
Plasma	1,4
Erythrozyten	0,5
Thrombozyten	1,3
Depotfett	0,2
Niere	0,3
Leber	0,3
Muskel	0,4
Ovar	0,6
Uterus	0,7
Herz	0,7
Nebenniere	0,7
Hypophyse	1,2

Tab 1: Tocopherolgehalt einiger Gewebe und Organe des Menschen (Machlin)

Funktionen

Es besteht bisher keine volle Klarheit über die Bedeutung des Vitamin E für den menschlichen Organismus. Vitamin E gehört zu den Antioxidantien, vgl. S. 329, es verhindert also die Peroxidation von ungesättigten Substanzen, z. B. Fettsäuren, vgl. S. 182, Vitamin A, Carotin, Vitamin D und die Radikalbildung.

Ungesättigte Fettsäuren der Phospholipide sind wichtige Bestandteile der Zellmembranen. Vitamin E verhütet die Zerstörung dieser Membranbestandteile. Beim Vitamin-E-Mangel kommt es als Folge der Anhäufung von Radikalen und der Lipidperoxidation zu verschiedenen Ausfallerscheinungen, welche den Muskelstoffwechsel, die Membranfunktion und das Nervensystem betreffen. In dieser Funktion wird Vitamin E von Vitamin C, β-Carotin und der selenhaltigen Peroxidase unterstützt.

Vitamin E ist wahrscheinlich auch am Elektronentransport in den Mitochondrien beteiligt.

Weitere Funktionen des Vitamin E sind bisher ungeklärt. Man vermutet jedoch, dass Vitamin E einen Schutz gegen Muskelschwund bietet und Leberschädigungen bei Eiweißmangel entgegenwirkt.

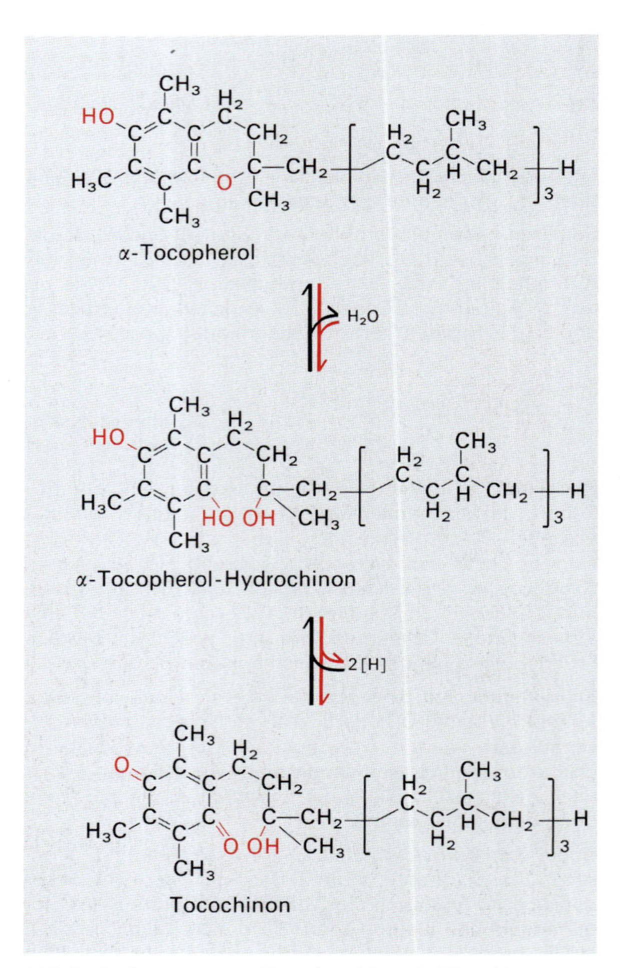

Abb. 2: Redoxsystem – α-Tocopherol kann in Tocochinone umgewandelt werden

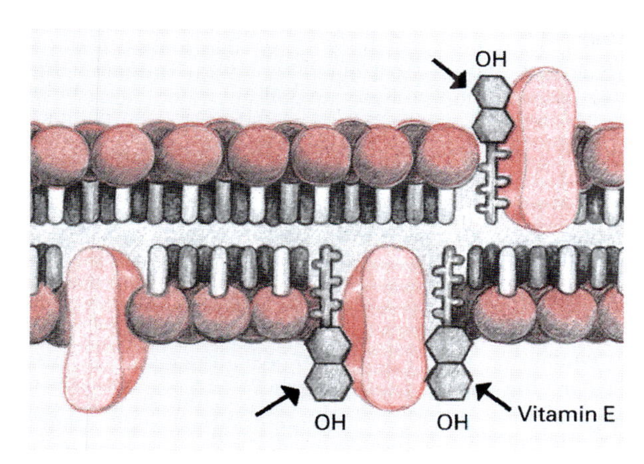

Abb. 1: Anordnung von Vitamin E in der Zellmembran

Hypovitaminose

Bei Frühgeborenen kommt es bei Vitamin-E-Mangel zur Kreatinausscheidung. Ein Zusammenhang zwischen Vitamin-E-Mangel und Muskelschwund konnte nachgewiesen werden.

Hypervitaminose

Vitamin-E-Gaben bis 200 mg/Tag werden ohne Folgeerscheinungen vertragen. Eine Hypervitaminose ist nicht bekannt. Langfristige höhere Dosierungen sollten nur unter ärztlicher Kontrolle vorgenommen werden.

Vitamin-E-Bedarf und -Bedarfsdeckung

Die empfehlenswerte Höhe der Zufuhr für Erwachsene liegt bei 12 bis 15 mg Tocopherol-Äquivalent pro Tag.

1 mg α-Tocopherol ≙ 2 mg β-Tocopherol
≙ 4 mg γ-Tocopherol
≙ 100 mg δ-Tocopherol

Der Bedarf steigt proportional zum Gehalt an ungesättigten Fettsäuren in der Nahrung (0,5 mg α-Tocopherol pro g ungesättigte Fettsäure).

Der Vitamin-E-Gehalt der normalen gemischten Kost beträgt etwa 12 mg.

Tocopherole werden nur in Pflanzen synthetisiert. Tocopherole kommen in fast allen pflanzlichen und tierischen Lebensmitteln vor. Einen besonders hohen Gehalt haben Weizenkeimöl, Maisöl, Baumwollsaatöl, Sonnenblumenkerne, Sonnenblumenöl, Mandeln, Sojaöl, vgl. S. 93.

Vitamin-E-Verluste bei der Lebensmittelverarbeitung

Vitamin E wird durch das normale Garen der Lebensmittel kaum zerstört, lediglich bei wiederholtem Erhitzen von Brat- bzw. Frittierfett wird es völlig zerstört.

Vitamin E ist bis 200 °C hitzestabil. Nur in Gegenwart von Schwermetallen und Sauerstoff wird Vitamin E zerstört, auch durch Licht bzw. UV-Strahlen wird es zerstört.

Vitamin-E-Verluste bei der Lebensmittelverarbeitung sind gering, ca. 10 %.

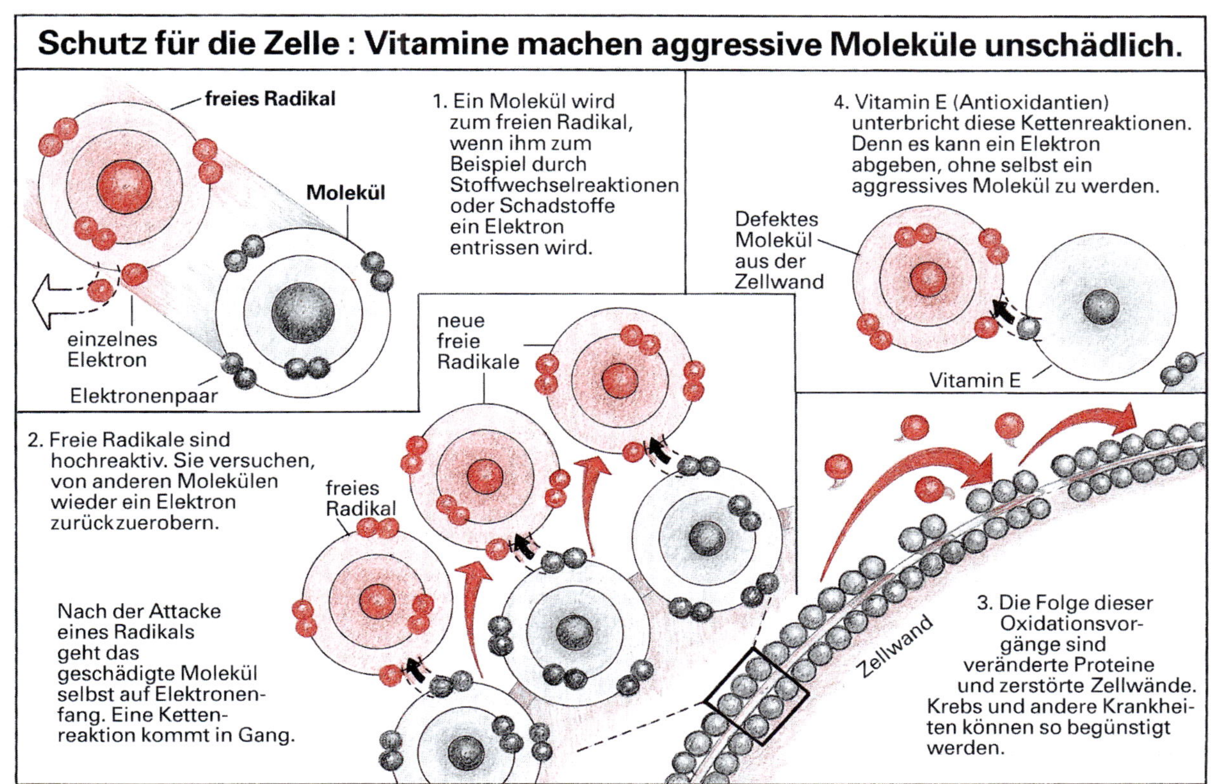

Abb. 2: Vitamin E – als „Radikalfänger“

9.2.4 Phyllochinone – Vitamin K

Alle Substanzen mit Phyllochinonaktivität leiten sich vom natürlicherweise nicht vorkommenden 2-Methyl-1,4-naphtochinon ab. Von den bis zu 100 Verbindungen mit Vitamin-K-Wirksamkeit haben nur einige Bedeutung: Vitamin K_1 (α-Phyllochinon), K_2 (Menachinon) und K_3 (Menadion). Vitamin K_2 ist die biologisch aktive Form.

Rest

$K_3 - R \hat{=} H$

Abb. 1: Strukturformel des Vitamin K_2

Resorption und Speicherung

Die fettlöslichen K-Vitamine aus Pflanzen und Darmbakterien werden unter Mitwirkung der Gallensäuren resorbiert. Vitamin K wird in der Leber gespeichert.

Funktionen

Vitamin K ist in gleich bleibender Menge im Blutplasma vorhanden. Vitamin K ist für den normalen Ablauf des Blutgerinnungsvorgangs notwendig, es wird daher auch als „Gerinnungsfaktor“ bezeichnet.

Vitamin K wird für die Bildung des Blutplasmaproteins Prothrombin, einer inaktiven Vorstufe des Thrombins, benötigt. Thrombin ist ein Enzym, welches das Protein Fibrinogen zu Fibrin umwandelt. Fibrin ist ein unlösliches Faserprotein, das Blutgerinnsel – Thromben – zusammenhält. Prothrombin muss Ca^{2+} binden, bevor es zum Thrombin aktiviert werden kann. Bei einem Vitamin-K-Mangel ist das Prothrombinmolekül defekt und nicht in der Lage, Ca^{2+} zu binden.

Vitamin K ist daneben an der Synthese weiterer Gerinnungsfaktoren und des Osteocalcins beteiligt. Osteocalcin spielt eine wichtige Rolle im Knochenstoffwechsel.

Vitamin K ist außerdem an Redoxvorgängen der Atmungskette beteiligt.

Antagonisten – Antivitamine

Heute sind Stoffe mit antagonistischer Wirkung zum Vitamin K bekannt, das Dicumarol und Macumar. Sie hemmen die Blutgerinnung und werden aus diesem Grund zur Infarkt- und Thromboseprophylaxe gegeben. Zu große Gaben wirken toxisch, sie führen zu einem Vitamin-K-Mangel. Auch Sulfonamide, Antibiotika und Salicylat wirken als Antagonisten, vgl. S. 185.

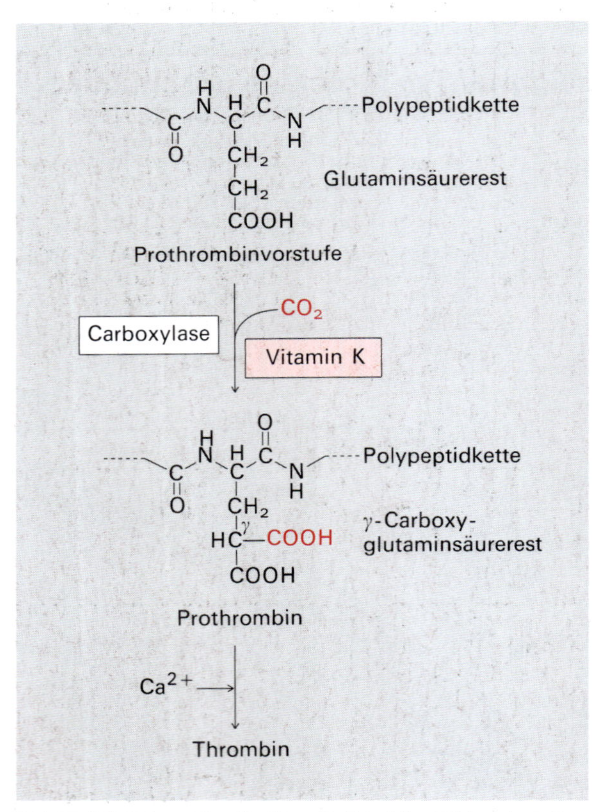

Abb. 2: Wirkungsweise des Vitamin K bei der Bildung von Prothrombin

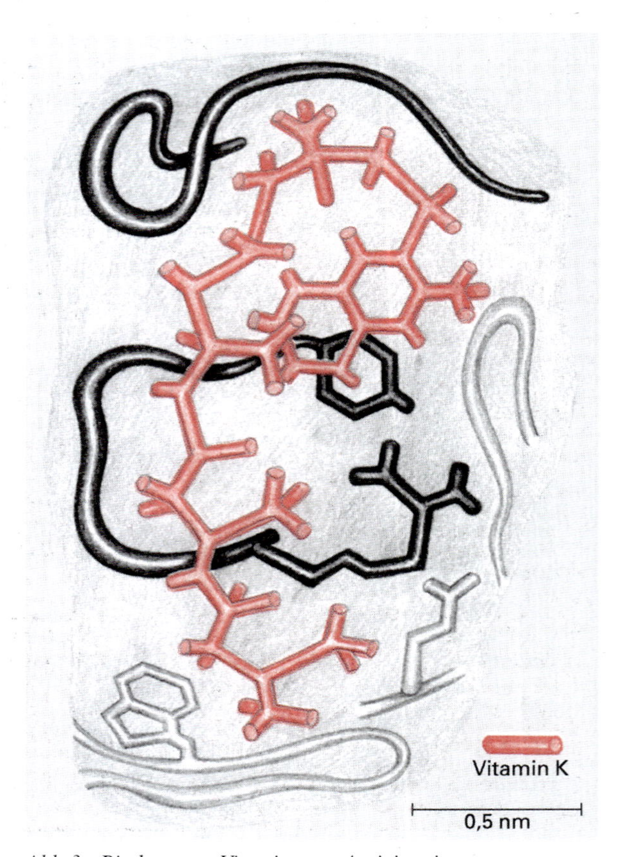

Abb. 3: Bindung von Vitaminen an Antivitamine

Vitamin-K-Bedarf und -Bedarfsdeckung

Beim Erwachsenen sind normalerweise keine Vitamin-K-Mangelerscheinungen bekannt. Vitamin K_2 kann von der Darmflora synthetisiert werden. Ob noch zusätzlich mit der Nahrung Vitamin K aufgenommen werden muss, ist unbekannt.
Der tägliche Bedarf wird auf 60 bis 80 µg geschätzt, diese Menge ist in der normalen Kost enthalten.
Lediglich beim Säugling treten evtl. in den ersten Lebenstagen Vitamin-K-Mangelerscheinungen auf. Beim Neugeborenen muss zunächst die Darmflora ausgebildet werden, damit die Vitamin-K-Synthese stattfinden kann. Aus diesem Grund erhalten Neugeborene meist vorsorglich Vitamin-K-Gaben.
Bei einer Leberfunktionsstörung und bei gestörter Fettresorption kann ein Vitamin-K-Mangel auftreten. Auch eine längere Behandlung mit Antibiotika, die zerstörend auf die Darmflora wirkt, kann einen Vitamin-K-Mangel hervorrufen. Frühsymptome eines Vitamin-K-Mangels können Zahnfleischblutungen sein.

Aufgabe

Bei Thromboseneigung wird der Patient häufig mit Macumar, einem Vitamin-K-Antagonisten, behandelt. Erläutern Sie diese Maßnahme.

mangelhafte Resorption
unzureichende Aufnahme bzw. Produktion
Anwesenheit von Antikoagulantien, z.B. Macumar
verminderte Verwertung (Leberzirrhose)

Tab. 1: Ursachen für Vitamin-K-Mangel beim Menschen

Menge	Lebensmittel	100 200 300 400 500 600 µg
200 g	Spinat	
200 g	Rosenkohl	
60 g	Linsen	
100 g	Schweineleber	
20 g	Weizenkeime	

Tab. 2: Lebensmittel, die reichlich Vitamin K enthalten

Vitamin-K-Verluste bei der Lebensmittelverarbeitung

Vitamin K ist unempfindlich gegenüber Hitze und Sauerstoff. Es wird jedoch durch Licht und UV-Strahlen zerstört.

Die Vitamin-K-Verluste bei der Lebensmittelverarbeitung sind gering.

9.2.5 Übersicht – fettlösliche Vitamine

Vitamine	Tagesbedarf	Vorkommen in Lebensmitteln	Wirkungsweise	Hypovitaminose **Avitaminose**	Hypervitaminose
Retinole Vitamin A Provitamine: Carotine	0,8–1,0 mg	Leber, Eigelb, Fette Karotten, Spinat, Grünkohl, Aprikosen	Bestandteil des Sehpurpurs, Synthese von Glykoproteinen, Proteinen, Zellwachstum	Verhornung von Bindehaut, Haut und Schleimhäuten **Nachtblindheit**	Erbrechen, Durchfall, Schleimhautblutungen, Knochenbrüchigkeit Antivitamin: unbekannt
Calciferole Vitamin D Provitamine: Cholesterin Ergosterin	5 µg	Leber, Pilze, Fisch, Butter	Calciumresorption, Calciumeinlagerung in die Knochen	Knochenerweichung **Rachitis** bei Kindern **Osteomalazie** bei Erwachsenen	Entkalkung der Knochen, Calciumablagerungen in Blutgefäßen und Nieren
Tocopherole Vitamin E Provitamin: unbekannt	12–15 mg	Öle, Margarine, Sojabohnen	Antioxidative Wirkung, Schutz der Zellmembran	unbekannt, evtl. Muskelschwund der Zellmembran	unbekannt Antivitamin: unbekannt
Phyllochinone Vitamin K Provitamin: unbekannt Darmflora: Eigensynthese	60–80 µg	Blumenkohl, Rosenkohl, Spinat	Synthese von Gerinnungsfaktoren	herabgesetzte Blutgerinnung, Blutungen	unbekannt **Antivitamine:** Dicumarol, Macumar

Tab. 3: Fettlösliche Vitamine

9.3 Wasserlösliche Vitamine

9.3.1 Thiamin – Vitamin B_1

Aufgaben

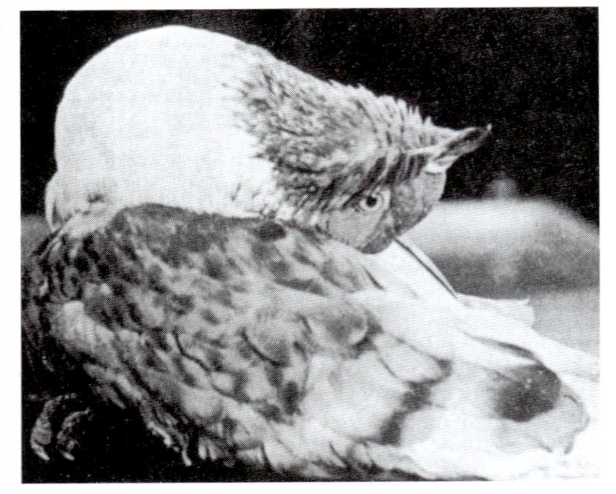

Abb. 1: An Beri-Beri erkrankte Taube

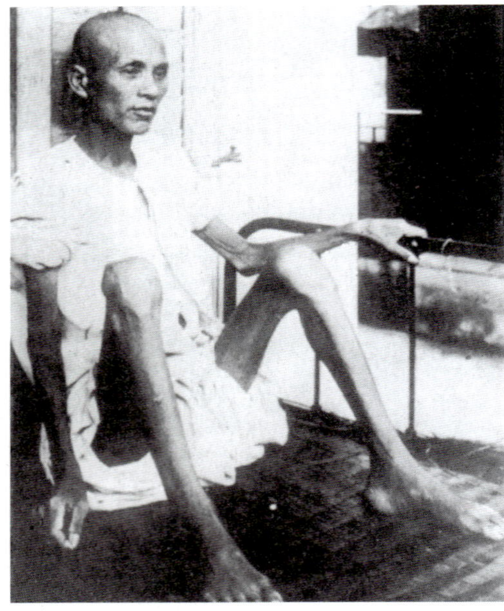

Abb. 2: An Beri-Beri erkrankter Mensch

1. *Versuchen Sie Ursachen für das hier beschriebene Krankheitsbild herauszufinden:*

In Ostasien ist Reis Grundnahrungsmittel. Früher aß man hier den Reis ungeschält, Ende des 19. Jahrhunderts wurden aus Europa Reisschälmaschinen eingeführt. Man meinte, geschälter weißer Reis sähe besser aus.
Ähnliche Schälmaschinen werden heute zur Bearbeitung unseres Getreides verwendet.

Die Krankheit, die die Menschen nun befiel, wurde bereits 1630 von einem Arzt folgendermaßen beschrieben:
„Ein bestimmtes, sehr unangenehmes Leiden, das die Menschen befällt, wird von den Eingeborenen Beri-Beri genannt (was Schaf bedeutet). Es sieht so aus, als ob alle, die von dieser Krankheit befallen sind, mit ihren schlotternden Knien und dem steifen Gang wie Schafe laufen. Es ist eine Art von Lähmung oder mehr ein Körperzittern, denn es beeinflusst die Bewegungen und Sinnesempfindung der Hände und Füße und manchmal auch des ganzen Körpers."
Keiner wusste die Ursache. Auch die Gefangenen in Java erhielten lediglich geschälten Reis. 1897 vermutete Dr. Christian Eijkmann, dass die Krankheit durch die veränderte Ernährung hervorgerufen worden war. Doch wie sollte er das beweisen? Eines Tages entdeckte er einige Tauben, die herumtaumelten, den Kopf nach hinten gebogen und den gleichen unsicheren Gang wie die Gefangenen hatten.
Daraufhin unternahm er einen Versuch: Die eine Hälfte der Tauben fütterte er weiter mit den Reisresten der Gefangenen, die andere Hälfte fütterte er mit Naturreis. Die Tauben, die den Naturreis erhielten, wurden schnell wieder gesund.

2. *Der tägliche Thiaminbedarf von Jugendlichen beträgt 0,12 mg/MJ, d. h. 1,0 bzw. 1,3 mg/Tag.*
Ermitteln Sie mithilfe der Nährwerttabelle:
Wie viel Gramm a) Vollkornreis, b) weißer Reis müssen verzehrt werden, um den Bedarf zu decken?
Bedenken Sie dabei, dass Reis nach dem Garen die dreifache Menge ergibt.

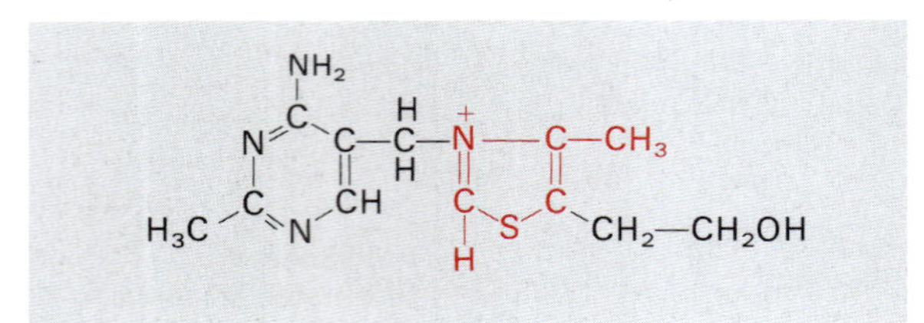

Abb. 3: Thiamin – Strukturformel

Thiamin – Vitamin B_1 – wurde bereits 1911 von K. Funk aus Reiskleie isoliert. Der Begriff Vitamin wurde aufgrund der Struktur dieses Vitamins geprägt.

Thiamin enthält zwei heterocyclische Ringsysteme, einen Pyrimidin- und einen Thiazolring, die über eine Methylenbrücke und ein quartäres N-Atom verbunden sind. Thiamin bildet in reiner Form farblose Kristalle. Es ist wasserlöslich.

Wirkungsweise – Stoffwechsel

Thiamin wird durch aktiven Transport aus dem Darm in freier Form resorbiert. Ascorbinsäure und mehrfach ungesättigte Fettsäuren fördern wahrscheinlich die Resorption.

In den Lebermitochondrien wird Thiamin mit ATP durch die Thiaminkinase zum Coenzym Thiamindiphosphat (TPP) phosphoryliert.

Das Coenzym TPP ist Bestandteil von verschiedenen Enzymen, es bewirkt die oxidative Decarboxylierung von α-Ketosäuren.

Thiamin wird u. a. benötigt für den
Kohlenhydratabbau: Pyruvat → Acetyl-CoA, vgl. S. 252 f.,

Endabbau: α-Ketoglutarat → Succinyl-CoA, vgl. S. 258.

Bei Thiaminmangel ist der Kohlenhydratabbau und damit die Energiegewinnung gestört.

In der Niere wird das Coenzym TPP dephosphoryliert und Thiamin wird ausgeschieden. Die Ausscheidung steigt entsprechend der Aufnahme.

Thiaminbedarf und -bedarfsdeckung

Unsere Ernährungsgewohnheiten sind häufig Ursache für einen Thiaminmangel

Fastfood, vgl. S. 352, aber auch stark bearbeitete Lebensmittel, wie Zucker, Auszugsmehle, weißer Reis usw., weisen einen hohen Kohlenhydratgehalt, jedoch nur einen geringen oder gar keinen Thiamingehalt auf. Nach dem Verzehr dieser Lebensmittel wird der Thiaminmangel besonders deutlich, da nach einer erhöhten Glucosebelastung die Konzentration von Pyruvat und Lactat im Blut steigt. Symptome sind mangelnde Konzentration und Abgespanntheit.

Naturbelassene Lebensmittel wie Vollkornprodukte, z. B. Vollreis, weisen dagegen neben einem hohen Kohlenhydratgehalt einen hohen Thiamingehalt auf, es kann also keine Unterversorgung entstehen.

Eine stetige Thiaminversorgung ist erforderlich, da die Speicherfähigkeit – nur 20 bis 30 mg – sehr gering ist. Die biologische Halbwertzeit für Thiamin beträgt 10 bis 20 Tage. Andererseits werden hohe Thiamindosen rasch wieder mit dem Harn ausgeschieden.

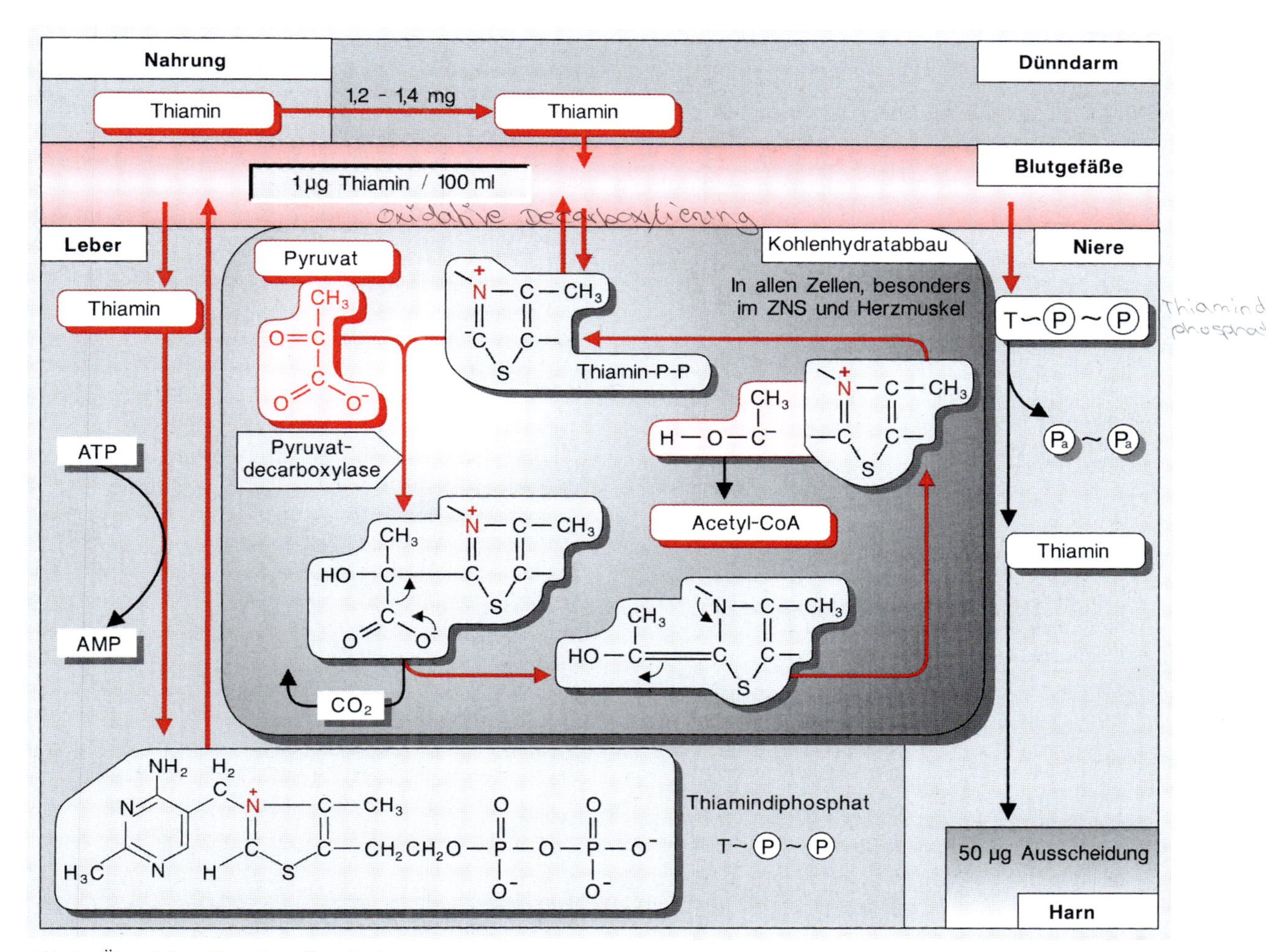

Abb. 1: Übersicht – Thiaminstoffwechsel

	Jugendliche weiblich	Jugendliche männlich	Erwachsene weiblich	Erwachsene männlich
mg/Tag	1,0 mg	1,3 mg	1,0 mg	1,3 mg
mg/MJ	0,12 mg	0,12 mg	0,12 mg	0,12 mg

Tab. 1: Empfehlenswerte Höhe der Thiaminzufuhr pro Tag (DGE)

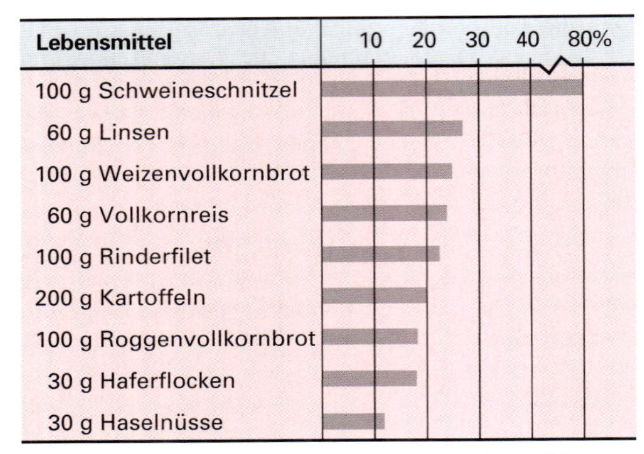

Tab. 2: Deckung eines täglichen Thiaminbedarfs von 1,0 mg

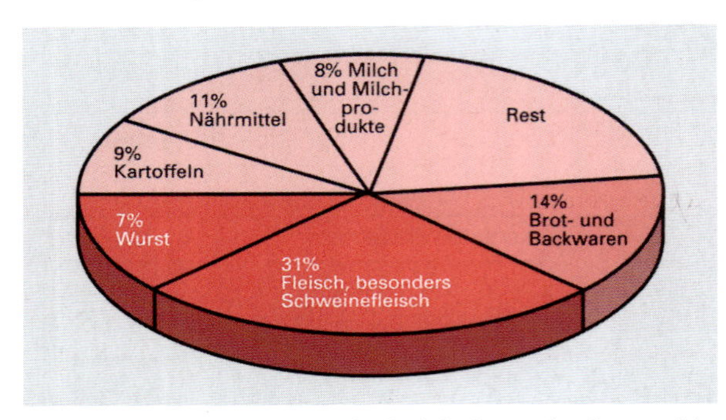

Abb. 1: Prozentuale Thiaminbedarfsdeckung durch verschiedene Lebensmittelgruppen in der Bundesrepublik Deutschland

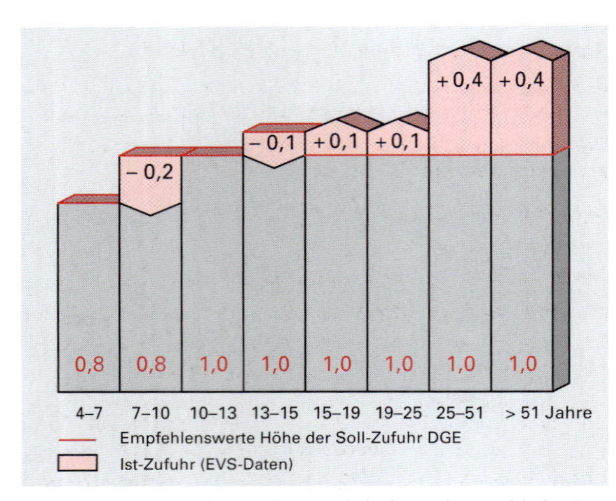

Abb. 2: Thiaminbedarf und Bedarfsdeckung für weibliche Personen (Angaben in mg pro Tag)

Der **Thiaminbedarf** steigt proportional zum Energiegehalt der Nahrung. Eine Menge von 0,12 mg Thiamin pro MJ ermöglicht eine ausreichende Aktivität thiaminabhängiger Enzyme. Insgesamt sollte die tägliche Thiaminzufuhr bei Erwachsenen mindestens 1,0 mg betragen.

In Entwicklungsländern sind Personen besonders gefährdet, die sich einseitig mit Kohlenhydraten – z. B. poliertem Reis – ernähren, bzw. Säuglinge, die von Müttern mit Thiaminmangel gestillt werden. In Industrieländern ist chronischer Alkoholismus eine mögliche Ursache. Alkoholkonsum führt zu einer erhöhten Thiaminausscheidung, einer geringeren Thiaminresorption und dadurch zu einer Störung des Thiaminstoffwechsels.

Folgende Faktoren können also einen Thiaminmangel hervorrufen:

- einseitige Kohlenhydraternährung ohne ausreichend Thiamin
- stärkerer Alkoholgenuss
- chronisch gestörte Darmfunktion
- Leberfunktionsstörungen

Zahlreiche Antivitamine – Antagonisten – sind bekannt.

Hypovitaminose

Bei einem Thiaminmangel kommt es zu Nerven- und Muskelstörungen.
Muskeln: Allgemeine Schwäche, Skelettmuskelschwund, Herzmuskelschwäche und Ödeme sind Folgen.
Nervensystem: Konzentrationsschwäche, Reizbarkeit, Depressionen, Reflexe sind abgeschwächt, außerdem können Krämpfe und Lähmungen auftreten.

Avitaminose – Beri-Beri-Krankheit

Die Beri-Beri-Krankheit, vgl. S. 196, ist eine Vitamin-Protein-Mangelkrankheit.

Thiaminverluste bei der Lebensmittelverarbeitung

Die größten Thiaminverluste werden durch Wasser hervorgerufen. Außerdem wird Thiamin durch trockene Hitze, Sauerstoff, UV-Strahlen und Alkali zerstört. In rohem Fleisch wird Thiamin durch das Enzym Thiaminase zerstört.

Thiaminverluste	
Garen von Fleisch	30 bis 40 %
Backprozess	15 bis 25 %
Toasten von Brot	40 bis 50 %
Garen von Gemüse	20 bis 30 %

Die durchschnittlichen Verluste bei der Lebensmittelverarbeitung betragen 30 %.

Aufgaben

1. *Überprüfen Sie die Thiaminbedarfsdeckung durch Fastfood-Produkte, vgl. S. 353.*
2. *Berechnen Sie Ihren Thiaminbedarf.*
3. *Stellen Sie zusammen, was Sie am vergangenen Tag gegessen haben.*
   Überprüfen Sie die Thiaminbedarfsdeckung.
   Machen Sie evtl. Verbesserungsvorschläge.
4. *Überprüfen Sie die Thiaminbedarfsdeckung durch den Kostplan auf S. 370.*

9.3.2 Riboflavin – Vitamin B_2

Riboflavin wurde zuerst aus Hefe isoliert, die Strukturaufklärung und Synthese gelang 1935.
Riboflavin bildet in reiner Form orangegelbe, geruchlose Kristalle. In reinem Wasser ist es schwer löslich, leichter kann es in einer Natriumchloridlösung gelöst werden.

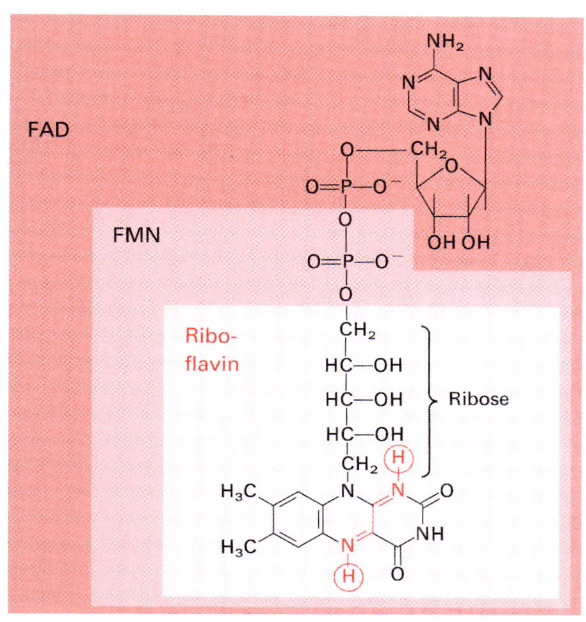

Abb. 1: Strukturformel des Riboflavins und der davon abgeleiteten Coenzyme

Wasserstoffatome können angelagert bzw. abgespalten werden.

Riboflavin wird durch die Darmflora synthetisiert, eine ballaststoffreiche Nahrung erhöht die Synthese.
Riboflavin wird in der Darmwand zu **Flavinmononucleotid** (FMN) phosphoryliert, diese Verbindung kann dann durch ATP zu **Flavinadenindinucleotid** (FAD) phosphoryliert werden. Riboflavin kommt im Organismus zu 70 bis 90% als FAD und zu 5 bis 30% als FMN vor.

Wirkungsweise

Riboflavin ist Bestandteil der Coenzyme:
Flavin-mono-nucleotid (FMN)
Flavin-adenin-dinucleotid (FAD)

Etwa 60 verschiedene Flavinenzyme (Flavin-Dehydrogenasen und -Oxidasen) enthalten die Coenzyme FAD bzw. FMN. Die Flavinenzyme dienen als Wasserstoffüberträger im intermediären Stoffwechsel. In der Atmungskette stellen die Flavinenzyme den begrenzenden Faktor dar.

$$FAD + H_2 \rightleftarrows FADH_2$$

Riboflavin ist also für den Zellstoffwechsel der Kohlenhydrate, Fette und Proteine und somit für die Energiegewinnung von Bedeutung.

Weitere Funktionen: Flavinenzyme sind auch an der Hämoglobinreduktion in den Erythrozyten beteiligt. Riboflavin ist außerdem reichlich in der Netzhaut des Auges vorhanden. Man vermutet, dass es eine Lichtschutzwirkung hat, vor allem gegenüber kurzwelligem Licht.

Hypovitaminose

Schwere Mangelerscheinungen kommen in den Industrieländern kaum vor. Ein leichter Riboflavinmangel ist durch entzündliche Hautveränderungen gekennzeichnet. Schwerer Riboflavinmangel hat Wachstumsstörungen und Gewichtsabnahme zur Folge.

Zahlreiche Antivitamine sind bekannt.

Riboflavinbedarf und -bedarfsdeckung

Der Riboflavinbedarf ist abhängig vom Energieumsatz. Der tägliche Bedarf für Jugendliche und Erwachsene beträgt etwa 1,2 bis 1,5 mg Riboflavin/Tag.
Schwangere und Stillende haben einen erhöhten Riboflavinbedarf.

Pro MJ sollten 0,14 mg Riboflavin aufgenommen werden. Bei einer Energiezufuhr unter 8,4 MJ sollte die Riboflavinzufuhr 1,2 mg nicht unterschreiten.

Bei schweren Krankheiten, nach Operationen, bei Resorptionsstörungen, bei chronischem Alkoholmissbrauch und durch Wechselwirkungen mit Medikamenten, z. B. Antidepressiva, steigt der Riboflavinbedarf.

Im Allgemeinen ist der Riboflavinbedarf durch eine normale gemischte Kost gedeckt, übermäßig aufgenommenes Riboflavin wird mit dem Harn ausgeschieden. Eine Hypervitaminose kann also nicht auftreten.

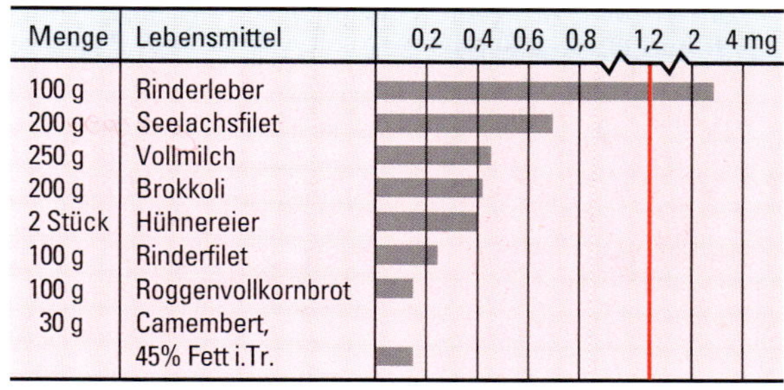

Menge	Lebensmittel	0,2 0,4 0,6 0,8 1,2 2 4 mg
100 g	Rinderleber	
200 g	Seelachsfilet	
250 g	Vollmilch	
200 g	Brokkoli	
2 Stück	Hühnereier	
100 g	Rinderfilet	
100 g	Roggenvollkornbrot	
30 g	Camembert, 45% Fett i.Tr.	

— Empfehlenswerte Höhe der täglichen Riboflavinzufuhr für Erwachsene (DGE)

Tab. 1: Lebensmittel, die reichlich Riboflavin enthalten

Riboflavinverluste bei der Lebensmittelverarbeitung

Riboflavin wird durch Licht und Alkali zerstört. Außerdem ist es wasserlöslich, es treten Verluste beim Kochen auf.

Die durchschnittlichen Verluste bei der Lebensmittelverarbeitung betragen 20 bis 40 %.

Aufgaben

1. *Erläutern Sie die Bedeutung von Riboflavin im menschlichen Organismus.*
2. *Berechnen Sie Ihren Riboflavinbedarf.*
   Stellen Sie zusammen, was Sie am vergangenen Tag gegessen haben.
   Überprüfen Sie die Riboflavinbedarfsdeckung.
   Machen Sie evtl. Verbesserungsvorschläge.
4. *Überprüfen Sie die Riboflavinbedarfsdeckung durch den Kostplan auf S. 347.*

9.3.3 Niacin

Niacin ist ein Sammelname für Nicotinsäure und Nicotinsäureamid, die vom Organismus ineinander umgewandelt werden können. Die wirksame Form ist Nicotinsäureamid. Beide Substanzen bilden in reiner Form weiße kristalline, pulverartige Substanzen, die gut wasserlöslich sind.

Abb. 1: Strukturformel Nicotinsäureamid

Niacin kommt in der Natur vorwiegend als Nicotinsäureamid vor.

Abb. 2: Strukturformel Nicotinsäure

Synthese

Unter hormoneller Kontrolle kann Niacin im Organismus aus Tryptophan – einer essentiellen Aminosäure – synthetisiert werden. Tryptophan kann also in gewissem Sinne als Provitamin für Niacin angesehen werden.

1 mg Niacin kann aus 60 mg Tryptophan aufgebaut werden. Proteine enthalten im Durchschnitt 1 % Tryptophan. Eine Mischkost mit 60 g Protein enthält 600 mg Tryptophan und liefert 10 mg Niacin-Äquivalente.

Abb. 3: L-Tryptophan

In Getreide, besonders in Mais und in Sorghumhirse, liegt Niacin in Form des Peptids Niacytin vor, das enzymatisch nicht aufgeschlossen werden kann. Niacinmangelerscheinungen treten daher vorwiegend in Gebieten auf, in denen Mais oder Sorghumhirse Hauptlebensmittel sind.

Niacin wird mit den Erythrozyten zu allen Zellen transportiert.

Wirkungsweise

Niacin ist in allen Zellen vorhanden, es wird dort für die Synthese folgender Coenzyme benötigt:

Nicotinamid-adenin-dinucleotid (NAD^+)
Nicotinamid-adenin-dinucleotid-phosphat ($NADP^+$)

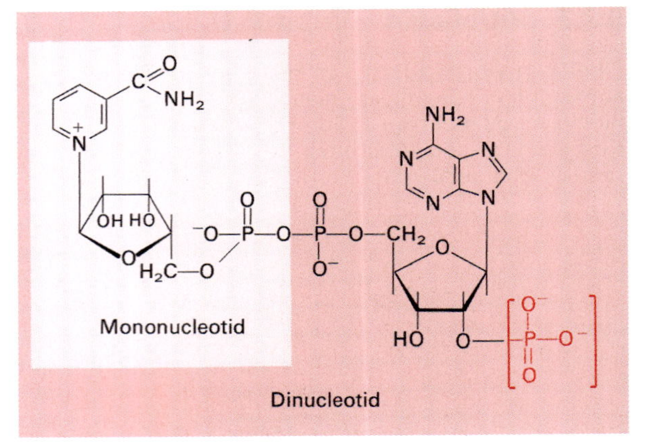

Abb. 4: Strukturformel $NAD^+/NADP^+$

$$NAD^{\oplus} + 2[H] \rightleftharpoons NADH + H^{\oplus}$$

Abb. 5: Reversible Reduktion des Niacin-Coenzyms NAD^+

Diese Coenzyme sind Bestandteile von über 200 **Wasserstoff übertragenden Enzymen**, z. B. Dehydrogenasen und Oxidoreduktasen.

- **Dehydrogenasen:** Oxidation von Substraten, die Coenzyme sind Akzeptoren für zwei Wasserstoffatome. Die Wasserstoffatome werden reversibel gebunden und vor allen Dingen in der Atmungskette auf Flavinenzyme übertragen.
- **Oxidoreduktasen:** Reduktion von Substraten, die Coenzyme sind Wasserstoffdonatoren.

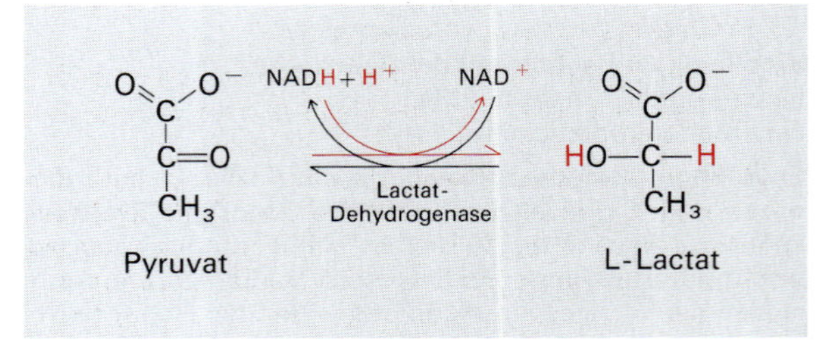

Abb. 6: Reduktion von Pyruvat zu Lactat

NAD^+ wird hauptsächlich bei der Glykolyse und im Citratcyclus für Energie liefernde Oxidationsreaktionen benötigt, vgl. S. 255, 258 f. $NADP^+$ ermöglichen hauptsächlich die Biosynthese, z. B. von Fettsäuren, vgl. S. 265.

$NAD^+ + 2H \leftrightarrow NADH + H^+$
$NADP^+ + 2H \leftrightarrow NADPH + H^+$

Hypovitaminose – Avitaminose

Allgemeine Folgen eines Niacinmangels sind Appetitverminderung, Wachstumsstillstand und Gewichtsverlust.

Die Avitaminose wird Pellagra genannt. (Pelle – agra heißt kranke Haut.) Bei Pellagra liegt ein Tryptophan- und Niacinmangel vor. Auch ein Mangel an anderen Vitaminen, z. B. Pyridoxin – Vitamin B_6 –, kann zu Pellagra führen.

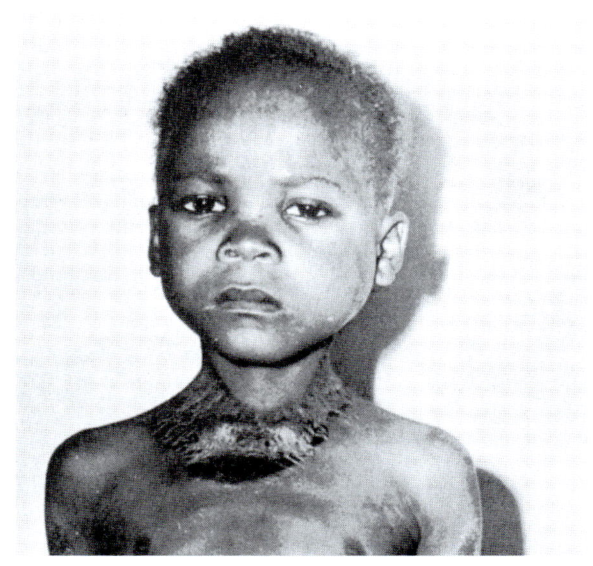

Abb. 1: An Pellagra erkrankter Mensch

Folgende Mangelerscheinungen treten auf:

1. **Braunfärbung der Haut – Dermatitis**, des Gesichtes, des Halses und der Extremitäten. Zunächst tritt ein Juckreiz mit Rötung auf, später kommt es zur schmerzhaften Verdickung und Pigmentierung der Hautstellen, die dem Sonnenlicht ausgesetzt sind.
2. **Entzündung der Schleimhäute des Verdauungstraktes** und möglicherweise Entwicklung einer Fettleber und Diarrhö.
3. **Störungen des Zentralnervensystems**: Depressionen, Verwirrungszustände bis zum völligen geistigen Verfall und Degeneration des Rückenmarks.

Unbehandelt nimmt die Pellagra einen fatalen Verlauf, da der gesamte Energiestoffwechsel gestört ist.

In Mitteleuropa ist mit einem Niacinmangel nur bei extremen Ernährungsbedingungen zu rechnen. Primär ernährungsbedingter Niacinmangel kann bei chronischen Alkoholikern und chronischen Diarrhöen beobachtet werden.

Antivitamine sind die Sulfonamide.

Hypervitaminosen aufgrund des Lebensmittelverzehrs sind nicht bekannt. Niacin wird für zahlreiche therapeutische Zwecke eingesetzt. Größere Mengen an Nicotinsäure senken den Blutcholesterinspiegel. Dabei können jedoch Nebenwirkungen, wie Gefäßerweiterungen mit Hitzegefühl, Magenschleimhautentzündungen und Leberschäden, auftreten.

Niacinbedarf und -bedarfsdeckung

Der Niacinbedarf wird in Niacin-Äquivalent (Niacin und Tryptophan) angegeben. Der Niacinbedarf steht in proportionaler Beziehung zum Gesamtenergiebedarf. Bei schwerer körperlicher Arbeit und intensiver Sonnenbestrahlung scheint der Bedarf erhöht zu sein. Der tägliche Bedarf an Niacin-Äquivalent eines Erwachsenen wird auf 13 bis 17 mg geschätzt.

Schwerarbeiter, schwangere und stillende Frauen haben einen erhöhten Niacinbedarf.

Menge	Lebensmittel	2 4 6 8 10 mg
200 g	Seelachsfilet	
50 g	Erdnüsse	
100 g	Rindfleisch	
100 g	Champignons	
200 g	Weizenvollkornbrot	
100 g	Schweinefleisch	
200 g	Aprikosen	
200 g	Karotten	

Tab. 1: Lebensmittel, die reichlich Niacin enthalten

Im Durchschnitt wird doppelt so viel Niacin aufgenommen wie benötigt, je zur Hälfte in Form von Niacin bzw. als Tryptophan.

Niacinverluste bei der Lebensmittelverarbeitung

Hier können lediglich Verluste durch Wassereinwirkung auftreten. Im Übrigen ist Niacin stabil.

Die durchschnittlichen Niacinverluste bei der Lebensmittelverarbeitung betragen 10 %.

Tryptophanintoleranz – Hartnup-Krankheit

Bei dieser Krankheit, die nach der ersten Familie, bei der sie auftrat, benannt wurde, ist die Tryptophanresorption gestört. Da aus Tryptophan Niacin gebildet werden kann, tritt Pellagra und geistige Unterentwicklung auf. Durch die Bakterienflora im Darm wird Tryptophan abgebaut, die Absorption dieser Stoffwechselprodukte führt möglicherweise zu der geistigen Unterentwicklung.
Als therapeutische Maßnahmen werden Gaben von Nicotinsäureamid und Antibiotika – zur Beseitigung der Darmflora – vorgeschlagen.

Aufgaben

1. *Erläutern Sie den Aufbau von NAD^+.*
2. *Ermitteln und erläutern Sie je einen Reaktionsschritt, bei dem*
   a) NAD^+,
   b) $NADP^+$ als Coenzym mitwirken.
3. *Erläutern Sie die Übertragung von Wasserstoff in der Atmungskette auf Flavinenzyme, vgl. S. 260 f.*
4. *Überprüfen Sie die Niacinbedarfsdeckung durch den Kostplan auf S. 347.*

9.3.4 Folsäure

Unter dem Begriff Folsäure – Folacin – wird eine Gruppe chemisch verwandter Stoffe zusammengefasst. Sie enthalten alle einen Pteridin-p-Aminobenzoesäure-Komplex und einen oder mehrere Glutamatreste.

Der Name für diese Stoffgruppe wurde gewählt, da Folsäure (folium – Blatt) besonders reichlich in Blättern vorhanden ist.

Tetrahydrofolat ist die biologisch wirksamste Form. Folsäure ist ein gelboranges, geruch- und geschmackloses Pulver, das wasserlöslich ist.

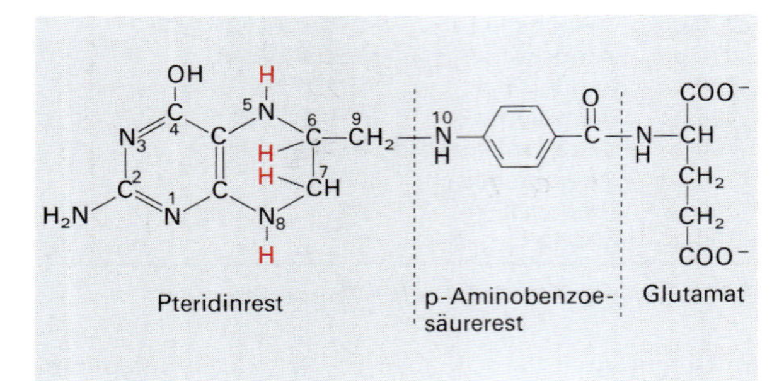

Abb. 1: Strukturformel des Tetrahydrofolats

Wirkungsweise

Tetrahydrofolat (THF) wird auch als Coenzym F bezeichnet. Es ermöglicht im intermediären Stoffwechsel die Übertragung von C_1-Kohlenstoff-Einheiten,
z. B. Methyl- ($-CH_3$),
Methylen- ($-CH_2-$),
Methenyl- ($-CH=$),
Formyl- (CHO) oder Formimino- ($-CH=NH$)gruppen.
Träger der 1-Kohlenstoffgruppen sind die N-Atome in Position 5 bzw. 10.

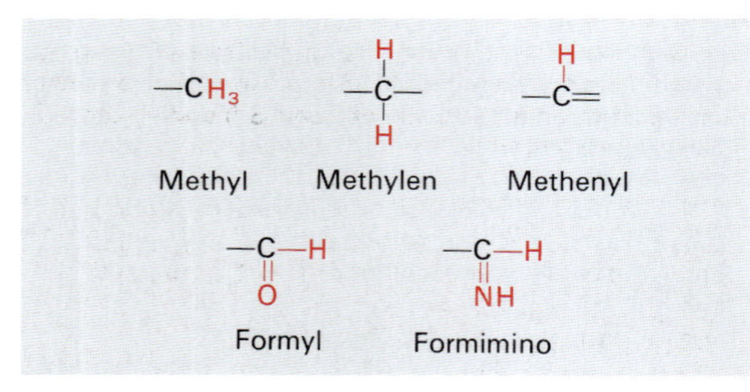

Abb. 2: C_1-Kohlenstoffeinheiten

Abb. 3: Methylentetrahydrofolat

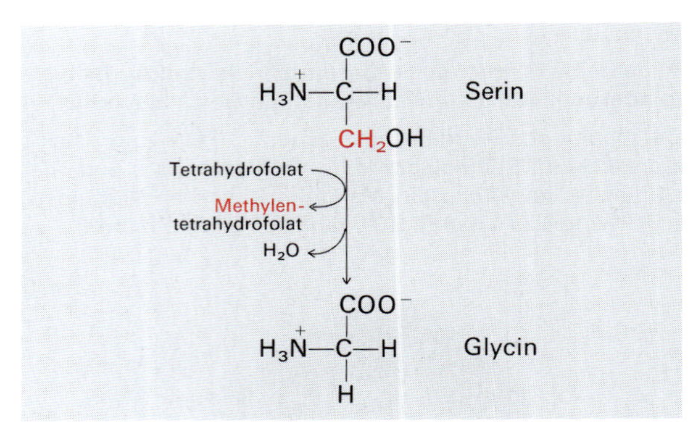

Abb. 4: Abbau von Serin zu Glycin

Folsäure ist so für den Aufbau bzw. Abbau von Aminosäuren und auch für die Purin- bzw. Pyrimidinsynthese notwendig. Folsäure ist also ein notwendiger Faktor für die Eiweißsynthese und Zellteilung – Zellneubildung.

Hypovitaminose

Infolge einseitiger Ernährung, Alkoholismus, Rauchen und Magen-Darm-Erkrankungen sowie Essstörungen kann es zur Hypovitaminose kommen.

Bei einem Folsäuremangel kommt es zur Anämie. Ein ausgeprägter Folsäuremangel ist für das ungeborene Kind gefährlich, es kommt häufiger zu Fehlgeburten und beim Embryo zu einem Neuralrohrdefekt (fehlerhafte Entwicklung von Gehirn und Rückenmark).

Hypervitaminose ist nicht bekannt.

Folsäurebedarf und -bedarfsdeckung

Mit der Nahrung sollten täglich mindestens 400 µg Folsäure aufgenommen werden. Der eigentliche Bedarf liegt jedoch höher, die Darmbakterien synthetisieren Folsäure und tragen so zur Bedarfsdeckung bei.

Während einer Schwangerschaft und Stillzeit ist der Folsäurebedarf erhöht. Frauen, die Östrogene einnehmen, haben einen erhöhten Folsäurebedarf. Chronischer Alkoholkonsum und die langfristige Einnahme bestimmter Medikamente, z. B. Antimalariamittel, können zu einer Folsäureunterversorgung führen.

Jungen Frauen wird geraten, Kochsalz mit Folsäure- und Iodzusatz zu verwenden.

Menge	Lebensmittel	100 200 300 400 500 µg
200 g	Grünkohl	
200 g	Blumenkohl	
200 g	Rote Bete	
100 g	Sauerkirschen	
100 g	Erdbeeren	
100 g	Weintrauben	

Tab. 1: Gemüse und Obst mit reichlich Folsäure

Folsäureverluste bei der Lebensmittelverarbeitung

Folsäure ist hitzeempfindlich, lichtempfindlich und sehr leicht wasserlöslich.

Die Folsäureverluste bei der Lebensmittelverarbeitung betragen durchschnittlich 35%.

9.3.5 Pantothensäure

Pantothensäure ist ein hellgelbes, dickflüssiges Öl, das leicht in Wasser löslich ist. Pantothensäure wird mit der Nahrung vorwiegend als Coenzym A aufgenommen. Coenzym A wird im Darm zu freier Pantothensäure und Phosphorsäureester aufgespalten.

2,4-Dihydroxy-3,3-dimethylbuttersäure | β-Alanin

$$OH{-}CH_2{-}C(CH_3)_2{-}CH(OH){-}C(=O){-}NH{-}CH_2{-}CH_2{-}COO^-$$

Abb. 1: Strukturformel der Pantothensäure

Die chemische Bezeichnung für Pantothensäure lautet 2,4-Dihydroxy-3,3-Dimethylbutyrat-β-Alanin. Die biologisch aktive Form der Pantothensäure ist das Coenzym A, das durch eine Koppelung mit ATP und Cystein entsteht.

Pantothensäure/Cystein

ATP

Abb. 2: Strukturformel des Coenzyms A (CoA)

Wirkungsweise

Coenzym A (CoA), das Pantothensäure als Bestandteil enthält, wird in allen Zellen gebildet. Die SH-Gruppe ist die reaktive Gruppe des Coenzyms A, an die kovalent, vgl. S. 79, Acylgruppen gebunden werden können. Acylgruppen entstehen, wenn man von einer Carbonsäure den OH-Bestandteil abtrennt.

Coenzym A ist eine energiereiche Verbindung, bei deren hydrolytischer Spaltung 34 kJ/mol frei werden.

Acetyl-CoA ist der für den intermediären Stoffwechsel wichtigste Thioester des Coenzyms A, vgl. S. 252 f. Acetyl-CoA ist Endprodukt des aeroben Glucoseabbaus, des Fettsäureabbaus und teils des Aminosäureabbaus. Zum weiteren oxidativen Abbau wird Acetyl-CoA dann in den Citratcyclus eingeschleust, vgl. S. 258.

Die Aktivierung von Fettsäuren wird durch Coenzym A ermöglicht, vgl. S. 263. Coenzym A wird so für die Biosynthese und den Abbau von Fettsäuren, Sterinen und Phospholipiden benötigt.

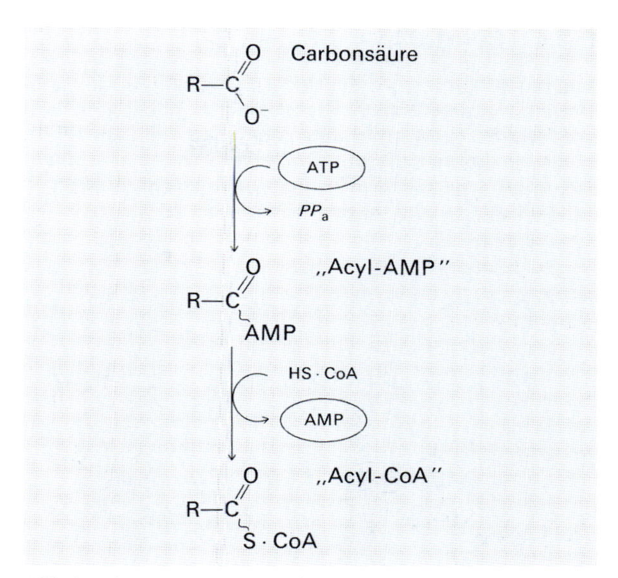

Abb. 3: Aktivierung einer Carbonsäure

Hypovitaminose

Ernährungsbedingte Hypovitaminosen treten nicht auf. Wie der Name bereits sagt, ist Pantothensäure (pantos – überall) in allen pflanzlichen und tierischen Lebensmitteln vorhanden. Außerdem wird Pantothensäure von Darmbakterien synthetisiert.

Durch längere medikamentöse Behandlung mit Sulfonamiden können Mangelerscheinungen auftreten. Symptome dieser Erkrankung sind: Appetitverminderung, Gewichtsabnahme, Wachstumsstörungen, daneben Nervenstörungen und Muskelkrämpfe. Außerdem sind auch die Schleimhäute des Verdauungstraktes entzündet und evtl. können Leberschädigungen hervorgerufen werden.

Hypervitaminose ist nicht bekannt.

Pantothensäurebedarf und -bedarfsdeckung

Der tägliche Pantothensäurebedarf wird auf 6 mg geschätzt. Diese Menge ist in der normalen gemischten Kost enthalten. Für Schwangere und Stillende gelten die gleichen Empfehlungen.

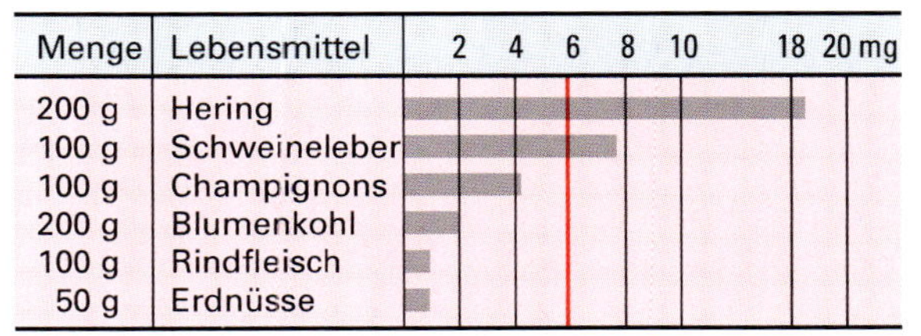

Menge	Lebensmittel
200 g	Hering
100 g	Schweineleber
100 g	Champignons
200 g	Blumenkohl
100 g	Rindfleisch
50 g	Erdnüsse

— Empfehlenswerte Höhe der täglichen Pantothensäurezufuhr für Erwachsene (DGE)

Tab. 1: Lebensmittel, die reichlich Pantothensäure enthalten

Pantothensäureverluste bei der Lebensmittelverarbeitung

Verluste können durch Wasser- und Hitzeeinwirkung eintreten.

Die durchschnittlichen Pantothensäureverluste bei der Lebensmittelverarbeitung betragen 30 %.

9.3.6 Pyridoxin – Vitamin B_6

Vitamin B_6 kommt als Pyridox**ol** (Alkohol), Pyridox**amin** (Amin), Pyridox**al** (Aldehyd) und deren Phosphorestern vor. Alle Stoffe werden unter dem Sammelbegriff Pyridoxin zusammengefasst, da alle Verbindungen ineinander überführbar sind. Alle Verbindungen sind farblose Kristalle, die gut in Wasser löslich sind.

Pyridoxol

Pyridoxal

Pyridoxamin

Pyridoxalphosphat

Abb. 1: Strukturformeln – Vitamin B_6

Wirkungsweise

In den Geweben werden Pyridoxol und Pyridoxal durch die ATP-abhängige Pyridoxalkinase zu Pyridoxalphosphat (PLP) und Pyridoxamin wird zu Pyridoxaminphosphat (PMP) phosphoryliert. Beide Verbindungen sind Coenzyme in über 60 verschiedenen Enzymsystemen des Aminosäure- und Proteinstoffwechsels. Die meisten Enzyme ermöglichen Transaminierungs- und Decarboxylierungsreaktionen. Die häufigsten und bekanntesten dieser Reaktionen sind Transaminierungen, bei denen die Aminogruppe einer α-Aminosäure reversibel auf das α-Kohlenstoffatom einer α-Ketosäure übertragen wird. Pyridoxalphosphat dient dabei als kurzfristiger Carrier für die Aminogruppe, es entsteht Pyridoxaminphosphat, vgl. S. 270.
Außerdem werden von Pyridoxin Funktionen des Nervensystems, der Immunabwehr und der Hämoglobinsynthese beeinflusst.

Hypovitaminose

Ernährungsbedingte Mangelerscheinungen treten selten auf. Nur bei Säuglingen, Kindern und Schwangeren wurden Mangelerscheinungen beobachtet. Die Antibabypille vermindert die Vitamin-B_6-Reserven im Körper.

Die Pyridoxinreserven reichen für eine Zeit zwischen zwei bis sechs Wochen.

Da bei Pyridoxinmangel der Aminosäurestoffwechsel gestört ist, kommt es zu Gewichtsverlust und Wachstumsstillstand. Daneben treten Entzündungen an Mund, Augen und den Schleimhäuten des Magen-Darm-Traktes auf. Evtl. kann es auch zu Leberschädigungen kommen. Schließlich ist das Nervensystem betroffen, besonders bei Säuglingen treten als Folgeerscheinungen Krämpfe auf.

Anfang der Fünfzigerjahre beobachtete das Personal einer Kinderstation in den USA, dass Säuglinge auf der Babystation unter merkwürdigen Krämpfen litten. Später fand man die Ursache: Bei der Herstellung des Trockenmilchpulvers war dies so großer Hitze ausgesetzt worden, dass das darin enthaltene Vitamin B_6 völlig zerstört worden war. Als man die Babys mit Vitamin B_6 versorgte, verschwanden die Symptome.

Pyridoxinbedarf und -bedarfsdeckung

Gesunden Erwachsenen wird eine Zufuhr von 1,2 bzw. 1,5 mg Pyridoxin empfohlen. Der Pyridoxinbedarf steigt proportional zur Eiweißzufuhr bzw. zum Eiweißstoffwechsel. 0,02 mg Pyridoxin werden pro g Eiweiß empfohlen. Bei einer sehr hohen Proteinzufuhr kann der Pyridoxinbedarf auf 2,8 mg/Tag ansteigen.

Frauen, die ständig Östrogene einnehmen, haben einen erhöhten Bedarf. Auch nach Narkosen und Röntgenbestrahlungen ist der Bedarf erhöht. Man nimmt an, dass die Enzyme, die Pyridoxalphosphat als Coenzym enthalten, durch Röntgenstrahlen geschädigt werden.

Pyridoxin ist in nahezu allen Lebensmitteln enthalten. Pyridoxol kommt in pflanzlichen und Pyridoxal und Pyridoxamin in tierischen Lebensmitteln vor. Pyridoxin wird zusätzlich von Darmbakterien synthetisiert.

Pyridoxinverluste bei der Lebensmittelverarbeitung

Pyridoxin ist empfindlich gegen starke Hitze und direktes Einwirken von Sonnenlicht. Außerdem treten Verluste durch Wassereinwirkung auf.

Die durchschnittlichen Pyridoxinverluste bei der Lebensmittelverarbeitung betragen 20 %.

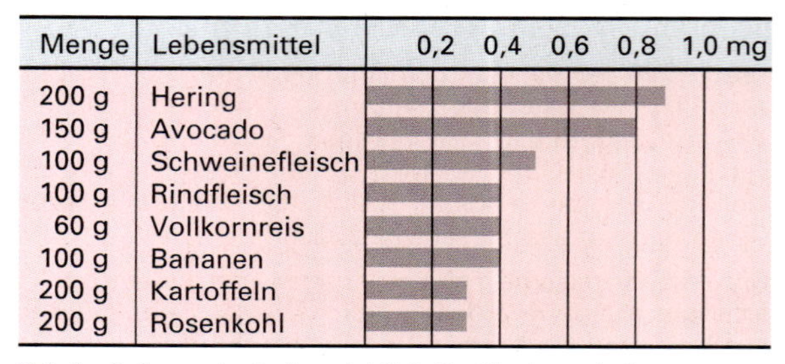

Menge	Lebensmittel	0,2 0,4 0,6 0,8 1,0 mg
200 g	Hering	
150 g	Avocado	
100 g	Schweinefleisch	
100 g	Rindfleisch	
60 g	Vollkornreis	
100 g	Bananen	
200 g	Kartoffeln	
200 g	Rosenkohl	

Tab. 1: Lebensmittel, die reichlich Pyridoxin enthalten

9.3.7 Cobalamine – Vitamin B_{12}

Eine Gruppe chemisch verwandter Verbindungen wird als Cobalamine – Vitamin B_{12} – bezeichnet, sie enthalten ein Cobaltatom im Zentrum eines porphyrinähnlichen Ringsystems (vier Pyrrol-Ringe). Das Cobaltatom kann in den Oxidationsstufen +1, +2 und +3 auftreten. Cobalamine bilden in reiner Form rote Kristallnadeln, die wasserlöslich sind.

Strukturformel Vitamin B_{12}

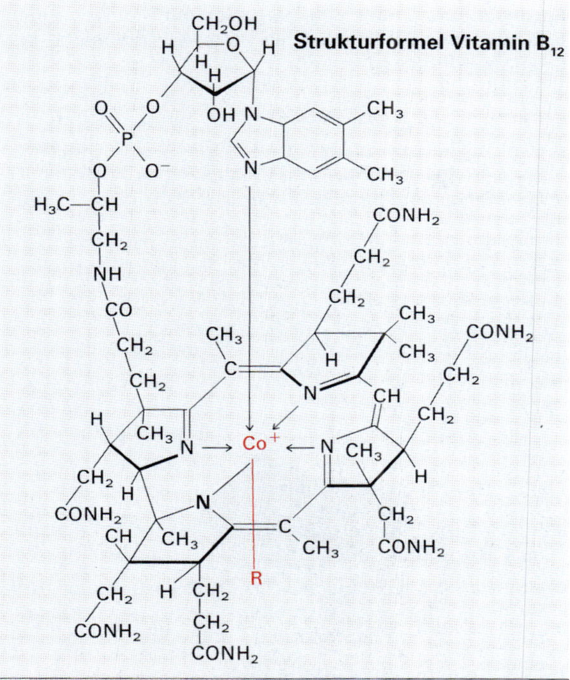

Rest R	Name des Derivates
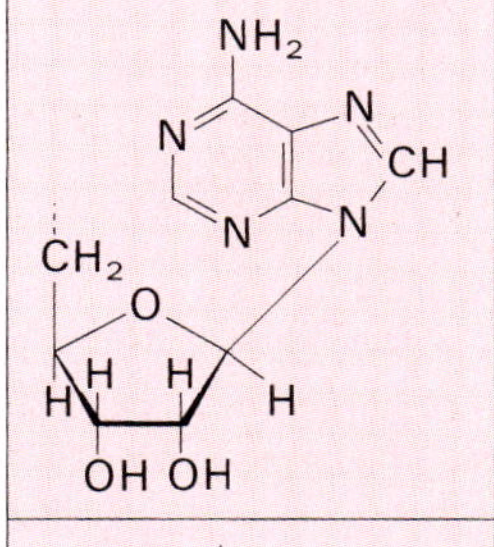 (5-Desoxyadenosyl-Rest)	5-Desoxyadenosylcobalamin
CH_3	Methylcobalamin
CN	Cyanocobalamin

Abb. 1: Cobalamine

Dreiwertiges Cobalt ist das **Zentralatom** der Cobalamine.

Cobalamine können nur von Bakterien – nicht aber von höheren Pflanzen oder Tieren – synthetisiert werden. Pflanzen enthalten praktisch keine Cobalamine, lediglich Leguminosen, in deren Wurzelknöllchen Bakterien wachsen, die Vitamin B_{12} produzieren.

Wirkungsweise

Vitamin B_{12} liegt in der Nahrung als Vitamin-Protein-Komplex vor. Im Magen wird Vitamin B_{12} aus der Proteinverbindung freigesetzt und an ein spezifisches Glykoprotein gebunden. Vitamin B_{12} wird in der Leber gespeichert. Von den Darmbakterien können Cobalamine nicht resorbiert werden, es kommt also zu keinen Verlusten.

Vitamin B_{12} ist ein wichtiger Cofaktor für zahlreiche enzymatische Reaktionen, in denen Methylgruppen übertragen werden. Vitamin B_{12} ist am Aufbau der Nucleinsäuren (RNA und DNA) – Reduktion von Ribonucleotiden zu Desoxyribonucleotiden –, am Aminosäure- und Fettstoffwechsel beteiligt. Es ermöglicht auch den Aufbau von Tetrahydrofolsäure.

Hypovitaminose

Normalerweise treten keine Mangelerscheinungen auf. Die Vitamin-B_{12}-Reserven in der Leber von 2 bis 5 mg reichen für mehrere Jahre.

Vitamin-B_{12}-Mangel kann jedoch ernährungsbedingte Ursachen haben, z. B. Veganer, oder er kann durch Resorptionsstörungen, Magen- und Darmerkrankungen, starken Alkoholkonsum bedingt sein. Bei älteren Menschen sind B_{12}-Mangelzustände als Folge von Schleimhautatrophien häufig (30 %).

Bei Vitamin-B_{12}-Mangel treten folgende Veränderungen auf:

1. Der Gehalt an Erythrozyten ist vermindert, da Reifungsstörungen dieser Zellen vorliegen – perniziöse Anämie.
2. Nervensystem: Degeneration der Hinter- und Seitenstränge des Rückenmarks.
3. Schädigungen der Mund- und Rachenschleimhäute.

Vitamin-B_{12}-Bedarf und -Bedarfsdeckung

Der tägliche Vitamin-B_{12}-Bedarf eines Erwachsenen wird auf 3 µg geschätzt. Vitamin B_{12} wird durchschnittlich nur zu 50 % resorbiert. Die Zufuhr erfolgt durch tierische eiweißreiche Lebensmittel: Fleisch, Fisch, Eier, Milch und Käse. Pflanzliche Lebensmittel enthalten nur dann Spuren von Vitamin B_{12}, wenn eine Bakteriengärung, z. B. in Sauerkraut, stattgefunden hat.

Menge	Lebensmittel	2 4 5 6 8 10 12 14 16 40 µg
100 g	Schweineleber	
200 g	Makrele	
200 g	Hering	
100 g	Rindfleisch	
200 g	Seelachs	
30 g	Camembert, 30% Fett i. Tr.	
250 g	Vollmilch	

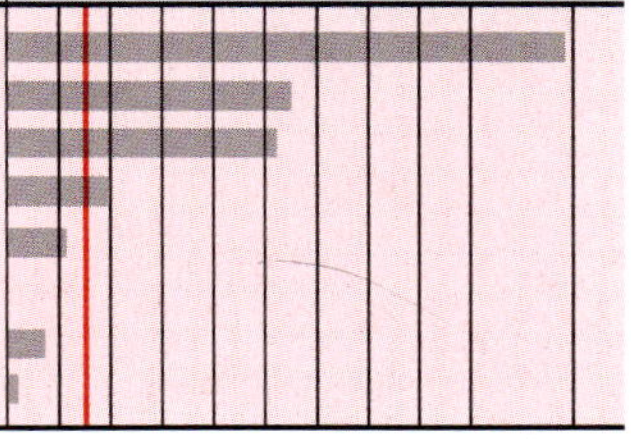

— Empfehlenswerte Höhe der täglichen Vitamin-B_{12}-Zufuhr für Erwachsene (DGE)

Tab. 1: Lebensmittel, die reichlich Vitamin B_{12} enthalten

Cobalaminverluste bei der Lebensmittelverarbeitung

Cobalamine sind wasserlöslich und hitzelabil. Sie werden durch Licht und UV-Strahlen zerstört. Reduktionsmittel, wie Vitamin C, zerstören Vitamin B_{12}.

Die Verluste bei der Lebensmittelverarbeitung sind gering.

9.3.8 Ascorbinsäure – Vitamin C

Aufgabe

Ermitteln Sie die Veränderungen, die bei der Vitamin-C-Avitaminose – Skorbut – auftreten.

Die gefürchtete Seemannskrankheit – Skorbut – wird in einem Logbuch aus dem Jahr 1541 so geschildert: „Eine unbekannte Krankheit begann sich unter uns auszubreiten. Einige verloren all ihre Kraft. Dann schwollen ihre Beine an, die Muskeln schrumpften ein und wurden schwarz wie Kohle. Andere hatten ihre ganze Haut gefleckt, mit blutigen Stellen. Ihre Münder wurden stinkend. Ihr Zahnfleisch wurde so faul, dass alles Fleisch bis zu den Wurzeln der Zähne abfiel und diese beinahe ausfielen. Mit solcher Ansteckungskraft breitete sich die Krankheit aus, dass von 110 Personen, die wir waren, keine zehn gesund blieben."
Tausende starben an Skorbut, ehe man erkannte, dass man die gefürchtete Seemannskrankheit mit Sauerkraut und Zitronensaft heilen konnte. (nach U. Rückert)

Ascorbinsäure – Vitamin C – ist ein Derivat der Kohlenhydrate. In reiner Form bildet Ascorbinsäure weißes kristallines Pulver, es ist geruchlos und schmeckt sauer.

Für Pflanzen und für die meisten Tiere ist Ascorbinsäure kein Vitamin, diese Lebewesen können Ascorbinsäure selbst aus D-Glucose synthetisieren. Im menschlichen Organismus kann Ascorbinsäure nicht synthetisiert werden, da das entsprechende Enzym fehlt.

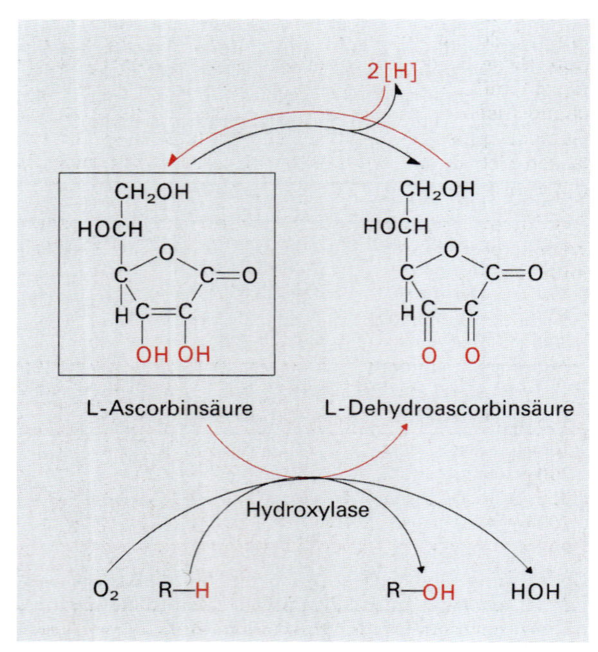

Abb. 1: Reaktionsschema ascorbinsäureabhängiger Hydroxylierungsreaktionen

Wirkungsweise

Die biologische Bedeutung der Ascorbinsäure ist noch nicht vollständig aufgeklärt. Man weiß jedoch, dass L-Ascorbinsäure mit der L-Dehydroascorbinsäure ein Redoxsystem bildet.

Ascorbinsäure kann Wasserstoff abgeben und wird dadurch zu Dehydroascorbinsäure oxidiert. Dehydroascorbinsäure kann von $NADH + H^+$ Wasserstoff aufnehmen und wird so zu Ascorbinsäure reduziert.

Ascorbinsäure dient so im intermediären Stoffwechsel bei verschiedenen Reaktionen als Wasserstoffdonator bzw. Elektronendonator.

Funktionen der Ascorbinsäure

- Hydroxylierung von Lysin und Prolin bei der Kollagenbiosynthese im Binde- und Stützgewebe. Die Zellen, die Mineralien einlagern, bestehen ebenfalls aus Kollagen.

Prolin → Hydroxyprolin

Abb. 2: Hydroxylierung von Prolin

- Bei der Bildung von Tetrahydrofolsäure aus Folsäure als Elektronendonator.
- Übertragung von Eisen vom Transportprotein Transferrin auf das Speicherprotein Ferritin. Ascorbinsäure steigert so die Eisenresorption und -verwertung.
- Förderung der Antikörperbildung.
- Blockierung der Steroidhormonproduzierung in den Nebennierenrindenzellen.
- Förderung der Resorption von Nicht-Hämeisen und Hemmung der Bildung von Nitrosaminen.

Die Aufgaben des Vitamin C sind noch nicht völlig aufgeklärt.

Avitaminose

Die Vitamin-C-Avitaminose wird als **Skorbut** bezeichnet. Folgende Symptome sind für diese Erkrankung charakteristisch:

1. **Störung der Kollagenbildung – Bindegewebsbildung.** Verzögerte Wundheilung, Schwellung des Zahnfleisches und Lockerung der Zähne.
   Knochen- und Zahnentwicklung sind gestört. Die Knochen schmerzen und werden brüchig.
   Hautblutungen, später auch Blutungen in den Gelenken und inneren Organen. Diese Blutungen beruhen auf Schädigungen der Kapillarwände.
2. **Anämie**: Der Gehalt an Erythrozyten im Blut ist vermindert. Ferritin- und Hämoglobinbildung sind gestört.
3. Die **Herztätigkeit** ist gestört.

   Skorbut trat früher bei den Seefahrern auf. Eine ascorbinsäurefreie Ernährung über drei bis vier Monate führt zum Tode.

Hypervitaminose ist nicht bekannt. Bei Personen, die täglich 2 g und mehr Ascorbinsäure aufnahmen, konnten keine toxischen Auswirkungen festgestellt werden.

Vitamin-C-Bedarf und -Bedarfsdeckung

Die DGE empfiehlt eine tägliche Vitamin-C-Zufuhr von 100 mg. Für Schwangere und Stillende wird ein täglicher Zuschlag von 10 bzw. 50 mg empfohlen.

Der Vitamin-C-Bedarf ist erhöht bei
- starker körperlicher Belastung, Hochleistungssport,
- großer Flüssigkeits- bzw. Alkoholzufuhr,
- Diabetes mellitus,
- Rauchern – bis zu 40 %.
- In zahlreichen Studien konnte ein Zusammenhang zwischen Vitamin C und Krebshäufigkeit festgestellt werden.

Eine zu reichliche Vitamin-C-Zufuhr bewirkt eine verstärkte Ascorbinsäureausscheidung im Harn. Vitamin C kann nur bedingt im Organismus gespeichert werden. Der Körperpool beträgt bei normaler Vitamin-C-Versorgung ca. 1 000 mg. Bei Vitamin-C-freier Ernährung beträgt der Körperpool nach 55 Tagen nur noch 300 mg. Der Vitamin-C-Gehalt der verschiedenen Organe ist in der Jugend höher als im Alter.

Die drei Lebensmittelgruppen – Obst, Gemüse und Kartoffeln – liefern 90 % unserer Vitamin-C-Zufuhr. Aus diesem Grund empfiehlt die DGE, dass täglich fünf Portionen Obst bzw. Gemüse – auch in Form von Saft – auf dem Speiseplan stehen.

Vitamin C wird teilweise gepökelten Fleischwaren zugesetzt, um die Bildung von Nitrosaminen zu verhindern, vgl. S. 305.

Personengruppen		Vitamin C		
		mg/Tag	mg/MJ männlich	mg/MJ weiblich
Kinder	1 bis 4 Jahre	60	13	14
Jugendliche	15 bis 19 Jahre	100	9	12

Tab. 1: Ascorbinsäurebedarf – Nährstoffdichte

Die Tabelle zeigt, dass der erhöhte Vitamin-C-Bedarf von Kindern erst durch die Angaben zur Nährstoffdichte deutlich wird. Die Soll-Vitamin-C-Dichte beträgt für Kinder 13(14) mg/MJ und für Jugendliche 9 bzw. 12 mg/MJ. Zur Vitamin-C-Bedarfsdeckung müssen also für Kinder Lebensmittel mit einer hohen Nährstoffdichte – viel Vitamin C bei einem geringen Energiegehalt –, z. B. Kiwi oder Äpfel, ausgewählt werden.

Ascorbinsäureverluste bei der Lebensmittelverarbeitung

Ascorbinsäure ist wasserlöslich. Sie wird durch Sauerstoff zerstört, insbesondere im alkalischen Bereich, bei höheren Temperaturen und in Gegenwart von Schwermetallen (Kupfer, Eisen). Ascorbinsäure wird außerdem von Ascorbinsäureoxidase zerstört, vgl. S. 284.

Die durchschnittlichen Ascorbinsäureverluste bei der Lebensmittelverarbeitung betragen 30 %.

Ascorbinsäurenachweis, vgl. S. 287.

Können Vitamin C und E vor Krebs schützen?

Im Körper entstehen z. B. durch ungesättigte Fettsäuren oder durch hohen Alkohol- oder Zigarettenkonsum so genannte Radikale, vgl. S. 79, die Zellkerne bzw. Zellbausteine schädigen können. Die Vitamine C und E können diese Radikale neutralisieren und so unwirksam machen, vgl. S. 193.

Kann Vitamin C vor einem Herzinfarkt – Arterienverkalkung – schützen? (L. Pauling)
Vitamin C ist entscheidend für die Entstehung und Stabilität von Kollagen. Auch die Wände der Blutadern halten nur, wenn genügend Kollagen vorhanden ist.

Stabilität und Elastizität der Blutgefäße nehmen durch Vitamin-C-Mangel ab. Fett transportierende Partikel, Gerinnungsfaktoren und andere Risikostoffe dringen in die Aderwand ein und lagern sich ab. Das passiert dort zuerst, wo die Adern durch hohen Druck und Turbulenzen stark belastet sind, z. B. in herznahen Verzweigungen. Herzinfarkt oder Schlaganfall sind die Folge.

Die Ursache der Herz-Kreislauf-Erkrankungen ist also letztendlich die Folge chronischen Vitamin-C-Mangels.

Die Risikofaktoren Rauchen, fettreiche Nahrung und Bluthochdruck passen perfekt zur Vitamin-C-Theorie. Rauchen und Fett verbraucht Vitamin C, der zu hohe Blutdruck belastet die Aderwände stärker.

Je nach Typ genügen nach Paulings Meinung ein bis achtzehn Gramm Vitamin C am Tag zur Vorsorge gegen Herzinfarkt.

Aus diesen Gründen wurde die Empfehlungen für die Vitamin-C-Zufuhr von 75 mg pro Tag auf 100 mg angehoben. Diese Menge wird bei uns jedoch durchschnittlich täglich mit der Nahrung aufgenommen, wenn ausreichend frische Produkte wie Obst, frische Obstsäfte und Gemüse gegessen werden. Tageszufuhren von 200 mg lassen sich durch eine geschickte Lebensmittelauswahl gut erreichen.

Als Vitamin-C-reich werden Lebensmittel angesehen, wenn in einer Portion mindestens 50 % des Tagesbedarfs enthalten sind.

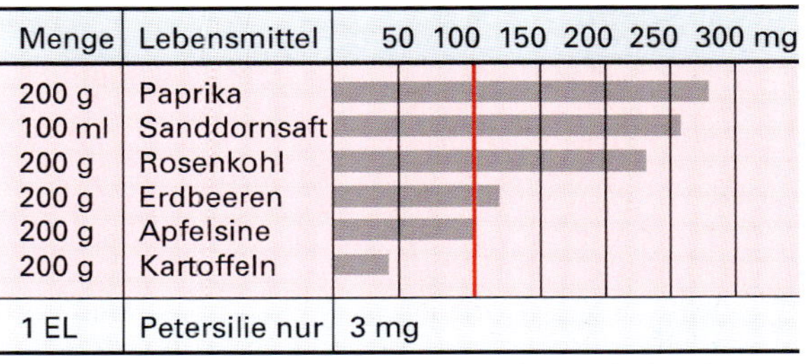

— Empfehlenswerte Höhe der täglichen Vitamin-C-Zufuhr für Erwachsene (DGE)

Tab. 2: Lebensmittel, die reichlich Vitamin C enthalten

9.3.9 Biotin

Biotin ist ein cyclisches Harnstoffderivat, das außerdem einen Thiophenring enthält. In reiner Form bildet Biotin weiße Kristallnadeln.

Abb. 1: Biotin – Strukturformel

Wirkungsweise

Biotin ist Bestandteil von Enzymen, die im intermediären Stoffwechsel die Übertragung von Carboxyl-(CO_2)-Gruppen ermöglichen, vgl. S. 256. Die Carboxylgruppe wird dabei vorübergehend an ein Stickstoffatom des Biotins gebunden. Für diese Reaktionen wird ATP benötigt. Danach wird die Carboxylgruppe auf die zu carboxylierende Substanz übertragen.

Biotin ist wichtig für den intermediären Stoffwechsel der Kohlenhydrate, Fette, Aminosäuren und Purine.

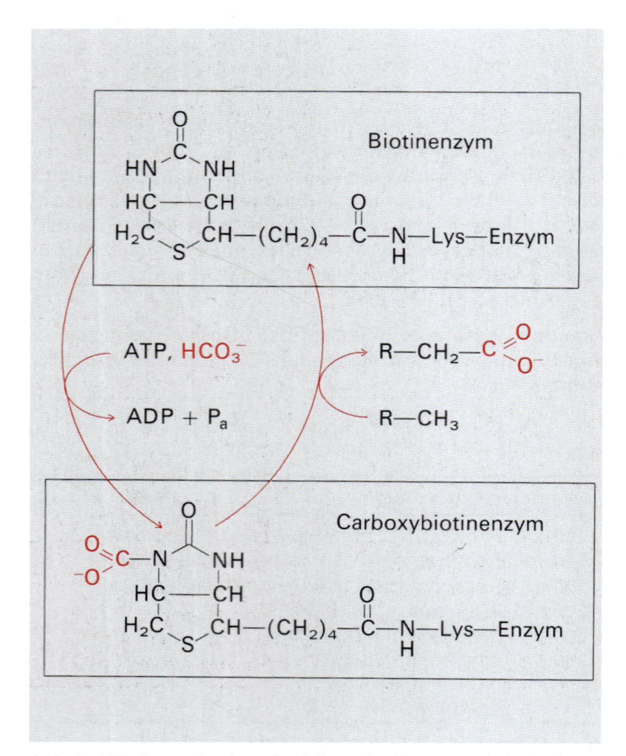

Abb. 2: Biotin und seine Funktion als Coenzym bei Carboxylierungen

Hypovitaminose

Hypovitaminosen sind selten. Nur durch eine extreme Kost, die zu 30% und mehr aus rohem Hühnereiklar besteht, kann ein Biotinmangel hervorgerufen werden.

Das Hühnereiklar enthält ein Glykoprotein – Avidin –, das mit Biotin eine Komplexverbindung eingehen kann und dadurch das Vitamin inaktiviert (Antivitamin). Der Avidin-Biotin-Komplex kann nicht – aufgespalten – resorbiert werden. Beim Erhitzen des Eiklars denaturiert das Avidin und verliert dadurch seine Wirkung.

Antibiotika können die Synthese von Biotin durch die Darmflora hemmen.

Bei genetisch bedingtem Enzymmangel kann es ebenfalls zur Hypovitaminose kommen, vgl. unten.

Eine Hypovitaminose ist durch folgende Veränderungen gekennzeichnet: Appetitlosigkeit, Müdigkeit, Muskelschmerzen, Übererregbarkeit, Schwellungen und Entzündungen der Haut und Schleimhäute. Außerdem ist der Gehalt an Erythrozyten verringert (Anämie).

Hypervitaminose ist nicht bekannt.

Biotinbedarf und -bedarfsdeckung

Der Biotinbedarf wird durch Eigensynthese der Darmbakterien gedeckt. Insgesamt wird der tägliche Bedarf auf 30 bis 60 µg geschätzt. Der Biotingehalt einer gemischten Kost liegt bei 50 bis 200 µg. Überschüssig aufgenommenes Biotin wird mit dem Harn ausgeschieden. Bei normaler Ernährung beträgt die Biotinausscheidung mit dem Harn 20 bis 70 µg pro Tag.

Als biotinreich werden solche Lebensmittel bezeichnet, durch die 10% der empfohlenen Biotinzufuhr erreicht werden.

Biotinverluste bei der Lebensmittelverarbeitung

Diese sind ohne Bedeutung, da der Bedarf durch Wiederverwendung proteingebundenes, körpereigenes Biotin gedeckt wird. Der Beitrag der Darmflora bei der Bedarfsdeckung durch die Darmflora wird beim Menschen sehr gering eingeschätzt.

Menge	Lebensmittel	20 40 60 80 µg
100 g	Kalbsleber	
60 g	Sojabohnen	
2	Eigelb	
200 g	Möhren	
200 g	Äpfel	
200 g	Hering	
60 g	Vollkornreis	

— Empfehlenswerte Höhe der täglichen Biotinzufuhr für Erwachsene (DGE)

Tab. 1: Lebensmittel, die reichlich Biotin enthalten

Aufgabe

Erläutern Sie die Bedeutung der
a) Acetyl-CoA-Carboxylase, vgl. S. 266,
b) Pyruvat-Carboxylase, vgl. S. 256.

9.3.10 Übersicht – wasserlösliche Vitamine

Vitamine	Tagesbedarf[1]	Vorkommen in Lebensmitteln	Coenzym – aktive Form	Wirkungsweise	**Avitaminose** Hypovitaminose
Thiamin Vitamin B_1	1,0 – 1,3 mg	Vollkornprodukte, Schweinefleisch, Hülsenfrüchte	Thiamindiphosphat (TPP)	oxidative Decarboxylierung: Kohlenhydratabbau, Citratcyclus	**Beri-Beri-Krankheit** Wachstumsstörungen, Muskelschwund, Nervenstörungen; Antivitamin bekannt
Riboflavin	1,2 – 1,5 mg	Milch und Milchprodukte, Fleisch, Fisch, Eier, Vollkornprodukte	Flavin-mono-mucleotid (FMN), Flavin-adenin-dinucleotid (FAD)	Wasserstofftransfer	**Dermatitis** Schädigung von Haut und Schleimhäuten, Wachstumsstörungen, Nervenstörungen; Antivitamin bekannt
Niacin	13 – 17 mg	Fisch, Fleisch, Gemüse, Vollkornprodukte	Nicotinamid-adenin-dinucleotid (NAD) Nicotinamid-adenin-dinucleotid-phosphat (NADP)	Wasserstoff-(Protonen-) Transfer	**Pellagra** Entzündung und Verfärbung der Haut, Entzündung der Schleimhäute, Nervenstörung; Antivitamin bekannt
Folsäure	400 µg	Gemüse, Fleisch, Vollkornprodukte	Tetrahydrofolsäure	C_1-Gruppentransfer; Aminosäuren-, Purinstoffwechsel	**Anämie** Störungen der Blutbildung, Schleimhautentzündungen, Störungen im Magen-Darm-Trakt, Neuralrohrdefekte; Antivitamin bekannt
Pantothensäure	6 mg	in allen Lebensmitteln	Coenzym A (CoA)	Aktivierung von Fettsäuren und Acetat	Wachstumsstörungen, Nervenstörungen, Schädigung von Haut und Schleimhäuten; Antivitamin bekannt
Pyridoxin Vitamin B_6	1,2 – 1,5 mg	Fleisch, Fisch, Gemüse, Kartoffeln	Pyridoxalphosphat – Pyridoxaminphosphat	Aminogruppen-Transfer, Transaminierung und Decarboxylierung von Aminosäuren	Hautschädigungen, Entzündungen an Mund und Auge, Nervenstörungen; Antivitamin bekannt
Cobalamine Vitamin B_{12}	3 µg	tierische Lebensmittel	5-Desoxy-adenosol-cobalamin	Übertragung von Methylgruppen im Aminosäuren- und Nucleinsäurenstoffwechsel	**Perniziöse Anämie** Störung der Erythrozytenbildung, Nervenstörungen, Entzündung von Mund- und Rachenschleimhäuten; Antivitamin bekannt
Ascorbinsäure Vitamin C	100 mg	Obst, Gemüse, Kartoffeln	Redoxsystem	Wasserstofftransfer, Hydroxylierung – Kollagensynthese	**Skorbut** innere Blutungen, Knochen- und Zahnveränderungen, Anämie, gestörte Herztätigkeit
Biotin	30 – 60 µg	Eigelb, Sojabohnen, Vollkornprodukte	Biotin	Carboxylierung, CO_2-Gruppen-Transfer	Veränderung der Haut und Schleimhäute, Muskelschmerzen, Übererregbarkeit; Antivitamin: Avidin

Tab. 1: Wasserlösliche Vitamine

Hypervitaminosen können nicht entstehen, da die wasserlöslichen Vitamine nicht im Übermaß im Organismus gespeichert werden können, sie werden über die Niere ausgeschieden.

[1] Empfehlenswerte Höhe der täglichen Zufuhr für Erwachsene (DGE)

9.3.11 Referenzwerte für die tägliche Vitaminzufuhr (DGE)

Alter	Vit. A mg		Vit. D µg	Vit. E mg[1]		Vit. K µg[1]		Thiamin mg		Riboflavin mg		Niacin mg		Folsäure µg	Pantothensäure mg[1]	Pyridoxin mg		Cobalamin µg	Ascorbinsäure mg	Biotin µg[1]
	m	w		m	w	m	w	m	w	m	w	m	w			m	w			
Säuglinge																				
0 bis unter 4 Monate	0,5		10	3		4		0,2		0,3		2		60	2	0,1		0,4	50	5
4 bis unter 12 Monate	0,6		10	4		10		0,4		0,4		5		80	3	0,3		0,8	55	5–10
Kinder																				
1 bis unter 4 Jahre	0,6		5	6	5	15		0,6		0,7		7		200	4	0,4		1,0	60	10–15
4 bis unter 7 Jahre	0,7		5	8	8	20		0,8		0,9		10		300	4	0,5		1,5	70	10–15
7 bis unter 10 Jahre	0,8		5	10	9	30		1,0		1,1		12		300	5	0,7		1,8	80	15–20
10 bis unter 13 Jahre	0,9	0,9	5	13	11	40		1,2	1,0	1,4	1,2	15	13	400	5	1,0		2,0	90	20–30
13 bis unter 15 Jahre	1,1	1,0	5	14	12	50		1,4	1,1	1,6	1,3	18	15	400	6	1,4		3,0	100	25–35
Jugendliche und Erwachsene																				
15 bis unter 19 Jahre	1,1	0,9	5	15	12	70	60	1,3	1,0	1,5	1,2	17	13	400	6	1,6	1,2	3,0	100	30–60
19 bis unter 25 Jahre	1,0	0,8	5	15	12	70	60	1,3	1,0	1,5	1,2	17	13	400	6	1,5	1,2	3,0	100	30–60
25 bis unter 51 Jahre	1,0	0,8	5	14	12	80	65	1,2	1,0	1,4	1,2	16	13	400	6	1,5	1,2	3,0	100	30–60
51 bis unter 65 Jahre	1,0	0,8	5	13	12	80	65	1,1	1,0	1,3	1,2	15	13	400	6	1,5	1,2	3,0	100	30–60
65 Jahre und älter	1,0	0,8	10	12	11	80	65	1,0	1,0	1,2	1,2	13	13	400	6	1,4	1,2	3,0	100	30–60
Schwangere		1,1	5		13		60		1,2		1,5		15	600	6		1,9	3,5	110	30–60
Stillende		1,5	5		17		60		1,4		1,6		17	600	6		1,9	4,0	150	30–60

Tab. 1: Empfehlungen für die Vitaminzufuhr

[1] Schätzwerte für eine angemessene Zufuhr

9.4 Sekundäre Pflanzenstoffe

Neben den primären Pflanzenstoffen – Kohlenhydraten, Fetten, Proteinen – enthalten Pflanzen viele verschiedene sekundäre Pflanzenstoffe, die nur in Pflanzen gebildet werden. Sie kommen im Gegensatz zu den primären Pflanzenstoffen nur in geringen Mengen vor und üben eine gesundheitsfördernde Wirkung aus. Die sekundären Pflanzenstoffe gehören zu den bioaktiven Substanzen.

	Stoffgruppe	Merkmale
Primäre Pflanzenstoffe	Kohlenhydrate, Proteine, Fette	Hauptbestandteile der Pflanzen, üben Nährstoffwirkung aus
Sekundäre Pflanzenstoffe	zahlreiche chemisch sehr unterschiedliche Verbindungen	kommen nur in geringen Mengen vor, üben pharmakologische Wirkungen aus

Tab. 1: Primäre und sekundäre Pflanzenstoffe (Watzl u. Leitzmann)

Definition: Bioaktive Substanzen sind Inhaltsstoffe in Lebensmitteln, die keinen Nährstoffcharakter im engeren Sinne besitzen, jedoch gesundheitsfördernde Eigenschaften aufweisen. Zu den bioaktiven Substanzen zählen die sekundären Pflanzenstoffe und auch die Ballaststoffe.

Bioaktive Substanzen
- sekundäre Pflanzenstoffe
- Ballaststoffe
- Inhaltsstoffe milchsauer vergorener Lebensmittel

Essentielle Nährstoffe
- alle Vitamine
- viele Mineralstoffe
- essentielle Aminosäuren
- Linolsäure und Linolensäure

Tab. 2: Bioaktive Substanzen und essentielle Nährstoffe

Die sekundären Pflanzenstoffe lassen sich aufgrund ihrer chemischen Struktur in neun Gruppen unterteilen:
- Carotinoide
- Phytosterine
- Saponine
- Phytoöstrogene
- Polyphenole
- Terpene
- Protease-Inhibitoren
- Glucosinolate
- Sulfide

Carotinoide

Diese sekundären Pflanzenstoffe sind Farbstoffe, die wichtigsten Vertreter sind α-Carotin, β-Carotin und Lycopin – in Tomaten – und Xanthophylle. Etwa 700 verschiedene Carotinoide sind bisher bekannt. Unabhängig von ihrer Provitamin-A-Wirkung, vgl. S. 186 ff., besitzen Carotinoide antioxidative Eigenschaften und sind somit Radikalfänger. Außerdem aktivieren Carotinoide bestimmte Gene, die die Produktion von Enzymen steuern.

Je dunkler das Grün oder Orange von Obst oder Gemüse, umso höher ist der Gehalt an Carotinoiden. Sie sind z. B. enthalten in Aprikosen und Karotten sowie in Spinat oder Grünkohl. Sauerstofffreie Carotinoide in gelbem oder orangem Obst oder Gemüse vertragen Hitze. Sauerstoffhaltige Carotinoide in grünem Gemüse reagieren dagegen empfindlich auf Hitze.

Carotinoide stärken die Immunabwehr, schützen die Körperzellen vor aggressiven Sauerstoffverbindungen – freien Radikalen – und verringern damit das Krebsrisiko und schützen vor Herzinfarkt.

Studien haben gezeigt, dass unerhitztes Gemüse eine stärkere antikanzerogene Wirkung hat.

Phytosterine

Diese pflanzlichen Sterine sind in ihrer chemischen Struktur dem Cholesterin sehr ähnlich. Bislang sind 44 verschiedene Phytosterine bekannt. Phytosterine kommen vor allen Dingen in fettreichen Pflanzenteilen vor, besonders in Sonnenblumenkernen, Sesam und kaltgepresstem Sojaöl. Durch Raffination wird der Gehalt verringert.

Phytosterine sind in der Lage, den Cholesterinspiegel zu senken. Phytosterine beeinträchtigen vermutlich die Resorption von Nahrungscholesterin und senken so den Cholesterinspiegel. Aus diesem Grunde wird Margarine mit Phytosterinen angereichert. Außerdem mindern Phytosterine das Risiko, an Dickdarmkrebs zu erkranken, da die Bildung von Abbauprodukten des Cholesterins verringert ist.

- **Phytosterine senken den Cholesterinspiegel.**

Saponine

Dies sind Bitterstoffe, die in Hülsenfrüchten – Kichererbsen, Linsen und Sojabohnen – vorkommen.

Saponine entfalten ihre Wirkung im Verdauungstrakt, sie werden kaum resorbiert.

Saponine senken das Risiko für Dickdarmkrebs, indem sie das Immunsystem stimulieren. Außerdem senken Saponine den Cholesterinspiegel, indem sie mit Cholesterin einen unlöslichen Komplex bilden und die Ausscheidung von Gallensäuren fördern. Saponine wirken auch antimikrobiell.

Lange Garzeiten zerstören die Saponine nicht, aber sie gehen in das Einweich- und Kochwasser über. Also das Einweichwasser nicht wegschütten.

Glucosinolate

Diese sekundären Pflanzenstoffe bestehen aus Glucose, einer schwefelhaltigen Gruppe mit einem Aglukon-Rest und einer Sulfatgruppe. Glucosinolate geben Senf, Meerrettich, Radieschen, Kresse, Kohl und Kohlrabi ihren typischen Geschmack – in unterschiedlicher Stärke. Glucosinolate finden sich also vorwiegend in Pflanzen der Familie der Kreuzblütler.

Die biologische Wirkung der Glucosinolate entsteht durch ihre Abbauprodukte, diese wirken antikanzerogen und antimikrobiell.

Glucosinolate werden leicht durch Hitze, aber auch bei Milchsäuregärung – Sauerkrautherstellung – zerstört.

- **Glucosinolate – mit scharfen Aromastoffen gegen Krebs.**

Polyphenole

Hierzu zählen verschiedene Substanzen, die auf der Struktur des Phenols basieren. Untergruppen sind Phenolsäuren, z. B. Kaffeesäure, und Flavonoide.

Phenolsäuren kommen in verschiedenen Gemüse- und Getreidearten und im Kaffee vor, sie schützen das Pflanzengewebe vor oxidativen Veränderungen.

Flavonoide sind für die Farben der Früchte verantwortlich. Sie sind in Auberginen bis Zwiebel, in Beeren, Kirschen, Pflaumen – in allen roten, violetten, blauen und gelben Gemüse- und Fruchtarten. Bei Getränken sind neben Säften vor allem Rotwein und schwarzer Tee flavonoidhaltig.

Die wichtigsten Aufgaben der Phenolsäuren in Pflanze und Mensch sind: das Wachstum von Bakterien und Viren zu verhindern und freie Radikale unschädlich zu machen.

Flavonoide schützen vor Entzündungen und Infektionen, kräftigen die Immunabwehr, hemmen die Blutgerinnung, senken den Blutdruck und mindern das Krebsrisiko.

Der Gehalt an Polyphenolen wird durch Lagerung und Schälen gemindert. Im Allgemeinen liegt der Flavonoidgehalt bei verarbeiteten Lebensmitteln um 50 % niedriger.

Protease-Inhibitoren

Diese sekundären Pflanzenstoffe bestehen aus Polypeptidketten mit 100 bis 200 Aminosäureresten. Sie verringern die Aktivität von Enzymen, die Proteine spalten. Durch die Hemmung der Enzyme wird die Enzymsynthese gesteigert, dies hat dann wiederum einen Mangel verschiedener Aminosäuren zur Folge. Aus diesem Grund wurden Protease-Inhibitoren lange Zeit als schädlich für den menschlichen Organismus angesehen, vgl. S. 320.

In der Sojabohne sind allein fünf verschiedene Protease-Inhibitoren. Sie befinden sich auch in anderen Hülsenfrüchten und Getreidearten wie Reis, Mais, Hafer und Weizen.

Bei der Untersuchung von Bevölkerungsgruppen, die relativ große Mengen an Protease-Inhibitoren aufnehmen, konnte keine nachteilige Wirkung in Hinblick auf die Eiweißversorgung festgestellt werden. In Tierexperimenten konnte außerdem nachgewiesen werden, dass die Protease-Inhibitoren eine antikanzerogene Wirkung haben. Als Gründe hierfür werden die verminderte Verfügbarkeit von Aminosäuren, die Hemmung tumorspezifischer Enzyme und die antioxidative Wirkung der Protease-Inhibitoren diskutiert.

Die Aktivität der Protease-Inhibitoren wird durch Erhitzen und Keimen gemindert.

Terpene

Eine Gruppe meist aromatisch riechender sekundärer Pflanzenstoffe, die von Pflanzen und Mikroorganismen synthetisiert werden. Hierzu gehören z. B. Aromastoffe aus Kümmel, Zitrusöl oder Menthol aus Pfefferminze.

Ihre wichtigste Schutzfunktion für Menschen: die Senkung des Krebsrisikos. Sie aktivieren die Entgiftungsenzyme im Dünndarm. Das scheint besonders für Raucher zu gelten.

- **Pfefferminz- und Zitronengeschmack gegen Krebs.**

Phytoöstrogene

Diese sekundären Pflanzenstoffe sind den menschlichen Östrogenen, weibliche Geschlechtshormone, sehr ähnlich.

Isoflavonoide sind in den Hülsenfrüchten der Subtropen, den Sojabohnen, enthalten.

Lignane bilden die Ausgangssubstanz für das Lignin, einen Ballaststoff. Sie kommen überwiegend in der Aleuronschicht des Weizens vor, sie sind also nur in Vollkornmehl und auch in Leinsamen enthalten. Sie werden im menschlichen Organismus durch Darmbakterien verändert und anschließend resorbiert.

Phytoöstrogene haben einen Einfluss auf die Hormonproduktion und den Hormonstoffwechsel. Sie schützen so vor hormonbezogenen Krebsarten wie Brust-, Gebärmutterschleimhaut- und Prostatakrebs. Außerdem haben die Phytoöstrogene eine antioxidative Wirkung.

Phytoöstrogene gehen bei der Herstellung von Auszugsmehlen verloren.

- **Kampf dem Krebs in Brust und Prostata.**

Sulfide

Diese schwefelhaltigen Verbindungen befinden sich in Knoblauch und anderen Liliengewächsen, z. B. Zwiebeln, Schnittlauch, Schalotten und Lauch. Sie sind für den typischen Geruch des Knoblauchs verantwortlich.

Die antimikrobielle Wirkung des Knoblauchs wurde bereits 1858 von Louis Pasteur nachgewiesen.

Sulfide kräftigen das Immunsystem, helfen gegen Entzündungen, stören die schädliche Aktivität von Bakterien, hemmen die Blutgerinnung, wirken positiv auf den Blutdruck, senken den Cholesterinspiegel, deaktivieren freie Radikale, senken das Krebsrisiko und fördern außerdem die Verdauung. Am stärksten ist die Wirkung, wenn Knoblauch & Co frisch gegessen werden.

- **Die stärkste Wirkung hat Knoblauch.**

Weitere sekundäre Pflanzenstoffe, die keiner der oben genannten Gruppen zugeordnet werden können, jedoch ebenfalls gesundheitsfördernde Wirkungen ausüben, sind z. B.:

Phytinsäure, die die Resorption verschiedener Mineralstoffe mindert, kann die Gesundheit positiv beeinflussen. Sie reguliert den Blutglucosespiegel und wirkt antikanzerogen.

Chlorophyll zählt ebenfalls zu den sekundären Pflanzenstoffen. Es hat eine tumorhemmende Wirkung.

Sekundäre Pflanzenstoffe

- wirken vorbeugend gegen die Entstehung von Krebs,
- senken den Cholesterinspiegel,
- regulieren den Blutdruck,
- schützen vor Oxidation von Radikalen im Körper,
- regulieren den Blutglucosespiegel.

Da manche sekundären Pflanzenstoffe hitzeempfindlich sind, sollte besonders der Konsum von rohem Obst und Gemüse gesteigert werden.

10 Vitamin- und mineralstoffreiche Lebensmittel

10.1 Obst und Gemüse

Aufgaben

1. *Beurteilen Sie folgende Ernährungsgewohnheiten:* Jeder Bundesbürger isst täglich durchschnittlich: 250 g Gemüse, 300 g Frischobst/tropische Erzeugnisse und Zitrusfrüchte.
   Außerdem isst jeder Bundesbürger wöchentlich ca. 75 g Schalenobst und 30 g Trockenobst.
2. *Beurteilen Sie die Empfehlung der DGE:* „Take five a day – Nimm fünf am Tag – fünf Mal am Tag eine Hand voll Obst, Gemüse oder Saft."
3. *Ermitteln Sie mithilfe der Nährwerttabelle je fünf besonders energiearme Obst- und Gemüsesorten.*
4. *Im Handel werden viele exotische Früchte angeboten.*
   a) *Erkunden Sie Angebotszeiten und Herkunftsländer.*
   b) *Führen Sie eine Pro-und-Kontra-Diskussion zum Thema: „Exotische Früchte gehören zum Lebensmittelangebot." Pro: z. B. der Vitamingehalt ist meist hoch, kontra: z. B. die Früchte werden teils unreif geerntet, Pestizideinsatz?*
   c) *Nennen Sie Verwendungsmöglichkeiten.*

Begriffserklärung – Einteilung

Obst ist ein Sammelbegriff für die essbaren Früchte oder Scheinfrüchte mehrjähriger Pflanzen, die fast immer roh gegessen werden können. Gliederung für Obst, s. unten.

Gemüse ist ein Sammelbegriff für die essbaren Pflanzenteile einjähriger Pflanzen, Ausnahmen sind die mehrjährigen Stängelgemüse Spargel und Rhabarber. Gemüse wird entweder roh oder in gegartem Zustand verzehrt. Gliederung für Gemüse, vgl. Tabelle unten.

Empfehlung der DGE

Gemüse und Obst – Nimm fünf am Tag: Genießen Sie fünf Portionen Gemüse und Obst am Tag. Möglichst frisch, nur kurz gegart oder auch als Saft – idealerweise zu jeder Hauptmahlzeit oder auch als Zwischenmahlzeit: Damit werden Sie reichlich mit Vitaminen, Mineralstoffen, Ballaststoffen und sekundären Pflanzenstoffen (z. B. Carotinoiden, Flavonoiden) versorgt. Das Beste, was Sie für Ihre Gesundheit tun können.

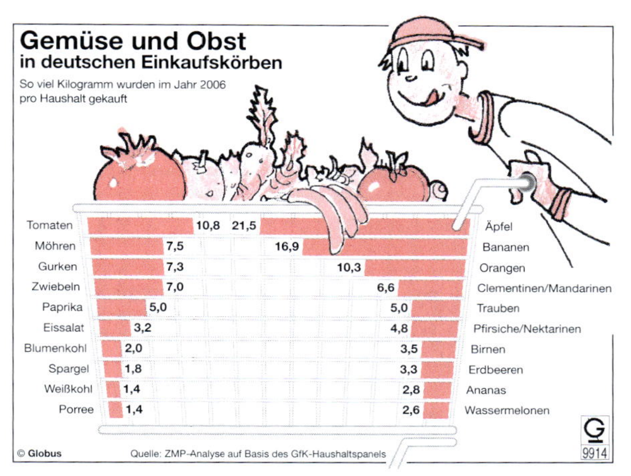

Abb. 1: Obst- und Gemüseverzehr

Kernobst	Steinobst	Beerenobst	Südfrüchte	Schalenobst
Äpfel	Kirschen	Erdbeeren	Apfelsinen	Haselnüsse
Birnen	Pfirsiche	Himbeeren	Zitronen	Mandeln
Quitten	Pflaumen	Brombeeren	Bananen	Walnüsse
	Aprikosen	Heidelbeeren	Ananas	Erdnüsse
	Zwetschen	Preiselbeeren	Grapefruits	Pistazien
	Mirabellen	Johannisbeeren	Mandarinen	Pekan-Nüsse
	Nektarinen	Stachelbeeren	Feigen	Paranüsse
	Renekloden	Weintrauben	Datteln	Cashewnüsse

Salat-/Blattgemüse	Kohlgemüse	Fruchtgemüse	Wurzelgemüse	Zwiebelgemüse
Kopf-, Eisbergsalat	Kopfkohl	Bohnen	Möhren	Speisezwiebeln
Winterendivien	Chinakohl	Erbsen	Radieschen	Porree/Lauch
Feldsalat	Kohlrabi	Tomaten	Kohlrüben/Steckrüben	Knoblauch
Spinat	Rosenkohl	Paprika	Rettiche	Schnittlauch
Mangold	Blumenkohl	Gurken	Sellerie	
Chicorée/Salatzichorie	Brokkoli	Kürbis	Schwarzwurzeln	**Mehrjähriges**
Petersilie	Grünkohl	Melonen	Meerrettich/Kren	**Stängelgemüse**
Gartenkresse		Auberginen	Rote Rüben/Rote Bete	Spargel
Artischocken		Zucchini/Zucchetti		Rhabarber
Gemüsefenchel		Zuckermais		

Tab. 1: Einteilung von Obst- und Gemüsesorten

Bewertung des Nährstoffgehaltes (ohne Schalenobst)

Nährstoffgehalt einzelner Sorten, vgl. Nährwerttabelle S. 450 ff.

Obst und Gemüse enthalten etwa 80 bis 90 % **Wasser**, sie sind also meist energie- und fettarm.

Eiweiß ist meist nur in geringen Mengen enthalten.

Der **Kohlenhydratgehalt** ist unterschiedlich. Einige Obst- und Gemüsesorten haben einen höheren Kohlenhydratanteil,
z. B. Obst – Weintrauben und Bananen,
Gemüse – Erbsen, Mais usw.
Stärke ist vor allen Dingen in Wurzel- und Knollengemüse vorhanden. Inulin ist anstelle von Stärke hauptsächlich in Artischocken und Schwarzwurzeln enthalten. Obst enthält überwiegend Glucose und Fructose, daneben Saccharose und in geringen Mengen Maltose und Raffinose.

Der **Ballaststoffgehalt** – Cellulose, Hemicellulose und Pektine – von Obst und Gemüse ist von besonderer Bedeutung für die Ernährung. Der Bundesbürger nimmt täglich etwa 11 g Ballaststoffe mit Obst und Gemüse auf, insgesamt ist die Ballaststoffzufuhr zu gering. Pektine, die besonders in saurem Obst und halbreifem Kernobst enthalten sind, quellen im Darm und wirken „reinigend", indem sie die Vermehrung von Fäulnisbakterien verhindern.

Auch der hohe **Vitamin- und Mineralstoffgehalt** ist von Bedeutung für die Ernährung. Durch den bei uns üblichen Obst- und Gemüseverbrauch wird täglich etwa folgende Vitamin- und Mineralstoffbedarfsdeckung erreicht:

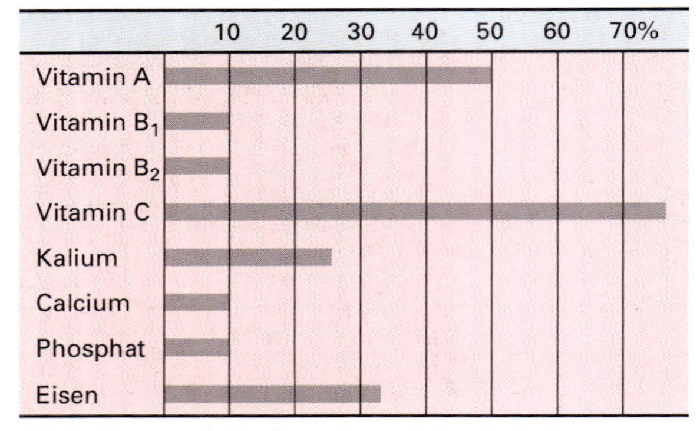

Tab 1: Prozentuale Deckung des täglichen Bedarfs

Gemüse ist die Lebensmittelgruppe mit der **höchsten Nährstoffdichte** an Vitaminen und Mineralstoffen.

Alle Obst- und Gemüsesorten sind **natriumarm** und **kaliumreich**. Alle grünen Gemüsesorten sind außerdem **magnesiumreich**, da das Blattgrün – Chlorophyll – Magnesium enthält.

Vitamin- und Mineralstofferhaltung bei der Lebensmittelverarbeitung, vgl. S. 284 ff.

Der Fruchtsäuregehalt des Obstes, z. B. Apfel-, Citronen- und Weinsäure, wirkt appetitanregend.

Oxalsäure ist in einigen Gemüsesorten reichlich enthalten. Oxalsäure kann sich mit Calcium zu Calciumoxalat verbinden; dieses Salz kann Nieren- und Gallensteine bilden. Menschen, die zu Nierensteinbildung neigen, sollten deshalb auf oxalsäurereiches Gemüse wie Spinat, Mangold, Rhabarber und Tomaten verzichten, vgl. S. 319, 431.

Zusatzstoffe in Frischobst

Bei Zitrusfrüchten und Bananen ist es erlaubt, zum Schutz vor Fäulnis und zur Verlängerung der Haltbarkeit die Konservierungsstoffe Diphenyl (Biphenyl) – E 230 und Orthophenylphenol – E 231/E 232 auf die Schalenoberfläche aufzubringen, vgl. S. 302 f.
Auch das Wachsen der Zitrusfruchtschalen ist erlaubt.
Eine Kennzeichnungspflicht besteht, der Hinweis „Schale nicht zum Verzehr geeignet" muss allerdings nicht mehr erfolgen. Es besteht ebenfalls keine Kennzeichnungspflicht, wenn behandelte Früchte nur Zutat eines anderen Lebensmittels sind, z. B. behandelte Zitronenstücke mit Schale in Getränken.

Weitere Schadstoffe, vgl. S. 319 ff.

Nitratgehalt in Gemüse

Versuche und Aufgaben

1. *Halten Sie im Handel erhältliche Nitratteststäbchen auf*
   a) die Schnittfläche eines Radieschens,
   b) tiefgekühlten Spinat.
   Bewerten Sie die Farbänderung jeweils nach 1 Minute mithilfe der Farbskala in der Gebrauchsanweisung.
2. *Überprüfen Sie den Nitratgehalt weiterer Lebensmittel.*
3. *Erkunden Sie die Haupterntezeiten für verschiedene Obst- und Gemüsesorten.*

Nitrat ist ein wichtiger Dünger für Pflanzen. Stickstoff wird von der Pflanze zum Aufbau von Eiweiß benötigt. Um den Nitratstickstoff in Eiweißverbindungen einzubauen, ist eine rege Photosyntheseleistung notwendig. Deshalb liegt der Nitratgehalt von Pflanzen bei „schlechtem" Wetter, am Morgen oder unter Gewächshausbedingungen erheblich höher.

Hohe Nitratwerte werden außerdem bei Pflanzen beobachtet, die vor der Blüte geerntet werden. Nitrat wird für die rasche Ausbildung der Blüte bzw. Frucht gespeichert.

Durch die zusätzliche mineralische oder organische Stickstoffdüngung steigt die Nitratbelastung im Gemüse und im Grundwasser/Trinkwasser, vgl. S. 160 f. Nitrat wird zu 70 % über Gemüse aufgenommen.

Nitrathaltiges Gemüse kann bei unsachgemäßer Behandlung, die eine erhöhte Aktivität von Mikroorganismen zulässt, Nitrit anreichern. Auch im Körper des Menschen wird Nitrat zu Nitrit reduziert.

Der Nitratgehalt ist gleichmäßig in den Lebensmitteln verteilt. Lediglich durch entsprechenden Anbau, bewussten Einkauf und richtige Lagerung/Zubereitung kann die gesundheitliche Gefährdung gemindert werden.

Nitrat selbst wirkt im menschlichen Organismus nicht toxisch. Erst die mikrobielle Reduktion zu Nitrit bedeutet eine gesundheitliche Gefahr, da Nitrit den Sauerstofftransport und den Abtransport von Kohlenstoffdioxid durch das Hämoglobin hemmt. Oxyhämoglobin wird durch Nitrit zu Methämoglobin umgebaut, vgl. S. 305.

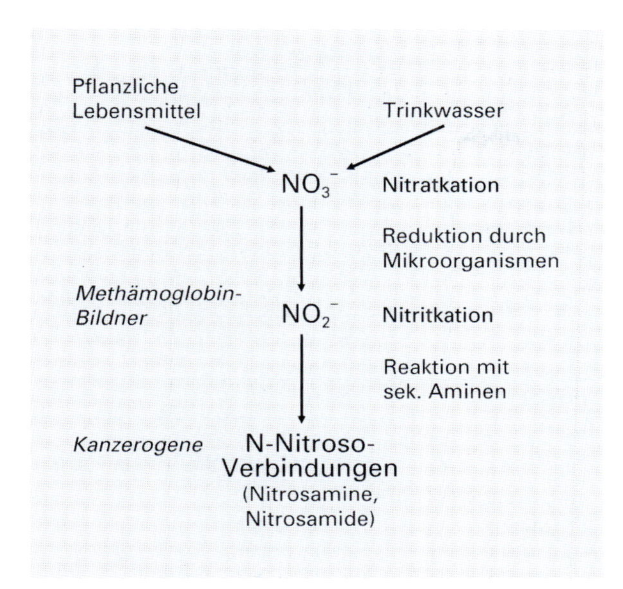

Abb. 1: Bildung Krebs erregender Stoffe

Besonders für Säuglinge ist Nitrat gefährlich, da

- die Magensalzsäure, die Mikroorganismen hemmt, nur in geringer Menge gebildet wird. Die Nitritbildung beginnt hier bereits im Magen, größere Nitritmengen werden resorbiert.
- die Blockierung des Hämoglobins durch Nitrit beim Säugling doppelt so schnell wie beim Erwachsenen erfolgt.
- der Körper über kein Enzym verfügt, das das Methämoglobin wieder in Oxyhämoglobin zurückverwandeln kann.

Schon 10% Methämoglobin im Blut können beim Säugling zur Methämoglobinämie – Blausucht – führen. Schwerwiegende Vergiftungserscheinungen sind aber bisher nur bei einigen Säuglingen aufgetreten.

In der Diät-Verordnung sind als Höchstmenge 250 mg Gesamtnitrat pro kg Lebensmittel, die in der Säuglings- und Kleinkindernahrung verwendet werden, festgesetzt.

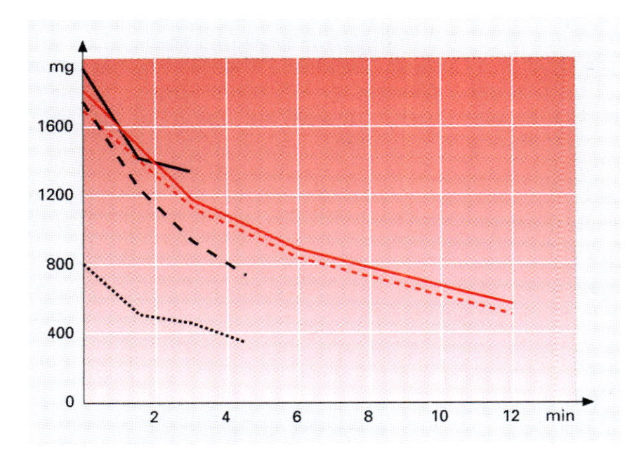

Abb. 2: Abnahme des NO_3-Gehaltes von Spinat beim Blanchieren (95 bis 90 °C) im Laboratorium in mg NO_3/kg (5 Versuchsansätze) (nach Möhler)

- **Gemüsesorten mit einem hohen Nitratgehalt:**
  Eisbergsalat, Endiviensalat,
  Feldsalat, Gemüsefenchel,
  Grünkohl, Kopfsalat (380 bis 3500 mg/kg),
  Mangold, Radieschen, Rettich, Rhabarber,
  Rote Bete (150 bis 5700 mg/kg),
  Spinat (350 bis 3900 mg/kg),
  Weißkohl, Wirsing.
  Aufgrund der unterschiedlichen Wachstumsbedingungen bzw. Erntezeit kann es zu erheblichen Schwankungen im Nitratgehalt kommen.

  Einen mittleren Nitratgehalt (500 bis 1000 mg/kg) haben:
  Auberginen, Blumenkohl, Gelbe Rüben, Kohlrabi, Lauch, Rotkohl, Sellerie, Zucchini.

  Einen niedrigen Nitratgehalt unter 500 mg/kg haben:
  Chicorée, Gemüsepaprika, grüne Bohnen, Gurken, Rosenkohl, Tomaten, Zwiebeln.

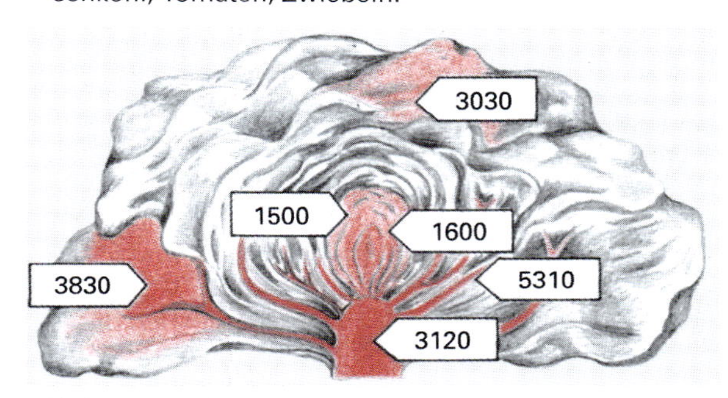

Abb. 3: Nitratgehalt

	ppm Nitrat	Gewichtsanteil %
Umblatt		
Blattflächen	3830	33,0
Mittelrippen	5310	10,6
Kopf		
äußerer Blattring	3030	12,7
Blattflächen	1500	21,8
Mittelrippen	1600	16,9
Strunk	3120	5,0

Tab. 1: Kopfsalat – unter Glas, April, Kopfgewicht 400 g

Bei der Ernte im Freiland liegt der Nitritgehalt dagegen in der Regel unter 1000 ppm.

- **Gemüse der Saison bevorzugen:** Freilandware enthält meist weniger Nitrat als stark gedüngte Treibhauserzeugnisse. Außerdem senkt die Sonneneinstrahlung den Nitratgehalt.
- Reste von zubereitetem nitratreichen Gemüse nicht aufbewahren und wieder erhitzen. Es kommt zur Nitritbildung.
- Bei Blattgemüse Stiele und große Blattrippen und bei Kopfsalat, Chinakohl die äußeren Blätter entfernen, sie sind besonders nitratreich.
- Rote-Bete-Saft nach dem Öffnen der Flasche austrinken. Während der Aufbewahrung bildet sich Nitrit.
- Säuglingen bis zum 5. Lebensmonat keinen Spinat geben.

Vermarktungsnormen – Klassen – für Obst und Gemüse, eine Hilfe für den Verbraucher?

Aufgabe

Welche Informationen erhält der Verbraucher durch die Vermarktungsnormen?

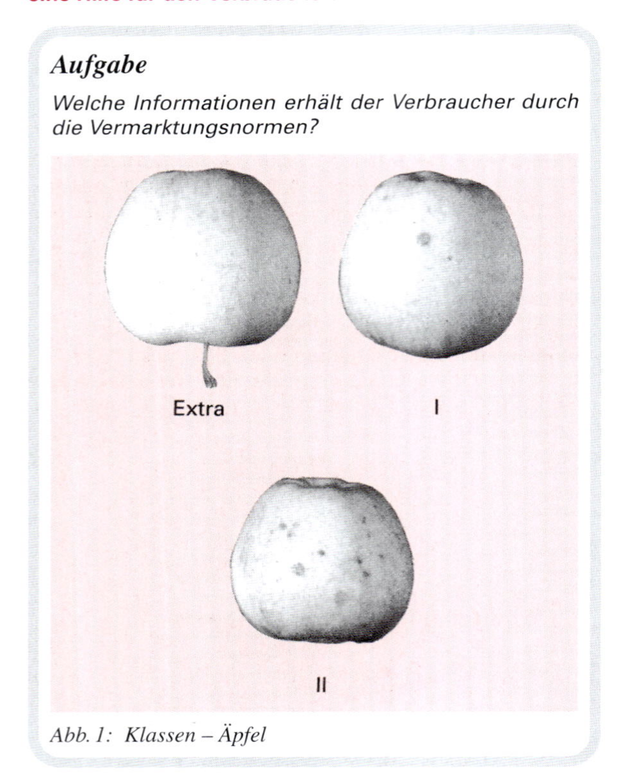

Abb. 1: Klassen – Äpfel

Die deutschen Handelsklassen für Obst und Gemüse wurden im EU-Bereich durch einheitliche Vermarktungsnormen ersetzt.

Die in den Vermarktungsnormen festgelegten Güteeigenschaften gliedern sich in Mindesteigenschaften – ganz, gesund, sauber usw. –, die für alle Klassen gelten, sowie Klassenkriterien.

Klasse	Extra	höchste Qualität
Klasse	**I**	gute Qualität
Klasse	**II**	marktfähige Qualität

Tab. 1: Vermarktungsnormen allgemein

Beim Verkauf müssen folgende Angaben gemacht werden:
- Sorte
- Ursprungsland
- Klasse

Im Lebensmittelrecht heißt es:
„Mit der Anwendung dieser Normen soll bezweckt werden, Erzeugnisse unzureichender Qualität vom Markt fern zu halten, die Erzeugung so auszurichten, dass den Anforderungen der Verbraucher entsprochen wird, sowie Handelsbeziehungen auf der Grundlage eines lauteren Wettbewerbs zu erleichtern."

Klassen	Extra	I
Form-, Entwicklungs-, Farbfehler	keine	sehr leichte
Schalenfehler: – Streifen – Schorfflecken – Druckstellen – andere Fehler	sehr leichte	 bis 2 cm lang max. ¼ cm^2 leichte, nicht verfärbte, max. 1 cm^2 max. 1 cm^2
Sonstige Fehler	keine	Stiel kann fehlen
Klassen	**II**	
Form-, Entwicklungs-, Farbfehler	leichte, sofern Früchte noch sortentypisch	
Schalenfehler: – Streifen – Schorfflecken – Druckstellen – andere Fehler	 bis 4 cm lang max. 1 cm^2 leichte, leicht verfärbt, max. 1,5 cm^2 max. 2,5 cm^2	
Sonstige Fehler	Fleisch frei von größeren Mängeln	

Tab. 2: Vermarktungsnormen für Äpfel

- Vermarktungsnormen geben lediglich Auskunft über äußere Qualitätsmerkmale wie Größe, Form, Gewicht, Aussehen und Oberflächenbeschaffenheit.
- Sie geben keine Auskunft über:
  - den Gesundheitswert, z. B. Nährstoffgehalt, Pflanzenschutzmittel, Schadstoffe,
  - die Umweltverträglichkeit, z. B. Anbauart, Verpackung,
  - die Sozialverträglichkeit, Erhalt der bäuerlichen Landwirtschaft, Berücksichtigung der Belange der Entwicklungsländer.
- Obst und Gemüse der Klassen Extra und I sind meistens besonders groß und gut aussehend. Dieses Obst und Gemüse muss häufig reichlicher gedüngt und z. B. mit Schädlingsbekämpfungsmitteln behandelt werden. Produkte, die als höchste oder gute Qualität eingestuft sind, haben also evtl. einen höheren Schadstoffgehalt.
- Obst und Gemüse der Klasse II werden nur selten angeboten. Weniger ansehnliche Sorten haben kaum eine Chance, obwohl sie wertvoller für die Ernährung sein können.

Aufgaben

1. *Beurteilen Sie die Kriterien, die für die Einteilung in die verschiedenen Vermarktungsnormen ausschlaggebend sind.*
2. *Nehmen Sie Stellung zu der Aussage: „Vermarktungsnormen sollen den Preisvergleich erleichtern."*
3. *Erkunden Sie das derzeitige Marktangebot für Äpfel. Welche Klassen werden angeboten? Preise? Herkunftsland usw.?*

10.2 Gewürze und Kräuter

Gewürze sind Pflanzenteile, die aufgrund ihres Gehaltes an Geschmacks- und Geruchsstoffen als würzende oder geschmackgebende Zutaten verwendet werden.

Kräuter sind oberirdische Pflanzenteile, die in der Regel im frischen Zustand verwendet werden. Sie sind meist Vitamin-C-reich.

Wirkung der Würzmittel

Die aromatischen Inhaltsstoffe der Würzmittel (ätherische Öle und scharf schmeckende Stoffe) bewirken indirekt über den Geruchs- oder Geschmackssinn eine stärkere Absonderung von Verdauungssäften. Durch gut gewürzte Speisen wird der Appetit angeregt, d.h. die Verdauungstätigkeit gefördert.

- **Steigerung der Mundspeichel- und Magensaftausschüttung**
  Zu diesen verdauungsfördernden Gewürzen, die die Mundspeichelmenge und die Amylaseaktivität erhöhen, gehören: Chili, Curry, Paprika, Piment, Senf. Die Magensaftsekretion und die Säurekonzentration werden durch Anis, Fenchel, Ingwer, Paprika und Zimt erhöht.
- **Steigerung der Gallensaftausschüttung**
  Zu den Gewürzen, die die Fettverdauung erleichtern, gehören: Curcuma, Anisöl, Kümmelöl, Pfefferminzöl und Zwiebeln.
- **Hemmung bzw. Steigerung der Darmmotorik**
  Hemmend wirkt Kümmel.
  Fördernd wirken Knoblauch und Senf.
- **Steigerung der Herztätigkeit und der peripheren Durchblutung**
  Zu den Gewürzen, die eine Steigerung der Durchblutung bewirken, gehören: Chili, Paprika, Pfefferminze, Senf. Knoblauch verhindert arteriosklerotische Veränderungen an den Kapillarwänden.
- **Krampflösend bzw. schleimlösend**
  Zu dieser Gruppe gehören: Anis, Fenchel, Kümmel, Pfefferminze.

Gewürz	% Vol./Gewicht
Schwarzer Pfeffer	2,0 – 4,5
Weißer Pfeffer	1,5 – 2,5
Anis	1,5 – 3,5
Kümmel	2,7 – 7,5
Koriander	0,4 – 1,0
Dill	2,0 – 4,0
Muskatnuss	6,5 – 15
Kardamom	4 – 10
Ingwer	1 – 3
Curcuma	4 – 5
Majoran	0,3 – 0,4
Oregano	1,1
Rosmarin	0,72
Salbei	0,7 – 2,0

Tab. 1: Gehalt einiger Gewürze an ätherischem Öl (die Angaben bei Blattgewürzen beziehen sich auf das Gewicht des frischen Materials)

Geschmacksstoffe

Abgesehen von der Schärfe, z.B. durch Paprika, können die Geschmackspapillen auf der Zunge vier Grundgeschmacksrichtungen wahrnehmen: salzig, sauer, süß und bitter.

Man weiß inzwischen einiges über den Mechanismus der Geschmackswahrnehmung. Eine Verbindung schmeckt süß, weil sie im Abstand von 0,3 nm einen Protonendonator A–H neben einem Protonenakzeptor B sowie eine hydrophobe Gruppe X in bestimmter räumlicher Anordnung besitzt. Passt dagegen eine der polaren Gruppen nicht in dies Modell, so entsteht ein Bittergeschmack. Die Geschmackspapillen besitzen also spezielle Rezeptoren, in die die Verbindung hineinpassen muss, damit sie geschmacklich wahrgenommen werden kann. Das Geschmacksempfinden ist umso intensiver, je besser die Verbindung in die Rezeptoren passt.

Für bestimmte Aroma-Wahrnehmungen sind dagegen spezielle Riechzellen im Nasenraum verantwortlich.

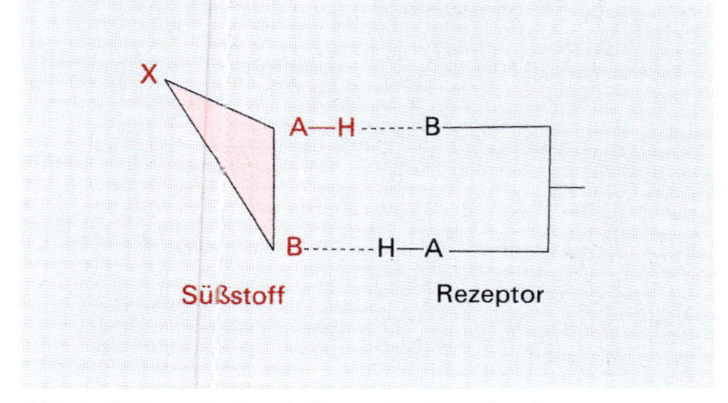

Abb. 1: Schematischer Aufbau süß schmeckender Verbindungen

Weitere Würzmittel

Gewürzmischungen sind Mischungen, die ausschließlich aus Gewürzen bestehen, z.B. Gulaschgewürz, Lebkuchengewürz.

Gewürzzubereitungen/-präparate sind Mischungen von einem oder mehreren Gewürzen mit anderen geschmackgebenden Zutaten. Sie enthalten mindestens 60% Gewürze. Bis zu 5% Kochsalz können ohne Kenntlichmachung zugesetzt werden, ein höherer Gehalt muss angegeben werden, z.B. Brathähnchen-Gewürzzubereitung.

Gewürzsalze sind Mischungen von mehr als 40% Kochsalz mit einem oder mehreren Gewürzen und/oder Gewürzzubereitungen/Gewürzpräparaten und/oder aminosäurehaltigen Würzen. Der Anteil an Gewürzen beträgt mindestens 15%, z.B. Kräutersalz.

Curry-Pulver ist eine Zubereitung aus Curcuma mit anderen Gewürzen, wie Pfeffer, Paprika, Chili, Ingwer, Koriander, Kardamom, Nelken, Piment, und Stoffen wie Hülsenfruchtmehl, Stärke, Dextrose und Kochsalz. Der Kochsalzanteil beträgt höchstens 5%, der Stärkeanteil usw. höchstens 10%.

Suppengewürz ist eine Mischung aus Gewürzen, insbesondere aus getrockneten Würz- und Suppenkräutern, und würzendem Gemüse.

Glutamate – Geschmacksverstärker – E 621-625

Glutamat ist der meistverwendete Geschmacksverstärker. Glutaminsäure ist Baustein von pflanzlichen und tierischen Eiweißstoffen. Sie kommt auch frei in Lebensmitteln vor. Natriumglutamat wird großtechnisch aus Weizen- oder Sojaeiweiß hergestellt. Glutamat wird Trockensuppen, Fleisch- und Fischerzeugnissen zugesetzt, es entfaltet seine geschmacksverstärkende Wirkung vornehmlich in salzigen Speisen, denen es in Mengen von 0,1 bis 0,3% zugesetzt wird.

Als Geschmacksverstärker wirkt lediglich die dissoziierte Aminosäure, die geschmacksverstärkende Wirkung wird auf die zwei negativen Ladungen im Molekül zurückgeführt. Die Aminogruppe, die in L-Konfiguration steht, wirkt verstärkend.

Die Aufnahme größerer Mengen, d.h. 5 g und mehr, kann bei hierfür empfindlichen Menschen zu Erscheinungen wie Nackensteife, Schwäche und Herzklopfen führen – China-Restaurant-Syndrom.

In ungleich stärkerem Maße wird der Fleischgeschmack durch Inosinmonophosphat (IMP) – E 630 - 633 – verstärkt. In Japan bezeichnet man die hierdurch hervorgerufene Geschmacksempfindung als "Umami" (köstlicher Geschmack).

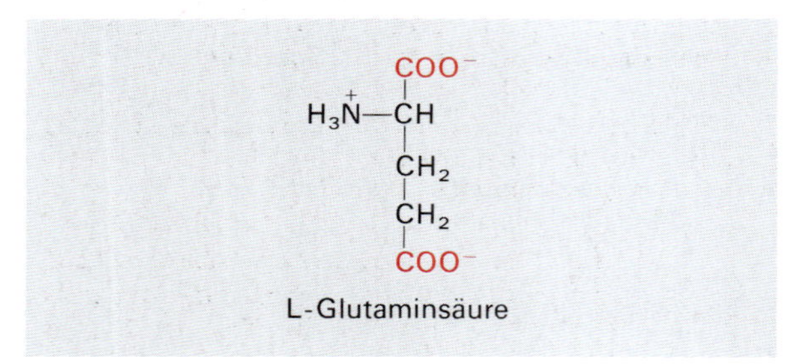

Abb. 1: Dissoziierte Form der Glutaminsäure

pH-Werte	4,5	5,0	6,0	7,0	8,0
diss. Glutaminsäure (in %)	36,0	84,9	98,2	99,8	96,9

Tab. 1: Dissoziationsgrad in Abhängigkeit vom pH-Wert

Einkauf und Lagerung von Gewürzen

- Nur kleine Mengen einkaufen.
- Gewürze in Glas- oder Plastikbehältern gut verschlossen aufbewahren, da die ätherischen, flüchtigen Öle „verfliegen“.
- Frische Kräuter kurzfristig kühl lagern, sonst einfrieren.
- Auf die Kennzeichnung achten. Bei Gewürzmischungen usw. müssen die Zutaten angegeben werden. Auf den Salzgehalt achten.

Regeln für das Würzen

- Sparsam würzen. Nicht zu viele verschiedene Gewürze verwenden. Der Eigengeschmack der Speisen soll erhalten bleiben.
- Anstelle von Kochsalz öfter Gewürze oder frische Kräuter verwenden. Salz macht durstig. Gewürze wirken appetitanregend und verdauungsfördernd.
- Frisch gemahlene Gewürze verwenden, sie sind besonders aromatisch.
- Frische Kräuter enthalten viel Vitamin C. Daher Kräuter erst kurz vor dem Verwenden waschen und evtl. zerkleinern.
- Getrocknete Kräuter vor dem Verwenden zwischen den Fingerspitzen zerreiben. Das Aroma wird so verstärkt.
- Folgende Kräuter sparsam verwenden:
  Beifuß, Bohnenkraut, Liebstöckel, Thymian.
- Folgende Kräuter möglichst nicht mitgaren, sondern frisch verwenden:
  Borretsch, Dill, Kerbel, Petersilie, Schnittlauch und Zitronenmelisse.
- Beim Einfrieren von Speisen beachten:
  Einige Kräuter und Gewürze verlieren an Aroma:
  Anis, Bohnenkraut, Majoran, Muskat, Paprika, Pfeffer und Senf.

  Bei anderen Kräutern und Gewürzen wird das Aroma verstärkt:
  Basilikum, Dill, Estragon, Salbei und Thymian.

  Das Aroma der übrigen Kräuter und Gewürze bleibt unverändert.

Versuche und Aufgaben

1. *Zerdrücken Sie einige Gewürznelken auf einem Stück Filterpapier. Betrachten Sie das Aussehen des Papiers.*
   Lassen Sie das Papier dann einige Zeit an einem warmen Ort liegen. Vergleichen Sie anschließend erneut das Aussehen.
2. *Ritzen Sie eine Gewürznelke an. Beobachten Sie die Veränderung.*
3. *Bei einer Magen-Darm-Schonkost sind Pfeffer, Paprika, Senf, Meerrettich usw. verboten.*
   Begründen Sie diese Tatsache.
4. *Bei Bluthochdruck wird Kochsalz teilweise verboten.*
   Nennen Sie für folgende Speisen Gewürze bzw. Kräuter, die anstelle von Kochsalz verwendet werden können:
   a) grüner Salat, b) Fisch,
   c) Blumenkohl, d) Frikadellen,
   e) Tomatensalat.
5. *Ermitteln Sie aufgrund der Kennzeichnung die Zusammensetzung von*
   a) Pizza-Gewürz,
   b) Zwiebelgewürz,
   c) Selleriesalz.

Gewürze	Verwendungszweck	Bemerkung
Anis	Süßspeisen, Gebäck, Kompott, Grog, Punsch	Verdauungsfördernde Wirkung, gemahlener Anis verliert schnell das Aroma
Fenchel	Fisch, Salat, Gebäck, Brot, Soßen, Tee	War bereits bei den Römern und Griechen bekannt, wirkt gegen Blähungen und Husten
Ingwer	Fleisch, Gemüsesuppen, Süßspeisen, Kompott, Gebäck, Getränke	Schwarzer Ingwer: ungeschält, würziger Weißer Ingwer: geschält, oft gekocht, milder
Kardamom	Marinaden, Obst, Gebäck	In Indien Volksheilmittel; hell mit Schale, dunkel ohne Schale, gemahlen
Kapern	Salate, Soßen, Eiergerichte	Echte Kapern: fünf Kelch- und Blütenblätter, sonst Knospen von Kapuzinerkresse, Sumpfdotterblumen oder Besenginster
Knoblauch	Fleisch, Fisch, Gemüse, Salat	Knoblauch reizt die Schleimhäute, Verdauungssäfte werden verstärkt ausgeschüttet, außerdem stärkere Durchblutung. Größere Mengen bei Kindern: Erbrechen, Durchfälle
Kümmel	Sülze, Kohl, Quark, Käse, Kartoffeln, Brot, Gebäck	Verdauungsfördernde Wirkung, krampflösend, je feiner zerkleinert, desto größer das Aroma
Muskat	Suppen, Reis, Teigwaren, Kartoffeln, Eier, Käse, Gebäck	Echte Banta-Nuss – beste Sorte; das starke Aroma beachten Macis (Muskatblüte) feiner Geschmack
Nelken	Kohl, Glühwein, Marinaden, Kompott, Süßspeisen, Gebäck	Das starke Aroma beachten. Frischprobe: Nelken müssen beim Anritzen ölig sein bzw. im Wasser senkrecht schwimmen – sonst wertlos
Paprika	Hülsenfrüchte, Soßen, Suppen, Speck, Eier, Käse, Quark	Edelsüß-Paprika: mild, würzig, dunkelrot Rosen-Paprika: scharf, tief dunkelrot
Pfeffer	zu allen Gerichten, außer Süßspeisen	Schwarzer Pfeffer: schärfer, grüne, unreife, ungeschälte Früchte Weißer Pfeffer: milder, rote, reife, geschälte Früchte
Piment	Fleisch, Fisch, Gemüse, Marinaden, Soßen, Gebäck, Süßspeisen	Gewürzkörner, auch Nelkenpfeffer genannt, milder als Pfeffer; ganz und gemahlen im Handel
Senf	Fleischwaren, Fisch, Essigkonserven, Marinaden	Gemahlen ist er Bestandteil vom Speisesenf; darf nicht mitkochen
Vanille	Gebäck, Süßwaren, Eis, Milchgetränke	Das Fruchtmark und die Samenkörner enthalten das Aroma Bourbon-Vanille: beste Sorte – braunschwarze, weiche, biegsame Sorte. Vanillin ist chemisch hergestellt
Wacholder	Fleisch, Fisch, Geflügel, Wild, Kohl, Marinaden	Alte Heil- und Zauberpflanze, galt als Spender für Leben und Gesundheit
Zimt	Gebäck, Süßspeisen, Liköre, Glühwein	Ceylonzimt: beiderseits eingerollt, enthält wenig Cumarin Cassia-Zimt (China-Zimt): enthält viel Cumarin
Zwiebel	Fleisch, Gemüse, Salat	Erst nach dem Anschneiden werden scharfe, reizende Stoffe gebildet

Tab. 1: Gesamtübersicht – Gewürze

11 Genussmittel

11.1 Lebensmittel oder Droge?

Aufgaben

1. *Starten Sie eine Befragung zum Genussmittelkonsum.*
   Überlegen Sie zunächst:
   Wer und wo soll befragt werden?
   Wie sollen die Fragen lauten?
   Was machen wir mit der Auswertung?

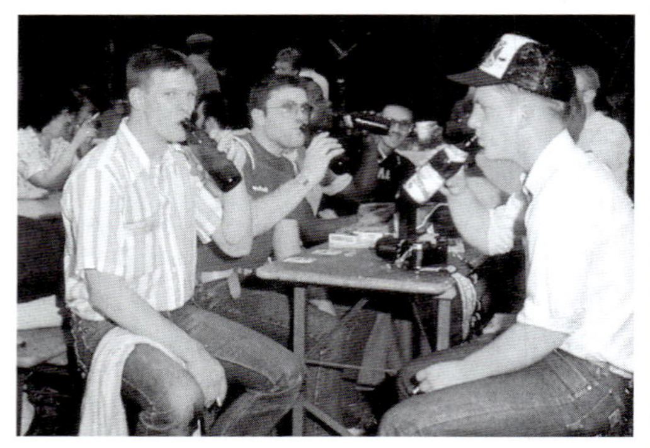

2. *Führen Sie eine Pro-und-Kontra-Diskussion:*
   Sollten Genussmittel zu den **Lebens**mitteln oder zu den **Drogen** gerechnet werden?

Lebensmittel werden z.B. in der Verbrauchsstatistik in Genussmittel und Nahrungsmittel unterteilt. Zu den Genussmitteln gehören Kaffee, Tee, Kakao, Tabak und Alkohol. Im Lebensmittelrecht gibt es dagegen keine Unterscheidung zwischen Genussmitteln und Nahrungsmitteln, hier werden auch Wein, Bier usw. zu den Lebensmitteln gerechnet.

Genussmittel waren früher sehr viel teurer und schwer zu beschaffen. Heute kann sich jeder Genussmittel im Übermaß leisten, oft werden sie zu Suchtmitteln, besonders Alkohol und Tabak.

Genussmittel werden aufgrund ihres Geschmacks und/oder ihrer anregenden Wirkung auf den Körper und nicht wegen ihres Nährstoffgehaltes verzehrt.

Genussmittel wirken anregend auf

- Geruchs- und Geschmacksnerven – Verdauungssäfte werden verstärkt ausgeschüttet, die Verdauungstätigkeit wird gesteigert.
- das Zentralnervensystem – z.B. die Herztätigkeit wird gesteigert.

In geringen Mengen bewirken Genussmittel eine allgemeine Leistungssteigerung. Eine regelmäßige Aufnahme, besonders in größeren Mengen, führt zu schwerwiegenden Schädigungen von Organen usw.

11.2 Aufgussgetränke – Coffein

11.2.1 Kaffee

Der größte Kaffee-Produzent der Welt ist Brasilien. Vietnam folgt auf Platz zwei. Für die Bundesrepublik Deutschland ist Brasilien der wichtigste Lieferant. Pro Person werden in der Bundesrepublik jährlich 6,2 kg Kaffee verbraucht.

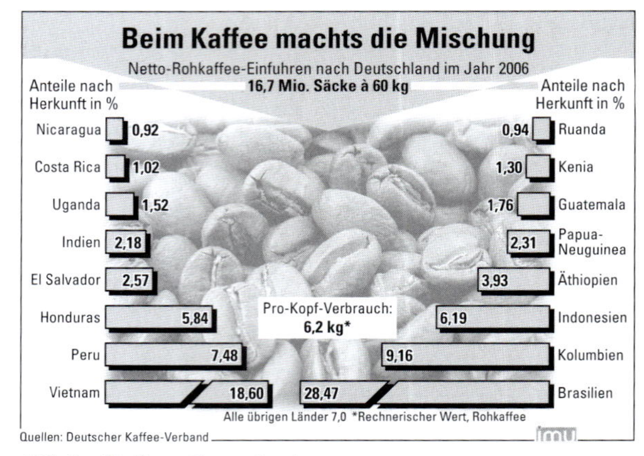

Abb. 1: Kaffee – Exportländer

Die Früchte des Kaffeebaums, die Kaffeekirschen, werden nach der Ernte getrocknet. Danach entfernt man das Fruchtfleisch, die Pergamenthaut und die Samenhaut. Die zurückbleibenden grünen Kaffeebohnen kommen als Rohkaffee in den Handel.

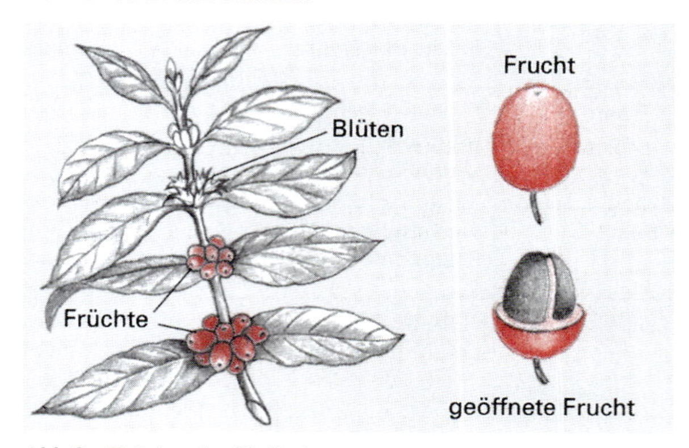

Abb. 2: Früchte des Kaffeebaums

In einer Tasse Kaffee (5 g Röstkaffee/125 ml Wasser) **sind enthalten:**

Energiegehalt: 17 bis 25 kJ

50 bis 150 mg Coffein
50 mg Trigonellin
140 mg Chlorogensäure
0,6 mg Niacin

Röstprozess

Die grünen Kaffeebohnen werden auf 200 °C erhitzt. Die Wasserverluste beim Rösten betragen 11 bis 20 % – je nach Dauer der Röstung. Durch den inneren Überdruck von Wasserdampf und Röstgas werden die Bohnen auf das Doppelte ihres ursprünglichen Volumens aufgebläht. Außerdem werden beim Röstprozess Geschmacks-, Aroma- und Farbstoffe gebildet. Das Kaffeearoma entsteht erst jetzt durch das stickstoffhaltige Kaffeeöl. Außerdem schmilzt auch die Saccharose, es bildet sich Karamell. Die Eiweißstoffe bilden Röststoffe.

Um das flüchtige Kaffeeöl zu erhalten, werden die Kaffeebohnen oft auch kandiert. Durch Zuckerzusatz (15 g auf 1 kg) verschließen sich die Poren, das Kaffeeöl kann nicht entweichen.

Physiologische Wirkung der Bestandteile des Kaffees

Das Alkaloid **Coffein** ist der wichtigste Bestandteil des Kaffees. Coffein hat im Organismus folgende Wirkungen:

- Adrenalinausschüttung, wie sie sonst in Stresssituationen beobachtet wird, dadurch
  - verstärkter Glykogen- und Fettabbau
  - allgemeine Stimulierung des Zentralnervensystems
  - Steigerung der Herztätigkeit, Erhöhung des Blutdrucks
  - kurzfristige Steigerung der Leistungsfähigkeit
  - Steigerung der Darmbewegung
- Steigerung der Nierenfunktion, vermehrte Harnausscheidung

Coffein kann die Blutalkoholkonzentration nicht senken.

Abb. 1: Coffein

Die **Chlorogensäure**, im Sprachgebrauch auch Gerbsäure genannt, wird bei normaler Röstung etwa zu 30 %, bei starker Röstung zu 70 % abgebaut. Die Chlorogensäure bewirkt die Dunkelfärbung der Kaffeebohnen.

Abb. 2: Chlorogensäure

Trigonellin wird ebenfalls beim Röstprozess abgebaut. Die entstehende Verbindung kann im Körper zu Niacin umgebaut werden. Zwei Tassen Kaffee decken etwa ein Zehntel des täglichen Niacinbedarfs.

Wasser	9 – 12%
Eiweißstoffe	10 – 15%
Fette	10 – 15%
Saccharose	6 – 12%
Ballaststoffe (Cellulose)	20 – 30%
Mineralstoffe	3 – 5%
Coffein	1 – 2%
Chlorogensäure	5 – 7%
Trigonellin	1%

(Die Zusammensetzung des Rohkaffees schwankt je nach Kaffeesorte.)

Tab. 1: Zusammensetzung des Rohkaffees

Kaffeesorten

Entcoffeinierter Kaffee hat den „normalen" Geschmack, er übt keine anregende Wirkung auf den Körper aus. Das Coffein wird vor der Röstung zum größten Teil durch organische Lösungsmittel, Wasser und Kohlenstoffdioxid entfernt.

Säurearmer Kaffee (Mischungen mit dem Zusatz „mild"): Reizstoffe, die beim Rösten entstehen, verschiedene Säuren, insbesondere die Chlorogensäure, können für Sodbrennen usw. verantwortlich sein. Bei der technologischen Behandlung von säurearmem Kaffee werden möglichst viele Magenreizstoffe entfernt.

Kaffee-Extraktpulver oder Instant-Kaffee wird durch Sprüh- oder Gefriertrocknung aus einem konzentrierten Kaffeeaufguss gewonnen, vgl. S. 300. Die Qualität ist je nach dem Herstellungsverfahren unterschiedlich.

Kaffee-Ersatz: Als Rohstoffe dienen Zichorien, Feigen oder Gerstenmalz. Diese Produkte werden geröstet und erhalten eine kaffeeähnliche Farbe und ähnlichen Geschmack, sie enthalten kein Coffein.

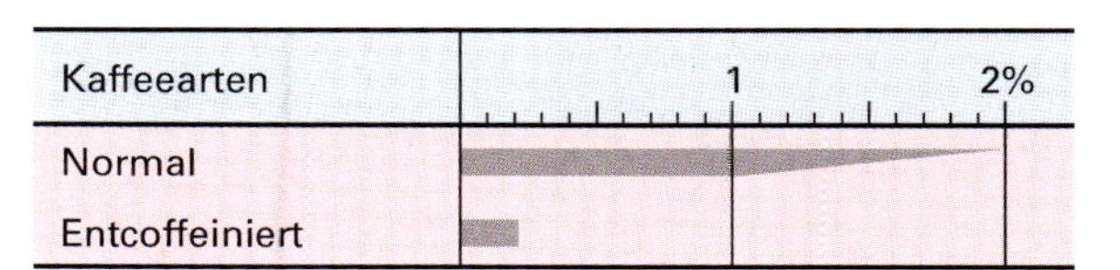

Tab. 2: Röstkaffee – Coffeingehalt in %

Gesundheitsrisiko durch entcoffeinierten Kaffee?

Entcoffeinierter Kaffee birgt offenbar ein höheres gesundheitliches Risiko als coffeinhaltiger. Nach dem Genuss von entcoffeiniertem Kaffee erhöhen sich die Plasmawerte von LDL-Cholesterin und Apoprotein B. Beide Substanzen werden mit der Entstehung von Arteriosklerose in Verbindung gebracht, vgl. S. 413. Die Erklärung für die veränderten Plasmawerte steht noch aus.

Zwischen dem Konsum von coffeinhaltigem Kaffee und einem erhöhten Herzinfarkt- und Schlaganfallrisiko kann keine Verbindung hergestellt werden.

11.2.2 Tee

Als **„schwarzer Tee"** oder Teemischung werden die getrockneten, vollfermentierten Blattknospen und jungen Blätter des Teestrauches bezeichnet.

Als **grüner Tee** werden die getrockneten, nicht fermentierten Blattknospen und jungen Blätter bezeichnet.

Bei der Herstellung des schwarzen Tees unterscheidet man vier Arbeitsgänge: Welken, Rollen, Fermentieren, Trocknen und Sieben.

Durch das **Welken** wird der Wassergehalt der Teeblätter auf 55 bis 70% gesenkt. Durch das **Rollen** werden die Membranen der Zellen beschädigt, wodurch Enzyme freigesetzt werden.

Beim **Fermentieren** reagieren die Enzyme mit dem Zellsaft. Durch Oxidation werden Farbe und Aroma gebildet. Die Fermentierung erfolgt 45 Minuten bis 4 Stunden lang in Gärkammern bei 35 bis 40 °C unter Luftabschluss.

Das **Trocknen** des fermentierten Tees erfolgt auf Bandtrocknern durch Heißluft (85 bis 145 °C). Die Enzyme weisen zunächst noch eine beträchtliche Aktivität auf. Chlorophyll wird u.a. in Phäophytin verwandelt, der Tee färbt sich schwarz. Bei 80 °C werden die Enzyme inaktiviert. Der Wassergehalt beträgt nach dem Trocknen nur etwa 3%.

Der getrocknete Tee wird durch Rüttelsiebe mit verschiedenen Siebmaschenweiten nach Feinheitsgrad getrennt.

Bestandteile des Tees

Tee enthält als wichtige Bestandteile 3 bis 3,5 % **Coffein** (Tein) und **Gerbsäure**. Das Coffein im Tee liegt an Gerbsäure gebunden vor. Hierdurch wird die Wirkung des Coffeins verzögert, außerdem enthält Tee weniger Coffein als Kaffee. Die Gerbstoffe wirken beruhigend auf Magen und Darm.
Schwarzer und grüner Tee enthalten durchschnittlich 50 bis 100 mg Coffein pro Tasse.

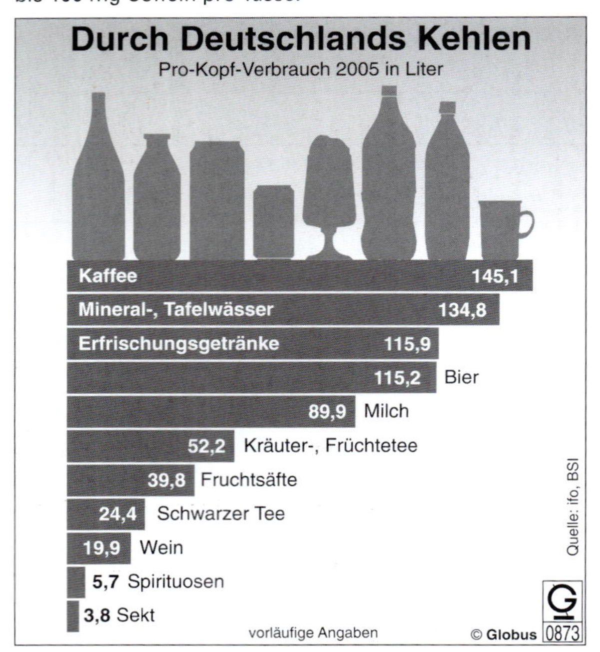

Abb. 1: Getränkeverbrauch

Aromatisierte Teesorten enthalten zusätzlich aromatische Pflanzenteile, z.B. Orangenöl, oder naturidentische Aromen, z.B. Walnuss.

Tee ist kaliumreich und fluoridreich.

Stichworte zum Einkauf von Tee

Anbaugebiete

Assam: kräftiger, würziger Flachlandtee aus Indien, er kann auch mit hartem Wasser zubereitet werden.

Darjeeling: zart-blumiger Hochlandtee mit goldgelber Farbe aus Indien.

Ceylon (Sri Lanka): fruchtig-herber Tee mit starkem Aroma, geeignet für härteres Wasser.

Java: unterschiedliche Geschmacksrichtungen aufgrund unterschiedlicher Wachstumsbedingungen.

Die **Ostfriesische Mischung** hat einen besonders kräftigen Geschmack, der Hauptbestandteil ist Assamtee. Milch oder Sahne runden den Geschmack ab.

Die **Englische Mischung** besteht hauptsächlich aus Ceylontee und unterschiedlichen Teesorten aus Indien. Sie eignet sich für hartes Wasser.

Aromatisierte Teemischungen bestehen aus schwarzem Tee mit duftenden Beigaben von Blütenblättern, Fruchtstücken, Gewürzen.

Zeit der Ernte

First Flush: erste Triebe, Blätter der ersten Ernte
Second Flush: zweite Ernte usw. Die Blätter werden drei- bis viermal im Jahr per Hand gepflückt.

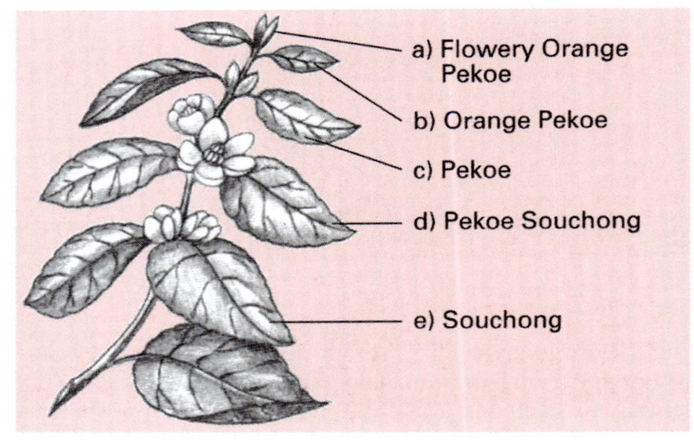

Abb. 2: Blattarten

a) nicht entrollter Spitzentrieb, aromatisch, nicht sehr kräftig
b) langes, dünnes, noch gerolltes Blatt, feines Aroma
c) die am Trieb sitzenden zweiten Blätter, farbkräftig
d) die groben, körnigen dritten Blätter, weniger ergiebig
e) die groben, körnigen vierten Blätter, dünner Aufguss

Aufbereitungsart der Blätter

Blatt: das ganze gerollte Blatt
Broken: grob gebrochenes Blatt, es sind keine Blattrippen und Stängelteile enthalten
Fannings: fein zerbrochene Blätter, Teebruch, vorwiegend für die Teebeutelherstellung
Dust: allerfeinste Blattteilchen (Staub)

Qualität und Aroma eines Tees sind umso besser, je jünger die Blätter sind, aus denen er hergestellt wurde.

11.2.3 Kakao

Die 15 bis 25 cm langen melonenartigen Früchte des Kakaobaumes enthalten in ihrem Inneren bis zu 60 Samenkerne, die Kakaobohnen. Die Kakaobohnen werden mit dem anhaftenden Fruchtmus fermentiert, hierbei bilden sich Geschmack, Aroma und Farbe. Anschließend werden die Kakaobohnen getrocknet und in die Verbrauchsländer verschifft.

Verarbeitung

Die Kakaobohnen werden geröstet und dabei von der Samenschale befreit. Nach dem Rösten werden die Kakaobohnen gebrochen. Der entstandene Kakaobruch wird vermahlen, und unter Druck wird die Kakaobutter, ca. 55% Fett, von den übrigen Kakaobestandteilen, dem Presskuchen, abgetrennt. Der fein zermahlene Presskuchen ergibt das Kakaopulver.

Das im Kakao enthaltene **Theobromin** wirkt leicht anregend. Kakao hat außerdem einen hohen Nickelgehalt. Nickel ist ein essentielles Spurenelement; es kann jedoch auch eine Nickelallergie auslösen.

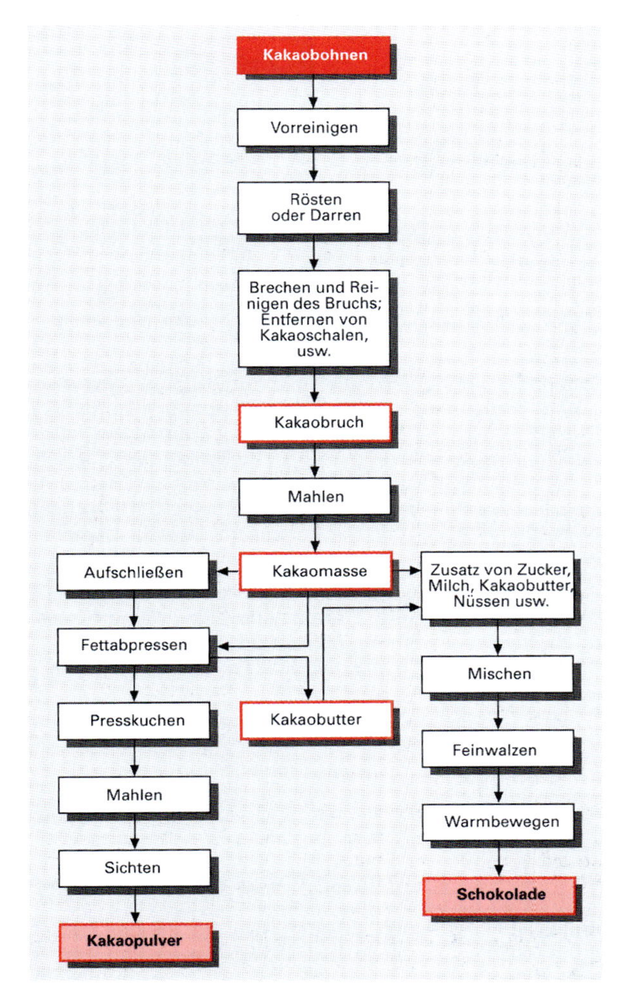

Abb. 1: Verarbeitung von Kakao

Warenangebot

Kakaopulver ist schwach entölt, es enthält mindestens 20% Kakaobutter und einen Restwassergehalt von höchstens 9%. Der Kakao ist mild im Geschmack und von dunkler Farbe.

Kakaopulver, stark entölt, beinhaltet mindestens 8% Kakaobutter. Es hat einen herben Geschmack und eignet sich zum Backen usw.

Schokoladenpulver enthält mindestens 32% Kakaopulver und Zucker.

Instant-Getränkepulver enthalten meist 20% Kakaopulver und 80% Zucker, oft sind sie angereichert mit Vitaminen, Mineralstoffen und Aromastoffen. Sie sind im Gegensatz zum Kakaopulver leicht löslich, sogar in kalter Milch oder Wasser. Bei Verwendung dieser Produkte kann der Kakaogeschmack aber nur durch gleichzeitige Erhöhung des Zuckeranteils verstärkt werden.

Kennzeichnung: Auf Schokoladenpackungen muss die Menge an Kakaobestandteilen angegeben werden, z.B. „mindestens 35% Kakaobestandteile", dies sind Kakaopulver, Kakaobutter, Magerkakao usw. Daneben enthält Schokolade Zucker und eventuell Milchbestandteile. Je höher der Anteil an Kakaomasse und Kakaobutter ist, umso herber ist der Geschmack und umso höher ist der Preis.

Schokoladensorten

Schokolade enthält mindestens 35% Kakaobestandteile, davon mindestens 18% Kakaobutter.

Milchschokolade enthält mindestens 25% Kakaobestandteile und mindestens 14% Milchpulver und höchstens 55% Zucker. Der Gesamtfettgehalt beträgt mindestens 25%.

Weiße Schokolade enthält mindestens 20% Kakaobutter, 14% Milchpulver und höchstens 55% Zucker.

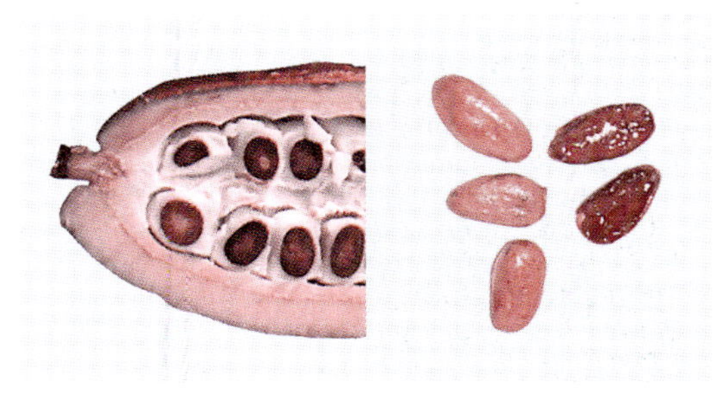

Abb. 2: Aufgeschnittene Kakaofrucht/Samen

Aufgaben

Diskutieren Sie folgende Themen:

1. *In einigen Bundesländern ist der Verkauf von Kaffee und Tee in Schulen verboten.*
2. *Der Bundesbürger trinkt pro Woche 3,2 l Kaffee und 0,5 l Tee.*
3. *Erläutern Sie Unterschiede zwischen Kakao und Schokolade.*
4. *Beschreiben Sie die Zubereitung von a) Kaffee, b) Tee, c) Kakao.*

11.3 Alkohol

Stellungnahme der DGE zum Alkoholkonsum

Ein Schwellenwert der Zufuhr, ab wann schädliche Wirkungen von Alkohol mögliche positive Effekte übertreffen, kann nicht angegeben werden. Bei vorsichtiger Abwägung lässt sich für den gesunden Mann eine Zufuhr von 20 g Alkohol pro Tag als gesundheitlich verträglich angeben; diese sollte jedoch nicht täglich erfolgen. In Bezug auf das Koronarrisiko des älteren Mannes ist diese Menge sogar gesundheitlich zuträglich. Bei der gesunden Frau liegt die Menge nur bei 10 g Alkohol pro Tag, da das Risiko für Organschäden und Brustkrebs im Vergleich zum Mann bereits bei der halben Alkoholmenge ansteigt. Während Schwangerschaft und Stillzeit sollten Frauen Alkohol meiden, um ihr Kind keinen Risiken auszusetzen.

- Die durchschnittliche Alkoholzufuhr der Männer und Frauen zwischen 25 und 65 Jahren liegt zum Teil deutlich über den Referenzwerten.
- Bei jedem siebten Erwachsenen – das entspricht fast zehn Millionen Menschen – bestehen zum Teil erhebliche Alkoholabhängigkeiten. Bei 20% der tödlichen Autounfälle ist Alkohol die Ursache.

11.3.1 Physiologische Wirkung des Alkohols

Stoffwechsel

20% des aufgenommenen Alkohols werden bereits durch die Magenschleimhaut resorbiert. Die Verweildauer der Speisen im Magen beeinflusst die Resorptionsgeschwindigkeit des Alkohols. In dem Tempo, in dem Alkohol den Magen verlässt, wird er durch Diffusion resorbiert. Schwerer verdauliche Speisen verzögern die Alkoholresorption, z.B. fettreiche Lebensmittel. Kohlenstoffdioxid fördert die Alkoholresorption, da das Gas eine stärkere Durchblutung der Magenschleimhaut bewirkt, aus diesem Grund wird der Alkoholgehalt von Sekt besonders schnell resorbiert. Auch warmer Alkohol, Alkohol und Zucker, schnelles Trinken und leerer Magen beschleunigen die Resorption. Der Alkohol von hochprozentigen Getränken wird langsamer resorbiert. Höhere Alkoholkonzentrationen reizen den Magenausgang und bewirken so eine Schließung dieses empfindlichen Muskels.

Der restliche Alkohol wird im Dünndarm resorbiert und gelangt über das Blut zur Leber. Alkohol kann vom Muskel nicht verwertet werden. Sein Abbau erfolgt fast vollständig in der Leber. Die Abbaurate des Alkohols ist unabhängig von der Konzentration im Blut. Etwa 0,1 g Alkohol kann pro Stunde und kg Normalgewicht in dem Zytoplasma der Leberzellen abgebaut werden. Bei einer 60 kg schweren Frau sind dies etwa 6 g pro Stunde.

Wird mehr Alkohol aufgenommen, als die Leber sofort verarbeiten kann, gelangt der Alkohol mit dem Blut in den gesamten Organismus und verteilt sich hier proportional zum Wassergehalt. „Alkoholisch angereichert" wird vor allen Dingen das gut durchblutete Gehirn.

Nur 5 bis 10% werden unverändert über Haut, Niere und Atemluft ausgeschieden.

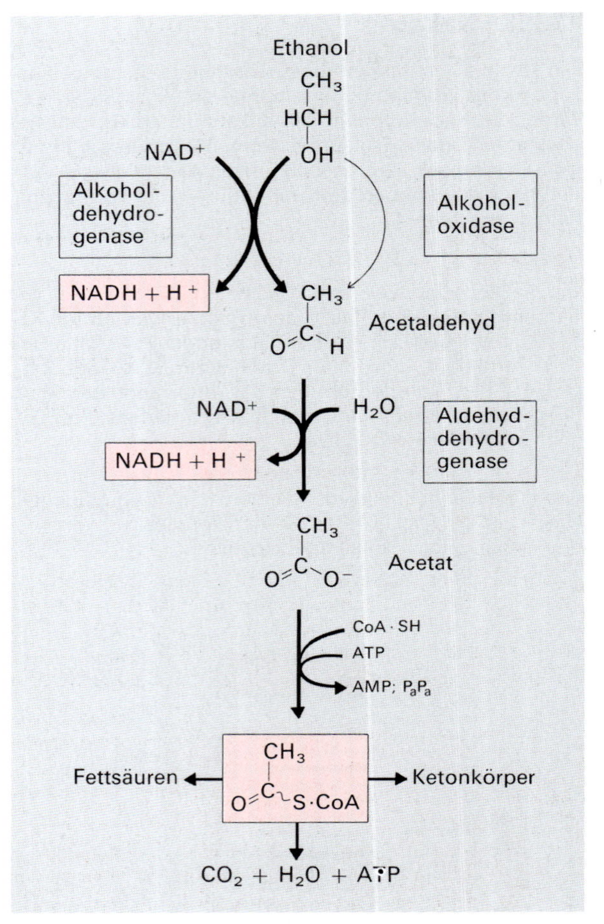

Abb. 1: Abbau des Alkohols (Ethanol) – Schema

Ethanol (Alkohol) wird zunächst durch das Enzym Alkoholdehydrogenase zu **Ethanal** (Acetaldehyd) dehydriert. Diese Reaktion verläuft sehr langsam. Ethanal (Acetaldehyd), ein noch stärkeres Zellgift, wird sofort zu Acetat dehydriert und danach zu Acetyl-CoA aktiviert. Bei häufigem Alkoholkonsum ermüdet der Enzym-Stoffwechsel, Acetaldehyd kann nur noch langsam abgebaut werden und schädigt die Leber.

Acetyl-CoA kann bei Energiebedarf im Citratcyclus und über die Atmungskette zu Kohlenstoffdioxid und Wasser unter Energiegewinnung abgebaut werden.

1 g Alkohol liefert 29 kJ.
1 g Fett liefert 37 kJ.
Alkohol liefert im Organismus fast die gleiche Energiemenge wie Fett.

Kann Acetyl-CoA nicht zur Energiegewinnung genutzt werden, so wird es zum Aufbau von Fettsäuren und Ketonkörpern verwendet. Es kommt zur verstärkten Fettbildung (VLDL) in der Leber, aus diesem Grund kann es bei chronischem Alkoholgenuss – besonders bei gleichzeitigem Eiweißmangel – zur Fettleber kommen, vgl. S. 428.

11.3.2 Auswirkungen des Alkoholkonsums

Gewichtszunahme. Alkoholkonsum kann leicht zur Gewichtszunahme führen. Trinkt man z.B. abends beim Fernsehen zwei Monate lang täglich eine Flasche Bier über den Energiebedarf hinaus, so bedeutet dies eine Gewichtszunahme von fast 1 kg.

Geringere Alkoholmengen wirken anregend, sie können eventuell die Leistungsfähigkeit steigern. Außerdem können sie
- eine Kreislaufschwäche vorübergehend beseitigen,
- einen akuten Durchfall mildern,
- die Verdauungstätigkeit durch eine gesteigerte Magensalzsäureproduktion verbessern.

Alkohol regt darüber hinaus den Appetit an, selbst wenn man eigentlich satt ist.

Wirkung größerer Alkoholmengen

Periphere Blutgefäße: Erweiterung und dadurch verstärkte Wärmeabgabe.
Zentralnervensystem: Anreicherung von Alkohol in den Lipiden. Zunächst Einwirken auf die Hirnrinde, hierdurch werden Gedächtnis und Konzentration gestört.
Danach Einwirken auf das Kleinhirn, es kommt zu einer Störung der Reflexe und der Muskelkoordination.
Noch größere Alkoholmengen führen zur Bewusstlosigkeit.

0,3 ‰	Konzentrationsschwäche
0,5 ‰	Schwips
0,5 ‰	Fahrverbot
1,0 ‰	Sprechschwierigkeiten
2,0 ‰	Torkeln
4,0 ‰	Bewusstlosigkeit

Tab. 1: Blutalkoholgehalt – Auswirkungen

1 Promille (‰) bedeutet, dass 1 g Alkohol in 1 l Blut vorhanden ist.

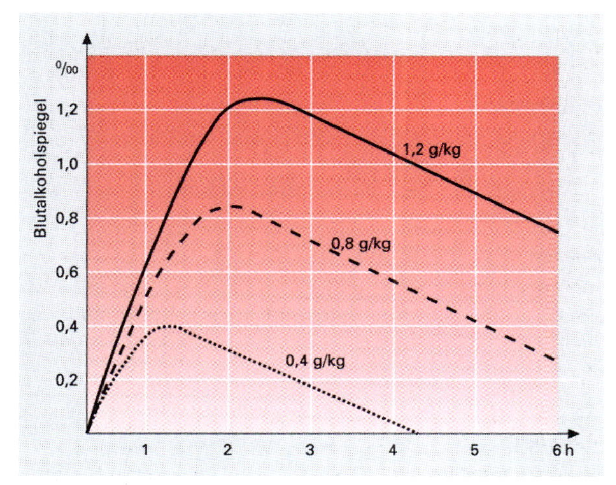

Abb. 1: Anstieg und Abfall des Blutalkoholspiegels nach einmaligem Konsum verschiedener Alkoholmengen in g pro kg Körpergewicht

Chronischer Alkoholkonsum

Ein höherer Alkoholkonsum über längere Zeit verursacht schwere Stoffwechselstörungen, bleibende Schäden können die Folge sein.

Zentralnervensystem: Hirnschrumpfung, Nervenentzündungen, Händezittern.

Magen-Darm-Trakt: Reizung der Magenschleimhaut, dadurch Magenschleimhautentzündungen oder -geschwüre. Die Magenschleimhaut ist für Ethanol durchlässig, ein Teil des Ethanols wird hier bereits zu Acetaldehyd abgebaut. Die Ursache für die Hälfte aller Bauchspeicheldrüsenentzündungen ist der Alkoholkonsum. Krebs der Bauchspeicheldrüse, eine relativ häufige Folge einer Bauchspeicheldrüsenentzündung, gehört zu den Krebsarten mit den schlechtesten Heilungschancen. Auch das Darmkrebsrisiko erhöht sich bei hohem Alkoholkonsum um das Dreifache.

Leber: Das am meisten gefährdete Organ ist die Leber. In den Leberzellen wird Energie aus Alkohol gewonnen, und es kommt zu einer verstärkten Prä-β-Lipoproteinbildung (VLDL). Es entsteht eine Fettleber.

Wird kein Alkohol mehr konsumiert, kann sich die Fettleber zurückbilden. Weitere Folgen sind die alkoholische Hepatitis (Gelbsucht) und schließlich die Leberzirrhose, ein narbiger Umbau der Leber, der nicht mehr rückgängig gemacht werden kann. Das völlige Versagen der Leber kann so zum Tod führen.

Akute Intoxikation		
Fettgewebe:	Fettabbau	↑
Leber:	Fettsäure-Angebot	↑
Chronische Intoxikation		
Leber:	Fettaufbau aus Alkohol	↑
	Prä-β-Lipoprotein-Abgabe	↓
	Fettsäure-Abbau	↓

Tab. 2: Alkohol und Fettleber

Nierenschädigung: Alkohol hemmt das Gehirnzentrum, das normalerweise die Wasserausscheidung steuert. Es kommt also zu einer verstärkten Wasser- und Mineralstoffausscheidung und darüber hinaus zu einer Verschiebung des Flüssigkeitsgehaltes aus dem intrazellulären in den extrazellulären Raum. Auf diesen Veränderungen beruht der „Nachdurst" nach stärkerem Alkoholkonsum.

Die **Herztätigkeit** wird in Mitleidenschaft gezogen, es kann zu einer Herzmuskelschwäche kommen. Alkohol erhöht den Blutdruck.

Stoffwechselerkrankungen

Die hohe Energiezufuhr bzw. die verminderte Harnsäureausscheidung kann zu
- Adipositas, Diabetes mellitus Typ 2,
- Hyperlipoproteinämien,
- Gicht führen.

Durch Schädigung der Magenschleimhaut und des Dünndarms wird die Resorption von Vitaminen und Mineralstoffen beeinträchtigt. Thiaminmangel usw. sind Folgeerscheinungen.

Alkohol während der Schwangerschaft

Über die Blutbahn gelangt der Alkohol auch in den kindlichen Körper, er hat hier eine extrem schädigende Wirkung. In der Bundesrepublik Deutschland werden jährlich etwa 3000 alkoholgeschädigte Kinder geboren (fetales Alkoholsyndrom). Neben eventuellen Missbildungen ist die geistige und körperliche Entwicklung dieser Kinder dem vorausgegangenen Alkoholkonsum entsprechend verzögert. Aus diesen Hirnschädigungen kann sich eine völlige Behinderung entwickeln, vgl. S. 354.

Neben gesundheitlichen Schäden führt chronischer Alkoholkonsum auch zu **sozialen Schäden**. Es kommt neben Streitereien z. B. zu Geldmangel, Verlust des Arbeitsplatzes, Auflösung sozialer Kontakte, sozialem Abstieg. Wer trinkt, um Stress, Depressionen, Angstgefühle oder auch Langeweile zu übertönen, verliert die Fähigkeit, seine Probleme wirklich zu lösen.

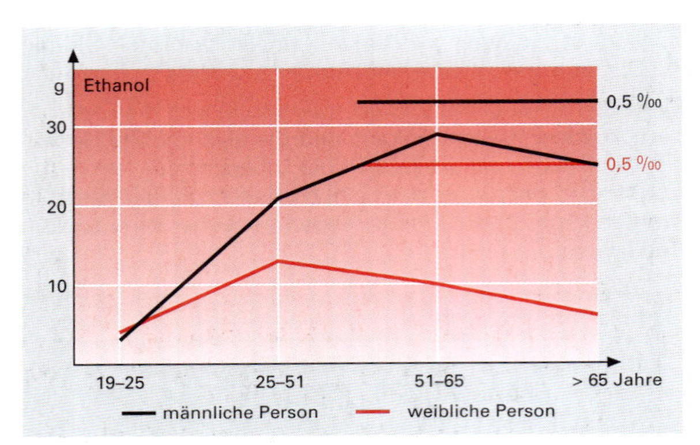

Abb. 1: Alkoholkonsum in der Bundesrepublik Deutschland pro Person und Tag

Der hohe Alkoholkonsum ist nicht nur wegen der schädlichen Wirkung des Ethanols als bedenklich einzustufen, sondern auch wegen der dadurch bedingten niedrigen Nährstoffdichte der gesamten Ernährung, vgl. S. 342.

Bei Männern der Altersgruppe zwischen 51 und 65 Jahren beträgt der Alkoholanteil durchschnittlich 7 % der täglichen Energiezufuhr. Dieser Durchschnittswert bedeutet, dass bei einem Teil der Bevölkerung der Anteil von Alkohol an der Energiezufuhr deutlich höher ist.

Aufgaben

1. *Beurteilen Sie die Aussage: Bier ist flüssiges Brot. Vergleichen Sie hierzu den Energiegehalt und Nährstoffgehalt beider Lebensmittel.*
2. *Beurteilen Sie den Alkoholkonsum in der Bundesrepublik Deutschland, vgl. S. 224.*
3. *Nennen Sie Gründe für die Tatsache, dass Alkohol für Jugendliche heute das Suchtmittel Nr. 1 ist.*
4. *Machen Sie Vorschläge, wie der Alkoholkonsum gesenkt werden könnte.*
5. *Nennen Sie Stoffwechselstörungen, die bei Alkoholikern auftreten. Begründen Sie Ihre Aussagen.*

11.3.3 Alkoholische Getränke

Aus den verschiedensten Pflanzen werden alkoholische Getränke hergestellt:

Fruchtsäfte	Wein, Apfelwein, usw.
Honig	Met
Zuckerrohr (Melasse)	Rum
Kartoffel	Wodka
Getreide	Bier, Whisky, Korn

Hefen vergären folgende Saccharide:
- Glucose, Fructose, Mannose und in geringem Umfang Galaktose
- Saccharose, Maltose und Raffinose in geringem Umfang

Monosaccharide werden direkt durch das Enzym Zymase zu Ethanol und Kohlenstoffdioxid vergoren. Poly- und Disaccharide müssen dagegen zunächst enzymatisch zu Monosacchariden abgebaut werden, bevor sie vergoren werden können.
Direkt vergoren werden können also zuckerreiche Pflanzenteile; stärkereiche Pflanzenteile (Kartoffel und Getreide) müssen dagegen erst „verzuckert" werden.

Alkoholische Gärung, vgl. S. 28.

Bier

Bier ist ein alkoholisches, kohlensäurehaltiges Getränk, es besteht aus Getreiderohstoffen, Hopfen, Wasser und Hefe.

Bier, das nach dem bayerischen Reinheitsgebot von 1516 hergestellt wird, darf folgende Rohstoffe enthalten. Untergäriges Bier: Gerstenmalz, Hopfen, Hefe und Wasser. Zusatzstoffe sind nicht zugelassen. Für obergäriges Bier ist auch Weizen zugelassen.
Nach der Entscheidung des Europäischen Gerichtshofes vom 12. März 1987 dürfen in der Bundesrepublik Deutschland auch Biere verkauft werden, die nicht nach dem Reinheitsgebot gebraut sind.

Brauvorgang

Der Brauvorgang gliedert sich in drei Abschnitte:
- Mälzen (Malzbereitung)
- Würzekochen (eigentlicher Brauvorgang)
- Gärprozess

Mälzen – Malzbereitung

Bei der Malzzubereitung lässt man Gerste unter Wasserzusatz keimen. Hierbei wird die Stärke enzymatisch zu Maltose abgebaut. Danach lässt man das leicht verderbliche Grünmalz zu Darrmalz trocknen (Darren – Trocknen). Je nach der Endtemperatur entsteht:
- helles Malz – bis 80 °C – für helle Biere, z. B. Pils
- dunkles Malz – 105 °C – für dunkle Biere, z. B. Alt

Das geschrotete Darrmalz wird mit Wasser zur Maische gemischt und auf 65 bis 74 °C erhitzt. Danach werden die festen Bestandteile abgetrennt und Hopfen wird als Geschmackskomponente hinzugefügt.

Würzekochen

Die entstandene Würze wird nun zwei Stunden gekocht, bis der gewünschte Extraktgehalt, die Stammwürze, entstanden ist.

Gärprozess

Die Würze wird mit Hefen versetzt, die einen Teil des Zuckers in Ethanol und Kohlenstoffdioxid spalten. Je nach der verwendeten Hefeart unterscheidet man ober- und untergärige Biere, vgl. Tabelle.

Biersorten

Für die Unterscheidung von Biersorten gibt es zwei Kriterien:

- **Gehalt an Stammwürze**

  Man unterscheidet vier Qualitätsstufen:

Einfachbier	<7% Stammwürze
Schankbier	7 bis 11% Stammwürze
Vollbier	11 bis 16% Stammwürze
Starkbier	>16% Stammwürze

Stammwürze ist der Extraktgehalt des Biers vor der Gärung. Stammwürzegehalt und Alkoholgehalt sind zu unterscheiden.

Der **Alkoholgehalt** beträgt etwa ein **Drittel der Stammwürze**.

So enthält z.B. ein Vollbier mit 12° Stammwürze einen Alkoholgehalt von 30 bis 50 g Alkohol pro Liter.

- **Gärart**

  Man unterscheidet untergärige und obergärige Biere.

	Untergärige Biere	Obergärige Biere
hergestellt aus	Gerstenmalz, Hopfen, Hefen und Wasser	Getreidemalz, Hopfen, Hefen und Wasser
Hauptgärung	Temperatur: 5–10 °C Dauer: 7 Tage Hefen setzen sich am Boden des Bottichs ab	Temperatur: 12–20 °C Dauer: 4–5 Tage Hefen steigen an die Oberfläche des Bieres, sie werden abgeschöpft
Nachgärung	durchschnittlich 4 Wochen Haltbarkeit: länger	kürzer Haltbarkeit: kürzer

Tab. 1: Gärarten von Bieren

Untergärige Vollbiere	Obergärige Vollbiere	Untergärige Starkbiere
Pils Export Hell Dunkel Lager Märzen	Weizenbier Weißbier Kölsch Düssel Alt	Bock Doppelbock Lager

Tab. 2: Biersorten (Beispiele)

Güteklassen für deutschen Wein

Unter Wein versteht man aus Traubenmost oder Trauben durch alkoholische Gärung gewonnene Getränke mit unterschiedlichem Alkoholgehalt.

Zuckerzusätze oder Traubensaftkonzentratzusätze sind nur für einige Qualitätsstufen erlaubt.

Es werden vier Güteklassen unterschieden:

- **Tafelwein**

  Der Mindestalkoholgehalt beträgt 8,5% bis 15% vol.

  Die Trauben stammen aus vier Anbaugebieten: Rhein-Mosel, Bayern, Neckar, Oberrhein.

  Eine Anreicherung mit Zucker ist erlaubt.

  Das Anbaugebiet bzw. ein Untergebiet, z.B. Rhein oder Mosel oder Saar, muss auf dem Etikett angegeben werden.

- **Landwein**

  Hierbei handelt es sich um einen Tafelwein gehobener Qualität. Die Trauben stammen aus einem der fünfzehn Anbaugebiete, z.B. bayerischer Bodenseelandwein oder Landwein der Mosel.

- **Qualitätswein**

  Der Mindestalkoholgehalt beträgt 7% vol.

  Die Trauben stammen aus einem der dreizehn Anbaugebiete, z.B. Rheingau oder Baden.

  Eine Anreicherung mit Zucker ist erlaubt, wenn dieser mitvergoren wird

  Das Anbaugebiet und die amtliche Prüfnummer müssen auf dem Etikett angegeben werden.

- **Qualitätswein mit Prädikat**

  Der Mindestalkoholgehalt wird jedes Jahr durch Landesverordnungen festgelegt.

  Die Trauben dürfen nur von einer Lage (bestimmtes Gebiet – Weinberg) stammen.

  Zuckerzusatz ist verboten.

  Als Prädikate gelten folgende Bezeichnungen:

  Kabinett: Normallese
  Spätlese: nur vollreife Trauben
  Auslese: nur ausgelesene vollreife Trauben
  Beerenauslese: edelfaule oder überreife Trauben
  Trockenbeerenauslese: edelfaule, eingeschrumpfte Trauben

  Eiswein: in gefrorenem Zustand geernete und gekelterte Trauben.

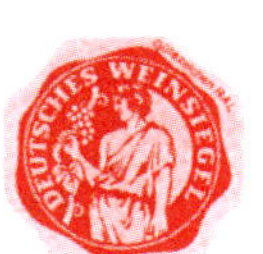

gelb – trocken
grün – halbtrocken
rot – lieblich

Abb. 1: Weinsiegel als Qualitätszeichen der Deutschen Landwirtschaftlichen Gesellschaft

Alkoholische Getränke Sorten	**Spezielle Bezeichnungen** Beispiele	**hergestellt aus**	Portion		
			Menge	Alkohol g	Energie kJ
Weine 6°–15°	Weißwein Rotwein	Trauben	125 ml 1 Glas	10 11	365 400
Schaumweine 8,5°–12°	Schaumwein Sekt	Wein unterschiedlicher Güte	100 ml 1 Glas	9	350
Likörweine 15°–22°	Muskatwein Sherry, trocken Portwein	Wein, Most, unterschiedlicher Zucker- zusatz	50 ml 1 Glas	7,5 7 8	335 240 295
Weinhaltige Getränke 18°	Wermut, trocken Wermut, süß	50% Wein, unterschiedlicher Zucker- zusatz	50 ml 1 Glas	7 7	240 355
Weinähnliche Getränke	Apfelwein	Obst und Zucker	125 ml 1 Glas	6	240
Vollbiere 3–5 Vol.-%	Pils Export Alt	keimendes Getreide und Hopfen	0,33 l 1 Flasche	10 10	595 635
Starkbiere 5 u. mehr Vol.-%	Bock			17	855
Malzbiere 1,2 Vol.-%	Malzbier	und Zucker		4	635
Spirituosen 32–50 Vol.-%	Cognac (40 Vol.-%) Weinbrand (38 Vol.-%)	Wein	20 ml 1 Glas	6 6	235 225
	Korn (32 Vol.-%) Whisky (43 Vol.-%)	Getreide		5 6	180 235
	Arrak (40 Vol.-%)	Reis		6	235
	Wodka (40 Vol.-%) Klarer (32 Vol.-%)	Kartoffeln und anderen Lebensmitteln		6 5	235 180
	Rum (54 Vol.-%) Rum (38 Vol.-%)	Zuckerrohr Zuckerrübe		9 6	320 225
	Obstbranntwein (45 Vol.-%)	Obst		7	270
Liköre 20–35 Vol.-%	Eierlikör (20 Vol.-%) Kirschlikör (30 Vol.-%) Mokkalikör (30 Vol.-%)	Branntwein Würzessenzen und 10–22 g Zucker je 100 ml	20 ml 1 Glas	3 5 5	280 280 285

Alkoholgehalt, bei Weinen angegeben in Grad Alkohol; 1° Alkohol ≙ 8 g Alkohol je Liter Flüssigkeit.

Tab. 1: Übersicht – Alkoholische Getränke

Aufgabe

Gewichtszunahme

Ein normalgewichtiger Student nimmt täglich ein kleines Helles (0,2 l) zu viel zu sich.

Welches Übergewicht hat er nach zwei Jahren beim Physikum, nach fünf Jahren beim Staatsexamen und nach 20 Jahren als Chefarzt, wenn er seine Trinkgewohnheit beibehält?

Energieüberschuss pro	**Tag**	**Jahr**
Kohlenhydrate	?	?
Ethanol	?	?

Energieverlust bei Speicherung

Kohlenhydrate als Fett	30 %
Ethanol als Fett	15 %

Triglyceridspeicher pro	**Tag**	**Jahr**
aus Kohlenhydraten	?	?
aus Ethanol	?	?

Gewichtszunahme pro	**Tag**	**Jahr**
Triglyceridspeicher plus 15 % Wasser	?	?

11.4 Tabak

Tabak enthält neben anderen Schadstoffen Nikotin, Rauchkondensat (Teer) und Kohlenstoffmonoxid.

Teerstoffe gelangen mit dem Rauch in die Lunge, sie lagern sich dort an den Wänden der Atemwege ab. Die Atemwege verengen sich, die Atemleistung ist verringert und eine chronische Bronchitis – Raucherhusten – entsteht. Durch ständige Reizung der Atemwege kann außerdem Krebs hervorgerufen werden. Von zehn Lungenkrebskranken sind neun Raucher.

Nikotin ist in den Tabakblättern in recht unterschiedlichen Mengen von 0,6 bis 8% enthalten, selten bis zu 15%. Die unteren Blätter der Tabakpflanze sind nikotinärmer als die mittleren bzw. oberen. Nikotin, ein Pyridinderivat, ist eins der stärksten Pflanzengifte. Es wird deshalb auch als Schädlingsbekämpfungsmittel eingesetzt.

Der Nikotingehalt des fermentierten Tabaks liegt durchschnittlich bei 1,5%. Nikotin wird durch Hitze frei und geht zu etwa 30% in den Rauch über.

Wirkung des Nikotins

Nikotin wird über die Schleimhäute der Atemwege bzw. des Magens resorbiert und verteilt sich schnell über den ganzen Organismus. Nikotin wirkt anfänglich anregend, später lähmend auf die Ganglienzellen des vegetativen Nervensystems; hierdurch wirkt es auf die Herztätigkeit, den Kreislauf. Die Blutgefäße werden verengt, der Herzschlag wird schneller, der Puls erhöht sich, der Blutdruck steigt.

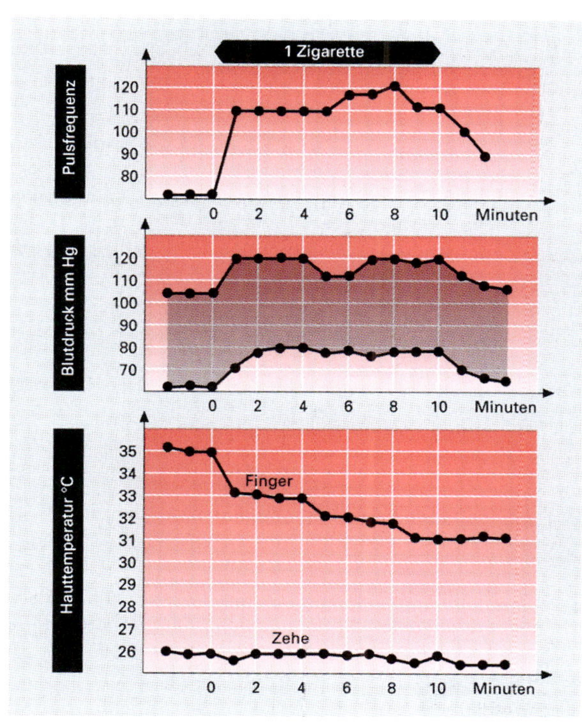

Abb. 1: Puls, Blutdruck und Hauttemperatur beim Rauchen (Inhalation) einer Zigarette (nach Roth u. a.)

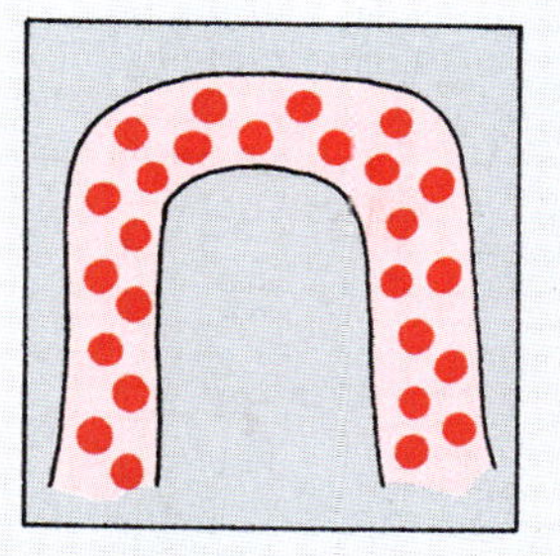

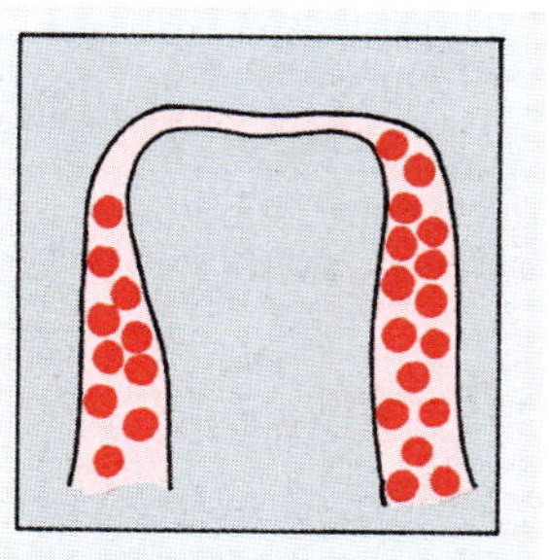

Vor dem Rauchen   Beim Rauchen

Abb. 2: Veränderung der Blutgefäße durch Nikotin

Entstehung eines Raucherbeines

Chronischer Nikotinkonsum kann zu schweren Durchblutungsstörungen führen, z.B. zur Entstehung eines Raucherbeines.

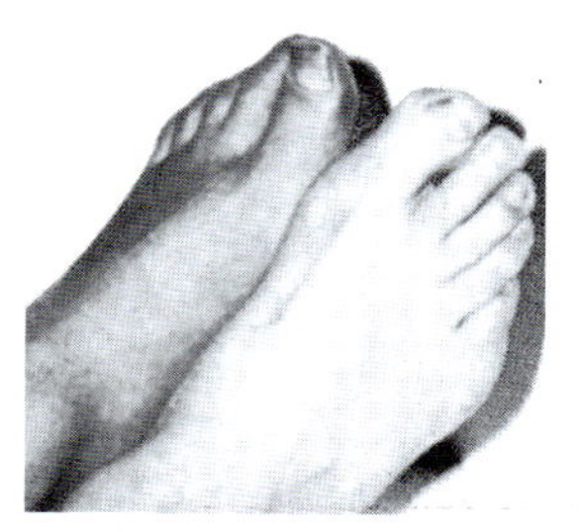

Abb. 3: Durchblutung

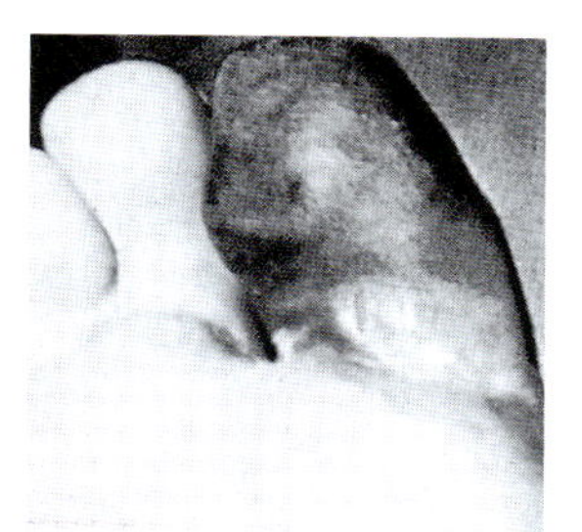

Abb. 4: Raucherfuß

Nikotin beeinträchtigt Sehvermögen und Nervensystem. Nikotin reizt den Magen-Darm-Trakt. Entzündungen – Geschwüre – können auftreten. Die Leber wird durch den Nikotinabbau belastet.

4 bis 5 mg Nikotin können bei Nichtrauchern und 10 mg bei Rauchern zu einer Nikotinvergiftung führen. Es treten Übelkeit, Erbrechen, Durchfall, Herzklopfen, Schwindelgefühl und Zittern auf.

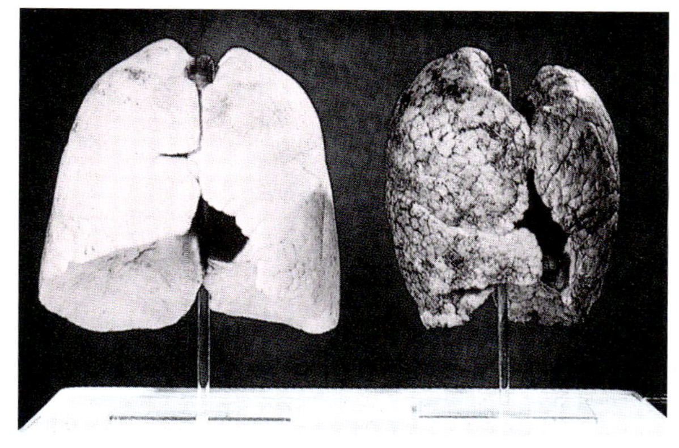

Abb. 5: Nichtraucherlunge und Raucherlunge

Rauchen ist ein Risikofaktor für das Entstehen eines Herzinfarktes und von Krebs.

Kohlenstoffmonoxid lagert sich an das Hämoglobin der Erythrozyten. Hierdurch wird der Sauerstofftransport im Körper stark gehemmt, es kommt zu einem Sauerstoffmangel in den Zellen. Die durch Nikotin hervorgerufenen Durchblutungsstörungen werden also durch Kohlenstoffmonoxid verstärkt.

Krebsrisiko

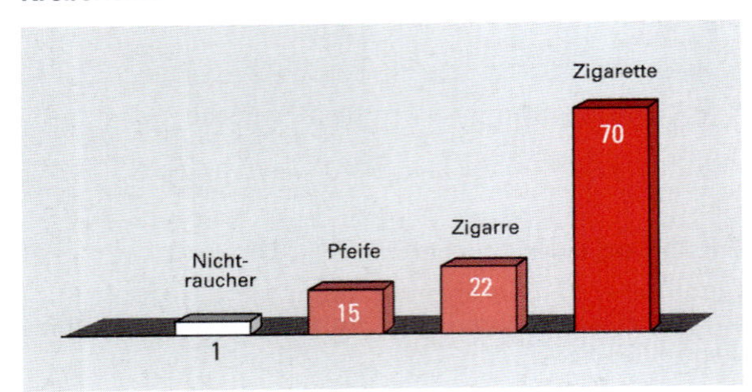

Abb. 1: Lungenkrebsfälle pro Jahr auf 100 000 Personen

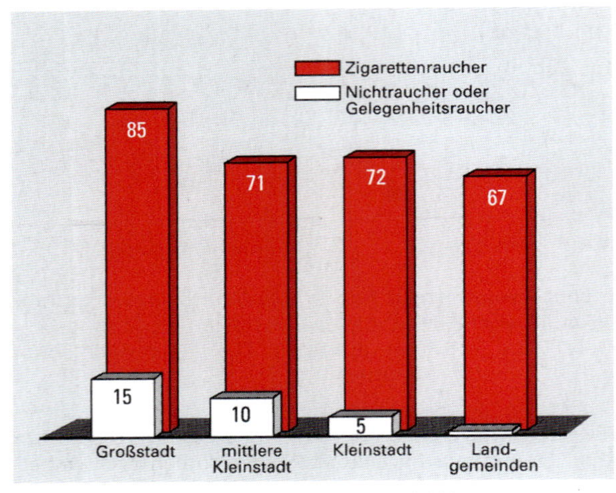

Abb. 2: Lungenkrebsfälle pro Jahr auf 100 000 Personen

Passivrauchen

Personen, die sich in Räumen aufhalten, in denen geraucht wird, sind zum Passivrauchen gezwungen. Über die Atemwege werden Schadstoffe aufgenommen.

Kohlenstoffmonoxid:	Menge einer halben Zigarette nach einer Stunde
Nikotin:	Menge einer halben Zigarette nach fünf Stunden

Tab. 1: Schadstoffaufnahme beim Passivrauchen

Die durchschnittliche Erhöhung des Lungenkrebsrisikos durch Passivrauchen liegt etwa zwischen 30 und 50 %.

Besonders gefährdet sind Kleinkinder, die häufig Zigarettenrauch einatmen müssen. Bronchitis und Lungenentzündung treten bei ihnen häufiger auf.

Rauchen während der Schwangerschaft

Nikotin und Kohlenstoffmonoxid gelangen über das Blut in den kindlichen Organismus, die Verengung der Blutgefäße und der verminderte Sauerstofftransport bewirken eine Mangelernährung und Sauerstoffunterversorgung des Kindes. Kinder von Raucherinnen haben daher durchschnittlich ein geringeres Geburtsgewicht und eine geringere Körpergröße. Bei diesen Kindern ist auch die geistige und körperliche Entwicklung in den weiteren Lebensjahren verzögert.

Aufgrund der verengten Gefäße treten vermehrt Fehl- und Frühgeburten auf.

Zigaretten pro Tag	Geburtskörperlänge (durchschnittlich)	Geburtsgewicht (durchschnittlich)
0	50,71 cm	3422,8 g
5	49,61 cm	3230,0 g
10	48,76 cm	2943,5 g
>15	47,76 cm	2648,4 g

Tab. 2: Veränderung von Geburtskörperlänge und -gewicht durch Rauchen

Aufgaben

Jeder Bundesbürger raucht jährlich durchschnittlich 1699 Zigaretten. Würde man diese Zigarettenmenge aneinander legen, so ergäbe dies 26-mal die Entfernung zwischen Mond und Erde (11,1 Mio. km).

1. *Ermitteln Sie die Hauttemperatur*
   a) vor dem Rauchen,
   b) während des Rauchens.
   Suchen Sie nach Begründungen für die Änderung der Hauttemperatur.
2. *Welche Gründe können einen Menschen zum Rauchen verleiten?*
3. *Beurteilen Sie die folgenden gegensätzlichen Aussagen:*
   a) Auf jeder Zigarettenpackung steht:
   „Die EU-Gesundheitsminister: Rauchen gefährdet die Gesundheit."
   b) Die Zigarettenindustrie wirbt mit folgenden Slogans:
   „Genuss im Stil der neuen Zeit",
   „Ich rauche gern",
   „Der Geschmack von Abenteuer und Freiheit".
4. *Beurteilen Sie folgende Zahlen: 70 % der 11-jährigen Schüler haben bereits geraucht. Ein Drittel der Schüler raucht regelmäßig.*
5. *Begründen Sie die Forderung: Gesundheitliche Schäden, die durch das Rauchen entstehen, sollen nicht von den Krankenkassen getragen werden.*
6. *Informieren Sie sich über Raucherentwöhnungsprogramme.*

12 Stoffwechsel

12.1 Stoffwechsel, das Merkmal lebender Organismen

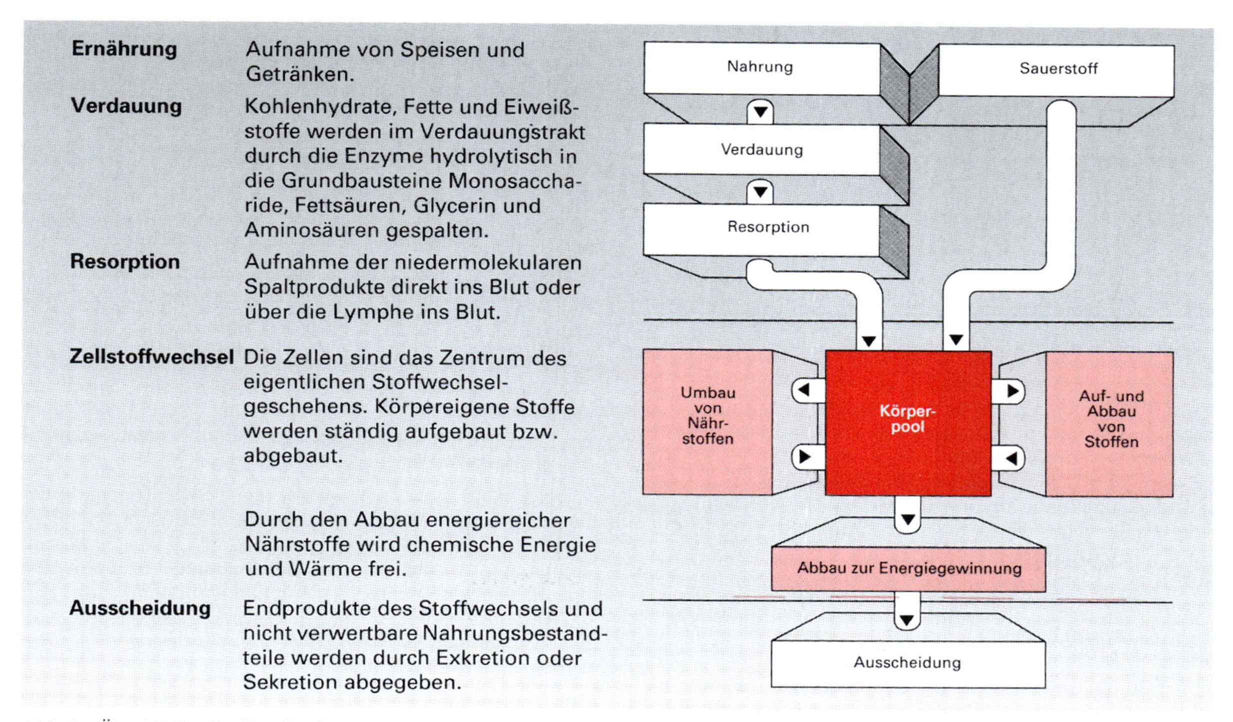

Ernährung	Aufnahme von Speisen und Getränken.
Verdauung	Kohlenhydrate, Fette und Eiweißstoffe werden im Verdauungstrakt durch die Enzyme hydrolytisch in die Grundbausteine Monosaccharide, Fettsäuren, Glycerin und Aminosäuren gespalten.
Resorption	Aufnahme der niedermolekularen Spaltprodukte direkt ins Blut oder über die Lymphe ins Blut.
Zellstoffwechsel	Die Zellen sind das Zentrum des eigentlichen Stoffwechselgeschehens. Körpereigene Stoffe werden ständig aufgebaut bzw. abgebaut.
	Durch den Abbau energiereicher Nährstoffe wird chemische Energie und Wärme frei.
Ausscheidung	Endprodukte des Stoffwechsels und nicht verwertbare Nahrungsbestandteile werden durch Exkretion oder Sekretion abgegeben.

Abb. 1: Überblick – Stoffwechsel

Alle Lebensvorgänge sind an die ständige Aufnahme oder Abgabe von Stoffen gebunden. Für den Menschen heißt dies: Lebensmittel werden zum Aufbau von körpereigenen Stoffen und zur Energiegewinnung aufgenommen. Die anfallenden Endprodukte werden ausgeschieden. Diese im Organismus stattfindende Stoffumwandlung bezeichnet man als **Stoffwechsel**, auch **Metabolismus** genannt.

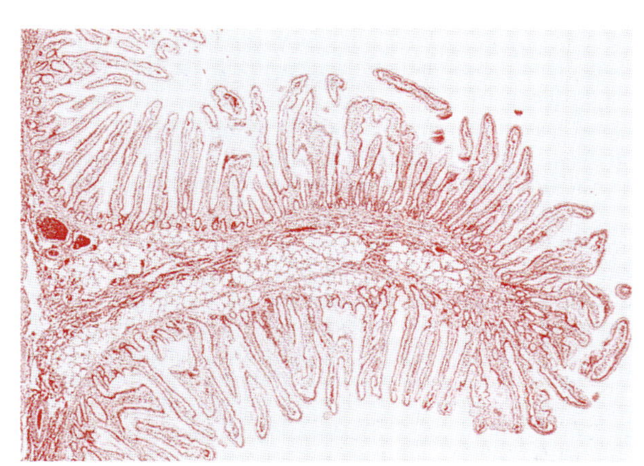

Abb. 2: Dünndarmzotten

„Ein wesentliches Ziel der Biochemie ist es, aufzuklären, wie die unbelebten Moleküle, die die lebenden Organismen bilden, miteinander in Wechselwirkung treten, um den Zustand des Lebens zu erhalten und auf Dauer zu garantieren. Das eigentliche Anliegen der Biochemie ist die Erforschung des Wunders des Lebens und der lebenden Organismen." (Lehninger)

Aufgaben

1. Beschreiben Sie den
   a) Wasserstoffwechsel,
   b) Glucosestoffwechsel,
   c) Fettstoffwechsel,
   d) Proteinstoffwechsel
   im menschlichen Organismus.

2. Welche Organe sind auf Glucose als Energielieferant angewiesen?

3. Welche Energiespeicherformen gibt es im menschlichen Organismus?
   a) Menge,
   b) Organe.

12.2 Verdauung im Überblick

12.2.1 Verdauungsvorgang

Im Magen-Darm-Trakt werden hochmolekulare Nahrungsbestandteile, Kohlenhydrate, Fette und Proteine, enzymatisch durch Hydrolasen – unter Wasseranlagerung – zu niedermolekularen – meist wasserlöslichen – Stoffen abgebaut.

Glykogen Amylose, Amylopektin	→ Disaccharide	→ Monosaccharide
Fette	→ β-Monoglyceride	→ Glycerin, Fettsäuren
Eiweißstoffe	→ Polypeptide	→ Aminosäuren

Tab. 1: Spaltung der Nährstoffe

Im **Mund** wird die Nahrung zunächst durch Beißen und Kauen mechanisch zerkleinert. Durch Geschmack, Geruch und Aussehen der Nahrung wird die Speichelproduktion der drei großen paarig angeordneten Drüsen (Ohrspeichel-, Unterkiefer- und Unterzungendrüse) und zahlreicher kleiner Drüsen im Mundhöhlenbereich (täglich ein Liter, pH-Wert 6,5 bis 7,0) angeregt, „das Wasser läuft uns im Mund zusammen".

Der Speichel enthält Glykoproteine, Mucine, die die Gleitfähigkeit des Speisebreis erhöhen und dadurch das Schlucken ermöglichen. Außerdem haben die Schleimstoffe noch eine Abwehrfunktion gegenüber Krankheitserregern zu erfüllen. Im Speichel sind auch kohlenhydratspaltende Enzyme – α-Amylasen – vorhanden.

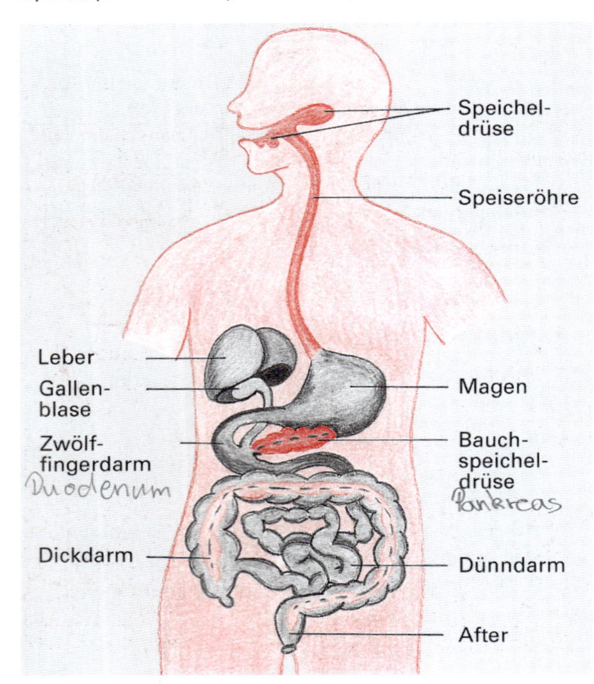

Abb. 1: Verdauungstrakt

Der Speisebrei gelangt durch die Speiseröhre in den **Magen** und wird durch peristaltische Bewegungen mit dem Magensaft durchmischt. Von der Magenschleimhaut werden Mucine produziert, um eine Selbstverdauung zu verhindern. Der Magensaft (täglich etwa zwei Liter, pH-Wert 1,2 bis 3,0) enthält etwa 0,5 %ige Salzsäure, die den Speisebrei nach und nach durchsäuert.

Die Magensalzsäure hat wichtige Funktionen zu erfüllen:

- Quellung und Denaturierung der Eiweißstoffe, sodass die Enzyme leichter einwirken können
- Aktivierung der Pepsine
- Abtötung von Bakterien, Schutz vor Infektionen
- Förderung der Eisenresorption
- Verhinderung der Nitrosaminbildung

Im Magensaft sind außerdem Schleimstoffe und eiweißspaltende Enzyme enthalten. Die Verweildauer der Speisen im Magen ist recht unterschiedlich, vgl. S. 237.

Der Speisebrei wird dann Schub um Schub durch den Pförtner aus dem Magen in den Zwölffingerdarm, den oberen Abschnitt des Dünndarms, befördert.

Der Dünndarm ist 3 bis 4 m lang und gliedert sich in Zwölffingerdarm, Leerdarm und Krummdarm. Durch die Darmzotten wird die Oberfläche des Dünndarms sehr stark vergrößert, sie beträgt etwa 180 m², etwas weniger als die Fläche eines Tennisplatzes.

In den **Zwölffingerdarm** mündet der Ausführungsgang der Bauchspeicheldrüse (Pankreas). Der Bauchspeichel (Pankreassaft, täglich etwa ein Liter, pH-Wert 7,4 bis 8,5) enthält kohlenhydrat-, fett- und eiweißspaltende Enzyme. Die Bauchspeicheldrüse ist die wichtigste Bildungsstätte für Verdauungsenzyme. Der Bauchspeichel reagiert aufgrund des enthaltenen Hydrogencarbonats alkalisch und ermöglicht so eine Neutralisation des Magensaftes.

Durch den Gallengang gelangt auch der in der Leber gebildete Gallensaft (täglich etwa ein Liter, pH-Wert 6,2 bis 8,5) in den Zwölffingerdarm.

Im **Dünndarm** kommt zu den bisherigen Verdauungssäften noch der Darmsaft hinzu (täglich etwa drei Liter, pH-Wert 6,5 bis 8,0), der in den Drüsen der Darmschleimhaut gebildet wird. Wesentlicher Bestandteil des Darmsaftes sind Mucine, die die Schleimhäute schützen sollen.

Der Darmsaft bzw. die Darmwand enthalten eiweiß- und kohlenhydratspaltende Enzyme.

Die Grundbausteine der Nährstoffe werden in den Verdauungssäften gelöst und durch die Darmzotten in die Blut- oder Lymphbahnen resorbiert. Der eigentliche Verdauungsvorgang ist im Dünndarm abgeschlossen.

Der **Dickdarm** produziert keine Verdauungssäfte. Dem Speisebrei werden Wasser und Elektrolyte entzogen und resorbiert. Außerdem werden Schleimstoffe abgesondert, die die Gleitfähigkeit der unverdaulichen Nahrungsbestandteile erhöhen sollen.

Die unverdaulichen Nahrungsbestandteile, die Ballaststoffe, regen die Darmbewegung an – eine ballaststofffreie Nahrung würde zu Verstopfung führen. Die Bakterien im Dickdarm vergären Ballaststoffe, die dabei entstehenden Gase Methan, Kohlenstoffdioxid, Wasserstoffe u.a. können zu unerwünschten Blähungen führen. Die ernährungsabhängige Bakterienflora ist auch für die Synthese von Vitamin K, Biotin, Niacin und Folsäure von Bedeutung.

12.2.2 Kohlenhydratverdauung

Amylose ist durch α-1,4 glykosidische Bindungen aufgebaut. Amylopektin und Glykogen sind dagegen durch α-1,4 glykosidische Bindungen und α-1,6 glykosidische Bindungen an den Verzweigungen aufgebaut.

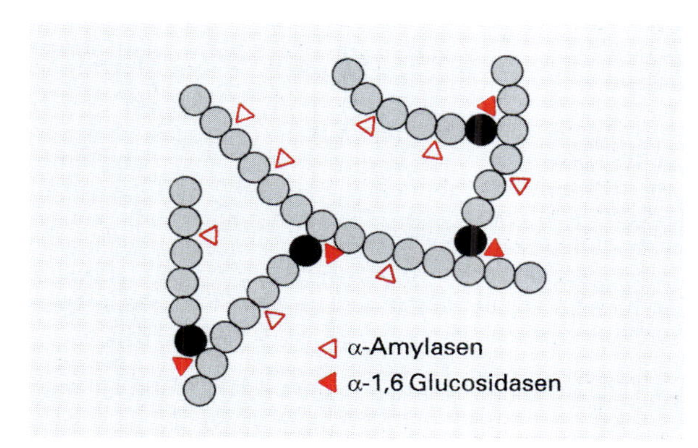

Abb. 1: Spaltung von Glykogen, Amylopektin

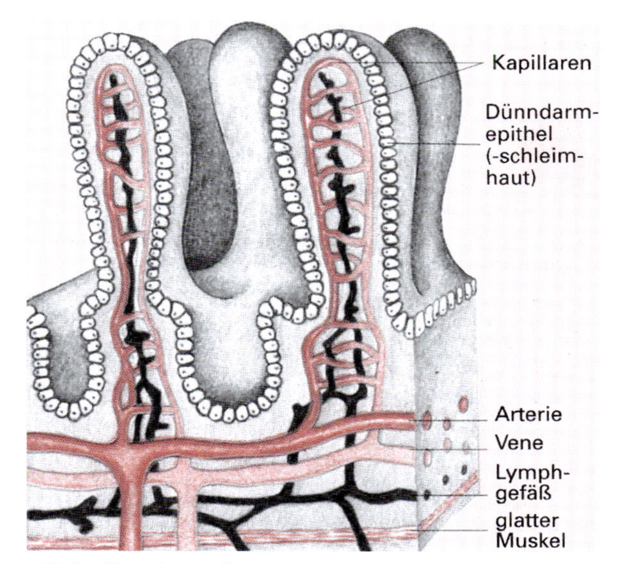

Abb. 2: Dünndarm – Darmzotten

Im **Mund** kann die **α-Amylase** des Speichels die α-1,4 glykosidischen Bindungen der Polysaccharide spalten. Die Polysaccharide werden zunächst zu Oligosacchariden (Dextrinen) und teilweise auch zu Maltose hydrolytisch abgebaut.

Im **Magen** ist kein Kohlenhydrat spaltendes Enzym vorhanden. Die Amylase des Mundspeichels wirkt weiter, bis sie durch die Magensalzsäure inaktiviert wird.

In den **Zwölffingerdarm** gelangen mit dem Pankreassaft weitere **α-Amylasen**, diese setzen die Wirkung der Mundspeichelamylase fort. Daneben sind im Bauchspeichelsaft **α-1,6 Glucosidasen** enthalten, diese spalten die α-1,6 glykosidischen Bindungen der Polysaccharide. Endprodukte des Polysaccharidabbaues sind Maltose, Isomaltose und Glucose.

In der **Dünndarmschleimhaut (Mucosa)** befinden sich verschiedene Enzyme, die Disaccharide hydrolytisch abbauen. Maltase, eine **α-Glucosidase**, spaltet Maltose in zwei Moleküle Glucose. Saccharase, ebenfalls eine **α-Glucosidase**, spaltet Saccharose in Glucose und Fructose. Lactase, eine **β-Galaktosidase**, spaltet Lactose in Galaktose und Glucose. Indem die Disaccharide durch die Darmwand resorbiert werden, werden sie in Monosaccharide gespalten, danach ans Blut abgegeben und zur Leber transportiert.
Cellulose ist unverdaulich, da sie β-glykosidisch gebunden ist. Im menschlichen Darmtrakt fehlen β-Amylasen.
Glucose und Galaktose werden über einen natriumabhängigen, carriervermittelten Transport resorbiert, vgl. S. 247. Fructose kann dagegen nur durch passiven Transport ins Blut gelangen, vgl. S. 246.

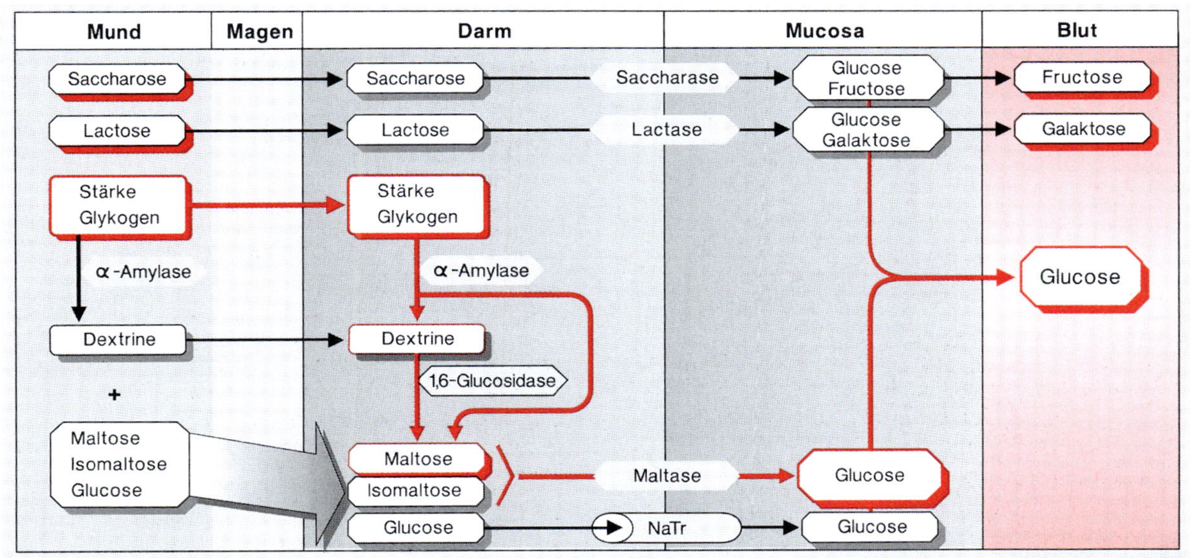

Abb. 3: Übersicht – Verdauung und Resorption von Kohlenhydraten

12.2.3 Fettverdauung

Nahrungsfette werden durch Lipasen hydrolytisch in β-Monoglyceride und freie Fettsäuren gespalten. Die β-Monoglyceride können teilweise durch die Lipasen noch weiter aufgespalten werden, da die mittelständigen Fettsäuren in α-Stellung umgelagert und dann abgespalten werden können.

Die im **Magensaft** enthaltenen Lipasen haben besondere Bedeutung für den Säugling. Diese Enzyme spalten Fette mit kurzkettigen Fettsäuren, wie sie in der Milch vorkommen. Für die Fettverdauung beim Erwachsenen spielen sie wahrscheinlich keine große Rolle.

In den **Zwölffingerdarm** gelangen die Pankreaslipasen und Gallenflüssigkeit. Die Pankreaslipasen spalten hydrolytisch die endständigen Fettsäuren von den Fetten ab, es entstehen β-Monoglyceride, Fettsäuren, Glycerin und in geringem Umfang Diglyceride.

Durch die Darmperistaltik werden Fette, β-Monoglyceride, freie Fettsäuren und Gallensäuren durchmischt und emulgiert. Als Emulgatoren wirken die
- β-Monoglyceride,
- aus den freien Fettsäuren gebildeten Salze (Seifen),
- Gallensäuren.

Die unpolaren Kohlenwasserstoffketten liegen im Inneren der Micellen, die polaren Gruppierungen an der Oberfläche. Die fein verteilten, wasserlöslichen Fetttröpfchen bieten für die Pankreaslipasen eine weitaus größere Angriffsfläche, vgl. S. 81.

Auch im **Dünndarm** wirken die Pankreaslipasen weiter.

Die Resorption der Fette geschieht im unteren Dünndarm in Form von Monoglyceriden, Glycerin und Fettsäuren. Bei der Resorption in die Schleimhautzellen des Dünndarms wirken die Gallensäuren wiederum mit. Sie bilden mit den Fettsäuren Einschlussverbindungen – Lipidmicellen. Die Fettsäuren werden hierbei je nach Anzahl der C-Atome von zwei, drei oder vier Gallensäurenpaaren umhüllt und resorbiert.

In den Dünndarmschleimhautzellen (Mucosa) erfolgt eine Reveresterung der langkettigen, freien Fettsäuren, vgl. S. 266. Das Glycerin stammt aus der Glykolyse (Glucoseabbau) in den Zellen. Das vorher abgespaltene Glycerin findet keine Verwendung. Aus den gebildeten Triglyceriden werden zusammen mit Cholesterin, Cholesterinester, Phospholipiden und Proteinen Chylomikronen aufgebaut, vgl. S. 84.

Die Chylomikronen werden in die Lymphgefäße abgegeben. Sie werden durch den Milchbrustgang, das größte Lymphgefäß, zum Fettgewebe transportiert. Die Chylomikronen werden innerhalb von 1 bis 2 Stunden aus dem Blut entfernt.

Mittelkettige Fettsäuren (MKT), vgl. S. 71, und kurzkettige Fettsäuren sind wasserlöslich, sie werden ohne vorherige Micellenbildung durch die Darmzotten direkt ins Blut aufgenommen und gelangen wie die Monosaccharide durch die Pfortader zur Leber.

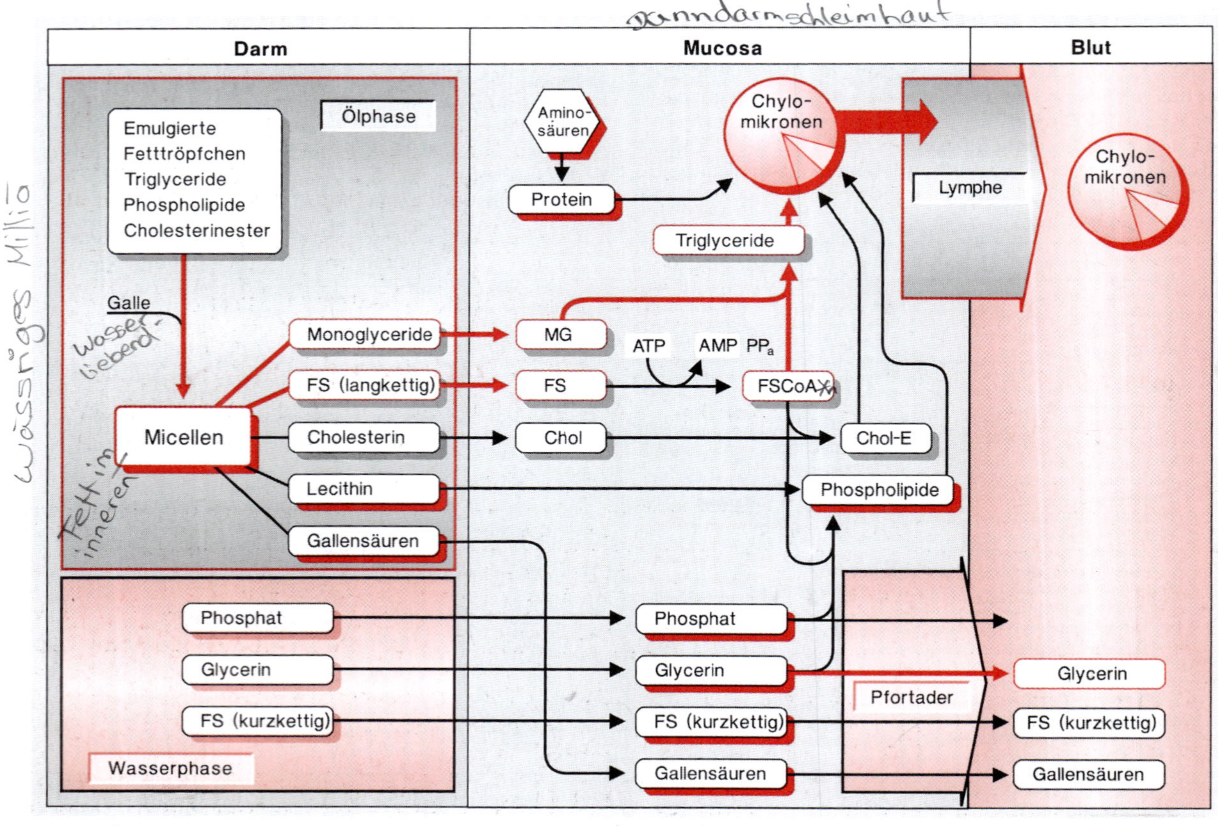

Abb. 1: Übersicht – Resorption der Fette

12.2.4 Eiweißverdauung

Nach dem Angriffspunkt unterscheidet man zwei Enzymgruppen:

- **Endopeptidasen (Proteasen)**

  Diese Enzymgruppe spaltet Eiweißstoffe an bestimmten Stellen in der Mitte der Aminosäurekette in Polypeptide bzw. Polypeptide in Peptide. Endopeptidasen wirken also nicht spezifisch auf bestimmte Proteine, sondern auf spezielle Aminosäurenverknüpfungen. Trypsin, eine Endopeptidase, spaltet die Aminosäurekette z. B. so, dass Lysin oder Arginin endständig vorliegen.

  Endopeptidasen werden zunächst in Form einer inaktiven Vorstufe gebildet. Pepsin z. B. wird als inaktives „Pepsinogen" in der Magenschleimhaut gebildet, durch das saure Milieu im Magen entsteht das aktive Pepsinenzym.

- **Exopeptidasen** – Aminopeptidasen, Carboxypeptidasen, Dipeptidasen

  Exopeptidasen spalten endständig Aminosäuren von der Kette ab, Aminopeptidasen spalten vom Aminoende, Carboxypeptidasen spalten vom Carboxylende. Dipeptidasen spalten Dipeptide in Aminosäuren.

Aminosäurekette – Ausschnitt

Endopeptidasen

Exopeptidasen
Aminopeptidasen
N-terminales Ende

Exopeptidasen
Carboxypeptidasen
C-terminales Ende

Abb. 1: Enzymatischer Abbau der Eiweißstoffe

Abschnitte der Eiweißverdauung

Die Eiweißverdauung beginnt im **Magen**. Durch die Magensalzsäure denaturieren, gerinnen die Eiweißstoffe, vgl. S. 109.

Im Magensaft befinden sich verschiedene Endopeptidasen: Pepsin A und Pepsin C. Es wird vermutet, dass es sogar sieben bis acht verschiedene Pepsine gibt. Das Wirkungsoptimum der Pepsine liegt im sauren Bereich pH 1,3–3,5, sie spalten Eiweißstoffe in Polypeptide.

In den **Zwölffingerdarm** ergießt sich mit dem Pankreassaft inaktives Trypsinogen und Chymotrypsinogen. Beide Endopeptidasen werden im Zwölffingerdarm aktiviert und spalten weiter Eiweißstoffe in Polypeptide und Peptide. Außerdem befinden sich im Pankreassaft Carboxypeptidasen, also Exopeptidasen.

Der **Dünndarmsaft** enthält Aminopeptidasen und Dipeptidasen. Diese Exopeptidasen spalten die Peptide vollständig hydrolytisch in Aminosäuren. Die Aminosäuren werden durch die Darmzotten in das Blut aufgenommen und gelangen durch die Pfortader zur Leber.

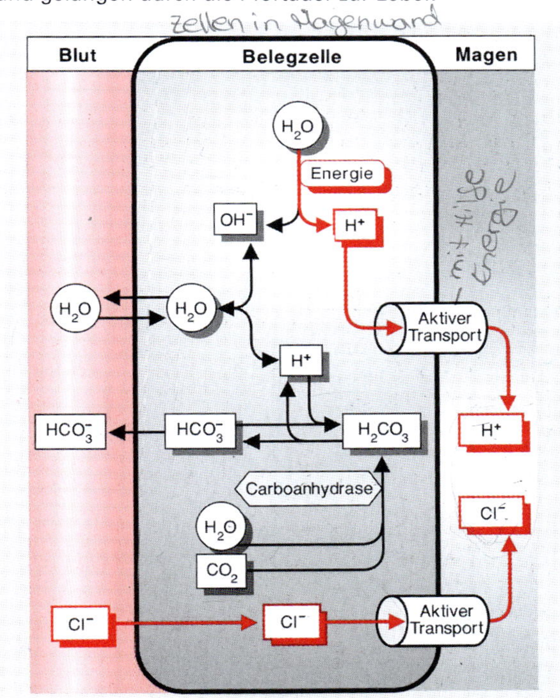

Abb. 2: Bildung von Magensalzsäure

Enzyme	Vorkommen	Angriffspunkt
Endopeptidasen	Magensaft Pankreassaft	Mitte der Aminosäurenkette, spezielle Aminosäurenverknüpfungen
		Eiweißstoffe → Polypeptide → Peptide
Exopeptidasen – Carboxypeptidasen – Aminopeptidasen – Dipeptidasen	Pankreassaft Dünndarmsaft Dünndarmsaft	Carboxylende – endständige Aminosäure Aminoende – endständige Aminosäure Dipeptide
		Peptide → Aminosäuren

Tab. 1: Wirkung der Enzyme

Verdauungsorgane Verdauungssäfte **Enzyme**	Abbau der Grundnährstoffe		
	Kohlenhydrate	Fette	Eiweißstoffe
Mund Mundspeichel (1 l) α-Amylasen	Mechanische Zerkleinerung α-Amylase spaltet Stärke und Glykogen → Dextrine → Maltose	Mechanische Zerkleinerung	Mechanische Zerkleinerung
Magen Magensaft (2 l) Salzsäure Lipasen Pepsine	Amylasenwirkung aus dem Mundspeichel bis zur Durchsäuerung	Fettgehalt bestimmt die Verweildauer im Magen	Salzsäure denaturiert Eiweißstoffe Endopeptidasen spalten Eiweißstoffe → Polypeptide → Peptide
Zwölffingerdarm Gallensaft (1 l) Gallensäuren Pankreassaft (1 l) α-Amylasen α-1,6-Glucosidasen Lipasen Trypsin Chymotrypsin Carboxypeptidasen	α-Amylase spaltet Stärke und Glykogen → Dextrine → Maltose α-1,6 Glucosidasen spalten Verzweigungen (Amylopektin, Glykogen)	Gallensaft: Emulgierung der Fette Lipasen spalten Fette → β-Monoglyceride und Fettsäuren bzw. Glycerin und Fettsäuren	Endopeptidasen spalten Eiweißstoffe → Polypeptide → Peptide Exopeptidasen spalten Peptide → Aminosäuren
Dünndarm/Mucosa Darmsaft (3 l) Maltasen/Saccharasen Lactasen Aminopeptidasen Dipeptidasen	α-Glucosidasen spalten Maltose und Saccharose → Glucose und Fructose β-Galaktosidasen spalten Lactose → Glucose und Galaktose	Lipasenwirkung aus dem Pankreassaft	Exopeptidasen spalten Peptide → Aminosäuren Dipeptidasen spalten Dipeptide → Aminosäuren

Tab. 1: Gesamtübersicht – Verdauung der Grundnährstoffe

Versuche und Aufgaben

Hier können folgende Versuche durchgeführt werden:

1. **Hydrolytische Spaltung der Stärke durch Enzyme:** *Versuchsanordnung, vgl. S. 40.*
2. **Denaturierung des Caseins:** *Versuchsanordnung, vgl. S. 129.*
3. **Emulgierung von Fetten:** *Versuchsanordnung, vgl. S. 97.*
4. **Fettverdauung durch Lipasen:**

   Stellen Sie mithilfe des lipasehaltigen Enzympräparates „Pankreatinum absolutum" (E. Merck, Darmstadt) eine 1%ige Lösung in Leitungswasser her.
   Geben Sie dann jeweils in ein Reagenzglas:
   a) 10 ml Milch und 5 ml Pankreatinlösung,
   b) 10 ml Milch und 5 ml gekochte Pankreatinlösung.

   Geben Sie außerdem in jedes Reagenzglas einige Tropfen Phenolphthaleinlösung und so viel 10%ige Natronlauge, bis eine deutliche Rosafärbung eintritt.
   Stellen Sie danach beide Reagenzgläser in ein Wasserbad von 35 bis 40 °C. Beobachten Sie die Farbveränderung.
5. *Nennen Sie a) leicht verdauliche Kohlenhydrate, b) leicht verdauliche Fette, c) leicht verdauliche Eiweißstoffe. Begründen Sie jeweils Ihre Aussagen.*
6. *Überlegen Sie, welche Kohlenhydrate durch die Enzyme des Verdauungstraktes nicht abgebaut werden können.*
7. *Beschreiben Sie den Abbau der Eiweißstoffe im Verdauungstrakt.*
8. *Überlegen Sie, wie sich ein Mangel an Magensalzsäure auf den weiteren Verdauungsvorgang auswirkt.*
9. *Überlegen Sie, wie die Verdaulichkeit von Milch gesteigert werden kann.*
10. *Orientieren Sie sich, welche Beziehung zwischen Verdaulichkeit und Sättigungswert eines Lebensmittels besteht.*

Ausnutzung der Lebensmittel

Der Nährstoffgehalt der verschiedenen Lebensmittel kann im Verdauungstrakt unterschiedlich gut ausgenutzt werden.

Lebensmittel	Ausnutzung in %		
	Eiweißstoffe	Fette	Kohlenhydrate
Pflanzliche Lebensmittel (durchschnittlich)	76	72	95
Tierische Lebensmittel (durchschnittlich)	95	98	98

Tab. 1: Ausnutzung des Nährstoffgehaltes, für Vitamine und Mineralstoffe gelten ähnliche Werte

Überblick – Intermediärer Stoffwechsel

Nachdem die komplexen Nahrungsbestandteile von den Enzymen im Verdauungstrakt zu löslichen niedermolekularen Bestandteilen abgebaut wurden, werden sie durch die Darmzotten in die Blut- oder Lymphbahnen aufgenommen und zu den Zellen transportiert.

Als **intermediären Stoffwechsel** oder **Zwischenstoffwechsel** bezeichnet man die Gesamtheit aller chemischen Umsetzungen, die sich in den Zellen und Zellverbänden vollziehen. Die chemischen Umsetzungen werden von Hormonen gesteuert und durch Enzyme katalysiert.

Man unterscheidet generell zwei Phasen:
Katabolismus ist die abbauende Phase des Stoffwechsels. Körpereigene Stoffe des Organismus sind einem **ständigen Abbau**, Umbau bzw. Neuaufbau unterworfen. Kohlenhydrate, Lipide und Proteine werden stufenweise zu kleineren Endprodukten, wie Lactat, Kohlenstoffdioxid, Wasser und Ammoniak, abgebaut. Bei dem Abbau wird Energie frei. 40% werden in Form von ATP gespeichert. Außerdem entstehen 60% Wärmeenergie.

Die chemische Energie, die in Form von ATP gewonnen wird, wird für die Biosynthese von Körpersubstanzen und für spezielle Leistungen, z. B. Muskelarbeit, benötigt.

Gewinnung von Energie:
1 g Fett liefert 37 kJ.
1 g Kohlenhydrate bzw. 1 g Eiweiß liefern 17 kJ.

Anabolismus, auch Biosynthese genannt, ist die Aufbau- oder Synthesephase des Stoffwechsels. Aus Aminosäuren, Fettsäuren, Glucose usw. werden große Makromoleküle wie Proteine, Lipide, Polysaccharide und Nucleinsäuren aufgebaut. Auch **spezielle Syntheseprodukte** wie Hormone, Enzyme, Gallensäuren usw. werden in spezifischen Zellen gebildet und ermöglichen den Stoffwechsel.

Für die Biosynthese wird Energie benötigt, die meist durch die Spaltung von ATP zu ADP und Phosphat bereitgestellt wird. Diese Vorgänge dienen der Erhaltung und dem Wachstum des Organismus.

Katabolismus und Anabolismus finden in verschiedenen Teilen der Zellen statt, z. B.
- Fettsäuresynthese im Zytoplasma und
- Fettsäureoxidation – Fettsäureabbau – in den Mitochondrien, vgl. S. 239.

Leber und Niere haben schließlich bei der Entgiftung lebenswichtige Stoffwechselfunktionen zu erfüllen. Die Niere entfernt Endprodukte des Stoffwechselgeschehens und körperfremde Stoffe aus dem Blut.

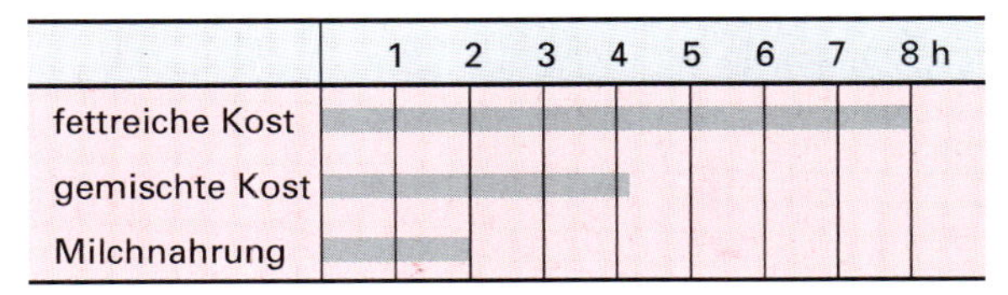

Tab. 2: Verweildauer der Speisen im Magen

12.3 Die Zelle – Struktur und Funktionen

Die Zellen des menschlichen Organismus kann man sozusagen als Zentrum des Stoffwechselgeschehens ansehen. Die Zellen sind die strukturellen und funktionellen Einheiten lebender Organismen.

Die Zellen des menschlichen Organismus unterscheiden sich hinsichtlich Form, Größe, Aufbau und Funktion. Zellen mit besonderen Aufgaben haben eine spezielle Struktur und außerdem einen charakteristischen Enzymgehalt. Trotz dieser Unterschiede kann man von allgemeinen Strukturmerkmalen aller Zellen sprechen.

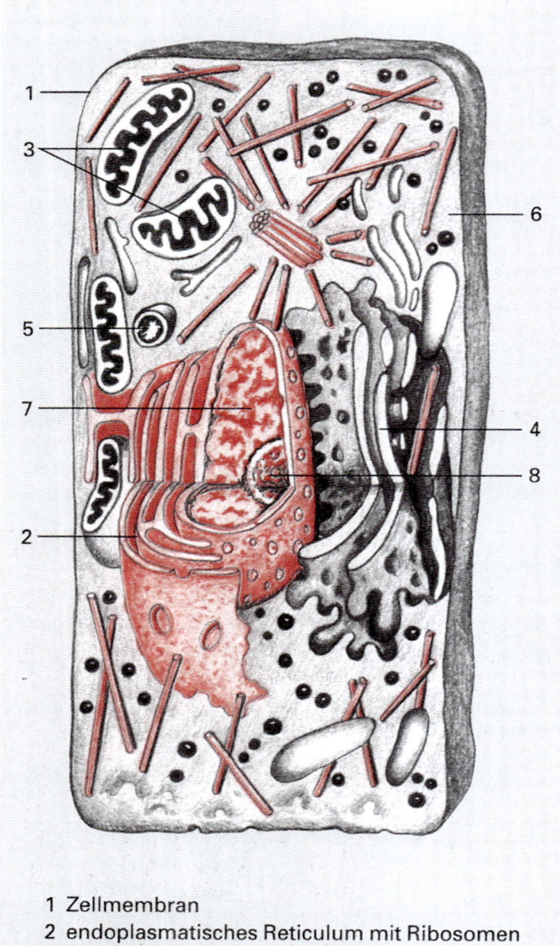

Abb. 1: Struktur der Zellen

Allgemeine Strukturelemente der Zellen

Zellmembranen, auch Plasmamembranen genannt, bestehen aus einer Lipiddoppelschicht aus Phospholipiden. Man findet in den Membranen noch zwei weitere Lipidarten, und zwar Cholesterin und Glykolipide, vgl. S. 81. Innen ist die Zellmembran lipophil, die Außenseite ist dagegen hydrophil. Dieser Aufbau verhindert den freien Durchtritt von Ionen und den meisten hydrophilen, polaren Molekülen. Trotz dieser Abschirmung sind die Membranen für bestimmte Stoffe durchlässig, vgl. Stofftransport S. 245.

In die Lipiddoppelschicht sind außerdem Proteine eingelagert. Die Proteine sind Rezeptoren für Signalstoffe und als Kanalproteine für den Stofftransport zuständig. Außen befinden sich Kohlenhydratketten, die äußere Signale erkennen, z. B. Hormonrezeptoren, vgl. S. 35.

Zellmembranen ermöglichen so die Steuerung des Stofftransportes sowie Nachrichtenübermittlungen, vgl. S. 243.

Zytoplasma, die viskose Zellflüssigkeit, befindet sich innerhalb der Zellen. Das Zytoplasma enthält einige tausend Enzyme und Stoffwechselzwischenprodukte für eine Reihe wichtiger Stoffwechselvorgänge, z. B. Glykolyse oder Gluconeogenese, Biosynthese von Fettsäuren.

Zellkern, hier befindet sich nahezu die gesamte DNA (Desoxyribonucleinsäure, vgl. S. 115) der Zelle. Der genetische Code für die Aminosäuresequenz ist in der DNA festgelegt, vgl. S. 273.

Im Zellkern findet auch die NAD^+-Biosynthese statt. Die Zellkernmembran steht in Verbindung mit dem endoplasmatischen Reticulum.

Endoplasmatisches Reticulum (ER) und Ribosomen

Im Zytoplasma befindet sich ein Labyrinth von Membrankanälen, das endoplasmatische Reticulum (ER). Sitzen Ribosomen auf dem ER, wird es als rau bezeichnet, sind keine Ribosomen angeheftet, heißt es glattes ER.

Die Proteinsynthese wird von den **Ribosomen** vorgenommen, vgl. S. 273. Hat eine Zelle viel raues ER, so findet hier eine hohe Proteinsynthese statt. In Zellen mit viel glattem ER werden dagegen überwiegend Lipide, z. B. Cholesterin, hergestellt.

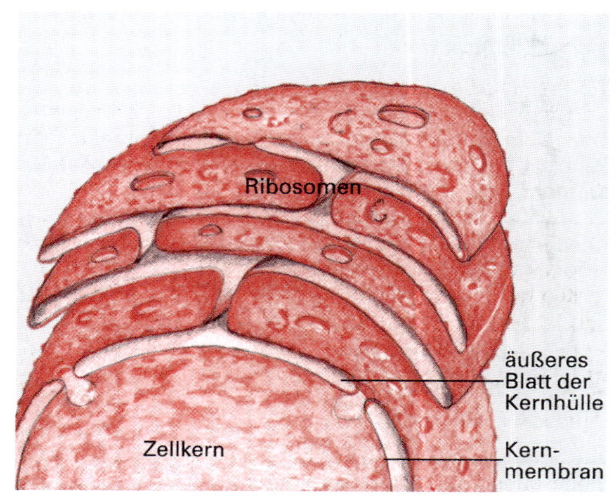

Abb. 2: Raues endoplasmatisches Reticulum

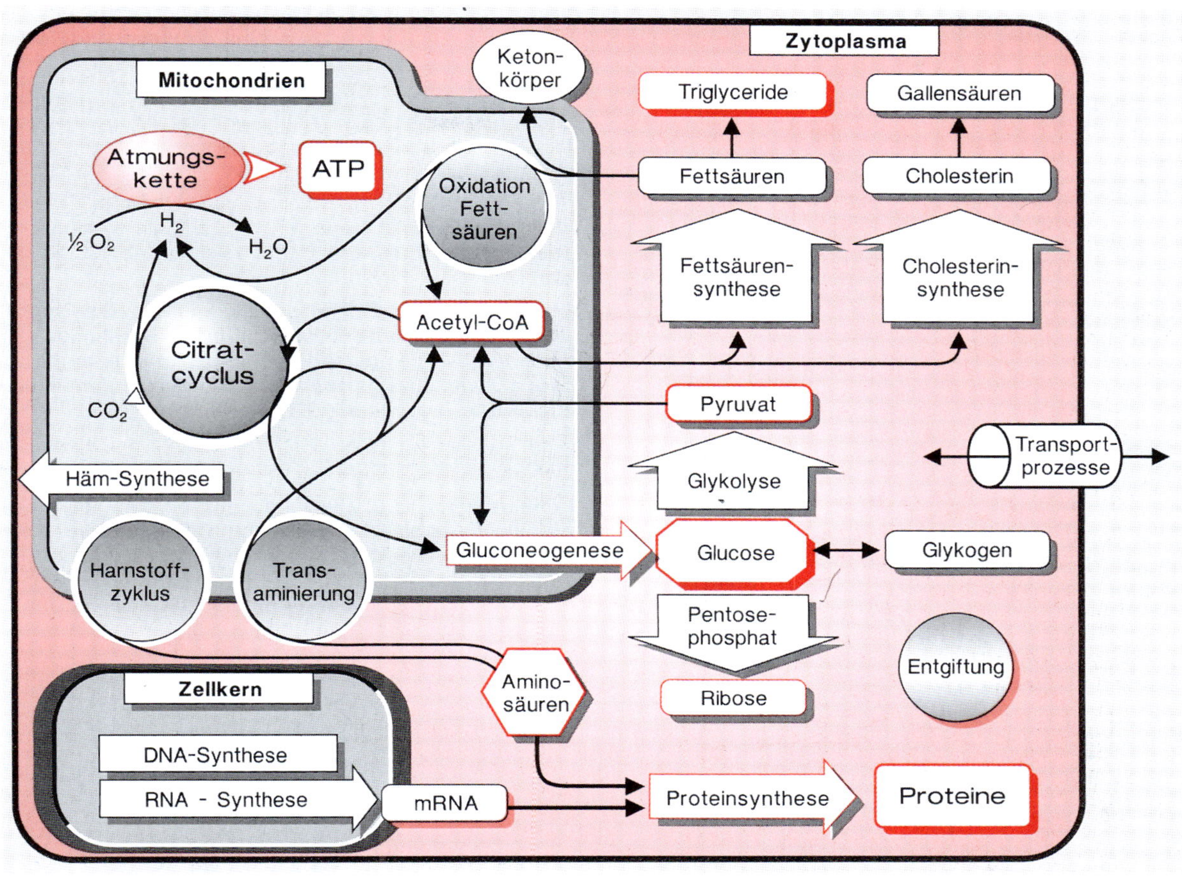

Abb. 1: Übersicht – Stoffwechsel in den Strukturelementen der Zelle

Der **Golgi-Apparat** besteht ebenfalls aus Membrankanälen. Er erhält vom endoplasmatischen Reticulum bestimmte Stoffwechselprodukte, meist handelt es sich um Glykoproteine. Diese Stoffe werden hier weiter umgebaut und dann in kugelförmigen Gebilden (Vesikeln) verpackt, die sich ihren Weg zur äußeren Plasmamembran bahnen und mit ihr verschmelzen.

Mitochondrien

Die Mitochondrien besitzen eine Außenmembran, die sie von dem Zytoplasma abgrenzt, und eine Innenmembran mit zahlreichen Faltungen. Durch diese Faltungen wird die Mitochondrienoberfläche wesentlich vergrößert. Sie beträgt z.B. für Mitochondrien aus 1 g Leber 3,3 m^2, vgl. S. 261. Die Mitochondrien sind die Kraftwerke der Zelle. Der größte Teil der Energiegewinnung durch ATP-Bildung erfolgt an der Innenmembran der Mitochondrien. Sie enthalten Enzyme, die die Fettsäureoxidation, vgl. S. 264, den Citratcyclus und die Atmungskette katalysieren.

Lysosomen sind membranumgebende kugelförmige Bläschen im Zytoplasma. Sie enthalten viele verschiedene Enzyme, die den hydrolytischen Abbau von Zellproteinen, Polysacchariden und Lipiden ermöglichen. Da diese Enzyme die Zelle „verdauen" würden, sind sie in den Lysosomen abgesondert. Die Abbauprodukte werden wieder an das Zytoplasma abgegeben.

Strukturelemente	Funktionen
Zellmembran	Permeabilitätsschranke
endoplasmatisches Reticulum	Lipidsynthese Entgiftung
Ribosomen	Protein-, Cholesterinsynthese
Mitochondrien	Atmungskette, ATP-Synthese, Citratcyclus β-Oxidation der Fettsäuren Harnstoffsynthese
Lysosomen	enzymatische Spaltung hochmolekularer Verbindungen: Triglyceride, Glykogen, Proteine
Zytoplasma	Glykolyse, Gluconeogenese, Fettsäuresynthese Glykogenaufbau und -speicherung, Triglyceridspeicherung
Zellkern	DNA-, RNA-Synthese NAD^+-Synthese

Tab. 1: Übersicht – Funktionen einiger Strukturelemente

12.4 Enzyme

Aufgabe

Versuchen Sie folgende Veränderungen zu begründen.

Der süßliche Geschmack von frisch geerntetem Mais ist auf den hohen Zuckergehalt der Körner zurückzuführen. Etwa 50% des freien Zuckers werden innerhalb des ersten Tages nach der Ernte in Stärke umgewandelt, der Mais verliert seinen süßen Geschmack.

Um den süßlichen Geschmack von frischem Mais zu erhalten, werden die geernteten Maiskolben blanchiert, vgl. S. 295.

Die Aufgabe der Enzyme im menschlichen Organismus kann man am besten an der Bedeutung der Katalysatoren in der anorganischen Chemie erklären.

Die Hydrierung des Sauerstoffs, allgemein als Knallgasreaktion bezeichnet, erfolgt bei normaler Zimmertemperatur nicht spontan. Erst durch Energiezufuhr von außen (Aktivierungsenergie), z.B. durch Erhitzen oder einen elektrischen Funken, verbinden sich Sauerstoff- und Wasserstoffmoleküle explosionsartig zu Wasser.

Benutzt man nun aber einen Katalysator (hier lässt man Wasserstoff gegen fein verteiltes Platin strömen), so wird der Wasserstoff in einen „aktiven Zustand" versetzt und es wird keine zusätzliche „Aktivierungsenergie" von außen benötigt.

Katalysatoren haben die Aufgabe, Moleküle in einem reaktionsfähigen Zustand zu bringen und so die Reaktion zu beschleunigen.

Enzyme sind Proteine, die als Biokatalysatoren chemische Reaktionen in biologischen Systemen bewirken.

Aktivierungsenergie ist die kinetische Energie, die benötigt wird, um eine an sich nicht freiwillig oder nur sehr langsam ablaufende Reaktion in Gang zu setzen.

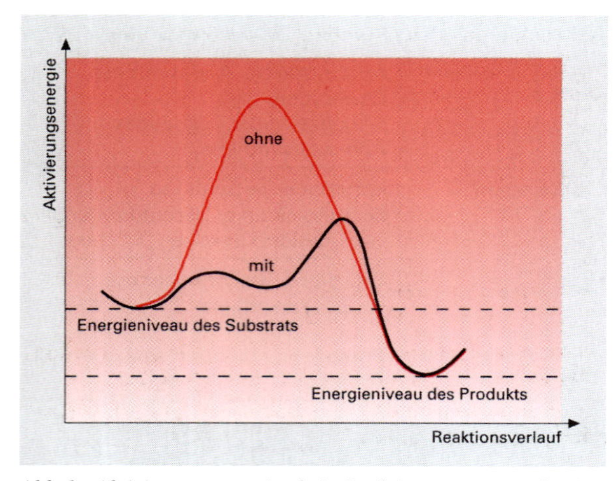

Abb. 1: Aktivierungsenergie bei Reaktionen mit und ohne Katalysator

Nahezu 2000 Enzyme sind heute bekannt, die alle unterschiedliche Reaktionen bewirken. Enzyme sind meist globuläre Proteine.

Enzyme sind unentbehrlich für den Stoffwechsel, sie bewirken den Aufbau bzw. Abbau von körpereigenen Stoffen. Enzyme beschleunigen chemische Reaktionen, die sonst nur sehr langsam ablaufen würden, bzw. sie ermöglichen Reaktionen, die ohne ihre Anwesenheit überhaupt nicht stattfinden würden.

Meist katalysiert ein Enzym nur sehr wenige, häufig nur eine spezifische Reaktion.

Enzyme werden in lebenden Zellen gebildet. Die Enzymwirkung ist jedoch nicht, wie man früher annahm, an die lebende Zelle gebunden. Bereits 1897 wurde entdeckt, dass isolierte Enzyme von Hefen Zuckerlösungen in gleicher Weise vergären wie die Hefen selbst.

Enzymaufbau

Proteinenzyme, z.B. die Verdauungsenzyme, bestehen nur aus Polypeptidketten. Sie enthalten ein aktives Zentrum, das die Reaktion ermöglicht. Das aktive Zentrum wird durch reaktionsfähige Gruppen, z.B. Aminogruppen oder Hydroxylgruppen der Aminosäuren eines bestimmten Abschnittes der Peptidkette, im Inneren des Moleküls gebildet.

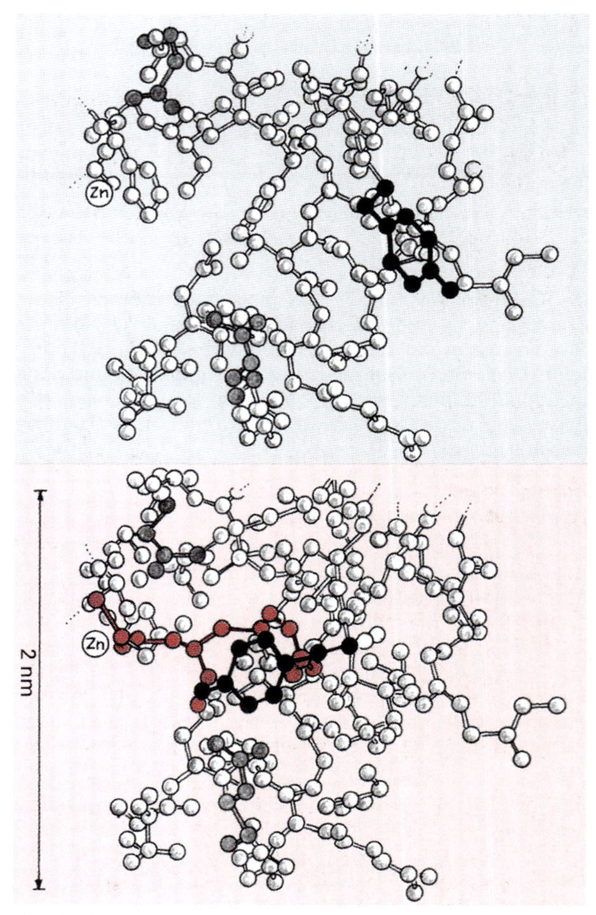

Abb. 2: Proteinenzym vor und nach der Substratbindung

Enzyme mit Cofaktoren

Viele Enzyme sind nur aktiv, wenn sie neben dem Proteinanteil, dem Apoenzym, einen „Nicht-Proteinanteil", einen Cofaktor, besitzen. Der Cofaktor übernimmt die Funktionen des aktiven Zentrums.

Apoenzym und Cofaktor zusammen bilden das Holoenzym, das aktive Enzym.

Apoenzym	+	**Cofaktor**	→	**Holoenzym**
Eiweißanteil				aktives Enzym

Cofaktoren sind
- Metallionen, z. B. Eisen-II-Ionen, oder
- komplexe organische Verbindungen, die häufig Vitamine enthalten.

Einige Enzyme benötigen für ihre Aktivität sowohl eine komplexe organische Verbindung als auch ein oder mehrere Metallionen.

In manchen Enzymen ist der Cofaktor nur locker und vorübergehend an das Enzym angelagert, man spricht dann von einem **Cosubstrat**. Cosubstrate werden wie die Substrate bei der Enzymreaktion verändert, z. B. Phosphorylierungsreaktion, hier wird der Zucker phosphoryliert und ATP, das Cosubstrat, dephosphoryliert.

- Der Eiweißanteil des Enzyms wird auch Apoenzym genannt.
- Apoenzym und Cofaktor bilden das Holoenzym, das aktive Enzym.
- Der Eiweißanteil, das Apoenzym, bestimmt die Substratspezifität und die Wirkungsspezifität.
- Der Cofaktor (Cosubstrat oder prosthetische Gruppe) bzw. das aktive Zentrum ermöglicht die enzymatische Reaktion.

Coenzym	Abkürzung	Übertragene Gruppe	Zugehöriges Vitamin
Adenosintriphosphat	ATP	Phosphorsäurerest	–
Coenzym A	CoA	Acetyl-(Acyl)-Gruppe	Panthothensäure
Thiamindiphosphat	TPP	C_2-Aldehydgruppen	Thiamin
Pyridoxalphosphat	PLP	Aminogruppe	Pyridoxin
Tetrahydrofolsäure	H_4-folat	Formylgruppe	Folsäure
Biotin	–	Carboxylgruppe	Biotin
Liponsäure	–	Acylgruppen	–
B_{12}-Coenzym	–	Alkylrest	Cobalamin

Tab. 1: Coenzyme, die andere Gruppen übertragen

Wirkungsweise von Enzymen

Die Stoffe, die durch Enzyme aktiviert werden, nennt man Substrate. Enzyme sind im Verhältnis zu den Substraten, auf die sie wirken, sehr groß.

Enzyme wirken sehr spezifisch:
- substratspezifisch – aufgrund ihrer Eiweißstruktur können die Enzyme die Substrate erkennen – häufig kann von einem Enzym nur ein bestimmtes Substrat verändert werden;
- reaktionsspezifisch – nur bestimmte Reaktionen können bewirkt werden, vgl. Einteilung der Enzyme.

Bildung eines Enzym-Substrat-Komplexes

Man kann sich das aktive Zentrum als eine Einbuchtung an der Oberfläche des Enzymmoleküls vorstellen. Das Substrat, die Substanz, die von dem Enzym umgesetzt wird, kann z. B. durch Wasserstoffbrückenbindungen an das Enzym fixiert werden. Bei der Anlagerung des Substrats an das Enzym erfährt das aktive Zentrum des Enzyms eine Konformationsänderung, das bedeutet eine Änderung in der räumlichen Position der Atome zueinander, ohne dass eine einzige Bindung geändert wird.

Nach der Anlagerung des Substrates entsteht ein **Enzym-Substrat-Komplex**. Durch die Bildung des Enzym-Substrat-Komplexes wird die benötigte Aktivierungsenergie herabgesetzt.

Chemische Reaktion

Im **aktiven Zentrum** befinden sich diejenigen Aminosäuren bzw. der Cofaktor, die am Aufbrechen oder an der Verknüpfung bei der Substratumwandlung beteiligt sind.

Das aktive Zentrum bzw. der Cofaktor greift chemisch in die katalytische Reaktion ein. Die Cofaktoren – Cosubstrate – gehen dabei teils verändert aus der Reaktion hervor, indem sie einen Teil des Substrats vorübergehend selbst übernehmen und erst in einer weiteren enzymatischen Reaktion wieder abgeben.

Der Enzym-Substrat-Komplex zerfällt danach wieder in Enzym und Reaktionsprodukt. Das Enzym kann nun weitere Substrate binden und umsetzen.

Die Geschwindigkeit einer Enzymreaktion ist abhängig
- von der **Substratkonzentration** – nimmt die Konzentration zu, so steigt die Reaktionsgeschwindigkeit.
- von der **Temperatur** – Wärme beschleunigt bis zu einem bestimmten Temperaturoptimum die Enzymaktivität.
- vom **pH-Wert** – das pH-Optimum z. B. der Verdauungsenzyme ist sehr unterschiedlich:
  Pepsin pH-Wert 2,0
  α-Amylase pH-Wert 5,2
  Chymotrypsin pH-Wert 7,8
- vom **Wassergehalt** – mit sinkender Wasseraktivität, vgl. S. 288, S. 299, nimmt die Enzymaktivität ab.

Enzyminhibitoren sind Verbindungen, die die Enzymaktivität hemmen, vgl. S. 320.

Ein angeborener Enzymmangel, z. B. bei Phenylketonurie, kann zu schweren Stoffwechselstörungen führen, vgl. S. 432.

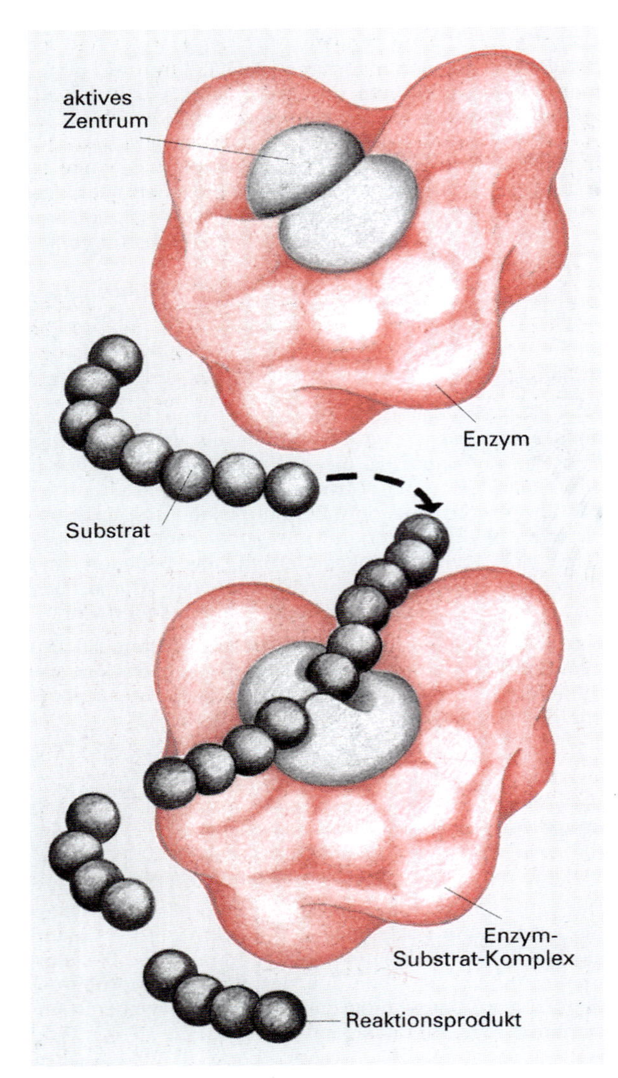

Abb. 1: Enzym-Substrat-Komplex

Der Name eines Enzyms besteht aus zwei Teilen:
1. Teil: Name des Substrats
2. Teil: Typ der katalysierten Reaktion mit der Endung **-ase**

Beispiel: Ascorbinsäure-oxid**ase**

Enzymklassen

Die Enzyme werden nach den katalysierten Reaktionen in sechs Hauptgruppen unterteilt. Innerhalb der Hauptgruppen werden weitere Untergruppen unterschieden.

Hauptgruppen

1. Oxidoreduktasen – biologische Oxidation oder Reduktion

Es sind Enzyme, die Oxidationen und Reduktionen zwischen zwei Substraten katalysieren. Diese Enzyme übertragen also Wasserstoff oder Elektronen von einem Substrat auf ein anderes.

Zu dieser Gruppe gehören auch die Dehydrogenasen bzw. Oxidasen. Elektronen- bzw. Wasserstoffakzeptoren sind meist NAD^+, vgl. S. 200, und FAD, vgl. S. 199.

2. Transferasen – Gruppen übertragende Enzyme

Es sind Enzyme, die die Übertragung einer Gruppe, z. B. Methyl-, Amino- und Phosphatrest (mit Ausnahme von H), zwischen zwei Substraten katalysieren.

- **Transaminasen** übertragen die Aminogruppen von Aminosäuren auf Ketocarbonsäuren, vgl. S. 270.
- **Transphosphatasen** übertragen Phosphatgruppen, z. B. Hexokinase oder Glucokinase, vgl. S. 250, sie enthalten ATP als Cosubstrat. Sie übertragen den Phosphatrest auf Glucose, es entsteht Glucose-6-phosphat.

3. Hydrolasen – hydrolytische Spaltung

Die Verdauungsenzyme sind Hydrolasen, vgl. S. 232. Diese Enzyme ermöglichen die hydrolytische Spaltung – unter Wasseranlagerung – von Substraten.

- **Esterasen**, z. B. Lipasen, spalten Esterbindungen, vgl. S. 234.
- **Glucosidasen**, z. B. α-Amylasen, spalten glucosidische Bindungen, vgl. S. 233.
- **Proteasen**, z. B. Pepsin, spalten Peptidbindungen, vgl. S. 235.

4. Lyasen

Es sind Enzyme, die im Gegensatz zu den Hydrolasen die nichthydrolytische Spaltung chemischer Bindungen und die Umkehrreaktionen katalysieren. Bei den Synthesereaktionen wird keine Energie in Form von ATP benötigt.

- **Fumarase** bewirkt im Citratcyclus die Anlagerung von Wasser an Fumarat. Es entsteht Malat, vgl. S. 258.

5. Isomerasen – Umlagerungen innerhalb des Moleküls

Es sind Enzyme, die durch Übertragung von Gruppen innerhalb des Moleküls die Bildung optisch-, geometrisch- und stellungsisomerer Moleküle katalysieren.

- **Glucosephosphat-Isomerase** bewirkt die Umwandlung von Glucose-6-phosphat zu Fructose-6-phosphat, vgl. S. 251.

6. Ligasen – Bindung von Substraten unter gleichzeitiger Spaltung von ATP

Es sind Enzyme, die die Vereinigung zweier Verbindungen katalysieren, wobei die Energie zur Knüpfung dieser Bindung aus der Spaltung einer Phosphatbindung von ATP oder einer vergleichbaren energiereichen Verbindung gewonnen wird.

- **Pyruvat-Carboxylasen** verlängern ein Pyruvat-Molekül unter ATP-Verbrauch um ein C-Atom zu Oxalacetat, vgl. S. 256.

Aufgaben

1. *Beschreiben Sie Aufbau und Wirkungsweise eines Enzyms mithilfe folgender Beispiele:*
   a) Lipase,
   b) Hexokinase.
2. *Beschreiben Sie am Beispiel des Insulins die Wechselwirkung zwischen Hormon und Enzym.*

12.5 Hormone, der Antrieb für den Stoffwechsel

Das Wort Hormon leitet sich von einem griechischen Verb ab, das antreiben bedeutet. Hormone sind chemische Boten, die in spezifischen Geweben produziert und direkt ins Blut abgegeben werden. Am Zielort im Organismus werden sie durch Rezeptoren gebunden und ändern die Aktivität der Zielorgane bzw. -zellen. Hormone wirken in sehr niedriger Konzentration und sind meist sehr kurzlebig.

Hormone sind chemisch verschieden

Folgende Einteilung kann vorgenommen werden.
- niedermolekulare Aminosäurederivate, z. B. Thyroxin
- Polypeptide oder Proteine, z. B. Insulin
- Cholesterinabkömmlinge, Steroidhormone, z. B. Östrogene
- Abkömmlinge der Arachidonsäure, Prostaglandine.

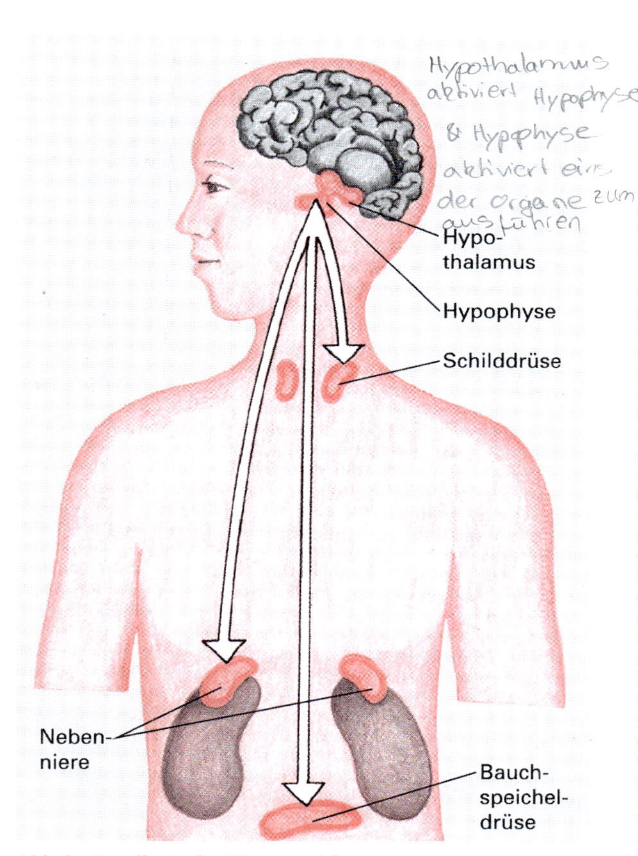

Abb. 1: Regelkreis der Hormonwirkung

Der Hypothalamus, ein spezialisierter Teil des Gehirns, empfängt Botschaften aus dem Zentralnervensystem und produziert Hormone, die zur Informationsvermittlung an die unterhalb des Hypothalamus gelegene Hypophyse geschickt werden. Ein Hormon bewirkt z. B. die Produktion des Wachstumshormons in der Hypophyse, ein anderes Hormon bewirkt die Bildung des Hormons Thyreotropin, das die Schilddrüse anregt.

Die eigentliche Steuerungszentrale des Hormonsystems ist also die Hirnanhangdrüse, die Hypophyse. Die Hormonbildung in Bauchspeicheldrüse, Schilddrüse, Nebennierenrinde usw. wird durch sie beeinflusst. Die Schilddrüsenhormone wirken dann z. B. wiederum als Rückkopplungshemmer auf den Hypothalamus und die Hypophyse.

Hormone werden häufig in ihren Bildungsorganen als inaktive Prohormone gespeichert.

Hormonwirkung

Die Hormone – **first messenger** (erster Bote) – werden mit dem Blut zu den Hormonrezeptoren transportiert, die sich an den Zellmembranen oder in den Zellen der endgültigen Erfolgsorgane befinden. Inwieweit eine Zelle auf Hormone reagiert, hängt davon ab, ob sie Rezeptoren besitzt, die die Hormonmoleküle erkennen und binden können. Hormonrezeptoren sind spezifische Bindungsstellen an der Zelloberfläche oder innerhalb der Zelle.

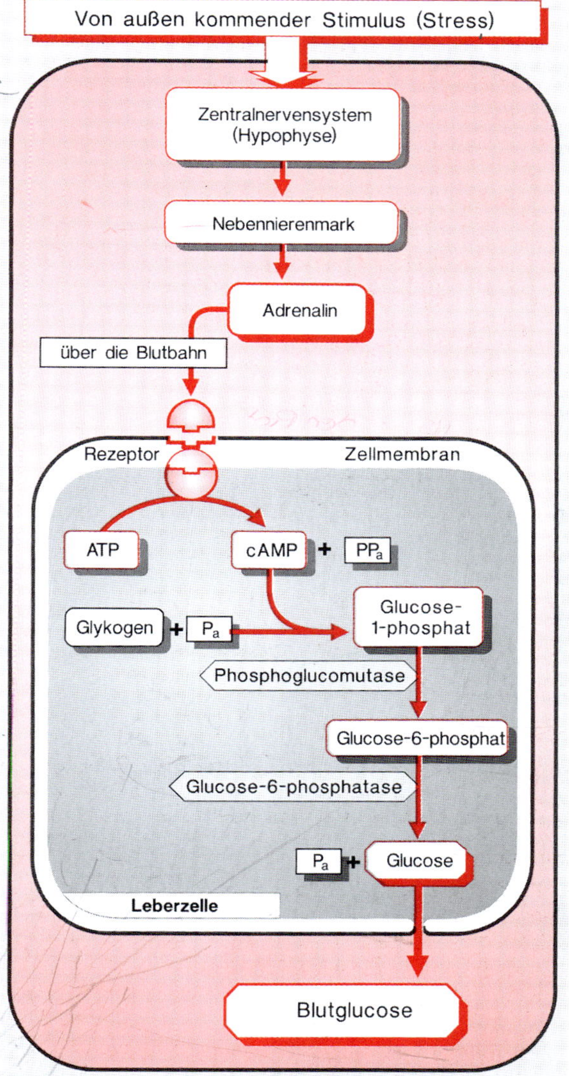

Abb. 2: Hormonwirkung auf Membranrezeptoren

Nach der Wirkungsweise unterscheidet man folgende Hormongruppen:

1. Hormonwirkung auf Membranrezeptoren

Viele Hormone, z. B. Adrenalin, können die Zellmembran nicht ohne weiteres durchdringen. Sie werden von einem Rezeptor (Protein) auf den Zellmembranen, z. B. den Leberzellen, gebunden, der Rezeptor erfährt eine Konformationsänderung. Hierdurch wird das Enzym Adenylatcyclase aktiviert, das wiederum die Umwandlung von ATP in **c**yclisches **A**denosin**m**ono**p**hosphat (cAMP) katalysiert.

cAMP wirkt vielfach bei der Informationsübertragung durch Hormone als **second messenger** (zweiter Bote). Der zweite Messenger verstärkt den Hormoneffekt und bewirkt z. B. die Umwandlung der Glykogen-Phosphorylase von der inaktiven in die aktive Form, wodurch der Abbau von Leberglykogen verstärkt wird.

Verschiedene Zellen und Gewebe können so je nach ihrer Ausstattung mit Rezeptoren und second-messenger-empfindlichen Enzymsystemen in unterschiedlicher Weise beeinflusst werden, vgl. Abbildung S. 243.

2. Hormone, die über eine Genaktivierung wirken

Viele Hormone, z. B. Thyroxin, dringen in die Zellen ein und werden dort im Zytoplasma oder im Zellkern von einem Rezeptor gebunden, der eine Konformationsänderung erfährt. Durch diese Aktivierung des Hormon-Rezeptor-Komplexes wird die Transkription spezifischer Gene, vgl. S. 273, ausgelöst. Hierdurch wird die Biosynthese von Enzymen gesteigert bzw. gehemmt.

Die hormonale Steuerung über eine Genaktivierung erfolgt im Gegensatz zur Hormonwirkung auf Zellmembranen oder membrangebundene Enzyme sehr viel langsamer.

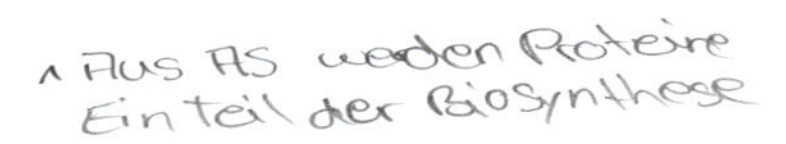

Einzelne Hormone und ihre Funktionen

Hormone der Hypophyse (Vorder- und Hinterlappen)

Das **Wachstumshormon** (Somatotropin) wird im Hypophysenvorderlappen gebildet.

Physiologische Wirkung

- wachstumsfördernde Wirkung, Steigerung des Körpergewichts
- Knochen- und Knorpelwachstum
- Proteinaufbau
- Hemmung der Glykolyse
- Lipolyse im Fettgewebe

Thyreotropin wird ebenfalls im Hypophysenvorderlappen gebildet. Es bewirkt eine verstärkte Ausschüttung des Schilddrüsenhormons Thyroxin.

Corticotropin wird im Hypophysenvorderlappen gebildet. Es ermöglicht eine verstärkte Ausschüttung des Nebennierenrindenhormons Cortisol.

Vasopressin (Adiuretin) entsteht im Hypophysenhinterlappen. Es fördert die Wasserrückresorption in der Niere und erhöht den Blutdruck, vgl. S. 158.

Hormone des Inselzellapparats der Bauchspeicheldrüse

Insulin ist ein Polypeptid, es wird in den B-Zellen der Bauchspeicheldrüse in Form einer inaktiven Vorstufe, dem Proinsulin, gebildet. Das Proinsulin wird durch eine spezifische Peptidase in aktives Insulin umgewandelt. Dabei werden zwei Peptidbindungen der Proinsulinkette gespalten und ein Mittelstück herausgeschnitten. Die beiden endständigen Abschnitte des Proinsulins, die A- und B-Kette des Insulins, werden von zwei Disulfidbrücken zusammengehalten, vgl. S. 105.

Insulinrezeptoren sind auf der Oberfläche von Leber-, Skelett-, Muskel- und Fettzellen gefunden worden. Der Rezeptor ist ein Glykoprotein. Die Anzahl der Insulinrezeptoren ändert sich je nach den Stoffwechselbedingungen. Die Pyruvat-Dehydrogenase-Aktivität in den Leberzellen wird durch Insulin erhöht, vgl. S. 252.

Hormon	Entstehungsort	Wirkung
Wachstumshormon	Hypophyse	Proteinsynthese, Nucleinsäuresynthese Fette werden vermehrt zu CO_2 und H_2O abgebaut Blutglucosesteigerung, Wachstum
Thyroxin Triiodthyronin	Schilddrüse	Grundumsatz: Steigerung des O_2-Verbrauches Wachstum und Entwicklung
Calcitonin		Senkung des Ca^{2+}-Blutspiegels
Parathormon	Nebenschilddrüse	Ca^{2+}-Mobilisation aus den Knochen, Calciumresorption Erhöhung des Ca^{2+}-Blutspiegels
Insulin	Bauchspeicheldrüse	Blutglucosesenkung, Glykogenaufbau Hemmung der Lipolyse
Glucagon		Blutglucosesteigerung, Glykogenabbau
Adrenalin	Nebennierenmark	Glykogenabbau, Lipolyse
Cortisol Cortison	Nebennierenrinde	Mineralstoffhaushalt: Na^+-Aufnahme, Blutglucosesteigerung, Gluconeogenese

Tab. 1: Für den Energie- und Nährstoffwechsel wichtige Hormone – Auswahl

BGS-Erhöhung
- Senkung

Insulin – Leberstoffwechsel

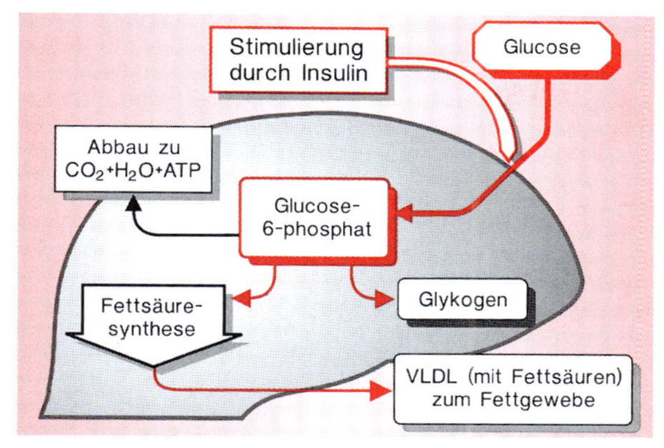

Abb. 1: Insulin – Glucosestoffwechsel

- bewirkt eine Senkung des Blutglucosespiegels,
- fördert den Glykogenaufbau und die Glykolyse in Leber und Muskulatur,
- steigert die Neubildung von Fetten in Leber und im Fettgewebe.

Ein Insulinmangel ist die Ursache von Diabetes mellitus, vgl. S. 404 f.

Glucagon wird in den A-Zellen der Bauchspeicheldrüse in Form einer inaktiven Vorstufe gebildet. Es hat eine dem Insulin entgegengesetzte Wirkung, es bewirkt den Abbau von Glykogen und steigert so den Blutglucosespiegel. Glucagon hat keinen Einfluss auf die Muskulatur.

Hormone des Nebennierenmarks

Adrenalin ermöglicht es dem Menschen, „zu fliehen oder zu kämpfen".
In der Muskulatur wird Glykogen zu Glucose und weiter zur Energiegewinnung abgebaut.
In der Leber wird Glykogen ebenfalls zu Glucose abgebaut, der Blutglucosespiegel steigt. Hierdurch wird verstärkte Muskelarbeit und Herztätigkeit ermöglicht. Der Mensch kann leichter auf Gefahren reagieren, vgl. S. 243.

Nebennierenrindenhormone

Cortisol ist der wichtigste Vertreter der Nebennierenhormone, es fördert die Gluconeogenese aus Aminosäuren und die Glykogenbildung in der Leber, der Blutglucosespiegel wird erhöht. Außerdem wird der Abbau von Fettsäuren gesteigert.

Schilddrüsenhormone

Thyroxin (Tetraiodthyronin) und **Triiodthyronin** überwachen die Geschwindigkeit des Stoffwechsels, sie steigern den Grundumsatz. Bei einer Überfunktion der Schilddrüse ist der Grundumsatz erhöht, vgl. S. 181.

Parathormon und **Calcitonin** beeinflussen den Calcium- und Phosphatstoffwechsel, vgl. S. 171.

Aufgaben

1. *Erläutern Sie die Bedeutung der unterschiedlichen Hormonwirkungen von Glucagon und Adrenalin.*
2. *Erläutern Sie die Senkung des Blutglucosespiegels nach der Nahrungsaufnahme.*

12.6 Stofftransport durch die Zellmembranen

Durch den Aufbau der Zellmembranen, vgl. S. 238, wird verhindert, dass z. B. nur intrazellulär vorkommende Stoffwechselzwischenprodukte und Zellenzyme durch die Zellmembran gelangen.

Trotz dieser Dichtigkeit der Zellmembranen müssen viele benötigte Stoffe gezielt in die Zelle aufgenommen bzw. abgegeben werden, hierfür enthalten die Zellmembranen viele Transportsysteme.

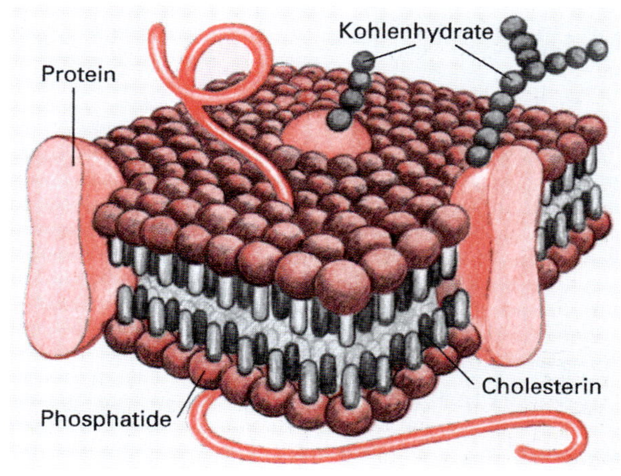

Abb. 2: Zellmembran

Transportvorgänge mit dem Konzentrationsgefälle

Im menschlichen Organismus wird die freie Diffusion zwischen den verschiedenen Flüssigkeitsräumen durch Membranen verhindert.

Während es bei einer freien Diffusion zu einer sprunghaften Konzentrationsänderung kommt, vollzieht sich die wechselseitige Vermischung von Lösungsmittel und Lösung bei der Diffusion langsamer. Die Diffusion kann nur mit dem Konzentrationsgefälle stattfinden, der Stofftransport erfolgt immer vom Bereich mit höherer Konzentration zum Bereich mit niedrigerer Konzentration, bis ein Gleichgewichtszustand erreicht ist.

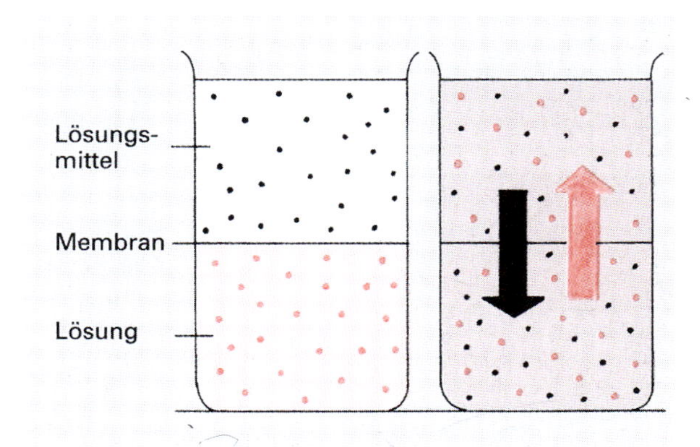

Abb. 3: Behinderte Diffusion

Diffusion – Passiver Transport

Wasser diffundiert in Form von Molekül-Clustern nicht als Einzelmoleküle durch die Membranen. Diese „Wasser-Pakete" sind kleiner als hydratisierte Ionen. Der ungehinderte Wasseraustausch ist für die Aufrechterhaltung der osmotischen Verhältnisse von elementarer Bedeutung.

Lipidlösliche Stoffe können diffundieren. Auch viele Zellgifte, z.B. Antibiotika und Narkotika, erreichen ihren Wirkungsort durch Diffusion.

> Durch Diffusion können Sauerstoff, Wasser, Kohlenstoffdioxid, Ammoniak, Harnstoff usw. durch die Zellmembranen gelangen.

Erleichterte Diffusion – Passiver Trägertransport

Für einige Stoffe besitzen die Zellmembranen besondere Trägersubstanzen – Carrier –, die eine erleichterte Diffusion ermöglichen. Der Carrier-Transport beruht auf einer spezifischen Wechselwirkung zwischen dem Molekül und dem Transportprotein, analog zur Enzym-Substrat-Bindung. Die Moleküle und Ionen werden durch Transportproteine, die Kanäle bilden, durch die Membran transportiert.

Aufnahme von Glucose in die Leberzellen

Das Substrat, z.B. Glucose, wird an der Außenseite der Plasmamembran der Leberzellen an ein Trägerprotein gebunden. Das Trägerprotein erfährt hierdurch eine Konformationsänderung, vgl. S. 247, die den Transport durch die Plasmamembran ermöglicht.

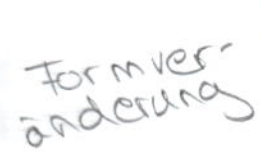

Das Substrat wird in die Leberzellen abgegeben, das Trägerprotein wird dadurch in seinen Ursprungszustand zurückgebracht. Die anschließende Phosphorylierung der Glucose stellt sicher, dass diese in der Zelle zurückgehalten wird.

Diese erleichterte Diffusion ist ein passiver Transportvorgang, sie kann nur mit dem Konzentrationsgefälle stattfinden.

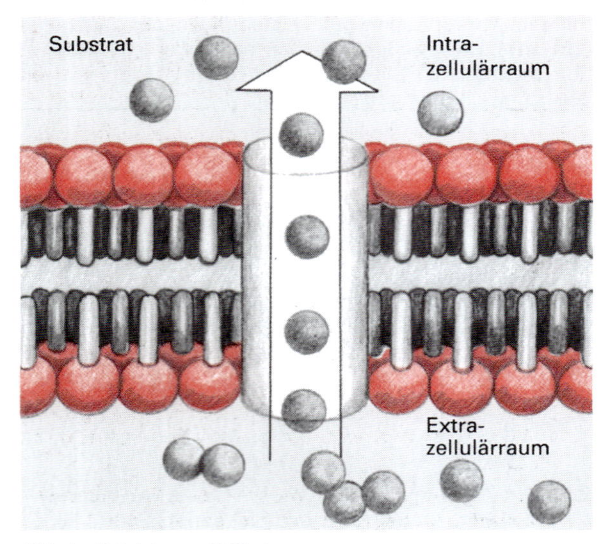

Abb. 1: Erleichterte Diffusion

Aktiver Transport – Transport gegen das Konzentrationsgefälle

Andere Transportsysteme arbeiten gegen das Konzentrationsgefälle, hierfür wird Energie – meist in Form von ATP – benötigt. Die Zellen sind so in der Lage, Stoffe in hoher Konzentration anzuhäufen oder sie gegen das Konzentrationsgefälle abzugeben.

Dieser Vorgang soll am Beispiel der Elektrolytzusammensetzung der verschiedenen Körperflüssigkeiten erläutert werden. Folgende Ionen sind als Elektrolyte in den Körperflüssigkeiten vorhanden:

- **Kationen:** Na^+, K^+, Ca^{2+}, Mg^{2+}
- **Anionen:** Cl^-, HCO_3^-, HPO_4^{2-}, SO_4^{2-}, organische Säuren

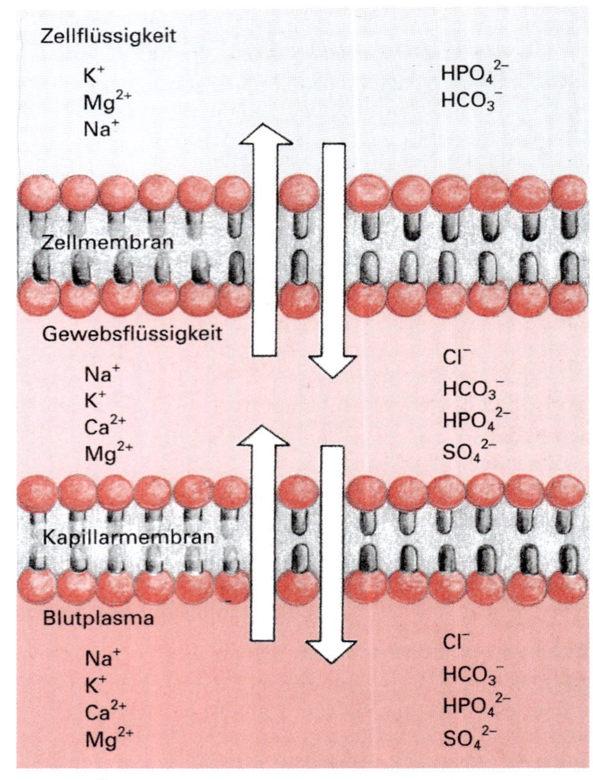

Abb. 2: Übersicht: Flüssigkeitsräume – Elektrolytverteilung (Auswahl)
(Reihenfolge der Nennung entspricht dem mengenmäßigen Vorkommen.)

In den Zellen steht nun z.B. K^+ an erster Stelle der Kationen, in den extrazellulären Flüssigkeiten dagegen Na^+. Unter den Anionen der intrazellulären Flüssigkeit steht HPO_4^{2-} an erster Stelle, außerhalb der Zellen dagegen Cl^-.

Na^+-K^+-Pumpe: Kaliumionen müssen gegen das Konzentrationsgefälle in die Zellen transportiert werden; Natriumionen müssen gegen das Konzentrationsgefälle aus den Zellen herausbefördert werden. Kalium- und Natriumionen werden daher mithilfe des aktiven Trägertransportes durch die Zellmembranen transportiert, vgl. S. 165.

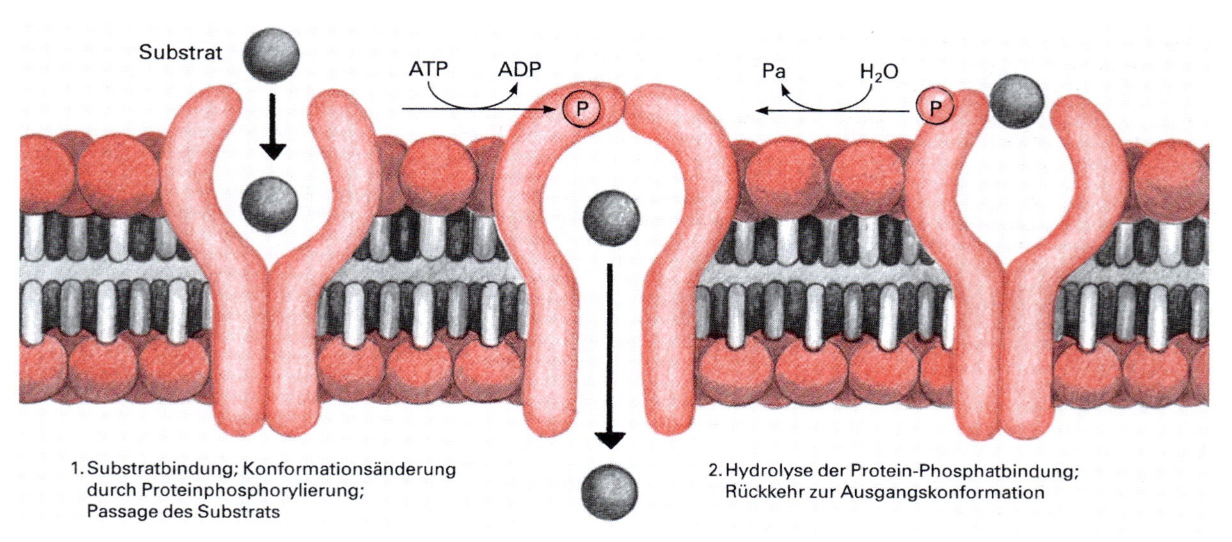

Abb. 1: Aktiver Transport – schematische Darstellung

Aktiver Transport von Aminosäuren aus dem Dünndarm

Auch für diesen Vorgang wird Energie in Form von ATP benötigt. Aminosäuren liegen im Dünndarm in einer niedrigeren Konzentration als in den Epithelzellen des Dünndarms vor. Aminosäuren müssen gegen das Konzentrationsgefälle aufgenommen werden.

Die in der Plasmamembran eingebauten Trägerproteine mit spezifischem Bindungszentrum werden aktiviert – phosphoryliert – und nehmen an der Außenseite der Zellmembran Aminosäuren und Na^+ auf, dieser Vorgang wird als Cotransport bezeichnet. Aminosäuren können also nur aufgenommen werden, wenn Na^+ in die gleiche Richtung transportiert wird.

Nach dem Transport durch die Zellmembran werden die Aminosäuren und Na^+ in die Epithelzellen abgegeben.

Die Trägersubstanzen werden erneut aktiviert und stehen für weitere Transportvorgänge zur Verfügung.

Die Transportsysteme der Zellmembranen wirken spezifisch, d.h., sie können nur bestimmte Substrate transportieren.

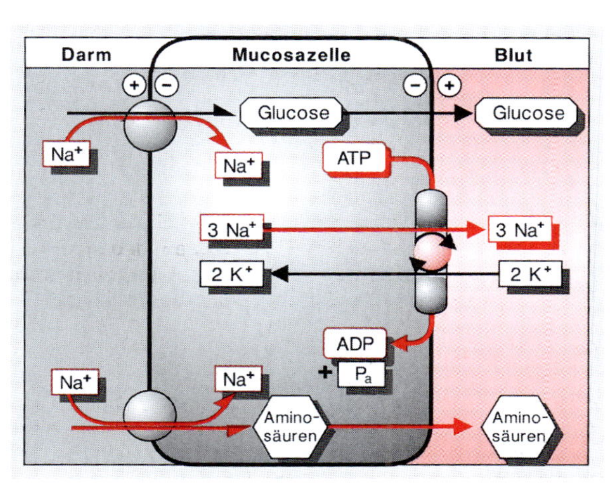

Abb. 2: Resorption von Glucose und Aminosäuren

Aktiver Trägertransport besagt, dass für diesen Vorgang
- Energie benötigt wird. Diese Energie wird meist durch die Spaltung der energiereichen Verbindung Adenosintriphosphat (ATP) in Adenosindiphosphat (ADP), eine energieärmere Verbindung, und anorganisches Phosphat gewonnen, vgl. S. 248f.
- Trägerproteine benötigt werden.

Bedingungen	freie Diffusion	Trägertransport	aktiver Trägertransport
Gegen das Konzentrationsgefälle	nein	nein	ja
Trägersubstanz	nein	ja	ja
Energieabhängig	nein	nein	ja

Tab. 1: Übersicht – Unterschiede zwischen freier Diffusion und Trägertransport

Aufgaben

1. *Natrium- und Kaliumionen werden mithilfe des aktiven Trägertransportes durch die Zellmembranen transportiert. Beschreiben Sie diesen Vorgang, vgl. S. 165.*
2. *Überlegen Sie, warum in der Niere neben dem Trägertransport auch ein aktiver Trägertransport stattfinden muss.*
3. *Pro Tag darf man nicht mehr als 60g Fruchtzucker aufnehmen. Begründen Sie diese Tatsache.*

12.7 Energiestoffwechsel

Alle Lebensvorgänge in den Zellen sind an einen Energieverbrauch gekoppelt. Diese Energie gewinnt die Zelle durch den Abbau der Nährstoffe.

Der Energiegehalt der Nährstoffe wurde früher in Kilokalorien – Maßeinheit für Wärmeenergie – gemessen. Beim Abbau der Nährstoffe im Organismus wird jedoch neben der Wärme auch chemische Energie frei. **Etwa 40 % der Energie** werden zunächst in Form von **chemischer Energie** (ATP) gespeichert. Chemische Energie kann im Organismus für biochemische Reaktionen genutzt werden, Wärmeenergie kann dagegen nur zur Wärmeregulation des Organismus dienen.

Alle Zellen besitzen einen Vorrat an **energiereichen Verbindungen.** Als energiereiche Verbindung bezeichnet man solche Stoffe, bei deren Hydrolyse mehr als 25 kJ frei werden.

Verbindungen	frei werdende Energie
Adenosintriphosphat ATP → ADP + P_a [1,2]	32 kJ/mol
Adenosintriphosphat ATP → AMP + P_a – P_a	36 kJ/mol
Kreatinphosphat → Kreatin + P_a	41 kJ/mol
Acetyl-CoA → Acetat + Coenzym A	34 kJ/mol

Tab. 1: Übersicht – Energiereiche Verbindungen

Energiereiche Bindungen werden durch das Zeichen ~ statt eines Bindearmes gekennzeichnet. Hierdurch soll ausgedrückt werden, dass diese Bindungen leicht unter Freiwerden von Energie gespalten werden können, vgl. S. 254.

Wie groß der **Energieumsatz** des menschlichen Organismus ist, soll durch folgende Zahl gezeigt werden: Der Organismus produziert **täglich etwa 75 kg Adenosintriphosphat**[3] (also sein eigenes Körpergewicht) und baut dies auch jeweils sehr schnell wieder ab.

Adenosintriphosphat gehört zu der Gruppe der Nucleotide, vgl. S. 115. Adenosintriphosphat liefert die lebensnotwendige Energie, z. B. für die Muskelkontraktion.

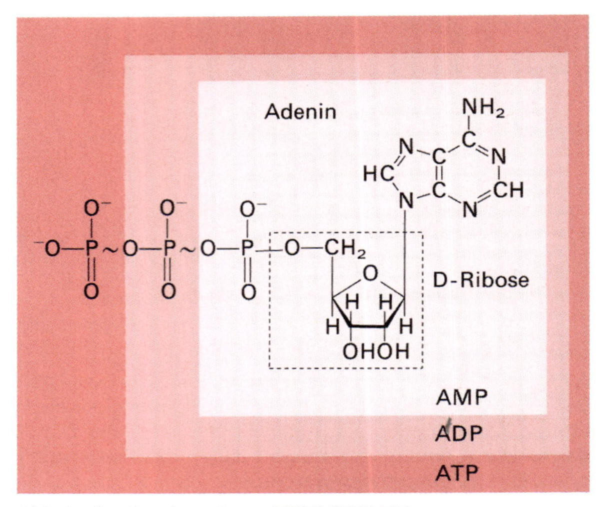

Abb. 1: Strukturformel von ATP/ADP/AMP

Adenosintriphosphat besitzt drei Phosphatgruppen im Molekül. Wird in der Zelle Energie benötigt, so kann eine Phosphatgruppe von ATP durch das Enzym ATPase hydrolytisch abgespalten werden, es entsteht ADP und anorganisches Phosphat. Bei diesem Vorgang wird Energie frei.

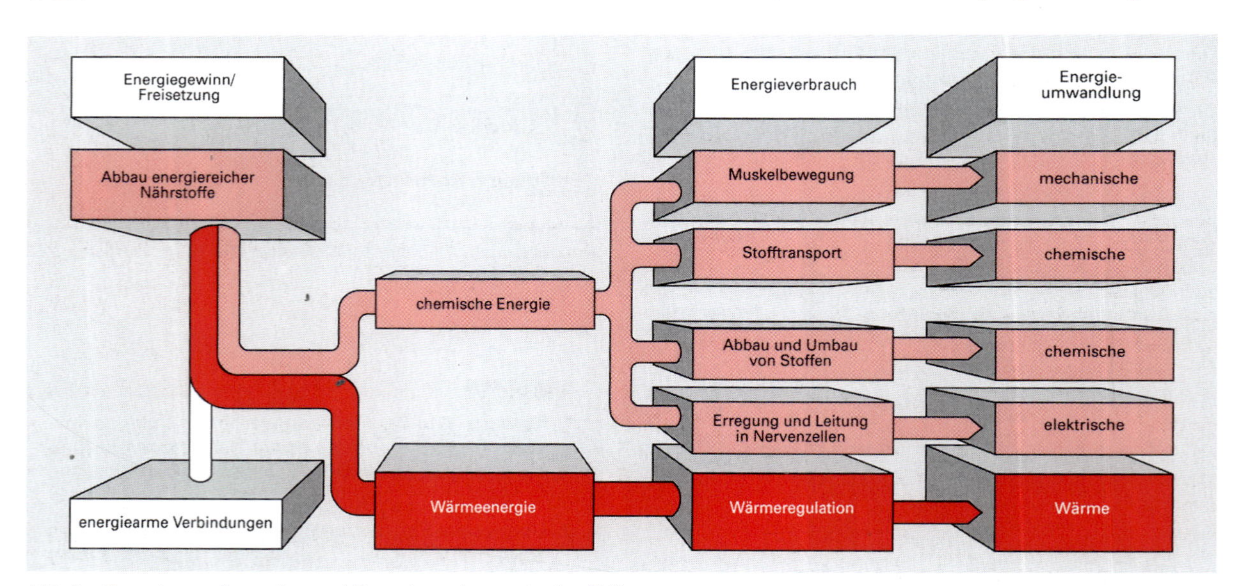

Abb. 2: Energietransformation und Energiegewinnung in den Zellen

[1] P_a – Zeichen für anorganisches Phosphat
[2] Ⓟ – Zeichen für energiereich gebundenes Phospat
[3] Es wird ein Energieumsatz von 10500 kJ und eine Energiespeicherung von 40% als ATP zugrunde gelegt

ATP	→	ADP	+	P_a	+	32 kJ/mol
Adenosin-triphosphat		Adenosin-diphosphat		Mono-phosphat		Energie

Außerdem kann die Bindung zwischen der ersten und zweiten Phosphatgruppe gelöst werden, dann entsteht Adenosinmonophosphat und eine Diphosphatgruppe. Bei dieser Reaktion werden 36 kJ/mol frei.

ATP	→	AMP	+	P_a–P_a	+	36 kJ/mol
Adenosin-triphosphat		Adenosin-monophosphat		Diphos-phat		Energie

Umgekehrt kann aus Adenosindiphosphat und Phosphat auch wieder Adenosintriphosphat unter Aufnahme von Energie aufgebaut werden, vgl. S. 255.

Adenosintriphosphat (ATP) ist die wichtigste energiereiche Verbindung im menschlichen Organismus.

Außer ATP gibt es noch andere energiereiche Verbindungen, z. B. **GTP**, vgl. S. 258.

Energie liefernde und Energie verbrauchende Reaktionen

Die lebensnotwendigen Energie verbrauchenden Vorgänge, z. B. Muskelkontraktion, beziehen ihre Energie aus einer chemischen Koppelung an Redoxreaktionen.

In den Zellen laufen zwei Grundtypen von chemischen Reaktionen ab.

Reaktion I – exergone Reaktion

- Der Energiebetrag, der bei der Umwandlung eines Stoffes A zum Stoff B frei wird,

  Substrat ~ P + ADP → Substrat + ATP

Reaktion II – endergone Reaktion

- Der Energiebetrag wird für die Bildung eines Stoffes D aus dem Stoff C benötigt.

  Substrat + ATP → Substrat ~ P + ADP

Beispiel: Beim Abbau der Nährstoffe, z. B. bei der Glykolyse, wird Phosphat von einem Substrat auf ADP übertragen, es entsteht ATP. Der größte Teil der ATP-Bildung erfolgt während der Oxidation des Substratwasserstoffes durch den Sauerstoff der Atemluft.

ATP wird dann wiederum für die Biosynthese von Proteinen usw. benötigt.

Bedeutung des Kreatinphosphats

Kreatinphosphat kann bei auftretendem Energiebedarf durch körperliche Belastung rasch in ATP umgewandelt werden und so die Energieversorgung der Zelle sichern.

Kreatinphosphat + ADP ⇌ Kreatin + ATP

In der Erholungsphase wird Kreatin durch ATP wieder zu Kreatinphosphat rephosphoryliert, vgl. auch S. 373.

Energiestoffwechsel (vereinfachtes Schema)

1. ATP liefert Energie für die Aktivierung der Glucose.
2. Frei werdende Energie aus dem Kohlenhydratabbau wird für die Resynthese von ATP aus ADP und Phosphat genutzt.
3. ATP wird z. B. für die Muskelkontraktion verbraucht, es entsteht ADP.
4. Kreatinphosphat wird für die Resynthese von ATP aus ADP und Phosphat verbraucht.
5. In der Erholungsphase liefert ATP Energie für die Resynthese von Kreatinphosphat aus Kreatin und Phosphat.

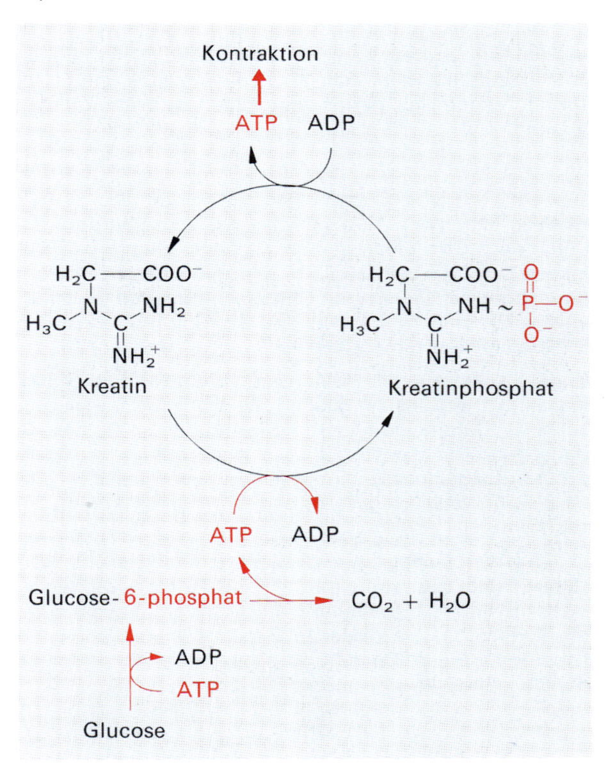

Abb. 1: Muskel – Energiegewinnung und -speicherung

Adenosintriphosphat stellt also einen kurzfristigen Energiespeicher und Kreatinphosphat einen langfristigen Energiespeicher dar.

Aufgaben

1. *Der Gesamtenergieumsatz beträgt 8 400 kJ. Die Energiespeicher in Form von ATP betragen 40 %. Berechnen Sie den täglichen ATP-Gewinn.*
2. *Warum wird der Energiegehalt der Nährstoffe heute in Kilojoule und nicht mehr in Kilokalorie angegeben?*
3. *Beschreiben Sie eine a) exergone, b) endergone Reaktion.*

12.8 Kohlenhydratstoffwechsel

Bei einer normalen gemischten Kost werden täglich etwa

200 bis 250 g Glucose,
10 bis 15 g Galaktose,
30 bis 60 g Fructose

aus dem Darm ins Blut aufgenommen. Glucose ist also das hauptsächliche Endprodukt des enzymatischen Kohlenhydratabbaues im Verdauungstrakt.

Die Aufnahme von Glucose in Leber-, Muskel- und Fettzellen wird durch das Hormon Insulin gesteuert, vgl. S. 404. Insulin vermag den Transport durch die Zellmembranen zu steigern. In andere Zellen – Nervengewebe und Erythrozyten – kann Glucose insulinunabhängig aufgenommen werden.

Phosphorylierung der Glucose

Kinasen enthalten ATP als Cofaktor. Glucose wird unmittelbar nach dem Eindringen in die Zelle durch die Gluco**kinase** bzw. Hexo**kinasen** am sechsten Kohlenstoffatom phosphoryliert. Es entsteht **Glucose-6-phosphat**, die stoffwechselaktive Form der Glucose. Sie nimmt eine zentrale Stellung im Zellstoffwechsel ein.

In den Leberzellen wird Glucose durch das Enzym **Glucokinase** aktiviert. Insulin steigert die Biosynthese der Glucokinase. Durch eine höhere Konzentration an Glucose-6-phosphat wird die Glucokinase nicht gehemmt. Überschüssige Blutglucose wird durch die Glucokinase zu Glucose-6-phosphat umgesetzt und als Leberglykogen gespeichert.

In den anderen Organen wird Glucose durch **Hexokinasen** aktiviert. Hexokinasen umfasst eine Gruppe von Enzymen, die unterschiedliche Monosaccharide phosphorylieren können. Da Hexokinasen durch Glucose-6-phosphat gehemmt werden, kann Glucose nicht über ein normales Niveau in die Zellen gelangen.

12.8.1 Stoffwechselwege der Glucose

Energiegewinnung

Glucose kann in allen Zellarten zur Energiegewinnung abgebaut werden. Das Zentralnervensystem, die Erythrozyten und das Nierenmark können nur durch den Glucoseabbau Energie gewinnen.

Täglich für die Energiegewinnung benötigte Glucose:
100 g für das Zentralnervensystem
20 bis 30 g für die Erythrozyten

Obwohl das Zentralnervensystem nur etwa 2% der Gesamtkörpermasse ausmacht, beträgt sein Anteil am Grundumsatz etwa 25%.

Auch für die Muskelzellen hat Glucose im Rahmen der Energiegewinnung eine wichtige Funktion zu erfüllen. Müssen die ATP-Speicher schnell wieder ergänzt werden, so wird Glucose anaerob unter Energiegewinn zu Lactat abgebaut, vgl. S. 373. Glucose kann in den Muskelzellen aber auch aerob zu Kohlenstoffdioxid und Wasser abgebaut werden. Beim aeroben Kohlenhydratabbau wird langsam eine größere Energiemenge freigesetzt.

Glucoseneubildung

In Leber und Niere kann eine Glucoseneubildung – **Gluconeogenese** – stattfinden. Nur Leber und Niere können Glucose an das Blut abgeben.

Notwendig wird die Gluconeogenese z. B. bei einer kohlenhydratarmen bzw. -freien Ernährung, da Glucose für die Versorgung des Zentralnervensystems benötigt wird.

Ausgangsprodukte für die Biosynthese von Glucose sind Lactat, Glycerin und glucogene Aminosäuren.

Speicherung

Glucose kann in Form von Glykogen in den Leber- und Muskelzellen gespeichert werden. Glykogen dient dem Organismus als kurzfristiger Kohlenhydratspeicher.

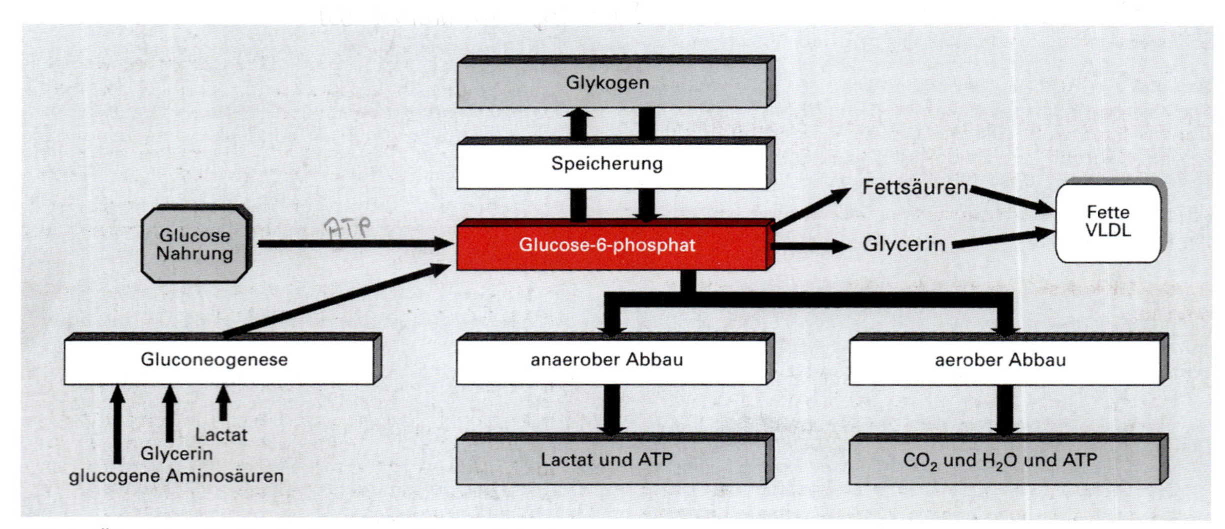

Abb. 1: Übersicht – Stoffwechselwege von Glucose-6-phoshat

Glykogenabbau

Das Muskelglykogen dient als Energiereserve für die Muskelzellen, es kann nicht wieder in Form von Glucose in das Blut gelangen.

Das Leberglykogen kann dagegen zur Blut-Glucose-Regulation abgebaut und an das Blut abgegeben werden.

Beim **Abbau des Glykogens** werden die glykosidischen Bindungen zunächst phosphorylitisch gespalten, d.h. unter Anlagerung von anorganischem Phosphat.

Es entsteht zunächst Glucose-1-phosphat, das dann in Glucose-6-phosphat umgewandelt wird.

Zum Abbau von Glykogen zu Glucose wird also keine Energie benötigt, zur Aktivierung von Glucose zu Glucose-6-phosphat wird dagegen je ein ATP benötigt.

Umbau zu Fetten

Glucose-6-phosphat kann in den Leberzellen zu Glycerin und Fettsäuren umgebaut werden. Die daraus gebildeten Fette werden als VLDL, vgl. S. 84, zur Speicherung zum Fettgewebe transportiert.

Außerdem wird Glucose zur Bildung des benötigten Glycerins für die Speicherung von Fetten im Fettgewebe gebraucht, vgl. S. 262.

Umbau zu Aminosäuren

Glucose-6-phosphat bzw. dessen Stoffwechselzwischenprodukte können Ketocarbonsäuren für die Biosynthese einiger nichtessentieller (glucogener) Aminosäuren zur Verfügung stellen, vgl. S. 271.

12.8.2 Abbau der Kohlenhydrate zur Energiegewinnung – Glykolyse

Das in den Zellen frei vorhandene Glucose-6-phosphat kann zur Energiegewinnung abgebaut werden.

Früher verstand man unter dem Begriff Glykolyse den Abbau von Kohlenhydraten zu Milchsäure (Lactat). Inzwischen hat man festgestellt, dass der Abbau von Glucose zu Pyruvat unter anaeroben und aeroben Bedingungen völlig gleich verläuft.

Unter Glykolyse versteht man heute den Abbau von Glucose zu zwei Molekülen Pyruvat.

Bei dem weiteren Abbau von Pyruvat trennen sich dann der anaerobe und der aerobe Abbau.

Bei der Glykolyse unterscheidet man zwei Reaktionsabschnitte:

1 Glucose wird zu **Glucose-6-phosphat** – aktiviert – phosphoryliert und in drei weiteren Reaktionsschritten **zunächst in zwei Triosen gespalten.**

1.1 Das Enzym Glucosephosphat-Isomerase katalysiert die reversible Isomerisierung der Aldose Glucose-6-phosphat zur Ketose **Fructose-6-phosphat**. Der Carbonyl-Sauerstoff wird bei dieser Reaktion vom Kohlenstoffatom 1 zum Kohlenstoff 2 verschoben.

1.2 Phosphofructokinase katalysiert den Transfer einer Phosphatgruppe von **ATP** in die Position 1 von Fructose-6-phosphat, es entsteht **Fructose-1,6-bisphosphat**.

Die Phosphofructokinase reguliert die Glykolyse. Die Aktivität der Phosphofructokinase wird erhöht, wenn der Vorrat an ATP abnimmt. Sie wird gehemmt, wenn die Zelle reichlich über ATP oder andere Energielieferanten wie Fettsäuren oder Citrat verfügt.

1.3 Durch die Fructosebisphosphat-Aldolase (auch einfach Aldolase genannt) wird Fructose-1,6-bisphosphat in die Aldotriose **Glycerinaldehyd-3-phosphat** und die Ketotriose **Dihydroxyacetonphosphat** gespalten.

Nur Glycerinaldehyd-3-phosphat kann direkt in die weiteren Reaktionsschritte der Glykolyse eingeschleust werden.

Glycerinaldehyd-3-phosphat und Dihydroxyacetonphosphat sind Isomere, sie stehen über die gemeinsame Enolform im Gleichgewicht. Verbrauchtes Glycerinaldehyd-3-phosphat kann also schnell durch Dihydroxyacetonphosphat ersetzt werden.

2 Glycerinaldehyd-3-phosphat wird unter Energiegewinn zu Pyruvat umgebaut.

2.1 Glycerinaldehyd-3-phosphat wird durch Glycerinaldehydphosphat-Dehydrogenase, die den Cofaktor NAD^+ enthält, dehydriert und dann durch die Aufnahme von anorganischem Phosphat zu **1,3-Bisphosphoglycerat** phosphoryliert.

Da bei der Glykolyse aus einem Molekül Glucose zwei Moleküle Triosephosphat entstehen, werden in diesem Reaktionsschritt also **zwei $NADH + H^+$** gebildet. Ein $NADH + H^+$ liefert in der Atmungskette drei ATP, vgl. S. 261.

2.2 Das Enzym 1,3-Bisphosphoglycerat-Kinase überträgt die energiereiche Phosphatgruppe von der Carboxylgruppe des 1,3-Bisphosphoglycerats auf ADP.

In diesem Reaktionsschritt werden pro mol Glucose **zwei ATP** und zwei **3-Phosphoglycerat** gebildet.

2.3 3-Phosphoglycerat wird zu **2-Phosphoglycerat** umgewandelt. Der Phosphatrest wird dabei von Position 3 nach Position 2 übertragen.

2.4 Aus 2-Phosphoglycerat wird ein Wassermolekül entfernt, es entsteht **Phosphoenolpyruvat**.

2.5 Im letzten Schritt der Glykolyse wird durch die Pyruvat-Kinase eine energiereiche Phosphatgruppe auf ADP übertragen.

In diesem Reaktionsschritt werden pro mol Glucose **zwei ATP** und zwei **Pyruvat** gebildet.

Eintritt von Fructose in die Glykolyse

Fructose wird zu Fructose-1-phosphat phosphoryliert. Fructose-1-phosphat wird dann in Glycerinaldehyd und Dihydroxyacetonphosphat gespalten. Für die Umwandlung von Glycerinaldehyd zu Glycerinaldehyd-3-phosphat wird ein weiteres ATP benötigt.

Anaerober Abbau von Pyruvat zu Lactat – ohne Sauerstoff

In der Anfangsphase der Arbeit oder bei starker Belastung ist das Kreislaufsystem nicht in der Lage, ausreichend Sauerstoff zum Muskel zu schaffen, im **Muskel** wird nun anaerob Pyruvat zu Lactat reduziert. Die Arbeitsleistung des Muskels wird so zumindest kurzfristig nicht durch die Sauerstoffaufnahme begrenzt, vgl. S. 373.

Auch in den **Erythrozyten** wird Glucose lediglich zu Lactat abgebaut.

Der für die Lactatbildung aus Pyruvat benötigte Wasserstoff entstammt dem $NADH + H^+$, das dabei zu NAD^+ reoxidiert wird.

Durch diesen Reaktionsschritt wird das für die Glycerinaldehyd-3-phosphat-Dehydrogenase benötigte NAD^+ regeneriert. Der weitere Abbau von Glucose zu Lactat ist so ohne Sauerstoffverbrauch möglich.

Wechselbeziehungen zwischen Muskel- und Leberzellen

- In den Muskeln und Erythrozyten gebildetes Lactat wird an das Blut abgegeben und zur Leber transportiert.
- In der Leber steht genügend Sauerstoff zur Verfügung, sodass Lactat unter Energieverbrauch zur Gluconeogenese – Glucoseneubildung – genutzt werden kann.
- Glucose gelangt dann erneut mit dem Blut in die Muskelzellen und steht hier wieder zur Energiegewinnung zur Verfügung.

Es besteht also eine Wechselbeziehung zwischen der Lactatbildung in den Muskelzellen und der Gluconeogenese in der Leber, vgl. S. 272.

Energiegewinnung durch den anaeroben Abbau von einem Mol Glucose zu Lactat, vgl. S. 254 f.

- **Es werden zwei ATP benötigt:**
  - ein Mol ATP zur Aktivierung der Glucose
  - ein Mol ATP zur Phosphorylierung von Fructose-6-phosphat zu Fructose-1,6-bisphosphat
- **Es werden vier ATP gebildet:**
  - zwei ATP im Reaktionsschritt 1,3 Bisphosphoglycerat zu 3-Phosphoglycerat
  - zwei ATP im Reaktionsschritt Phosphoenolpyruvat zu Pyruvat
- **Es werden zwei ($NADH + H^+$) gebildet, die jedoch beim weiteren Abbau wieder verbraucht werden.**
  Im Reaktionsschritt Glycerinaldehyd-3-phosphat $\rightarrow$ 1,3-Bisphosphoglycerat werden aus zwei NAD^+ zwei ($NADH + H^+$) gebildet.

Da NAD^+ erneut für den weiteren Abbau von Glucose benötigt wird, wird $NADH + H^+$ im Reaktionsschritt Pyruvat $\rightarrow$ Lactat zu NAD^+ reoxidiert.

Gesamtenergiegleichung des anaeroben Kohlenhydratabbaues pro Mol
Glucose + 2 ADP + 2 P_a $\rightarrow$ 2 Lactat + 2 ATP

Der Energiegewinn pro Mol Glucose beträgt beim anaeroben Abbau also nur zwei Mol ATP $\triangleq$ 64 kJ.

(1 mol Glucose $\triangleq$ 180 g Glucose)

Der Energiegewinn in Form von ATP beim anaeroben Kohlenhydratabbau beträgt für 1 g Glucose 0,36 kJ.

Aerober Abbau von Pyruvat zu Acetyl-CoA – mit Sauerstoff

Bei normaler Belastung findet im Muskel neben anfänglichem anaeroben Kohlenhydratabbau der aerobe Kohlenhydratabbau statt.
Der aerobe Kohlenhydratabbau verläuft bis zum Pyruvat wie der anaerobe Kohlenhydratabbau.
Unter aeroben Bedingungen gibt das im Zytoplasma gebildete $NADH + H^+$ den Wasserstoff an die Atmungskette in den Mitochondrien ab, vgl. S. 260 f., und wird zu NAD^+ reoxidiert. Die Elektronen werden letztlich auf Sauerstoff übertragen, der dadurch zu H_2O reduziert wird.

Pyruvat wird beim aeroben Kohlenhydratabbau oxidativ zu Acetyl-CoA decarboxyliert.

Der **Pyruvat-Dehydrogenase-Komplex** ist ein Multienzymkomplex, der die oxidative Decarboxylierung von Pyruvat zu Acetyl-CoA katalysiert, sie erfolgt in den Mitochondrien.

Das sehr große Multienzymsystem ist aus drei verschiedenen Untereinheiten aufgebaut.

Enzym	Abkürzung	Cofaktor	Reaktion
Pyruvat-Dehydrogenase	E1	TPP	oxidative Decarboxylierung von Pyruvat
Dihydrolipoyl-Transacetylase	E2	Liponamid	Transfer der Acetylgruppe auf CoA
Dihydrolipoyl-Dehydrogenase	E3	FAD	Regenerierung der oxidativen Form des Liponamids

Tab. 1: Pyruvat-Dehydrogenase-Komplex

Außerdem sind die Cofaktoren CoA und NAD^+ an der Reaktion beteiligt.

Oxidative Decarboxylierung von Pyruvat zu Acetyl-CoA

1. **Reaktionsschritt:** Durch die **Pyruvat-Dehydrogenase**-Komponente wird Pyruvat nach der Bindung an TPP (Thiamindiphosphat) decarboxyliert.
   Dieser Reaktionsschritt zeigt, dass Thiamin unbedingt für den aeroben Kohlenhydratabbau benötigt wird. Fehlt Thiamin, so kann Pyruvat nicht weiter zu Acetyl-CoA abgebaut werden. Ein erhöhter Blut-Pyruvat-Spiegel gilt deshalb als Symptom für einen Thiaminmangel.
2. **Reaktionsschritt:** Die an TPP gebundene Hydroxyethylgruppe wird zu einer Acetylgruppe oxidiert und auf Liponamid übertragen. Oxidationsmittel ist Liponamid, dies wird zu Dihydroliponamid reduziert.
3. **Reaktionsschritt:** Die Acetylgruppe wird von Dihydroliponamid auf das Coenzym A übertragen, es entsteht Acetyl-CoA.
4. **Reaktionsschritt:** Dihydroliponamid wird durch FAD oxidiert, der Wasserstoff wird anschließend von $FADH_2$ auf NAD^+ übertragen.

Acetyl-CoA wird dann in den Citratcyclus eingeschleust, vgl. S. 258.

x, Abgabe von CO_2

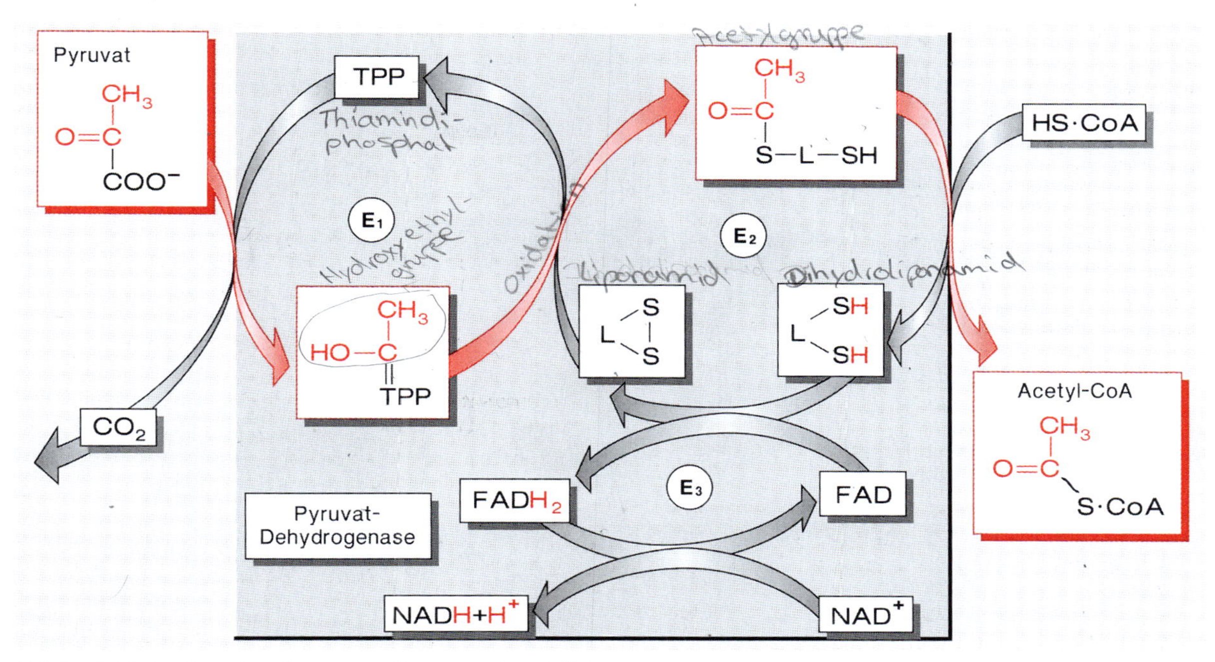

Abb. 1: Oxidative Decarboxylierung von Pyruvat zu Acetyl-CoA

Oxidative Abspaltung von CO_2

Energiegewinn beim aeroben Glucoseabbau zu Acetyl-CoA

1. Auch beim aeroben Glucoseabbau bis zum Pyruvat werden zunächst:
   zwei ATP benötigt und vier ATP gebildet. Vgl. S. 254f. Außerdem werden zwei (NADH + H^+) gebildet.
2. Bei der oxidativen Decarboxylierung von Pyruvat zu Acetyl-CoA werden weitere zwei (NADH + H^+) gebildet.
   Ein NADH + H^+ entspricht drei ATP.

Gesamtenergiegleichung des aeroben Kohlenhydratabbaues pro Mol

1 Glucose + 2 ADP + 2 P_a + 4 NAD^+
$\rightarrow$ 2 Acetyl-CoA + 2 ATP + 4 (NADH + H^+)

Der Energiegewinn pro Mol Glucose (180 g) beträgt beim aeroben Abbau bis zu Acetyl-CoA bereits 14 ATP $\hat{=}$ 448 kJ. 1 g Glucose liefert 2,5 kJ.

Acetyl-CoA kann im Citratcyclus und über die Atmungskette vollständig zu Kohlenstoffdioxid und Wasser abgebaut werden, hierbei wird weitere Energie frei, vgl. S. 261.

Während also beim anaeroben Glucoseabbau eine kleinere Energiemenge schnell freigesetzt wird, wird beim aeroben Glucoseabbau eine größere Energiemenge nur langsam freigesetzt.

Aufgaben

1. *Erläutern Sie den unterschiedlichen Energiegewinn beim anaeroben und aeroben Kohlenhydratabbau.*
2. *Beim Thiaminmangel kommt es zu Störungen der Nervenfunktionen. Begründen Sie diese Aussage.*
3. *Erläutern Sie die **Abbildung „Lactatkonzentration im Blutplasma vor, während und nach einem 400-m-Lauf“**.*
   a) *Wie kommt es zu dem schnellen Anstieg der Lactatkonzentration?*
   b) *Warum erfolgt der Abfall langsamer als der Anstieg?*
   c) *Warum ist auch im Ruhezustand Lactat im Blut vorhanden?*

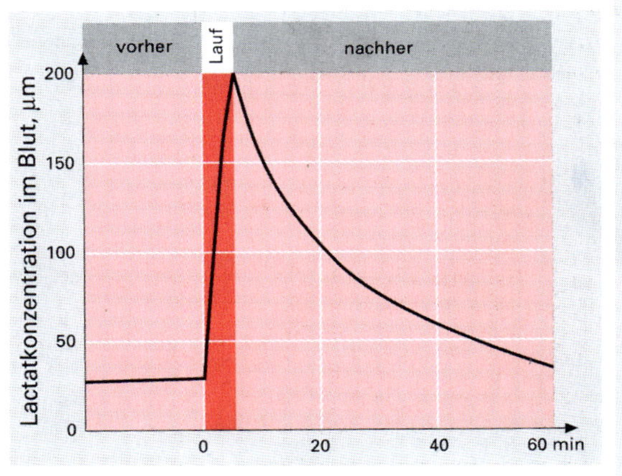

Abb. 2: Lactatkonzentration beim Lauf

Kohlenhydratabbau in den Zellen – Energiegewinn

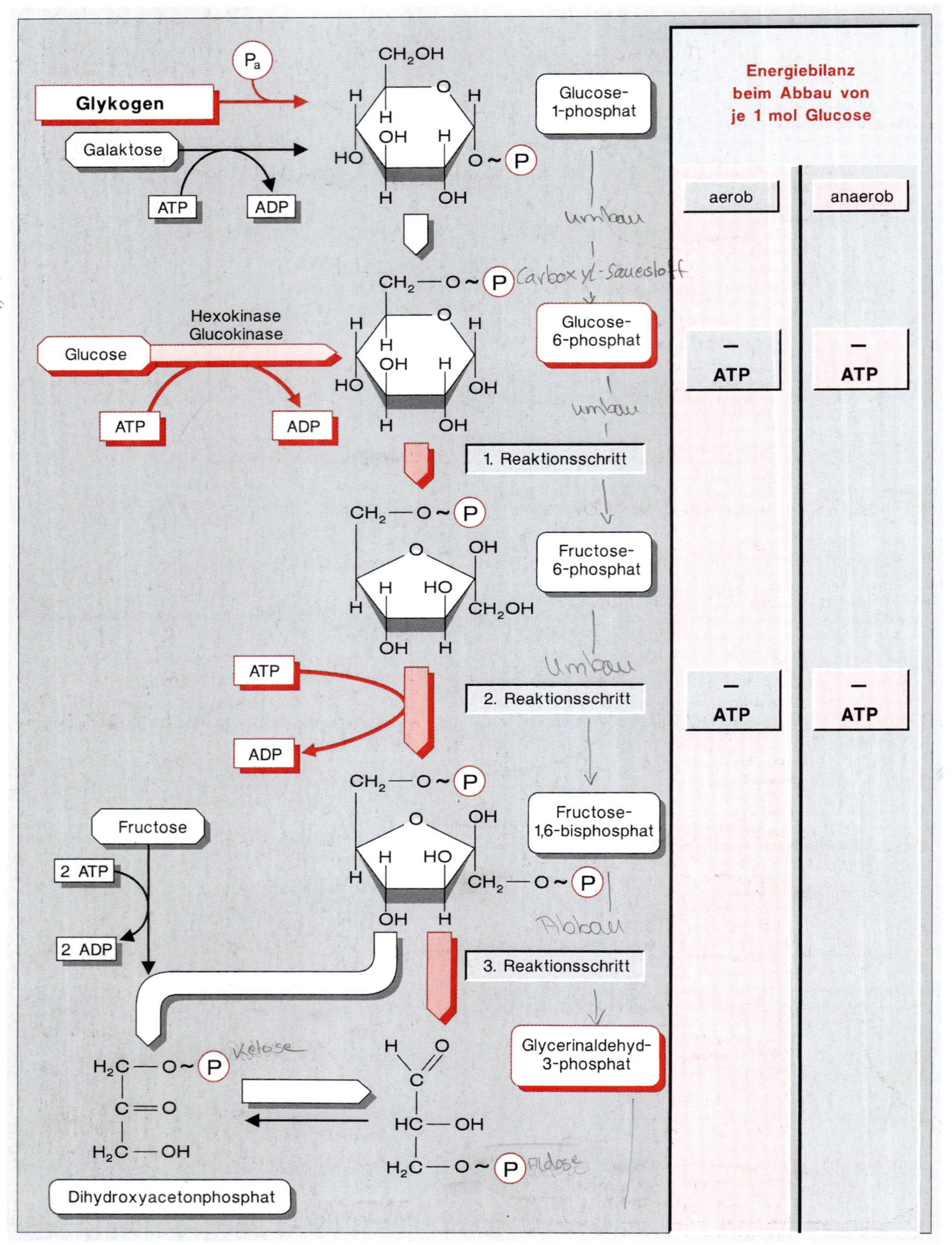

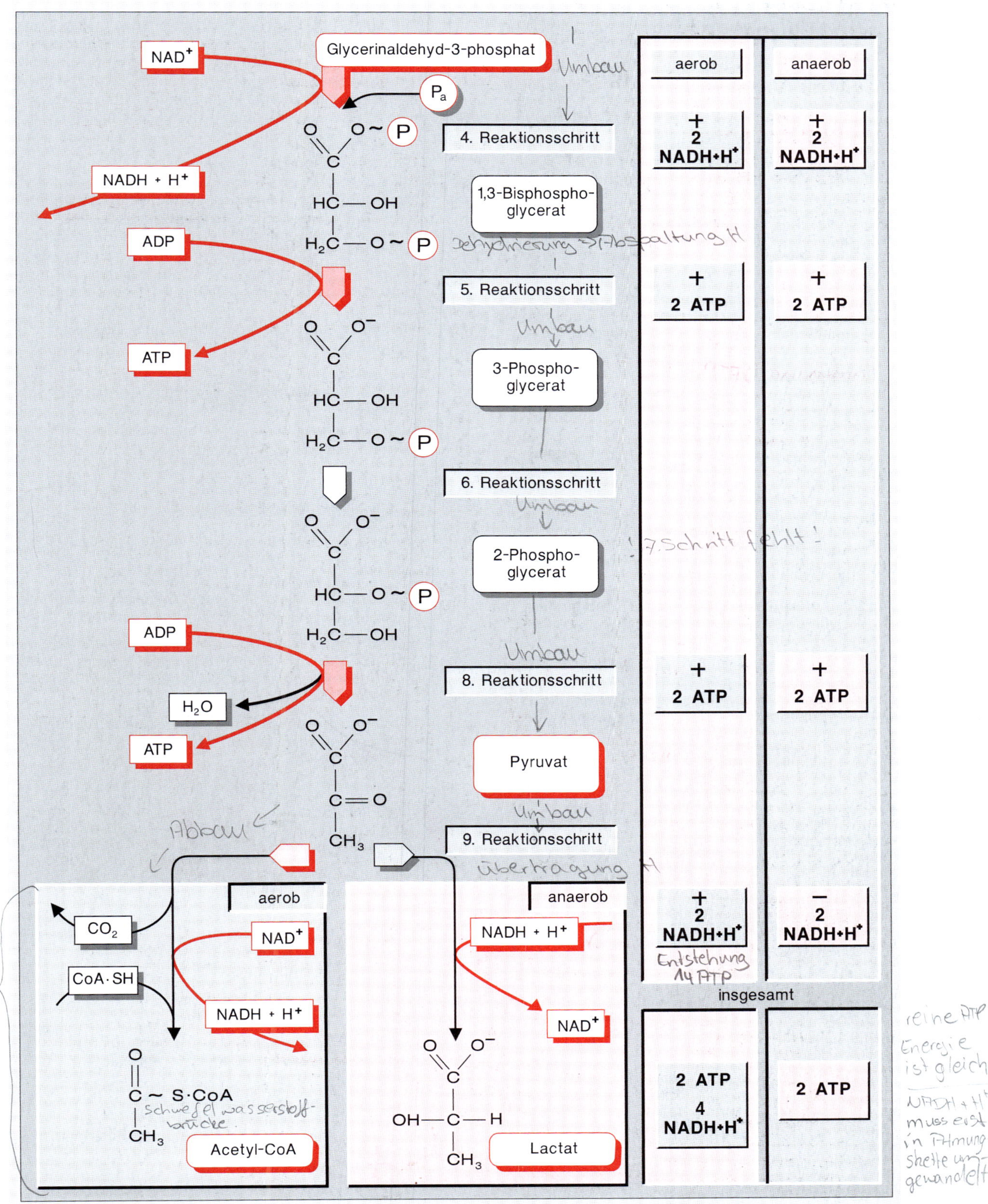

7. Reaktionsschritt siehe S. 251 und Formel S. 256.

12.8.3 Gluconeogenese – Aufbau von Glucose

Täglich werden etwa 50 bis 200 g Glucose in Leber und Niere neu gebildet. Zu etwa 80 % findet die Gluconeogenese in der Leber statt.
Aus Lactat, glucogenen Aminosäuren, vgl. S. 271, und aus Glycerin kann Glucose aufgebaut werden.

Gluconeogenese aus Lactat

Die Gluconeogenese aus Lactat stellt im Wesentlichen eine Umkehrung des Glucoseabbaus dar. **Drei Reaktionsschritte sind allerdings irreversibel**, sie müssen durch spezielle Stoffwechselwege umgangen oder durch andere Enzyme katalysiert werden.

1. **Pyruvat → Phosphoenolpyruvat**
   Phosphoenolpyruvat kann nicht ohne weiteres aus Pyruvat gebildet werden. Für diesen Reaktionsschritt würde eine zu große Energiemenge benötigt. Deshalb wird ein Umweg eingeschlagen, Pyruvat wird zu **Oxalacetat** carboxyliert.

   Reaktionsschritte:

   - Zunächst wird unter ATP-Verbrauch die energiereiche Bindung CO_2~Biotin als Bestandteil der Pyruvat-Carboxylase aufgebaut, diese kann dann Pyruvat zu Oxalacetat carboxylieren, vgl. S. 208.
   - Das in den Mitochondrien gebildete Oxalacetat wird durch die Malat-Dehydrogenase zu Malat reduziert, NADH + H^+ wird dabei zu NAD^+ oxidiert.
   - Malat gelangt in das Zytoplasma und wird zu Oxalacetat reoxidiert.
   - Oxalacetat wird durch eine GTP-abhängige Decarboxylierungsreaktion in Phosphoenolpyruvat überführt.

   Für die Phosphorylierung von Pyruvat zu Phosphoenolpyruvat werden also zwei energiereiche Phosphatgruppen verbraucht, von denen eine aus ATP und eine aus GTP stammt. Beim Abbau wurde nur ein ATP frei.

> Für die Carboxylierung von Pyruvat zu Oxalacetat wird neben Energie das Vitamin Biotin benötigt.

2. **Fructose-1,6-bisphosphat → Fructose-6-phosphat**
   Bei der Gluconeogenese katalysiert das Enzym Fructose-1,6-bisphosphatase die Dephosphorylierung von Fructose-1,6-bisphosphat zu Fructose-6-phosphat. Das Enzym kommt nur in Leber und Niere, den Organen der Gluconeogenese, vor. In diesem Reaktionsschritt wird anorganisches Phosphat hydrolytisch abgespalten, es geht also Energie verloren.

3. **Glucose-6-phosphat → Glucose**
   Glucose-6-phosphatase katalysiert die Dephosphorylierung von Glucose-6-phosphat zu Glucose. Auch in diesem Reaktionsschritt wird anorganisches Phosphat durch die hydrolytische Aufspaltung der Esterbindung frei, es geht also Energie verloren. Das Enzym konnte ebenfalls nur in Leber und Niere nachgewiesen werden, diese Organe können somit Glucose an das Blut abgeben.
   Die Muskulatur kann dagegen keine Glucose an das Blut abgeben.

> Für die Gluconeogenese aus Lactat werden pro Mol Glucose vier Mol ATP und zwei Mol GTP verbraucht, während beim Abbau zu Lactat nur zwei Mol ATP frei werden.

Gluconeogenese aus Glycerin, vgl. S. 262.

Aufgaben

1. *Begründen Sie die Aussage: Die tägliche Nahrung sollte ausreichend Kohlenhydrate enthalten.*
2. *Erläutern Sie mithilfe der Übersichtstabelle, vgl. S. 257, die Wechselbeziehungen zwischen dem Kohlenhydratstoffwechsel in den verschiedenen Zellarten.*
3. *Warum führt das Fehlen des Enzyms Glucose-6-phosphatase zu einem erhöhten Glykogengehalt in der Leber?*

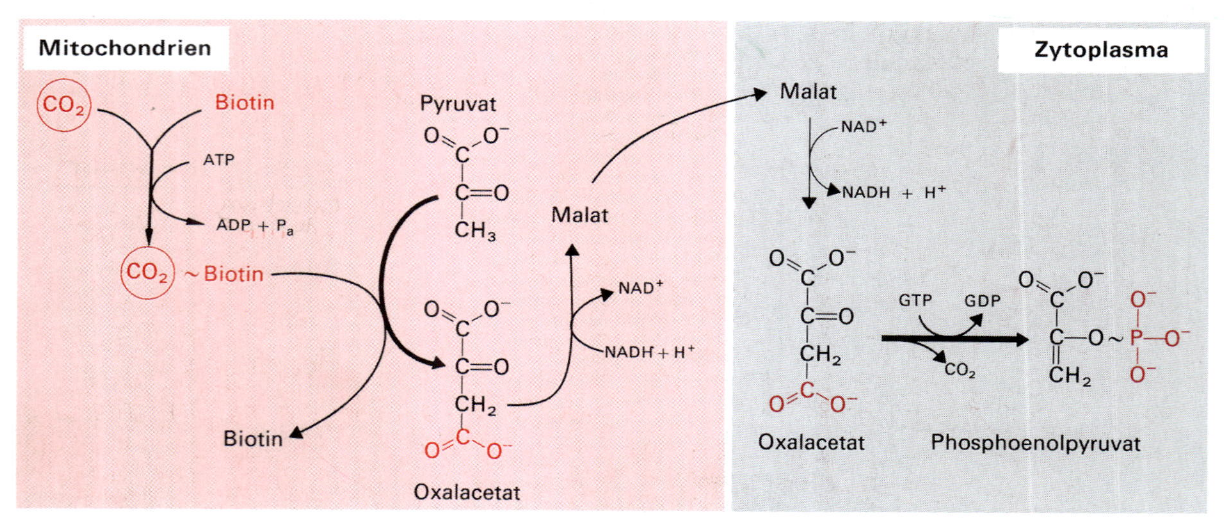

Abb. 1: Bildung von Phosphoenolpyruvat aus Pyruvat

Es wird bei Glykogenogenese mehr Energie benötigt als bei Glykolyse frei wird.

Biotin
Cofaktor von Transferasen

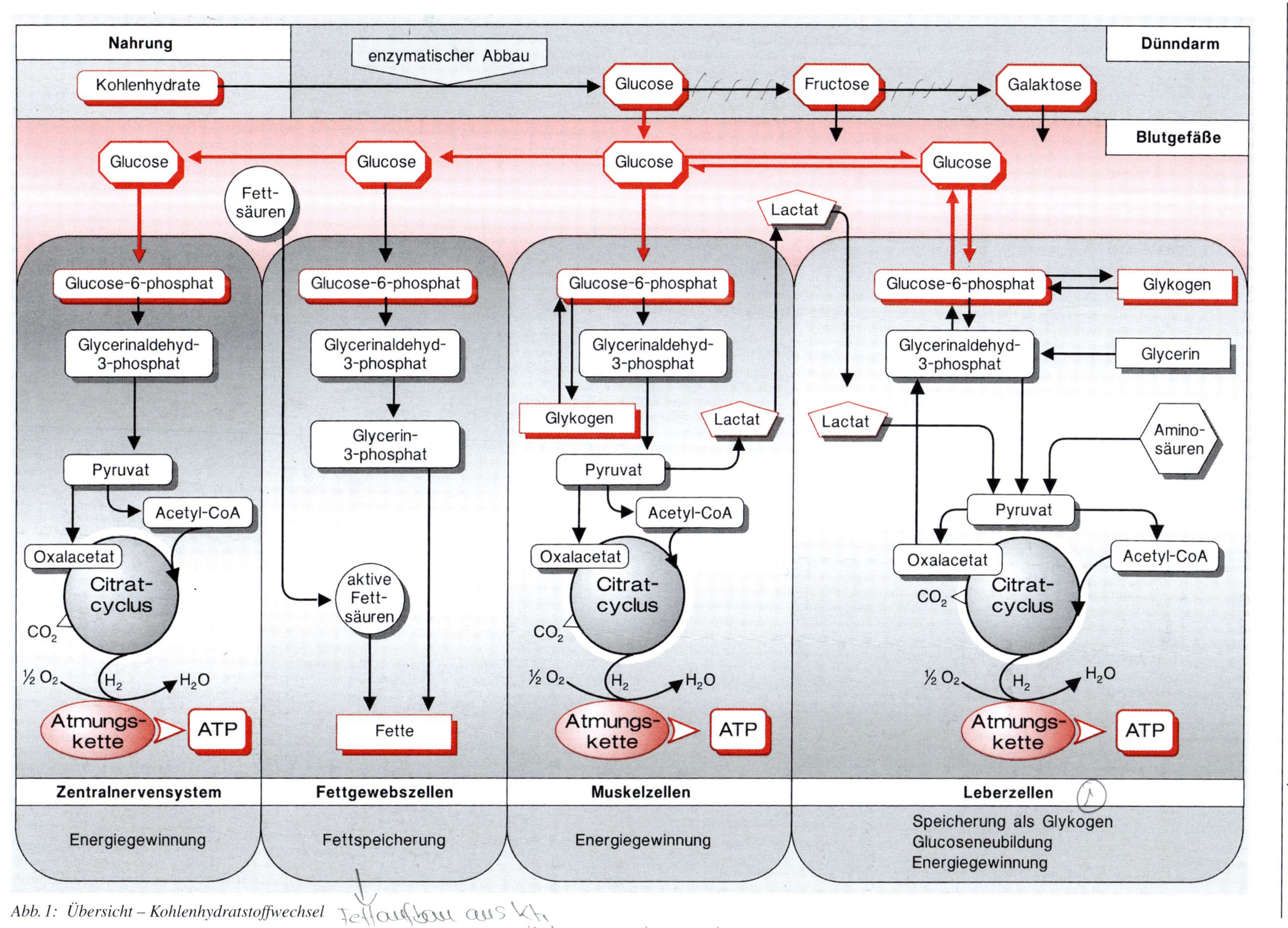

Abb. 1: Übersicht – Kohlenhydratstoffwechsel

Fettaufbau aus KH
Glucose für Fettbildung notwendig
Glycerin aus Glucose immer!

12.9 Endabbau – Citratcyclus

Hauptsächliches Endprodukt des Kohlenhydratabbaues, Fettabbaues und Aminosäureabbaues ist Acetyl-CoA. Im Citratcyclus wird Acetyl-CoA vollständig zu Kohlenstoffdioxid oxidiert. Bei dieser Oxidation wird jedoch kein Sauerstoff benötigt; vielmehr wird mehrfach Wasser angelagert und anschließend werden die Verbindungen dehydriert.

Die Aufgaben des Citratcyclus bestehen darin,

- die beiden Kohlenstoffatome von Acetyl-CoA in die energieärmste Kohlenstoffverbindung – Kohlenstoffdioxid – umzuwandeln.
- den Wasserstoff auf geeignete Coenzyme zu übertragen.

Reaktionsschritte des Citratcyclus

1. **Reaktionsschritt: Wasseranlagerung – Kondensation**
   Acetyl-CoA kann nicht direkt abgebaut werden, es kondensiert unter Abspaltung von Coenzym A mit Oxalacetat zu Citrat.
2. **Reaktionsschritt:** Citrat wird zu Isocitrat isomerisiert.
3. **Reaktionsschritt: Bildung von NADH + H$^+$**
   Isocitrat wird durch das Coenzym NAD$^+$ zu Oxalsuccinat dehydriert.
4. **Reaktionsschritt: Bildung von CO_2**
   Oxalsuccinat wird zu α-Ketoglutarat decarboxyliert.
5. **Reaktionsschritt: Bildung von NADH + H$^+$ und CO_2**
   α-Ketoglutarat wird oxidativ decarboxyliert und zu Succinyl-CoA aktiviert (vgl. Reaktionsschritt: Pyruvat → **Acetyl-CoA, S. 253**).

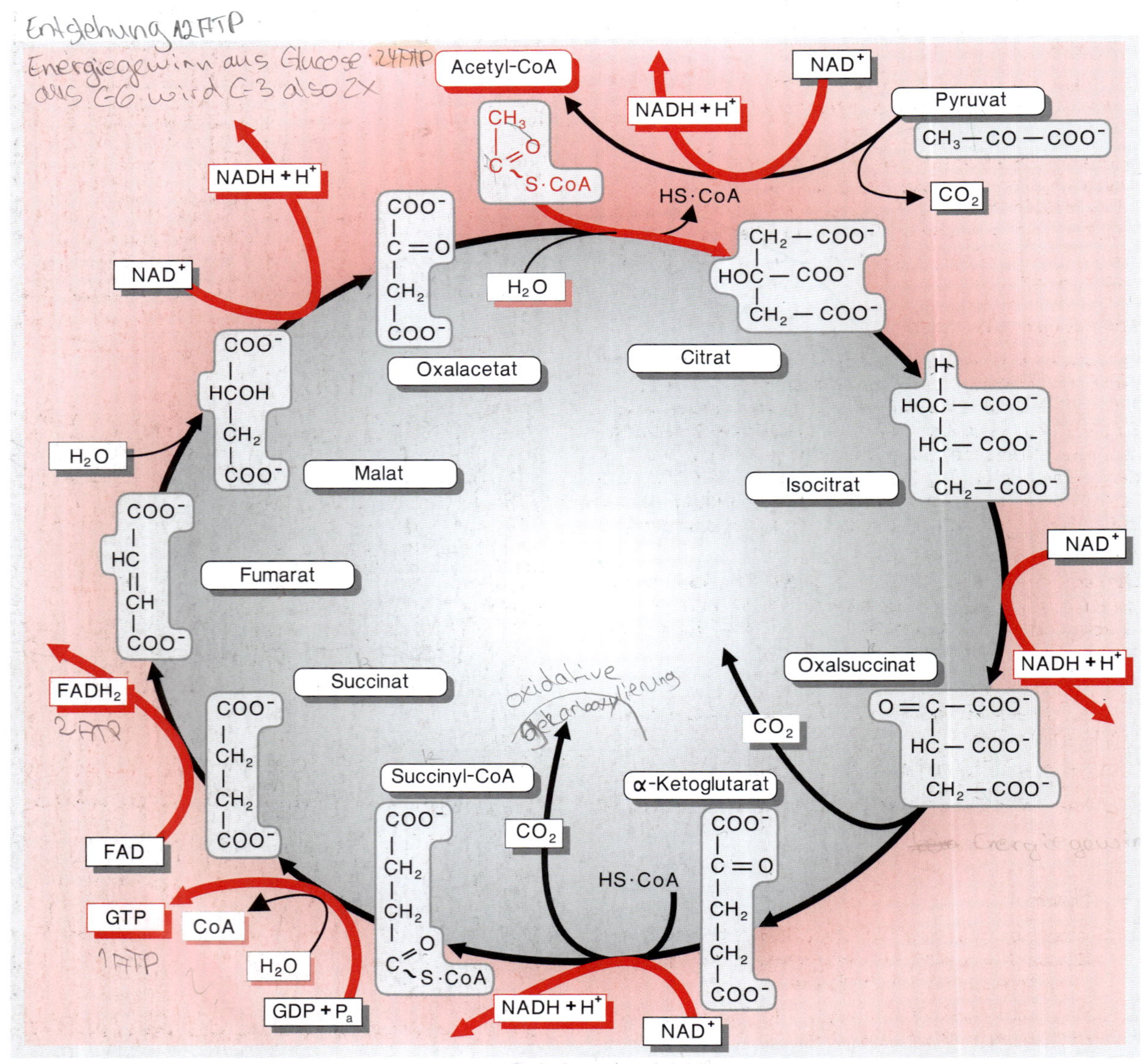

Abb. 1: *Übersicht – Citratcyclus*

6. Reaktionsschritt: Bildung von GTP-ATP
Succinyl-CoA wird unter Abspaltung von Coenzym A zu Succinat. Bei dieser Reaktion bleibt die Energie erhalten, aus anorganischem Phosphat und Guanosindiphosphat (GDP) wird die energiereichere Verbindung **Guanosintriphosphat (GTP)** aufgebaut.

GTP ist als eine sekundäre energiereiche Verbindung anzusehen. Von GTP wird die chemische Energie dann auf die primäre energiereiche Verbindung ADP zur Bildung von ATP übertragen.

Liegt in den Zellen ATP im Überschuss vor, so steht kein ADP zur Verfügung, auf das die Energie von GTP übertragen werden kann. Als Folgeerscheinung steht dann kein weiteres GDP zur Übernahme der Energie aus dem Citratcyclus zur Verfügung, es tritt also ein Rückstau ein, der weitere Ablauf des Citratcyclus ist gehemmt; d.h., durch das Vorhandensein von ATP bzw. ADP wird der Ablauf des Citratcyclus gesteuert.

7. Reaktionsschritt: Bildung von $FADH_2$
Succinat wird durch das Coenzym FAD zu Fumarat dehydriert.

8. Reaktionsschritt: Wasseranlagerung
Fumarat wird unter Wasseranlagerung zu Malat umgebaut.

9. Reaktionsschritt: Bildung von $NADH + H^+$
Malat wird durch das Coenzym NAD^+ zu Oxalacetat dehydriert. Der Citratcyclus ist mit diesem Reaktionsschritt abgeschlossen. Jetzt kann wiederum Acetyl-CoA eingeschleust werden, und der Abbau beginnt von neuem.

Bildung von Oxalacetat

Oxalacetat wird aus Lactat, Pyruvat oder Aspartat (Aminosäure) gebildet. Acetyl-CoA entsteht beim Abbau der Kohlenhydrate und beim Fettsäureabbau. Hier wird deutlich, dass die Fettsäuren nur vollständig zu Kohlenstoffdioxid und Wasserstoff abgebaut werden können, wenn in den Zellen gleichzeitig Oxalacetat gebildet wird. Bei Kohlenhydratmangel werden aus Acetyl-CoA Ketonkörper gebildet, um so das Gehirn usw. mit Energie zu versorgen, vgl. S. 265.

Das im Citratcyclus gebildete Kohlenstoffdioxid wird ausgeatmet, der von den Coenzymen übernommene Wasserstoff wird über die Atmungskette auf Sauerstoff übertragen.

Gesamtreaktionsgleichung für den Abbau von einem Mol Acetyl-CoA

$$\text{Acetyl-CoA} + 3\,NAD^+ + FAD + GDP + P_a + 2\,H_2O \rightarrow$$
$$2\,CO_2 + 3\,(NADH + H^+) + FADH_2 + GTP + CoA$$

Aufgaben

1. *Übertragen Sie Ihre Kenntnisse über die oxidative Decarboxylierung auf den Reaktionsschritt von α-Ketoglutarat zu Succinyl-CoA.*
2. *Begründen Sie die Aussage: Der Citratcyclus ist die Drehscheibe des intermediären Stoffwechsels.*

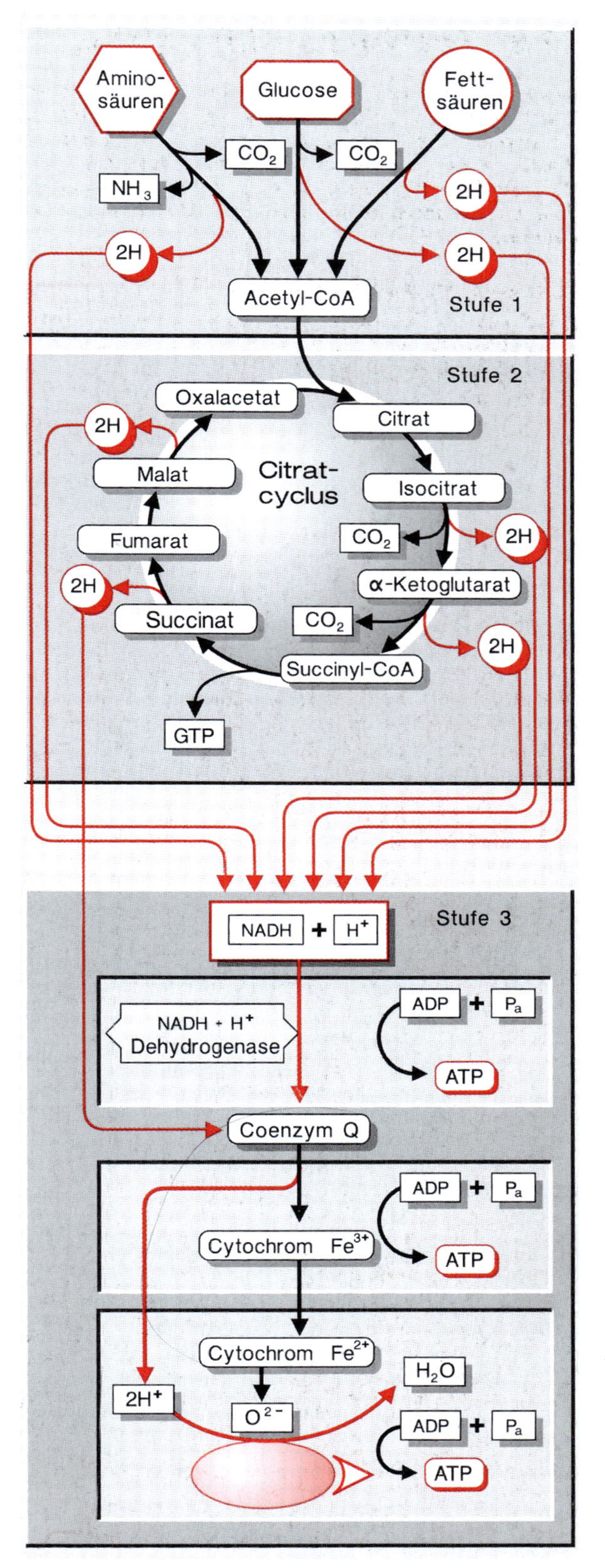

Abb. 1: Stufen der Zellatmung

12.10 Biologische Oxidation – Atmungskette

Die **entscheidende Energie liefernde Reaktion im intermediären Stoffwechsel** ist nicht die Kohlenstoffdioxidbildung, sondern die **Wasserbildung** aus Wasserstoff und Sauerstoff.

In den Zellen können Wasserstoff und Sauerstoff nicht unmittelbar miteinander reagieren, da es sonst zu einer Knallgasreaktion kommen würde. Deshalb wird der Wasserstoff bzw. die Elektronen werden bei der biologischen Oxidation langsam über mehrere Reaktionsschritte – unter stufenweiser Energiefreisetzung – auf den Sauerstoff der Atemluft übertragen, dieser Vorgang wird als **Atmungskette** bezeichnet.

Die Energie wird bei der biologischen Oxidation – im Gegensatz zur Knallgasreaktion – nur langsam freigesetzt. Außerdem wird hierbei nur ein Teil der Energie in Form von Wärme frei, die restliche Energie wird zur Bildung von ATP (Adenosintriphosphat) aus ADP (Adenosindiphosphat) und anorganischem Phosphat verwendet.

Regulation der Atmungskette

Der Sauerstoffverbrauch in den Zellen ist an die Bildung von ATP gekoppelt. Die Konzentration von ADP und anorganischem Phosphat in den Zellen kontrolliert also die Geschwindigkeit der biologischen Oxidation. Im Ruhezustand ist der ATP-Verbrauch gering, die Atemgeschwindigkeit ist also ebenfalls gering. Mit zunehmender Arbeitsleistung steigt der ATP-Verbrauch, die Geschwindigkeit der biologischen Oxidation und somit auch der Atmung. Die Geschwindigkeit der biologischen Oxidation wird außerdem durch die Umsatzkapazität der beteiligten Enzyme begrenzt.

Reaktionsschritte der biologischen Oxidation

Hier sollen die verschiedenen Reaktionsschritte der Atmungskette unter Berücksichtigung der Energieübertragung, -gewinnung aufgezeigt werden.

1. Reaktionsschritt – Wasserstoffübertragung
Bei den Abbauvorgängen im intermediären Stoffwechsel übernimmt zunächst der Cofaktor NAD^+ den Wasserstoff von den Substraten, es bildet sich also $NADH + H^+$. (NAD^+ – Nicotinamid-adenin-dinucleotid. Das Vitamin Niacin ist Bestandteil dieses Coenzyms, vgl. S. 200.)

$$\text{Substrat-}H_2 + NAD^+ \rightarrow NADH + H^+ + \text{Substrat}$$

2. Reaktionsschritt – Wasserstoffübertragung
Von $NADH + H^+$ wird der Wasserstoff auf den Cofaktor FMN übertragen, es entsteht $FMNH_2$.

(FMN – Flavin-mono-nucleotid. Das Vitamin Riboflavin ist Bestandteil dieses Coenzyms, vgl. S. 199.)

Bei diesem Reaktionsschritt wird bereits Energie in Form von einem ATP frei.

$$NADH + H^+ + FMN \rightarrow FMNH_2 + NAD^+ (+ATP)$$

3. Reaktionsschritt – Wasserstoffübertragung
$FMNH_2$ gibt den Wasserstoff an Coenzym Q, auch als Ubichinon (Q) bezeichnet, ab.

An dieser Stelle mündet auch der Wasserstoff in die Atmungskette, der von einem Substrat, vgl. Citratcyclus S. 258, direkt auf FAD übertragen wurde.

Der Wasserstoff von $FADH_2$ wird also ebenfalls auf das Coenzym Q übertragen.

$$FMNH_2 + \text{Coenzym Q} \rightarrow \text{Coenzym Q-}H_2 + FMN$$

Abb. 1: Struktur des Coenzyms Q

4. Reaktionsschritt – Elektronenübertragung
Cytochrom ist ein Elektronen übertragendes Protein, das ein Häm als prosthetische Gruppe enthält. Während des Elektronentransportes ist Eisen jeweils im Ferro- (2^+) und im Ferrizustand (3^+) vorhanden.

Coenzym Q-H_2 überträgt die Elektronen auf Cytochrom. Fe^{3+} wird bei diesem Vorgang zu Fe^{2+} reduziert. Coenzym Q wird dadurch wieder oxidiert.

Bei diesem Reaktionsschritt wird wiederum ein ATP frei.

$$\text{Coenzym Q-}H_2 + 2\,\text{Cytochrom-}Fe^{3+} \rightarrow 2\,\text{Cytochrom-}Fe^{2+} + \text{Coenzym Q} + 2\,H^+ (+ATP)$$

5. Reaktionsschritt – Elektronenübertragung
Cytochrom-Fe^{2+} überträgt nun die aufgenommenen Elektronen auf den Sauerstoff der Atemluft.

Bei diesem Reaktionsschritt wird wiederum ein ATP frei.

$$2\,\text{Cytochrom-}Fe^{2+} + 1/2\,O_2 \rightarrow O^{2-} + 2\,\text{Cytochrom-}Fe^{3+} (+ATP)$$

6. Reaktionsschritt – Wasserbildung
Jetzt können die positiv geladenen Wasserstoffprotonen mit den negativ geladenen Sauerstoffionen unter Wasserbildung reagieren.

$$2\,H^+ + O^{2-} \rightarrow H_2O$$

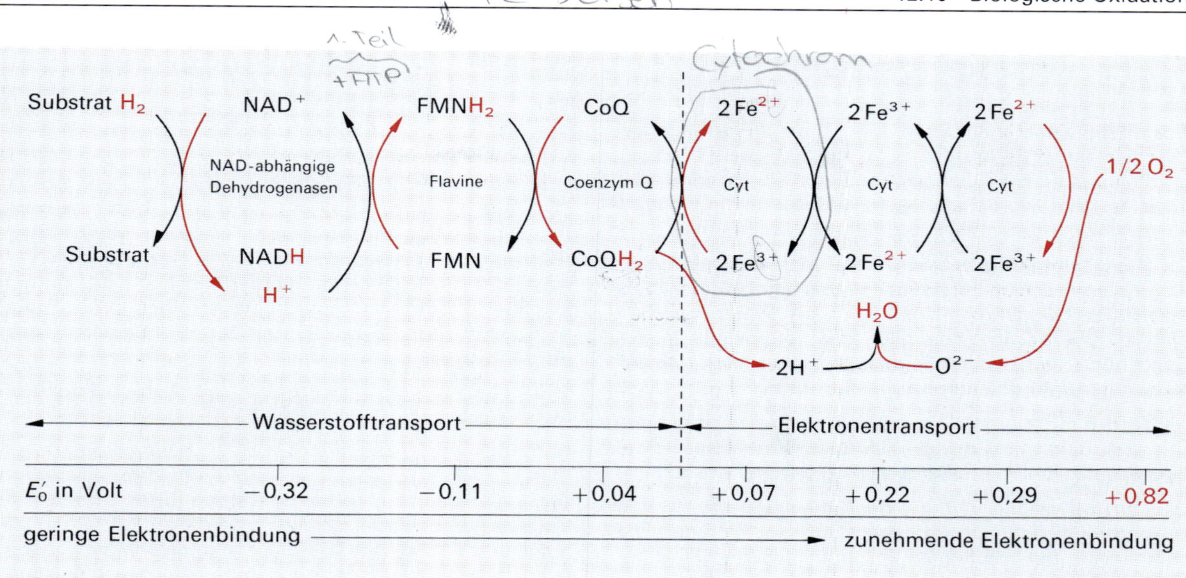

Abb. 1: Übersicht – Atmungskette

Energiebilanz beim aeroben Abbau eines Mols Glucose

Reaktionsweg	($NADH + H^+$)- bzw. $FADH_2$-Bildung	ATP-Gewinn durch Atmungskette	Direkter ATP-Gewinn	ATP-Gewinn insgesamt
Glucose → Pyruvat	2 ($NADH + H^+$)	6 ATP	2 ATP	2 ATP 6 ATP
Pyruvat → Acetyl-CoA	2 ($NADH + H^+$)	6 ATP		6 ATP
Citratcyclus	6 ($NADH + H^+$) 2 $FADH_2$	18 ATP 4 ATP	2 GTP	18 ATP 4 ATP 2 ATP

Tab. 1: Übersicht – Energiebilanz

Pro Mol Glucose werden also 38 ATP im intermediären Stoffwechsel gewonnen, d.h. 1216 kJ. Daneben wird Energie in Form von Wärme frei. 1 Mol Glucose entspricht 180 g. Der Energiegewinn in Form von ATP für 1 g Glucose beträgt hier also 6,8 kJ. Daneben wird Wärmeenergie frei. Der durchschnittliche Gesamtenergiegehalt von Hexosen beträgt 15,7 kJ.

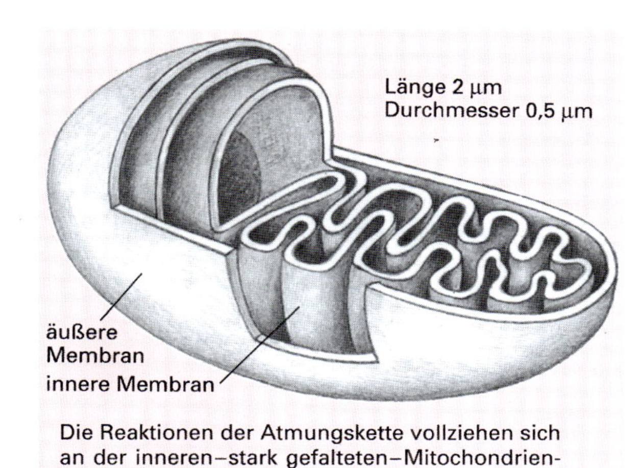

Die Reaktionen der Atmungskette vollziehen sich an der inneren–stark gefalteten–Mitochondrienmembran, vgl S. 239.

Abb. 2: Mitochondrium

Aufgaben

1. *Erläutern Sie den Unterschied zwischen Knallgasreaktion und biologischer Oxidation.*
2. *Berechnen Sie den Energiegewinn durch 1 mol Fructose.*
3. *An welcher Stelle wird Wasserstoff durch FAD in die Atmungskette eingeschleust?*
4. *Cyanidionen bilden leicht mit den Cytochrom-Fe^{3+}-Ionen eine Komplexverbindung. Begründen Sie aufgrund dieser Aussage, dass Blausäure (HCN) zu einer inneren Erstickung auf zellulärer Ebene führen kann.*
5. *Unterscheiden Sie beim Glucoseabbau,*
   a) exergone,
   b) endergone Reaktionen.

12.11 Fettstoffwechsel

Das **Fettgewebe** dient dem Menschen als **langfristige Energiereserve**. Es besteht zu 70 bis 80 % des Feuchtgewichtes aus Fett. 1 g Fettgewebe liefert 25 bis 29 kJ. Bei einer Nulldiät werden bei einem Gesamtenergiebedarf von 8 400 kJ täglich etwa 200 g Fettgewebe abgebaut.

Die Anzahl der **Fettgewebszellen** im menschlichen Organismus wird schon im **Säuglingsalter festgelegt**. Übergewichtige Säuglinge neigen auch im späteren Leben eher zu Übergewicht. Lediglich das Fettgewebe in der Bauchhöhle wird unabhängig vom Alter je nach der Nahrungszufuhr gebildet bzw. abgebaut.

Die Fettzufuhr mit der Nahrung sollte generell so bemessen sein, dass ein **Gleichgewicht zwischen Fettaufbau – Lipogenese** – und dem **Fettabbau – Lipolyse** – besteht.

Der Fettstoffwechsel wird wie der Kohlenhydratstoffwechsel hormonal geregelt. Hauptsächlich Insulin fördert die Lipogenese. Bei Insulinmangel findet dagegen eine gesteigerte Lipolyse statt, d. h., es werden vermehrt freie Fettsäuren an das Blut abgegeben, die dann in den Zellen zur Energiegewinnung abgebaut bzw. in der Leber gespeichert werden. Es kann eine Fettleber entstehen.

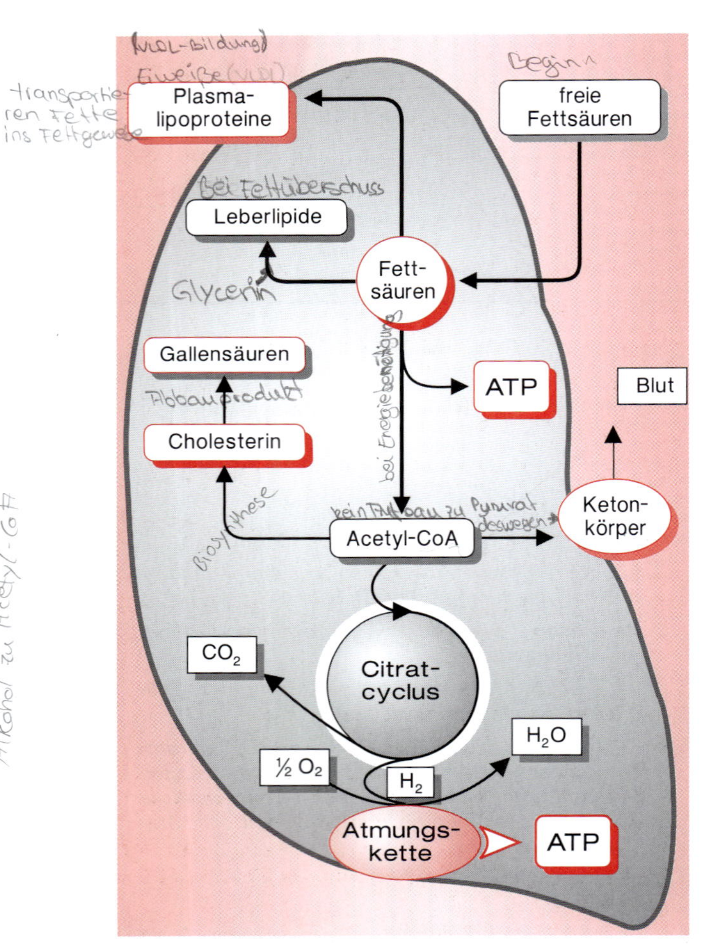

Abb. 1: Fettstoffwechsel in der Leber

12.11.1 Stoffwechselwege der Fette – Lipide

Fettsynthese – Lipogenese

In der Leber werden bei einem Überangebot von Acetyl-CoA, das aus dem Abbau von Kohlenhydraten, Alkohol und evtl. Eiweiß stammen kann, Fettsäuren synthetisiert. Glycerin und Fettsäuren werden zu Triglyceriden verestert. Da die Triglyceride wasserunlöslich sind, können sie nur in Form von Prä-β-Lipoproteinen (VLDL), vgl. S. 84, ans Blut abgegeben und zum Fettgewebe transportiert werden.

Fettspeicherung

Nahrungsfette gelangen mit den Chylomikronen, vgl. S. 84, zum Fettgewebe, im Körper synthetisierte Fette mit den VLDL. Beide Lipoproteine werden durch Lipoprotein-Lipasen hydrolytisch gespalten; die freien Fettsäuren gelangen ins Fettgewebe. Da Glycerin in den Fettgewebszellen nicht aktiviert werden kann, muss Glucose in den Fettgewebszellen aktiviert und zu Glycerin abgebaut werden. Für die Fettspeicherung im Fettgewebe ist also Glucose erforderlich.

Lipolyse – Energiegewinnung

Zwischen den Mahlzeiten findet eine verstärkte Lipolyse im Fettgewebe statt. Die Lipolyse wird z. B. durch die Hormone Adrenalin und Glucagon hervorgerufen. cAMP tritt hier ebenfalls als „second messenger" auf, vgl. S. 243.

Triglyceride werden zunächst intrazellulär in Fettsäuren und Glycerin gespalten. Freigesetztes Glycerin kann in den Leberzellen verwertet werden, es mündet dort über Dihydroxyacetonphosphat in den Kohlenhydratstoffwechsel ein. Freie Fettsäuren werden in allen Zellen – außer Zentralnervensystem, Nierenmark und Erythrozyten – bevorzugt vor Glucose zur Energiegewinnung abgebaut.

Im Fettgewebe laufen ständig die Vorgänge der Lipogenese und der Lipolyse ab.

Umbau zu Kohlenhydraten

Glycerin mündet in den Glucosestoffwechsel der Leber. Die Gluconeogenese aus Glycerin erfolgt über Glycerinaldehyd-3-phosphat, vgl. S. 267.
Aus Fettsäuren können keine Kohlenhydrate aufgebaut werden, da der Reaktionsschritt von Pyruvat zu Acetyl-CoA irreversibel ist.

Umbau zu Aminosäuren

Ausgangsprodukte für die Biosynthese von nichtessentiellen – ketogenen – Aminosäuren, vgl. S. 271, können Ketocarbonsäuren aus dem Abbau von Fettsäuren sein.

Aufgabe

Erläutern Sie mithilfe der Übersichtstabelle, vgl. S. 268, die Wechselbeziehungen zwischen dem Fettstoffwechsel in den verschiedenen Zellarten.

12.11.2 Abbau von Fetten – Lipolyse

Aufgaben

1. *Beschreiben Sie den Vorgang der β-Oxidation.*
2. *Berechnen Sie den Energiegewinn beim Abbau von*
   a) 1 mol Stearinsäure,
   b) 1 mol Tristearin.
3. *Vergleichen Sie den Energiegewinn beim Glucoseabbau und beim Fettsäureabbau. Begründen Sie Ihre Aussagen.*
4. *Überlegen Sie: Wie unterscheidet sich der Energiegewinn beim Abbau langkettiger und kurzkettiger Fettsäuren?*
5. *Kamele speichern kein Wasser in ihren Höckern, diese enthalten ein großes Fettdepot. Dieser Fettvorrat dient als Wasserquelle. Berechnen Sie die Wassermenge, die das Kamel aus einem Kilogramm Fett (Tripalmitin) bilden kann.*

Triglyceride aus dem Fettgewebe werden durch Lipasen hydrolytisch zu Diglyceriden, β-Monoglyceriden, Fettsäuren und Glycerin abgebaut. Fettsäuren werden mit Albuminen – Plasmaproteinen – zu den Zellen transportiert, vgl. S. 85.

$$CH_2-O-CO-(CH_2)_{14}-CH_3$$
$$H_3C-(CH_2)_{14}-CO-O-CH$$
$$CH_2-O-CO-(CH_2)_{16}-CH_3$$

Abb. 1: Triglycerid

Abbau von Glycerin

Freigesetztes Glycerin wird zur Leber transportiert und mündet hier in den Kohlenhydratstoffwechsel ein.

Reaktionsschritte

- Glycerin muss, bevor der eigentliche Abbau beginnen kann, durch ATP aktiviert werden, es entsteht Glycerin-3-phosphat. Die Aktivierung kann nur in den Leberzellen stattfinden.
- Glycerin-3-phosphat wird anschließend durch NAD^+ zu Dihydroxyacetonphosphat oxidiert.
- Dihydroxyacetonphosphat wird zu Glycerinaldehyd-3-phosphat isomerisiert, das ein Zwischenprodukt der Glykolyse und der Gluconeogenese ist.

Glycerin kann also in der Leber entweder zu Pyruvat oder zu Glucose umgebaut werden.

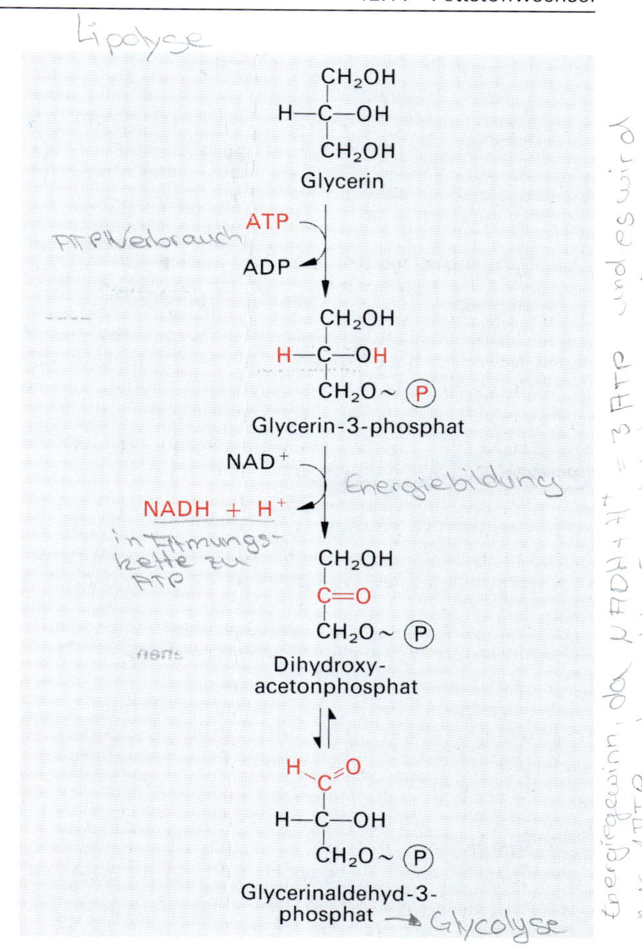

Abb. 2: Reaktionsschritte des Glycerinabbaues

Abbau der Fettsäuren

Fettsäuren sind rein mengenmäßig der wichtigste Energielieferant. Der Abbau der Fettsäuren erfolgt in den Mitochondrien aller Zellen, außer im Zentralnervensystem, im Nierenmark und in den Erythrozyten.

R–CO–OH + ATP + HS·CoA → R–CO~S·CoA + AMP + P_a–P_a

Abb. 3: Aktivierung von Fettsäuren

Die **Aktivierung** erfolgt in zwei Reaktionsschritten:

1. Die **Fettsäuren** reagieren zunächst mit **ATP** unter Abspaltung von Diphosphat (zwei Phosphatreste). Es wird eine energiereiche Fettsäure, an die AMP (Adenosinmonophosphat) gebunden ist, gebildet.
2. Durch Anlagerung von **Coenzym A** entsteht unter Abspaltung von AMP die aktive Fettsäure (Fettsäure-CoA-Verbindung), vgl. S. 203.

Bei der Aktivierung einer Fettsäure gehen jeweils zwei energiereiche Phosphatreste (36 kJ) verloren.

β-Oxidation der Fettsäuren

Die aktivierte Fettsäure kann nun weiter oxidativ abgebaut werden. Hierbei werden jeweils C_2-Bruchstücke (Acetyl-CoA) vom Fettsäuremolekül abgespalten. Dieser Vorgang der β-Oxidation wird so lange wiederholt, bis das ganze Molekül in Form von Acetyl-CoA vorliegt.

Reaktionsschritte der β-Oxidation

1. Abspaltung von Wasserstoff durch das Coenzym FAD

Die Fettsäure-CoA-Verbindung wird zunächst durch das Coenzym FAD dehydriert. Vom α- und β-Kohlenstoffatom wird je ein Wasserstoffatom abgespalten. Es entsteht eine ungesättigte Fettsäure-CoA-Verbindung. Außerdem entsteht $FADH_2$, dies entspricht einem Energiegewinn von **2 ATP** (vgl. Atmungskette S. 260).

2. Anlagerung von Wasser

Durch Hydratisierung am α- und β-Kohlenstoffatom entsteht eine β-Hydroxyfettsäure-CoA-Verbindung.

3. Abspaltung von Wasserstoff durch das Coenzym NAD^+

Das β-Kohlenstoffatom wird durch das Coenzym NAD^+ dehydriert, es werden zwei Wasserstoffatome abgetrennt. Es entsteht eine β-Ketofettsäure-CoA-Verbindung und $NADH + H^+$, dies entspricht einem Energiegewinn von **3 ATP**.

4. Anlagerung von HS • CoA

Die β-Ketofettsäure-CoA-Verbindung wird unter Anlagerung eines weiteren Moleküls HS • CoA gespalten. Es entsteht eine um zwei Kohlenstoffatome verkürzte Fettsäure-CoA-Verbindung (aktive Fettsäure) und ein Molekül Acetyl-CoA.

Die um zwei Kohlenstoffatome verkürzte aktive Fettsäure wird nun weiter abgebaut, und zwar wiederum beginnend mit dem ersten Reaktionsschritt. Endprodukt der vier Reaktionsschritte ist jeweils eine um zwei Kohlenstoffatome kürzere aktive Fettsäure und ein Molekül Acetyl-CoA. Die β-Oxidation wird so lange fortgesetzt, bis das ganze Fettsäuremolekül zu Acetyl-CoA abgebaut ist.

Wesentlich ist: **Die Fettsäuren müssen lediglich einmal zu Beginn des Abbaues aktiviert** werden, der ganze weitere Abbau geschieht unter Energiegewinn. Für eine kurzkettige Fettsäure wird also die gleiche Aktivierungsenergie wie für eine langkettige benötigt. Durch **langkettige Fettsäuren** wird also ein **relativ größerer Energiegewinn als** durch kurzkettige Fettsäuren erreicht.

Reaktionsweg	$NADH+H^+$- bzw. $FADH_2$-Bildung	ATP-Gewinn durch Atmungskette	Direkter ATP-Gewinn	ATP-Gewinn insgesamt
Aktivierung der Fettsäure			– ATP	– ATP
β-Oxidation je mol Acetyl-CoA	$FADH_2$ $NADH+H^+$	+2 ATP +3 ATP		+2 ATP +3 ATP
Citratcyclus je mol Acetyl-CoA	3 $(NADH+H^+)$ $FADH_2$	+9 ATP +2 ATP	+1 GTP	+9 ATP +2 ATP +1 ATP

Tab. 1: Energiebilanz beim Fettsäureabbau

Der Gesamtenergiegewinn durch die β-Oxidation richtet sich nach der Anzahl der Wasserstoffatome der Fettsäure.

Der Hauptenergiegewinn wird auch beim Fettsäureabbau – wie beim Glucoseabbau – erst durch den Citratcyclus freigesetzt.

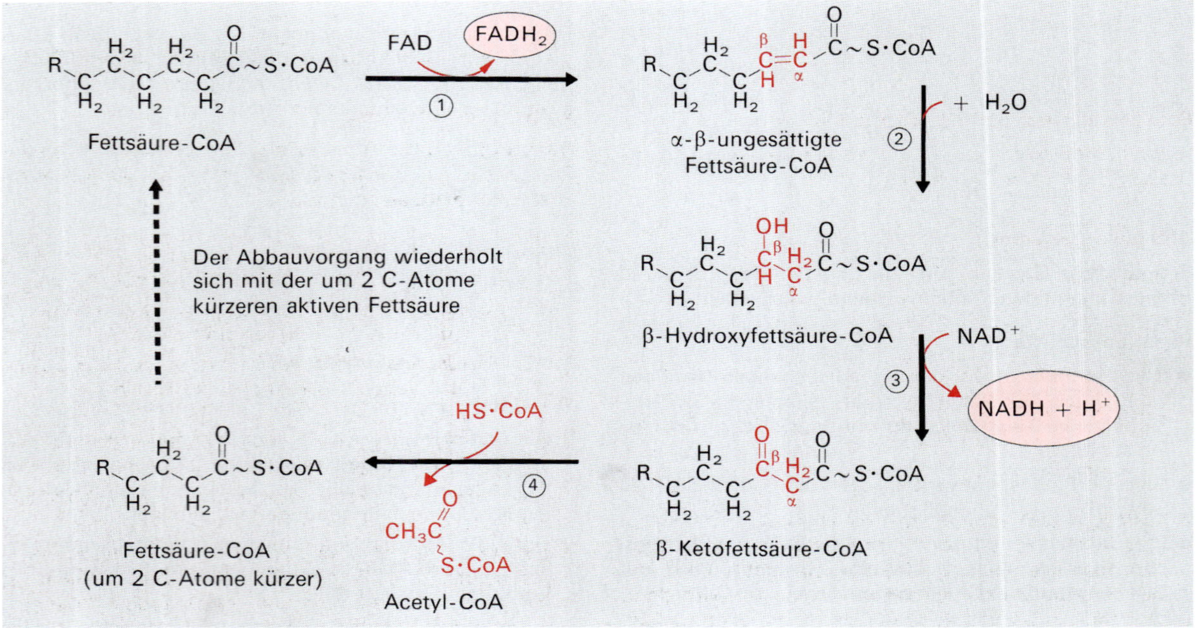

Abb. 1: Reaktionsschritte der β-Oxidation der Fettsäuren

12.11.3 Ketonkörperbildung

Die Leber hat als einziges Organ die Fähigkeit, Ketonkörper – Aceton, β-Hydroxybutyrat (β-Hydroxybuttersäure) und Acetacetat (Acetessigsäure) – zu synthetisieren. Sie kann die Ketonkörper allerdings nicht verwerten.

Sinn der Ketonkörperbildung ist es, einen Teil des aus Fettsäuren gebildeten Acetyl-CoA vor der weiteren Oxidation in der Leber zu bewahren und den übrigen Körper – das Zentralnervensystem, aber auch Muskeln, Herz und Nierenrinde – mit Energie zu versorgen. Aceton wird mit Atemluft und Harn ausgeschieden.

Unter normalen Stoffwechselbedingungen entstehen täglich **10 bis 30 g Ketonkörper** – die Konzentration an Ketonkörpern im Blut ist sehr gering. Ist dagegen die Oxalacetatkonzentration, z. B. bei Diabetes mellitus, Fasten oder einer kohlenhydratarmen Diät, in der Leber sehr niedrig, so gelangt nur wenig Acetyl-CoA in den Citratcyclus. In diesem Fall steigt die Fettsäureoxidation, und ein großer Teil des gebildeten Acetyl-CoA „staut" sich und wird in Ketonkörper umgewandelt. **Pro Tag** können **über 100 g Ketonkörper** in der Leber gebildet werden.

Ketonkörper sind leicht wasserlöslich und somit unbeschränkt transportierbar. Im Zentralnervensystem usw. können die Ketonkörper Glucose ersetzen, sie werden hier über den Citratcyclus und die Atmungskette zu Kohlenstoffdioxid und Wasser abgebaut. Ketonkörper ersetzen also z. B. im fastenden Organismus Glucose und ermöglichen das Überleben.

Aber auch bei einem Überangebot von Acetyl-CoA, z. B. infolge eines verstärkten Alkoholkonsums, vgl. S. 224, kommt es zur Ketonkörperbildung.

Eine erhöhte Ketonkörperbildung kann zu einer Störung des Säuren-Basen-Gleichgewichtes im Organismus führen, vgl. S. 156 f. Als Folgeerscheinung kann eine Acidose, ein diabetisches Koma, vgl. S. 406, entstehen.

Reaktionsschritte der Ketonkörperbildung

1. Zwei Moleküle Acetyl-CoA kondensieren zu Acetacetyl-CoA unter Abspaltung von HS • CoA.

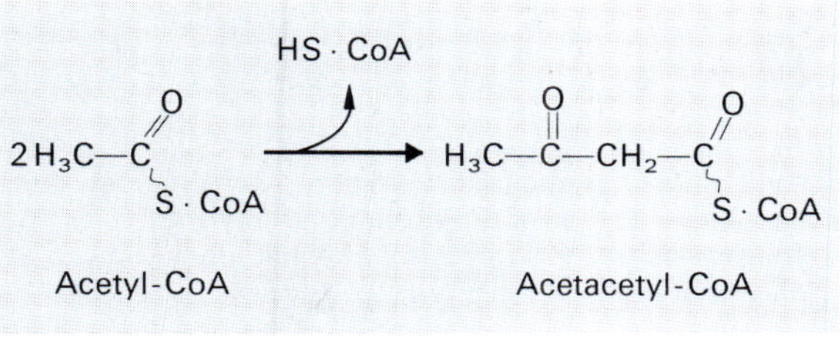

Abb. 1: Synthese von Acetacetyl-CoA

2. Acetacetyl-CoA reagiert mit einem weiteren Molekül Acetyl-CoA, es entsteht β-Hydroxy-β-methylglutaryl-CoA. Diese Verbindung wird in Acetacetat (β-Oxybutyrat) und Acetyl-CoA gespalten. Acetacetat wird dann entweder zu β-Hydroxybutyrat reduziert oder zu Aceton decarboxyliert.

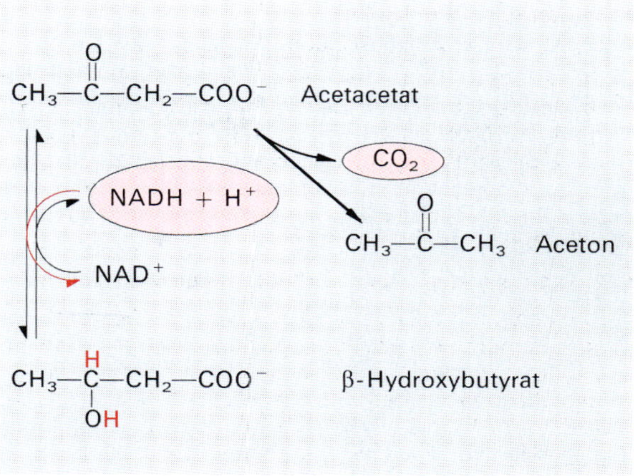

Abb. 2: Synthese von Aceton und β-Hydroxybutyrat

β-Hydroxybutyrat ist der am häufigsten vorkommende Ketonkörper in Blut und Harn.

Im Zentralnervensystem usw. kann β-Hydroxybutyrat wieder zu Acetacetat oxidiert werden.

Acetacetat wird zu Acetyl-CoA abgebaut und zur Energiegewinnung in den Citratcyclus eingeschleust.

Aufgabe

Bei einem „unbehandelten" Diabetiker werden verstärkt Ketonkörper gebildet.
Nennen Sie
a) Vorteile,
b) Nachteile dieser Stoffwechselveränderung.

12.11.4 Aufbau von Fetten – Lipogenese

Aufbau von Fettsäuren

Ausgangsprodukte für die Fettsäuresynthese ist Acetyl-CoA, das aus dem aeroben Kohlenhydrat-, Aminosäure- oder Ethanolabbau stammt.

Die Fettsäuresynthese ist keine einfache Umkehrung des Abbauweges. Folgende Unterschiede bestehen:

- Die Synthese erfolgt im Zytoplasma, während der Abbau in den Mitochondrien stattfindet.
- Die Zwischenprodukte werden nicht an Coenzym-A, sondern an die SH-Gruppe eines Carrierproteins (ACP) gebunden.
- In der Fettsäuresynthese tritt NADPH + H^+ als Reduktionsmittel auf.
- Für den Aufbau wird Energie – ATP und NADPH + H^+ – benötigt.
- Endprodukt der Verlängerung durch die Fettsäuresynthase ist die Palmitinsäure. Eine weitere Verlängerung bzw. die Einführung von Doppelbindungen erfolgt durch andere Enzyme.

Carboxylierung von Acetyl-CoA zu Malonyl-CoA

Acetyl-CoA wird zunächst durch die Acetyl-CoA-Carboxylase zu Malonyl-CoA carboxyliert. Das Enzym enthält wie die Pyruvat-Carboxylase, vgl. S. 256, Biotin als Cofaktor, das CO_2 unter Energieverbrauch auf Acetyl-CoA überträgt.

Diese Reaktion entspricht also anderen biotinabhängigen Carboxylierungen. Das Enzym kann durch das aus dem Hühnereiklar stammende Protein Avidin gehemmt werden, vgl. S. 208.

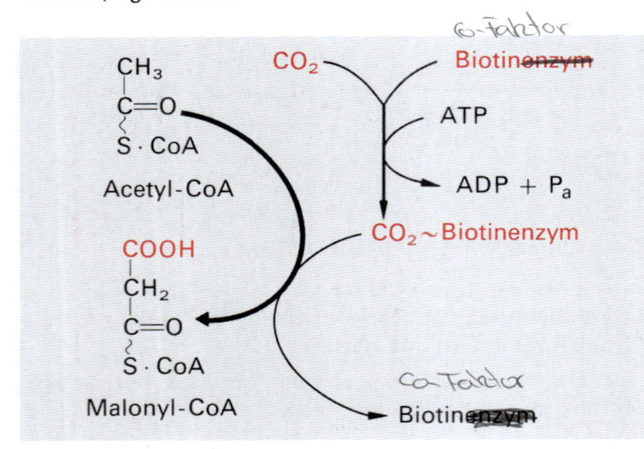

Abb. 1: Bildung von Malonyl-CoA

Fettsäuresynthese

Bei der eigentlichen Fettsäuresynthese werden dann wiederholt auf Acetyl-CoA C_2-Bruchstücke übertragen, die vom Malonyl-CoA stammen. Die notwendigen Reaktionen werden durch einen Multienzymkomplex, die Fettsäuresynthase, katalysiert.

Reaktionsschritte

1. Der Acetylrest von Acetyl-CoA und der Malonylrest von Malonyl-CoA werden auf Acyl-Carrier-Proteine (ACP) übertragen.
2. In der folgenden Kondensationsreaktion wird unter Abspaltung von Kohlenstoffdioxid aus einer C_3-Einheit – Malonylrest – und aus einer C_2-Einheit – Acetylrest – eine C_4-Einheit – **Acetacetyl**-ACP – gebildet.

Acetyl-ACP + Malonyl-ACP →
Acetacetyl-ACP + ACP + CO_2

3. Die β-Ketogruppe wird durch NADPH + H^+ – Nicotinamid-adenin-dinucleotidphosphat – reduziert, es entsteht β-Hydroxybutyrat-ACP.
   Die weiteren Reaktionsschritte stellen eine Umkehrung der β-Oxidation dar, vgl. S. 264.
4. Abspaltung von Wasser unter Bildung einer α-β-ungesättigten Fettsäure-ACP-Verbindung.
5. Reduktion der Doppelbindung durch NADPH + H^+. Es entsteht Buttersäure-ACP-Verbindung.

Buttersäure-ACP wird nun erneut auf Malonyl-ACP übertragen. Nun beginnt die „zweite Runde" der Fettsäuresynthese. Als Endprodukt dieser zweiten Runde entsteht Capronsäure-ACP. Der Fettsäureaufbau wird so lange fortgesetzt, bis Palmitinsäure-ACP entstanden ist; sie wird zu **Palmitinsäure** und ACP hydrolysiert.

Palmitinsäure ist Ausgangsprodukt für die Synthese von Stearinsäure, die Wirkungsweise der Enzyme entspricht derjenigen der Fettsäuresynthase.

Aufbau von Glycerin

Für die Fettbildung wird Glycerin-3-phosphat benötigt. Der Reaktionsschritt von Glycerin-3-phosphat zu Dihydroxyacetonphosphat, vgl. S. 263, ist reversibel. Der Glycerinaufbau stellt also eine Umkehrung des Abbauvorgangs dar.

Aufbau von Fetten

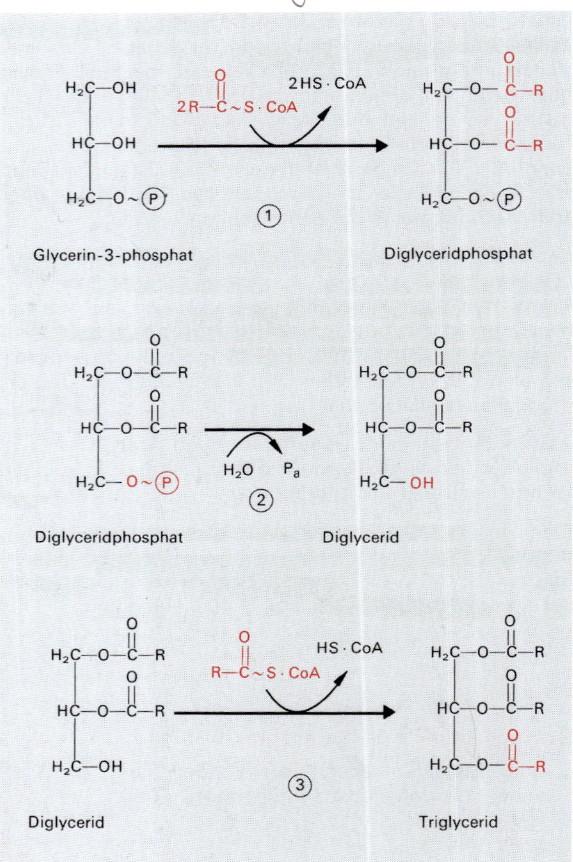

Abb. 2: Reaktionsschritte des Fettaufbaues

1. Auf Glycerin-3-phosphat werden nacheinander zwei Moleküle Fettsäure-CoA-Verbindung übertragen, es entsteht zunächst Monoglyceridphosphat, dann Diglyceridphosphat (Phosphatidsäure).
2. Unter Wasseranlagerung wird der Phosphatrest vom dritten C-Atom abgespalten.
3. Eine dritte Fettsäure-CoA-Verbindung wird auf das Diglycerid übertragen, es entsteht ein Triglycerid.

Im Fettgewebe aufgebaute Triglyceride werden dort gespeichert. In der Leber gebildete Triglyceride werden in Form von Prä-β-Lipoproteinen (VLDL) zum Fettgewebe transportiert.

12.11.5 Wechselbeziehungen zwischen Kohlenhydrat- und Fettstoffwechsel

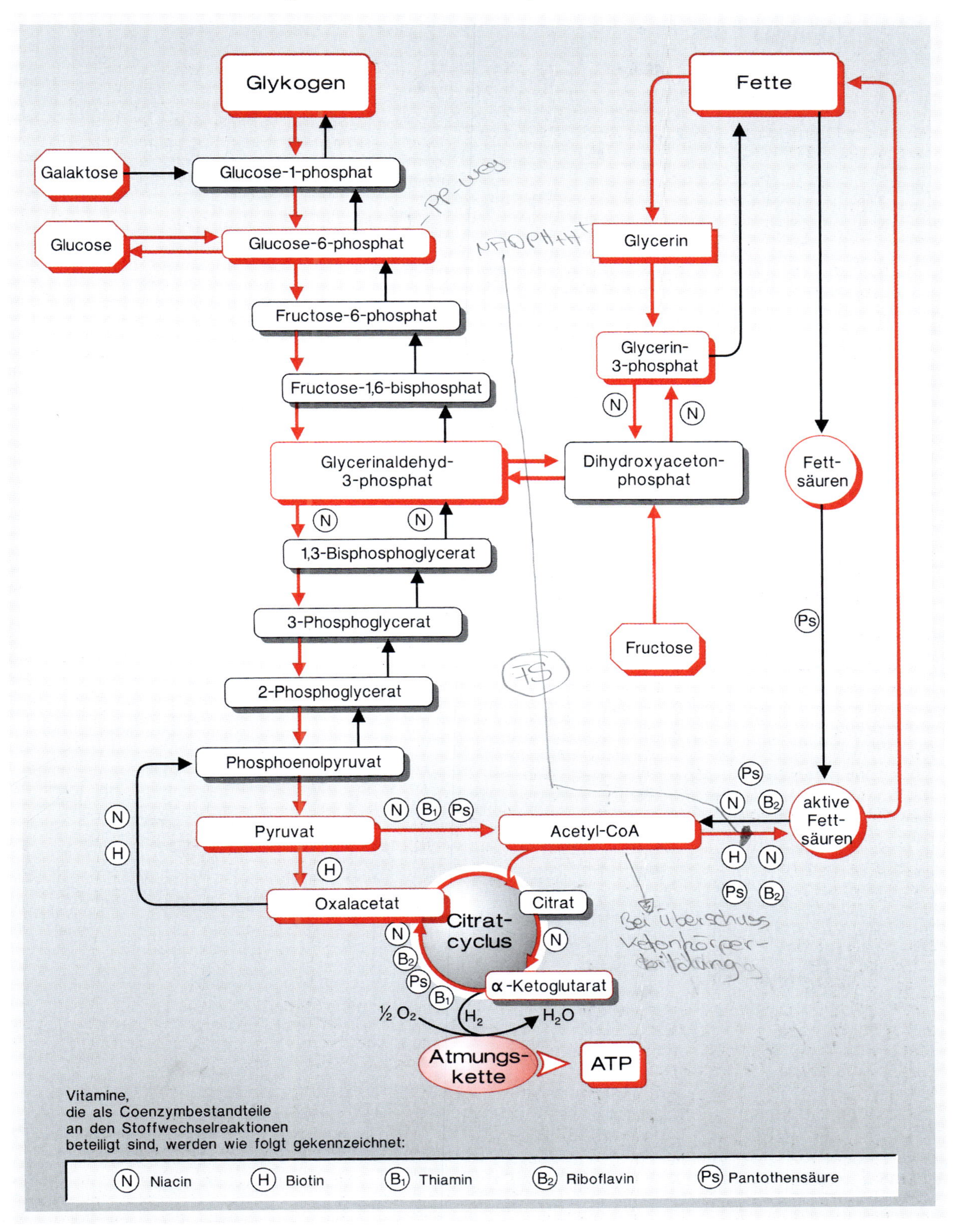

Abb. 1: Übersicht – Kohlenhydrat- und Fettstoffwechsel

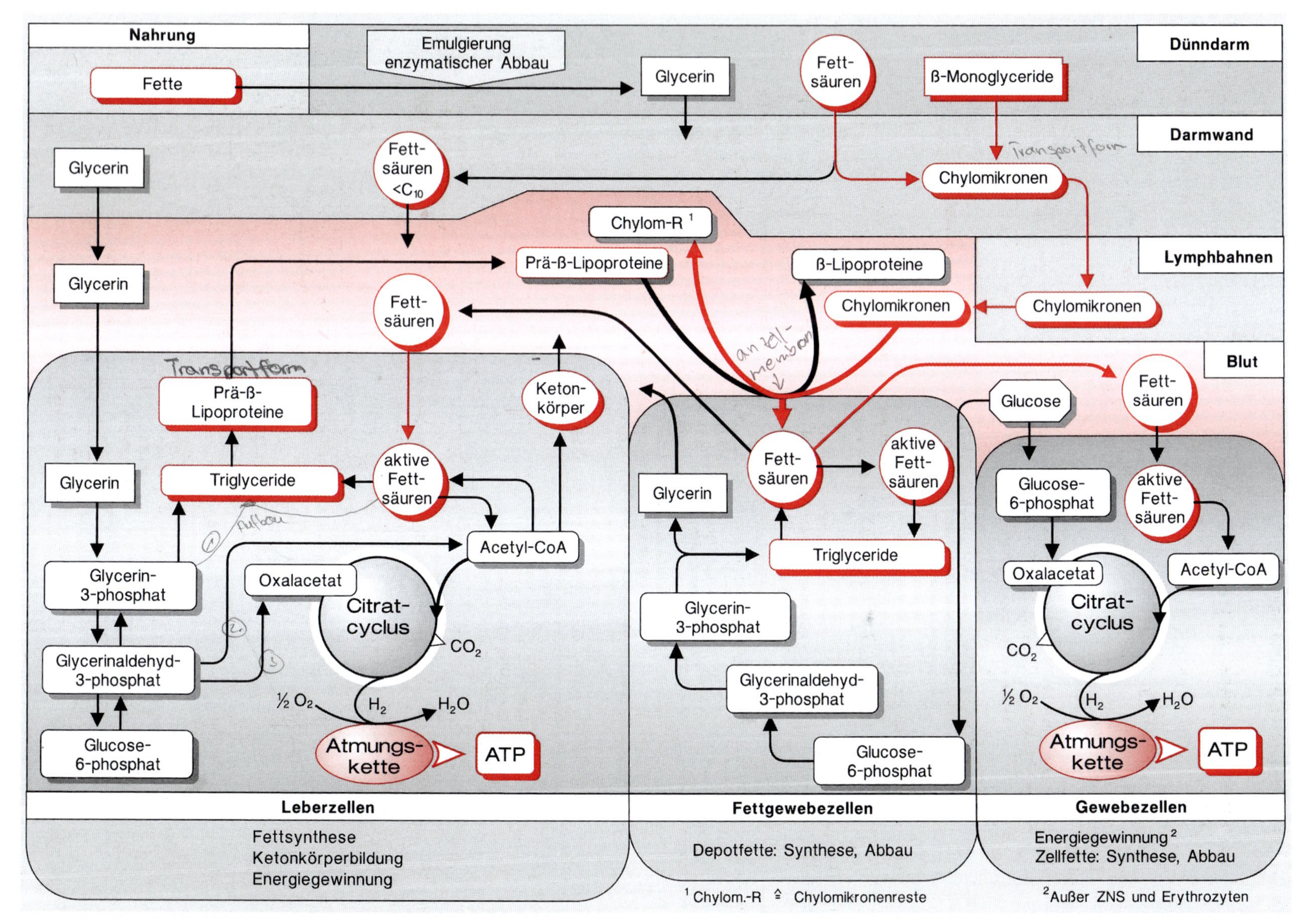

Abb. 1: Übersicht – Fettstoffwechsel

12.12 Eiweißstoffwechsel

12.12.1 Stoffwechselwege der freien Aminosäuren

Bei einer gemischten Kost werden täglich etwa 90 bis 125 g Aminosäuren aus dem Darm resorbiert. Gleichzeitig werden täglich etwa 400 g Protein ≙ 500 g Aminosäure erneuert.

Aminosäurepool

Im Aminosäurepool (freie Aminosäuren – labile Mischphase), der zum Aufbau von Körpereiweißstoffen zur Verfügung steht, befinden sich ca. 600 g Aminosäuren,

- die mit der Nahrung aufgenommen wurden,
- die aus dem Abbau von Körpereiweißstoffen stammen,
- nichtessentielle Aminosäuren, die im Organismus aufgebaut werden.

Abbau von Proteinen – Aminosäuren

Der Proteinabbau – die Proteolyse – erfolgt in den Lysosomen. Die Proteine werden hydrolytisch zu Aminosäuren gespalten.

Überschüssige Aminosäuren, die nicht zur Proteinsynthese benötigt werden, werden zur Energiegewinnung abgebaut. Beim Abbau wird

- die α-Aminogruppe abgespalten und in der Harnstoffsynthese gebunden.
- die Kohlenstoffkette in ein gängiges Stoffwechselzwischenprodukt überführt: Acetyl-CoA, Pyruvat, Acetacetyl-CoA oder ein Zwischenprodukt des Citratcyclus. Aus den Kohlenstoffketten können Fettsäuren, Ketonkörper oder Glucose aufgebaut werden.

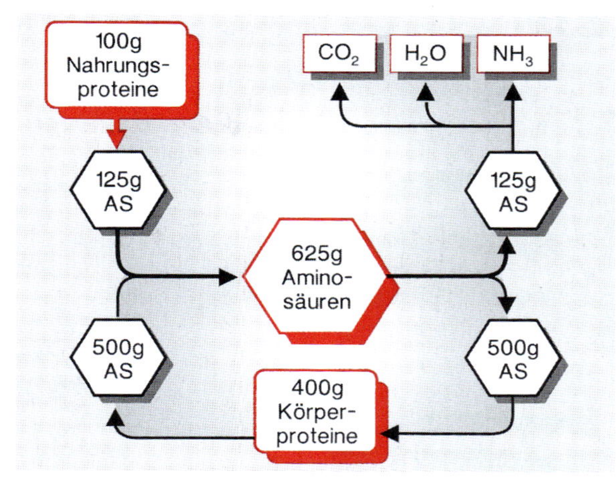

Abb. 1: Proteinturnover in 24 h

Aufbau von Körpereiweißstoffen

In allen Zellen können Eiweißstoffe aufgebaut werden. Darüber hinaus sind einige Zellen auf die Produktion spezifischer Proteine spezialisiert. Die Leber hat eine zentrale Stellung bei der Proteinsynthese, Leber- und Plasmaproteine werden hier gebildet. Die Grammangaben in der Abbildung gelten für einen 70 kg schweren Menschen.

Zum Aufbau von Körpereiweißstoffen können

- die nichtessentiellen Aminosäuren durch Übertragung der Aminogruppe auf Zwischenprodukte des Kohlenhydrat- oder Fettsäurestoffwechsels im Organismus selbst aufgebaut werden.
- die essentiellen Aminosäuren im Organismus nicht aufgebaut werden.

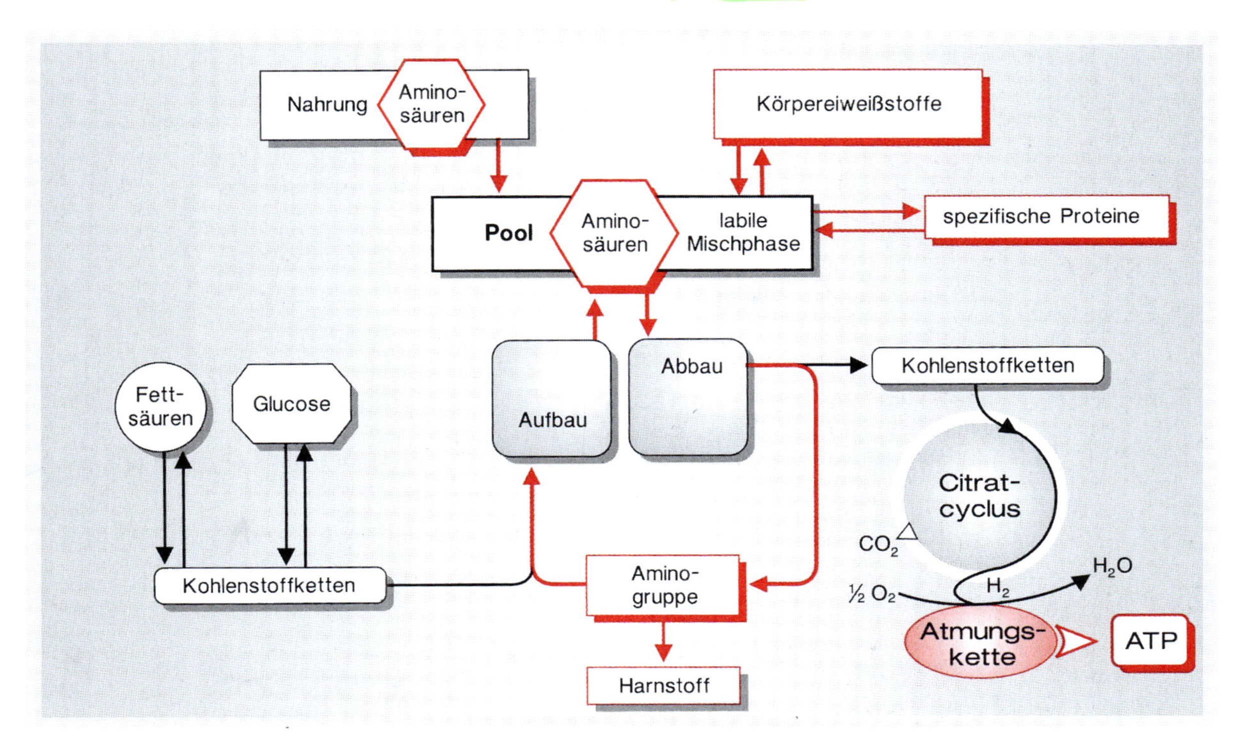

Abb. 2: Übersicht – Stoffwechselwege der Aminosäuren

12.12.2 Abbau von Aminosäuren

Beim Abbau der Aminosäuren kann man generell folgende Reaktionsschritte unterscheiden:

1. **Transaminierung** – Übertragung der Aminogruppe auf entsprechende Ketocarbonsäuren
2. **oxidative Desaminierung** – Abspaltung der Aminogruppe und Harnstoffsynthese
3. **Verwendung der Kohlenstoffketten** im Kohlenhydrat- bzw. Fettsäurestoffwechsel

Transaminierung

Die α-Aminogruppen zahlreicher Aminosäuren können auf α-Ketocarbonsäuren übertragen werden. Transaminasen katalysieren diesen Transfer der Aminogruppe.

Pyridoxalphosphat (PLP) ist Cofaktor aller Transaminasen, es ist von Pyridoxin (Vitamin B_6), vgl. S. 204, abgeleitet und wirkt als Zwischenträger für die Aminogruppe. Bei über 25 enzymatischen Reaktionen ist Pyridoxalphosphat Cofaktor.

Reaktionsschritte:

- Von der Aminosäure I – hier **Alanin** – wird die α-Aminogruppe kovalent an den **Cofaktor Pyridoxalphosphat** der Transaminase gebunden.
- Es entstehen **Pyridoxaminphosphat** (PAMP) und die α-Ketocarbonsäure I – hier **Pyruvat**.
- Anschließend wird die Aminogruppe vom **Pyridoxaminphosphat** auf die Ketocarbonsäure II – hier **α-Ketoglutarat** – übertragen, es entstehen die Aminosäure II – hier **Glutamat** – und wiederum Pyridoxalphosphat.

α-Ketoglutarat + Aspartat ⇌ Glutamat + Oxalacetat

Abb. 1: Weitere Transaminierungsreaktionen

Aspartat wird durch Transaminierung zu Oxalacetat umgebaut. Die Aminogruppe wird anschließend auf α-Ketoglutarat übertragen, es entsteht Glutamat.

Bedeutung der Transaminierung

- Nichtessentielle Aminosäuren können durch die Transaminierung einer Aminogruppe von einer Aminosäure auf eine Ketocarbonsäure aufgebaut werden. Die Reaktionen sind reversibel.
- Durch die Übertragung der Aminogruppe auf α-Ketoglutarat wird Glutamat gebildet. Glutamat transportiert Ammoniak von den peripheren Geweben zur Leber, hier kann Glutamat oxidativ desaminiert werden.

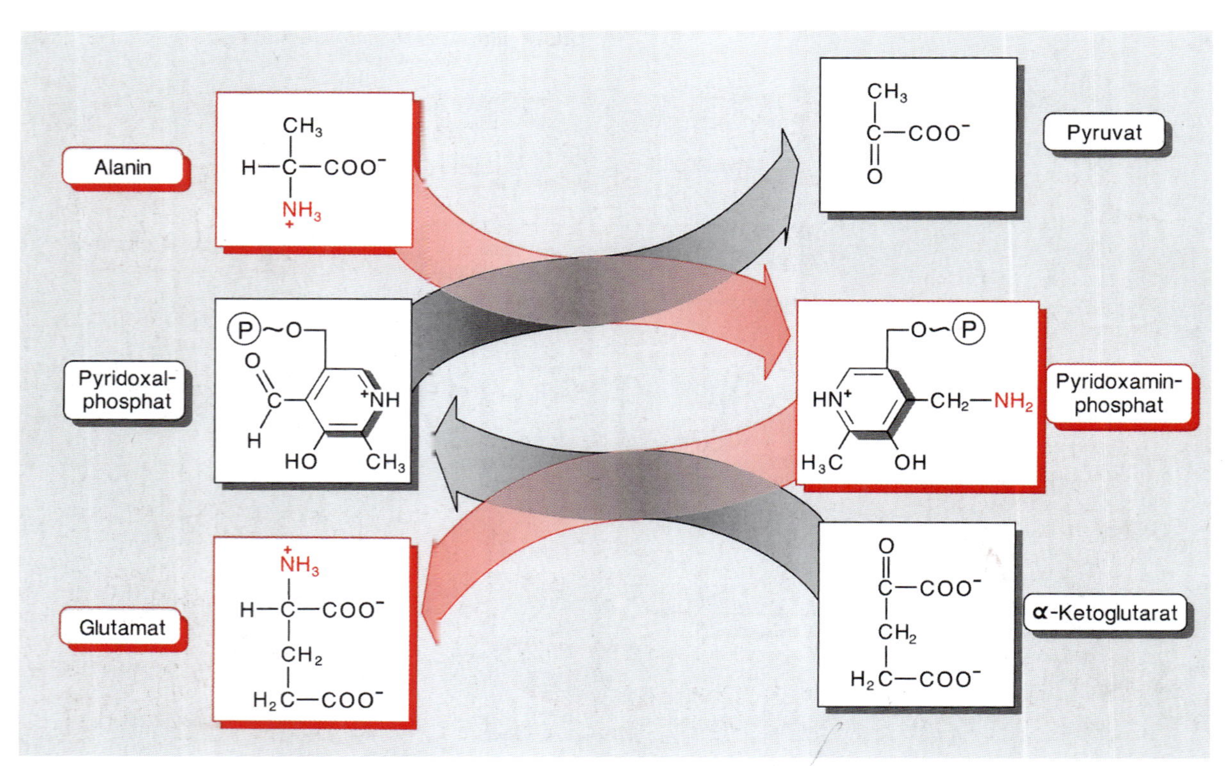

Abb. 2: Reaktionsgleichung der Transaminierung

Oxidative Desaminierung

Nur von Glutamat kann die Aminogruppe mit hoher Geschwindigkeit durch oxidative Desaminierung entfernt werden. Die hierfür benötigte Glutamat-Dehydrogenase enthält NAD^+ als Cofaktor, sie befindet sich vor allem in den Mitochondrien der Leberzellen.

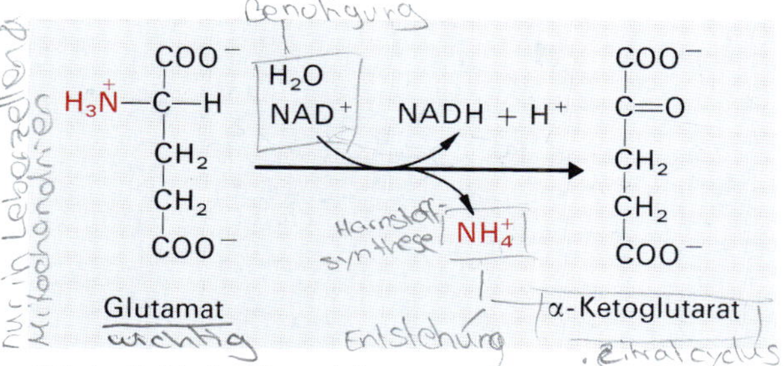

Abb. 1: Oxidative Desaminierung

Reaktionsschritte:

- Glutamat wird durch NAD^+ zu Imino-Ketoglutarat oxidiert.
- Imino-Ketoglutaratsäure zerfällt spontan durch Hydrolyse in α-Ketoglutarat und Ammoniakion.

Ammoniak ist ein starkes Zellgift, es muss in der Harnstoffsynthese gebunden werden.

Die Reaktion wird über GTP gesteuert. Sammelt sich GTP als Folge einer hohen Aktivität des Citratcyclus in den Mitochondrien, so wird die oxidative Desaminierung von Glutamat gehemmt.

Auch diese Reaktion ist reversibel. Durch die Glutaminsynthetase kann Ammoniak – ein starkes Zellgift – in den Zellen gebunden werden. In diesem Fall ist $NADP^+$ Cofaktor.

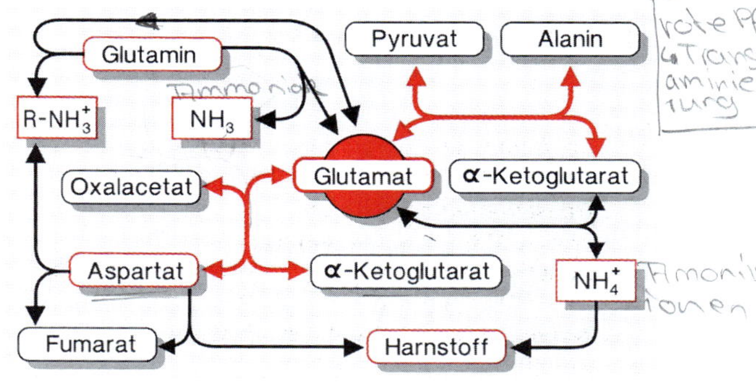

Abb. 2: Bedeutung von Glutamat

Abbau der Kohlenstoffketten

Nach der Abgabe der Aminogruppe durch Transaminierung und/oder Desaminierung können die Kohlenstoffketten in dem Kohlenhydrat- bzw. Fettsäurestoffwechsel weiter verwertet werden.

Ketogene Aminosäuren: Leucin und Lysin, d.h., aus diesen Aminosäuren kann keine Glucose aufgebaut werden. Die Kohlenstoffketten können lediglich zur Energiegewinnung bzw. Ketonkörperbildung genutzt werden.

Ketogene/glucogene Aminosäuren: Isoleucin, Phenylalanin, Tryptophan und Tyrosin können sowohl zur Gluconeogenese als auch zur Ketonkörperbildung bzw. Energiegewinnung verwendet werden.

Glucogene Aminosäuren: Die restlichen vierzehn Aminosäuren gelten als rein glucogen, die Kohlenstoffketten liefern Pyruvat oder Oxalacetat, d.h., sie können für die Gluconeogenese genutzt werden. Die Gluconeogenese aus Aminosäuren spielt bei mangelnder Kohlenhydratzufuhr mit der Nahrung eine wichtige Rolle, vgl. S. 399.

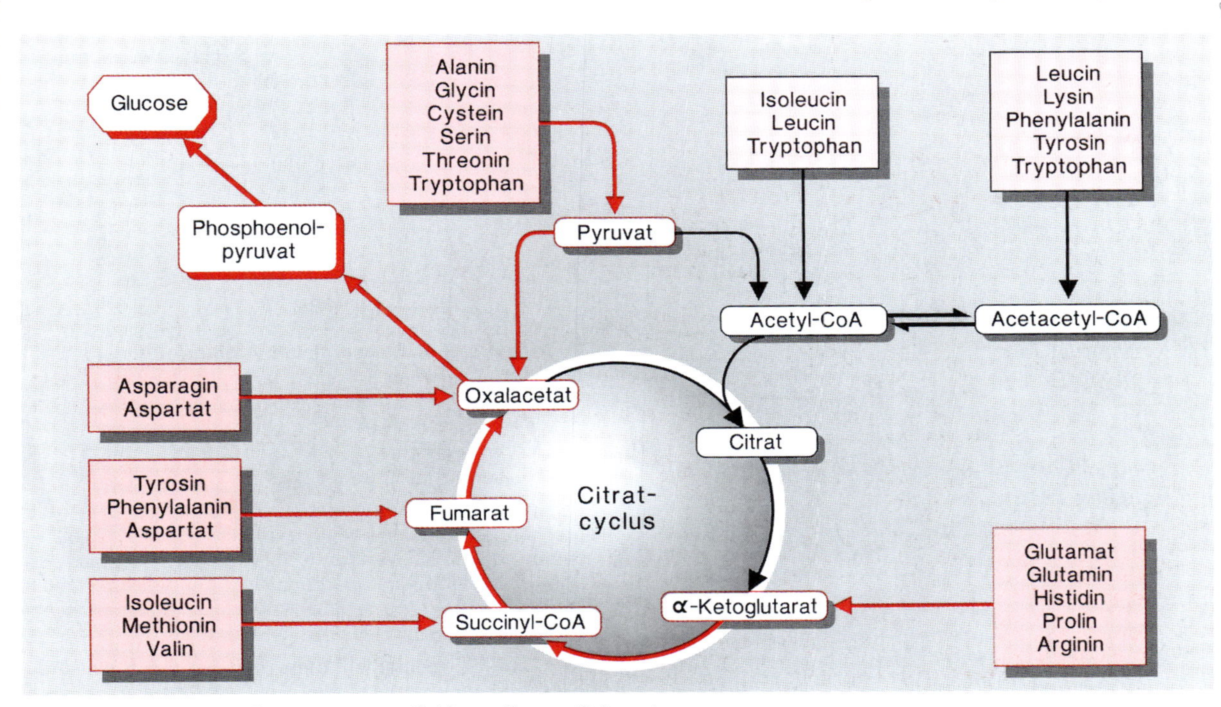

Abb. 3: Einschleuswege der Aminosäuren-Kohlenstoffketten (Schema)

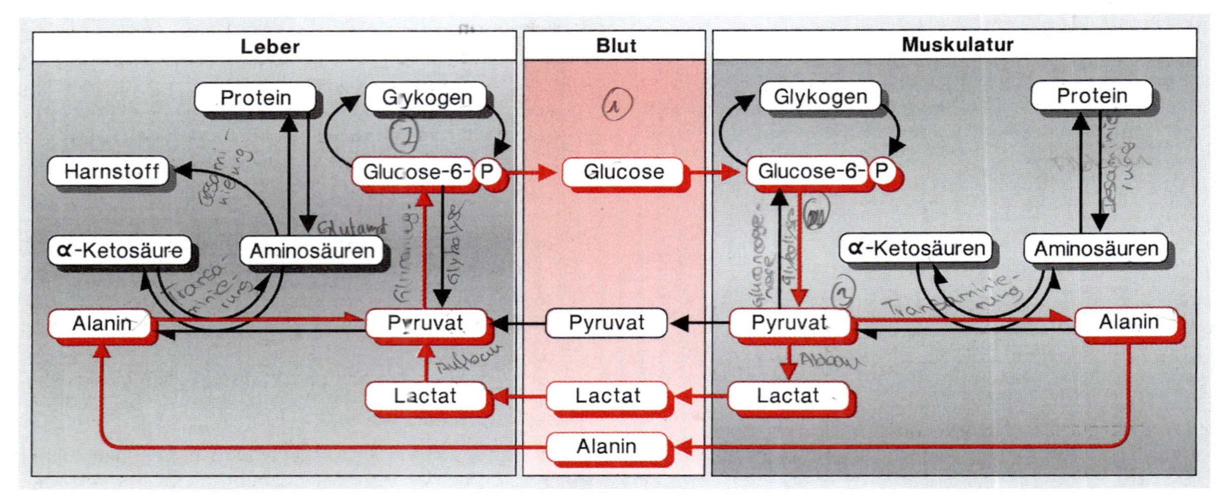

Abb. 1: Glucose – Alanin – Cyclus

Harnstoffsynthese

In der Leber wird ein Molekül Harnstoff über mehrere Reaktionsschritte aus je einem Molekül Ammoniak und Kohlenstoffdioxid und dem Aminostickstoff von Aspartat zusammengesetzt. Für die Bildung von einem Mol Harnstoff werden drei ATP bzw. vier energiereiche Bindungen verbraucht.

In 24 Stunden werden etwa 30 g Harnstoff gebildet, bei einer proteinreichen Nahrung kann die Harnstoffsynthese bis auf das Dreifache ansteigen. Harnstoff ist nicht toxisch, er diffundiert durch Zellmembranen und kann so leicht über die Niere ausgeschieden werden.

Reaktionsgleichung für die Harnstoffsynthese:

$CO_2 + NH_4^+ + 3\,ATP + Aspartat + H_2O \rightarrow$
$Harnstoff + 2\,ADP + 2\,P_a + AMP + P_a{-}P_a + Fumarat$

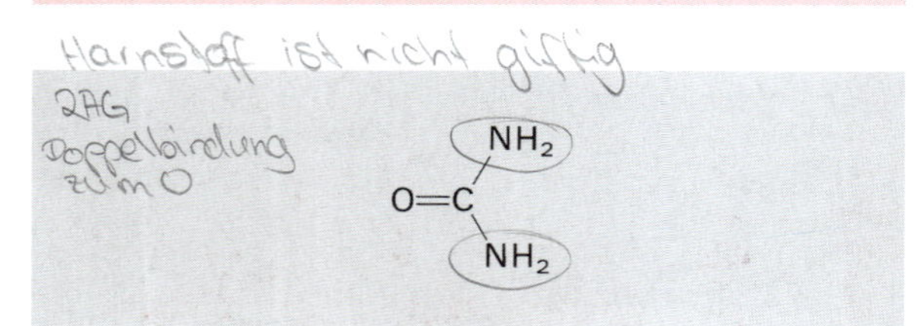

Abb. 2: Strukturformel Harnstoff

Aufgaben

1. *Erklären Sie die Begriffe: Transaminierung und oxidative Desaminierung.*
2. *1 g Eiweiß liefert bei der Verbrennung in der Kalorimeter-Bombe 23,4 kJ. Im Organismus liefert 1 g Eiweiß jedoch nur 17 kJ. Begründen Sie diese Aussage.*
3. *Erläutern Sie Wechselbeziehungen zwischen dem Eiweißstoffwechsel der Muskeln und dem Kohlenhydratstoffwechsel in der Leber.*

Glucose-Alanin-Cyclus

Unmittelbar nach den Mahlzeiten ist das Blut ausreichend mit Glucose aus der Nahrung versorgt. Später wird die Glucose im Blut durch den Abbau von Leberglykogen ergänzt.

Noch später wird Muskelprotein zu Aminosäuren abgebaut. Die Aminogruppen werden durch Transaminierung auf Pyruvat übertragen, das bei der Glykolyse entstanden ist. Es entsteht Alanin.

Alanin transportiert die Aminogruppe von den Muskeln zur Leber, durch Transaminierung wird hier die Aminogruppe auf α-Ketoglutarat übertragen, es entsteht Glutamat.

Aus dem entstandenen Pyruvat wird wieder Glucose aufgebaut und ans Blut abgegeben.
Das Aminosäuredefizit in den Muskeln wird nach der nächsten Mahlzeit durch „neue" Aminosäuren ausgeglichen.

12.12.3 Aufbau von Proteinen – Eiweißstoffen

Der **Aufbau der nichtessentiellen Aminosäuren** ist im Allgemeinen reversibel, d.h., aus den entsprechenden Ketocarbonsäuren können durch Transaminierung auch Aminosäuren aufgebaut werden:
Aus Pyruvat → Alanin,
aus Oxalacetat → Aspartat usw.

Für einige Aminosäuren stehen als Vorstufen weder entsprechende Ketosäuren noch andere Stoffwechselzwischenprodukte zur Verfügung, sie können also nicht im Organismus aufgebaut werden. Diese Aminosäuren müssen mit der Nahrung zugeführt werden, man bezeichnet sie deshalb als **essentielle Aminosäuren**, vgl. S. 101.

Eiweißstoffe können nicht ohne weiteres aus freien Aminosäuren aufgebaut werden, die Aminosäuren müssen zunächst aktiviert werden.

Aktivierung der Aminosäuren und Verknüpfung mit spezifischen Transfer-RNAs

Die Aktivierung erfolgt in zwei Reaktionsschritten:

1. Die **Aminosäure reagiert** zunächst **mit ATP** unter Abspaltung von Diphosphat.

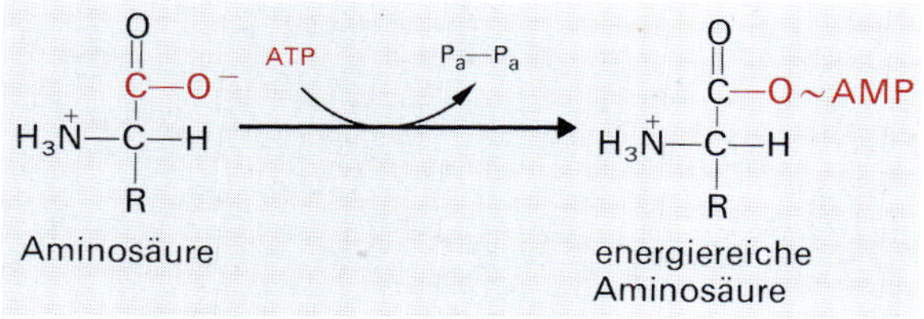

$$H_3\overset{+}{N}-\underset{R}{\underset{|}{C}}H-COO^- \xrightarrow[\;]{ATP \;\rightarrow\; P_a-P_a} H_3\overset{+}{N}-\underset{R}{\underset{|}{C}}H-CO-O\sim AMP$$

Aminosäure → energiereiche Aminosäure

Abb. 1: Aktivierung einer Aminosäure

2. Die energiereiche **Aminosäure** wird unter Abspaltung von AMP **auf Transfer-Ribonucleinsäure (tRNA) übertragen**.

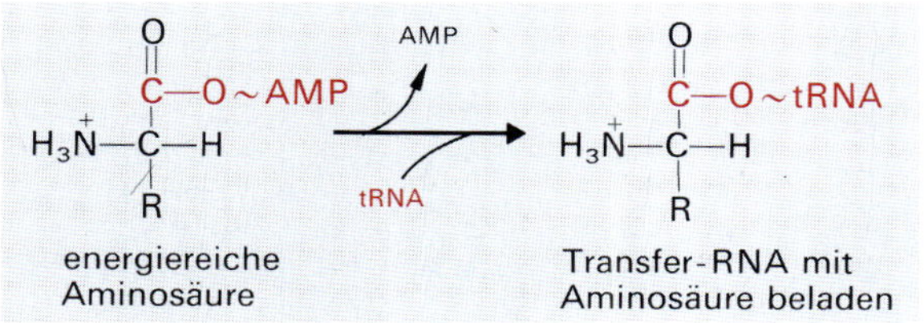

$$H_3\overset{+}{N}-\underset{R}{\underset{|}{C}}H-CO-O\sim AMP \xrightarrow[tRNA]{AMP} H_3\overset{+}{N}-\underset{R}{\underset{|}{C}}H-CO-O\sim tRNA$$

energiereiche Aminosäure → Transfer-RNA mit Aminosäure beladen

Abb. 2: Verknüpfung mit Transfer-RNA

Transfer-RNA hat zwei Aufgaben zu erfüllen:

- Sie trägt die Aminosäure in energiereicher Bindung,
- die Nucleotidfolge der t-RNA ermöglicht die Basenpaarung mit der m-RNA, vgl. S. 115.

Aufbau von Peptiden

Beim Aufbau der Eiweißstoffe müssen die Aminosäuren in einer ganz bestimmten Reihenfolge miteinander verknüpft werden. Der genetische Code für die Aminosäuresequenz ist in der DNA – Desoxyribonucleinsäure – im Zellkern festgelegt.

Transkription

Für die Eiweißsynthese muss also zunächst von der DNA eine Negativkopie – eine RNA-Matrize – erstellt werden. Diese Boten-RNA, auch Messenger-RNA (m-RNA) genannt, verlässt dann den Zellkern und bringt die Informationen zu den Ribosomen, hier vollzieht sich die Eiweißsynthese.

Translation

An den Ribosomen muss die Information der m-RNA in die Aminosäuresequenz eines Proteins übersetzt werden.

Die Transport-RNA, auch Transfer-RNA (t-RNA) genannt, bringt dann die Aminosäuren zu der Boten-RNA (m-RNA). Die t-RNA erkennen die Informationen der m-RNA. Enzyme „verknüpfen" nun die verschiedenen Aminosäuren in der durch die DNA festgelegten Reihenfolge zu einer Peptidkette.

Für den Aufbau der Peptidkette sind neben den bisher genannten Stoffen noch Mg^{2+}-Ionen und GTP notwendig. Jede Peptidbindung ist an eine Spaltung von GTP zu GDP und Phosphat gekoppelt.

Die fertige Peptidkette löst sich von der Boten-RNA und wird in das Zytoplasma abgegeben. Durch Faltung – räumliche Struktur – erhält der Eiweißstoff dann seine biologischen Eigenschaften.

Boten-RNA und Transport-RNA können für die Bildung weiterer Eiweißstoffe genutzt werden. Die Eiweißsynthese vollzieht sich relativ schnell. In einer Minute können 5000 bis 6000 Peptidbindungen geknüpft werden.

Aufgaben

1. *Erklären Sie den Aufbau von Aminosäuren aus α-Ketocarbonsäuren.*
2. *Beschreiben Sie den Aufbau von DNA und RNA.*
3. *Erklären Sie mithilfe der Übersichtsgrafik, vgl. S. 274, die Wechselbeziehungen zwischen dem Eiweißstoffwechsel der verschiedenen Zellarten.*

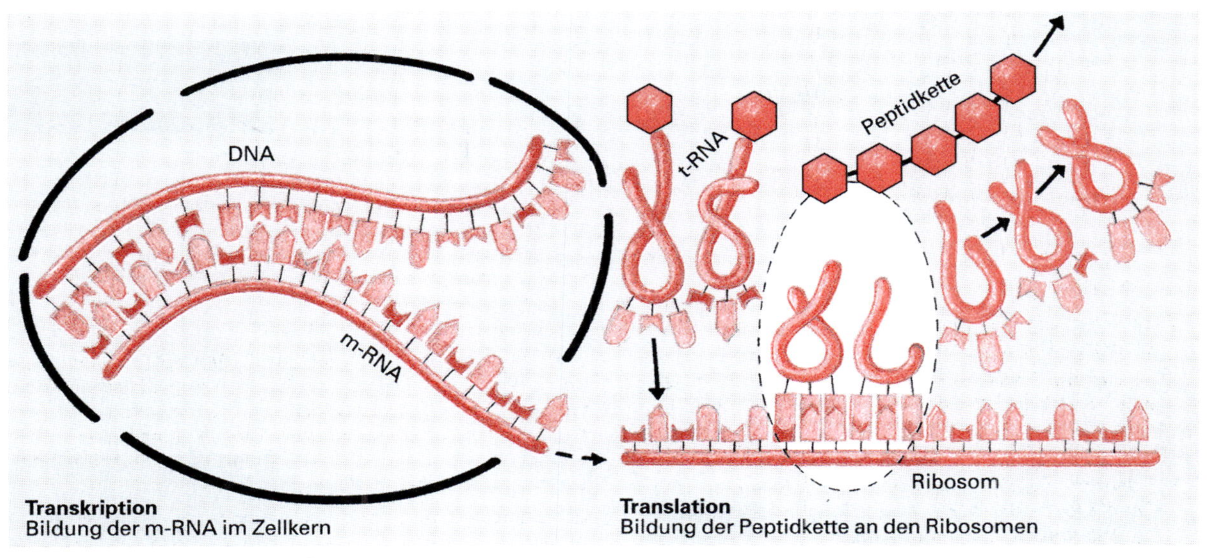

Abb. 3: Aufbau von Körpereiweiß

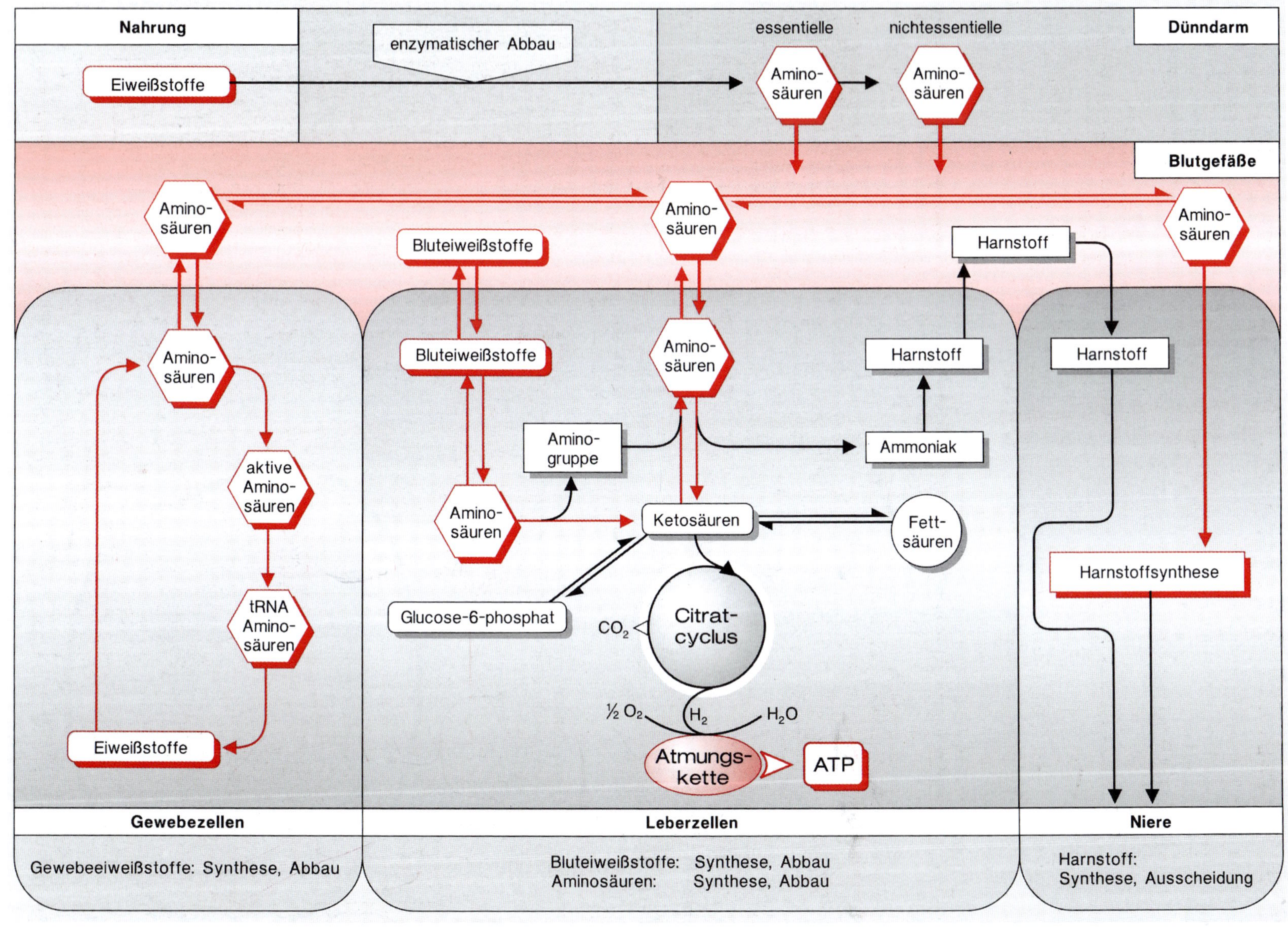

Abb. 1: Übersicht – Eiweißstoffwechsel

12.13 Wechselbeziehungen zwischen den Grundnährstoffen

Aufgaben

1. *Nennen Sie Stoffwechselprodukte, aus denen*
   a) Kohlenhydrate,
   b) Fette,
   c) Eiweißstoffe aufgebaut werden können.
2. *Nennen Sie Zellarten, die*
   a) Glucose,
   b) Fettsäuren zur Energiegewinnung abbauen.
3. *Beschreiben Sie das Stoffwechselgeschehen*
   a) nach einer Mahlzeit,
   b) zwischen den Mahlzeiten, vgl. S. 277.
4. *Beschreiben Sie das Stoffwechselgeschehen bei einer kohlenhydratfreien Ernährung.*
5. *Beschreiben Sie die Aufgaben der Vitamine beim Nährstoffabbau bzw. Nährstoffaufbau.*

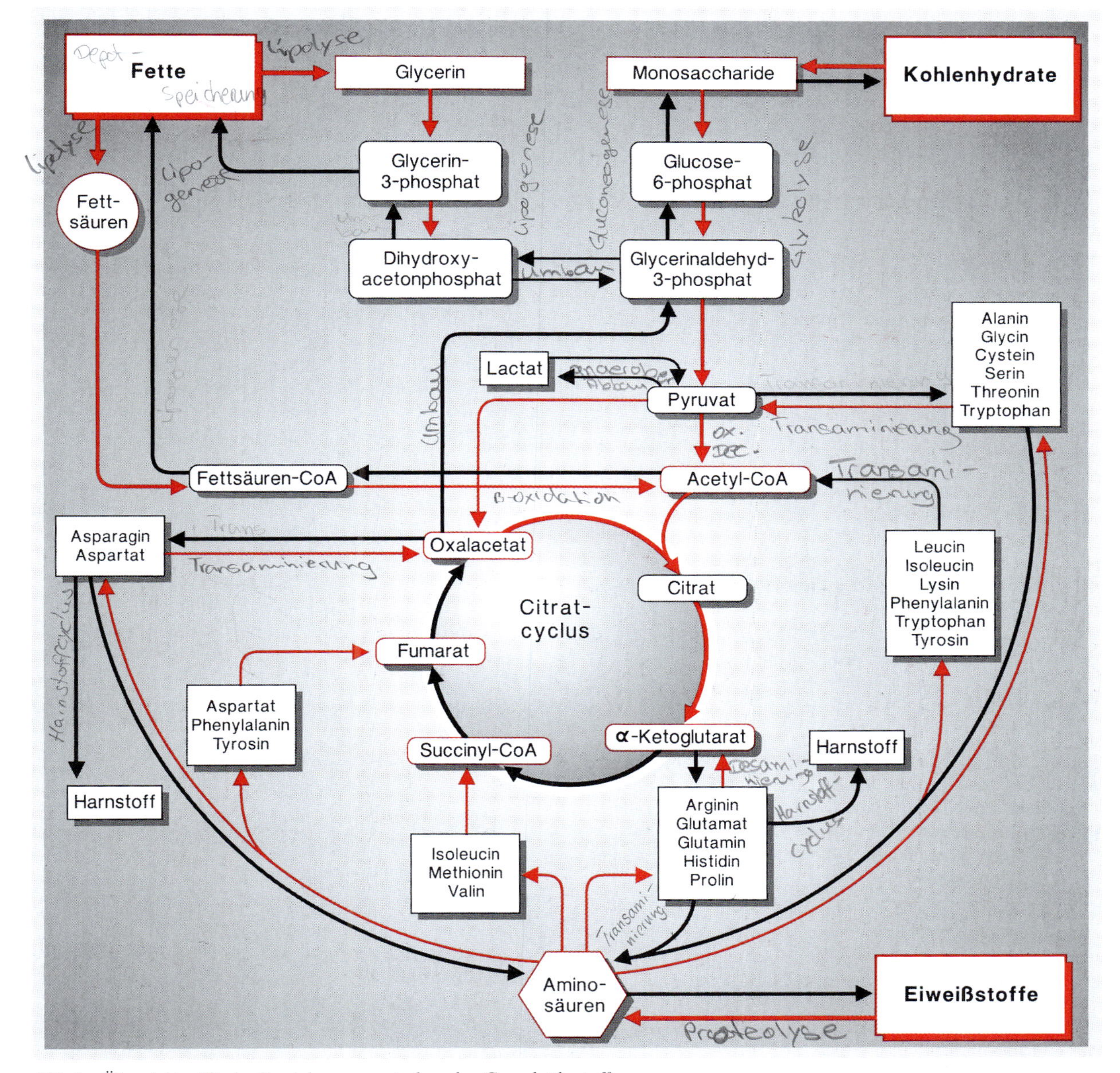

Abb. 1: Übersicht – Wechselbeziehungen zwischen den Grundnährstoffen

Wechselbeziehungen zwischen den Grundnährstoffen im Zellstoffwechsel sind vor allen Dingen bei folgenden Stoffwechselsituationen von Bedeutung:

- einseitiger oder überwiegender Kohlenhydrat- oder Eiweißernährung,
- im Hungerstoffwechsel, vgl. S. 400.

In diesem Zusammenhang sind folgende Fragen zu erörtern:

- Welche Energieverluste treten beim Umbau von Nährstoffen auf?
- Welche Nährstoffe sind essentiell, d.h., welche Nahrungsbestandteile können nicht vom Organismus aufgebaut bzw. durch andere Nährstoffe ersetzt werden?

Isodynamie der Nährstoffe

In Bezug auf den Energiegehalt sind die Grundnährstoffe der Nahrung austauschbar.

1 g Fett ist mit 2,27 g Eiweiß oder 2,27 g Kohlenhydraten isodynam.
1 g Eiweiß oder 1 g Kohlenhydrate sind mit 0,44 g Fett isodynam.

Bereits **Rubner** entwickelte dieses **Gesetz der Isodynamie der Nährstoffe**. Dieses Gesetz berücksichtigt jedoch nicht die Energieverluste, die durch die Umbauvorgänge im Zellstoffwechsel eintreten können, und auch nicht den niedrigeren Energiegehalt der Speichersubstanzen.

Energiegehalt der Speichersubstanzen

1 g Speicherfett	liefert 29 kJ
1 g Speicherglykogen	liefert 8 kJ
1 g Speichereiweiß	liefert 8 kJ

Vorrat an Speichersubstanzen im Organismus
bei 70 kg Körpergewicht

Glykogen	400 g – reicht für 12 bis 24 Stunden
Fett	10 bis 15 kg – reicht für Monate
Eiweiß	2 kg – reicht für mehrere Wochen

Eiweiß kann allerdings nur bedingt als Speichersubstanz angesehen werden. Bei Eiweißmangel werden zunächst die labilen Eiweißstoffe aus Darm und Leber mobilisiert und danach werden Strukturproteine der Muskulatur abgebaut.

Aufgaben

1. *Berechnen Sie die mögliche Dauer einer Nulldiät.*
2. *Erläutern Sie die spezifisch dynamische Wirkung der Nährstoffe.*

Energieverluste durch Umbauvorgänge – spezifisch dynamische Wirkung

Beim Abbau der Nährstoffe bzw. durch den Umbau treten unterschiedliche Energieverluste ein. Rubner bezeichnete diese Energie verbrauchende Wirkung der Nährstoffe als spezifisch dynamische Wirkung.

Die spezifisch dynamische Wirkung der Nährstoffe
beträgt bei:

– Kohlenhydraten	5 bis 9 %
– Fetten	3 bis 4 %
– Eiweißstoffen	15 bis 20 %

Die Angaben gelten jeweils für eine einseitige Kohlenhydrat-, Fett- oder Eiweißernährung. Bei einer normalen gemischten Kost rechnet man mit einer spezifisch dynamischen Wirkung – also einem Energieverlust – von 6 %.

Die spezifisch dynamische Wirkung der Nährstoffe ist

1. durch den Energieverlust bei den Umbauvorgängen im intermediären Stoffwechsel bedingt. Dass Eiweißstoffe eine größere spezifisch dynamische Wirkung als Kohlenhydrate haben, ist leicht verständlich. Glucose muss lediglich zu Kohlenstoffdioxid und Wasser abgebaut werden. Aminosäuren müssen zunächst desaminiert werden, Ammoniak muss in der Harnstoffsynthese gebunden werden, die Kohlenstoffkette wird zu Kohlenstoffdioxid und Wasser abgebaut.
2. Darüber hinaus bewirken die einzelnen Nährstoffe eine unterschiedliche Stoffwechselsteigerung. Durch diese Stoffwechselsteigerung wird je nach Nährstoff eine unterschiedliche Energiemenge in Form von Wärme freigesetzt, die der Organismus nicht nutzen kann.

Gewichtsverlust beim Fasten (40 Tage)

Triglycerid-Bedarf	$150 \times 40 = 6000$ g
Protein-Bedarf	$20 \times 40 = 800$ g

Effektive hydrodynamische Volumina
0,15 ml H_2O/g Triglycerid
8 ml H_2O/g Protein

Gewichtsabnahme bei Fetteinschmelzung

	6000 g Triglycerid
+	900 g H_2O
	6900 g

Gewichtsabnahme bei Proteineinschmelzung

	800 g Protein
+	6400 g H_2O
	7200 g

Gewichtsabnahme (insgesamt)

	6900 g Triglycerid-H_2O
+	7200 g Protein-H_2O
	14100 g

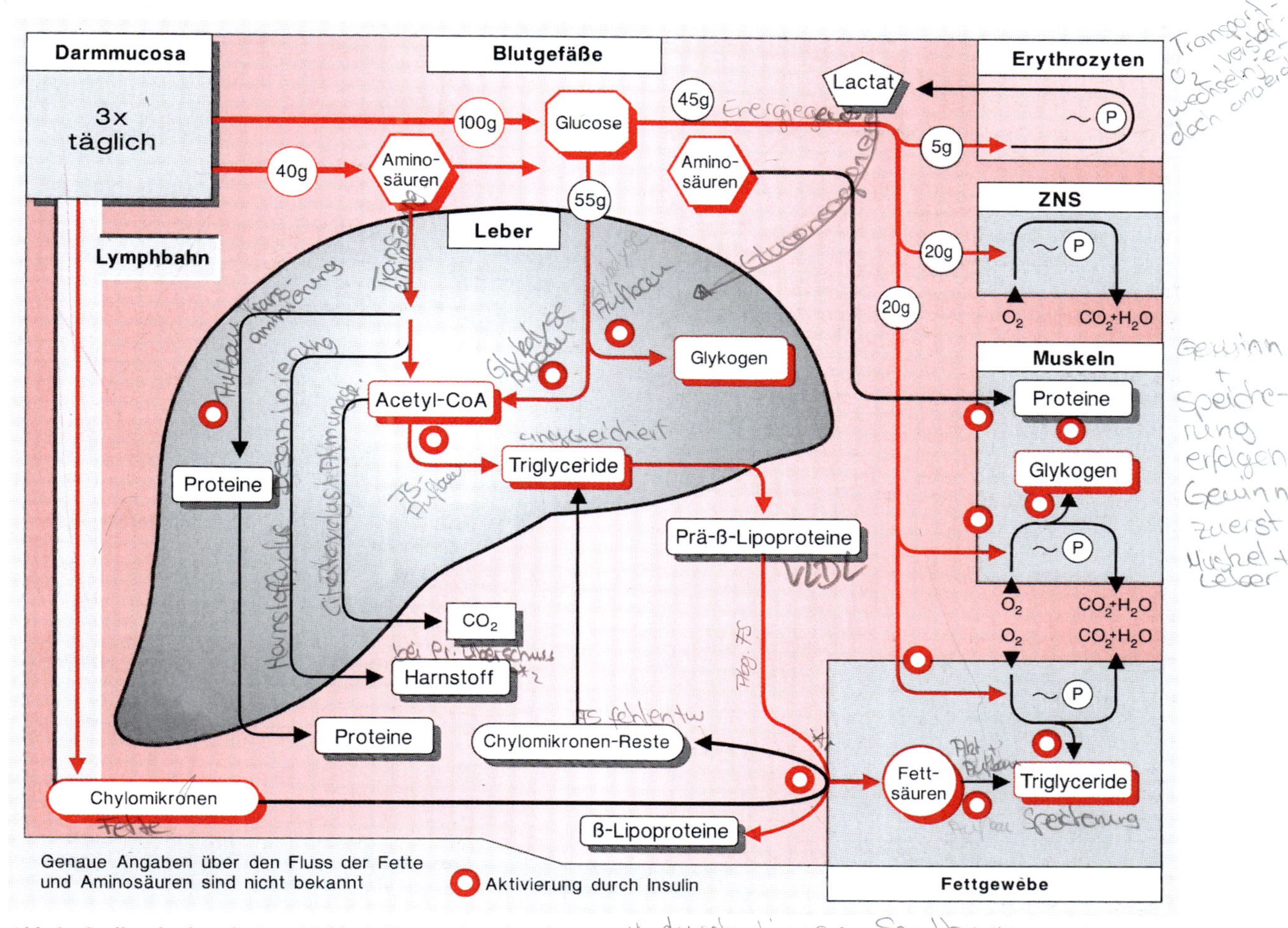

Abb. 1: Stoffwechsel nach einer Mahlzeit (Resorptionsphase)

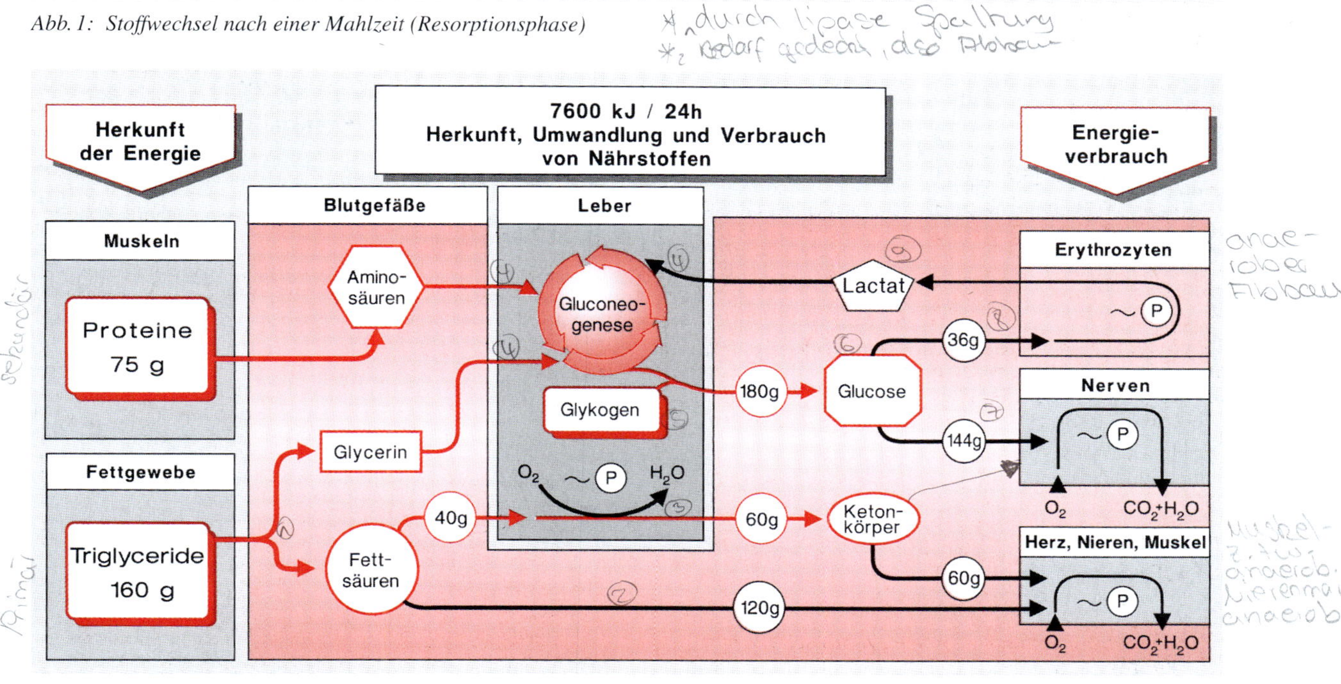

Abb. 2: Stoffwechsel zwischen den Mahlzeiten (bzw. nach 1 Tag ohne Nahrungsaufnahme)

13 Lebensmittelverarbeitung, -konservierung

13.1 Vorbereiten, Aufbereiten

Zu den Vorbereitungstechniken gehören gründliche und sachgemäße Reinigung, außerdem vor allen Dingen die mechanische Behandlung und in einigen Fällen eine kurzfristige Wärmebehandlung, z. B. das Blanchieren von Gemüse.

Durch die Vorbereitungstechniken werden die Lebensmittel vor allem mechanisch bearbeitet, um sie in einen küchen-, gar- oder aufbereitfertigen Zustand zu bringen.

Küchenfertig: Lebensmittel, von denen der nicht essbare Teil entfernt ist und die gegebenenfalls zerkleinert sein können.

Garfertig: Fertig vorbereitete Lebensmittel, die nur noch zu garen sind. Je nach Garverfahren wird unterschieden in kochfertig, bratfertig, frittierfertig u. a.

Aufbereiten (R. Zacharias)

Beim Aufbereiten werden vorbereitete oder bereits gegarte Lebensmittel in den verzehrfertigen Zustand gebracht. Unter das Aufbereiten fällt auch das Erwärmen haltbar gemachter Speisen oder die Zugabe von Flüssigkeit zu Instantprodukten.

Begriffsdefinitionen – Aufbereiten

Abschrecken: Übergießen heißer Lebensmittel mit kaltem Wasser oder rasches Abkühlen durch Eintauchen in kaltes Wasser/gestoßenes Eis.

Aufwärmen: Wiedererwärmen gegarter, erkalteter Speisen und Getränke.

Emulgieren: feines Verteilen zweier nicht mischbarer Flüssigkeiten ineinander.

Flambieren: Übergießen von Speisen mit kleinen Mengen meist erwärmter alkoholhaltiger Flüssigkeiten und anschließendes Anzünden.

Legieren: Einrühren von Eigelb, Sahne oder Butter in nicht mehr kochende Flüssigkeit.

Marinieren: Zugabe von verdünnten organischen Säuren, evtl. Öl, und würzenden Zutaten zur Geschmacksveränderung.

Tranchieren: Schneiden von rohen oder gegarten Lebensmitteln in Teile oder Scheiben.

Vorbereitungs-techniken	Erklärung	Arbeitsregeln
Putzen	Entfernen wertloser Bestandteile: Abschneiden, Entsteinen	Putzen mithilfe eines Messers durchführen. Lebensmittel dabei nicht im Wasser liegen lassen.
Schälen/Pellen	Entfernen feinhäutiger Schalen	Pflanzliche Lebensmittel werden mit dem Messer oder einer Schälmaschine geschält – möglichst dünn schälen.
Waschen	Entfernen von Schmutzstoffen	Waschen immer vor dem Zerkleinern der Lebensmittel durchführen. In kaltem Wasser möglichst schnell und gründlich waschen.
Wässern	Entfernen unerwünschter wasserlöslicher Stoffe	Z. B. Salzheringe werden gewässert. Hier muss jedoch beachtet werden, dass auch wertvolle Inhaltsstoffe herausgelöst werden.
Blanchieren	Kurzfristige Hitzebehandlung roher Lebensmittel in kochendem Wasser, Wasserdampf oder in heißem Fett	Lebensmittel – Gemüse, Obst – vor dem Tiefkühlen blanchieren. Die lebensmitteleigenen Enzyme werden hierdurch zerstört, sie können nicht mehr verändernd einwirken.
Schneiden	Zerkleinern der Lebensmittel in Stücke, Würfel, Scheiben, Streifen oder Stifte	Zum Schneiden stehen verschiedene Spezialgeräte zur Verfügung. Lebensmittel erst kurz vor der Weiterverarbeitung zerkleinern.
Raspeln	Zerkleinern der Lebensmittel in feine längliche Teile	Zum Raspeln stehen ebenfalls verschiedene Geräte zur Verfügung.
Reiben/Hacken	Zerkleinern in kleinste Stückchen	Zum Reiben und Hacken stehen verschiedene Spezialgeräte zur Verfügung. Zerkleinerte Lebensmittel sind leichter verdaulich.
Passieren/ Pürieren	Durchstreichen von weichen, oft gegarten Lebensmitteln	Zum Passieren ein Sieb oder ein anderes Spezialgerät benutzen.

Tab. 1: Übersicht – Vorbereitungstechniken

13.2 Garen

Aufgaben und Versuche

Leiten Sie aus den Versuchsreihen jeweils Regeln für die Lebensmittelverarbeitung ab.

Kochen

1. *Abhängigkeit der Garzeit vom Topfmaterial*
   Erhitzen Sie je einen Liter Wasser bei gleicher Wärmezufuhr
   a) in einer hitzebeständigen Glasform,
   b) in einem Emailletopf,
   c) in einem Edelstahltopf mit Sandwichboden.
   Vergleichen Sie jeweils die Zeit, bis der Siedepunkt erreicht ist.
2. *Lösungsvermögen von Wasser*
   Prüfen Sie Kochwasser – z. B. von Salzkartoffeln – auf
   a) Kohlenhydrate, b) Eiweißstoffe, c) Fette,
   d) Mineralstoffe.
   Vergleichen Sie hierzu auch die Versuche:
   Eigenschaften des Wassers, S. 163.
   Quellen und Verkleistern von Stärke, vgl. S. 40.

Dämpfen

Garen Sie Lebensmittel gleicher Menge und Art
a) in einem Dampfdrucktopf,
b) in einem normalen Topf mit Dampfeinsatz.
Vergleichen Sie die Garzeit.

Braten

1. *Salzen – vor oder nach dem Anbraten?*
   Braten Sie je ein Stück gesalzenes und ein Stück ungesalzenes Fleisch.
   Vergleichen Sie die Veränderungen.
2. *Fette – mit niedrigem oder mit hohem Rauchpunkt verwenden?*
   Braten Sie je ein Stück Fleisch a) in Margarine,
   b) in Pflanzenöl. Vergleichen Sie Garzeit und Veränderung der Fleischstücke.
3. *Anbraten – bei hohen oder niedrigen Temperaturen?*
   Geben Sie je ein Stück Fleisch
   a) in kaltes Fett, b) in heißes Fett.
   Vergleichen Sie die Veränderung der Fleischstücke.
   Vergleichen Sie außerdem den Geschmack beider Fleischstücke.

Durch die Gartechniken werden küchen- bzw. garfertige Lebensmittel durch Wärmebehandlung verzehrfertig gemacht.

Gartechniken	Erklärung	Wärme wird übertragen durch	Temperatur in °C außen	Temperatur in °C innen bei Garende
Kochen – unter Druck	Kochen ist ein Garen in viel siedender Flüssigkeit.	Flüssigkeit	100 105–120	80–100 105–118
Garziehen	Garziehen ist ein Garen in nicht siedender Flüssigkeit bzw. im Wasserbad.	Flüssigkeit	75–95	75–95
Dämpfen – unter Druck	Dämpfen ist ein Garen in Wasserdampf.	Wasserdampf	100 105–120	80–100 105–118
Dünsten	Dünsten ist ein Garen im eigenen Saft, evtl. Zugabe von wenig Fett bzw. wenig Flüssigkeit zur Aromabildung.	Flüssigkeit/Fett	100	80–100
Schmoren	Schmoren ist ein Garen durch Anbraten in heißem Fett und ein Weitergaren nach Zugabe von wenig kochender Flüssigkeit.	Fett/Flüssigkeit	200 100	100
Braten	Braten ist ein Garen und Bräunen in heißem Fett.	Fett	180–200	80–90
Backen	Backen ist ein Garen und Bräunen in heißer Luft.	Luft	160–250	80–100
Frittieren	Frittieren ist ein Garen im heißen Fettbad.	Fett	160–180	80–95
Grillen	Grillen ist ein Garen durch Strahlungshitze oder Kontakthitze mit oder ohne Fettzugabe.	Strahlungshitze, Kontakthitze	200–250	80–100
Mikrowellengaren	Mikrowellengaren ist ein Garen durch elektromagnetische Wellen, die durch Molekülbewegung Reibungswärme erzeugen.	Elektromagnetische Wellen	100	100

Tab. 1: Übersicht – Gartechniken: Begriffserklärungen

Gartechniken	benötigte Geräte	geeignete Lebensmittel	Bewertung
Kochen	gut schließende Töpfe, Dampfdrucktopf	wasserarme, stärkereiche Lebensmittel: Suppen, Backobst, Gemüse, Hülsenfrüchte	Nährstoffverluste treten ein, Mineralstoffe, wasserlösliche Vitamine usw. werden herausgelöst. Kochwasser mitverwenden.
Garziehen	Wasserbad, Töpfe	Reis, Teigwaren, Cremes, Klöße, Fisch	Schonende Gartechnik, Nährstoffe werden wie beim Kochen herausgelöst.
Dämpfen	gut schließende Töpfe mit Dampfeinsatz, Dampfdrucktopf	Gemüse, Kartoffeln, Fisch, zartes Fleisch	Schonende Gartechnik, durch den Wasserdampf werden kaum Nährstoffe aus den Lebensmitteln herausgelöst.
Dünsten	flache, gut schließende Töpfe, hitzebeständige Folie	wasserreiche Lebensmittel: Gemüse, Obst, Fisch, zartes Fleisch	Schonende Gartechnik, nur geringe Verluste treten auf; Garen in Folie wird auch als Dünsten bezeichnet.
Schmoren	Edelstahltöpfe, Bratgeschirr	Fleischstücke mit festem Bindegewebe, hohem Fettgehalt, gefüllte Gemüse	Hitzeempfindliche Vitamine werden zerstört, wasserlösliche Nährstoffe gehen nicht verloren, da der Sud mit verwendet wird.
Braten	Stielpfannen oder Töpfe aus hitzebeständigem Material	feinfaseriges Fleisch, Fisch, Kartoffeln	Hitzeempfindliche Vitamine werden zerstört, sonst kaum Nährstoffverluste, Röststoffe bilden sich, durch Fett wird der Energiegehalt erhöht.
Backen	Backofen	Backwaren, Auflaufmassen	Hitzeempfindliche Vitamine werden zerstört, sonst keine Verluste.
Frittieren	Fettbad in hitzebeständigen Töpfen	Gebäck, Kartoffeln, kleine panierte Fleischstücke	Speisen sind schwer verdaulich, fettreich. Fett nach drei- bis viermaligem Gebrauch erneuern.
Grillen	Grillgeräte, eingebauter Grill im Herd	kleine Fleisch- und Fischstücke, Geflügel, Obst, Gemüse	Garen ohne oder mit geringer Fettzugabe, Bildung von Röststoffen. Schmackhafte und zugleich energiearme Speisen. Hitzeempfindliche Vitamine werden zerstört.
Mikrowellengaren	Mikrowellengerät	kleine Portionen, Tellergerichte, Tiefkühlkost	Schonende Gartechnik, kaum Nährstoffverluste

Tab. 1: Anwendung und Bewertung der Gartechniken

Aufgaben

1. *Nennen Sie Gartechniken, die für*
   a) *Reduktionsdiäten,*
   b) *leichte Vollkost geeignet sind.*
2. *Machen Sie Vorschläge:*
   a) *Wie kann man beim Garen Energie sparen?*
   b) *Für welche Gerichte lohnt sich der Einsatz des Dampfdrucktopfes?*

Was kann beim Grillen passieren?

Wenn beim Grillen tropfendes Fett Flammen bildet oder über nicht durchgeglühter Kohle gegrillt wird, wird verstärkt Krebs erregendes 3,4-Benzo(a)pyren – polycyclische aromatische Kohlenwasserstoffe (PAK) – gebildet.

Außerdem werden beim Grillen von gepökeltem Fleisch Nitrosamine gebildet, vgl. S. 305.

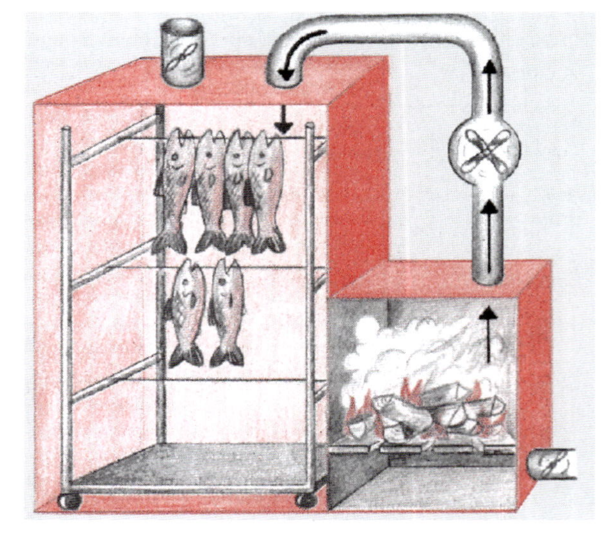

Abb. 1: Moderne Räucheranlage mit separater Raucherzeugung und Steuerung der Abluft

13.3 Lebensmittelveränderungen bei der Verarbeitung

Durch die Faktoren Wasser und Hitze treten bei der Durchführung von Vorbereitungs- und Gartechniken entscheidende Lebensmittelveränderungen ein.

13.3.1 Veränderung durch Wassereinwirkung

Kohlenhydrate

Mono- und Disaccharide sind wasserlöslich, durch Wassereinwirkung treten also Verluste auf.
Wasser lässt Stärke und Glykogen aufquellen. Stärke und Glykogen können auch herausgelöst werden.

Eiweißstoffe

Wasserlösliche Eiweißstoffe – besonders Albumine – werden herausgelöst.

Fette

Fette können durch Wassereinwirkung nicht verändert werden, da sie wasserunlöslich sind.

Mineralstoffe und Vitamine

Verluste an Mineralstoffen und wasserlöslichen Vitaminen – besonders B-Vitamine und Ascorbinsäure – treten durch Herauslösen ein, vgl. S. 284 f.

Verluste an fettlöslichen Vitaminen können durch Wassereinwirkung nicht verursacht werden.

Die Höhe der Nährstoffverluste durch Wassereinwirkung richtet sich nach
- dem Zerkleinerungsgrad der Lebensmittel,
- der Dauer der Wassereinwirkung,
- der Wassertemperatur.

Aufgaben und Versuche

1. **Lösungsvermögen von Wasser**

   Prüfen Sie die Garflüssigkeit von Salzkartoffeln auf
   a) Kohlenhydrate,
   b) Eiweißstoffe,
   c) Fette,
   d) Mineralstoffe,
   e) Ascorbinsäure.

   Weitere Versuche zum Thema „Eigenschaften des Wassers", vgl. S. 163.

2. *Nennen Sie Beispiele aus der Lebensmittelverarbeitung, bei denen*
   a) ein Herauslösen von Geschmacks- und Farbstoffen erwünscht ist.
   b) ein Herauslösen unerwünscht ist.

13.3.2 Veränderung durch Hitzeeinwirkung

Je nachdem, ob bei den Gar- bzw. Konservierungstechniken Temperaturen bis 100 °C oder über 100 °C erreicht werden, treten unterschiedliche Veränderungen ein.

Kohlenhydrate

Abbau von Zucker – Karamellbildung

Aus Zucker – Saccharose – wird beim trockenen Erhitzen auf 170 °C unter Wasserabspaltung Karamell gebildet. Karamell hat eine geringere Süßkraft als Saccharose. Versuchsanordnung Karamellbildung, vgl. S. 49.

Maillard-Reaktion – nichtenzymatische Bräunungsreaktion

Die Aroma- und Farbentwicklung während des Erhitzens bzw. auch während längeren Aufbewahrens von Lebensmitteln beruhen oft auf der Maillard-Reaktion.

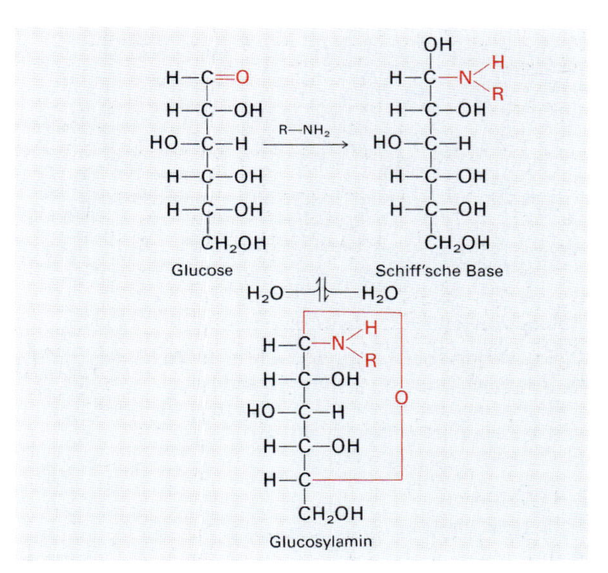

Abb. 1: Reaktionsgleichung

1. **Schritt**: Die Aminogruppe von Aminosäuren kondensiert mit der reduzierenden Carbonylgruppe eines Zuckers. Bei dieser Carbonylamino-Reaktion entsteht eine Schiff'sche Base.
2. **Schritt**: Aus der Schiff'schen Base wird die entsprechende cyclische Verbindung Glucosylamin gebildet. Beide Stoffen liegen im Gleichgewicht vor.
3. **Schritt**: Spaltung der Zuckeranteile unter gleichzeitiger Wasserabspaltung – Braunfärbung.

Hauptsächlich beteiligt an dieser Reaktion sind
- reduzierende Zucker: **Glucose**, Maltose, Lactose,
- Aminosäuren: **Lysin**, Arginin, Tryptophan und Histidin.

Durch diese Bräunungsreaktionen werden Röststoffe – Geschmacksstoffe – gebildet.

Abbau von Stärke – Dextrinbildung

Bei trockener Hitze und höheren Temperaturen – ca. 180 °C – wird Stärke zu Dextrinen abgebaut, vgl. S. 38. Dextrine sind leichter verdaulich, sie haben eine hellbraune Farbe. Aufbau von Dextrinen, vgl. S. 37.

Stärke – Gelbildung

Stärke verkleistert unter Wasseraufnahme bei 60 bis 80 °C: Amylose löst sich im Wasser. Amylopektin bildet ein „Netzwerk", in das Wasser eingelagert wird. Es entsteht ein Stärkekleister – Stärkegel.

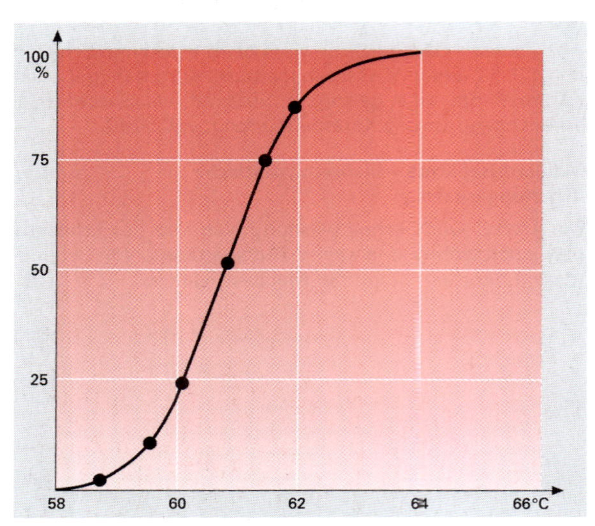

Abb. 1: Verkleisterungskurve von Kartoffelstärke in % (nach Banks und Muir)

Abbau von Ballaststoffen/Cellulose

Cellulose wird bei Temperaturen über 100 °C geringfügig hydrolysiert. Durch Strukturumwandlungen wird das Zellgefüge gelockert, die Verdauungsenzyme können leichter in das Zellinnere gelangen, vgl. S. 68.

Eiweißstoffe

Kollagene

Bindegewebe enthält Kollagene. Bei etwa 80 °C **gelatinisiert** Bindegewebe. Je nach Temperatur befinden sich Eiweißstoffe im Sol- oder Gelzustand, vgl. S. 142f.

Durch das Zerstören des Bindegewebes – der Kollagene – werden die Lebensmittel leichter verdaulich und zarter.

Albumine und Globuline

Diese Eiweißstoffe werden bereits bei 60 bis 70 °C **denaturiert**, d.h., die Sekundär- und Tertiärstruktur werden zerstört. Werden die Eiweißstoffe länger erhitzt, so geben sie Quellungswasser ab, vgl. S. 142. Die Eiweißstoffe werden zunächst durch die Zerstörung der Struktur leichter verdaulich, aufgrund der festeren Struktur nach Wasserabgabe dann jedoch wieder schwerer verdaulich.

Enzymhemmer – toxische Eiweißstoffe

Die in den Lebensmitteln enthaltenen Enzymhemmer werden durch Hitze zerstört. Beispiele für toxische Eiweißstoffe: Eiklar enthält Avidin, dieses inaktiviert Biotin.

Sojabohnen enthalten Proteaseninhibitoren, sie hemmen Trypsin, vgl. S. 320.

Bohnen enthalten Hämagglutinine, sie behindern die Funktion der Erythrozyten und der Darmepithelzellen.

Maillard-Reaktion – Röststoffbildung

An dieser auf S. 281 beschriebenen nichtenzymatischen Bräunungsreaktion sind auch Eiweißstoffe beteiligt. Je nach der Art der beteiligten Aminosäuren werden unterschiedliche Aromastoffe gebildet. Diese Stoffe regen den Appetit an, d.h., die Produktion von Verdauungssäften wird gefördert. Durch diesen Vorgang wird jedoch auch gleichzeitig die biologische Wertigkeit der Eiweißstoffe gemindert.

Besonders die Verwertung der essentiellen Aminosäure Lysin ist beeinträchtigt und damit die ohnehin niedrige biologische Wertigkeit des Getreideeiweißes.

Enzyme

Lebensmitteleigene Enzyme werden bei Temperaturen von 65 bis 70 °C zerstört. Hierdurch wird eine weitere Veränderung durch diese Enzyme – z.B. enzymatische Bräunungsreaktionen – verhindert.

Fette

Durch geringe Hitzeeinwirkung schmelzen die Fette zunächst und können dabei zum Teil aus den Lebensmitteln herausgelöst werden.
Beim stärkeren Erhitzen von Fetten entstehen sowohl dimere Triglyceride als auch Hydroxyfettsäuren, vgl. S. 77.

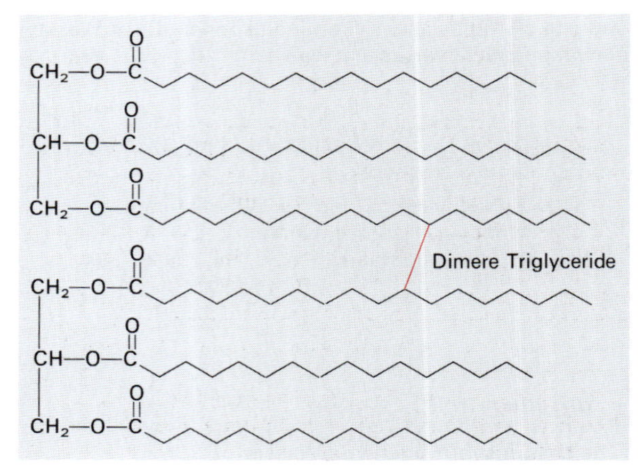

Abb. 2: Dimere Triglyceride

Glycerin wird in Acrolein, eine Vorstufe von Acrylamid, umgewandelt. Acrolein reagiert mit Ammoniak zu Acrylamid.

Auch beim Erhitzen von Kohlenhydraten entsteht Acrylamid.

Mineralstoffe

Der Mineralstoffgehalt der Lebensmittel bleibt bei Hitzeeinwirkung unverändert.

Vitamine

Vitaminverluste beim Garen, vgl. S. 285f.

Lebensmittelbestandteile	Veränderungen durch **Wasser**	Veränderungen durch **Hitze bis 100 °C**	Veränderungen durch **Hitze über 100 °C**
Kohlenhydrate Zucker	wasserlöslich – Verluste	–	170 °C Karamellbildung Geschmacksstoff, niedrigere Süßkraft
		Bildung von Röststoffen, ab 110 °C, verstärkt – Geschmacksstoffe – evtl. Bitterstoffe	
Stärke	wasserunlöslich – Verluste durch Herauslösen	60–80 °C quillt und verkleistert – leichter verdaulich	180 °C Dextrinbildung – leichter verdaulich
Cellulose	wasserunlöslich	Zellwände zum Teil aufgesprengt, Strukturveränderung – leichter verdaulich	weitere Strukturveränderungen
Eiweißstoffe Kollagene	wasserunlöslich	80 °C Gelatinisierung – leichter verdaulich	weitere Gelatinisierung
Albumine, Globuline	zum Teil wasserlöslich – Verluste	60–70 °C Denaturierung – leichter verdaulich	stärkere Denaturierung – schlechtere Verdaulichkeit
		Bildung von Röststoffen, ab 110 °C verstärkt – Geschmacksstoffe – Abnahme der biologischen Wertigkeit	
Fette	wasserunlöslich	schmelzen	200 °C Oxidation und Verlust ungesättigter Fettsäuren – Acrylamidbildung Strukturveränderungen: dimere Triglyceride, Aldehyde, Ketone
Mineralstoffe	wasserunlöslich – Verluste durch Herauslösen	keine Veränderungen	keine Veränderungen
Vitamine	zum Teil wasserlöslich: C, B-Vitamine und H	besonders Vitamin C und B_1 werden durch Hitzeeinwirkung zerstört	

Tab. 1: Gesamtübersicht – Veränderungen der Lebensmittel

Zusammenfassende Bewertung der Veränderungen beim Garen

positiv:	**negativ:**
Nahrung ist keimarm Durch Röststoffbildung wirkt die Nahrung appetitanregend	Nährstoffverluste durch Wasser Röststoffbildung: Minderung der biologischen Wertigkeit
Stärke und Eiweißstoffe können enzymatisch leichter abgebaut werden	Zersetzung der Fette – Bildung von toxischen Stoffen
	Vitaminverluste durch Hitze und Sauerstoff

Aufgaben

1. Erläutern Sie die Zubereitung von verschiedenen Kartoffelgerichten in Bezug auf die
   a) Auswahl der Gartechnik,
   b) Veränderung des Nährstoffgehaltes.

2. Beschreiben Sie das Garen folgender Speisen und beurteilen Sie die jeweiligen Nährstoffveränderungen:
   a) Nudeln – Garziehen,
   b) Wurzelgemüse – Dünsten,
   c) Fischfilet – Braten,
   d) Blumenkohl – Dämpfen,
   e) Rouladen – Schmoren,
   f) Hähnchen – Grillen,
   g) Kroketten – Frittieren.

13.4 Vitaminerhaltung – Vitaminverluste

Vitaminverluste können durch folgende Faktoren eintreten: Wasser, Hitze, Licht, UV-Strahlen, (Luft-) Sauerstoff, Enzyme, Metalle, saures oder alkalisches Milieu.

Die Vitaminzerstörung erfolgt meist nicht durch einen einzelnen Faktor, sondern durch das Zusammenwirken mehrerer. Entscheidend für die Vitaminverluste sind Dauer und Intensität der Einwirkung.

Besonders gefährdet sind Vitamin E, Vitamin C, Folsäure und Thiamin. Durch eine angemessene Lebensmittelverarbeitung können die Verluste gering gehalten werden.

13.4.1 Vorbereitungstechniken

Waschen

Entscheidend sind hier neben der Wassertemperatur und der Dauer der Einwirkung die Zellstruktur und Oberfläche der Lebensmittel.

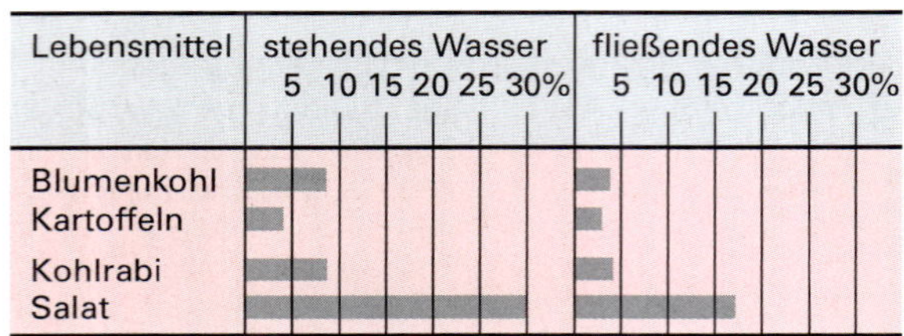

Tab. 1: Vitamin-C-Verluste beim Waschen (15 Minuten, 15 °C Wassertemperatur)

Schälen

Das bekannteste Beispiel für Vitaminverluste durch Schälen ist das Getreide. Am Beispiel des Weizenmehles sollen hier die Vitaminverluste durch Schalenabtrennung (Ausmahlungsgrad) aufgezeigt werden.

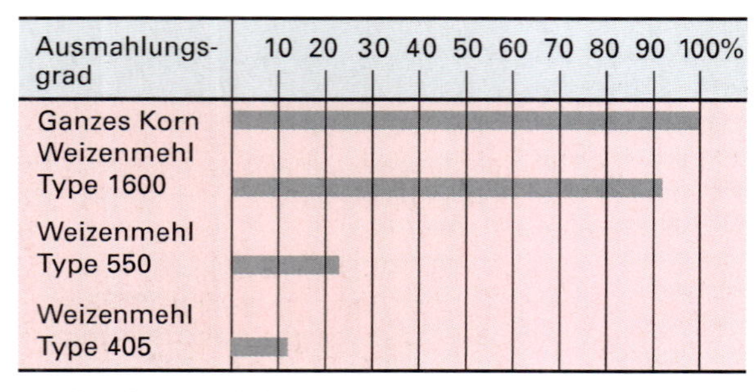

Tab. 2: Thiamingehalt bei unterschiedlichem Ausmahlungsgrad (Weizen)

Zerkleinern

Durch das Zerkleinern wird die Oberfläche der Lebensmittel vergrößert. Wasser, Sauerstoff usw. können verstärkt einwirken.

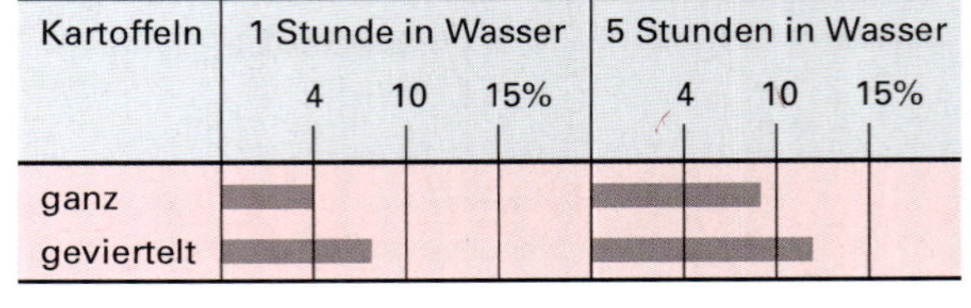

Tab. 3: Vitamin-C-Verluste beim Wässern

Petersilie	bei 4 °C 10 20 30 40%	bei 20 °C 10 20 30 40%
ganz		
geschnitten		

Tab. 4: Vitamin-C-Verluste durch Sauerstoff nach 24 Stunden Aufbewahrungsdauer

Ascorbinsäure kann unter Wärmeeinwirkung – besonders aber unter Einwirkung von Schwermetallionen (besonders Kupfer) – durch den Luftsauerstoff oxidativ zerstört werden.

Daneben ist die enzymatische Zerstörung von Vitaminen bei der Lebensmittelverarbeitung von großer Bedeutung. In Vitamin-C-haltigen Lebensmitteln befindet sich das Enzym Ascorbinsäureoxidase. Dieses Enzym kann die Ascorbinsäure oxidativ zerstören. Bei der Zerkleinerung der Lebensmittel wird die sonst in den Zellen getrennte Ascorbinsäureoxidase direkt mit der Ascorbinsäure in Berührung gebracht.

Blanchieren

Um die lebensmitteleigenen Enzyme, z. B. Ascorbinsäureoxidase, zu inaktivieren, werden Lebensmittel vor dem Tiefgefrieren blanchiert. Hierdurch werden Verluste während der späteren Lagerung möglichst gering gehalten, vgl. S. 294. Auch beim Blanchieren ist die Temperatur des Wassers und damit die Dauer bzw. Intensität der Einwirkung von entscheidender Bedeutung für die Vitaminverluste.

Die höchsten Verluste treten bei Blanchiertemperaturen von 60 bis 65 °C ein, hierbei kann der Vitamin-C-Gehalt bis zu 90 % herausgelöst werden.

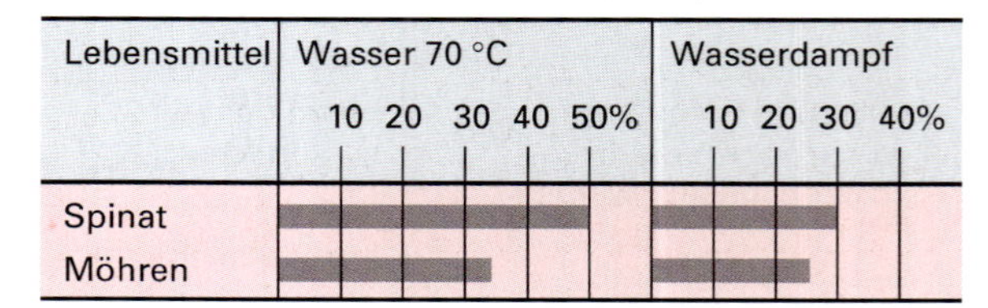

Tab. 5: Vitamin-C-Verluste beim Blanchieren

- **Lebensmittel unzerkleinert** und ungeschält **waschen.** Mit zunehmender Zerkleinerung vergrößert sich die Oberfläche der Lebensmittel, Wasser kann leichter eindringen, es kommt zu höheren Nährstoffverlusten.
- **Lebensmittel kurz und gründlich unter fließendem, kaltem Wasser waschen.** Warmes Wasser löst stärker als kaltes, vgl. S. 163. Lebensmittel mit empfindlicher Zellstruktur, z. B. Salat, müssen allerdings in stehendem Wasser gewaschen werden. Gründliches Waschen ist erforderlich, um evtl. vorhandene Schadstoffe, z. B. Blei, zu entfernen, vgl. S. 321.

  Lebensmittel nie im Wasser liegen lassen, vgl. S. 163.
- **Lebensmittel möglichst ungeschält verzehren.** Zum Teil ist das Schälen jedoch notwendig, um den Schadstoffgehalt zu mindern, vgl. S. 321.
- **Lebensmittel erst kurz vor der Weiterverarbeitung zerkleinern.**
- **Lebensmittel kühl und dunkel (abgedeckt) aufbewahren.**

13.4.2 Gartechniken

Die Vitaminverluste beim Garen von Lebensmitteln sind abhängig von:
- Gartechnik, Garflüssigkeit, Garzeit und Temperatur;
- Zerkleinerungsgrad.

Garflüssigkeit

Aufgabe

Ermitteln Sie den Gesamtvitamin-C-Gehalt von je 200 g Kohlrabi nach dem
a) Dämpfen,
b) Dünsten,
c) Kochen.

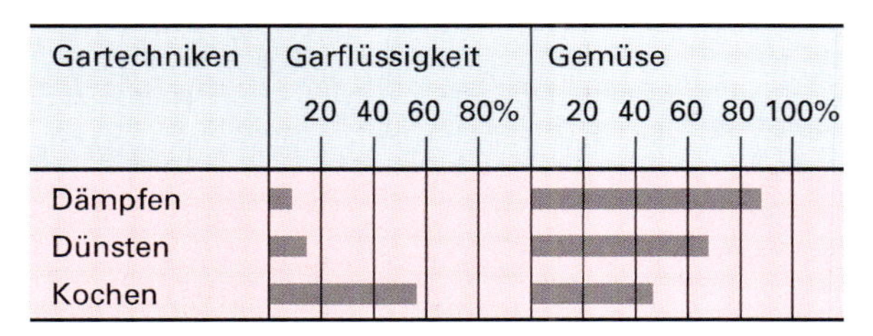

Tab. 1: Vitamin-C-Gehalt bei verschiedenen Gartechniken – Kohlrabi

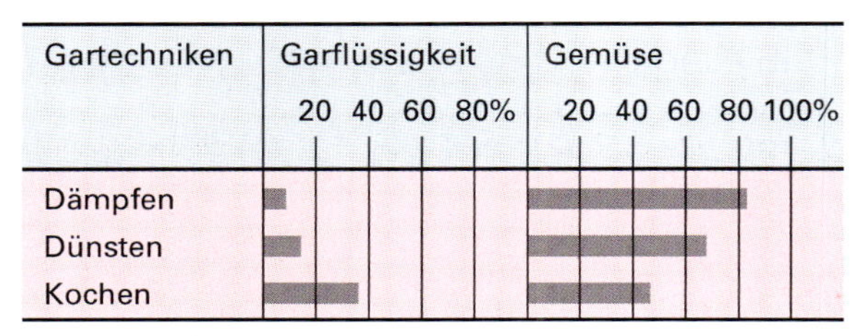

Tab. 2: Vitamin-C-Gehalt bei verschiedenen Gartechniken – Rosenkohl

Lebensmittel zum Garen möglichst in kochende Flüssigkeit geben. Wird z. B. Gemüse mit kaltem Wasser aufgesetzt, so treten höhere Verluste auf, da eine längere Garzeit notwendig ist. Außerdem denaturieren Eiweißstoffe bei Temperaturen von 60 bis 70 °C, Stärke verkleistert. Auf der Oberfläche der Lebensmittel bildet sich eine feste Schicht, die Nährstoffverluste durch Herauslösen werden gemindert.

Lebensmittel mit kaltem Wasser aufsetzen, wenn
- die Nährstoffe der Lebensmittel in die Garflüssigkeit übergehen sollen, z. B. Brühe,
- die Stärke langsam quellen soll, z. B. Kartoffeln, Hülsenfrüchte.

Möglichst wenig Flüssigkeit zum Garen verwenden. Garflüssigkeit bzw. auch Einweichflüssigkeit nach Möglichkeit weiter mitverwenden.

Gartechniken, für die wenig Wasser benötigt wird, z. B. Dämpfen und Dünsten, sind besonders geeignet, da hier Wasser am wenigsten zerstörend einwirken kann. Bei einer Mitverwendung der Garflüssigkeit sind die Verluste beim Dünsten oder Kochen jedoch ohne Bedeutung.

Zerkleinerungsgrad

Mit zunehmendem Zerkleinerungsgrad (Oberfläche) können auch während des Garens stärker Vitamine aus den Lebensmitteln herausgelöst werden.
Bei fein geschnittenen Bohnen liegen die Verluste etwa 20 % höher als bei ganzen Bohnen.

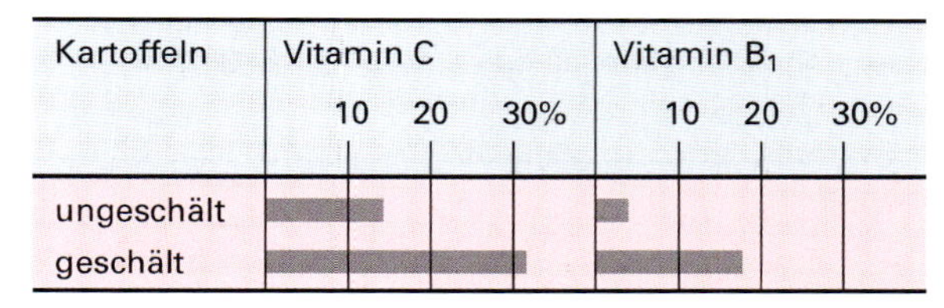

Tab. 3: Vitaminverluste beim Garen von Kartoffeln

Gartemperatur und Garzeit

Beim Garen die Temperatur rechtzeitig zurückschalten bzw. die Nachwärme ausnutzen.
Das Garen im Dampfdrucktopf entspricht hinsichtlich der Vitaminerhaltung in der Regel dem Garen im normalen Topf.

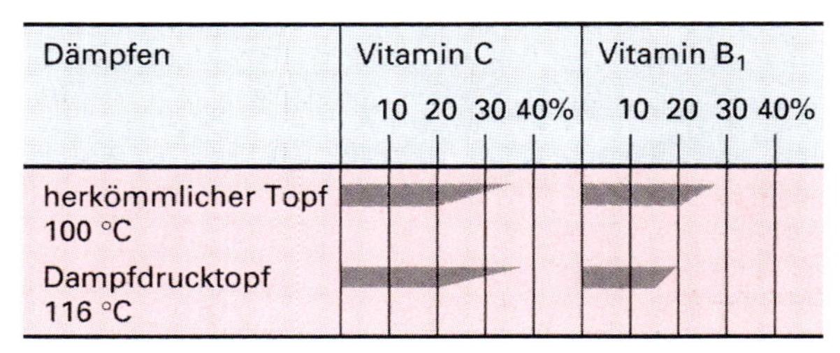

Tab. 4: Durchschnittliche Vitaminverluste beim Garen von Gemüse (nach Zacharias)

Gartechnik	B_1	B_2	Niacin	Pantothensäure	B_6
Kochen	10–55	30–60	10–50	–	40
Schmoren	10–40	30–75	25–50	15–25	–
Dampfdrucktopf	50	60	–	–	–
Braten	5–30	30–40	15–25	15–50	–
Grillen	0–30	20–45	10–40	–	–

Tab. 1: Durchschnittliche Vitamin-B-Verluste beim Garen von Fleisch (Angaben in %)

Auch beim Garen von Fleisch müssen die Gartechniken unter Berücksichtigung des Vitamingehaltes in der Garflüssigkeit als annähernd gleichwertig angesehen werden.

- **Lebensmittel zum Garen in wenig kochendes Wasser geben.** Die Zeit der Wärmeeinwirkung wird so verkürzt. Kurze Garzeiten wählen, rechtzeitig ausschalten. Möglichst im geschlossenen, nicht zu großen Topf garen.
- Besonders bei zerkleinerten Lebensmitteln die Garflüssigkeit möglichst mitverwenden.
  In der Garflüssigkeit und auch im Einweichwasser z. B. von Hülsenfrüchten sind wasserlösliche Vitamine, Mineralstoffe usw. enthalten.

Warmhalten

Durch die Wärmeeinwirkung werden hitzeempfindliche Vitamine zerstört. Aussehen, Beschaffenheit und Geschmack der Lebensmittel werden verändert. Außerdem wird das Wachstum von Mikroorganismen durch Temperaturen im Risikobereich begünstigt, vgl. S. 291.

Speisen	60 °C		70 °C		80 °C	
	1 Std.	3 Std.	1 Std.	3 Std.	1 Std.	3 Std.
Bohnen	40	78	50	89	59	82
Erbsen	33	64	43	87	49	88
Kartoffelbrei	42	83	51	83	81	83

Tab. 2: Vitamin-C-Verluste beim Warmhalten bei unterschiedlichen Temperaturen – Angaben in % (nach Zacharias)

- **Warmhalten von Lebensmitteln vermeiden.**
  Falls notwendig, Lebensmittel rasch abkühlen und kurz wieder aufwärmen. Die Mikrowelle eignet sich zum Aufwärmen einzelner Portionen.

> ***Aufgabe***
>
> *Berechnen Sie mithilfe der Nährwerttabelle den Vitamin-C-Gehalt nach dreistündigem Warmhalten bei 60 °C von*
> *a) 200 g Bohnen,*
> *b) 200 g Erbsen,*
> *c) 200 g Kartoffeln.*

13.4.3 Lagerung

Die Vitaminverluste während der Lagerung von Lebensmitteln sind vor allen Dingen von der Lagertemperatur und der Lichteinwirkung abhängig.

Lagerdauer	1 Tag	2 Tage	3 Tage
Kühlschrank 4 °C 70% Luftfeuchtigkeit	25	36	44
Keller 12 °C 80% Luftfeuchtigkeit	40	43	52
Speisekammer 20 °C 50% Luftfeuchtigkeit	38	44	55

Tab. 3: Vitamin-C-Verluste in Abhängigkeit von Lagertemperatur und -zeit bei Buschbohnen – Angaben in % (nach Zacharias)

Aufbewahrungsort	10	20	30	40	50	60%
Kühlschrank						
Keller						
Speisekammer						

Tab. 4: Durchschnittliche Vitamin-C-Verluste bei Obst und Gemüse (nach 2 Tagen)

- **Lebensmittel kühl und dunkel – evtl. unter Luftabschluss – aufbewahren.** Durch Licht, Wärme und Sauerstoff wird der Vitamingehalt gemindert.
- **Tiefgekühltes Obst und Gemüse weist oft einen höheren Vitamingehalt auf als „frische“**, gelagerte Ware. Die Lebensmittel werden nach der Ernte sofort schockgefroren und tiefgekühlt, sodass die Vitaminzerstörung durch Wärme weitgehend ausgeschlossen ist. Außerdem werden die lebensmitteleigenen Enzyme durch Blanchieren zerstört. Auch die Vitaminverluste durch Licht und Luft werden durch die Verpackung verringert. Für die Vorratshaltung nach Möglichkeit das Tiefgefrieren wählen.

> ***Aufgabe***
>
> *Erstellen Sie einen Arbeitsplan (Zeitplan) für die Zubereitung einer Gemüsesuppe.*
>
> *Planen Sie die verschiedenen Arbeitsschritte so, dass die Vitamine möglichst erhalten bleiben.*
>
> *Begründen Sie Ihren Arbeitsplan.*
>
> **Gemüsesuppe**
>
> 1 Bund Suppengrün
> (1 Stange Porree,
> 2 Möhren,
> 1 Petersilienwurzel,
> 125 g Sellerie)
>
> 3/4 l Brühe
>
> 1 EL gehackte Petersilie

Vitamine	Zerstörung durch						Löslichkeit	Durchschnittl. Verluste
	Hitze	Sauerstoff	Licht-	UV-Strahlen	Säure	Alkali		
Vitamin A, Carotin	O	+	+	+	O	O	fettlöslich	20%
Vitamin B_1	++	+	O	+	O	+	wasserlöslich	30%
Vitamin B_2	+	O	+	+	O	+	wasserlöslich	20%
Niacin	O	O	O	O	O	O	wasserlöslich	10%
Folsäure	+	O	+	O	+	O	wasserlöslich	35%
Pantothensäure	+	O	O	O	+	+	wasserlöslich	30%
Vitamin B_6	+	O	+	O	O	O	wasserlöslich	20%
Vitamin B_{12}	+	+	+	+	O	+	wasserlöslich	–
Vitamin C	++	+	+	O	O	+	wasserlöslich	30%
Vitamin D	O	+	O	+	O	+	fettlöslich	10%
Vitamin E	O	+	+	O	O	O	fettlöslich	10%
Vitamin K	+	O	+	+	O	+	fettlöslich	–

Tab. 1: Übersicht – Zerstörung von Vitaminen
Zeichenerklärung: + = geringere Zerstörung, ++ = stärkere Zerstörung, O = beständig

13.4.4 Vitaminaufwertung von Speisen

Bei der Zusammenstellung und Zubereitung von Speisen ist Folgendes zu beachten:

- **Vitaminreiche Lebensmittel bevorzugen:** Obst, Gemüse, Vollkornprodukte.
- **Vitaminreiche Lebensmittel möglichst oft frisch und roh essen.**
- **Lebensmittel schonend verarbeiten.**
- **Speisen durch den Zusatz von frischen Kräutern oder Zitronensaft aufwerten.** Petersilie, Schnittlauch und auch Zitronensaft enthalten Vitamin C.

Aufgaben

1. *Informieren Sie sich, welchen Lebensmittelgruppen Vitamine zugesetzt werden.*
2. *Warum werden den Lebensmitteln Vitamine zugesetzt?*
   Nennen Sie
   a) lebensmitteltechnologische,
   b) ernährungsphysiologische und
   c) sonstige Gründe.
3. *Ermitteln Sie mithilfe der Nährwerttabelle vitaminreiche*
   a) Obst- und Gemüsesorten,
   b) sonstige Lebensmittel.
4. *Die Mitglieder einer Familie essen – berufsbedingt – zu unterschiedlichen Zeiten.*
   Machen Sie Vorschläge für die Mahlzeitenerstellung.

Versuche

1. *Garen Sie je 1 kg Kartoffeln mit 1/4 l Wasser als*
   a) Salzkartoffeln,
   b) Pellkartoffeln.
   Prüfen Sie die Garflüssigkeit der Salzkartoffeln und der Pellkartoffeln jeweils getrennt mit einem Ascorbinsäure-Teststäbchen.
   Beobachten Sie die Farbänderung.
   Beurteilen Sie den Vitamin-C-Gehalt beider Garflüssigkeiten mithilfe der Farbskala.
   Versuchen Sie den unterschiedlichen Vitamin-C-Gehalt zu erklären.
2. *Hacken Sie 1 Bund Petersilie sehr fein.*
   a) Überprüfen Sie den Vitamin-C-Gehalt der gehackten Petersilie mithilfe eines Teststäbchens.
   b) Lassen Sie die gehackte Petersilie abgedeckt 24 Stunden bei Zimmertemperatur stehen.
   Ermitteln Sie erneut den Vitamin-C-Gehalt der gehackten Petersilie.
   Vergleichen Sie die beiden Ergebnisse.
   Versuchen Sie den unterschiedlichen Vitamin-C-Gehalt zu erläutern.

Ascorbinsäurenachweis (Vitamin-C-Nachweis)

Vitamin C kann mit Ascorbinsäure-Teststäbchen nachgewiesen werden. Unterschiedliche Farbänderungen der Teststäbchen kennzeichnen den jeweiligen Vitamin-C-Gehalt. Die Farbreaktion bzw. die Farbskala wird in der Gebrauchsanweisung erläutert.

13.5 Lebensmittelveränderungen während des Lagerns

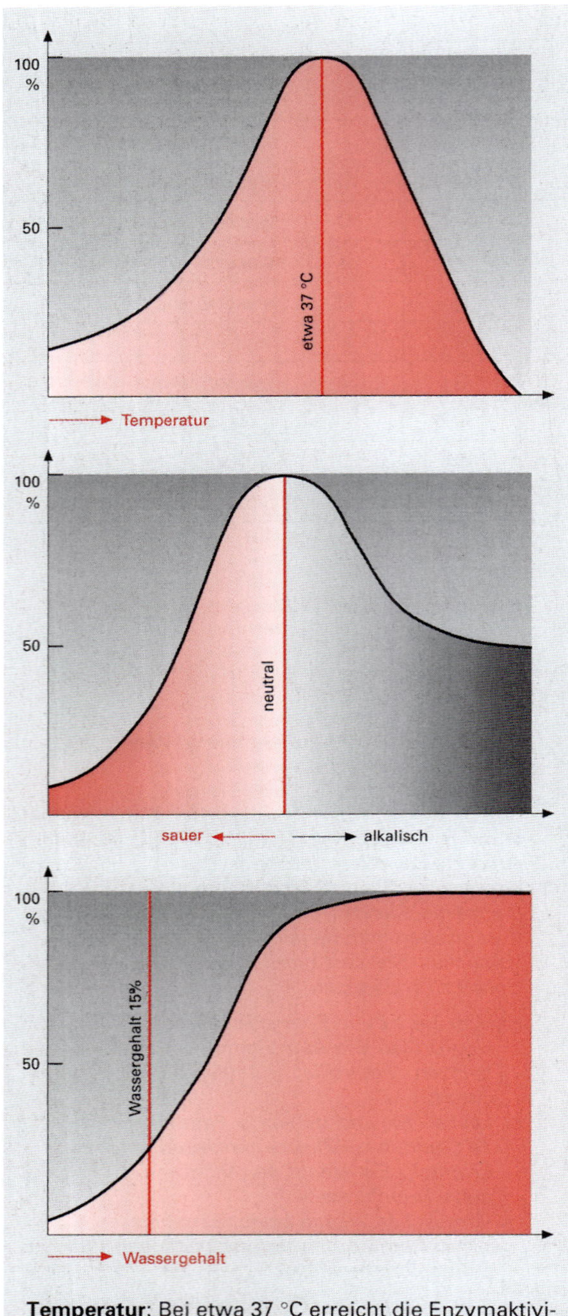

Temperatur: Bei etwa 37 °C erreicht die Enzymaktivität ihr Optimum.

pH-Wert: Das Wirkungsoptimum der meisten Enzyme liegt zwischen pH 5 und pH 8.

Wassergehalt: Die Menge an freiem Wasser ist für die Enzymaktivität von Bedeutung, vgl. S. 299.

Abb. 1: Enzymaktivität – Abhängigkeit von Temperatur, pH-Wert und Wassergehalt

Physikalische Veränderungen während des Lagerns

Beim Lagern der Lebensmittel kann der Wassergehalt abnehmen bzw. zunehmen. Außerdem kann es zu einem Verlust an Aromastoffen kommen. Die Lebensmittel haben nicht mehr die vom Verbraucher gewünschte Beschaffenheit.

Ursachen	Folgen	Beispiele
zu geringe Luftfeuchtigkeit	Austrocknen der Lebensmittel	Brot, Kuchen, Gemüse, Obst
zu hohe Luftfeuchtigkeit	Feuchtwerden der Lebensmittel	Kekse, Salz, Zucker
zu große Kälte	Zellwände der Lebensmittel werden zerstört	Kartoffeln, Obst

Tab. 1: Übersicht – Physikalische Veränderungen

Verhinderung von physikalischen Veränderungen

- Lebensmittel bei einer Luftfeuchtigkeit lagern, die ihrem natürlichen Wassergehalt entspricht. Die Luftfeuchtigkeit ist abhängig von der jeweiligen Umgebungstemperatur.
- Wasser- bzw. Aromaverluste durch eine entsprechende Verpackung verhindern.

Mikrobiologische, biochemische Veränderungen

Chemisch, biochemische und mikrobiologische Veränderungen sind nicht immer genau zu unterscheiden. Chemische Veränderungen werden z. B. durch Luftsauerstoff hervorgerufen:

- Autoxidation von Fetten, vgl. S. 78.
- Oxidation von Vitaminen, z. B. Ascorbinsäure, vgl. S. 284,
- Maillard-Reaktion, vgl. S. 281.

Biochemische Veränderungen werden durch lebensmitteleigene Enzyme, mikrobiologische Veränderungen durch die Enzyme der Mikroorganismen hervorgerufen, z. B.

- Spaltung von Fetten durch Lipasen, vgl. S. 78
- Spaltung von Proteinen durch Proteasen, vgl. S. 235
- Oxidation von ungesättigten Fettsäuren, vgl. S. 78
- enzymatische Bräunungsreaktion durch Phenoloxidasen, z. B. Kartoffeln, vgl. S. 68.

Aufgabe

Nennen Sie je fünf Lebensmittel, die

a) im Kühlschrank bei +2 bis +6 °C und einer Luftfeuchtigkeit von 60 bis 70 %,

b) im Keller bei +8 bis +12 °C und einer Luftfeuchtigkeit von 70 bis 80 %,

c) in einer Speisekammer bei +15 bis +20 °C und einer Luftfeuchtigkeit von 50 bis 60 % gelagert werden sollten.

Mikroorganismen

Schimmelpilze sind höher entwickelte mehr- bis vielzellige Pilze. Sie vermehren sich durch Sporen.
Man unterscheidet zwischen nützlichen Schimmelpilzarten, die z.B. in der Käserei zur Herstellung von Camembert oder Brie benötigt werden, und schädlichen Schimmelpilzarten, die gesundheitsschädliche Stoffe, Mykotoxine, bilden. Besondere Beachtung gilt hierbei den Aflatoxinen, die sehr giftige, Krebs erregende Mykotoxine sind, vgl. S. 310.
Schimmelpilze bevorzugen kohlenhydrat- bzw. eiweißreiche Lebensmittel.

Hefen – Gärung: Fruchtsäfte, Obst usw. können durch Gärung verderben. Zur Gärung durch Hefen kann es bei zuckerhaltigen Lebensmitteln kommen, wenn diese bei Temperaturen zwischen 15 und 25 °C gelagert werden. Durch alkoholische Gärung verderben die Lebensmittel, Geschmack, Geruch und Aussehen sind verändert.
Oft ist die alkoholische Gärung jedoch auch erwünscht, z.B. Hefeteig und Wein.

Bakterien vermehren sich durch Zellteilung. Die Bacillusarten sind von besonderer Bedeutung, da sie sehr hitzeresistente Sporen bilden.
Auch hier unterscheidet man zwischen nützlichen, Lebensmittel verderbenden und krankheitserregenden Bakterien. Nützliche Bakterien sind z.B. Milchsäurebakterien, sie können Milchzucker – Lactose – zu Milchsäure vergären. Die Milchsäuregärung, vgl. S. 62, ist z.B. bei der Dickmilch- und Sauerkrautherstellung erwünscht. Andere Bakterienarten werden zur Joghurt-, Kefir- und Essigherstellung benötigt.

Lebensmittel verderbende Bakterien bewirken chemische Veränderungen der Lebensmittel, z.B. Zersetzung; die Lebensmittel sind nicht mehr zum Essen geeignet. Den Verderb kann man sehen, riechen und schmecken.

Pathogene – krankheitserregende – Bakterien rufen typische Symptome wie Durchfälle, Erbrechen und Kreislaufbeschwerden hervor. Die Lebensmittel sehen meist ganz normal aus und weisen zumeist keine Geruchs- und Geschmacksveränderungen auf.
Lebensmittelvergiftungen, vgl. S. 309 ff.

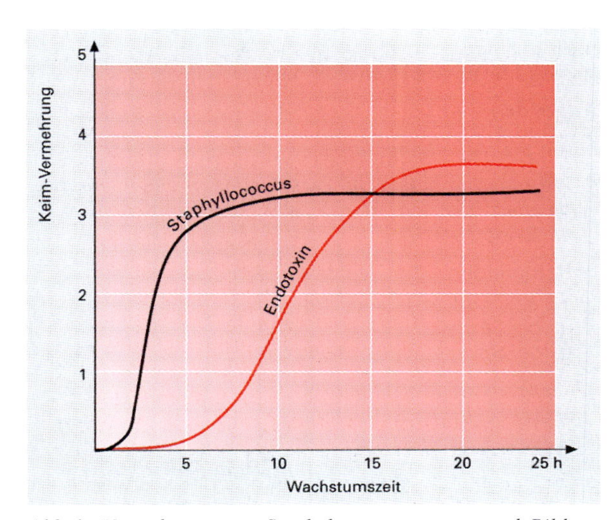

Abb. 1: Vermehrung von Staphylococcus aureus und Bildung von Endotoxin bei 37 °C

13.6 Lagerung von Lebensmitteln

In Krisensituationen, z.B. nach einer Schneekatastrophe, kann es vorkommen, dass Menschen derart von der Umwelt abgeschnitten sind, dass sie keine Lebensmittel kaufen können. Sie müssen von ihren Vorräten leben.

Notvorrat

In der Tabelle ist der Notvorrat für eine Person für gut zwei Wochen angegeben.

Vollkornbrot	500 g
Zwieback	225 g
Knäckebrot	500 g
Teigwaren	250 g
Reis	500 g
Hafer-/Getreideflocken	500 g
Mehl	1000 g
Hartkekse	250 g
Salzstangen	125 g
Kartoffeln	1000 g
Gemüse, Hülsenfrüchte	**2 kg**
1 kl. Dose Bohnen	285 g
1 kl. Dose Erbsen/Möhren	285 g
1 kl. Dose Mais	170 g
1 kl. Dose Pilze	170 g
1 kl. Glas saure Gurken	190 g
1 kl. Glas Rote Bete	190 g
Zwiebeln	500 g
Knoblauchzwiebeln	50 g
Obst	**2 kg**
1 Glas Kirschen	370 g
Rosinen	200 g
Haselnusskerne	200 g
Trockenpflaumen	250 g
Obst, frisch	1000 g
Getränke	**21 l**
1 Kasten Mineralwasser	12 × 0,7 l
1 Flasche Zitronensaft	0,2 l
Kaffee	250 g
Tee	125 g
Milch, Milchprodukte	**4,5 kg**
H-Milch	4 l
Hartkäse	500 g
Fisch, Fleisch, Eier	**2 kg**
2 Dosen Thunfisch	à 150 g
1 Dose Makrelen-Filets	90 g
1 Dose Ölsardinen	85 g
1 Dose Hering in Soße	110 g
2 Dosen Bockwürstchen	à 200 g
1 Dose Corned Beef	340 g
1 Dose Kalbsleberwurst	160 g
6 Baby-Salamis	150 g
6 Eier	
Fette, Öle	**1 kg**
Maiskeimöl	0,5 l
Butterschmalz	250 g
Streichfett	250 g

Sonstiges nach Belieben:
Zucker, Süßstoff, 1 Glas Honig, 1 Glas Konfitüre, 1 Tafel Schokolade, Kakaopulver, Kräutertee, 1 Fl. Essig, 1 Glas Senf, Iodsalz, Instantbrühe, Gewürze, getrocknete Kräuter, Tomatenmark, Backpulver, Trockenhefe, Fertiggerichte, Fertigsuppen (nach AID)

Tab. 1: Notvorrat für eine Person

Lebensmittel – Lagerdauer und Lagerort

Lebensmittel	Lagerdauer	Ort	Temperatur/Luftfeuchtigkeit
Frischvorräte Hackfleisch Fleisch, Fisch, Milch Obst, Salat Wurzelgemüse Butter, Eier	 bis 1 Tag 1– 2 Tage 2–10 Tage 7–30 Tage 20 Tage	Kühlschrank	+ 2 bis + 6 °C/ 60–70%
Kartoffeln Obst Gemüse	6–8 Monate 3–5 Monate 3–4 Monate	Keller	+ 8 bis + 12 °C/ 70–80%
Trockenvorräte Mehl, Kakao, Schokolade, Trockensuppen, Dauerwurst Hülsenfrüchte, Trockenobst Knäckebrot, Zwieback, Stärke Trockenmagermilchpulver Kartoffeltrockenprodukte Reis, Salz Zucker	 6 Monate 1 Jahr 2 Jahre 3 Jahre	Speisekammer Vorratsschrank	+ 15 bis + 20 °C/ 50–60%
Halbkonserven Fleisch Fisch Salate	2 Wochen bis 3 Monate Mindesthaltbarkeitsdatum beachten	Kühlschrank	+ 2 bis + 6 °C
Vollkonserven	1–4 Jahre Mindeshaltbarkeitsdatum beachten	Speisekammer Vorratsschrank	+ 15 bis + 20 °C
Eingemachtes Gläser, luftdicht verschlossen: Obst, Gemüse, Fleisch	1–2 Jahre	Keller	+ 8 bis + 12 °C
Gefrierkost	vgl. S. 297	Gefriergerät	– 18 °C und tiefer

Tab. 1: Lagerung von Lebensmitteln

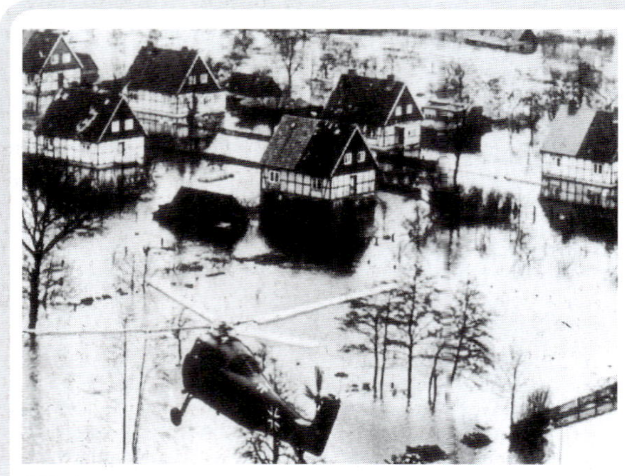

Abb. 1:

Aufgaben

Lesen Sie die Lebensmittelliste „Notvorrat" auf S. 289.

1. *Wo und wie sollen die verschiedenen Lebensmittel gelagert werden, damit ein Lebensmittelverderb verhindert wird?*
2. *Beschreiben Sie einzelne Mahlzeiten, die es während der zwei Wochen*
   a) bei Strom,
   b) bei Stromausfall geben könnte.
3. *Dieser Notvorrat entspricht evtl. nicht Ihren Wünschen bzw. Ihrem Geschmack.*
   a) Welche Änderungen würden Sie vornehmen?
   b) Wie müssen die von Ihnen gewählten Lebensmittel gelagert werden?

13.7 Konservierung verhindert Lebensmittelverderb

Zweck der Konservierung bzw. Haltbarmachung von Lebensmitteln ist es, mikrobielle Vorgänge völlig auszuschalten und biochemische und physikalische Veränderungen auf ein Minimum zu reduzieren.

Das Wachstum von Mikroorganismen kann durch Konservierung, den Entzug bzw. die Veränderung der Faktoren

- Temperatur,
- Wassergehalt,
- teilweise Sauerstoff,
- Milieu (pH-Wert),

verlangsamt bzw. verhindert werden.

- **Zur Verhinderung des Lebensmittelverderbs müssen**
  - physikalische Veränderungen und
  - Veränderungen durch Mikroorganismen oder Enzyme verlangsamt bzw. verhindert werden.
- Bei der Konservierung soll die Qualität der Lebensmittel möglichst erhalten bleiben.

Faktoren, die lebensmittelhygienische Risiken erhöhen oder vermindern

durch die Behandlung

erhöht	vermindert
Zerkleinern und **Mischen**	**Erhitzen** oder Sterilisieren nach keimdichter Verpackung – unmittelbar vor dem Verzehr
Erhitzung unzureichend	
Verpackung fehlt, nicht keimdicht, unsauber	**Verpackung** keimfrei
Kontamination nach Zubereitung und Abfüllung oder Verpackung	**Kühlkette** bis unmittelbar vor Verzehr nicht unterbrochen
Lagerung zu lange bei zu hoher Temperatur, keine Kühlung nach der Zubereitung, Warmhalteperioden	**Verarbeitung im geschlossenen System** ohne Kontaminationsquellen, keine Warmhalteperioden
Entwicklung einer Monokultur von Pathogenen ohne kompetitive Begleitflora	**Begleitflora** kompetitiver Wachstumseffekt gegenüber der Entwicklung einer Monokultur von Pathogenen

durch die Zusammensetzung

erhöht	vermindert
hoher a_W-Wert (> 0,95)	niedriger a_W-Wert (< 0,95)
keine Pökelung	Nitrat/Nitrit-Zusatz
hoher pH-Wert (> 4,5)	pH-Senkung (< 4,5)
kein Rauch	Raucheinwirkung intensiv
keine Konservierungsstoffe	Konservierungsstoffe

Abb. 1: Lebensmittelhygienische Risiken

Aufgaben

1. *Ermitteln Sie, durch welche Konservierungsmethoden die für Mikroorganismen lebensnotwendigen Faktoren*
   a) Wärme, b) Wasser,
   c) Sauerstoff, d) Milieu (pH-Wert)
   ausgeschaltet bzw. verändert werden können.
2. *Nennen Sie jeweils Lebensmittel, die durch die in Aufgabe 1 ermittelten Konservierungsmethoden haltbar gemacht werden können.*

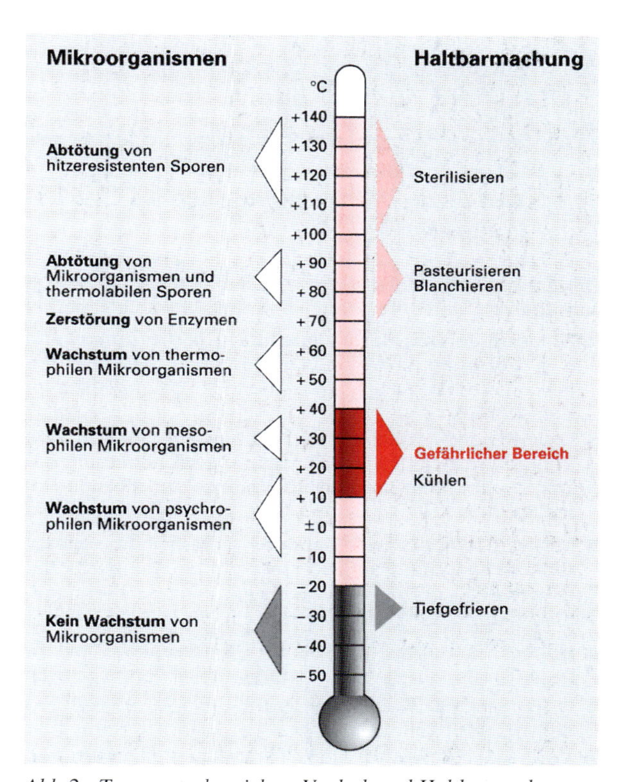

Abb. 2: Temperaturbereiche – Verderb und Haltbarmachung

physikalisch			chemisch
thermisch	Wasserentzug	Bestrahlung	
Kälte Kühlen Gefrieren **Hitze** Pasteurisieren Sterilisieren	Trocknen Gefriertrocknen	UV-Strahlen Elektronen-, Röntgenbestrahlung	Salzen Pökeln Säuern Räuchern Konservierungsstoffzusatz

Tab. 1: Übersicht – Haltbarmachungsmethoden

13.8 Konservierung durch Hitze

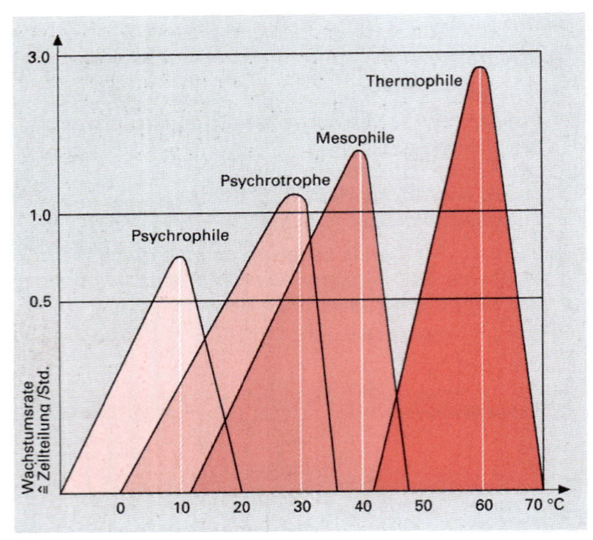

Abb. 1: Einteilung der Mikroorganismen nach ihrer Wachtumstemperatur (nach Sinell)

Mikroorganismen bevorzugen unterschiedliche Temperaturbereiche. Man unterscheidet verschiedene Gruppen:

- **Niedrige Temperaturen liebende – psychrophile und psychrotrophe** Bakterien wachsen noch bei 0 °C, hierdurch verderben vor allen Dingen Fleisch und Fisch im Kühlschrank.
  Besonders kältetolerant sind auch Schimmelpilze, ihre üppige Entwicklung im Kühlschrank ist allgemein bekannt. Die untere Vermehrungsgrenze der meisten Hefen liegt bei 0 °C.
- **Mittlere Temperaturen liebende – mesophile** – Mikroorganismen, die sich besonders gut bei Temperaturen zwischen 20 und 35 °C vermehren, hierzu zählen Fäulnisbakterien und Hefen.
- **Höhere Temperaturen liebende – thermophile** – Mikroorganismen, die sich besonders gut bei Temperaturen über 45 °C vermehren, hierzu gehören die Sporen bildenden Bazillen.

Als kritischer Bereich für das verstärkte Wachstum von Mikroorganismen werden Temperaturen zwischen +15 bis 60 °C angesehen, vgl. auch S. 291.

Konservierungsverfahren

Ziele der Hitzekonservierung sind:
- Zerstörung von Enzymen
- Abtötung von Mikroorganismen und Sporen
- möglichst lange Haltbarkeit
- Erhaltung der Lebensmittelqualität: Geschmack, Aussehen, Nährstoffgehalt usw.

Diese Ziele können mit den verschiedenen Verfahren jedoch nur zum Teil erreicht werden. Man hat die Alternative zwischen längerer Haltbarkeit oder besserer Lebensmittelqualität.

Pasteurisieren

Pasteurisieren ist eine kurzfristige Hitzebehandlung unter 100 °C.
Mikroorganismen werden bei diesem Verfahren nur zum Teil inaktiviert. Pasteurisierte Lebensmittel müssen deshalb kühl gelagert werden. Bei einigen Produkten werden weitere konservierende Faktoren parallel eingesetzt: Veränderung des pH-Wertes oder der Wasseraktivität. Halbkonserven, auch Präserven genannt, sind zum Teil pasteurisiert.

Die Lebensmittelqualität bleibt weitgehend erhalten, es treten nur geringe Geschmacks- und Nährstoffveränderungen auf, vgl. S. 128.

Pasteurisiert werden folgende Lebensmittel:
- hochwertige, stark wasserhaltige, z. B. Milch, vgl. S. 124 f.
- säurehaltige, stark wasserhaltige, z. B. Obstsäfte, Gurken
- Halbkonserven, z. B. Würstchen

Die Haltbarkeit dieser Lebensmittel ist je nach Lebensmittelart unterschiedlich, Mindesthaltbarkeitsdatum beachten.

Mikroorganismen werden in Lebensmitteln bei unterschiedlichen Temperaturen abgetötet, entscheidend sind Wasseraktivität und pH-Wert der Lebensmittel.

Pasteurisierte Lebensmittel sind nur begrenzt haltbar. Ein luftdichter Verschluss erhöht die Haltbarkeitsdauer. Kühl lagern.

Sterilisieren

Sterilisiert werden Lebensmittel, indem sie für 15 bis 30 Minuten auf 110 bis 117 °C oder sogar bis 135 °C erhitzt werden. Bevorzugt werden höhere Temperaturen und kürzere Sterilisationszeiten. Entscheidend für die notwendige Erhitzungsdauer und Temperatur sind wiederum Wasseraktivität und pH-Wert der Lebensmittel.

Mikroorganismen und Enzyme werden beim Sterilisieren weitgehend inaktiviert. Die Produkte – Vollkonserven – sind praktisch keimfrei und so bis zu mehreren Jahren haltbar.

Beim Einkochen im Haushalt werden Lebensmittel lediglich auf 100 °C erhitzt. Die hitzeresistenten Sporen der Mikroorganismen werden bei diesen Temperaturen nicht abgetötet. Aus diesem Grunde müssen eiweißreiche Lebensmittel und Bohnen nach zwei Tagen zum zweiten Mal erhitzt werden. Die Sporen sind in der Zwischenzeit wieder zu toxinbildenden Mikroorganismen ausgekeimt, sie können nun abgetötet werden.

Beim Einkochen und industriellen Sterilisieren wird gleichzeitig ein **Luftunterdruck** im Glas oder in der Dose erzielt. Es befindet sich relativ wenig Sauerstoff in den Gefäßen. Hierdurch werden jene biochemischen Veränderungen gehemmt, die durch Sauerstoff bewirkt werden: Ranzigwerden von Fetten, Zerstörung sauerstoffempfindlicher Vitamine und Farbveränderungen. Heute wird bei sauerstoffempfindlichen Produkten die Luft in den Verpackungen ausgetauscht und so der Sauerstoff entfernt.

Die Qualität sterilisierter Lebensmittel ist gemindert.

Folgende Veränderungen treten ein:

- **Farbe**, **Aroma** und **Textur** der Lebensmittel sind verändert.
- Beim Erzhitzen tritt die **Maillard-Reaktion** ein, vgl. S. 281. Hierdurch treten Geschmacks- und Farbveränderungen auf, außerdem wird die biologische Wertigkeit der Eiweißstoffe gemindert.
- Chlorophyll wird in braun gefärbtes Phäophytin umgewandelt, hierdurch kommt es zu den unerwünschten Farbveränderungen.

Vitamine	10	20	30	40	50	60	70%
Vitamin A							
Thiamin							
Riboflavin							
Niacin							
Folsäure							
Vitamin B_6							

Tab. 1: Durchschnittliche Vitaminverluste beim Sterilisieren

- Bei Gewürzen kommt es zu Aromaabbau bzw. -entfaltung. Die Wirkung von Pfeffer wird verstärkt. Die Wirkung von Muskat, Ingwer und Majoran wird gemindert.

Im Übrigen treten die gleichen positiven und negativen Nährstoffveränderungen wie sonst beim Kochen von Lebensmitteln auf:

- Auslaugverluste,
- Denaturierung der Eiweißstoffe,
- Quellen und Verkleistern von Stärke usw.

Eine weitere Qualitätsminderung kann während der folgenden Lagerung eintreten. Eingeweckte Lebensmittel sollten deshalb möglichst in kühlen und dunklen Räumen aufbewahrt werden. Bei diesen Lagerungsbedingungen bleibt der Vitamingehalt am besten erhalten.

Beim Sterilisieren geht es also primär um eine lange Haltbarkeit der Lebensmittel und erst sekundär um die Erhaltung der Lebensmittelqualität

Aufgabe

Vergleichen Sie Geschmack und Aussehen von pasteurisierter und sterilisierter Milch. Versuchen Sie außerdem die Qualität beider Lebensmittel zu vergleichen.

Ultrahocherhitzen

Milch kann auch durch Ultrahocherhitzen (Uperisieren) keimfrei gemacht werden. Milch wird bei diesem Verfahren zunächst auf 50 °C erhitzt, dann wird sie durch einen Dampfstoß – etwa 3 bis 4 Sekunden – auf eine Temperatur zwischen 140 und 150 °C gebracht. Die abgepackte Milch ist danach mindestens drei Wochen ohne Kühlung haltbar, in der Bundesrepublik Deutschland ist die so konservierte Milch als H-Milch (H – Haltbar) im Handel erhältlich.

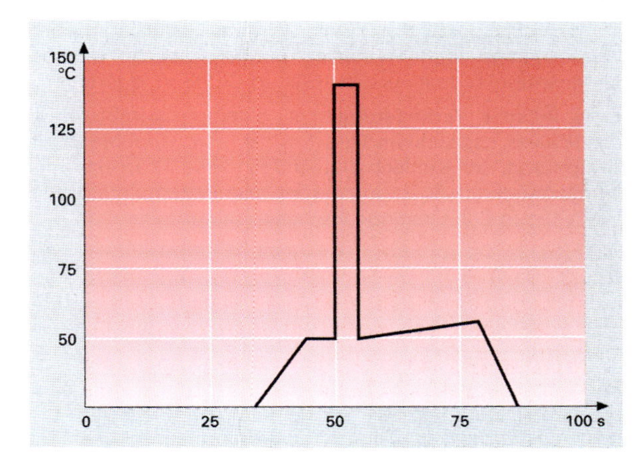

Abb. 1: Temperaturverlauf beim Ultrahocherhitzen

Wechselwirkungen zwischen Dosenmaterial und Lebensmitteln

Hier können unterschiedliche Veränderungen auftreten:

Chemische Bombage

Im Unterschied zur mikrobiologischen Bombage (Botulismus, vgl. S. 315) greifen hier Säuren die Metalloberfläche an, es bildet sich Wasserstoff. Durch die Gasentwicklung kommt es zur Wölbung des Dosendeckels. Die Wölbung kann nicht wieder eingedrückt werden. Diese chemische Bombage tritt meist nach längerer Lagerzeit auf. Der Doseninhalt hat eine Qualitätsminderung erfahren, oft bis zur Genussuntauglichkeit. Zur Verhinderung der Bombage werden heute z.T. innen lackierte Weißblechdosen verwandt.

Marmorierung der Doseninnenwände

Besonders bei Erbsen-, Bohnen- oder Grünkohldosen können die Doseninnenwände bräunlich gelb oder blauschwarz verfärbt sein. Durch den in den Lebensmitteln enthaltenen Schwefel der Aminosäuren wird mit dem Metall der Dosen Zinnsulfid (bräunlich gelb) oder Eisensulfid (blauschwarz) gebildet. Die Qualität der Lebensmittel wird durch diese Veränderung nicht beeinträchtigt.

Korrosion der Dosen

Durch Säuren (Milchsäure, Essigsäure und Fruchtsäuren) und Sauerstoff kann es bei Zinn- oder Aluminiumdosen zu stärkeren Zerstörungen des Metalls kommen.

Sehr aggressiv wirken z.B. saure Fischmarinaden und Tomatenmark. Der Doseninhalt erfährt Qualitätsminderungen, die bis zur Genussuntauglichkeit führen. Die Korrosion wird ebenfalls durch eine Beschichtung verhindert.

13.9 Konservierung durch Kälte

13.9.1 Kühlen

Im Kühlschrank herrschen Temperaturen zwischen +2 und +10 °C.

Physikalische Veränderungen wie Austrocknen und Verlust von Aromastoffen sind beim Lagern von Lebensmitteln im Kühlschrank zuerst zu beobachten. Austrocknen, Geruchsübertragung, die Annahme von Fremdgerüchen, können am besten verhindert werden, indem man sehr wasserhaltige, stark riechende und geruchsempfindliche Lebensmittel in fest verschlossenen Gefäßen lagert.

Enzymatische Veränderungen sind temperaturabhängig, die Reaktionsgeschwindigkeit sinkt mit abnehmender Temperatur. Im Kühlschrank finden diese Prozesse verlangsamt statt, z. B. Ranzigwerden von Fetten, Zerstörung von Vitamin C in Obst und Gemüse.

Mikrobielle Veränderungen werden im Kühlschrank verzögert. Bakterien können sich zum Teil bis –15 °C vermehren, zu dieser Gruppe der psychrophilen Mikroorganismen gehören besonders Bakterien, die den Verderb eiweißreicher Lebensmittel bewirken.

Bei der Lagerung der Lebensmittel im Kühlschrank sind die Temperaturunterschiede innerhalb des Gerätes zu beachten. Unterhalb bzw. vor dem Verdampfer herrschen die niedrigsten Temperaturen, hier sollten besonders leicht verderbliche Lebensmittel aufbewahrt werden.

Verpackung und Sauberkeit sind außerdem entscheidend für die Lagerdauer von Lebensmitteln im Kühlschrank.

13.9.2 Tiefgefrieren

*	–6 °C	Ein-Stern-Fach	**Frosten**
**	–12 °C	Zwei-Stern-Fach	
***	–18 °C	Drei-Stern-Fach	**Tiefgefrieren**
* ***	–18 bis –25 °C	Gefrierfach oder -gerät	

Tab. 1: In den Geräten herrschen unterschiedliche Temperaturen

Enzymatische und oxidative Reaktionen laufen während des Tiefgefrierens nur noch stark verlangsamt ab. Die Reaktionsgeschwindigkeit beträgt bei –20 °C nur noch 1 % gegenüber der bei Raumtemperatur. Pflanzliche Lebensmittel werden außerdem teils vor dem Einfrieren blanchiert, um enzymatische Prozesse auszuschalten.

Mikrobielle Veränderungen treten bei Temperaturen unter –15 °C nicht mehr ein. Mikroorganismen, besonders die kälteresistenten Sporen, können jedoch nach dem Auftauen wieder aktiv werden.

Physikalische Veränderungen werden durch eine entsprechende Verpackung der Lebensmittel weitgehend ausgeschaltet.

Einfrieren von Lebensmitteln

> ***Aufgabe***
>
> *Es sollen a) Erbsen, b) Erdbeeren eingefroren werden. Machen Sie Vorschläge für das Vorgehen.*

Gefrieren bzw. Tiefgefrieren bedeutet ein langfristiges Haltbarmachen von Lebensmitteln.

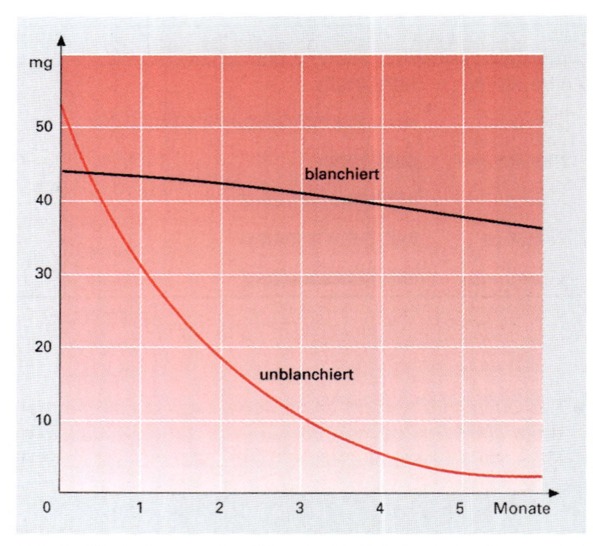

Abb. 1: Veränderung des Vitamin-C-Gehalts beim Lagern bei –21 °C in mg pro 100 g Spinat

- Nur frische Lebensmittel bester Qualität verwenden.
- Gemüse und Obst müssen teilweise vor dem Einfrieren blanchiert werden.
  Blanchieren ist ein kurzes Vorgaren (2 bis 4 Minuten) von Lebensmitteln in siedendem Wasser oder Wasserdampf. Lebensmittel nach dem Blanchieren schnell abkühlen. Das Verhältnis Gemüsemenge zu Wassermenge sollte dabei 1 : 4 betragen, z. B. 500 g Gemüse in 2 l kochendem Wasser. Durch das Blanchieren bleiben während des Tiefgefrierens
  – Vitamine zu einem höheren Prozentsatz erhalten,
  – Farbe, Aussehen und Geschmack besser erhalten.
- Lebensmittel möglichst ungesalzen und ohne Zuckerzusatz einfrieren. Nach dem Auftauen endgültig abschmecken. Zucker und Salz senken den Gefrierpunkt, die Lebensmittel verderben schneller.
- Auf einwandfreie, möglichst luftdichte, feuchtigkeitsundurchlässige Verpackung achten:
  Kunststoffgefäße usw. sind geeignet. Es kommt sonst zum Austrocknen der Lebensmittel, zu Gefrierbrand, zur Geruchs- und Geschmacksübertragung, außerdem sind die Vitaminverluste höher.
- Auf der Verpackung Inhalt und Verpackungsdatum angeben. Der Bestand ist so leichter zu kontrollieren, eine Überlagerung wird vermieden.

Eiskristallbildung beim Einfrieren

Die Eiskristallbildung in Lebensmitteln erfolgt bei – 0,5 bis – 5 °C.

Werden Lebensmittel bei Temperaturen über – 25 °C eingefroren, wachsen größere Eiskristalle in den Zellzwischenräumen. Die Eiskristallbildung beginnt in den Zellzwischenräumen, da hier die Stoffkonzentration niedriger ist. Durch die Eisbildung entsteht ein verändertes Konzentrationsgefälle zwischen intra- und extrazellulärem Raum. Zellwasser wird abgegeben, die Eiskristalle wachsen, die Zellwände werden beschädigt. Beim Auftauen verlieren diese Lebensmittel viel Flüssigkeit, die Lebensmittelkonsistenz – Beschaffenheit – ist verändert.

Beim Schockgefrieren bei – 25 bis – 40 °C wird der Temperaturbereich zwischen – 0,5 und – 5 °C schnell überwunden. Es bilden sich winzige Eiskristalle in den Zellzwischenräumen und in den Zellen. Hierbei gelangt kaum Zellwasser in die Zellzwischenräume, die Zellwände werden kaum zerstört. Beim Auftauen dieser Lebensmittel geht nur sehr wenig Zellwasser verloren. Die Lebensmittelkonsistenz und der Nährstoffgehalt bleiben daher weitgehend erhalten.

Schockgefrieren
- industriell bei – 40 °C,
- in Haushaltsgeräten bei – 25 bis – 35 °C

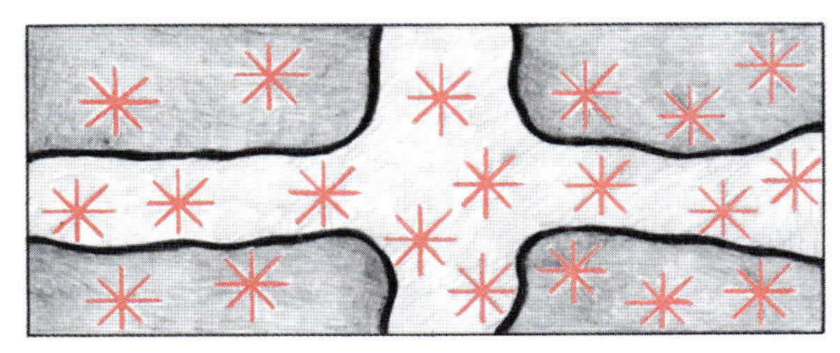

Abb. 1: *Eiskristallbildung – Schockgefrieren*

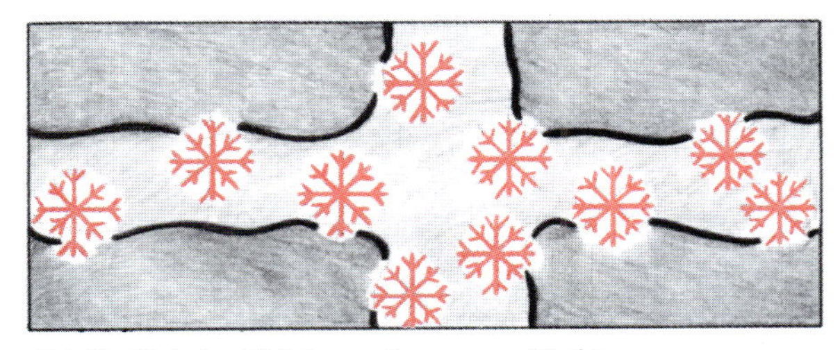

Abb. 2: *Eiskristallbildung – langsames Einfrieren*

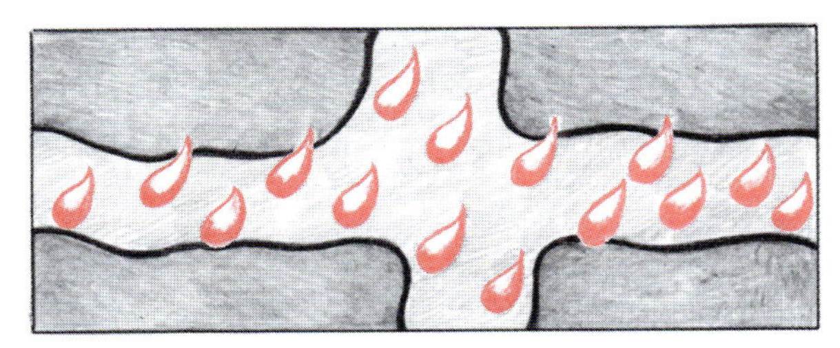

Abb. 3: *Auftauen langsam gefrorener Lebensmittel*

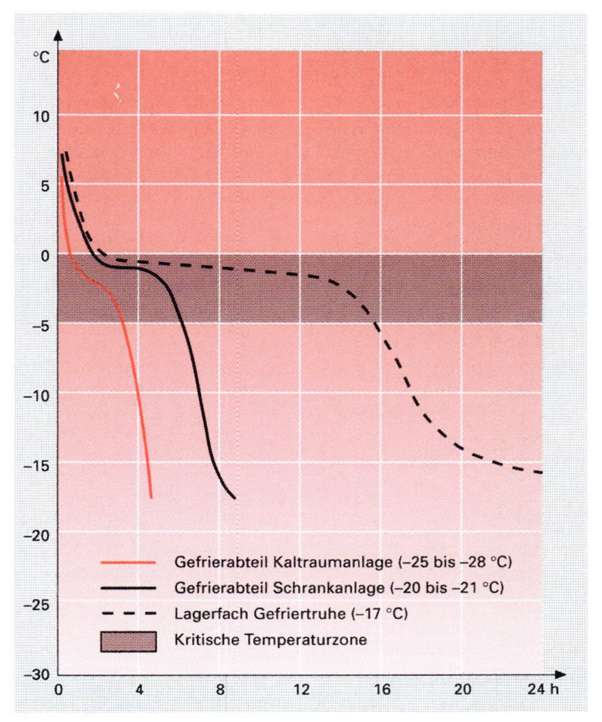

Abb. 4: *Kerntemperaturverlauf beim Gefrieren in verschiedenen Geräten (Zacharias). Einfrieren von 1,5 kg schweren und 6 cm dicken Rindfleischstücken*

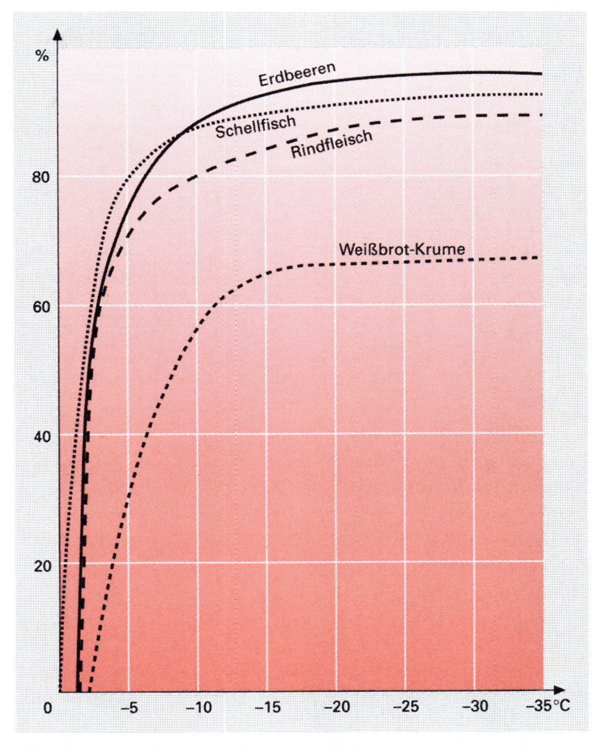

Abb. 5: *Ausgefrorener Wasseranteil in verschiedenen Lebensmitteln abhängig von der Temperatur in Gewichtsprozent*

Um ein schnelles Einfrieren zu gewährleisten, sollte Folgendes beachtet werden:

- Nicht zu große Lebensmittelmengen auf einmal einfrieren. Innerhalb von 24 Stunden sollte höchstens eine Menge eingefroren werden, die einem Zehntel des Gesamtfassungsvermögens des Gefriergerätes entspricht. Bereits eingefrorene Lebensmittel können sonst wieder antauen bzw. die Lebensmittel werden nicht schnell genug eingefroren.
- Wasserreiche Lebensmittel, wie z. B. Erdbeeren, erst einzeln – z. B. auf einem Tablett – schockgefrieren, dann verpacken und in Portionen im Gefriergerät lagern.
- Lebensmittel in angemessenen Portionen einfrieren, da leicht verderbliche, einmal aufgetaute Lebensmittel nicht zum zweiten Mal eingefroren werden sollten. Nach dem Auftauen ist das Wachstum der Mikroorganismen verstärkt. Lebensmittel sofort weiterverwenden.

Aufgabe

1. *Erläutern Sie mithilfe der Abbildung „Kerntemperaturverlauf beim Gefrieren in verschiedenen Geräten", vgl. S. 295, die Veränderungen beim Einfrieren*
   a) im Lagerfach der Gefriertruhe;
   b) im Gefrierfach.

Veränderungen der Lebensmittelqualität

Für die Veränderungen in Lebensmitteln sind die Temperaturen während des Einfrierens, Lagerns und Auftauens entscheidend.

Veränderungen während des Lagerns:

Farbveränderungen
Chlorophyll wird durch Chlorophyllasen farblich verändert. Tiefgefrorene Erbsen sehen dagegen besonders grün aus, wenn sie blanchiert wurden, da hierbei das Chlorophyll in den äußeren Schichten angereichert wurde.

Die Umwandlung von Oxymyoglobin zu Metmyoglobin wird durch das Gefrieren gefördert, die Fleischfarbe wird verändert.

Enzymatische Bräunung von Obst kann durch die Zugabe von 0,2 bis 0,5 g Ascorbinsäure/kg erheblich verlangsamt werden.

Geschmacksveränderungen
Es erfolgt z. B. eine Einbuße von Aromastoffen, die Wirkung der Gewürze wird verändert, vgl. S. 218.

Konsistenzveränderungen
Bei einer Temperatursenkung tritt eine Erhöhung der Konzentration gelöster Salze ein, hierdurch werden die hydrophoben und ionischen Bindungen und Wasserstoffbrückenbindungen der Proteine verändert. Diese Denaturierung der Proteine führt zu Abtropfverlusten beim Auftauen.

Nährstoffveränderungen
Lipasen sind auch noch bei –20 °C aktiv. Vorzugsweise Phospholipide (polare Lipide) und geringe Mengen Triglyceride werden hydrolytisch gespalten, es werden freie Fettsäuren gebildet. Die freien Fettsäuren werden durch Autoxidation weiter abgebaut, vgl. S. 78.

Durch Sauerstoffeinfluss werden Vitamin C und β-Carotin abgebaut. Thiamin, Riboflavin, Niacin, Pantothensäure und Pyridoxin sind dagegen beständig. Der Vitamin-C-Gehalt ist meist nicht geringer als in gegartem Gemüse usw. Vitamine und Mineralstoffe, z. B. Eisen, können aufgrund der veränderten Zellstruktur zu einem höheren Prozentsatz resorbiert werden.

Die Struktur der Lebensmittel wird verändert, die Garzeit ist teilweise bis zu 30 % verkürzt.

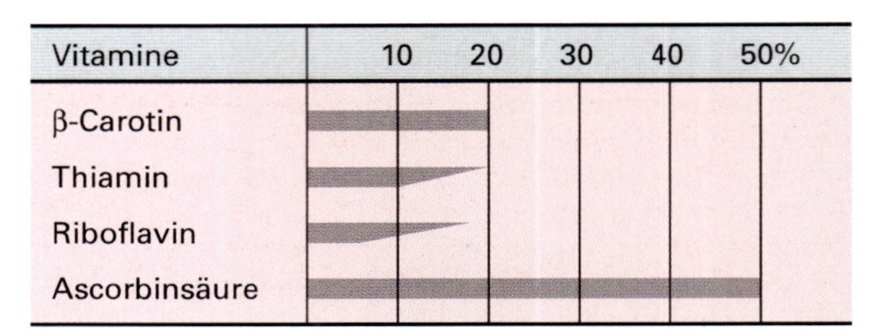

Tab. 1: Durchschnittliche Vitaminverluste bei 25 °C Lagertemperatur nach 6 bis 9 Monaten

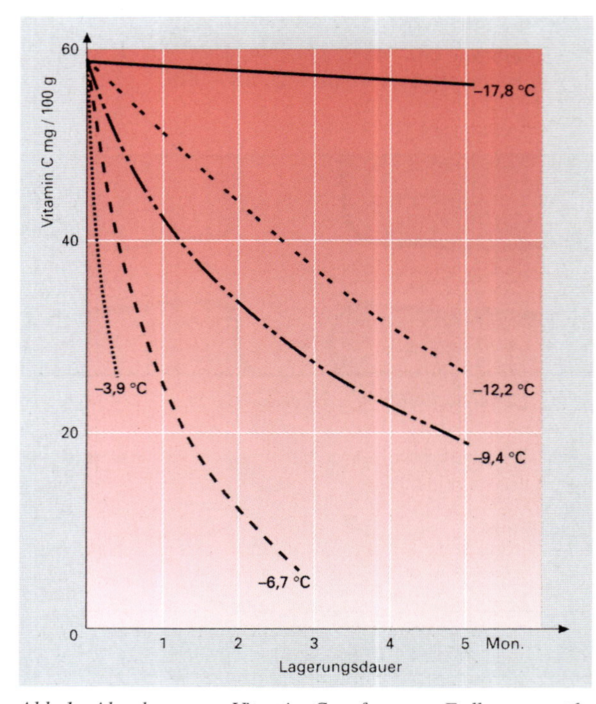

Abb. 1: Abnahme von Vitamin C gefrorener Erdbeeren während der Lagerung bei verschiedenen Temperaturen (nach Guadagni u. Mitarb.)

Die jeweiligen Konsistenz-, Nährstoff-, Farb-, Geschmacks- und Geruchsveränderungen sind abhängig
- vom Blanchieren,
- von der Verpackung,
- von der Einfrier- und Lagertemperatur.

Einkauf von Tiefkühlkost

Aufgaben

1. *Warum müssen Tiefkühlprodukte in den Geschäften immer gleich in die Tiefkühl-Verkaufsgeräte eingeräumt werden?*
2. *Begründen Sie die unterschiedlichen Lagerzeiten für tiefgekühlte Lebensmittel bei −18 °C.*

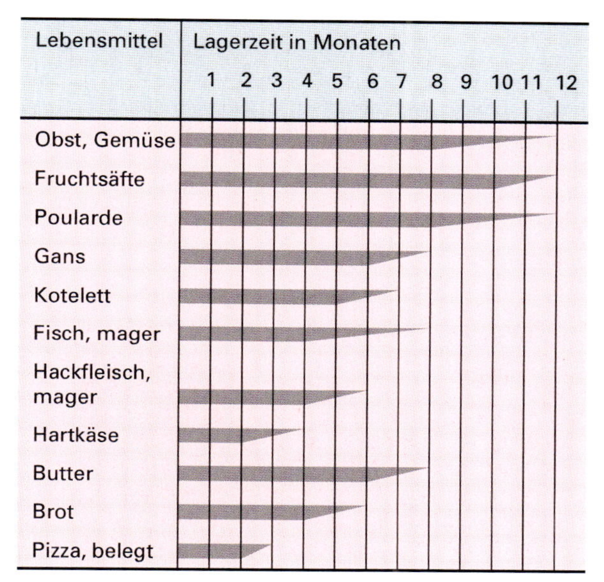

Tab. 1: Lagerzeit für tiefgekühlte Lebensmittel (−18 °C)

Lebensmittel	− 18 °C	− 25 °C	− 30 °C
Fettfisch	4 Monate	8 Monate	12 Monate
Schweinefleisch	6 Monate	12 Monate	15 Monate
Rindfleisch	12 Monate	18 Monate	24 Monate

Tab. 2: Lagerdauer von Lebensmitteln in Abhängigkeit von der Lagertemperatur

Tiefgefrorene Lebensmittel müssen so transportiert werden, dass ihre Temperatur nie über −18 °C steigt. Lebensmittel können sonst antauen und dadurch verderben. Die Mikroorganismen in tiefgekühlten Lebensmitteln sind nicht abgetötet, das Wachstum ist ab −15 °C ausgeschaltet.

- Beim Einkauf von Tiefkühlkost auf das Mindesthaltbarkeitsdatum achten.
- Durch vorsichtiges Schütteln kann z. B. bei Erbsen festgestellt werden, ob die Ware bereits angetaut war. Frische Ware befindet sich locker in der Packung.
- Tiefkühlkost verpackt transportieren, z. B. in wieder verwendbarer Isoliertasche oder eingewickelt in Zeitungspapier.
- Tiefkühlkost als Letztes vor dem Heimweg einkaufen.

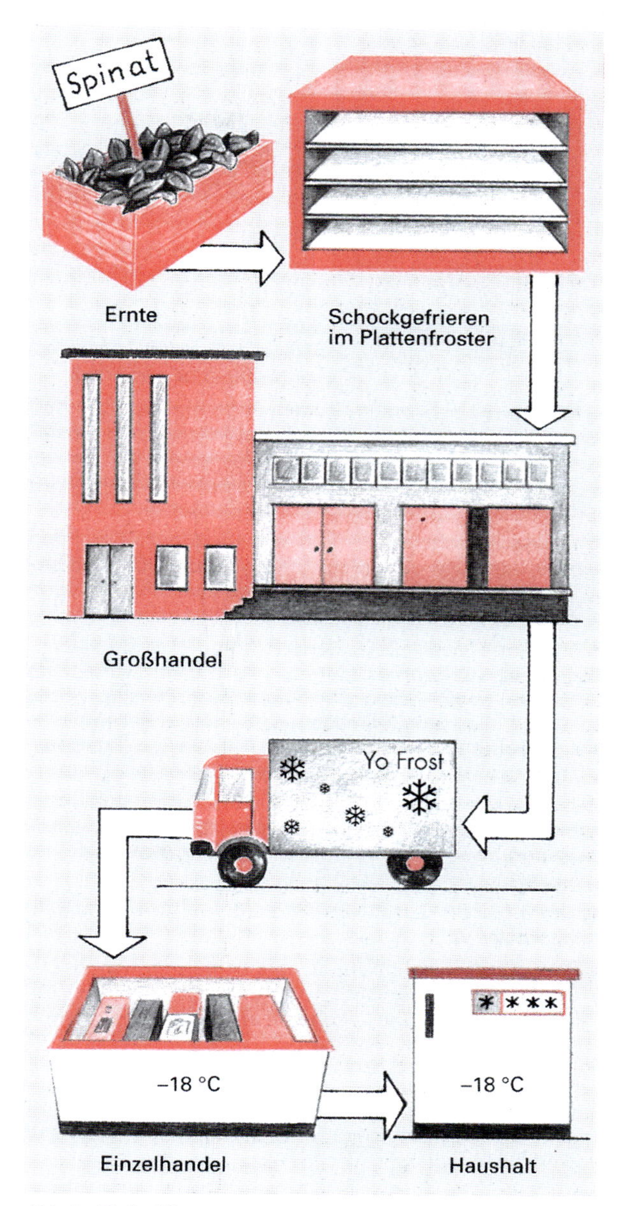

Abb. 1: Tiefkühlkette: Weg zwischen dem Hersteller und dem Verbraucher (Haushalt)

Zu **Gefrierbrand** kann es bei tiefgefrorenen Lebensmitteln, insbesondere Fleisch, infolge einer Beschädigung der Verpackung oder ungenügender Verpackung kommen. Die Stellen weisen eine hellgelbe bis graue Farbe auf. Das Fleisch hat eine strohige Beschaffenheit. Die verstärkte Oxidation kann auch zu schnellerem Ranzigwerden führen.

Bei Gefrierfleisch ist außerdem oft eine Schwarzfleckigkeit und Schimmelbildung zu beobachten. Durch zu hohe Temperaturen – über −12 °C – wurden hier Wachstum und Vermehrung von Schimmelpilzen in Gang gesetzt.

Zubereitung von Tiefkühlkost

Aufgabe

Für das Mittagessen soll ein tiefgefrorenes Hähnchen und eine Quarkspeise mit tiefgefrorenen Erdbeeren zubereitet werden.
Beschreiben Sie die Zubereitung.

- Obst, das roh gegessen werden soll, langsam im Kühlschrank oder möglichst flach ausgebreitet in der Mikrowelle auftauen. Die Form bleibt so besser erhalten.
- Backwaren, z.B. einen Brotlaib, nach einstündiger Auftauzeit 10 Minuten im Backofen aufbacken oder unaufgetaut für etwa 10 Minuten in die Mikrowelle geben. Falls das Brot während des Gefrierens altbacken wurde, vgl. S. 60, wird es nun wieder knusprig.
- Kleine Fleischstücke, Gemüse, Kartoffelklöße, Pommes frites usw. sofort unaufgetaut garen. Die Lebensmittel behalten so ihre Form, weniger Zellsaft/Nährstoffe gehen verloren.
- Größere Fleischstücke, ganzes Geflügel usw. erst langsam im Kühlschrank auftauen lassen. Das aufgetaute Fleisch sofort garen. Unaufgetautes Fleisch würde nicht vollständig durchgegart werden. Es könnte zu Lebensmittelvergiftungen kommen, da die Salmonellen im Fleischinneren nicht abgetötet werden.
- Die Flüssigkeit beim Auftauen getrennt auffangen, da sich darin reichlich Salmonellen befinden können. Auftauflüssigkeit sorgfältig weggießen. Die Spüle mit reichlich Wasser nachspülen.
- Die verkürzte Garzeit von tiefgefrorenen Lebensmitteln beachten.
- Aufgetaute Tiefkühlkost nicht nochmals einfrieren. Der Temperaturanstieg begünstigt das Wachstum von Mikroorganismen. Die Lebensmittel können verderben.

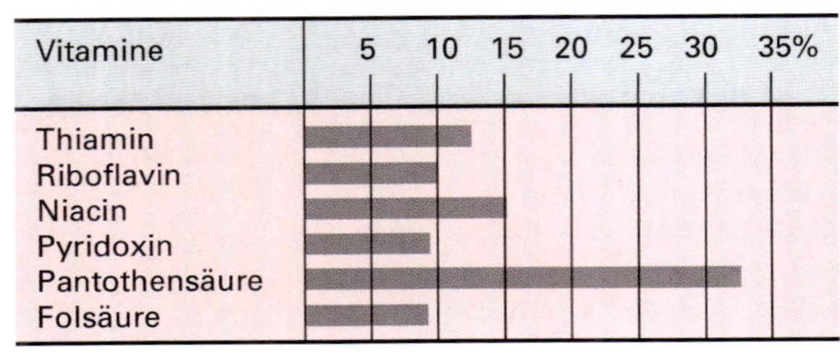

Tab. 1: Vitaminverluste beim Auftauen von Rindfleisch durch austretenden Fleischsaft

Lebensmittel	Gewicht in kg	Küche 20 °C	Kühlschrank 4 bis 6 °C
Bratenstück	1	10 h	20 h
Gans, Pute	6	20 h	38 h
Hähnchen	0,8	7 h	15 h
Beerenobst	0,5	7 h	15 h

Tab. 2: Auftauzeiten für tiefgefrorene Lebensmittel

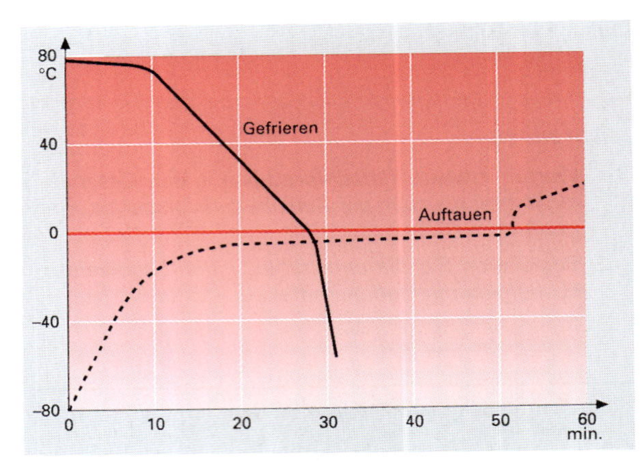

Abb. 1: Vergleich des zeitlichen Verlaufs des Gefrierens und Auftauens von Lebensmitteln (nach Fennema und Powrie)

Aufgaben

1. *Vergleichen Sie den Nährstoffgehalt von je 100 g Spinat: roh, gekocht und tiefgekühlt:*

Spinat	Energie kJ	Eiweiß g	Fett g	Kohlenhydrate g	Ballaststoffe g
roh	126	3,2	0,3	3,7	1,8
gekocht	113	3,0	0,3	3,0	1,8
tiefgekühlt	113	3,1	0,3	3,0	1,8

Spinat	Natrium mg	Kalium mg	Calcium mg	Eisen mg
roh	54	470	93	3,1
gekocht	36	324	93	2,2
tiefgekühlt	43	354	93	2,1

Spinat	Thiamin mg	Riboflavin mg	Niacin mg	Ascorbinsäure mg
roh	0,10	0,20	0,6	51
gekocht	0,07	0,14	0,5	28
tiefgekühlt	0,09	0,16	0,5	29

2. *Vergleichen Sie außerdem Geschmack, Aussehen und Textur von gekochtem und tiefgekühltem (gekochtem) Spinat.*
3. *Ermitteln Sie die Wirtschaftlichkeit von Tiefkühlkost. Vergleichen Sie hierzu von tiefgekühlten, frischen und sterilisierten (Dose oder Glas) Erbsen a) den Preis, b) die Vor- und Zubereitungszeit.*
4. *Vergleichen Sie Geschmack, Aussehen und Textur von tiefgekühlten und sterilisierten Erbsen.*

13.10 Konservierung durch Wasserentzug

Wasseraktivität (a_w-Wert)

Wasser ist für das Wachstum von Mikroorganismen notwendig. Von dem Gesamtwassergehalt eines Lebensmittels steht den Mikroorganismen jedoch nur das freie oder aktive Wasser zur Verfügung, da ein Teil des Wassers z. B. durch Zucker oder Salz gebunden sein kann.

Der a_w-Wert ist die Messzahl für das nicht gebundene, aktive Wasser, die Wasseraktivität. Die Wasseraktivität wird ausgedrückt durch den Quotienten

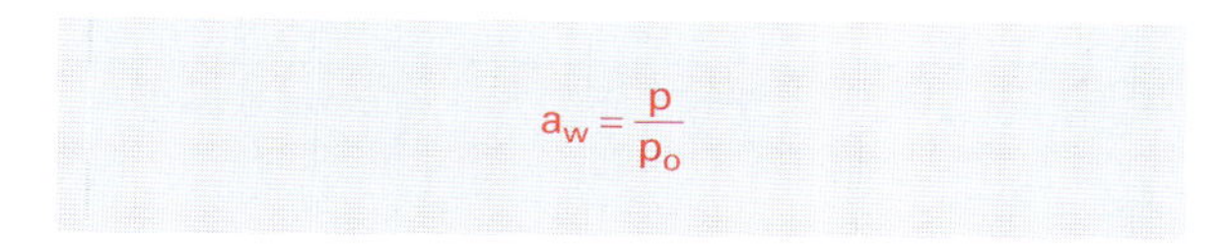

$$a_W = \frac{p}{p_o}$$

p = der Wasserdampfdruck des Lebensmittels bei gegebener Temperatur und
p_o = der Dampfdruck von reinem Wasser bei der gleichen Temperatur.
a_w kann also Werte bis zu maximal 1,0 annehmen.

Die Wasseraktivität eines Lebensmittels wird durch folgende Faktoren bestimmt:

- Gesamtwassergehalt,
- Art und Menge der gelösten Stoffe, z. B. Elektrolyte, Zucker, Eiweißstoffe,
- Art und Weise, in der das Wasser strukturell in Lebensmitteln gebunden ist, z. B. durch Absorption an Eiweißstoffe. Je stärker die Bindungskräfte in einem Lebensmittel sind, umso niedriger ist der Wert p bzw. umso größer ist die Differenz zwischen p und p_o.
  Lebensmittel mit gleichem Wassergehalt können also einen unterschiedlichen a_w-Wert haben.

Mikroorganismen Wachstumsgrenze	Minimaler a_W-Wert	Lebensmittel
	1,00	Reines Wasser
	0,98	Frisches Fleisch
	0,97	Gekochter Schinken
	0,96	Brühwürste
	0,95	Leberwurst
Bakterien	**0,93**	
Hefen	**0,88**	
Schimmelpilze	**0,80**	Gereifter Hartkäse
	0,60	Trockenobst
	0,50	Reis, Mehl
	0,45	Schokolade, Honig
	0,20	Trockenmilch

Tab. 1: a_w-Werte

Die meisten Lebensmittelverderber haben ein Wachstumsoptimum oberhalb a_w = 0,98. Bei einem a_w-Wert von 0,70 ist nicht mehr mit einem Lebensmittelverderb durch pathogene Mikroorganismen zu rechnen.

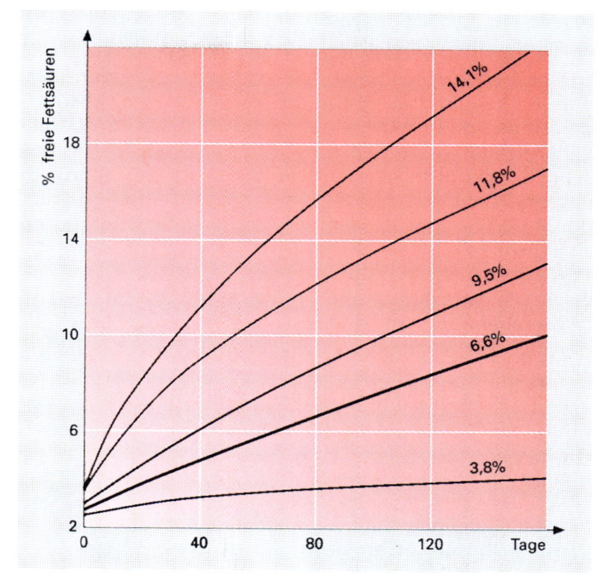

Abb. 1: Bildung freier Fettsäuren bei der Lagerung von braunem Reis in Abhängigkeit vom Wassergehalt in % bei 25 °C (nach Hunter)

Die Wasseraktivität kann durch Trocknung, Gefrieren, Salz- oder Zuckerzusatz gemindert werden. Der Zusatz von Zucker und Salz gehört neben dem Trocknen zu den ältesten Konservierungsverfahren.
Lebensmittel werden durch Lufttrocknung, z. B. Stockfisch, Rosinen, und durch Gefriertrocknung (Vakuumtrocknung), z. B. Instantkaffee, konserviert.

Trocknen

Bei diesen Konservierungsmethoden wird die Wasseraktivität durch Wasserentzug gemindert.

Wärmetrocknung

Walzentrocknung: Flüssige oder breiige Lebensmittel werden in dünner Schicht auf große, leicht beheizte Walzen aufgetragen. Sie trocknen während des Umlaufs und werden anschließend mit einem Schaber abgenommen.

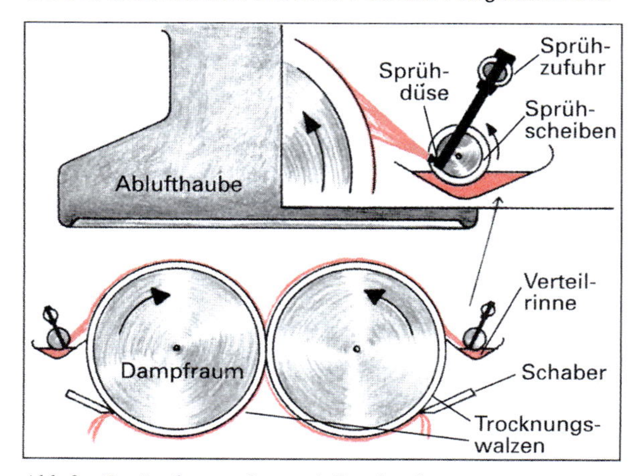

Abb. 2: Zweiwalzentrockner mit Sprühauftrag

Sprühtrocknung: Flüssige Lebensmittel, wie Milch, Eier, Kaffee, werden durch Düsen in kleinste Tröpfchen zerstäubt. Der „Flüssigkeitsnebel" wird im heißen Luftstrom getrocknet. Die Sprühtrocknung kann auch im Vakuum erfolgen. Der Wassergehalt beträgt 10 bis 25 %.

Getrocknete Lebensmittel müssen trocken gelagert werden, da bei einer Zunahme der Wasseraktivität Mikroorganismen und Enzyme wieder aktiv werden. Getrocknete Lebensmittel verderben nach Wasserzugabe besonders schnell, falls nicht eine entsprechende Hitzebehandlung erfolgte. Dies ist besonders bei Lagerung und Verwendung getrockneter Produkte für die Säuglingsernährung zu beachten.

Nachteile der Walzen- und Sprühtrocknung (Wärmebehandlung)

- Aussehen, Beschaffenheit und Aroma werden verändert.
- Es treten Farbänderungen, z.B. Maillard-Reaktion, Abbau von Chlorophyll und enzymatische Bräunungsreaktionen auf.
- Hitze- und sauerstoffempfindliche Vitamine – A, Thiamin, Folsäure, Pantothensäure, C, D, E und K werden zu einem großen Teil zerstört.
- Ungesättigte Fettsäuren können oxidiert werden.

Aufgabe

Vergleichen Sie mithilfe der Nährwerttabelle den Energie- und Nährstoffgehalt von frischen und getrockneten Pflaumen (Zwetschen), vgl. S. 456.
Beurteilen Sie die Nährstofferhaltung bei dieser Konservierungsmethode.

Gefriertrocknung

Gefriertrocknung ist das schonendste Trockenverfahren.

Durchführen des Gefriertrocknens

Feste Lebensmittel werden zunächst tiefgekühlt (–20 bis –30 °C). Flüssige Lebensmittel werden vor dem Gefriertrocknen eingedickt, das Wasser wird ausgefroren.
Das Gefriertrocknen der tiefgekühlten Lebensmittel bzw. der Gefrierkonzentrate findet dann in druckfesten Behältern unter Hochvakuum statt. Das Eis aus den Lebensmitteln verdampft (sublimiert), ohne vorher zu schmelzen. Die notwendige Wärme wird durch Strahlung zugeführt, die Lebensmittel werden während des ganzen Vorgangs bei –20 bis –30 °C gehalten.
Bei der Gefriertrocknung behalten die Lebensmittel ihr natürliches Aroma und es findet keine Farbveränderung statt. Der Vitamingehalt der Lebensmittel wird beim Gefriertrocknen kaum gemindert. Die Qualität der Lebensmittel bleibt bei dieser Konservierungsmethode weitgehend erhalten.
Gefriergetrocknete Lebensmittel sollten vakuumverpackt werden, damit während der Lagerung möglichst nur geringe weitere Veränderungen eintreten. Im Übrigen sind für die Aufbewahrung von gefriergetrockneten Lebensmitteln keine besonderen Räume oder Geräte erforderlich. Die Gefriertrocknung ist zwar ein kostspieliges Verfahren, diese schonende Konservierungsmethode wird aber in Zukunft sicher mehr angewandt werden.

13.11 Vakuumverpackung – Sauerstoff

Die meisten Mikroorganismen benötigen Sauerstoff. Es gibt jedoch auch Arten, die ohne Sauerstoff bzw. mit oder ohne Sauerstoff auskommen.
Besonders durch **Vakuumverpackungen** kann eine längere Lagerfähigkeit erreicht werden, da der Verderb durch Schimmelpilze und Hefen, die Bildung von Toxinen durch Eitererreger, das Wachstum von Sporenbildnern usw. gehemmt und das Ranzigwerden von Fetten verzögert wird.

Sauerstoff benötigen	Keinen Sauerstoff benötigen	Ohne oder mit Sauerstoff leben
Schimmelpilze Hefen Essigbakterien	Clostridium botulinum	Eitererreger Milchsäurebakterien Fäulniserreger

Tab. 1: Mikroorganismen und Sauerstoff

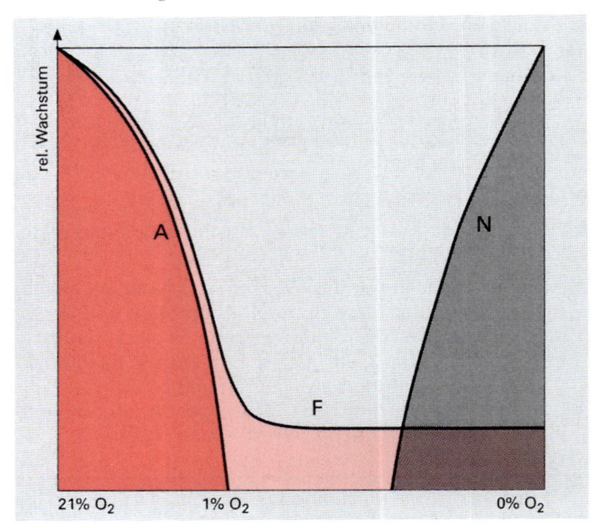

Abb. 1: Verhältnis der Mikroorganismen zum Luftsauerstoff. A – obligat aerob, N – obligat anaerob, F – fakultativ anaerob (nach Ingram)

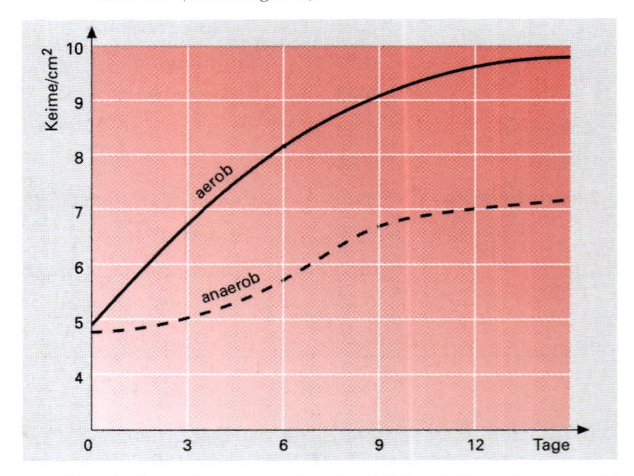

Abb. 2: Einfluss der Lagerzeit bei 3,3 °C auf die Bakterienzahl – aerob und anaerob verpacktes Rindfleisch

13.12 Konservierung durch Bestrahlung?

Energiereiche Strahlung wird zunehmend dazu verwendet, den mikrobiologischen Status von Lebensmitteln zu verbessern. Die Lebensmittel werden mit Gamma-Bestrahlungsanlagen bestrahlt, die entweder mit Radionuklidquellen (Co^{60} oder Cs^{137}), Röntgenstrahlen oder maschinell erzeugten Elektronenstrahlen betrieben werden.

Hierbei werden die Lebensmittel mit einem automatischen Transportsystem um eine zentrale Strahlenquelle gefahren und von allen Seiten gleichmäßig bestrahlt. Die Bestrahlungsdauer für Sterilisieren beträgt z. B. 15 Stunden. Als Strahlenquellen dienen in erster Linie radioaktive Isotope wie $Cobalt^{60}$ und $Caesium^{137}$ sowie Elektronenbeschleuniger, in denen Elektronenstrahlen erzeugt werden. Die Lebensmittel werden dabei nicht radioaktiv, da die eingesetzte Energie nicht hoch genug ist. Es bilden sich jedoch Radikale in den Lebensmitteln.

Die Anwendungsmöglichkeiten der Lebensmittelbestrahlung sind vielfältig. Bisher wird die Lebensmittelbestrahlung in etwa 40 Ländern an etwa 170 Produkten durchgeführt. Europaweit dürfen getrocknete aromatisierte Gewürze und Kräuter mit einer maximalen absorbierten Gesamtdosis von 10 Kilogray (kGy), vgl. S. 325, bestrahlt werden. Eine hohe Keimzahl zeigt z. B. schwarzer Pfeffer mit 350 000 bis 80 Millionen Keimen pro g. Die Keimzahl kann durch gesundheitlich nicht unbedenkliche Begasungsmittel oder durch Bestrahlung gemindert werden. Weltweit werden jährlich etwa 100 000 Tonnen Gewürze bestrahlt. Eine Einfuhr weiterer bestrahlter Lebensmittel nach Deutschland ist untersagt. In Deutschland spielt die Bestrahlung bisher praktisch keine Rolle. Die Vitaminverluste bei der Bestrahlung entsprechen den Verlusten bei anderen Verarbeitungsverfahren.

Kenntlichmachung: Folgender Wortlaut ist anzugeben: „bestrahlt“ oder „mit ionisierenden Strahlen behandelt“.

Einsatzgebiete der Lebensmittelbestrahlung:

- Verhinderung des Auskeimens von Kartoffeln und Zwiebeln
- Keimreduzierung bei Gewürzen, Kräutern, getrocknetem Gemüse
- Verzögerung des Reifens bzw. Verderbs bei Früchten, z. B. Erdbeeren, Mangos, Papayas
- Abtötung von Mikroorganismen, z. B. Salmonellen bei Garnelen, Fischen und Geflügel
- Verbesserung technologischer Eigenschaften von Lebensmitteln, z. B. erhöhte Saftausbeute bei Obst

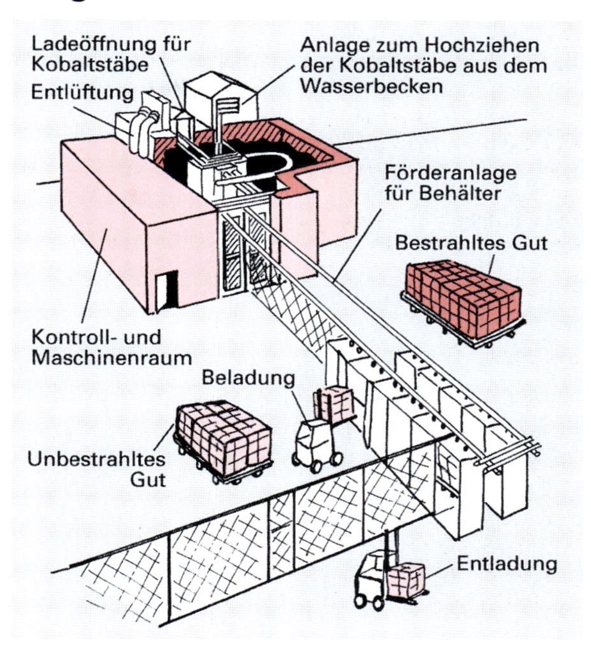

Abb. 1: Bestrahlungsanlage

Bewertung der Lebensmittelbestrahlung aus Verbrauchersicht:

- keine technologische Notwendigkeit
- mögliche Veränderungen der Lebensmittelinhaltsstoffe, z. B. Vitaminzerstörung bzw. Bildung neuer toxikologisch bedenklicher Stoffe, z. B. von Radikalen, vgl. S. 78f.
- kein eindeutiger Beweis für die Sicherheit der Bestrahlungsanlagen und die gesundheitliche Unbedenklichkeit der bestrahlten Lebensmittel
- mögliche Verschlechterung des Hygienestandards bei der Lebensmittelproduktion
- mögliche Verbrauchertäuschung
- zur Zeit ungenügende Nachweisverfahren für bestrahlte Lebensmittel, d. h., radioaktive Bestrahlung kann nur schwer kontrolliert werden. Kennzeichnung bestrahlter Lebensmittel ist erforderlich.

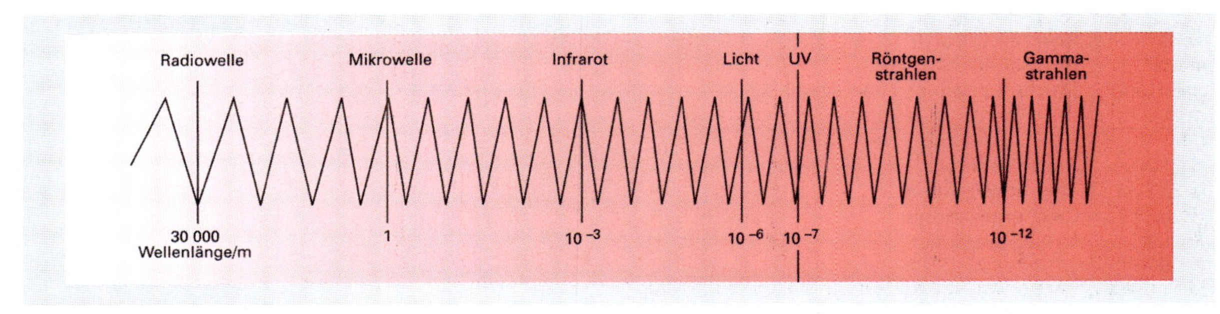

Abb. 2: Wellenlänge elektromagnetischer Strahlen

13.13 Chemische Konservierung

13.13.1 Chemische Konservierungsstoffe

Chemische Konservierungsstoffe wirken, indem sie die
- Enzymtätigkeit hemmen,
- Zellmembranen schädigen.

E-Nummern	Zusatzstoff	Abkürzung
E 200 E 202 E 203	Sorbinsäure Kaliumsorbat Calciumsorbat	Ss
E 210 E 211 E 212 E 213	Benzoesäure Natriumbenzoat Kaliumbenzoat Calciumbenzoat	Bs
E 214 E 215 E 216 E 217 E 218 E 219	Ethyl-p-hydroxybenzoat –, Natriumverbindung Propyl-p-hydroxybenzoat –, Natriumverbindung Methyl-p-hydroxybenzoat –, Natriumverbindung	PHB
E 220 E 221 E 222 E 223 E 224 E 226 E 227 E 228	Schwefeldioxid Natriumsulfit Natriumhydrogensulfit Natriummetabisulfit Kaliummetabisulfit Calciumsulfit Calciumbisulfit Kaliumhydrogensulfit	Schwefeldioxid
E 230 E 231 E 232	Biphenyl (Diphenyl) Orthophenylphenol –, Natriumverbindung	
E 249 E 250 E 251/252	Kaliumnitrit Natriumnitrit Natrium-, Kaliumnitrat	
E 280 E 281 E 282 E 283	Propionsäure Natriumpropionat Calciumpropionat Kaliumpropionat	Propionsöure

Tab. 1: Lebensmittelrecht – Zusatzstoff-Zulassungsverordnung Anlage 5 und andere Konservierungsmittel

Sorbinsäure (E 200 – E 203)

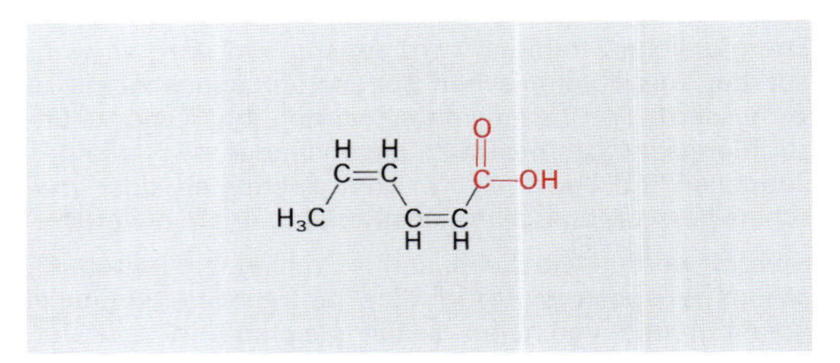

Abb. 1: Strukturformel

Vorkommen: in der Vogelbeere (Eberesche) als Parasorbinsäure.

Eigenschaften: Sorbinsäure ist wirksam gegen Hefen und Schimmelpilze – Aflatoxine, weniger wirksam gegen Bakterien. Um wirksam zu werden, muss Sorbinsäure durch die Zellmembranen in die Mikroorganismen eindringen. Hier hemmt sie Enzyme des Kohlenhydratstoffwechsels und des Citratcyclus. Da nur die undissoziierte Säure in das Zellinnere gelangen kann, wirkt Sorbinsäure hauptsächlich im sauren Bereich. Bei einem pH-Wert von 3,1 gelangen 40 % der vorhandenen Sorbinsäure ins Zellinnere.
Sorbinsäure gilt als gesundheitlich unbedenklich. Im menschlichen Organismus wird sie über die β-Oxidation zu Kohlenstoffdioxid und Wasser abgebaut.
Der ADI-Wert für Sorbinsäure beträgt 25 mg/kg KG/Tag.

Benzoesäure (E 210 – E 213)

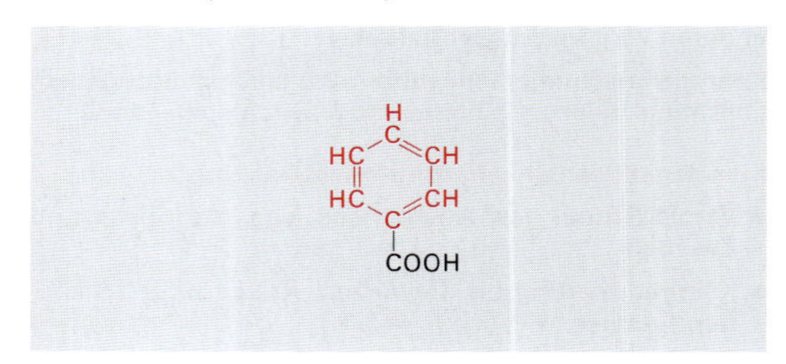

Abb. 2: Strukturformel

Vorkommen: in Beerenfrüchten, z. B. Preiselbeere.

Eigenschaften: Benzoesäure ist gut wirksam gegen Hefen und Schimmelpilze, mittel bis gut gegen Bakterien.
Benzoesäure ist nur im sauren Bereich wirksam, nicht aber im neutralen. In neutraler Lösung ist Benzoesäure in Ionen dissoziiert, diese sind fettunlöslich und können so nicht die Zellmembranen der Mikroorganismen passieren. Im sauren Bereich liegt die Benzoesäure undissoziiert vor, und in dieser Form ist sie fettlöslich.

Benzoesäure ist in kaltem Wasser schwer löslich, aus diesem Grund verwendet man meist das leicht lösliche Natriumsalz der Benzoesäure als Konservierungsmittel. Benzoesäure ist eine aromatisch riechende farblose Verbindung. Wegen ihres Geschmacks ist sie nur begrenzt als Konservierungsmittel geeignet.
Der ADI-Wert für Benzoesäure beträgt 5 mg/kg KG/Tag.
Benzoesäure führt evtl. zu pseudo-allergischen Reaktionen, vgl. S. 434 f.

Ester der Hydroxybenzoesäure (PHB-Ester) (E 214 – E 219)

Abb. 1: Strukturformeln

Eigenschaften: PHB-Ester hat die gleiche mikrobiologische Wirkung wie Benzoesäure. Die beiden Ester der Para-Hydroxybenzoesäure sind jedoch auch im schwach sauren bis neutralen Bereich wirksam. PHB-Ester zerstören die Zellmembranen und bewirken eine Eiweißdenaturierung im Zellinneren.

PHB-Ester können den Geschmack der konservierten Lebensmittel beeinträchtigen.

Der ADI-Wert für PHB-Ester beträgt 10 mg/kg KG/Tag.

Durch PHB-Ester, die auch in kosmetischen Präparaten zu finden sind, kann es zu Allergien z. B. in Form von Ekzemen kommen.

Propionsäure (E 280 – E 283)

$$H_3C-CH_2-COOH$$

Abb. 2: Strukturformel

Eigenschaften: Propionsäure wird eher in der Futtermittelindustrie verwendet. Bei der Lebensmittelkonservierung werden Salze der Propionsäure eingesetzt.

Ameisensäure kann den Geschmack der konservierten Lebensmittel beeinträchtigen.

Die zugelassene Höchstmenge liegt bei 1 bis 3 g pro Kilogramm Lebensmittel. Propionsäure wird vorwiegend zur Konservierung von Schnittbrot verwendet, evtl. in Kombination mit Sorbinsäure. Schnittbrot kann aber auch durch Nacherhitzen in der Verpackung haltbar gemacht werden.

Propionsäure und ihre Salze werden wie Fettsäuren verstoffwechselt, sie sind also gesundheitlich unbedenklich.

Konservierungsstoffe	Bakterien	Hefen	Schimmelpilze
Benzoesäure	2	3	3
Diphenyl	0	2	2
PHB-Ester	2	3	3
Schwefeldioxid	2	1	1
Sorbinsäure	1	3	3

0 ≙ unwirksam   2 ≙ wirksam
1 ≙ wenig wirksam   3 ≙ stark wirksam

Tab. 1: Wirkung von Konservierungsstoffen

Diphenyl (E 230) und **Orthophenylphenol** (E 231/E 232), vgl. S. 214.

Schwefeldioxid (SO_2) und Sulfite (E 220–224, E 226–228)

Schwefeldioxid und Salze der schwefligen Säure (Sulfite) werden als Konservierungsmittel besonders für Obst- und Gemüseprodukte eingesetzt.

Schweflige Säure und ihre Natrium-, Kalium- und Calciumsalze hemmen bereits in Konzentrationen von etwa 20 mg/kg das Wachstum von Schimmelpilzen und Kahmhefen. Ihre Anwendung im Weinbau beschrieb bereits Homer. In besonders hoher Konzentration dürfen Natrium-, Kalium- und Calciumsalze der schwefligen Säure Trockenfrüchten zugesetzt werden – bis 2 g/kg).

Schweflige Säure und ihre Salze verhindern darüber hinaus enzymatische Bräunungsreaktionen zwischen Proteinen und reduzierenden Zuckern (Maillard-Reaktion, vgl. S. 281). Schweflige Säure darf nicht zur Konservierung von Fisch oder Fleisch verwendet werden, da sie evtl. auftretende Fäulnisgerüche überdecken würde.

Schweflige Säure ist nicht ganz ungiftig. In Mengen ab 40 mg/l Wein kann sie Kopfschmerzen bewirken. Durch Untersuchungen wurde festgestellt, dass ein erwachsener Mensch täglich höchstens eine Gesamtmenge von 1,5 mg Schwefeldioxid pro Kilogramm Körpergewicht ohne Schaden zu sich nehmen kann. Bei einem Gesamtgewicht von 60 kg Körpergewicht sind also 90 mg Schwefeldioxid unbedenklich. Der ADI-Wert für Schwefeldioxid beträgt 0,7 mg/kg KG/Tag.

Es wird eine Überempfindlichkeitsreaktion von Asthmatikern gegenüber Sulfit diskutiert.

Zusatzstoff-Zulassungs-Verordnung: Anlage 5 – Liste 2: Folgenden Lebensmitteln darf Schwefeldioxid zugesetzt werden: Trockenfrüchte, getrocknetes Gemüse, Kartoffelerzeugnisse, Zuckerarten, Trockenstärke, Sago usw.

Schwefeldioxid ist als **Konservierungsstoff** bzw. als Bleichmittel zugelassen, Schwefeldioxid verhindert z. B. das Nachdunkeln von Trockenfrüchten.

Im **§ 9 Kenntlichmachung der Zusatzstoff-Zulassungs-Verordnung** heißt es:

(1) Der Gehalt an Zusatzstoffen in Lebensmitteln muss bei der Abgabe an Verbraucher wie folgt kenntlich gemacht sein:

2. mit dem Klassennamen „Konservierungsstoff", außerdem muss der chemische Name oder die E-Nummer genannt werden.

5. „Enthält Sulfit" oder „enthält Schwefeldioxid" muss auf Lebensmitteln angegeben werden, die einen Gehalt von mehr als 10 mg Schwefeldioxid pro Kilogramm oder Liter aufweisen.

Aufgaben

1. *Begründen Sie, warum nur bestimmte Zusatzstoffe zur chemischen Konservierung bestimmter Lebensmittel zugelassen sind.*
2. *Orientieren Sie sich in einem Lebensmittelgeschäft über die Verwendung und die Kenntlichmachung von Zusatzstoffen zur chemischen Konservierung.*

13.13.2 Salzen und Pökeln

Salzen

Man unterscheidet zwei Verfahren:

- **Trockensalzung**
  Die Lebensmittel werden mit Kochsalz eingerieben oder zerkleinert so in Kochsalz eingelegt, dass die entstehende Lake abfließen kann.
- **Nasssalzung**
  Die Lebensmittel werden in eine 15- bis 20%ige Kochsalzlösung eingelegt.

Durch das Kochsalz wird die Wasseraktivität in den Lebensmitteln herabgesetzt. Während die meisten Fäulniserreger salzempfindlich sind, besteht bei einigen pathogenen Mikroorganismen eine sehr hohe Salztoleranz.
Salzen erfolgt nur dort, wo auf den Farbeffekt (Pökelfarbe) verzichtet werden kann.

Erzeugnisse: Matjes, Salzhering, Gemüse

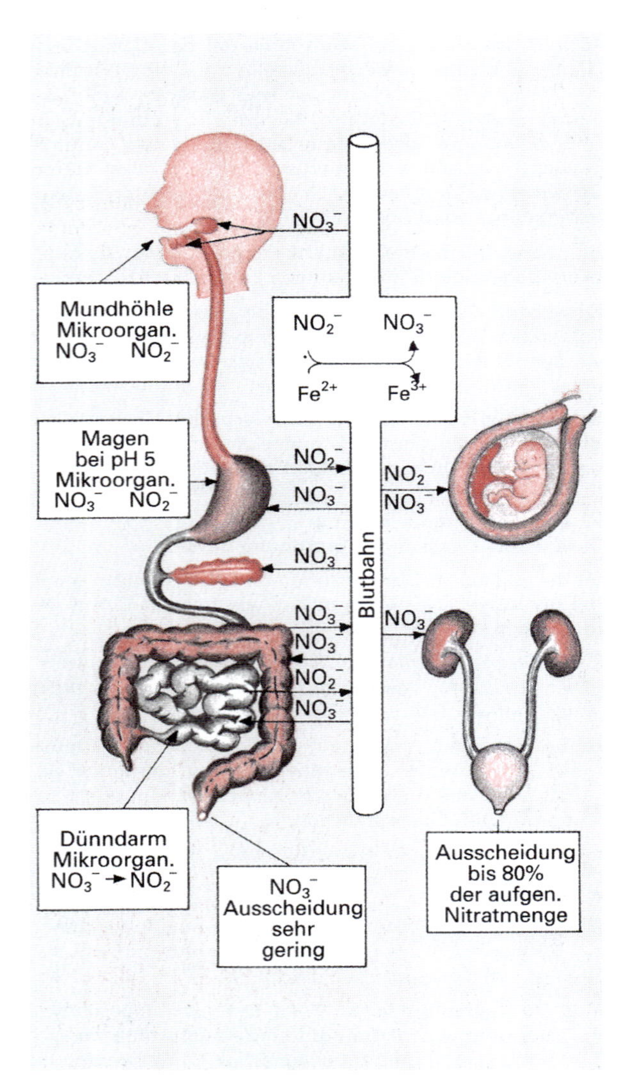

Abb. 1: Übersicht – Nitrat-/Nitritumsatz beim Menschen

Pökeln

Mithilfe von Pökelstoffen werden etwa 90% der in der Bundesrepublik Deutschland erzeugten Fleischwaren hergestellt. Durch das Pökeln soll

- die Haltbarkeit verlängert werden,
- ein ansprechendes Aussehen, die rote Farbe des Fleisches gilt als Qualitätskriterium – die so genannte Umrötung – und das typische Pökelaroma erzielt werden,
- Salmonellose, vgl. S. 312f., und Botulismus, vgl. S. 315, verhindert werden.

Beim Pökeln werden Nitrat (KNO_3, Salz der Salpetersäure) und/oder Nitritpökelsalz (Kochsalz mit 0,4 bis 0,5% Nitrit, $NaNO_2$-Salz der salpetrigen Säure) und so genannte Pökelhilfsstoffe (Trockenstärkesirup und Ascorbinsäure) verwendet. Nitrat muss von Bakterien zu Nitrit reduziert werden, um wirken zu können.

Nitrat wird vor allen Dingen Rohschinken und länger reifenden Rohwürsten zugesetzt. Nitritpökelsalz wird eingesetzt bei der Herstellung von Mettwurst, Bierschinken, Blutwurst, Fleischkäse usw.
Ohne Pökelstoffe werden Weißwurst, Gelbwurst, Hausmacher-Leberwurst, Bratwürste, Parmaschinken usw. hergestellt.

Während des Pökelvorganges wird Nitrat enzymatisch zu Nitrit reduziert. Aus Nitrit bildet sich Stickoxid – NO –, das mit dem roten Muskelfarbstoff Myoglobin reagiert, es entsteht Nitroso-Myoglobin, der rote Pökelfarbstoff. Die Farbe des Myoglobins wird im Wesentlichen durch die Oxidationsstufe der Eisenionen bestimmt. Z.B. Schinken erhält dadurch seine rote Farbe, daneben entsteht das typische Pökelaroma.

Die konservierende Wirkung des Pökelns beruht auf der verminderten Wasseraktivität der Lebensmittel und auf der antimikrobiellen Wirkung von Nitrat und/oder Nitrit. Eine einwandfreie Pökelung hemmt die Toxinbildung durch Clostridium botulinum. Botulismus kann also durch das Pökeln verhindert werden, vgl. S. 315.

Auch Schnittkäse darf aus Haltbarkeitsgründen Nitrat zugesetzt werden.

Stoffwechsel des Nitrats

Insgesamt werden in der Bundesrepublik Deutschland täglich etwa 75 mg Nitrat in Lebensmitteln (ohne Trinkwasser) aufgenommen. Die Nitritaufnahme beträgt etwa 2 bis 5 mg.

Das mit der Nahrung aufgenommene Nitrat wird im Dünndarm aus

- fester Nahrung zu 70 bis 90%,
- Flüssigkeiten zu 80 bis 100% resorbiert.

Die Ausscheidung erfolgt zu 80% über die Niere und zu 6 bis 30% über den Speichel. Nur 1 bis 2% werden mit dem Kot ausgeschieden. Die Nitratkonzentration des Speichels ist abhängig von der Nitratkonzentration des Blutplasmas.

15 bis 25% des Nitrats des Speichels werden durch Bakterien in der Mundhöhle zu Nitrit reduziert und gelangen erneut in den Stoffwechsel.

Durch die Magensalzsäure werden die Nitrit bildenden Bakterien zerstört. Bei Säuglingen wird in den ersten drei Lebensmonaten noch wenig oder keine Salzsäure gebildet, hier kann die Nitritentstehung also gesteigert sein.

Toxische Wirkung von Nitrit

Durch Nitrit wird eine Umwandlung des Hämoglobins in Methämoglobin verursacht, wobei das O_2-bindungsfähige Fe^{2+} zu Fe^{3+} oxidiert wird. Hierdurch wird der Sauerstofftransport beeinträchtigt.

Beim Erwachsenen wird das entstandene Methämoglobin – Fe^{3+} – durch die $NADH+H^+$-abhängige Methämoglobin-Reduktase wieder zu Hämoglobin reduziert. Beim Säugling zeigt dieses Enzym jedoch in den ersten Lebensmonaten eine sehr geringe Aktivität.

Sind etwa 20% des Hämoglobins oxidiert, so zeigen sich erste Symptome einer Sauerstoffunterversorgung. Sind mehr als 50% oxidiert, so kommt es zur Methämoglobinämie (Blausucht).

Nitrat in Gemüse, vgl. S. 214.
Nitrat im Trinkwasser, vgl. S. 160.

Toxische Wirkung von Nitrosaminen

In stark saurem Milieu und unter Hitzeeinwirkung entstehen aus Aminen und/oder Amiden und Nitrit N-Nitroso-Verbindungen, die Krebs erregend sind.

Nitrosamine sind N-Nitroso-Derivate sekundärer Amine, bei denen R_1 und R_2 Alkyl- oder Aryl-Reste darstellen, z.B. Dimethyl-Nitrosamin, sie sind chemisch meist sehr stabil und relativ leicht nachweisbar.

Nitrosamide sind Verbindungen, bei denen R_1 Alkyl- oder Arylgruppen und R_2 Acyl-Reste darstellen, z.B. N-Nitroso-Methylharnstoff, sie sind instabil und schlecht nachweisbar.

Aufgrund ihrer chemischen Eigenschaften und biologischen Aktivität unterteilt man die N-Nitroso-Verbindungen in zwei Hauptgruppen: Nitrosamine und Nitrosamide.

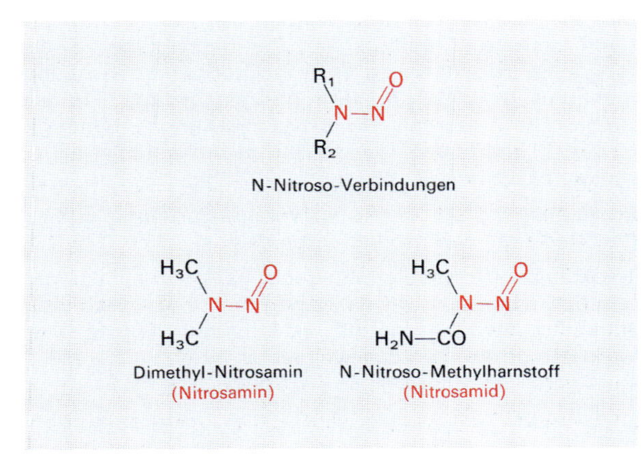

Abb. 1: Bildung von N-Nitroso-Verbindungen

Acyl: Bezeichnung für das organische Säureradikal RĊO, z.B. CH_3ĊO

Alkyl: Bezeichnung für ein aliphatisches Radikal, z.B. Methylgruppe

Aryl: Bezeichnung für Radikale aromatischer Kohlenwasserstoffe, z.B. Phenyl

Die Nitrosaminbildung steigt mit:

- zunehmender Nitritkonzentration
- sinkendem pH-Wert (1–3)

Zur Nitrosaminbildung im menschlichen Organismus kommt es durch:

- Bakterien
- Nitrit im Speichel, das im Magen Nitrosamine bildet
- im Magen bei saurem pH-Wert aus Aminosäuren und Nitrit

Nitrosamine in Lebensmitteln

Auch während des Pökelvorganges und beim Grillen oder Braten von gepökeltem Fleisch entstehen Nitrosamine. Gekochter Schinken sollte aus dem gleichen Grund nicht zusammen mit Käse überbacken werden, z.B. Toast-Hawaii oder Pizza mit Salami und Käse.

Ascorbinsäure ist in der Lage, aus Nitrit Stickoxid freizusetzen, es entsteht dabei Dehydroascorbinsäure, gleichzeitig wird die Nitrosaminbildung blockiert.

Gepökelte Fleischwaren seltener verzehren.
Gepökelte Fleischwaren nicht zum Grillen oder Braten verwenden.

Salzen und Pökeln sind keine schonenden Konservierungsmethoden. Die Qualität der Lebensmittel wird durch die Nährstoffverluste – Vitamine der B-Gruppe und Mineralstoffe – durch die auslaufende Lake erheblich gemindert.

13.13.3 Säuern

Die meisten unerwünschten Mikroorganismen bevorzugen ein neutrales bis alkalisches Milieu. Die Wasserstoffionenkonzentration (pH-Wert) beeinflusst also das Wachstum der Mikroorganismen.

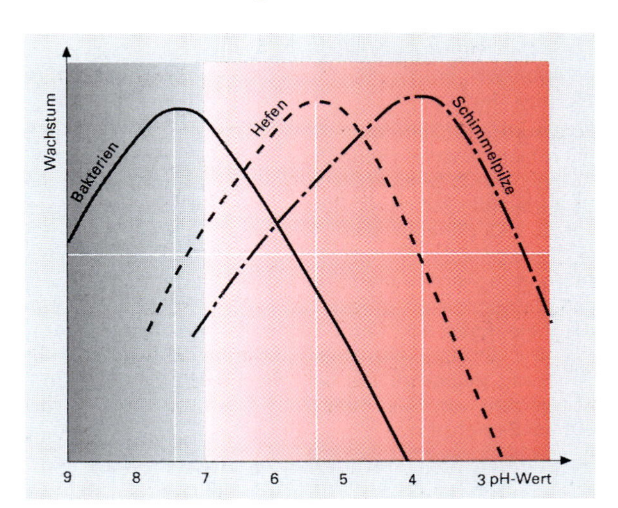

Abb. 2: pH-Wertbereiche für Bakterien, Hefen und Schimmelpilze (nach Ingram)

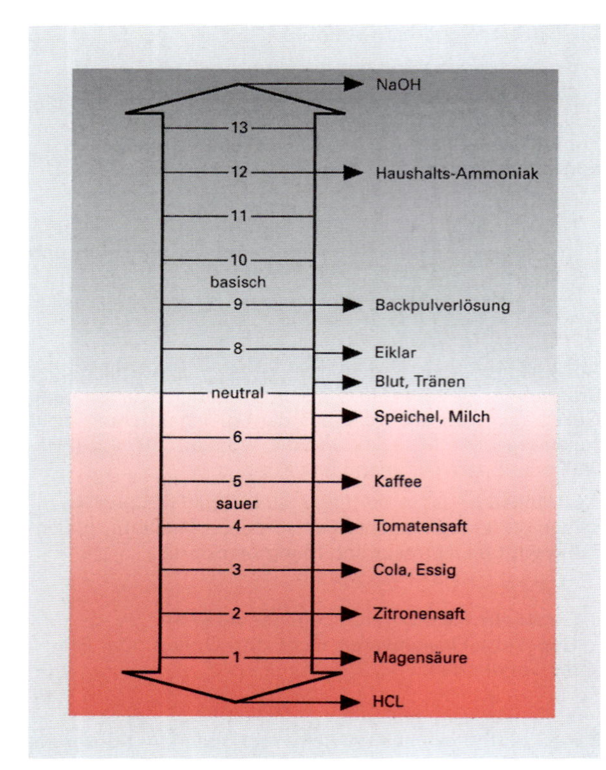

Abb. 1: pH-Bereich einiger Flüssigkeiten

Durch eine Veränderung des pH-Wertes in den sauren Bereich – Sülzen pH 4,5, Salate 4,0 – kann das Wachstum von pathogenen Mikroorganismen verhindert werden. Bei unsachgemäßer und übertrieben langer Lagerung können gesäuerte Lebensmittel jedoch durch Schimmelpilze oder Hefen verderben.

Es gibt zwei Möglichkeiten des Säuerns:

Zusatz von Genusssäuren, meist Essigsäure (max. 2,5%), geeignet sind auch Wein- oder Citronensäure. Außerdem werden Salz oder Zucker zur Senkung der Wasseraktivität zugesetzt.
Erzeugnisse: Rote Bete, Mixedpickles, Zwiebeln, saure Heringe usw.

Enzymatische Säuerung, hier entstehen Säuren durch mikrobielle-enzymatische Veränderungen in den Lebensmitteln. Durch Milchsäurebakterien oder durch spezielle Bakterienkulturen wird Zucker zu Milchsäure vergärt, vgl. S. 130, daneben wird auch in geringen Mengen Essigsäure gebildet. Der pH-Wert liegt im Bereich von 4,1.
Außerdem werden meist Salz oder Zucker zur Senkung der Wasseraktivität zugesetzt. Die gleichzeitig gebildeten Alkohole, Ester und Carbonyle bilden das typische Aroma. Die Struktur der Lebensmittel wird während der Säuerung gelockert. Der Vitamingehalt bleibt erhalten, der Verzehr von Sauerkraut verhinderte so früher Skorbut bei Seefahrern.

Erzeugnisse: Sauerkraut, Dillgurken, Oliven usw.

Gesäuerte Produkte sind auch bei kühler Lagerung nur etwa sechs Monate haltbar, eine längere Haltbarkeit kann durch zusätzliche Sterilisation erreicht werden.

13.13.4 Räuchern

Fleisch und Fisch werden oft durch Räuchern konserviert. Hierbei werden die Lebensmittel dem Rauch eines Holzfeuers aus Weißbuche, Eiche, Erle, Birke oder exotischen Harthölzern ausgesetzt. Nadelhölzer sind aufgrund ihres hohen Harz- und Kiengehaltes zum Räuchern ungeeignet. Es dürfen nur naturbelassene Hölzer verwendet werden. Zur Aromatisierung werden Wacholderbeeren und -reisig und Gewürze zugesetzt.

Die konservierende Wirkung des Rauches beruht auf

- der mikrobiziden Wirkung der Inhaltsstoffe des Rauches: Phenole, Ameisen- und Essigsäure, Aldehyde und Ketone,
- dem Wasserentzug, der Wassergehalt wird um 10 bis 40 % gesenkt.

Räuchern wird häufig mit den Konservierungsverfahren Salzen und Pökeln kombiniert.

Man unterscheidet je nach der angewendeten Temperatur Kalt- und Heißräucherung.

Kalträucherung

Beim Kalträuchern werden die Lebensmittel einem Rauch mit einer Temperatur von 22 bis maximal 28 °C ausgesetzt. Das Kalträuchern dauerte früher oft mehrere Wochen. Heute sind entsprechende Schnellverfahren entwickelt worden, sodass die Erzeugnisse je nach Größe, z. B. Fisch, evtl. bereits innerhalb eines Tages die gewünschte Beschaffenheit erreichen. Kaltgeräucherte Produkte sind länger haltbar, die Haltbarkeit wird teilweise durch eine Vakuumverpackung verlängert.

Erzeugnisse: Rohwürste, Schinken, Lachs usw.

Heißräucherung

Die Rauchtemperatur beträgt bei diesem Verfahren 40 bis 80 °C. Die Lebensmittel werden bei diesen Temperaturen getrocknet und gegart. Die notwendige Erwärmung des Räuchergutes wird in Großbetrieben häufig durch Zusatzgeräte, z. B. Infrarotheizung, erzeugt. Für das Heißräuchern werden ein bis zwei Stunden benötigt. Heißgeräucherte Erzeugnisse sind auch bei kühler Lagerung nur kurzfristig haltbar.

Erzeugnisse: Brüh- und Kochwürste, Bücklinge, Sprotten, Makrelen, Aal, Schillerlocken usw.

Toxikologie – Im Lebenmittelrecht heißt es: Lebensmitteln darf nicht mehr als 0,03 µg/kg an 3,4-Benzo(a)pyren zugeführt werden. Dies gilt nicht für mit frischem entwickeltem Rauch geräucherte Lebensmittel. Vgl. S. 280.

Aufgaben

1. Ermitteln Sie mithilfe eines Kochbuches je ein Rezept für
a) Sauerkrautherstellung,
b) Essiggurkenherstellung.

2. Erläutern Sie die verschiedenen Arbeitsschritte bei der Herstellung von
a) Sauerkraut, b) Essiggurken.

Konservierungs-methoden	Erklärung	Konservierung durch	Anwendung	Lagerdauer
Kühlen	Durch Temperaturerniedrigung wird die Wirkung (Wachstum) der Mikroorganismen gehemmt	**Wärmeentzug** Kühlschrank: + 2 bis + 10 °C	z. B. Butter, Eier, Fleisch, Fisch, Obst, Gemüse	1 bis mehrere Tage
Tiefgefrieren	Durch starke Temperaturerniedrigung werden die Mikroorganismen im Wachstum gehemmt, Enzymaktivität reduziert	**Wärmeentzug** Tiefgefrieren – 18 °C und kälter	z. B. Fleisch, Fisch, Fertiggerichte, Gemüse	1 bis 2 Jahre
Pasteurisieren	Durch kurzzeitige Hitzeeinwirkung wird die Wirkung der Mikroorganismen gehemmt, sie werden zum Teil abgetötet	**Hitzeeinwirkung** unter 100 °C	z. B. Milch und saure Produkte z. B. Obstsäfte, Gurken	einige Tage, 1 Jahr
Sterilisieren	Durch höhere kurzzeitige Hitzeeinwirkung werden die Mikroorganismen abgetötet	**Hitzeeinwirkung** über 100 °C	z. B. Obst, Gemüse, Fleisch, Fisch	mehrere Jahre
Trocknen	Durch Wasserentzug – <95 a_w-Wert – haben die Mikroorganismen keine ausreichenden Wachstumsbedingungen mehr	**Wasserentzug** bei etwa 80 °C	z. B. Backobst, Kaffee, Tee, Hülsenfrüchte, Milchpulver	mehrere Jahre
Gefriertrocknen	Durch Wasserentzug aus tiefgekühlten Lebensmitteln werden die Mikroorganismen „unwirksam"	**Wasserentzug** bei – 20 bis – 30 °C	z. B. Kaffee, Tee, Obst, Pilze	mehrere Jahre
Salzen und Pökeln	Durch Absenkung des a_w-Wertes wird die Wirkung der Mikroorganismen gehemmt	**Wasserbindung** durch Kochsalz Zusatz von Nitrat oder Nitrit	z. B. Fleisch, Fisch	Wochen bis Monate
Säuern	Durch Säureeinwirkung wird das Wachstum der Mikroorganismen gehemmt	**Säureeinwirkung** Zusatz oder Bildung von Säuren	z. B. Gurken, Sauerkraut, Kürbis, Rote Bete, Fisch	einige Monate
Räuchern	Durch Raucheinwirkung wird das Wachstum der Mikroorganismen gehemmt	**Wasserentzug** und chemische Zusatzstoffe	z. B. Fleisch, Fisch, Wurst	Wochen bis Monate
Chemische Konservierungs-stoffe	Durch chemische Konservierungsstoffe – Zusatzstoffe – wird das Wachstum der Mikroorganismen gehemmt	**chemische Zusatzstoffe** z. B. Sorbinsäure	geregelt durch das Lebensmittelrecht	Wochen bis Monate
Bestrahlung	Durch Bestrahlung wird die Teilung und die Vermehrung der Mikroorganismen gehemmt	**Zellveränderung**	z. B. Gewürze, Kräuter	Monate bis Jahre

Tab. 1: Gesamtübersicht – Konservierungsverfahren – Definitionen – Lagerdauer

Konservierungs-methoden	Nährstoffgehalt-Veränderungen					Bewertung
	Eiweiß	Fett	Kohlenhydrate	Mineralstoffe	Vitamine	
Tiefgefrieren	Denaturierung	Verderb möglich	Zerstörung der Zellwände	keine Veränderungen	Verluste: sauerstoffempfindliche	schonende Methode: Nährstoff-, Farb- und Aromaerhaltung, Textur zum Teil verändert
Pasteurisieren	Denaturierung	Verderb möglich	keine Veränderungen	Auslaugverluste möglich	Verluste: hitze- und sauerstoffempfindliche	schonende – kurzfristige Haltbarkeit
Sterilisieren	Denaturierung, Maillard-Reaktion	Verderb möglich	Zerstörung der Zellwände, Stärke: quillt und verkleistert	Auslaugverluste	größere Verluste: wasserlösliche, hitze- und sauerstoffempfindliche	Minderung der Lebensmittelqualität: Nährstoffe, Farbe, Aroma, Textur
Trocknen	Denaturierung, Maillard-Reaktion	Verderb möglich	Zerstörung der Zellwände	keine Veränderungen	Verluste: hitze- und sauerstoffempfindliche	Minderung der Lebensmittelqualität: Nährstoffe, Farbe und Aroma
Gefriertrocknen	Denaturierung	Verderb möglich	Zerstörung der Zellwände	keine Veränderungen	Verluste: sauerstoffempfindliche	schonende Methode: Nährstoff-, Farb- und Aromaerhaltung
Salzen und Pökeln	Denaturierung, Auslaugverluste	Verderb möglich	Auslaugverluste	Auslaugverluste	größere Verluste: wasserlösliche, sauerstoffempfindliche	Nitrat-/Nitritgehalt, Minderung der Lebensmittelqualität
Säuern	Denaturierung, Auslaugverluste	Verderb möglich	Zerstörung der Zellwände, Auslaugverluste	größere Auslaugverluste	größere Verluste: wasserlösliche, sauerstoffempfindliche	Minderung der Lebensmittelqualität, jedoch tritt die gewünschte Geschmacksveränderung ein
Räuchern	Denaturierung	Verderb möglich	keine Veränderungen	keine Veränderungen	größere Verluste: sauerstoff- und hitzeempfindliche	bei falscher Durchführung können Krebs erregende Stoffe entstehen; sonst, siehe Säuern
Bestrahlung	–	–	–	–	geringe Verluste	gilt als gesundheitlich unbedenklich

Tab. 1: Gesamtübersicht – Konservierungsverfahren – Produktveränderung – Bewertung

14 Mikrobielle Lebensmittelvergiftungen, -infektionen

14.1 Einleitung

Verunreinigung von Lebensmitteln mit pathogenen (krank machenden) Mikroorganismen durch Tier oder Mensch, Boden, Staub, Wasser oder Fäkalien und anschließendes unkontrolliertes Wachstum der Mikroorganismen ist Ursache für Verderb und somit Lebensmittelvergiftungen, -infektionen.

Lebensmittelvergiftungen treten auf, wenn von Mikroorganismen gebildete Toxine (Giftstoffe) – toxisch wirkende Produkte – mit den Lebensmitteln aufgenommen werden, z. B. durch Eitererreger gebildete Toxine.

Lebensmittelinfektionen treten auf, wenn pathogene Mikroorganismen mit Lebensmitteln aufgenommen werden, z. B. Salmonellen, die sich im menschlichen Darm ansiedeln, vermehren und Toxine bilden.

Vermehrung von Bakterien

Bakterien vermehren sich unter günstigen Bedingungen bereits nach 20 Minuten durch Zellteilung. Aus einer Bakterie können so nach sieben Stunden bereits 2 Millionen Bakterien und nach zwölf Stunden 7 000 Millionen Bakterien entstanden sein.

	Gesamtkeimzahl pro 10 cm²
Kopfsalat (ungewaschen)	10 000 bis 1 000 000
Kopfsalat (gewaschen)	1 000 bis 100 000
Frische Erdbeeren	1 000 bis 1 000 000
Schweinefleisch (frisch)	~ 100 000
Schweinefleisch (abgehangen)	~ 100 000 000
Waagschale (Metzgerei)	750 bis 4 000
Küchentisch	> 300
Küchenbesteck (sauber)	10 bis > 250
Handunterseite (gewaschen)	10 bis > 250
	Gesamtkeimzahl pro g bzw. ml
Tatar (mit Ei und Gewürzen) im Restaurant	100 000 bis 30 000 000
Leberwurst (auf Brötchen)	~ 500 000
Italienischer Salat (hausgemacht)	~ 3 000 000
Zwiebeln (gehackt)	~ 20 000
Pfeffer (gemahlen)	30 000 bis 1 000 000
Trinkmilch (pasteurisiert)	bis 10 000

Tab. 1: Bakterienzahlen einiger Lebensmittel, Küchengegenstände und an den Händen[1]

[1] Berg, H.W.; Diehl, J.F.; Frank, H.: Rückstände und Verunreinigungen in Lebensmitteln.

Sporenbildung

Bei ungünstigen Lebensbedingungen können Bakterien Sporen bilden. Bei Sporen ruhen alle Lebensvorgänge, Stoffwechselaktivität ist nicht nachzuweisen. Sporen sind so besonders widerstandsfähig gegenüber Hitze, Kälte, Trockenheit und Desinfektionsmitteln. Bei günstigen Lebensbedingungen keimen die Sporen wiederum zu Bazillen aus.

Unterschiedliche Stadien der Sporenbildung, vgl. S. 315.
Faktoren, die das Wachstum begünstigen, vgl. S. 291.

Versuch

*Führen Sie den folgenden **Versuch** durch:*
Beimpfen Sie fünf Nährböden in Petrischalen durch Abklatsch – vorsichtiges Auftupfen – mit
a) Spüllappen,
b) Finger,
c) Ring,
d) Probierlöffel,
e) ?
Verschließen Sie die Schalen mit Klebeband.
Beschriften Sie die Petrischalen.
Bebrüten Sie die Petrischalen drei Tage bei 28 °C.
Beschreiben Sie die Veränderungen.

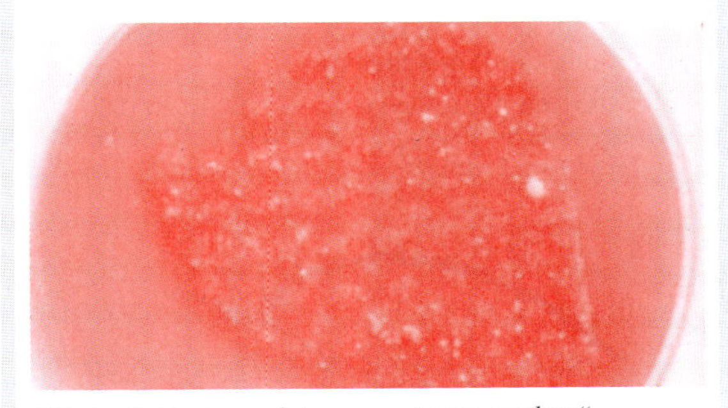

Abb. 1: Bakterien auf einem „gut ausgespülten" Schwammtuch

Abb. 2: Bakterien an einem Ring (mehrmalig)

14.2 Schimmelpilze – Mykotoxine

Schimmelpilze vermehren sich durch Sporen, z. B. beim Köpfchenschimmel kann man das Zerplatzen der Sporenkapseln beobachten. Die Sporen gelangen über die Luft auf Lebensmittel, Arbeitsgeräte usw.

Schimmelpilze bilden ein Fadengeflecht – Myzel – aus, das das ganze Lebensmittel durchdringen kann. Aus dem Myzel wachsen dann die neuen Sporenträger.

In dem Myzel bilden unterschiedliche Schimmelpilzarten etwa 100 verschiedene Mykotoxine – giftige Stoffe, die wasserlöslich sind und das ganze Lebensmittel durchdringen können. Besonders in Lebensmitteln mit einem hohen Wassergehalt durchdringen die Toxine das ganze Lebensmittel, z. B. Joghurt, Kompott, Suppen und Soßen.

Die Gefahr der Toxinbildung steigt mit Temperatur, Feuchtigkeit und Lagerdauer.

Patulin ist ein Mykotoxin, das im Apfelsaft gefunden wurde. Die WHO empfiehlt, dass nicht mehr als 50 µg/l enthalten sein dürfen. In der Bundesrepublik Deutschland gibt es keine gesetzliche Höchstmengen-Verordnung.

Aflatoxine

Aflatoxine sind die bekanntesten Giftstoffe, sie werden von den Schimmelpilzen Aspergillus flavus und Aspergillus parasiticus gebildet. Man unterscheidet nach dem chemischen Grundgerüst drei Gruppen: Aflatoxine B, G und M.

Aflatoxin B scheint der am stärksten karzinogene Naturstoff zu sein. Bei Ratten traten nach Gaben von 10 µg Aflatoxin B pro Tag Lebertumore auf. Aflatoxine greifen DNA und RNA an und bewirken so die Krebsbildung und die Hemmung der Proteinsynthese.

1960 wurden die Aflatoxine entdeckt. Etwa 100 000 Puten starben damals in England nach der Verfütterung von verschimmeltem Erdnussmehl.

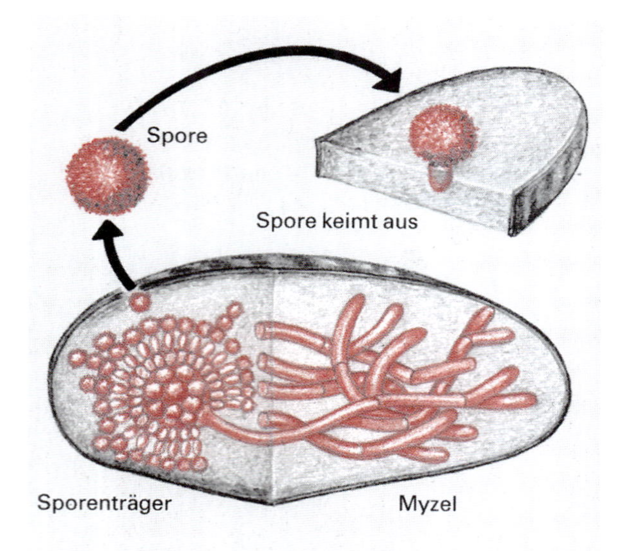

Abb. 1: Vermehrung von Schimmelpilzen

Folgende Lebensmittel sind besonders häufig infiziert:

- Erdnüsse, Erdnusserzeugnisse
- Haselnüsse, Walnüsse, Paranüsse, Mandeln
- Aprikosen- und Pfirsichkerne
- Kokosraspel, Mohn, Sesam und Getreide

Durch Futtermittel können Aflatoxine auch in Milch gelangen.

Im Lebensmittelrecht befinden sich Höchstmengen-Verordnungen für besonders gefährdete Lebensmittel und Futtermittel.

In Lebensmitteln darf der
- Aflatoxingehalt insgesamt 10 µg/kg,
- Aflatoxin-B-Gehalt 5 µg/kg nicht übersteigen.

Verschimmelte Lebensmittel: Wie soll man sich verhalten?

- Nicht verwendet werden sollten
  - verschimmelter Frisch-, Weich- und Schnittkäse, Joghurt, verschimmelte flüssige Lebensmittel, z. B. Kompott,
  - Konfitüren mit niedrigem Zuckergehalt, z. B. Diabetiker-Konfitüre.
- Verschimmeltes Brot oder verschimmelten Hartkäse nicht verzehren, da nicht festgestellt werden kann, wie weit sie bereits mit Aflatoxinen durchdrungen sind.
- In Lebensmitteln mit einem Zuckergehalt um 60 %, z. B. Konfitüre, konnten keine Mykotoxine nachgewiesen werden. Hier genügt das Entfernen des Schimmelrasens.
- Beim Einkauf auf Schimmelbildung achten und gegebenenfalls Lebensmittel sofort umtauschen.

So kann Schimmelbildung verhindert werden:

Gefährdete Lebensmittel
- kühl und trocken lagern,
- nur in kleinen Mengen einkaufen.

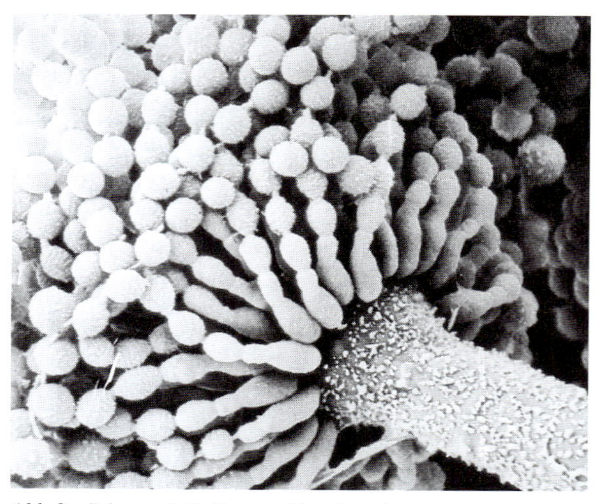

Abb. 2: Schimmelpilz (Aspergillus flavus)

14.3 Mutterkorn – Alkaloide

Die Getreideernte ist vorüber. Sie war in diesem Jahr nicht schlecht. Das neue Korn wird schon zu Brot verbacken. Plötzlich erkranken alle, die davon gegessen haben. Sie schreien, jammern, krümmen sich vor Schmerzen. Die Menschen glauben sich verhext. Vierzigtausend sterben – viele davon im Wahnsinn. Das war vor fast tausend Jahren in Frankreich. (W. Thumshirn, Econ)

Mutterkorn ist ein schwarzviolettes hartes Dauermyzel (bis 2 cm lang), das durch den Pilz Claviceps purpura gebildet wird. Mutterkorn wird anstelle des Getreidekorns in den Ähren ausgebildet – meist Roggen, seltener Weizen. Verpilztes Getreide bzw. daraus gewonnenes Mehl oder Brot kann toxisch wirken. Der Getreidebrandpilz bildet in seinen Fruchtkörpern ein hochgiftiges Alkaloid, das zu Mutterkornvergiftungen führt. Mutterkorn besitzt bei der Ernte die größte Toxizität, während der Lagerung kommt es zu einer Abnahme des Alkaloidgehaltes. Ca. 5 g **frisches** Mutterkorn sind tödlich.

Durch die heute übliche Saatgutreinigung und moderne Reinigungstechniken in den Mühlen schien dieses Problem bewältigt. In den letzten Jahren ergaben jedoch Untersuchungen, dass der „Bioroggen“ einen Mutterkornanteil von 1,6 % enthielt. Der Mutterkornanteil in Getreide und Mehl ist auf 0,1 % begrenzt.

Vergiftungssymptome: Bei mehr als 1 % Mutterkorn im Brot oder Müsli treten Vergiftungssymptome wie Erbrechen und Durchfall auf. Bei mehr als 7 % Mutterkorn kommt es zu schweren Vergiftungen: Bewusstlosigkeit, Herzkrämpfe und Tod.

Vermeidung von Mutterkornvergiftungen

Getreide vor dem Vermahlen sichten.
Mutterkörner sind 1 bis 2 cm lang, man erkennt sie an der schwarzvioletten Farbe.

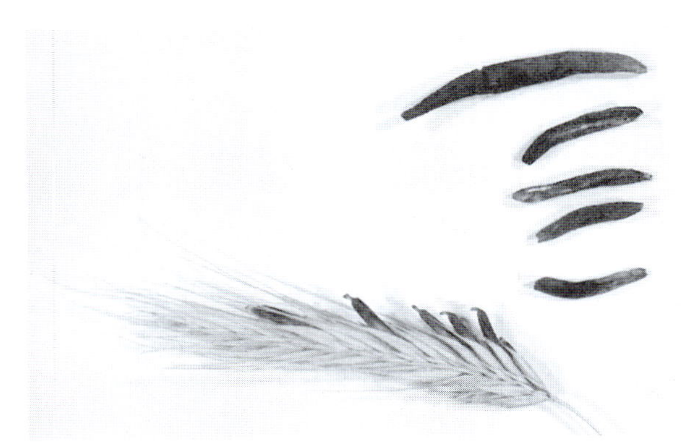

Abb. 1: Mutterkorn – verhärtetes Myzel – am Roggen

Aufgabe

Führen Sie eine Pro-und-Kontra-Diskussion: Einsatz von Pestiziden oder ökologischer Anbau?

Versuch

In vier Plastikschalen, z. B. Böden von Plastikflaschen oder anderen Lebensmittelverpackungen, eine doppelte Lage gut angefeuchtetes Küchenpapier geben. In die Schale 1/2 cm hohe, kleine Lebensmittelproben, z. B. Brot, Banane,
Käse, Zwiebel
(kein Fleisch oder Fisch), geben.
Zwischen den Stückchen und dem Schalenrand soll jeweils 1 cm Abstand frei bleiben.
Die Schale fest mit Klarsichtfolie verschließen, evtl. Klebeband verwenden.
Die Schalen an Plätzen mit unterschiedlichen Bedingungen aufstellen:
a) kühl, b) warm,
c) hell, d) dunkel.

Die Schalen nun eine Woche lang jeden Tag kontrollieren. Die Veränderungen mithilfe einer Lupe betrachten.

Die Schalen nicht öffnen.

14.4 Clostridium perfringens – Fäulnisbakterien

Clostridium perfringens sind grampositive 2 bis 6 µm lange Stäbchen. Sie können in geringen Mengen im menschlichen Darm angesiedelt sein und durch mangelnde Hygiene auf Lebensmittel übertragen werden.

Fäulnisbakterien bewirken die anaerobe Zersetzung organischer Verbindungen – insbesondere von Eiweißstoffen. Die Eiweißstoffe werden zunächst zu Aminosäuren und weiter zu niedermolekularen, oft sehr übel riechenden Verbindungen, z. B. Indol, Skatol und andere Amine, Mercaptane und Schwefelwasserstoff, abgebaut.

Fäulnis ist an verändertem Geschmack, Geruch und Aussehen zu erkennen.

Wachstumsbedingungen

Vermehrungstemperaturen zwischen 20 und 50 °C.
Grenz-pH-Wert 5 bis 8,5

Folgende Lebensmittel sind besonders häufig infiziert:

- aufgewärmte oder warm gehaltene Fleischgerichte
- Cremefüllungen

Krankheitssymptome treten nach 8 bis 24 Stunden auf: Übelkeit, Magenschmerzen, Durchfall, Seh- und Hörstörungen, Rötung der Haut, selten Todesfälle.
Krankheitsdauer ca. ein Tag.

So können Lebensmittelvergiftungen vermieden werden:

- Lebensmittel kühl – unter +5 °C – lagern.
- Fäulniserreger – nicht aber die Sporen – können durch Erhitzen abgetötet werden.

Gegarte Lebensmittel ebenfalls kühl lagern.

14.5 Salmonellen – Salmonellose

Es gibt etwa 2000 Arten und Typen von Salmonellen. Auch die Erreger von Typhus und Paratyphus gehören zu den Salmonellen, diese Erkrankungen werden jedoch nicht zu den Salmonellosen gezählt.

Salmonellen leben im Dickdarm
- von Tieren, z. B. Geflügel,
- von Menschen.

Menschen, in deren Dickdarm Salmonellen leben, werden als Dauerausscheider bezeichnet. Über den Darm erkrankter Tiere können Salmonellen auch in das Muskelfleisch gelangen.

Salmonellen sind gramnegative etwa 0,5 µm lange Stäbchen, die Endotoxine bilden. Endotoxine befinden sich in den Zellen, sie werden erst nach dem Absterben der Mikroorganismen frei. Salmonellen bilden keine Sporen.

> **Gram-Färbung:** Färbemethode für Bakterien; unter dem Mikroskop erkennt man blaue (grampositive) und rote (gramnegative) Bakterien. Die Färbemethode wird zur Identifizierung und Einteilung von Bakterien genutzt.

Wachstumsbedingungen

Optimale Vermehrungstemperatur +37 °C.
Minimale Vermehrungstemperatur +6 bis +8 °C.
Auch durch monatelanges Tiefkühlen werden die Salmonellen nicht abgetötet.
Grenz-pH-Wert: 4,5 bis 5,0

Folgende Lebensmittel sind besonders häufig infiziert:
- Geflügel (Hähnchen), Fisch
- Eier, besonders Enteneier, Eitrockenpulver
- Hackfleisch, Fleischwaren, Fleischsalat

Hauptursachen für die Lebensmittelinfektionen sind:
- belastetes Viehfutter
- unsaubere Lebensmittelverarbeitung
- warme Lagerung von Lebensmitteln/Speisen – die Vermehrung erfolgt besonders schnell bei 20 bis 45 °C

Salmonellen können nicht an Geruchs-, Geschmacks- oder sonstigen Lebensmittelveränderungen erkannt werden. Salmonellen können zerstört werden, wenn die Lebensmittel mindestens 10 Minuten auf 80 °C (Kerntemperatur) erhitzt werden.

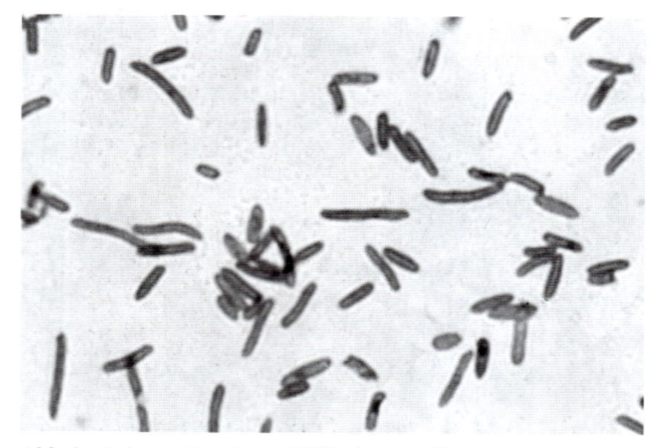

Abb. 1: Salmonellen (ca. 1600fach vergrößert)

Salmonellose – Lebensmittelvergiftung

Die Endotoxine der Salmonellen werden bei der Verdauung im Darm freigesetzt und führen so zu der Erkrankung. Die Aufnahme von 10^5 lebenden Salmonellen führt zum Ausbruch der Salmonellose, bei Kleinkindern können bereits geringere Mengen zur Lebensmittelvergiftung führen.

Krankheitssymptome treten nach 12 bis 36 Stunden auf: Fieber, Kopfschmerzen, Gliederschmerzen, Durchfall, Übelkeit, Erbrechen.
Krankheitsdauer 1 bis 8 Tage. Meldepflichtig!

Lebensmittelinfektion

Salmonellen können im Stuhl nachgewiesen werden. Die Untersuchung erfolgt z. B. vor der Einstellung in einen Lebensmittelbetrieb, um Ausscheider zu erfassen. Ausscheider wissen häufig selbst nichts von ihrer Erkrankung, da bei ihnen keine Krankheitssymptome auftreten.

Salmonellose – meldepflichtig

2006 wurden rund 52000 Salmonelloseerkrankungen in der Bundesrepublik Deutschland gemeldet. Die Zahl der wirklichen Erkrankungen liegt wohl um ein Vielfaches höher. Jährlich werden ca. 55 Todesfälle registriert.

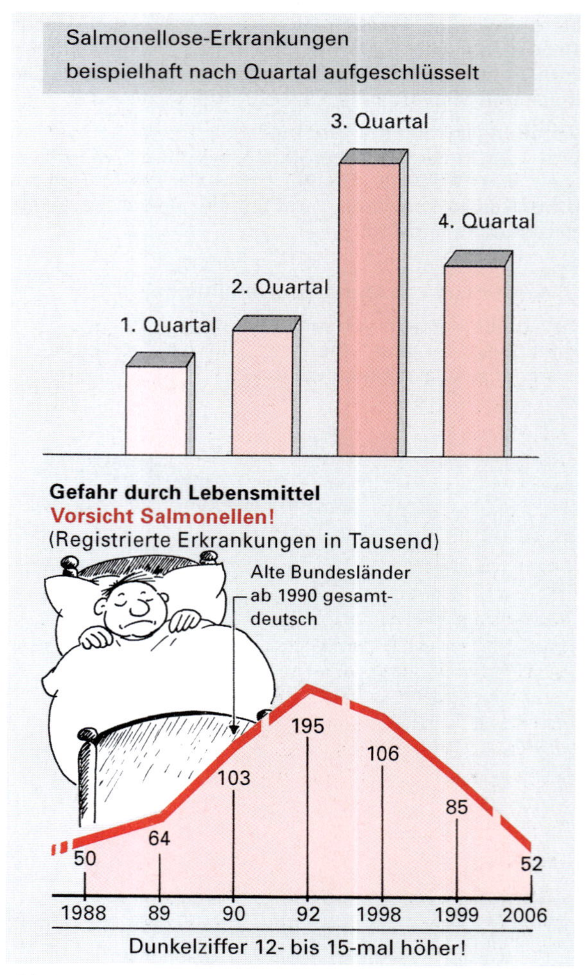

Abb. 2: Salmonellose – Erkrankungen

So kann eine Salmonellose verhindert werden:

- Nach der Toilettennutzung die Hände waschen.
- Leicht verderbliche tierische Lebensmittel immer im Kühlschrank aufbewahren. Auch Eier gehören in den Kühlschrank.
- Geräte, die mit Fleisch in Berührung kamen, z.B. Messer, vor der weiteren Verwendung gründlich abwaschen. Auch die Hände nach dem Hantieren mit rohem Fleisch gründlich waschen.
- Größere tiefgekühlte Fleischstücke – besonders Geflügel – ohne Plastikbeutel vor dem Garen vollständig bei kühlen Temperaturen auftauen lassen. Das Auftauwasser in einem Gefäß auffangen, sorgfältig beseitigen. Gefäß gründlich reinigen.
- Fleischstücke gut durchgaren, 70 °C Kerntemperatur. Es darf kein roter Fleischsaft mehr austreten.
- Speisen nicht längere Zeit warm halten, sondern rasch herunterkühlen. Zum Verzehr wieder aufwärmen, besser kurz durchkochen oder durchbraten.
- Spiegeleier von beiden Seiten bzw. mit dem Deckel auf der Pfanne braten, wenn des Eigelb geronnen ist, besteht keine Salmonellengefahr.
- Bei Speisen mit rohen Eiern nur Eier verwenden, die nicht älter als fünf Tage sind.
  Speisen sofort verzehren, Salmonellen können sich nicht vermehren.
- In der Gemeinschaftsverpflegung keine Speisen aus rohen Eiern herstellen, z.B. Creme.
- Bei Speisen, die in der Mikrowelle erwärmt wurden, können die Erreger in „kalten Stellen" überleben. Speisen gleichmäßig auf mindestens 70 °C erhitzen.

Forscher entziffern das Erbgut des Typhus-Erregers
London – Wissenschaftler haben das Erbgut zweier Stämme von Salmonellen aufgeklärt. Einer davon führt beim Menschen zu Typhus, der andere lediglich zu einer starken, aber nur selten tödlichen Darmerkrankung. Die Wissenschaftler entzifferten das Genom des Bakteriums Salmonella enterica, Variante CT 18. Der Erreger ist weltweit jährlich für etwa 16 Millionen Fälle von Typhus verantwortlich, von denen etwa 600 000 tödlich enden. Speziell der Typ CT 18 aus Vietnam ist bereits gegen viele Antibiotika resistent. Andere Wissenschaftler untersuchten dagegen das Erbgut der Variante Typhimurium LT2, die bei Mäusen typhusartige Erkrankungen hervorruft, beim Menschen jedoch nur eine Magen-Darm-Entzündung. Der Vergleich der Gensequenzen zeigt bereits jetzt, dass dem gefährlichen Stamm Typhi viele Gene fehlen. Diese könnten zum Teil den Code für Proteine enthalten, die bei anderen Stämmen vom Immunsystem erkannt werden, das daraufhin die Verbreitung des Bakteriums im Körper stoppt, glauben die Forscher. (dpa)

Aufgabe

Führen Sie eine Pro-und-Kontra-Diskussion: „Regelmäßige Untersuchung zur Erfassung von Ausscheidern".

Aufgaben

1. *Nennen Sie Übertragungsmöglichkeiten für Salmonellen.*
2. *Warum müssen die Hände vor der Nahrungszubereitung gewaschen werden?*
3. *Lesen Sie die Fallbeispiele.*
   Nennen Sie Ursachen für die Lebensmittelinfektionen.

In einer Kantine soll es Hähnchen geben. Die tiefgefrorenen Hähnchen werden über Nacht aufgetaut. Man hat sie zu diesem Zweck auf die Abtropffläche der Spüle gelegt. Während die Hähnchen garen, wird die Abtropffläche kurz abgewischt. Danach werden die gekochten Kartoffeln zum schnelleren Abkühlen auf die Abtropffläche der Spüle geschüttet. Die Kartoffeln sollen möglichst bald zu einem Kartoffelsalat für den nächsten Tag verarbeitet werden. Später erkranken die Kantinenbesucher, die von dem Kartoffelsalat gegessen haben.

Herr M. bereitet für seine Familie Hacksteak und Bratkartoffeln zu. Er hat das Beefhack am Vortage gekauft und berücksichtigt nun beim Braten die Wünsche der Familie. Seine Frau und der Sohn mögen das Hack innen am liebsten halb roh, die Tochter und Herr M. selbst mögen es lieber gut durchgebraten. Unerwartet verspätet sich der Sohn. Herr M. stellt das Essen für ihn warm. Am Abend leiden Frau M. und der Sohn an Durchfall und Erbrechen, besonders schlecht geht es dem Sohn.

Frau K. ist Köchin in einem Hotel. Sie hat gerade einen dreiwöchigen Urlaub in Spanien verbracht. In der ersten Urlaubswoche hatte sie unter einer schweren Durchfallerkrankung gelitten, inzwischen hat sie sich davon aber wieder gut erholt. Gemeinsam mit der Küchenhilfe stellt sie für einen Empfang am Abend Platten mit belegten Broten her. Am nächsten Tag zeigen viele der Gäste typische Anzeichen einer Salmonelleninfektion. (M. Bossen)

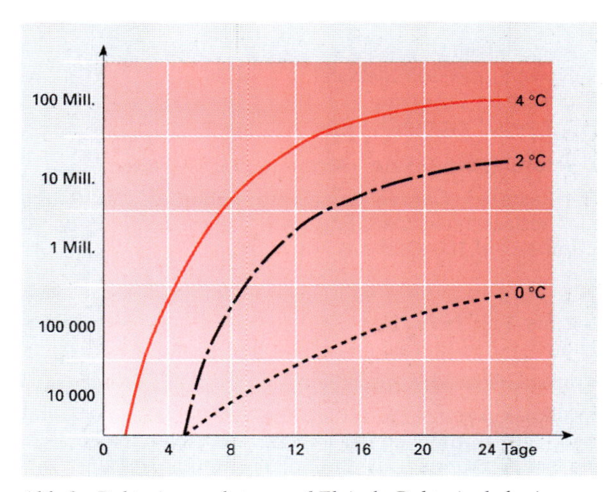

Abb. 1: Bakterienwachstum auf Fleisch. Bakterienkolonien pro cm^2 Fleischoberfläche

14.6 Staphylococcus aureus – Eitererreger

Staphylococcus aureus sind grampositive unbewegliche Kugeln mit einem Durchmesser von 0,8 bis 1,0 µm. Sie bilden hitzeresistente Exotoxine, die an die Lebensmittel abgegeben werden.

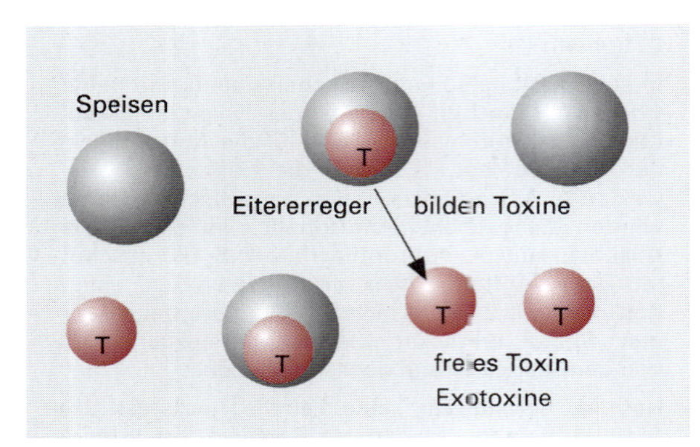

Abb. 1: Bildung von Exotoxinen

Wachstumsbedingungen

Vermehrungstemperatur: Minimum +10 °C,
Optimum +37 °C, Maximum +45 °C.
Grenz-pH-Wert: 4,4 bis 4,8

Vorkommen von Staphylococcus aureus:

- eiternde Wunden
- Nasen- und Rachenschleimhäute
- Speichel

Hauptursachen für diese Lebensmittelvergiftungen sind:

- unsaubere Lebensmittelverarbeitung
- eiternde Wunden usw.
- warme Lagerung der Lebensmittel/Speisen – die Vermehrung erfolgt besonders rasch bei 20 bis 45 °C

Lebensmittelvergiftungen durch Staphylococcus aureus werden meist durch Menschen verursacht.

Folgende Lebensmittel sind besonders häufig infiziert:

- Kartoffelsalat
- Fleisch- und Geflügelsalat
- gekochter Schinken
- Cremes, Flammeris, Tortenfüllungen

Zerstörung der Toxine – Abtötung der Bakterien

Die Bakterien werden durch Hitze abgetötet. Die Toxine sind jedoch hitzestabil. Erst nach einem Erhitzen von 90 Minuten auf 100 °C ist das Toxin total zerstört.

Lebensmittelvergiftungen durch Staphylococcus aureus:

0,5 bis 1 µg Toxin bewirken den Ausbruch der Erkrankung.

Krankheitsdauer: 1 bis 3 Tage.

Krankheitssymptome treten nach zwei bis sechs Stunden auf: Erbrechen, Durchfall, Leibschmerzen, evtl. Kreislaufstörungen. Die Erkrankung klingt rasch ab.

In der Bundesrepublik Deutschland treten etwa 230 Erkrankungen pro Jahr auf.

So kann eine Lebensmittelvergiftung vermieden werden:

- Nicht auf Speisen husten oder niesen.
- Wunden sauber abdecken.
  Personen mit Hautausschlag, eitrigen Entzündungen usw. dürfen nicht in Küchenbetrieben beschäftigt werden.
- Lebensmittel kühl lagern, nicht warm halten.
- Lebensmittel nur mit sauberem Löffel probieren.
- Gefährdete Lebensmittel, z.B. gekochten Schinken, nicht mit den Händen anfassen.

Aufgaben

1. *Nennen Sie Übertragungsmöglichkeiten für den Erreger Staphylococcus aureus.*
2. *Erläutern Sie den Unterschied zwischen einer Lebensmittelinfektion und einer Lebensmittelvergiftung.*
3. *Lesen Sie die Fallbeispiele.*
   Nennen Sie Ursachen für die jeweiligen Lebensmittelvergiftungen.

Um 8.00 Uhr bereitet der Koch eine Weinschaumsoße zu. Um 9.00 Uhr probiert er sie mehrmals mit dem gleichen Löffel, da er sich nicht entscheiden kann, ob sie süß genug ist. Danach bleibt die Soße bis zum Servieren am Mittag in der Küche stehen.

Ein Patient wollte den Krankenschwestern und -pflegern nach seiner Entlassung eine Freude machen und holte für jeden eine große Portion Eis. Dass sich der Eishändler vor einigen Wochen am Finger verletzt hatte, wusste er natürlich nicht, auch was sonst inzwischen mit dem Eis passiert war, war ihm unbekannt. Die Schwestern und Pfleger aßen begeistert das Eis, abends litt das Krankenhauspersonal unter Erbrechen und Durchfall. Da eine Eisportion für die Nachtschwester zurückgestellt wurde, konnte man später die Ursache für die Erkrankung des Krankenhauspersonals feststellen.

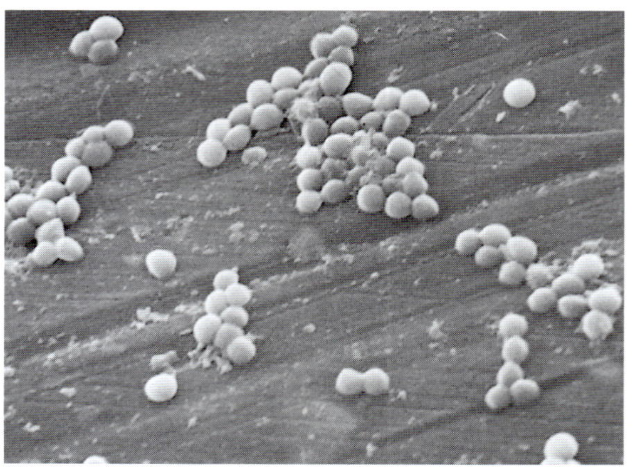

Abb. 2: Eitererreger

14.7 Clostridium botulinum – Botulismus

Botulismus wird durch den Erreger Clostridium botulinum hervorgerufen. Es sind grampositive 4 bis 6 µm lange, bewegliche Stäbchen.
Vier für den Menschen pathogene Typen A, B, E und F sind bekannt. In Europa ist der Typ B besonders häufig. Alle vier Botulinus-Arten bilden hochwirksame Exotoxine.

Sie bilden außerdem widerstandsfähige Sporen, die über die Luft auf Lebensmittel gelangen und später auch unter Luftabschluss, z. B. in Einmachgläsern, wachsen können.

Wachstumsbedingungen

Die Botulinus-Bakterien leben anaerob.
Optimale Vermehrungstemperatur:
Typ E bei +4 °C.
Typ A, B und F zwischen +10 und +35 °C, das Optimum liegt bei +22 °C.
Grenz-pH-Wert: 4,0 bis 6,0

Toxine können durch Erhitzen zerstört werden:
30 Minuten auf 80 °C oder
5 Minuten auf 100 °C.
Botulinus-Sporen können durch Hitzeeinwirkung zerstört werden: 20 Minuten auf 121 °C.

Hauptursachen für diese Lebensmittelvergiftungen sind:

- ungenügend sterilisiertes Gemüse, z. B. Bohnen
- ungenügend gesäuerte Fischwaren
- ungenügend geräucherte oder gepökelte Fleischwaren

Aufgrund der Sterilisationsbedingungen in der Lebensmittelindustrie und durch das Pökeln der Fleischwaren ist der Botulismus sonst bei uns selten geworden.

Im Haushalt unsachgemäß konservierte Lebensmittel können jedoch zu Erkrankungen führen. Am häufigsten infiziert sind nicht genügend erhitzte eingekochte Bohnen, da hier die Sporen nicht abgetötet wurden. Die gebildeten Giftstoffe sind so stark, dass bereits ein einmaliges Probieren die Ursache für eine Lebensmittelvergiftung sein kann. Geruchsabweichungen halten jedoch im Allgemeinen davon ab.

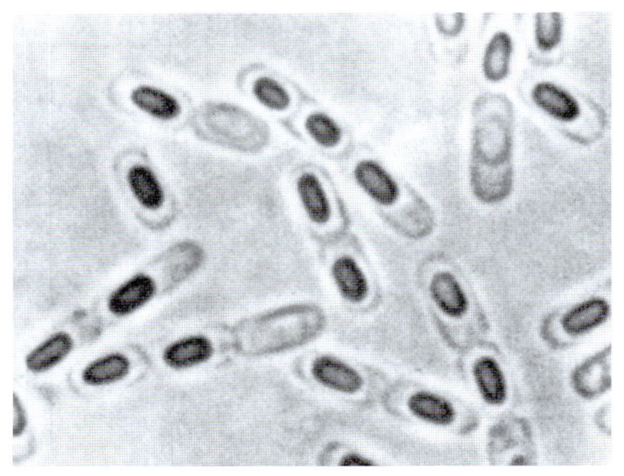

Abb. 1: Unterschiedliche Stadien der Sporenbildung

Infizierte Lebensmittel können an folgenden Kriterien erkannt werden:

- übler Geruch,
- Trübung der Flüssigkeit,
- Bombage,
- Selbstöffnung von Einmachgläsern.

Lebensmittelvergiftung durch Clostridium botulinum

Krankheitssymptome treten nach ein bis drei Tagen auf: Müdigkeit, Kopfschmerzen, allgemeine Schwäche, Doppelsehen, Schluckbeschwerden, Sprechschwierigkeiten; Tod infolge einer Atemlähmung. Bereits 0,1 bis 1 µg der Exotoxine bewirkt eine Lähmung der Nervenzentren des verlängerten Marks.

Bei rechtzeitiger Verabreichung von Botulismus-Serum (Antitoxin) ist die Vergiftung meist nicht mehr tödlich. Krankheitsdauer: eine Woche oder länger.

Meldepflichtig, etwa 10 Erkrankungen pro Jahr.

So kann eine Lebensmittelvergiftung vermieden werden:

- Dosen mit Bombage bzw. selbst aufgegangene Einmachgläser können infiziert sein. Fleisch, Fisch, Gemüse aus solchen „Konserven" wegwerfen.
- Aufgeblähte Vakuumverpackungen mit Wurst usw. nicht verwenden.
- Halbkonserven kühl lagern (+4 bis +6 °C). Mikroorganismen wurden nicht völlig abgetötet.
- Geruchsabweichungen bei Schinken, Fleischwaren beachten. Im Zweifelsfall auf den Verzehr verzichten.
- Bohnen beim Einkochen zweimal erhitzen. Sporen können so abgetötet werden.

Aufgaben

1. *Überlegen Sie, wie es im folgenden Fallbeispiel zu der Lebensmittelvergiftung – Botulismus – kommen konnte.*

Das Gemüse für das Mittagessen fehlt noch. Im Keller findet Frau B. noch ein Glas „hausgemachte" Bohnen. Das Glas ist offen und die Flüssigkeit ist leicht trübe. Da die Bohnen ohnehin noch erhitzt werden, hat Frau B. keine Bedenken. Die Kinder stellen fest, dass die Bohnen nicht so wie sonst schmecken und essen nicht weiter.
Am nächsten Tag hat die Tochter Sehstörungen, die Mutter geht mit ihr zum Augenarzt. In der Praxis sieht die Mutter plötzlich auch alles doppelt.

2. *Eine Folienpackung mit Wurstscheiben ist aufgebläht. Wie verhalten Sie sich?*
3. *Diskutieren Sie Vorteile und Nachteile des Nitratzusatzes bei der Herstellung von Fleischwaren.*

Toxoplasmose, vgl. S. 356.

Aufgabe

Beschreiben Sie mithilfe der Abbildung
a) Übertragungsmöglichkeiten,
b) optimale Wachstumsbedingungen für krankheitserregende – pathogene – Mikroorganismen.

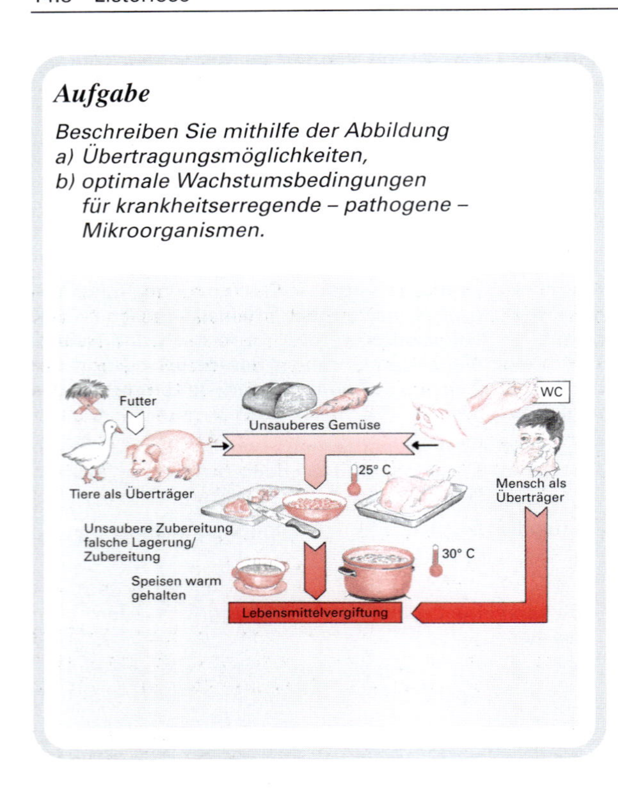

14.8 Listeriose

Listerien sind sehr widerstandsfähige Bakterien, die selbst in Kühlräumen überleben. Durch Hitze – Garen – können diese Bakterien abgetötet werden.

Die Übertragung der Bakterien erfolgt über

- rohes oder nicht durchgegartes Rind- oder Schweinefleisch, Rohwurst (Mettwurst),
- rohe Eier oder Rohmilch.

Krankheitssymptome: Im Allgemeinen kommt es bei gesunden Erwachsenen lediglich zur Abgeschlagenheit und Leistungsschwäche, evtl. zu Übelkeit, Erbrechen, Durchfall und Fieber.

Für ungeborene Kinder, Kleinkinder und alte Menschen kann der Krankheitsverlauf jedoch tödlich sein. Früh- und Totgeburten können eine Folge sein. Bei Kindern treten Gehirnhautentzündungen auf, die zur geistigen und körperlichen Behinderung oder zum Tod führen können.

Vermeidung von Listeriose bei Schwangeren, Kleinkindern und alten Menschen

- Rohmilch und Speisen mit rohen Eiern sowie Käse aus Rohmilch meiden.
- Ungekochtes Gemüse von Feldern, die mit Gülle gedüngt wurden, meiden.
- Fallobst nur gegart verzehren.
- Rohes und nicht durchgegartes Rind- und Schweinefleisch meiden.

Erreger	Toxine	Lebensmittel, die leicht befallen werden	Inkubationszeit	Krankheitsbild
Staphylococcus aureus – Eitererreger – 5% der Vergiftungen	thermostabiles Exotoxin	Kartoffel-, Fleisch-, Geflügelsalat, gekochter Schinken, Cremes, Flammeris, Tortenfüllungen	2 bis 6 Std.	Erbrechen, Durchfall, Leibschmerzen, kein Fieber Krankheitsdauer 1 bis 3 Tage
Salmonellen 70–80% der Vergiftungen	thermolabiles Endotoxin	Geflügel, Hackfleisch, Eier, Eiprodukte, Wurst, Fleischsalat	12 bis 36 Std.	Erbrechen, Durchfall, Gliederschmerzen, Fieber Krankheitsdauer 1 bis 8 Tage **meldepflichtig**
Clostridium botulinum Botulismus tritt selten auf	thermolabiles Exotoxin	Bohnen, Wurstwaren, Schinken, Fischwaren, anaerobe Bedingungen – Konserven	1 bis 3 Tage	Schluckbeschwerden, Sprechschwierigkeiten, Doppelsehen, kein Fieber, Tod durch Atemlähmung **meldepflichtig**
Bacillus cereus	Exotoxin	Flammeris, Klöße, Gemüse, Getreideprodukte	2 bis 6 Std.	Leibschmerzen, Durchfall, kein Fieber
Clostridium perfringens – Fäulnisbakterien –	verschiedene Toxine	Wurst, Geflügel, Fisch, vorgegarte, schlecht gekühlte Lebensmittel	8 bis 24 Std.	Leibschmerzen Durchfall, selten Fieber
Schimmelpilze	Aflatoxine	Nüsse, Getreide, Futtermittel, Milch		Krebs erregend, Leberkrebs
	Patulin	Obst, Obstsäfte		generelles Zellgift
Listerien	Listeriolysin	rohes oder nicht durchgegartes Fleisch, rohe Eier	3 bis 70 Tage	Abgeschlagenheit und Schwäche
EHEC	Shiga-Toxin	Hackfleisch, Mettwurst, Rohmilch	1 bis 3 Tage	Bauchkrämpfe, Erbrechen, Durchfall

Tab. 1: Gesamtübersicht – Lebensmittelvergiftungen durch Mikroorganismen

14.9 EHEC

EHEC ist die Kurzform für **e**nterohämorr**h**agische **E**scherichia **c**oli. EHEC ist ein weit verbreiteter Darmbewohner bei Wiederkäuern – Rindern, Schafen und Ziegen – und Menschen. Diese Bakterien kommen im Kot von Tieren und Menschen vor. Die Mikroorganismen heften sich an die Epithelzellen der Darmwand und bilden Toxine.

Für eine Infektion reichen weniger als 100 Bakterien. Von der WHO werden sie zu den gefährlichsten krank machenden Mikroorganismen gezählt. Von Jahr zu Jahr werden weltweit immer mehr EHEC-Infektionen gemeldet. Zurzeit sind es pro Jahr über 1000 EHEC-bedingte Durchfallerkrankungen.

Die Übertragung der Bakterien erfolgt über

- rohe Salate, Gemüse und Obst, z.B. verunreinigter Rettich oder selbst gepresster Apfelsaft.
- Rohmilch und Produkte aus Rohmilch. Die Mikroorganismen gelangen beim Melken in die Milch.
- Tatar, Teewurst, Mettwurst und Truthahnsandwiches.
- Die direkte Übertragung von Mensch zu Mensch, die ebenfalls möglich ist. Menschen können mit EHEC infiziert sein und diese ausscheiden, ohne dass bei ihnen Krankheitssymptome auftreten. Diese Personen können bei mangelnder Hygiene eine Gefahr für ihre Umgebung bedeuten. Kleinste Kotspuren auf den Händen können die Bakterien übertragen.

Besonders gefährdet sind Säuglinge, Kinder unter 5 Jahren, Senioren, Schwangere und Personen mit geschwächtem Immunsystem. Infektionen treten in der Gemeinschaftsverpflegung auf: in Kindergärten, Pflegeheimen, Kantinen und bei Fastfood-Anbietern.

Krankheitssymptome: Die Infektion kann ohne Symptome verlaufen. Bei leichteren Erkrankungen kommt es zu Durchfall. Bei besonders gefährdeten Personen ist der Krankheitsverlauf oft schwerwiegender. Drei Tage nach der Infektion treten Bauchkrämpfe, Erbrechen, blutiger Durchfall und blutiger Kot auf. Es kann zu Nierenversagen kommen. 10% der Fälle verlaufen tödlich. Bei der Feststellung einer Erkrankung besteht nach dem Infektionsschutzgesetz Meldepflicht bei der zuständigen Behörde (Gesundheitsamt).

Vermeidung von EHEC

- Ob ein Lebensmittel mit EHEC-Mikroorganismen infiziert ist, lässt sich nicht erkennen. Der Erreger kann jedoch durch ein Erhitzen auf 70°C über 10 Minuten abgetötet werden, das gebildete Gift wird dabei ebenfalls zerstört.
- Rohe Lebensmittel im Kühlschrank lagern.
- Gemüse und Obst gründlich putzen und waschen, bevor sie als Rohkost verzehrt werden. Dies gilt auch für Salat und Kräuter.
- In der Gemeinschaftsverpflegung sollten nur völlig durchgegarte Fleischspeisen gegessen werden.
- Speisen nicht bei niedrigen Temperaturen – zwischen 30 bis 45°C – längere Zeit warm halten.
- Nach dem Toilettenbesuch und vor dem Arbeiten mit Lebensmitteln unbedingt die Hände sehr gründlich waschen.
- Einweghandtücher verwenden, damit es nicht über die Handtücher zu einer Infektion kommt.

Durch eine strikte Lebensmittelhygiene vom Erzeuger bis zum Verbraucher werden Erkrankungen vermieden.

14.10 Hygiene bei der Lebensmittelverarbeitung – Vermeidung von Lebensmittelvergiftungen

14.10.1 Hygieneregeln für Großküchen

Strenge Hygienevorschriften – EG-Verordnung über Lebensmittelhygiene, Infektionsschutzgesetz – sollen helfen, Lebensmittelvergiftungen zu vermeiden bzw. zu senken. Zur Vermeidung des Lebensmittelverderbs gelten für Großküchen besondere Bauvorschriften, z.B. Trennung des reinen und unreinen Arbeitsbereichs. Im unreinen Arbeitsbereich wird z.B. Gemüse geputzt, im reinen Arbeitsbereich erfolgen Zubereitung und Ausgabe der Speisen. Pausenräume müssen außerhalb der Küche liegen.

- In Küchen ist das Rauchen verboten.
- Das Anbraten großer Fleischstücke für den darauffolgenden Tag ist grundsätzlich abzulehnen.
- Das Warmhalten von Speisen bei Temperaturen unter 65°C ist zu vermeiden.
- Gegarte Speisen dürfen nicht mit der Hand angefasst werden. Gleiches gilt für die Bereiche von Tellern, Tassen und Bestecken usw., die mit Lebensmitteln in Berührung kommen.
- Kühl gelagerte Speisen für den Warmverzehr sind vor der Ausgabe in allen Teilen für eine Zeitdauer von zehn Minuten auf mindestens 80°C zu erhitzen.
- Gefrorene Speisen sollten spätestens vier bis sechs Stunden nach dem Auftauen zubereitet werden.
- Bei der Herstellung zusammengesetzter Speisen, z.B. Kartoffel- oder Nudelsalat, ist die gegarte Komponente vor der Weiterverarbeitung zwischenzukühlen.
- Werden Suppen, Soßen, Eintöpfe u.Ä. ausgegeben, dürfen Reste aus dem Ausgabebehälter nicht in das neue, noch volle Gefäß gegossen werden.
  (Nach AID Großküchenhygiene)

Hauptursachen für Lebensmittelvergiftungen, -infektionen durch Mikroorganismen sind:

- verseuchte Rohware, verseuchte Futtermittel
- unzureichende Kühlung von Speisen bei Temperaturen über 5°C
- unzureichende Erhitzung (Kerntemperatur unter 70°C für weniger als 10 Minuten)
- zu langes Warmhalten im Risikobereich unter 60°C
- Schmierinfektionen: Übertragung von Mikroorganismen durch verunreinigte Lebensmittel oder Geräte auf andere Speisen
- Dauerausscheider

Aufgabe

Stellen Sie eine Liste von durch pathogene Mikroorganismen gefährdeten Lebensmitteln auf.

14.10.2 Hygienekontrolle nach HACCP

Das HACCP-Konzept stellt Verfahren für die kritische Bewertung aller Produktionsschritte bezüglich mikrobiologischer, chemischer oder physikalischer Gefahren dar. Aufgrund der Indentifizierung möglicher Risiken – kritischer Kontrollpunkte (CCP) – sind die notwendigen vorbeugenden Maßnahmen und Grenzwerte festzulegen, mit denen die ermittelten Gefährdungen vermieden oder zumindest auf ein akzeptables Maß vermindert werden können. Der Vorgang ist zu dokumentieren.

Hazard Analysis and Critical Control Points (HACCP) ist so zu übersetzen: **Gefahrenanalyse und Überwachung kritischer Punkte.**

Hazard = Gesundheitsgefahren
Analysis = Analyse der Gefahren
Critical = kritisch für die Sicherheit
Control = Steuerung
Points = Abschnitte des Verfahrens

Dieses Kontrollsystem wurde 1959 von der NASA erstellt, um weltraumgeeignete, hygienische Lebensmittel mit hundertprozentiger Sicherheit erzeugen zu können. Ab dem 1. Januar 2006 ist das HACCP-Kontrollsystem durch die EG-Verordnung über die Lebensmittelhygiene Nr. 852/2004 für alle Lebensmittelbetriebe verbindlich.

Neben der amtlichen Kontrolle sind also auch die Betriebe zur Lebensmittelüberwachung und Schulung des Personals verpflichtet.

Das HACCP-System wird wie folgt umgesetzt:

Stufe 1 – Gefahrenanalyse

Bei der Gefahrenanalyse werden die verwendeten Lebensmittel und die einzelnen Prozessstufen betrachtet und überprüft, wie hoch jeweils das Risiko ist, dass es zu einer

- **mikrobiologischen Gefährdung**, z. B. Verunreinigung durch pathogene Mikroorganismen,
- **chemischen Gefährdung**, z. B. Verunreinigung durch Reinigungsmittelrückstände,
- **physikalischen Gefährdung**, z. B. Verunreinigung durch Metallsplitter, kommt.

Stufe 2 – Festlegung der Lenkungspunkte – CCP

Es muss festgelegt werden, welche Lebensmittel bzw. Prozessstufen eine besondere Gefährdung – kritische Kontrollpunkte – CCP – darstellen. Bei einem Verlust der Kontrolle kann es hier zu einer gesundheitlichen Gefährdung kommen. Die kritischen Kontrollpunkte müssen deshalb gelenkt, d. h. besonders überwacht werden.

Stufe 3 – Festlegung der Grenzwerte

Hier müssen die Grenzwerte für die kritischen Kontrollpunkte – CCP – festgelegt werden, z. B.

- Festlegung der Kerntemperatur eines Lebensmittels bei Ende der Garzeit,
- Festlegung der Kühltemperatur eines Lebensmittels,
- Festlegung der Warmhaltezeiten,
- Festlegung eines bestimmten Sauberkeitsstatus, Personal- und Produkthygiene.

Stufe 4 – Überwachung der Lenkungspunkte

Gartemperaturen und Kühltemperaturen sind nun z. B. an den kritischen Kontrollpunkten regelmäßig zu überprüfen.

Stufe 5 – Korrekturmaßnahmen

Es wird bestimmt, mit welchen Korrekturen bei Abweichungen von den festgelegten Grenzwerten reagiert werden soll, z. B. höhere Gartemperatur oder kühlere bzw. kürzere Lagerung.

Stufe 6 – Veränderung der Überwachung

Es müssen Veränderungen vorgenommen werden, wenn Änderungen am Herstellungsprozess oder am Erzeugnis eintreten, die dazu führen, dass die bisherige Überwachung so nicht mehr ausreicht.

Stufe 7 – Dokumentation

Alle Maßnahmen zum HACCP-System müssen schriftlich dokumentiert werden. Damit weist der Betrieb nach, dass er die vorgeschriebene Eigenkontrolle der Hygienestandards einhält. Bei Reklamationen kann der Betrieb beweisen, dass er hygienisch einwandfrei arbeitet.

Die Dokumente sind eine angemessene Zeit – empfehlenswert zwei Jahre – aufzubewahren.

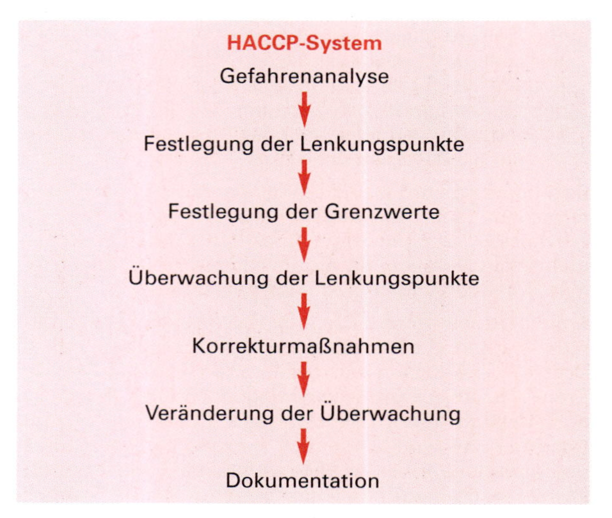

Hygienechecklisten helfen beim Aufspüren von gesundheitlichen Risiken bzw. bei der Schulung des Personals.

Beispiele: Hygienecheck – Gemeinschaftsverpflegung

Personalhygiene

Ist die regelmäßig gewechselte Arbeitskleidung sauber?
Werden vorgeschriebene Kopfbedeckungen getragen?
Werden vor jedem Arbeitsgang und nach jedem Toilettenbesuch die Hände gründlich gewaschen?
Werden regelmäßig Hygieneschulungen durchgeführt?

Produkthygiene

Sind alle Lebensmittel in den Kühlräumen abgedeckt?
Wird die Raumtemperatur in den TK- und Kühlräumen regelmäßig kontrolliert?
Werden vorbereitete Speisen sofort weiterverarbeitet?
Werden die notwendigen Kerntemperaturen der Lebensmittel bei Ende der Garzeit kontrolliert?
Werden Gewürze vor dem Erhitzen hinzugefügt?
Werden Abfälle bei der Produktion sofort entfernt?
Werden Süßspeisen nach der Fertigstellung sofort gekühlt?
Werden die Warmhaltezeiten eingehalten?

15 Lebensmittel – Toxikologie, Recht, neue Trends

15.1 Natürliche toxische Bestandteile

Solanin

Solanin ist ein giftiges Glykoalkaloid. Es schmeckt schwach bitter. Es wird weder durch Hitze noch durch Verdauungsenzyme zerstört. Es ist wasserlöslich.

Vorkommen: grüne Beeren, grüne Tomaten, Kartoffelkeime, grüne Kartoffeln. Die Solaninmenge ist vom Reifezustand abhängig. Normalerweise liegt die Konzentration in Kartoffeln zwischen 2 bis 10 mg Solanin/100 g. Konzentrationen über 20 mg/100 g werden als gefährlich angesehen.

Wirkungsweise: Solanin hemmt die Cholinesterase (Cholin, vgl. S. 80).

Toxische Menge: 25 mg. Eine Aufnahme von 300 bis 400 mg kann zum Tode führen.

Vergiftungssymptome: Kopfschmerzen, Fieber, Erbrechen, Seh- und Hörstörungen, Krämpfe, Tod durch Atemlähmung.

> Durch entsprechende Vorbereitung – Putzen und Schälen – und Zubereitung kann der Solaningehalt gesenkt werden. Solanin wird während des Kochvorgangs zum Teil aus den Kartoffeln herausgelöst. Ob durch den Verzehr von Kartoffeln eine Solaninvergiftung ausgelöst werden kann, wird bezweifelt.

Blausäurehaltige Glucoside (HCN Cyanwasserstoff)

Blausäure ist eine leicht verdampfende, bittermandelartig riechende Flüssigkeit. Einige Pflanzen bilden Blausäure, die glykosidisch gebunden vorliegt. Die am häufigsten vorkommende Verbindung ist das Amygdalin. Im menschlichen Organismus sind keine β-Glykosidasen vorhanden, die dieses Glykosid aufspalten können, die Pflanzen selbst und einige Darmbakterien enthalten jedoch entsprechende Enzyme.

Vorkommen: bittere Mandeln (250 mg/100 g), Kerne von Steinobst, Limabohnen, Mondbohnen, unreife Bambussprossen (8 mg/100 g), Leinsamen, Zuckerhirse, Holunderbeeren.

Wirkungsweise: Cyanidionen (CN^-) bilden mit den Cytochrom-Fe^{3+}-Ionen (Atmungskette, vgl. S. 260) eine Komplexverbindung. Dadurch wird der Sauerstofftransport auf zellulärer Ebene unterbrochen, es kommt zur inneren Erstickung. Besonders empfindlich reagieren die Gehirn- und Herzzellen, sie sterben sofort ab.

Toxische Menge: 1 mg pro kg Körpergewicht wirkt tödlich. 5 bis 10 bittere Mandeln bzw. 10 Tropfen Bittermandelöl wirken bei Kindern tödlich. Holunderbeeren sollten nicht im rohen Zustand verzehrt werden.

Vergiftungssymptome: Atemnot, Bewusstlosigkeit, unter Krämpfen und Pupillenerweiterung kommt es zum Atemstillstand.

Oxalsäure

Oxalsäure beeinträchtigt die Calciumresorption. Daneben kann sie als Calciumoxalat zur Bildung von Nierensteinen führen.

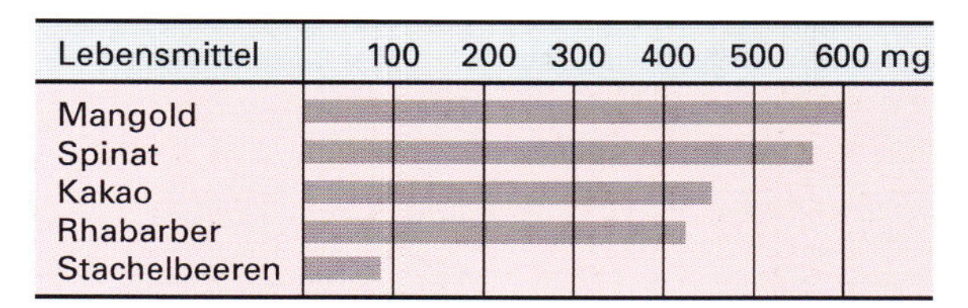

Tab. 1: Oxalsäurevorkommen in 100 g Lebensmittel

Hemmung der Calciumresorption

Oxalat bildet mit Calcium schwer lösliches Calciumoxalat.

$$Ca^{2+} + C_2O_4^{2-} \rightarrow CaC_2O_4$$

Calcium	Oxalat	→	Calciumoxalat
40 mg	88 mg		128 mg

> 100 mg Calcium werden also durch 220 mg Oxalat als schwer lösliches Calciumoxalat ausgefällt.

Um eine praktische Vorstellung von der beeinträchtigenden Wirkung von Oxalat zu vermitteln, seien folgende Zahlen genannt. In 100 g Spinat sind durchschnittlich 558 mg Oxalat und 157 mg Calcium enthalten. Das Oxalat von 100 g Spinat vermag also nicht nur das gesamte Calcium des Spinats auszufällen, sondern zusätzlich noch etwa 100 mg Calcium. In 100 g Milch sind etwa 128 mg Calcium enthalten, diese Menge würde also noch zusätzlich durch 100 g Spinat ausgefällt. Spinat ist aus diesem Grund nur bedingt als Säuglingsnahrung geeignet.

Bildung von Nierensteinen

Nierensteine werden auch durch Calciumoxalat gebildet. Die normale Oxalatausscheidung mit dem Harn beträgt 20 mg pro Tag.

Pathologisch kann diese Menge auf 400 mg pro Tag ansteigen. Für diese Erscheinung ist primär jedoch endogen gebildetes Oxalat (Stoffwechselzwischenprodukt des Aminosäurestoffwechsels) verantwortlich. Die Oxalatausscheidung kann lediglich durch entsprechende Nahrungsaufnahme gesenkt werden. Bei der Diät geht es also um eine reichliche Flüssigkeitszufuhr, Vermeidung oxalhaltiger Lebensmittel und eine reichliche Phosphatzufuhr, vgl. S. 431.

Nitrat und **Nitrit**, vgl. Gemüse S. 214 f. und Pökeln S. 304.

Goitrogene Verbindungen

Es sind Verbindungen, die die Kropfbildung, also eine Vergrößerung der Schilddrüse, bewirken. Goitrogene werden zu den Giftstoffen in Pflanzen gezählt.

Vorkommen: Zu ihnen gehören die in Kohl- und Rübensorten sowie in Rettich, Radieschen, Zwiebeln und Senf enthaltenen Thioglucosinolate.

Bei über Monate andauernder übermäßiger Aufnahme von goitrogenen Verbindungen und gleichzeitig zu geringer Iodaufnahme kommt es zu einer verringerten Synthese bzw. Rückresorption des Schilddrüsenhormons Thyroxin.

Toxische Proteine

Proteaseinhibitoren – z. B. **Trypsininhibitoren** – kommen in pflanzlichen und tierischen Lebensmitteln vor. Sie verhindern den Proteinabbau durch lebensmitteleigene Enzyme.

Vorkommen: Bohnen, Erbsen, Linsen und Erdnüsse.

Die Verfütterung roher Sojabohnen an Versuchstiere – Ratten – führt zu Wachstumsverzögerungen und zu einer Hypertrophie (Vergrößerung) und Hyperfunktion der Bauchspeicheldrüse.

Hämagglutinine – **Lectine** – sind in Hülsenfrüchten – vor allem in Bohnen – vorhanden. Es sind Glykoproteine. Die Zuckergruppen der Lectine reagieren mit den Erythrozyten und Darmepithelzellen und behindern dadurch deren Funktion. Dadurch kommt es zu Entzündungen der Darmschleimhaut und Blutungen im lymphatischen Gewebe. Durch Erhitzen – Denaturierung – verlieren sie ihre Wirksamkeit.

Alle Hülsenfrüchte – auch Sprossen – sollten vor dem Verzehr erhitzt werden, damit die toxischen Proteine inaktiviert werden.

Proteine	toxische Wirkung
Ovomucoid	Trypsininhibitor
Conalbumin	Eisen bindend
Avidin	Antivitamin zum Biotin, vgl. S. 208

Tab. 1: Im Eiklar enthaltene toxische Proteine

Biogene Amine – Histamin

Biogene Amine entstehen im Stoffwechsel durch Decarboxylierung von Aminosäuren, z. B. Decarboxylierung von Histidin zu Histamin.

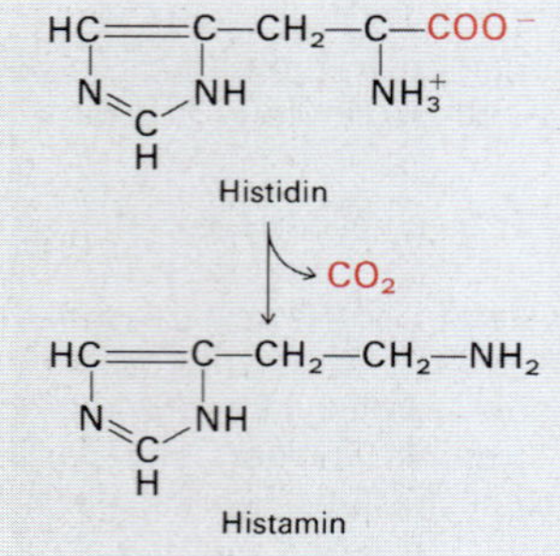

Histidin

$\downarrow$ CO_2

Histamin

Abb. 1: Decarboxylierung von Aminosäuren zu biogenen Aminen

Biogene Amine werden im menschlichen Organismus enzymatisch aufgebaut bzw. abgebaut, sie erfüllen vielfältige Funktionen. Toxisch wirken biogene Amine also nur, wenn die Aufnahme aus dem Magen-Darm-Trakt schneller erfolgt als der enzymatische Abbau.

Beim mikrobiellen Verderb von Lebensmitteln – besonders von Fisch – können größere Mengen an Histamin entstehen.

Konzentrationen von mehr als 1 000 mg Histamin/kg Lebensmittel werden als bedenklich angesehen.

Vergiftungssymptome: Erbrechen, Bauchschmerzen, fliegende Hitze, Hautausschlag.

Die Histaminaufnahme mit der Nahrung hat die gleiche Wirkung wie die Histaminbildung bei einer Allergie. Bei der Antigen-Antikörper-Reaktion bei einer Allergie wird Histamin freigesetzt, vgl. S. 434.

Cumarin in Zimt

Cumarin kann bei sensiblen Personen schon bei geringen Mengen Leberschäden verursachen. Es kommt zur Entzündung der Leber, die sich als Gelbsucht bemerkbar machen kann. Ceylon-Zimt enthält nur geringe Mengen an Cumarin, er ist gesundheitlich unbedenklich. Cassia-Zimt (China-Zimt) enthält hohe Mengen an Cumarin und sollte deshalb nicht in größeren Mengen verzehrt werden. Die Herkunft des Zimtes ist meist auf der Verpackung angegeben. Zimt darf entsprechend der Aromaverordnung nicht mehr als 2 mg Cumarin pro Kilogramm enthalten.

Acrylamid

Acrylamid entsteht beim trockenen Erhitzen von Stärke über 180 °C insbesondere beim Backen, Braten, Rösten, Grillen und Frittieren. Der wichtigste Ausgangsstoff für das Entstehen von Acrylamid ist eine Aminosäure, die vor allem in Kartoffeln und Getreide vorkommt.

Deshalb enthalten besonders Pommes frites, Kartoffelchips und Knäckebrot Acrylamid.

Es ist möglich, den Acrylamidgehalt von Lebensmitteln durch Änderung der Rezepturen zu senken. Der Acrylamidgehalt von Lebkuchen sinkt, wenn anstelle von Hirschhornsalz Pottasche verwendet wird und Mandeln weggelassen werden.

Acrylamid hat eine erbgutverändernde Wirkung bei Tieren. Bei Menschen, die häufig acrylamidhaltige Lebensmittel essen, konnte jedoch kein erhöhter Acrylamidspiegel im Körper festgestellt werden.

Acrolein

Acrolein entsteht beim Überhitzen von Fett. Fette bzw. Öle werden zunächst in Glycerin und freie Fettsäuren gespalten. Dem Glycerin wird dann beim weiteren Erhitzen Wasser entzogen, hierdurch entsteht Acrolein. Dieser Vorgang der Fettzersetzung wird durch einen stechenden, brenzligen Geruch des Fettes deutlich.

Benzo(a)pyren

Benzo(a)pyren gelangt beim Räuchern mit dem Rauch in Lebensmittel. Benzo(a)pyren entsteht außerdem in noch viel größeren Mengen, wenn Fett beim Grillen auf glühende Holzkohle tropft. Beim Grillen mit anderen Geräten wird kein Benzo(a)pyren gebildet. Benzo(a)pyren wirkt Krebs erregend und erbgutverändernd. Die schädigende Wirkung von Benzo(a)pyren) ist seit langem als „Schornsteinfegerkrankheit" bekannt.

15.2 Toxische Schwermetalle

15.2.1 Blei

Blei gelangt über Industrieanlagen – Farben und Rostschutzmittel – in die Luft und lagert sich auf oberirdisch wachsenden Obst- und Gemüsesorten ab. Aus alten Wasserrohren gelangt Blei in das Trinkwasser.

Bleistoffwechsel: Der Mensch nimmt den Bleigehalt der Luft über die Lunge zu 30 bis 50 % auf. Über den Magen-Darm-Trakt werden nur 10 % des Bleigehaltes der Nahrung resorbiert. Für Kinder liegt die Resorptionsrate allerdings wesentlich höher.

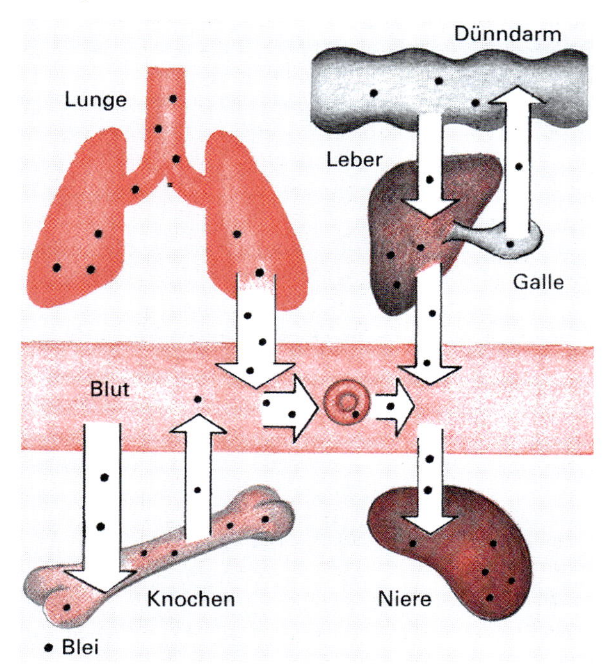

Abb. 1: Übersicht – Bleistoffwechsel

Das aufgenommene Blei wird zu 90 % in den Knochen gespeichert, einen höheren Bleigehalt weisen auch die Leber und Niere auf. Die biologische Halbwertzeit, vgl. S. 325, für Blei in den Knochen beträgt 28 Jahre.

Eine ständige Bleiaufnahme in geringen Mengen kann zu einer chronischen Bleivergiftung führen.

Anzeichen einer chronischen Bleivergiftung:
Müdigkeit, Appetitlosigkeit, Kopfschmerzen und Blässe.

Ein zu hoher Bleigehalt im menschlichen Organismus wirkt hemmend auf zahlreiche enzymatische Reaktionen durch eine Blockade essentieller SH-Gruppen, z. B. Hämsynthese. Der Mangel an roten Blutkörperchen führt zur Anämie. Außerdem kommt es besonders bei Kindern zu schweren Schädigungen des Gehirns.

Aufgabe

Nennen Sie Möglichkeiten, wie der Bleigehalt von a) Buschbohnen, b) Blumenkohl, c) Kohlrabi, d) Rosenkohl, e) Pfirsichen gesenkt werden kann.

Verminderung des Bleigehaltes von Lebensmitteln

Da Blei vor allen Dingen auf der Oberfläche von Pflanzen abgelagert wird, kann der Bleigehalt bei der Lebensmittelverarbeitung verringert werden.

- Bei Kohl, Kopfsalat usw. die äußeren Blätter entfernen.
- Obst und Gemüse gründlich waschen.
- Besondere Vorsicht bei gekräuselten, behaarten Oberflächen von Lebensmitteln, z. B. Petersilie und Pfirsich. Hier kann der Bleigehalt aufgrund der Oberfläche besonders hoch sein.
- Obst und Gemüse außerdem nach Möglichkeit schälen, z. B. Äpfel und Gurken. Durch Waschen und Schälen können durchschnittlich bis zu 80 % des anhaftenden Bleis entfernt werden.
- Keine Früchte essen, die am Straßenrand wachsen.
- Kein Ost und Gemüse kaufen, das vor Geschäften in Hauptverkehrsstraßen angeboten wird.
- Den Inhalt aus gelöteten Konservendosen nach dem Öffnen sofort umfüllen. Der Bleigehalt von z. B. Fisch und Kondensmilch aus gelöteten Konservendosen ist oft drei- bis viermal höher als der entsprechender frischer Produkte. Durch eine lückenlose Innenbeschichtung der Konservendosen kann diese Bleianreicherung vermieden werden.
- Zur Lebensmittelaufbewahrung keine Keramikgefäße aus südlichen Ländern benutzen. Die Glasur gibt evtl. Blei an die Lebensmittel ab.

Tägliche Aufnahme und Grenzwerte: In Industriestaaten liegt die tägliche Bleiaufnahme über Nahrung und Luft bei 0,2 bis 0,3 mg pro Person, in Industriegebieten auch höher.

Die WHO/FAO hat festgelegt, dass höchstens 3 mg Blei pro Woche aufgenommen werden sollten. Für Trinkwasser beträgt der vorgegebene Grenzwert 0,1 mg/Liter.

	Blei		
	mg	%	WHO-Wert
Mann (70 kg)	0,984	28,1	3,5
Frau (58 kg)	0,745	25,7	2,9

Tab. 1: Aufnahmemengen an Blei pro Woche und prozentuale Auslastung des jeweiligen WHO-Wertes (mg/Woche)

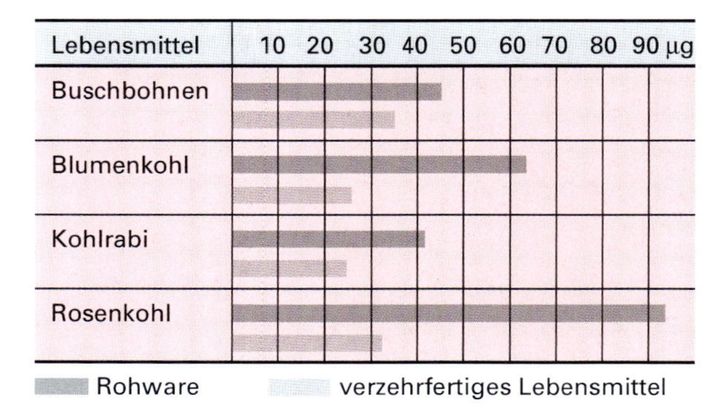

Tab. 2: Bleigehalt pro Kilogramm

15.2.2 Cadmium

Aufgabe

Lesen und diskutieren Sie den folgenden Text:

Erste Krankheitssymptome einer Cadmiumvergiftung beobachtete man in Japan. In der Zeit von 1940 bis 1958 starben 130 Menschen an einer unbekannten Krankheit, die den Namen Itai-Itai-Krankheit (Aua-Aua-Krankheit) erhielt. Druckempfindlichkeit der Knochen und erhöhte Knochenbrüchigkeit waren die Symptome. Von der Krankheit waren vor allen Dingen ältere Menschen betroffen, die jahrelang Reis von Feldern gegessen hatten, die mit Flusswasser bewässert worden waren. An dem Fluss lag eine Zinkhütte, deren Abwässer dort eingeleitet wurden.

Cadmium gelangt durch Abwässer von Zinkhütten, Müllverbrennungsanlagen usw. in die Nahrungskette. Cadmium wird von Pflanzen und Fischen direkt aufgenommen. Die anderen Tiere und die Menschen nehmen Cadmium indirekt über Pflanzen und Fische auf.

Drei Viertel der aufgenommenen Cadmiummenge wird in Leber und Niere gespeichert. Man schätzt, dass ein erwachsener Bundesbürger 20 bis 30 mg Cadmium im Körper gespeichert hat. Cadmium hat eine biologische Halbwertzeit, vgl. S. 325, von 13 bis 37 Jahren. 60 % des Cadmiums liegen in Niere und Leber vor.

Anzeichen einer Cadmiumvergiftung:
Knochenerweichung/Osteomalazie – Zahnausfall, Rippenschmerzen, Schmerzen an der Wirbelsäule und in der Hüftgegend, Schrumpfung des Skeletts bis zu 30 cm, daneben treten Nierenfunktionsstörungen auf, die zum Tode führen können.

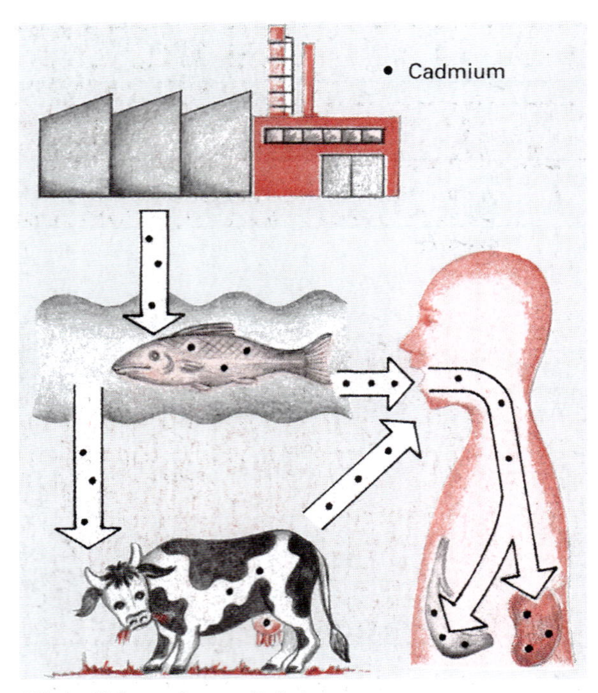

Abb. 1: Nahrungskette – Cadmium

Besonders hohe Cadmiumwerte wurden nachgewiesen:

- Wildpilze können einen hohen Cadmiumgehalt aufweisen. Pro Woche sollten Erwachsene höchstens 200 bis 250 g Wildpilze essen. Pilze haben die Eigenschaft, in ihren Fruchtkörpern Schwermetalle und radioaktive Elemente anzureichern. Zuchtpilze sind nicht belastet.
- in Leber und Niere von älteren Schweinen und Rindern. Leber und Niere von Zuchtschweinen und über zwei Jahre alten Rindern werden nicht mehr als Lebensmittel verwendet. Niere und Leber sollten nur selten gegessen werden.
- in Tintenfischen und Tintenfischerzeugnissen. Nicht selten wurden über 2 mg pro kg nachgewiesen.

Aus dem Rauch von zwanzig Zigaretten wird eineinhalbmal so viel Cadmium aufgenommen wie aus der gesamten täglichen Nahrung.
50 % des Cadmiums werden über pflanzliche Lebensmittel aufgenommen. Der Cadmiumgehalt von pflanzlichen Lebensmitteln kann nicht bei der Verarbeitung gesenkt werden, da Cadmium über die Wurzeln aufgenommen wird. Es liegt eine gleichmäßige Verteilung in den Lebensmitteln vor.
Laut WHO/FAO gelten 70 µg Cadmium als kritischer Grenzwert. Cadmium zählt zu den krebsverdächtigen Stoffen.

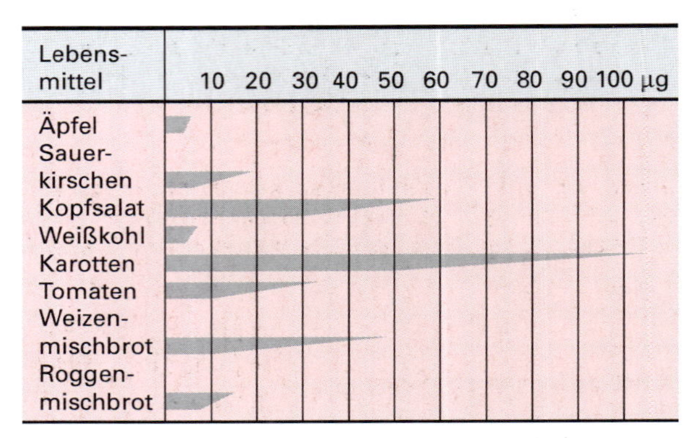

Tab. 1: Cadmiumgehalt pro Kilogramm Lebensmittel

Eine ausreichende Calciumaufnahme verringert die Cadmiumaufnahme.

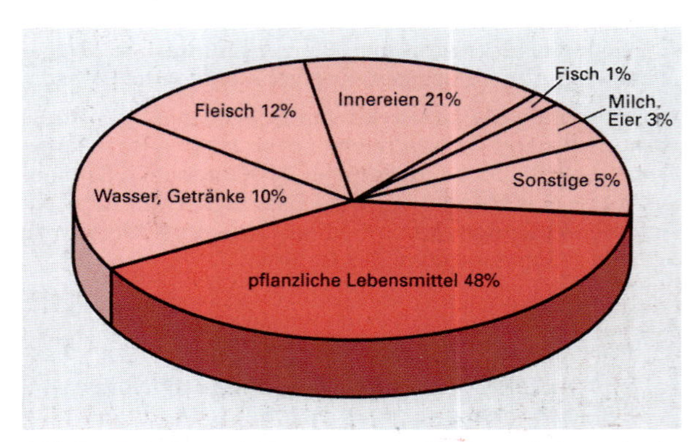

Abb. 2: Cadmiumaufnahme aus verschiedenen Lebensmitteln. Angaben in % der Gesamtcadmiumaufnahme

15.2.3 Quecksilber

Aufgaben

1. *Lesen und diskutieren Sie den folgenden Text:*

Quecksilber-Opfer warten noch auf Entschädigung

In Japan dauern gerichtliche Auseinandersetzungen über die Folgen einer Umwelt-Katastrophe, die sich vor nahezu vier Jahrzehnten zutrug, immer noch an. Es handelt sich um das so genannte Minamata-Unglück. Minamata ist eine Fischerortschaft, dort leitete ein Chemie-Unternehmen ungeklärte Abwässer in die Bucht, an der Minamata liegt. Die Abwässer enthielten große Mengen organischen Quecksilbers, ein schweres Gift. Die ersten Anzeichen einer bevorstehenden Katastrophe wurden bei Tieren sichtbar: Vögel und Katzen verloren die Kontrolle über ihre Bewegungen und gingen ein, dann erkrankten und starben auch die Menschen. Missgestaltete Kinder kamen zur Welt, manche ohne Gehirn. Man schätzt, dass etwa 15000 Menschen durch quecksilberverseuchte Fische geschädigt wurden.

2. *Beschreiben Sie die Anreicherung von a) Blei, b) Cadmium, c) Quecksilber in der Nahrungskette.*
3. *Nennen Sie Maßnahmen, durch die der toxische Schwermetallgehalt der Nahrung in der Gemeinschaftsverpflegung gesenkt werden kann.*

Quecksilber wird für die Herstellung von Papier, Schädlingsbekämpfungsmitteln und Schutzfarben benötigt. Enthalten ist es in verschiedenen Elektroartikeln, z. B. Batterien, in Messgeräten, z. B. Thermometer. Es gelangt durch ungeklärte Abwässer und Müllverbrennungsanlagen in die Umwelt. Die Verwendung von Quecksilber in der Industrie ist heute erheblich zurückgegangen.

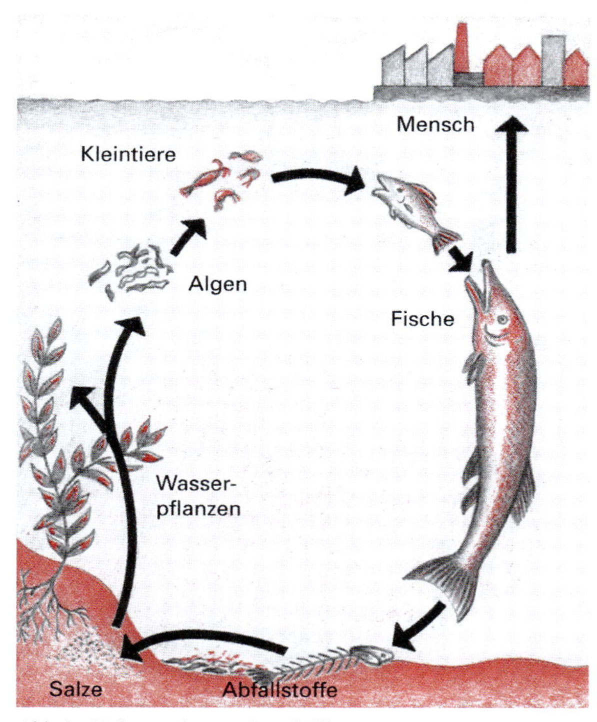

Abb. 1: Nahrungskette – Quecksilber

Pflanzliche Lebensmittel weisen nur selten einen Quecksilbergehalt über 0,02 mg pro kg auf. Quecksilber wird hauptsächlich mit tierischen Lebensmitteln aufgenommen. Kurzkettige organische Quecksilberverbindungen sind lipidlöslich und durchdringen die Darmschleimhaut.

Anzeichen einer Quecksilbervergiftung:
Absterben von Händen und Füßen, Schädigung der Nieren, des Gehör- und Sehzentrums (Einschränkung des Sehwinkels), des Kleinhirns, vermindertes Wachstum.

Besonders hohe Quecksilberwerte wurden nachgewiesen:

- in Fischen, die aus den Mündungsgebieten von Elbe, Jade, Weser und bestimmten Süßwasserbereichen stammen.
- in Problemfischen. Langlebige Fischarten, die am Ende der Nahrungskette stehen, haben evtl. einen hohen Schadstoffgehalt: Thunfisch, Hai (Schillerlocke), Heilbutt, Hecht, Blauleng.
- in Muscheln.

In Fischwaren und Fischkonserven sind durchschnittlich 0,2 mg Quecksilber pro kg enthalten.

Höchstmengen-Verordnungen für toxische Schwermetalle

In Deutschland gibt es lediglich eine Höchstmengen-Verordnung für Quecksilber in Meerestieren. Sie dürfen nicht mehr als 0,5 mg Quecksilber pro Kilogramm – Frischgewicht der lebenden Tiere – enthalten.

Die WHO/FAO hat festgelegt, dass höchstens 0,3 mg Quecksilber pro Woche aufgenommen werden sollten.

	Quecksilber		
	mg	%	WHO-Wert
Mann (70 kg)	0,117	33,5	0,35
Frau (58 kg)	0,094	32,4	0,29

Tab. 1: Aufnahmemengen an Quecksilber pro Woche und prozentuale Auslastung des jeweiligen WHO-Wertes (mg/Woche)

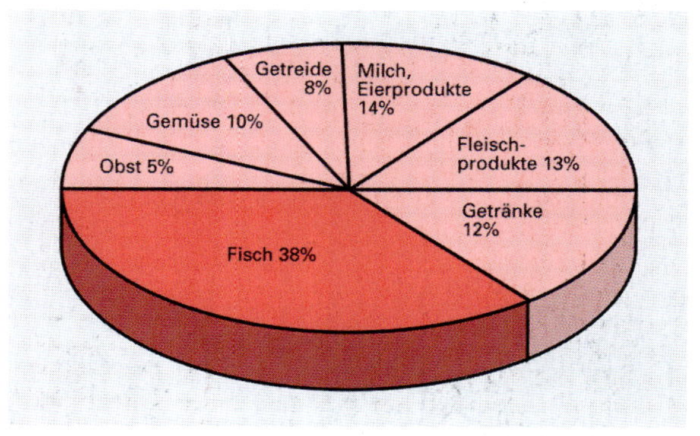

Abb. 2: Quecksilberaufnahme aus verschiedenen Lebensmitteln (DGE). Gesamtaufnahme 100 % ≙ 14 µg/d

15.3 Radionuklide

Aufgaben

1. *Beschreiben Sie mithilfe der Abbildung unten die Nahrungskette für Iod^{131} und Strontium^{90}.*
2. *Führen Sie eine Pro-und-Kontra-Diskussion*
   a) zum Thema „Abschaltung der Kernkraftwerke",
   b) zum Thema „Lebensmittelbestrahlung".
3. *Orientieren Sie sich über das Vorkommen von Radionukliden im menschlichen Umfeld.*

In der Nacht zum 29. April 1986 gelangten die ersten näheren Informationen über den Reaktorunfall in die Bundesrepublik Deutschland, obgleich sich der Vorfall in Tschernobyl – wie später bekannt wurde – bereits am Samstag, den 26. April 1986 gegen 1.23 Uhr ereignet hatte. Aus Warschau wurden erhöhte Luftradioaktivitätswerte gemeldet. Die „radioaktive Wolke" erreichte bereits am 29. April die Bundesrepublik, am 30. 4. 1986 war ganz Süddeutschland betroffen. Von dort breitete sich die belastete Luft in westliche, nordwestliche und nördliche Richtung aus.

Die Menschen waren nun der Strahlenbelastung ausgesetzt durch die

- radioaktive Wolke und die damit verbundene Aufnahme über die Atemluft,
- Bestrahlung des Bodens und die spätere Aufnahme radioaktiv belasteter Lebensmittel und Trinkwasser.

Beim Verzehr belasteter Lebensmittel gelangen die radioaktiven Elemente über den Magen-Darm-Trakt in den Körper und werden von dort aus entsprechend ihren chemischen Eigenschaften im Körper verteilt oder in bestimmten Organen angereichert. Die radioaktiven Elemente bestrahlen dann Gewebe und Organe, gesundheitliche Folgen können Krebs und Schädigung von Keimzellen bzw. Erbanlagen sein.

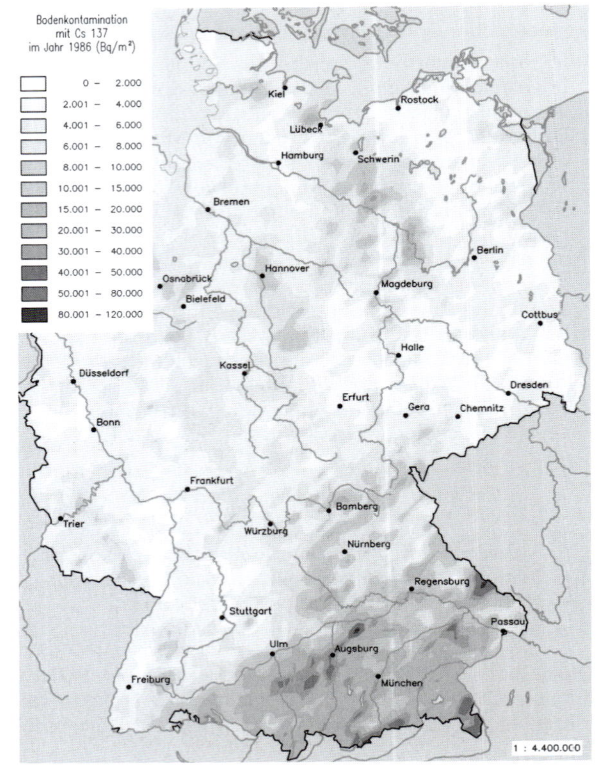

Abb. 1: Bodenkontamination mit Cs^{137}

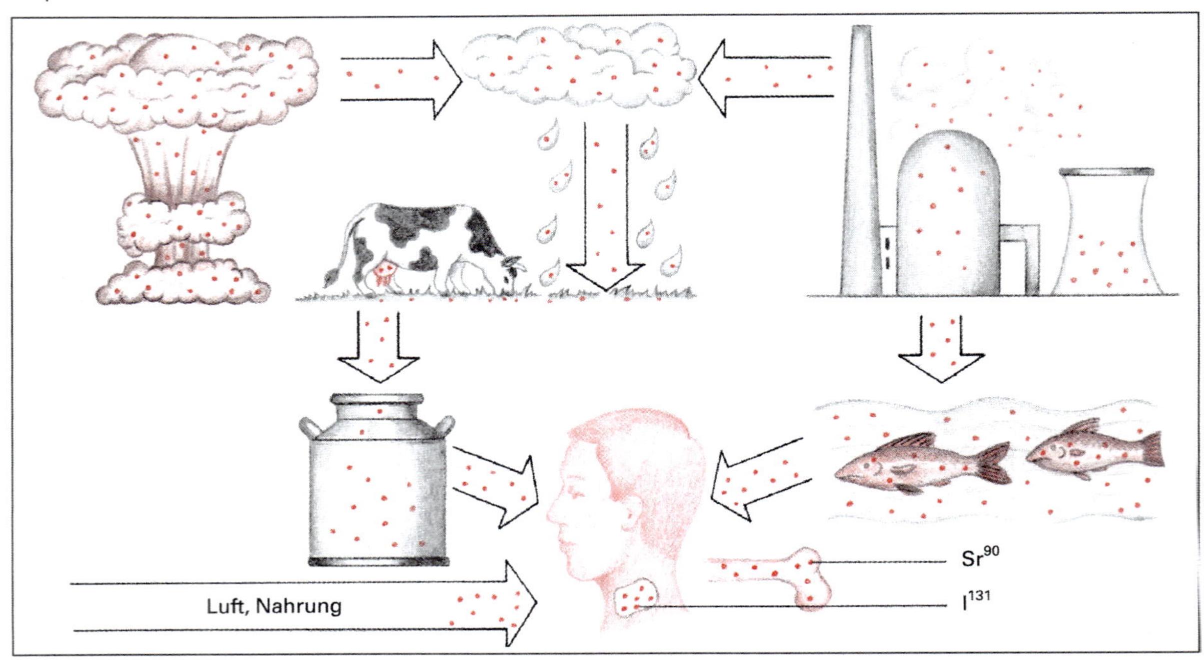

Abb. 2: Nahrungskette für Iod^{131} und Strontium^{90}

Bei dem Reaktorunfall wurden vor allen Dingen Iod^{131}, Caesium^{134} und Caesium^{137} freigesetzt, daneben geringe Mengen von Strontium^{90} und Plutonium^{239}.

Iod^{131} wird in der Schilddrüse gespeichert. Dies bedeutet eine kurzfristige Belastung dieses Organs, da die physikalische Halbwertzeit nur acht Tage und die biologische Halbwertzeit 80 Tage beträgt.
Risikogruppen sind nur Kleinkinder, die überwiegend mit Milch ernährt werden.

Caesium^{134} und **Caesium^{137}** werden im menschlichen Körper wie Kalium verstoffwechselt – also in alle Zellen aufgenommen –, das bedeutet eine Belastung für den gesamten Körper. Die physikalische Halbwertzeit für Caesium^{137} beträgt 30 Jahre, die biologische Halbwertzeit jedoch nur 70 bis 100 Tage. Die Gefährlichkeit von Caesium^{137} beruht zum großen Teil auf der langen Strahlenbelastung der Umwelt.

EU-Grenzwerte für Caesium^{137}:
1 000 Bq/l Milch
1 250 Bq/kg sonstige Lebensmittel

Strontium^{90} ist besonders gefährlich. Die physikalische Halbwertzeit beträgt 28 Jahre, die biologische Halbwertzeit etwa 50 Jahre. Es wird im menschlichen Körper wie Calcium verstoffwechselt, es wird also in die Knochen eingebaut. Hier stellt es eine lang anhaltende Strahlenbelastung für das Blut bildende Knochenmark dar, sodass Leukämie entstehen kann.

Risikogruppen sind besonders Kinder, die während der Wachstumsphase verstärkt Strontium^{90} einlagern.

- Durch eine mineralstoffreiche Nahrung, z. B. Iod, Kalium und Calcium, kann die Resorption von radioaktiven Elementen herabgesetzt werden.
- Gesundheitliche Schäden zeigen sich oft erst nach Jahren.

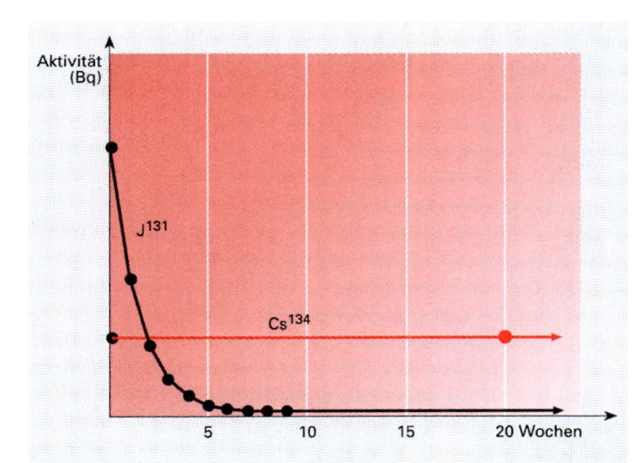

Gegenüberstellung der Aktivitätsabnahme eines kurzlebigen und eines mittellanglebigen Radionuklids: Bei Radionuklidgemischen wird die Gesamtaktivität nach kurzer Zeit durch die langlebigen Anteile bestimmt und erscheint dann für lange Zeiträume konstant.

Abb. 1: Halbwertzeit von Radionukliden

Begriffserläuterungen

Radionuklide sind Atome mit instabilem Atomkern, die sich unter Aussendung radioaktiver Strahlen stabilisieren. Neben natürlichen gibt es auch künstliche Radionuklide, z. B. in Kernkraftwerken.

Als **Alpha-Strahlung** bezeichnet man die beim radioaktiven Zerfall ausgesandten Masseteilchen, die mit dem Kern eines Heliumatoms identisch sind. Ihre Reichweite beträgt wenige Zentimeter. Sie werden schon durch ein Blatt Papier absorbiert.

Als **Beta-Strahlung** bezeichnet man die beim radioaktiven Zerfall ausgesandten Elektronen. Ihre Reichweite beträgt mehrere Meter, sie können z. B. durch eine 1 cm dicke Aluminiumschicht absorbiert werden.

Als **Gamma-Strahlung** bezeichnet man energiereiche, kurzwellige, elektromagnetische Strahlen, die von einem Atomkern ausgestrahlt werden. Im Allgemeinen ist radioaktiver Zerfall immer von Gamma-Strahlung begleitet. Gammastrahlen sind sehr durchdringend, sie können nur durch Materialien mit sehr hoher Dichte, z. B. Blei, abgeschwächt werden.

Becquerel (Bq) ist die Einheit für die Radioaktivität eines Stoffes. 1 Bq/kg Lebensmittel oder m³ Boden ≙ 1 Atomkernzerfall pro Sekunde. Z. B. 370 Bq/l Milch: Pro Sekunde zerfallen 370 Atomkerne in einem Liter Milch. Mit Becquerel können Aussagen über die Menge eines radioaktiven Stoffes, aber nicht über dessen Gefährlichkeit, z. B. Strahlenart, Halbwertzeit, gemacht werden.

Sievert (Sv) – alte Einheit rem, 1 Sv = 100 rem – wird als Einheit für die Schädlichkeit einer Strahlendosis verwendet. Strahlendosen ab 0,5 Sv werden als gesundheitsschädlich, Krebs erregend, angesehen. Durch die Strahlen werden Schäden bzw. Fehlfunktionen im Zellaufbau ausgelöst.

Gray (Gy) ist die Einheit für die absorbierte Strahlungsenergie pro Masseneinheit. 1 Gray = 1 J/kg.

Physikalische Halbwertzeit ist die Zeit, nach der die Hälfte der Atomkerne zerfallen ist.

Biologische Halbwertzeit ist die Zeit, nach der die Hälfte des Stoffes aus dem menschlichen Körper ausgeschieden ist.

Effektive Halbwertzeit ist die Zeit, nach der sich aufgrund von Zerfall und Ausscheidung nur noch die Hälfte des Stoffs im menschlichen Körper befindet.

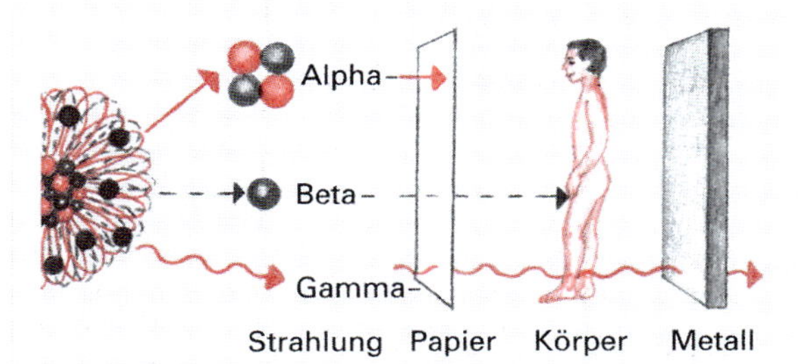

Abb. 2: Reichweite von Strahlungen

15.4 Ermittlung von zulässigen Höchstmengen

Für einige Schadstoffe und für Zusatzstoffe wurden im Lebensmittelrecht Höchstmengen-Verordnungen erlassen.

Zur Festlegung der zulässigen Höchstmenge eines Stoffes wird zunächst in Tierversuchen die unwirksame Höchstmenge eines Schadstoffes/Zusatzstoffes ermittelt, d.h. die Dosis, die bei lebenslanger Fütterung keine Schäden hervorruft.

Aus dem Gewicht des Tieres und der täglichen Futtermenge wird die höchste duldbare Tagesdosis berechnet. **NEL**-Wert (**n**o **e**ffect **l**evel).

$$\text{z. B. } \frac{1\,\text{mg Schadstoff} \times 500\,\text{g Futter}}{200\,\text{g Tiergewicht}} = 2{,}5\,\text{mg}$$

Der so ermittelte Wert wird durch den Sicherheitsfaktor – 100 – dividiert.
Man erhält die höchste duldbare Tagesdosis für den Menschen, den **ADI-Wert** (**a**cceptable **d**aily **i**ntake).

z. B. 2,5 : 100 = 0,025 mg/kg KG und Tag (ADI-WERT)

Zur Berechnung der duldbaren Schadstoff-/Zusatzstoffmenge in einem Lebensmittel wird der ADI-Wert mit dem Durchschnittsgewicht eines Erwachsenen multipliziert und durch den durchschnittlichen Tagesverzehr eines Lebensmittels dividiert.

$$\text{z. B. } \frac{0{,}025\,\text{mg} \times 60\,\text{kg Körpergewicht}}{0{,}4\,\text{kg Lebensmittel}} = 3{,}75\,\text{mg/kg}$$

Die zulässige Höchstmenge für den Schadstoff/Zusatzstoff in dem Lebensmittel liegt dann in diesem Bereich.

Höchstmengen-Verordnungen, eine ausreichende Schutzmaßnahme?

Das gesundheitliche Risiko eines Schadstoffes/Zusatzstoffes hängt aber nicht nur von der Art und Menge eines einzelnen Schadstoffes in einem Lebensmittel ab. Folgende Kritikpunkte werden geäußert:

- Mit der Nahrung oder über die Atemluft aufgenommene Schadstoffe werden oft über Jahre im Körper gespeichert. Die gesundheitliche Belastung durch diese Langzeitwirkung und auch das Zusammenwirken unterschiedlicher Schadstoffe im menschlichen Körper sind noch wenig erforscht.
- Es besteht die Möglichkeit, dass der Mensch auf einen Stoff anders reagiert als die Tiere im Versuch. Im Tierexperiment werden nur gesunde Tiere eingesetzt.
- Bei der Festlegung der Höchstmengen werden die individuellen Ernährungsgewohnheiten nicht berücksichtigt, bei einseitigen Verzehrsgewohnheiten können also evtl. höhere Schadstoffmengen aufgenommen werden.
- Höchstmengen werden für gesunde Durchschnittspersonen berechnet, besonders gefährdet sind also Kinder und kranke Menschen. Schadstoffe können mit der Muttermilch abgegeben werden.

  Muttermilch ist so häufig stärker belastet, als dies bei Kuhmilch erlaubt wäre, vgl. S. 357.

Die zugelassenen Höchstmengen müssen also immer wieder überprüft werden. Dabei muss jeweils abgewogen werden zwischen einer evtl. potentiellen gesundheitlichen Gefährdung und der technologischen Notwendigkeit.

Höchstmengen werden nicht nur in der Bundesrepublik Deutschland, sondern darüber hinaus von folgenden Organisationen festgelegt:

Vereinte Nationen

FAO	Food and Agriculture Organization
WHO	World Health Organization (Weltgesundheitsorganisation)

Europäische Union

SCF	Scientific Committee for Food

Begriffserläuterungen

LD_{50}-Wert (letale Dosis 50) gibt die Menge eines Schadstoffes in mg pro kg Körpergewicht an, bei der im Tierversuch 50 % der Versuchstiere sterben. Er ist ein Ausdruck für die tödliche Dosis bei einmaliger Zufuhr durch Mund oder Atmungsorgane. Je größer der LD_{50}-Wert ist, desto geringer ist die Toxizität des Stoffes.

NEL-Wert (No Effect Level) ist die Menge eines Stoffes in mg pro kg Körpergewicht und Tag, die bei Verabreichung über einen längeren Zeitraum bei Versuchstieren weder funktionelle noch strukturelle Veränderungen erkennen lässt. Der NEL-WERT dient als Grundlage für die Bemessung der zumutbaren Belastung für den Menschen.

Richtwerte haben keine Gesetzeskraft. Sie beschreiben die vorgefundene Belastungssituation und stellen lediglich eine Orientierungshilfe bei der Beurteilung des Schadstoffgehaltes dar. Richtwerte gibt es z. B. für Blei, Cadmium und Quecksilber.

Höchstmengen sind gesetzlich festgelegte höchstzulässige Mengen einzelner Stoffe in Lebensmitteln, Wasser, Boden und Luft. Zur Berechnung wird überwiegend der ADI-Wert (DTA, die duldbare tägliche Aufnahme) herangezogen.

Grenzwert ist die Menge eines Stoffes, die entweder bei der Aufnahme durch den Menschen nicht überschritten werden sollte, z. B. WHO-Werte, oder die Konzentration eines Stoffes in einem Medium, die nicht überschritten werden sollte, z. B. MAK (maximale Arbeitsplatzkonzentration).

15.5 Rückstände in Lebensmitteln aus der Landwirtschaft

Rückstände sind Restmengen von Stoffen, die während der Lebensmittelproduktion oder während der Lagerung eingesetzt wurden, um einen bestimmten Erfolg zu erzielen.

Pflanzenschutzmittel

Pestizide ist ein Sammelbegriff für chemische Vorratsschutz-, Pflanzenschutz- und Schädlingsbekämpfungsmittel. Jährlich werden 35 000 t Pflanzenschutzmittel, z. B.

- Herbizide, Unkrautvernichtungsmittel,
- Insektizide, Insektenvernichtungsmittel,
- Fungizide, Mittel gegen Pilze usw, ausgebracht.

Das Pflanzenschutzgesetz regelt den Einsatz von Pestiziden. Die erlaubte Rückstandsmenge in Lebensmitteln wird durch die Pflanzenbehandlungs-Höchstmengen-Verordnung geregelt. Die Diät-Verordnung schreibt vor, dass Lebensmittel für Säuglinge und Kleinkinder nicht mehr als 0,01 mg Pflanzenschutzmittel pro kg enthalten dürfen, soweit in anderen lebensmittelrechtlichen Vorschriften keine strengeren Regelungen getroffen wurden.

Es werden heute überwiegend schnell abbaubare Mittel eingesetzt. Der Einsatz bedeutet einen Eingriff in das ökologische Gleichgewicht, aber kaum eine direkte gesundheitliche Gefahr für den Verbraucher. In den Entwicklungsländern werden jedoch immer noch beständige Pestizide, z. B. DDT (in der Bundesrepublik Deutschland bereits 1972 verboten), eingesetzt, die auch unsere Umwelt belasten. DDT wird im Depotfett des Menschen gespeichert und mit dem Fett der Muttermilch wieder abgegeben. Muttermilch ist deshalb oft stärker mit Pestiziden verseucht, als dies bei Kuhmilch erlaubt wäre, vgl. S. 357.

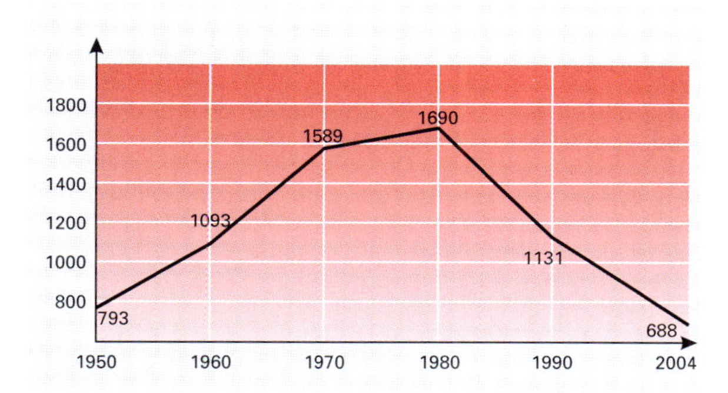

Abb. 1: Anzahl der in der Bundesrepublik Deutschland zugelassenen Pflanzenschutzmittel

Tierarzneimittel

Tierarzneimittel sind pharmakologisch wirksame Substanzen, die bei Nutztieren entweder krankheitsvorbeugend oder zur Bekämpfung von Krankheiten eingesetzt werden. Nach der Verabreichung von Tierarzneimitteln müssen Wartezeiten eingehalten werden, in denen weder Fleisch noch Milch oder Eier vermarktet werden dürfen. Auf der anderen Seite müssen nur ca. 2 Prozent der geschlachteten Kälber und ca. 0,5 Prozent der sonstigen Schlachttiere im Rahmen der Fleischbeschau auf Tierarzneimittel untersucht werden. Das größte Problem stellt der illegale Einsatz von Tierarzneimitteln dar.

Anabolika: Natürliche Sexualhormone, z. B. Östrogene und deren Abkömmlinge, bewirken einen verbesserten Fleischzuwachs bei der Tiermast. Der Einsatz ist verboten.

Antibiotika: Z. B. Penicilline verhindern Infektionskrankheiten. Außerdem bewirken sie verbessertes Wachstum der Tiere und längere Haltbarkeit des Fleisches. Nach dem Einsatz dieser Mittel muss eine Wartezeit vor dem Schlachten eingehalten werden. Beim Menschen können Rückstände im Fleisch Allergien auslösen, außerdem wird die Bildung von resistenten Mikroorganismen im menschlichen Körper gefördert.

Untersuchungen an experimentell mit Salmonellen infizierten Küken haben gezeigt, dass die Salmonellen-Ausscheidungsrate bei der mit Antibiotikazusatz gefütterten Gruppe im Vergleich zur unbehandelten Kontrollgruppe erheblich höher war. Die Anwendung von Antibiotika in der Tierhaltung kann also die Resistenzentwicklung bei Mikroorganismen erhöhen.

Thyreostatika hemmen die Schilddrüsenfunktion der Tiere. Durch die Senkung des Grundumsatzes wird eine Gewichtszunahme erreicht. Die Gewichtszunahme beruht vor allen Dingen auf einer verstärkten Wassereinlagerung im Gewebe, der Verbraucher erhält wässriges Fleisch. Der Einsatz ist verboten. Fleischfehler, vgl. S. 139.

Tranquilizer haben eine beruhigende Wirkung, sie werden bei Schlachttieren eingesetzt, um Angstzustände abzubauen. Nach dem Einsatz dieser Mittel muss eine Wartezeit vor dem Schlachten eingehalten werden. Da diese Mittel jedoch auf dem Transport zum Schlachthof eingesetzt werden, kommt es immer wieder zu Rückständen im Fleisch.

Aufgaben

1. *Informieren Sie sich über landwirtschaftliche Betriebe in Ihrer Umgebung mit ökologischem Anbau, vgl. S. 382 f.*
2. *Überlegen Sie, welche Schadstoffe in Produkten aus dem ökologischen Anbau in*
   a) geringerem Maße,
   b) gleicher Menge vorkommen können.
3. *Stellen Sie die Anreicherung von Pflanzenschutzmitteln in der Nahrungskette grafisch dar.*
4. *Diskutieren Sie die Stellungnahme der DGE zum Schadstoff-/Zusatzstoffgehalt im Fleisch.*

Stellungnahme der DGE: Leider existiert auch heute noch ein „schwarzer Markt" für verbotene Stoffe. Tierische Lebensmittel enthalten bei sachgerechter Anwendung der Zusatzstoffe und Arzneimittel keine Rückstände. Gesetzesmissachtungen waren früher – und sind auch heute – nicht auszuschließen. Auch für „alternative" Betriebe gibt es keine Sicherheitsgarantien. Zwar sind die festgestellten Höchstmengenübertretungen nicht gesundheitsschädlich; eine Verschärfung der Kontrollen und Bestrafungsmaßnahmen sollen jedoch die Zahl der Verstöße weiter verringern.

15.6 Zusatzstoffe in der Lebensmittelverarbeitung

Bei der Lebensmittelverarbeitung gelangen unzählige Zusatzstoffe in die Nahrung.

Zusatzstoffe sind alle Stoffe, die nicht normale Lebensmittelrohstoffe oder deren Inhaltsstoffe sind und bei der Herstellung von Lebensmitteln verwendet werden.

Zusatzstoffe werden eingesetzt, um

- den Nährstoffgehalt zu verbessern, z. B. Vitamine,
- die Haltbarkeit zu verbessern, z. B. Konservierungsstoffe,
- die Konsistenz zu verändern oder zu erhalten, z. B. Emulgatoren oder Geliermittel,
- optische oder geschmackliche Eigenschaften positiv zu beeinflussen, z. B. Farbstoffe oder Süßstoffe.

Für Zusatzstoffe gilt gesetzlich das so genannte Verbotsprinzip, d. h., nur Zusatzstoffe, die amtlich zugelassen sind, dürfen verwendet werden.

Zusatzstoffe werden nur zugelassen, wenn sie gesundheitlich unbedenklich und technologisch notwendig sind.

Bevor ein Zusatzstoff zugelassen wird, wird zunächst überprüft, in welcher Menge er im Tierversuch keine gesundheitlichen Schäden hervorruft, doch jedes Risiko kann nicht ausgeschlossen werden, vgl. S. 326. Die Zusatzstoffe werden nur für bestimmte Lebensmittel zugelassen.

Zusatzstoffe, die lange Zeit als unbedenklich galten, haben immer wieder für Überraschungen gesorgt. So wurde der Konservierungsstoff Ameisensäure verboten, da sich neue toxikologisch bedenkliche Daten im Tierversuch ergaben.

Verwendete Zusatzstoffe müssen mit dem Klassennamen, z. B. „Farbstoffe“ und dem chemischen Namen oder der E-Nummer in der Zutatenliste angegeben werden (vgl. S. 331). Die E-Nummern sind Schlüsselzahlen, die einheitlich für den ganzen EU-Bereich gelten. Bei lose angebotenen Lebensmitteln muss nur die Verwendung bestimmter Zusatzstoffe gekennzeichnet werden, z. B. „mit Phosphat“ bei Brühwürsten.

Die Kenntlichmachung ist jedoch oft nicht ausreichend, zwei Beispiele:

- „Geschmacksverstärker“ E 620 für Glutaminsäure.
- Eine Zutat – Zusatzstoff – eines Lebensmittels muss nicht angegeben werden, wenn sie im Endprodukt keine technologische Wirkung ausübt, z. B. Konservierungsstoff in der Fruchtzubereitung eines Joghurts.

Schätzungsweise 3,5 Millionen Bundesbürger reagieren allergisch auf Lebensmittel bzw. auf die darin enthaltenen Zusatzstoffe oder Pestizidrückstände.

Einige der synthetischen Zusatzstoffe rufen **pseudo-(scheinbar)-allergische** Reaktionen hervor, vgl. S. 434.

Aufgabe

Welche Informationen erhält der Verbraucher durch die Angaben auf den abgebildeten Lebensmittelpackungen, vgl. S. 334?

15.6.1 Farbstoffe

Lebensmitteln, die farblos sind oder ihre natürliche Farbe verloren haben, werden oft Farbstoffe zugesetzt. Die Farbe der Lebensmittel weckt bei den Verbrauchern physiologische und psychologische Erwartungshaltungen, z. B. besserer Reifegrad, bessere Produktqualität. Farbe und Aroma sind die wichtigsten Faktoren bei der unbewussten Beurteilung des Essgenusses. Die physiologische Wirkung, dass der Anblick von Speisen uns das „Wasser im Mund zusammenlaufen lässt“, ist allgemein bekannt.

Einige Beispiele: Stark gefärbte Lebensmittel, z. B. aus den angelsächsischen Ländern, könnten bei uns nur schwer vermarktet werden.

Ausgebleichte Erdbeerkonfitüre ist bei uns nicht einmal als Billigprodukt abzusetzen, da die Farbe eine Minderung der Produktqualität signalisiert. Farbe kann so auch zur Verfälschung der Lebensmittelqualität eingesetzt werden. Durch den vorgeschriebenen Hinweis „mit Farbstoff E...“ wird eine derartige Täuschung jedoch ausgeschlossen.

Zum Färben werden natürliche, naturidentische und synthetische Farbstoffe verwendet.

Natürliche Farbstoffe sind gesundheitlich unbedenklich:
z. B. Kurkumin, orangegelb, Farbstoff des Curry, E 100
Lactoflavin (Riboflavin), Vitamin B_2, E 101
Cochenille, roter Farbstoff weiblicher Schildläuse, E 120
Chlorophylle, grüner Farbstoff der Pflanzen, E 140
Zuckercouleur, braun, E 150, häufig in Getränken
Carotine und Carotinoide, gelboranger Farbstoff der Möhre, E 160 a–f
Beetenrot, Betanin, roter Farbstoff der Roten Bete, E 162

Naturidentische Farbstoffe kommen in der Natur vor, sie sind jedoch chemisch nachgebaut worden.

Synthetische Farbstoffe sind einfacher und billiger herzustellen. Sie sind im Gegensatz zu den natürlichen Farbstoffen wärme- und lichtstabil. Die Lebensmittel können mit diesen Farbstoffen gleichmäßiger und farbintensiver gefärbt werden.

Azofarbstoffe lösen pseudo-allergische Reaktionen aus. Zu den bedenklichen Azofarbstoffen gehören:
Tartrazin, gelb, E 102
Gelborange S, orange, E 110, umstritten
Azorubin, rot, E 122, wohl unproblematisch
Amarant, rot, E 123, in den USA verboten
Cochenillerot A, rot, E 124, wohl problematisch
Brillantschwarz BN, schwarz, E 151, wohl unproblematisch
Rubinpigment BK, rot, E 180
Seit 31. 12. 91 darf Tartrazin nur noch für Liköre und Gewürzbranntweine verwendet werden.
Azofarbstoffe sind in Schweden seit 1979 verboten.

Die Hersteller bemühen sich seit einiger Zeit, synthetische Farbstoffe durch natürliche Farbstoffe zu ersetzen, da viele Verbraucher Farb- und Konservierungsstoffen kritisch gegenüberstehen.

Amarant (E 123)

Azorubin (E 122)

Abb. 1: Azofarbstoffe

- Farbstoffe werden zur Korrektur von Farbverlusten, zur Verstärkung der Farbe usw. eingesetzt.
- Der Verbraucher kann sich vor Produkten mit synthetischen Farbstoffen schützen, indem er die Zutatenliste beachtet.
- Lediglich bei Zuckerwaren unter 50 g, die einzeln verkauft werden, bzw. bei Verpackungen, deren Fläche nicht mehr als 10 cm^2 beträgt (etwa die Größe von zwei Briefmarken), müssen die verwendeten Farbstoffe nicht genannt werden.

Aufgaben

1. *Lesen Sie die Fallbeispiele.*
   a) *Welche Personen sind besonders betroffen?*
   b) *Welche Symptome treten auf?*
   c) *Warum spricht man von einer pseudo-allergischen Reaktion?*

Frau K. war zum Mittagessen bei ihrer Freundin eingeladen. Als Nachspeise gab es gelbe Vanillecreme mit roter Fruchtsoße. Bereits eine halbe Stunde nach dem Mittagessen klagte Frau K. über einen juckenden roten Hautausschlag. Mit den gleichen Symptomen reagiert sie auf Aspirin und ähnliche Schmerzmittel. Da sie wusste, dass sie diese Medikamente nicht eingenommen hatte, suchte sie einen Arzt auf. Er vermutete Nesselfieber, aber auch in diesem Fall ergaben Allergietests keine positiven Ergebnisse.
Peter, 18 Jahre, bekommt Asthmaanfälle, wenn er sich sehr aufregt. Vor einigen Tagen machte er sich eine Limonade aus gelbem Brausepulver. Bereits Minuten, nachdem er sie getrunken hatte, bekam er plötzlich Atemnot und musste nach Luft ringen. Sein Zustand besserte sich nach kurzer Zeit. Ein ähnlicher Anfall trat einige Wochen später nach dem Genuss von Gummibärchen auf. Auch bei Peter ergaben Allergietests keine positiven Ergebnisse. (G. Holtorf)

2. *Ermitteln Sie*
   a) *die technologische Bedeutung weiterer Zusatzstoffe,*
   b) *evtl. gesundheitliche Auswirkungen.*

15.6.2 Antioxidationsmittel

In vielen Lebensmitteln finden Umsetzungen durch den Sauerstoff der Luft statt. Da diese Reaktionen von „selbst" einsetzen, werden sie als Autoxidationen, vgl. S. 78, bezeichnet. Sie sind unerwünscht, z. B. Autoxidation von Fetten, da sie zu einer Minderung der Lebensmittelqualität und zum Lebensmittelverderb führen.

Die Wirkung der Antioxidationsmittel – Antioxidantien – beruht auf ihrer Fähigkeit, gebildete Radikale abzufangen. Antioxidantien verhindern den autoxidativen Fettverderb usw.

Neben den natürlichen Antioxidationsmitteln
Tocopherole – Vitamin E (E 306 bis E 309),
Ascorbinsäure – Vitamin C (E 300 bis E 302) und ihren Salzen
werden synthetische Antioxidationsmittel
Gallate (E 310 bis E 312),
Butylhydroxianisol (BHA) (E 320),
Butylhydroxitoluol (BHT) (E 321) eingesetzt.

Ascorbinsäure

- verstärkt die Wirkung anderer Antioxidationsmittel,
- stabilisiert die Farbe bei Fleischwaren,
- vermindert die Nitrosaminbildung bei der Lebensmittelverarbeitung und im Körper.

Gallate

Diese Antioxidationsmittel sind Ester der natürlicherweise, z. B. in Gemüse, vorkommenden Gallussäure. Technologischer Nachteil der Gallate: Die Lebensmittel verfärben sich bei Anwesenheit von Fe^{3+}-Salzen und Wasser.

Toxizität: Es liegen keine Hinweise auf Gentoxizität oder kanzerogene Wirkung vor. Allergische Reaktionen wurden beschrieben. Die Tagesdosis sollte 12 mg nicht überschreiten.

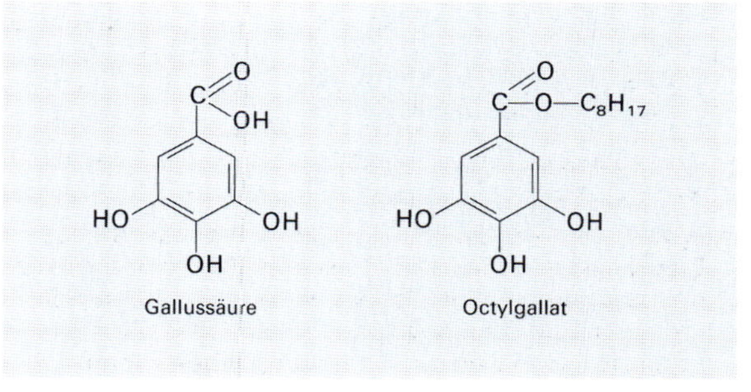

Abb. 2: Antioxidationsmittel

Butylhydroxianisol (BHA), Butylhydroxitoluol (BHT)

BHA ist lipophil und BHT ist hydrophil. BHA ist toxikologisch unbedenklich, der ADI-WERT beträgt 0,5 mg/kg KG. BHT wird ungünstiger beurteilt, in Tierversuchen kam es teilweise zu einer Erhöhung der Tumorrate. Der ADI-Wert beträgt 0,05 mg/kg KG.

Gallate und BHA dürfen Trockensuppen, Trockenwürzen, Kartoffeltrockenerzeugnissen, Krabbenerzeugnissen auf Getreidebasis, Marzipanmasse, Nougatmasse usw., Kaugummi, Aromen zugesetzt werden. BHT ist lediglich für Kaugummi zugelassen.

15.6.3 Emulgatoren, Stabilisatoren

Emulgatoren sind Stoffe, die eine gleichmäßige Verteilung zweier oder mehrerer nicht mischbarer Flüssigkeiten ermöglichen, vgl. S. 81, 97. Viele Emulgatoren können technologisch auch als Stabilisatoren eingesetzt werden, d. h., sie stabilisieren Emulsionen.

Emulgatoren, die natürlicherweise in den Lebensmitteln vorkommen: Mono- und Diglyceride von Speisefetten, Lecithin und Sterine.
Synthetische Emulgatoren: Mono- und Diglyceride verestert mit Essigsäure, Milchsäure, Citronensäure oder Weinsäure usw.

Emulgatoren werden verwendet für die Herstellung von

Feinen Backwaren, Weizenkleingebäck,
Knabbererzeugnissen, Kaugummi,
Soßen und Suppen,
schaumigen Dessert- und Cremespeisen, Softeis,
Margarine,
Kartoffeltrockenprodukten usw.

Emulgatoren stabilisieren Wasser/Öl- und Öl/Wasser-Emulsionen, sie verhindern auch das Altbackenwerden von Brotwaren, das Zusammenkleben gekochter Teigwaren, das Spritzen von Margarine beim Erhitzen, begünstigen die Streichfähigkeit von Margarine und die Luftaufnahme in Softeis, erhöhen die Benetzbarkeit von Trockenprodukten usw.

Die meisten Emulgatoren sind toxikologisch unbedenklich. Die Gesamtaufnahme an Weinsäure sollte 30 mg/kg KG nicht überschreiten. Nicht geklärt ist, ob durch die emulgierende Wirkung die Aufnahme von Schadstoffen über die Darmschleimhaut erhöht wird.

Antioxidationsmittel

E 300–E 304	L-Ascorbinsäure und Ascorbate
E 306–E 309	Tocopherole
E 310–E 312	Gallate
E 320	Butylhydroxyanisol (BHA)
E 321	Butylhydroxytoluol (BHT)

Verdickungsmittel, Geliermittel

E 400–E 405	Alginsäure mit Alginaten
E 406	Agar-Agar
E 407	Carrageen
E 410	Johannisbrotkernmehl
E 412	Guarkernmehl
E 413	Tragant
E 414	Gummi arabicum
E 415	Xanthan
E 440	Pektine
E 461	Methylcellulose
E 466	Carboxymethylcellulose

Emulgatoren, Stabilisatoren

E 322	Lecithine
E 470 a + b	Salze der Speisefettsäuren
E 471	Mono- und Diglyceride von Speisefettsäuren
E 472 a–f	Mono- und Diglyceride von Speisefettsäuren verestert mit Fruchtsäure usw.
E 475	Polyglycerinester von Speisefettsäuren

15.6.4 Geliermittel, Verdickungsmittel usw.

Gelier- und Verdickungsmittel gehören ihrer chemischen Struktur nach zu den Polysacchariden. Ausnahmen sind Gelatine und Milcheiweiß. Sie werden als Hydrokolloide bezeichnet, es sind fadenförmige Moleküle mit wenigen Seitenketten, die frei liegenden Hydroxylgruppen können mit Wasser Wasserstoffbrücken eingehen. Hydrokolloide quellen in Wasser und haben dadurch eine verdickende bzw. gelierende Wirkung. Die meisten Hydrokolloide sind unverdaulich.

Einteilung der Hydrokolloide nach ihrer Herkunft:

- **modifizierte Stärke**, vgl. S. 57,
  säure-, basen- und enzymbehandelte, veresterte Stärken
- **Cellulose und Cellulosederivate**
- **Pektine und Pektinsalze**
- **Pflanzenextrakte**
  Gummi arabicum, Tragant
- **Samenmehle**
  Johannisbrotkernmehl, Guarkernmehl, Tarakernmehl
- **aus Algen**
  Furcelleran, Agar-Agar, Carrageen, Alginate und Alginsäure
- **von Mikroorganismen gebildet**
  Xanthan, Curdlan, Pullulan

Hydrokolloide bewirken eine bestimmte Beschaffenheit und Struktur der Lebensmittel, sie werden Fruchtgelees, Suppen, Soßen, Cremes, Speiseeis, Backfüllungen, Joghurt, Kefir, Käse, Wurstwaren, energiereduzierten Lebensmitteln usw. zugesetzt.

Wirkung	Anwendung
Gelierung	Aspik, Pudding, Kaubonbon
Schaumstabilität	Schlagsahne, Eischnee, Getränke
Bindemittel	Milchmixgetränke, Suppen, Soßen, Kuchenfüllungen
Regulierung des Wassergehalts	Backwaren, Panaden
Füllmittel, Energiereduktion	diätetische Lebensmittel
Stabilisierung Ausflockung bei Absetzen von	 Sauermilchprodukten Kräutern bei Dressings
Schutzüberzüge	Wursthüllen, Panaden

Tab. 1: Anwendung von Hydrokolloiden

Antiklumpmittel, Schaumbekämpfungsmittel und **Trennmittel**, die als weitere Zusatzstoffe eingesetzt werden, sind gesundheitlich unbedenklich.

Konservierungsstoffe, vgl. S. 302 f.
Phosphate, vgl. S. 174.
Süßstoffe, vgl. S. 52 f.

Kennzeichnung von Lebensmitteln
Die Bedeutung von **E-Nummern** in der Zutatenliste (Auswahl)

Farbstoffe

E 100	Kurkumin
E 101	Riboflavin (Vitamin B_2)
E 102	Tartrazin
E 104	Chinolingelb
E 110	Sunsetgelb FCF, Gelborange S
E 120	Cochenille, Karminsäure, Karmin
E 122	Azorubin
E 123	Amarant
E 124	Cochenillerot A
E 127	Erythrosin
E 128	Rot 2 G
E 129	Allurarot AC
E 131	Patentblau V
E 132	Indigotin (Indigokarmin)
E 133	Brillantblau FCF
E 140	Chlorophylle
E 141	Kupferhaltige Komplexe der Chlorophylle und Chlorophylline
E 142	Grün S
E 150 a–d	Zuckercouleur (Karamell)
E 151	Brillantschwarz BN
E 153	Pflanzenkohle
E 154	Braun FK
E 155	Braun HT
E 160 a–f	Carotine und Carotinoide
E 161 b	Lutein, Xanthophyll
E 162	Beetenrot, Betanin
E 163	Anthocyane
E 170	Calciumcarbonat
E 171	Titandioxid
E 172	Eisenoxid/Eisenhydroxid
E 173	Aluminium
E 174	Silber
E 175	Gold
E 180	Litholrubin BK

Konservierungsstoffe

E 200-E 203	Sorbinsäure und Sorbate
E 210-E 213	Benzoesäure und Benzoate
E 214-E 219	p-Hydroxybenzoesäureester (PHB-Ester)
E 220-E 228	Schwefeldioxid und Sulfite
E 230	Biphenyl (Diphenyl)
E 231, E 232	Orthophenylphenol und Natriumorthophenylphenol
E 234	Nisin
E 235	Natamycin
E 239	Hexamethylentetramin
E 242	Dimethyldicarbonat
E 249	Kaliumnitrit
E 250-E 252	Natriumnitrit, Nitritpökelsalz
E 260-E 263	Essigsäure
E 270	Milchsäure
E 280-E 283	Propionsäure und Propionate
E 284-E 285	Borsäure und Borat
E 296	Apfelsäure
E 297	Fumarsäure

Antioxidations- und Säuerungsmittel

E 300	Ascorbinsäure
E 301-E 304	Natriumascorbat, Ascorbinsäure
E 306-E 309	Tocopherol
E 310-E 312	Gallate
E 315-E 316	Isoascorbinsäure
E 320	Butylhydroxyanisol (BHA)
E 321	Butylhydroxytoluol (BHT)
E 322	Lecithin
E 325-E 327	Lactat, Salze der Milchsäure
E 330-E 333	Citronensäure
E 334-E 337	Weinsäure
E 338-E 343	Phosphorsäure, Phosphate
E 351-E 352	Salze der Apfelsäure
E 363	Bernsteinsäure

Verdickungsmittel und Feuchthaltemittel

E 400-E 405	Alginsäure mit Alginaten
E 406	Agar-Agar
E 407	Carrageen
E 410	Johannisbrotkernmehl
E 412	Guarkernmehl
E 413	Tragant
E 414	Gummi arabicum
E 415	Xanthan
E 416	Karayagummi
E 417	Tarakernmehl
E 418	Gellan
E 420	Sorbit, Sorbitsirup
E 421	Mannit
E 422	Glycerin

Emulgatoren, Stabilisatoren

E 425	Konjak
E 432-E 436	Polysorbate
E 440	Pektine
E 442	Ammoniumsalze von Phosphatidsäuren
E 444	Saccharose-acetat-isobutyrat
E 445	Glycerinester aus Wurzelharz/Kolophonester
E 450-E 452	Phosphate
E 459	Beta-Cyclodextrin
E 460-E 468	Cellulose
E 463	Hydroxypropylcellulose
E 464	Hydroxypropylmethylcellulose
E 465	Ethylmethylcellulose
E 470 a, b	Salze der Speisefettsäuren
E 471	Mono- und Diglyceride von Speisefettsäuren
E 472 a–f	Mono- und Diglyceride von Speisefettsäuren verestert mit Fruchtsäuren
E 473	Zuckerester von Speisefettsäuren
E 474	Zuckerglyceride
E 475	Polyglycerinester von Speisefettsäuren
E 476	Polyglycerin-Polyricinoleat
E 477	Propylenglycolester von Speisefettsäuren
E 479	Thermooxidiertes Sojaöl mit Mono- und Diglyceriden von Speisefettsäuren
E 481	Natriumstearoyl-2-lactylat
E 482	Calciumstearoyl-2-lactylat
E 483	Stearyltartrat
E 491	Sorbitanmonostearat
E 492	Sorbitantristearat
E 493	Sorbitanmonolaurat
E 494	Sorbitanmonooleat
E 495	Sorbitanmonopalmitat

Geschmacksverstärker, Sonstiges

E 620-E 625	Glutaminsäure, Glutamat
E 626-E 629	Guanylate
E 630-E 633	Inosinsäure, Inosinate
E 634-E 640	Geschmacksverstärker
E 900	Dimethylpolysiloxan
E 901	Bienenwachs, weiß und gelb
E 902	Candelillawachs
E 904	Schellack
E 905-E 914	Überzugsmittel
E 920	L-Cystein

Süßstoffe

E 950	Acesulfam
E 951	Aspartam
E 952	Cyclamat
E 953	Isomalt
E 954	Saccharin
E 955	Sucralose
E 957	Thaumatin
E 959	Neohesperidin DC
E 962	Aspartam-Acesulfam-Salz
E 965	Maltit, Maltitsirup
E 967	Xylit
E 1103	Invertase
E 1410	modifizierte Stärke

15.7 Lebensmittelrecht

Das Lebensmittelrecht umfasst zahlreiche europäische und deutsche Verordnungen und Gesetze, z. B.:
die EU-Basis-Verordnung,
das Lebensmittel- und Futtermittelgesetzbuch (LFGB),
die europäische Lebensmittelhygiene-Verordnung,
die Lebensmittel-Kennzeichnungsverordnung (LMKV),
das Milch- und Fettgesetz,
die Fleischverordnung usw.

Ziele des LFGB sind
- der Gesundheitsschutz,
- der Täuschungsschutz und
- die Verbraucherinformation.

15.7.1 Lebensmittel- und Futtermittelgesetzbuch

Das Lebensmittel- und Futtermittelgesetzbuch (LFGB) umfasst alle Produktions- und Verarbeitungsstufen der Lebensmittel. Es gilt auch für Bedarfsgegenstände, Futtermittel und Kosmetika. Auf allen Stufen ist die Rückverfolgbarkeit sicherzustellen.

Da diverse Lebensmittelskandale ihren Ursprung im Futtermittelbereich hatten, wurde mit dem LFGB ein einheitlicher Rechtsrahmen für Lebensmittel und Futtermittel geschaffen.

Das LFGB ist in 11 Abschnitte gegliedert.

- Der erste Abschnitt legt den Zweck des Gesetzes fest und enthält Begriffsbestimmungen.
- Der zweite und dritte Abschnitt regeln den Verkehr mit Lebensmitteln und Futtermitteln.
- Der vierte Abschnitt regelt den Verkehr mit kosmetischen Mitteln.
- Der fünfte Abschnitt regelt den Verkehr mit sonstigen Bedarfsgegenständen.
- Der sechste Abschnitt enthält gemeinsame Vorschriften für alle Erzeugnisse.
- Der siebte Abschnitt regelt die Lebensmittelüberwachung.
- Der achte Abschnitt enthält Vorschriften zum Monitoring.
- Der neunte Abschnitt regelt das Verbringen in das und aus dem Ausland.
- Der zehnte Abschnitt behandelt Straftaten und Ordnungswidrigkeiten.
- Der elfte Abschnitt enthält Schlussbestimmungen.

Einige wichtige Paragraphen

Erster Abschnitt: § 1 Zweck des Gesetzes ist es,
1. bei Lebensmitteln, Futtermitteln, kosmetischen Mitteln und Bedarfsgegenständen den Schutz der Verbraucherinnen und Verbraucher durch Vorbeugung gegen eine oder Abwehr einer Gefahr für die menschliche Gesundheit sicherzustellen.
2. vor Täuschung beim Verkehr mit Lebensmitteln, Futtermitteln, kosmetischen Mitteln und Bedarfsgegenständen zu schützen.

Erster Abschnitt: § 2 Begriffsbestimmungen
Lebensmittel, vgl. S. 10.

Lebensmittel sind heute teilweise zulassungspflichtig: Novel Food, vgl. S. 338, Lebensmittelspezialitäten, Nahrungsergänzungsmittel, vgl. S. 338.

Lebensmittelzusatzstoffe sind Stoffe mit oder ohne Nährwert, die üblicherweise weder selbst als Lebensmittel verzehrt noch als charakteristische Zutat eines Lebensmittels verwendet werden und die einem Lebensmittel aus technologischen Gründen beim Herstellen oder Behandeln zugesetzt werden, wodurch sie selbst oder ihre Abbau- oder Reaktionsprodukte mittelbar oder unmittelbar zu einem Bestandteil des Lebensmittels werden oder werden können; ausgenommen sind Stoffe, die natürlicher Herkunft oder den natürlichen chemisch gleich sind und nach allgemeiner Verkehrsauffassung überwiegend wegen ihres Nähr-, Geruchs- oder Geschmackswertes oder als Genussmittel verwendet werden.

Zweiter Abschnitt: § 5 Verbote zum Schutz der Gesundheit
Es ist verboten, Lebensmittel für andere derart herzustellen oder zu behandeln, dass ihr Verzehr gesundheitsschädlich ist.

Es ist ferner verboten,
1. Stoffe, die keine Lebensmittel sind und deren Verzehr gesundheitsschädlich ist, als Lebensmittel in den Verkehr zu bringen.
2. mit Lebensmitteln verwechselbare Produkte für andere herzustellen, zu behandeln oder in den Verkehr zu bringen.

Zweiter Abschnitt: § 6 Verbote für Lebensmittelzusatzstoffe
Es ist verboten,
bei dem gewerbsmäßigen Herstellen oder Behandeln von Lebensmitteln, die dazu bestimmt sind, in den Verkehr gebracht zu werden,
a) nicht zugelassene Lebensmittelzusatzstoffe zu verwenden.
b) Ionenaustauscher zu benutzen, soweit dadurch nicht zugelassene Lebensmittelzusatzstoffe in die Lebensmittel gelangen.
c) Verfahren zu dem Zweck anzuwenden, nicht zugelassene Lebensmittelzusatzstoffe in den Lebensmitteln zu erzeugen.

Zweiter Abschnitt: § 7 Ermächtigungen für Lebensmittelzusatzstoffe
Das Bundesministerium wird ermächtigt ...
Lebensmittelzusatzstoffe allgemein oder für bestimmte Lebensmittel oder für bestimmte Verwendungszwecke zuzulassen,
Höchstmengen für den Gehalt an Lebensmittelzusatzstoffen oder deren Umwandlungsprodukte in Lebensmitteln sowie Reinheitsanforderungen für Lebensmittelzusatzstoffe oder Ionenaustauscher festzusetzen,
Mindestmengen für den Gehalt an Lebensmittelzusatzstoffen in Lebensmitteln festzusetzen.

Zweiter Abschnitt: § 8 Bestrahlungsverbot und Zulassungsermächtigung
Es ist verboten, bei Lebensmitteln gewerbsmäßig eine nicht zugelassene Bestrahlung mit ultravioletten oder ionisierten Strahlen anzuwenden bzw. solche Lebensmittel in den Verkehr zu bringen.
Eine solche Bestrahlung kann zugelassen werden.

Zweiter Abschnitt: § 9 Pflanzenschutz- oder sonstige Mittel
Es ist verboten, Lebensmittel gewerbsmäßig in den Verkehr zu bringen, wenn in oder auf ihnen Pflanzenschutz- oder sonstige Mittel die festgesetzten Höchstmengen überschreiten.

Zweiter Abschnitt: § 10 Stoffe mit pharmakologischer Wirkung
Es ist verboten, von Tieren gewonnene Lebensmittel gewerbsmäßig in den Verkehr zu bringen, wenn in oder auf ihnen Stoffe mit pharmakologischer Wirkung oder deren Umwandlungsprodukte vorhanden sind.

Zweiter Abschnitt: § 11 Vorschriften zum Schutz vor Täuschung
(1) Es ist verboten, Lebensmittel unter irreführender Bezeichnung, Angabe oder Aufmachung gewerbsmäßig in den Verkehr zu bringen oder für diese Erzeugnisse allgemein oder im Einzelfall mit irreführenden Darstellungen oder sonstigen Aussagen zu werben. Eine Irreführung liegt insbesondere vor, wenn

1. bei einem Lebensmittel zur Täuschung geeignete Bezeichnungen, Angaben, Aufmachungen, Darstellungen oder sonstige Aussagen über Eigenschaften, insbesondere über Art und Beschaffenheit, Zusammensetzung, Menge, Haltbarkeit, Ursprung, Herkunft oder Art der Herstellung oder Gewinnung, verwendet werden.
2. einem Lebensmittel Wirkungen oder Eigenschaften beigelegt werden, die nicht wissenschaftlich bewiesen sind.
3. zu verstehen gegeben wird, dass ein Lebensmittel besondere Eigenschaften hat, obwohl alle vergleichbaren Lebensmittel dieselben Eigenschaften haben.
5. einem Lebensmittel der Anschein eines Arzneimittels gegeben wird.

(2) Es ist ferner verboten,

1. für den Verzehr durch den Menschen ungeeignete Lebensmittel gewerbsmäßig in den Verkehr zu bringen.
2. a) nachgemachte Lebensmittel,
   b) Lebensmittel, die hinsichtlich ihrer Beschaffenheit von der Verkehrsauffassung abweichen und dadurch in ihrem Wert, insbesondere in ihrem Nähr- oder Genusswert oder in ihrer Brauchbarkeit, nicht unerheblich gemindert sind, oder
   c) Lebensmittel, die geeignet sind, den Anschein einer besseren als der tatsächlichen Beschaffenheit zu erwecken,
   ohne ausreichende Kenntlichmachung gewerbsmäßig in den Verkehr zu bringen.

Zweiter Abschnitt: § 12 Verbot der krankheitsbezogenen Werbung
(1) Es ist verboten, beim Verkehr mit Lebensmitteln oder in der Werbung für Lebensmittel allgemein oder im Einzelfall

1. Aussagen, die sich auf die Beseitigung, Linderung oder Verhütung von Krankheiten beziehen,
2. Hinweise auf ärztliche Empfehlungen oder ärztliche Gutachten,
3. Krankheitsgeschichten oder Hinweise auf solche,
4. Äußerungen Dritter, insbesondere Dank- und Anerkennungs- oder Empfehlungsschreiben, soweit sie sich auf die Beseitigung oder Linderung von Krankheiten beziehen, sowie Hinweise auf solche Äußerungen,
5. bildliche Darstellungen von Personen in der Berufskleidung oder bei der Ausübung der Tätigkeit von Angehörigen der Heilberufe, des Heilgewerbes oder des Arzneimittelhandels,
6. Aussagen, die geeignet sind, Angstgefühle hervorzurufen oder auszunutzen,
7. Schriften oder schriftliche Angaben, die dazu anleiten, Krankheiten mit Lebensmitteln zu behandeln,

zu verwenden.

Zweiter Abschnitt: § 15 und 16 Deutsches Lebensmittelbuch und Deutsche Lebensmittelbuch-Kommission
(1) Das Deutsche Lebensmittelbuch ist eine Sammlung von Leitsätzen, in denen Herstellung, Beschaffenheit oder sonstige Merkmale von Lebensmitteln, die für die Verkehrsfähigkeit der Lebensmittel von Bedeutung sind, beschrieben werden.

(2) Die Leitsätze werden von der Deutschen Lebensmittelbuch-Kommission unter Berücksichtigung des von der Bundesregierung anerkannten internationalen Lebensmittelstandards beschlossen.

(3) Die Leitsätze werden vom Bundesministerium veröffentlicht.

(...)

(2) In der Deutschen Lebensmittelkommission sind Mitglieder aus der Wissenschaft, der Lebensmittelüberwachung, der Verbraucherschaft und der Lebensmittelwirtschaft in zahlenmäßig gleichem Verhältnis.

Leisätze sind vom BMELV ins Internet eingestellt und können unter **www.bmelv.de** abgerufen werden.

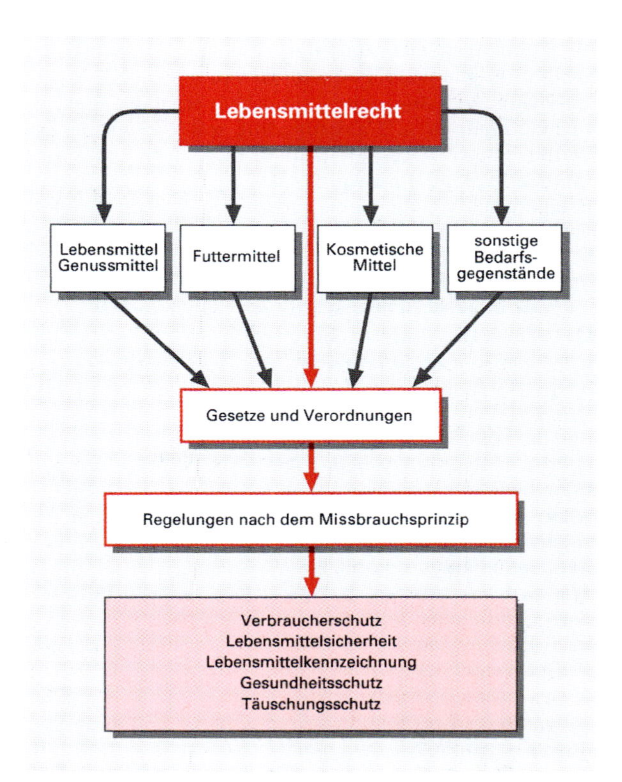

Abb. 1: Lebensmittelrecht – Überblick

15.7.2 Lebensmittel-Kennzeichnungsverordnung (LMKV)

Die Verordnung gilt für die Kennzeichnung von Lebensmitteln in Fertigpackungen, die an den Endverbraucher – Haushalte, Gaststätten und Einrichtungen der Gemeinschaftsverpflegung – abgegeben werden. Sie gilt nicht für Fertigpackungen, die in der Verkaufsstätte zur alsbaldigen Abgabe (keine Selbstbedienung) hergestellt werden. Die Lebensmittel-Kennzeichnungsverordnung schreibt vor, dass folgende Angaben in deutlich sichtbarer und leicht lesbarer Form anzugeben sind.

Verkehrsbezeichnung
Durch eine nach der allgemeinen Verkehrsauffassung übliche Bezeichnung des Lebensmittels wird eine Unterscheidung von ähnlichen Erzeugnissen ermöglicht, z. B. Thunfisch-Röllchen. Wird eine Zutat in der Verkehrsbezeichnung genannt, muss die Zutat in der Zutatenliste oder in der unmittelbaren Nähe der Verkehrsbezeichnung prozentual angegeben werden – Thunfisch 50 %. Fantasienamen und Herstellermarken sind keine Verkehrsbezeichnung, sie dürfen nur zusätzlich angegeben werden.

Verzeichnis der Zutaten
Die Zutaten des Lebensmittels müssen in absteigender Reihenfolge ihrer Gewichtsanteile zum Zeitpunkt der Verwendung bzw. Herstellung genannt werden, z. B. Thunfisch (50 %), Tomatenmark, Wasser, pflanzliches Öl, Zucker ... Zutat ist jeder Stoff, einschließlich der Zusatzstoffe, der bei der Herstellung eines Lebensmittels verwendet wird und unverändert im Enderzeugnis vorhanden ist. Besteht eine Zutat eines Lebensmittels aus mehreren Zutaten (zusammengesetzte Zutat), so gelten diese als Zutaten des Lebensmittels. Die Zusatzstoffe können auch mit dem Klassennamen und der E-Nummer bezeichnet werden: z. B. Farbstoff E 104.

Allergene in Lebensmitteln müssen ebenfalls gekennzeichnet werden, z. B. Glucosesirup auf Weizenbasis, da Weizen ein glutenhaltiges Getreide ist. Gluten, vgl. S. 433.

Mindesthaltbarkeitsdatum (MdH)
Das Lebensmittel behält bis zu diesem Datum seine spezifischen Eigenschaften. Ist das Mindesthaltbarkeitsdatum nur bei Einhaltung bestimmter Temperaturen oder sonstiger Lagerbedingungen gewährleistet, so ist ein entsprechender Hinweis zu geben, z. B. „bei +8 °C haltbar bis ...".

Das Mindesthaltbarkeitsdatum wird unverschlüsselt unter Angabe von Tag, Monat und Jahr angegeben. Je nach Haltbarkeitsdauer reicht auch lediglich die Angabe von Monat und Jahr oder des Jahres.

Bei in mikrobiologischer Hinsicht sehr leicht verderblichen Lebensmitteln, z. B. Hackfleisch, muss ein Verbrauchsdatum angegeben werden.

Name und Anschrift des Herstellers, Abfüllers oder Vertreibers Diese Angaben sollen eine evtl. Beanstandung der Lebensmittel ermöglichen.

Menge nach Gewicht, Volumen, Füllmenge (Abtropfgewicht), Stückzahl oder bei konzentrierten Erzeugnissen nach Ergiebigkeit. Bei Süßwaren unter 50 g muss keine Mengenangabe erfolgen.

Bei Fleisch oder Fisch ist die Einwaage zur Zeit der Abpackung oder Abfüllung anzugeben. Tritt bei der Behandlung ein Gewichtsverlust ein, so ist dieser unter Angabe der Behandlungsart z. B. mit dem Hinweis „Gewichtsverlust durch Erhitzen" kenntlich zu machen.

Aufgabe

Welche Informationen erhält der Verbraucher durch die Angaben auf den Lebensmittelpackungen?

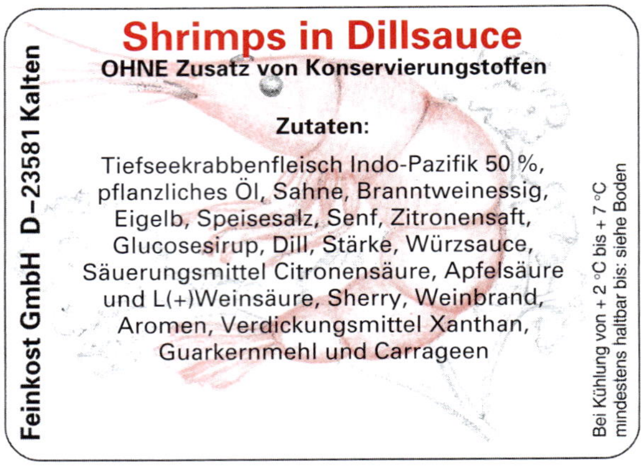

Shrimps in Dillsauce
OHNE Zusatz von Konservierungsstoffen
Zutaten:
Tiefseekrabbenfleisch Indo-Pazifik 50 %, pflanzliches Öl, Sahne, Branntweinessig, Eigelb, Speisesalz, Senf, Zitronensaft, Glucosesirup, Dill, Stärke, Würzsauce, Säuerungsmittel Citronensäure, Apfelsäure und L(+)Weinsäure, Sherry, Weinbrand, Aromen, Verdickungsmittel Xanthan, Guarkernmehl und Carrageen
Feinkost GmbH D-23581 Kalten
Bei Kühlung von + 2 °C bis + 7 °C mindestens haltbar bis: siehe Boden

Abb. 1: Lebensmittelpackung 1

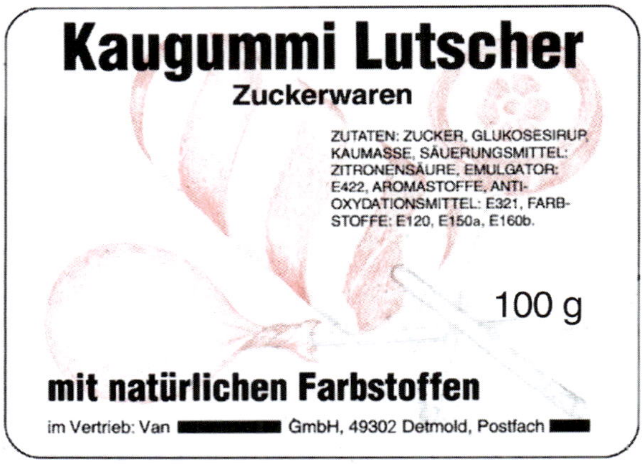

Kaugummi Lutscher
Zuckerwaren
ZUTATEN: ZUCKER, GLUKOSESIRUP, KAUMASSE, SÄUERUNGSMITTEL: ZITRONENSÄURE, EMULGATOR: E422, AROMASTOFFE, ANTI-OXYDATIONSMITTEL: E321, FARBSTOFFE: E120, E150a, E160b.
100 g
mit natürlichen Farbstoffen
im Vertrieb: Van ▬▬ GmbH, 49302 Detmold, Postfach ▬

Abb. 2: Lebensmittelpackung 2

- Durch die Lebensmittel-Kennzeichnungsverordnung soll ein Qualitätsvergleich ermöglicht werden.
- Bei undurchsichtigen Konserven usw. ist der Verbraucher allein auf diese Angaben angewiesen.

Die Verbraucherorganisationen fordern zusätzlich Folgendes:

- Verringerung der zugelassenen Zusatzstoffe
- grundsätzlich eine namentliche Kennzeichnung von Farb- und Konservierungsstoffen
- Hauptgeschmacksrichtung bei Gewürzen, z. B. Currygeschmack
- genaue Energie- und Nährstoffangaben
- spezifische Herkunftsangaben bei Fetten, z. B. Rindertalg
- Gewichtsangaben usw. bei figürlichen Zucker- und Schokoladenwaren unter 50 g

15.7.3 Amtliche Lebensmittelüberwachung

Aufgabe der amtlichen Lebensmittelüberwachung ist es, Verbraucherinnen und Verbraucher vor gesundheitlichen Gefahren durch Lebensmittel und Bedarfsgegenstände sowie vor Irreführung und Täuschung zu schützen. Grundsätzlich haben diejenigen, die Lebensmittel und Bedarfsgegenstände herstellen, behandeln oder in Verkehr bringen, die Verpflichtung, dafür zu sorgen, dass ihre Produkte den rechtlichen Vorschriften entsprechen.

Rechtsgrundlage für die amtliche Lebensmittelüberwachung ist das Lebensmittel- und Futtermittelgesetzbuch. Die amtliche Lebensmittelüberwachung ist täglich möglichen Missständen in Herstellerbetrieben, im Handel und in Gaststätten sowie in Einrichtungen der Gemeinschaftsverpflegung auf der Spur. Mit unangemeldeten Betriebsbesichtigungen und gezielten Probeuntersuchungen achten die Überwachungsbehörden darauf, dass die Regeln des Verbraucherschutzes eingehalten werden. Dabei werden die in Gaststätten und an Imbissständen angebotenen Speisen ebenso überprüft wie die Waren aus dem Supermarkt oder der Eisdiele von nebenan. Darüber hinaus wird die Lebensmittelüberwachung bei Erkrankungen oder bei Verbraucherbeschwerden unverzüglich tätig.

In Deutschland sind die Bundesländer für die Durchführung der amtlichen Lebensmittelüberwachung verantwortlich. Vor Ort übernehmen Lebensmittelüberwachungsbeamte die Kontrolle der Betriebe sowie die Entnahme der Proben. Tierärzte und Ärzte unterstützen sie dabei.

Grundsätzlich bezeichnet der Begriff „Probe" den Prüfgegenstand, z. B. den Kopfsalat, der auf Rückstände von Pflanzenschutzmitteln untersucht werden soll.

Die Anzahl der zu untersuchenden Proben richtet sich nach der Einwohnerzahl: Pro 1000 Einwohner sollen jeweils fünf Proben von Lebensmitteln sowie 0,5 Proben von Bedarfsgegenständen untersucht werden.

Amtliche Überprüfung

Am Beginn der meisten Untersuchungen von Lebensmittelproben steht meist die sensorische Prüfung. Dabei werden Aussehen, Geruch und Geschmack der Proben auf negative Auffälligkeiten hin kontrolliert. In einem Prüfplan wird festgelegt, welchen Untersuchungen die Probe unterzogen werden soll. Außerdem wird bei der sensorischen Beurteilung überprüft, ob Kennzeichnung, Aufmachung und Verpackung dem Lebensmittelrecht entsprechen.

Der Lebensmittelkontrolleur entnimmt in Geschäften eine „amtliche Probe" zur Untersuchung. Gleichzeitig zieht er eine Zweitprobe, die er versiegelt im Geschäft zurücklässt. Die Erstprobe wird auf schnellstem Wege in die Untersuchungsstelle gebracht.

Hier wird die Probe so schnell wie technisch möglich untersucht und ein Gutachten erstellt. Dieses sagt aus, ob ein Verstoß gegen das Lebensmittelrecht vorliegt. Die Liste der Beanstandungsgründe reicht von Gesundheitsschädlichkeit über die Überschreitung der Höchstmengen für bestimmte Stoffe bis hin zur Verbrauchertäuschung durch mangelhafte Kennzeichnung.

Untersuchung von Lebensmittelproben

Folgende Kriterien werden u. a. überprüft:

- mikrobiologische Anforderungen,
- Gehalt an Rückständen und Kontaminationen, z. B. Aflatoxine bei Nüssen, Benzo(a)pyren bei Rauchfleisch, Rückstände von Tierarzneimitteln und Pestiziden,
- Geruch, Geschmack und Farbe der Lebensmittel,
- die Zusammensetzung, z. B. mindestens 40 % Krabben im Krabbensalat, oder Täuschung des Verbrauchers durch nachgemachte Lebensmittel, z. B. Sojaöl in Kräuterbutter,
- die Herstellung, z. B. Personalhygiene und Betriebshygiene,
- die Kennzeichnung und Aufmachung, z. B. Angabe von Zusatzstoffen, Mengenangaben, Preisauszeichnung, verbotene gesundheitsbezogene Werbung,
- das Vorhandensein gentechnisch veränderter Bestandteile bzw. Zutaten aus gentechnisch veränderten Organismen.

Fast jeder fünfte Betrieb, der Lebensmittel herstellt, bearbeitet oder verkauft, ist im Jahr 2005 bei Lebensmittelkontrollen aufgefallen. 16 % der Betriebe verstießen gegen Hygienebestimmungen, 6 % hatten ihre Produkte mangelhaft gekennzeichnet oder irreführend beworben oder verpackt. Die vorgeschriebene betriebliche Eigenkontrolle wurde bei 5 % der Betriebe beanstandet. Das ist das Ergebnis des Bundesamtes für Verbraucherschutz und Lebensmittelsicherheit.

Aufgaben

1. *Orientieren Sie sich über die Durchführung der Lebensmittelüberwachung in Ihrem Wohnort.*
2. *Wie können Sie selbst die Arbeit der amtlichen Lebensmittelüberwachung ergänzen?*
3. *Nennen Sie lebensmittelrechtliche Bestimmungen zum Schutz des Verbrauchers vor*
   a) Täuschung und Irreführung,
   b) gesundheitlichen Schäden.

Das ist hier noch nie passiert

„Ich bin seit Jahren im Amt. Das ist das erste Mal, dass hier in dieser Zeit so etwas nach Art und Umfang der Erkrankung passiert ist", erklärte der Leiter der Lebensmittelüberwachung im Kieler Ordnungsamt. Er hatte am Freitag im Vereinsheim des THW Kiel die Essensreste sichergestellt, die vermutlich die Lebensmittelvergiftung verursacht haben. „Wir haben die Reste aus Mülleimer und Töpfen gekratzt und danach alles desinfiziert, damit nicht mehr passiert. Die Proben gehen an das Lebensmittel- und Veterinär-Untersuchungsamt, wo sie ab heute bakteriologisch und chemisch untersucht werden können. Gleichzeitig werden den Wissenschaftlern die Krankheitssymptome mitgeteilt. Es müssen Kulturen angelegt werden, die Bakterien müssen erst wachsen", schildert Stoll den weiteren Fortgang der Untersuchungen. Er rechnet damit, dass am Mittwoch die Ergebnisse vorliegen. (Kieler Nachrichten)

15.8 Gentechnik

Aufgabe:

Führen Sie eine Pro-und-Kontra-Diskussion:

Gentechnik bei der Lebensmittelerzeugung und -verarbeitung.

Seit circa 20 Jahren wird die Gentechnik eingesetzt. Gentechnik kann die klassischen Züchtungsmethoden nicht ersetzen, sondern sie ist ein zusätzliches Mittel zum schnelleren Erreichen züchterischer Ziele. Nahezu alle Pflanzen werden heute in einer Kombination von Gentechnik und klassischer Züchtung weiterentwickelt.

Mittels der Gentechnik ist es möglich, gezielt einzelne vorteilhafte Eigenschaften in einen Organismus einzubauen oder unerwünschte Eigenschaften daraus zu entfernen. Der Unterschied zur traditionellen Züchtung liegt darin, dass die Änderungen rascher und gezielter herbeigeführt werden können.

Bei der Gentechnik können Gene artübergreifend kombiniert werden. Der entscheidende Unterschied zwischen klassischer Zucht und gentechnischer Veränderung von Lebewesen ist also die Überwindung der Artgrenzen. Man kann z. B. Gene aus Fischen in Kartoffeln einbauen.

Gene im menschlichen Organismus

Der menschliche Körper besteht aus rund 100 Billionen Zellen. In jeder Zelle – außer in den roten Blutkörperchen – befindet sich die ganze Erbinformation des Menschen, verteilt auf 30 000 bis 40 000 Gene. Sobald wir etwas essen, nehmen wir viele Milliarden fremde Gene von Rindern, Schweinen oder Tomaten auf. Wer das nicht möchte, müsste verhungern.

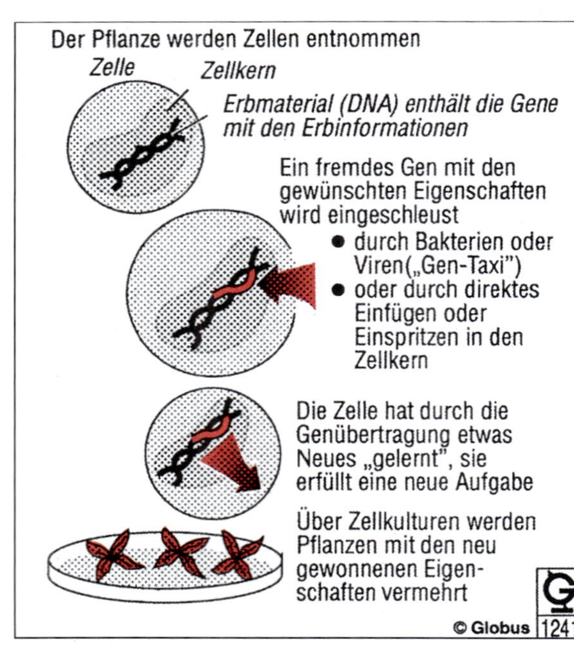

Abb. 1: Direkte Erbgutveränderung am Beispiel von Pflanzen

Was machen aber all diese Gene in der Zelle? Die meisten nichts. In jeder Zelle sind nur einige tausend Gene aktiv. Ein Gen ist dann aktiv, wenn es für die Produktion eines Proteins sorgt. Jedes Gen enthält die Bauanleitung für ein Protein. Die Proteine sind dann die eigentlichen Akteure im Körper.

Prinzip der Gentechnik

Die Bausteine des genetischen Codes sind bei allen Lebewesen gleich. Nur Anzahl und Reihenfolge sind von Art zu Art verschieden, deshalb ist auch ein Austausch von Genen zwischen beliebigen Organismen möglich.

Gentechnik besteht darin, genetische Informationen aus der DNA von einem Organismus auf den anderen zu übertragen, sodass er die ihm völlig fremdartige Information verwerten kann. Zunächst muss ein Gen identifiziert werden: Wofür ist es gut? Es wird die Funktion einer bestimmten DNA-Sequenz ermittelt. Dann wird das Gen, dessen Informationsgehalt bekannt ist, aus dem Spenderorganismus gezielt isoliert und in den Empfängerorganismus eingebracht.

Wenn ein Gen von einem Organismus in einen anderen übertragen wird, wird jeweils ein bestimmtes Ziel verfolgt: Man möchte z. B. ein Bakterium dazu bringen Insulin zu produzieren, oder man will einen Lachs, der schneller wächst, Mais, der sich selbst gegen Fraßschädlinge schützt, oder Tomaten, die nicht so schnell verderben.

Anders als bei der klassischen Züchtung ist die Gentechnik nicht an Artgrenzen gebunden. Erstmals kann Erbinformation z. B. aus Insekten in Pflanzen „eingekreuzt" werden. Dieses alles ist möglich, da der genetische Code bei allen Lebewesen derselbe ist, er wird von allen Organismen erkannt. Es besteht also die Möglichkeit, verwertbare genetische Informationen zwischen Lebensformen zu vermischen, die sich bisher nicht kreuzen ließen.

Klonen

Jede einzelne Zelle eines Organismus hat den kompletten Satz des Erbguts, so kann theoretisch aus jeder Zelle ein neuer Organismus hervorgebracht werden.

Zumindest beim Schaf, aber auch bei Kühen und Schweinen wurde dies mittlerweile Realität.

Das Vorgehen ist einfach erklärt, aber schwierig in der Durchführung: Aus einer Eizelle wird der Zellkern entfernt und durch einen Zellkern eines ausgewachsenen Tieres ersetzt. Die Eizelle entwickelt sich zum Embryo, der anschließend in eine (Leih-)mutter eingepflanzt und der üblichen Entwicklung überlassen wird.

Die Gentechnologie versucht:

- Pflanzen und Tiere zu züchten, die veränderte Eigenschaften aufweisen, z. B. geringere Anfälligkeit gegenüber Krankheiten, Insektenfraß, Salzgehalt des Bodens.
- Pflanzen und Tiere zu züchten, die eine veränderte Lebensmittelqualität aufweisen, z. B. Nährstoffgehalt.
- Lebensmittelzusatzstoffe durch gentechnisch veränderte Mikroorganismen zu erzeugen und „optimale Mikroorganismen" für die Lebensmittelverarbeitung zu züchten.

Gentechnisch veränderte Lebensmittel bzw. Lebensmittelbestandteile

Gentechnisch veränderte Lebensmittel kann man in drei Gruppen unterteilen:

1. Lebensmittel aus gentechnisch veränderten Organismen, z. B. transgene Sojabohnen oder Tomaten.
2. Lebensmittel, die lebende gentechnisch veränderte Organismen enthalten, z. B. Joghurt mit gentechnisch veränderten Milchsäurebakterien.
3. Lebensmittel, die isolierte oder verarbeitete Produkte aus gentechnisch veränderten Organismen enthalten, z. B. Enzyme, Vitamine oder Öle, aber nicht mehr den gentechnisch veränderten Organismus. Gegenwärtig sind mehr als 40 verschiedene Enzyme aus gentechnisch veränderten Organismen auf dem Markt. Auch für die Gewinnung von Lebensmittelzusatzstoffen, z. B. Vitaminen, werden verstärkt gentechnische Verfahren eingesetzt. Die biologische Synthese ist rentabler als die chemische.

Gegenwärtig werden in Deutschland noch keine lebenden gentechnisch veränderten Organismen oder Lebensmittel, die solche enthalten, vermarktet.

Der Verbraucher erhält nur importierte transgene Vermarktungsprodukte, wie z. B. Sojabohnen, Raps, Mais, Öl oder Proteine. Man geht davon aus, dass gegenwärtig 60 bis 70 Prozent aller Lebensmittel in irgendeiner Weise mit der Gentechnik in Berührung gekommen sind.

Außerdem helfen gentechnisch veränderte Hefe- und Bakterienkulturen beim Brauen und Backen, produzieren Aromen, Vitamine, Süßstoffe und Enzyme. Hartkäse wird mit gentechnisch durch Darmbakterien hergestelltem Chymosin als Labersatzstoff erzeugt, auch Lab aus dem Kälbermagen enthält das Enzym Chymosin. Untersuchungen ergaben keine Unterschiede in der Käsezusammensetzung. Auch Insulin kann aufgrund der Gentechnik heute durch Mikroorganismen erzeugt werden.

Vertrieb und Kennzeichnung

Im Ausland gentechnisch hergestellte Lebensmittel und Zusatzstoffe dürfen ohne spezielle Beschränkung in die Bundesrepublik eingeführt werden. Ausgenommen sind Lebensmittel, die vermehrungsfähige Organismen enthalten. Also das lebende Schwein, dem ein Gen für menschliches Wachstum eingefügt wurde, muss laut Gentechnik-Gesetz draußen bleiben. Das Kotelett vom Gen-Schwein darf jedoch importiert werden, ebenso wie Cornflakes aus Gen-Mais und Ketchup aus Gen-Tomaten.

Gentechnisch veränderte Lebensmittel müssen immer als solche gekennzeichnet werden, wenn in den Lebensmitteln die neu eingeführte Erbinformation – DNA oder Protein – nachgewiesen werden kann.

Kennzeichnung von Lebensmitteln aus gentechnisch veränderten Pflanzen: z. B.

„aus gentechnisch verändertem ... hergestellt."

Eine solche Kennzeichnung ist nicht erforderlich, wenn

- das Lebensmittel aus gentechnisch veränderten Pflanzen weder gentechnisch veränderte Proteine noch gentechnisch veränderte DNA enthält, z. B. raffiniertes Maisöl, oder
- es höchstens 1 % gentechnisch veränderte Proteine oder gentechnisch veränderte DNA (bezogen auf insgesamt vorhandenes Protein/insgesamt vorhandene DNA) infolge zufälliger Verunreinigungen enthält.

Für **Zusatzstoffe und Aromen,** die in gentechnisch veränderten Organismen hergestellt wurden, besteht ebenfalls eine Kennzeichnungspflicht, wenn sie sich nachweislich von herkömmlichen Produkten unterscheiden. In diesen Fällen ist der Zusatzstoff im Zutatenverzeichnis mit dem Zusatz „gentechnisch verändert" oder „aus genetisch veränderten ... hergestellt" zu versehen.

Folgende Befürchtungen hinsichtlich der Gentechnik werden geäußert:

- Die ökologischen Risiken bei der Freisetzung von gentechnisch veränderten Organismen in die Umwelt sind nicht vorhersehbar. Es kann zu einer Kreuzung zwischen gentechnisch erbgutveränderten Pflanzen und eng verwandten „unveränderten" Pflanzen kommen.
- Mögliche gesundheitliche Risiken für die Verbraucher sind zur Zeit nicht klar abschätzbar, z. B. Allergien, da es keine Langzeituntersuchungen gibt.
- Es gibt keinen überragenden Produktnutzen für die Verbraucher, der die Inkaufnahme eines Restrisikos rechtfertigen würde. Der Einsatz der Gentechnik wird vor allem vorangetrieben, um die Lebensmittelherstellung industriellen Anforderungen anzupassen.
- Es sind umfassende sozio-ökonomische Auswirkungen, insbesondere für die bäuerliche Landwirtschaft, zu erwarten.

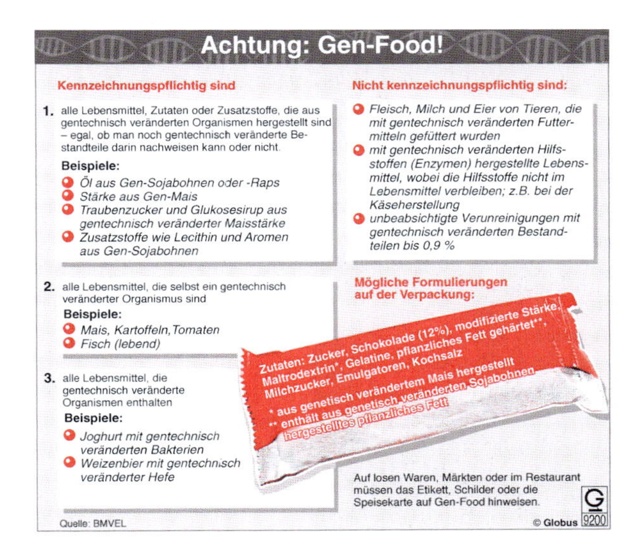

Gentechnik

- Verfahren, um Gene aus der DNA zu isolieren bzw. neue artübergreifende Kombinationen von Genen herzustellen, die in dieser Form bisher nicht vorkamen. Das fremdartige Gen wird in einen anderen Organismus eingepflanzt.
- Die Erbinformation wird aus dem Zellkern entfernt und durch eine neue Erbinformation ersetzt.

15.9 Novel Food – neuartige Lebensmittel und Lebensmittelzutaten

Novel Food sind neuartige Lebensmittel oder Lebensmittelzutaten. In der Verordnung im Lebensmittelrecht werden folgende Gruppen unterschieden:

- Lebensmittel oder Lebensmittelzutaten mit neuer und gezielt modifizierter primärer Molekularstruktur, z. B. Fettersatzstoffe, bei denen die Fettsäuren gezielt modifiziert wurden.
- Lebensmittel und Lebensmittelzutaten, die aus Mikroorganismen, Pilzen oder Algen bestehen oder aus diesen isoliert worden sind, z. B. Einzellerproteine.
- Lebensmittel oder Lebensmittelzutaten, die aus Pflanzen bestehen oder aus Pflanzen isoliert worden sind, und aus Tieren isolierte Lebensmittelzutaten, außer Lebensmittel oder Lebensmittelzutaten, die mit herkömmlichen Vermehrungs- oder Zuchtmethoden gewonnen wurden und die erfahrungsgemäß als unbedenkliche Lebensmittel gelten können.
- Lebensmittel oder Lebensmittelzutaten, bei deren Herstellung ein nicht übliches Verfahren angewandt worden ist und bei denen dieses Verfahren eine bedeutende Veränderung ihrer Zusammensetzung oder Struktur bewirkt hat, was sich auf ihren Nährwert, ihren Stoffwechsel oder auf die Menge unerwünschter Stoffe im Lebensmittel auswirkt.

Lebensmittel, die unter diese Verordnung fallen, dürfen:
- keine Gefahr für den Verbraucher darstellen;
- keine Irreführung des Verbrauchers bewirken;
- sich von Lebensmitteln oder Lebensmittelzutaten, die sie ersetzen sollen, nicht so unterscheiden, dass ihr normaler Verzehr Ernährungsmängel für den Verbraucher mit sich bringt.

Unbedenklichkeit und Kennzeichnungspflicht

Novel Food muss vor dem ersten Verkauf von dem Hersteller auf seine gesundheitliche Unbedenklichkeit geprüft werden. Die EU-Kommission lässt Novel Food erst dann zu, wenn die gesundheitliche Unbedenklichkeit feststeht. Konventionelle Lebensmittel bedürfen keiner staatlichen Zulassung.

Novel Food muss gekennzeichnet werden, wenn die Lebensmittel Unterschiede zu konventionellen Lebensmitteln aufweisen und wenn sie genveränderte Organismen enthalten, vgl. S. 337. Der Verbraucher soll über die Ernährungseigenschaften wie Zusammensetzung, Nährwert oder nutrive Wirkungen und Verwendungszwecke der Lebensmittel informiert werden.

Aufgaben

1. *Erkunden Sie in einem Supermarkt das Angebot an Nahrungsergänzungsmitteln.*
2. *Nennen Sie Nahrungsergänzungsmittel, die für bestimmte Personengruppen sinnvoll sein können.*

15.10 Nahrungsergänzungsmittel

Nahrungsergänzungsmittel sind Lebensmittelbestandteile, die wegen ihres Nährwertes verzehrt werden, um die tägliche, gewöhnliche Nahrung gesunder Personen zu ergänzen, wenn die Zufuhr an einem oder mehreren Nährstoffen aus dieser gewöhnlichen Nahrung möglicherweise zweifelhaft oder vorübergehend unzureichend ist. Das angestrebte Ziel ist eine ausreichende Versorgung mit Vitaminen, Mineralstoffen/Spurenelementen, essentiellen Fettsäuren, Aminosäuren, Eiweiß und Kohlenhydraten. Vitamin- und Mineralstoffpräparate, Grapefruitkernextrakte und sonstige Produkte sind also Nahrungsergänzungsmittel.

Nahrungsergänzungsmittel werden als Tabletten, Kapseln, Brausetabletten, Trinkampullen und in Pulverform angeboten. Nahrungsergänzungsmittel sind keine Arzneimittel, sie unterliegen dem Lebensmittelrecht. Für Arzneimittel wird eine Zulassung benötigt. Für Nahrungsergänzungsmittel besteht keine Meldepflicht, jeder, der eine Gewerbeerlaubnis besitzt, kann diese herstellen. Der Nährwert muss nicht angegeben werden, lediglich Vitamine müssen gekennzeichnet werden.

In den Werbestrategien für Nahrungsergänzungsmittel entsteht der Eindruck, die normale Ernährung reiche für die Versorgung mit den notwendigen Nährstoffen nicht aus, eine Ergänzung sei lebensnotwendig. Eine unzureichende Nährstoffzufuhr ist jedoch meist auf eine ungünstige Lebensmittelauswahl zurückzuführen. Zu hohe Dosen an Vitaminen und Mineralstoffen können darüber hinaus gesundheitliche Schäden verursachen. In Deutschland werden jährlich ca. eine Milliarde € für Nahrungsergänzungsmittel ausgegeben. Gesundheit kann man jedoch nicht kaufen.

Zu den Risikogruppen, für die Nahrungsergänzungsmittel sinnvoll sein können, zählen lediglich Patienten mit Erkrankungen des Magen-Darm-Traktes, Schwangere, Personen, die über längere Zeit eine Reduktionsdiät machen, und Senioren, die sich aufgrund von Essstörungen einseitig ernähren.

Für Vitamine und Mineralstoffe werden Höchstmengen bezogen auf die vom Hersteller empfohlene Tagesdosis festgesetzt.

Die Kennzeichnung muss folgende Angaben enthalten:
- die Namen der Kategorien von Nährstoffen oder sonstigen Stoffen, die für das Erzeugnis kennzeichnend sind, oder eine Angabe zur Beschaffenheit dieser Nährstoffe oder sonstiger Stoffe,
- die empfohlene tägliche Verzehrsmenge in Portionen des Erzeugnisses,
- einen Warnhinweis, die angegebene empfohlene Tagesdosis nicht zu überschreiten,
- einen Hinweis darauf, dass Nahrungsergänzungsmittel nicht als Ersatz für eine abwechslungsreiche Nahrung verwendet werden sollten,
- einen Hinweis darauf, dass die Produkte außerhalb der Reichweite von kleinen Kindern zu lagern sind.

Bei der Aufmachung und Werbung für Nahrungsergänzungsmittel darf nicht darauf hingewiesen werden, dass sie der Verhütung, Behandlung oder Heilung von Humanerkrankungen dienen.

15.11 Functional Food – funktionelle Lebensmittel

Aufgaben

1. *Erkunden Sie in einem Supermarkt das Angebot an funktionellen Lebensmitteln – Functional Food.*
2. *Begründen Sie, warum probiotische Milchprodukte, vgl. S. 130, den funktionellen Lebensmitteln zugeordnet werden.*

In den letzten Jahren gewinnen funktionelle Lebensmittel – Functional Food – immer mehr an Bedeutung.

Definition: Ein Lebensmittel kann als „funktionell" betrachtet werden, wenn zufrieden stellend demonstriert wurde, dass eine oder mehrere Zielfunktionen im Körper, über die Effekte einer adäquaten Ernährung hinaus, positiv beeinflusst werden, und zwar in einer Weise, die relevant ist bezüglich einer verbesserten Gesundheit und Wohlgefühls und/oder einer Reduktion eines Krankheitsrisikos. Funktionelle Lebensmittel müssen Lebensmittel bleiben, und die Effekte müssen bei üblichen Verzehrsmengen nachgewiesen werden: Sie sind keine Pillen, Kapseln oder Pulver, sondern Teil eines normalen Mahlzeitenmusters.

Ein funktionelles Lebensmittel kann ein natürliches Lebensmittel sein, ein Lebensmittel, zu dem eine Komponente hinzugefügt oder dem durch technologische oder biotechnologische Verfahren eine Komponente entfernt wurde. Es kann auch ein Lebensmittel sein, bei dem die Natur einer oder mehrerer Komponenten verändert wurde, oder ein Lebensmittel, bei dem die Bioverfügbarkeit einer oder mehrerer Komponenten modifiziert wurde, oder eine Kombination aller Möglichkeiten. Ein funktionelles Lebensmittel könnte für die ganze Bevölkerung oder für bestimmte Bevölkerungsgruppen, die durch das Alter oder die genetische Konstitution definiert sein können, funktionell wirksam sein. (Functional Food Science in Europe)

Die Idee für die Schaffung von Functional Food stammt aus Japan. Bereits in den 1980er-Jahren forderte die japanische Regierung, dass funktionelle Lebensmittel entwickelt werden sollten, um die Gesundheit der Bevölkerung zu verbessern und die Kosten im Gesundheitswesen zu senken. Gesundheitliche Aspekte von Lebensmitteln werden auch bei uns von Verbrauchern zunehmend in die Kaufentscheidung einbezogen.

In der EU und so auch in Deutschland gibt es bisher keine rechtliche Regelung für Functional Food. Sie werden hier sowohl als Lebensmittel für den allgemeinen Verzehr als auch als diätetische Lebensmittel, nicht aber als Arzneimittel angeboten. Die Produkte kommen also als Lebensmittel auf den Markt und unterliegen so dem Lebensmittelrecht.

Gesundheitsbezogene Werbeaussagen: Problematisch ist es derzeit, wie gesundheitsbezogene Werbeaussagen für funktionelle Lebensmittel formuliert werden können. Hersteller dürfen nur gesundheitsbezogene Werbeaussagen benutzen, wenn diese wissenschaftlich hinreichend gesichert sind. Außerdem besteht das Verbot der krankheitsbezogenen Werbung, also Aussagen, die sich auf Beseitigung, Linderung oder Verhütung von Krankheiten beziehen. Gesundheitsbezogene Werbeaussagen sind dagegen erlaubt.

Eine Arbeitsgruppe des Europarates erstellte Vorschläge für die Behandlung von Lebensmitteln mit gesundheitsbezogenen Aussagen:

Die Produkte, für die gesundheitsbezogene Aussagen gemacht werden, sollen

- in eine ausgewogene Ernährung passen,
- nicht im Gegensatz zur nationalen Ernährungspolitik stehen,
- helfen, die Gesundheit oder das Wohlgefühl zu erhalten oder zu verbessern und/oder ein Krankheitsrisiko mindern.

Die gesundheitsbezogenen Aussagen sollen:

- wissenschaftlich abgesichert sein,
- gültig sein für das Lebensmittel, in der Form, in der es verzehrt wird,
- klar, verständlich und wahrheitsgemäß den Verbraucher informieren.

Deshalb besteht ein dringendes Bedürfnis in Europa Richtlinien festzulegen, wie

- der wissenschaftliche Nachweis eines solchen Effektes als Basis für die Aussage erbracht werden kann und wie
- die Vorteile den Verbrauchern und Gesundheitsexperten vermittelt werden können.

Substanzen, die den funktionellen Lebensmitteln zugesetzt werden:

- Sekundäre Pflanzenstoffe, vgl. S. 211 f., z. B. Phytosterine zur Senkung des Blutcholesterinspiegels.
- Vitamine A (β-Carotin), C und E als Antioxidantien, deren präventive Wirkung vor Krebserkrankungen und Herz-Kreislauf-Erkrankungen diskutiert wird.
- Fischöle, ω-3-Fettsäuren, sie sollen das Risiko für Herz-Kreislauf-Erkrankungen senken.
- Probiotische Bakterien, sie sollen das Krebsrisiko senken, vgl. S. 130.
- Lösliche Ballaststoffe für die Senkung des Blutfett- und Blutcholesterinspiegels.
- Zuckeralkohole zur Vermeidung von Karies.

Mögliche Bereiche für die Entwicklung von funktionellen Lebensmitteln sind:

- Stärkung des Immunsystems,
- Prävention ernährungsabhängiger Krankheiten, z. B. Herz-Kreislauf-Erkrankungen, Krebs,
- physische oder psychische Anregung oder Beruhigung.

Allein durch den Verzehr funktioneller Lebensmittel kann die Gesundheit aber nicht gesteigert werden. Sie stellen lediglich eine mögliche Ergänzung einer gesundheitsbewussten Ernährung dar.

16 Vollwertige Ernährung

16.1 Ernährung Jugendlicher und Erwachsener

16.1.1 Der Ernährungskreis – Checkliste für jeden Tag

Der Ernährungskreis der Deutschen Gesellschaft für Ernährung (DGE) gibt verständliche Tipps für die Zusammenstellung einer gesunden Ernährung.
Unser Ernährungskreis teilt die Lebensmittel in sieben Gruppen ein.

1. Getränke
2. Getreide, Getreideprodukte und Kartoffeln
3. Gemüse und Hülsenfrüchte
4. Obst
5. Milch und Milchprodukte
6. Fisch, Fleisch, Wurst, Eier
7. Fette und Öle

Wenn Sie Ihre Lebensmittel in der richtigen Menge aus allen sieben Gruppen auswählen und auf Frische und Abwechslung achten, ernähren Sie sich vollwertig.
Wählen Sie täglich reichlich Lebensmittel aus den Gruppen 1 bis 5. Essen Sie weniger Lebensmittel aus den Gruppen 6 und 7. Wechseln Sie vor allem bei der Wahl von Lebensmitteln aus der Gruppe 6 konsequent ab.

Ernährungspyramide, vgl. S. 415.

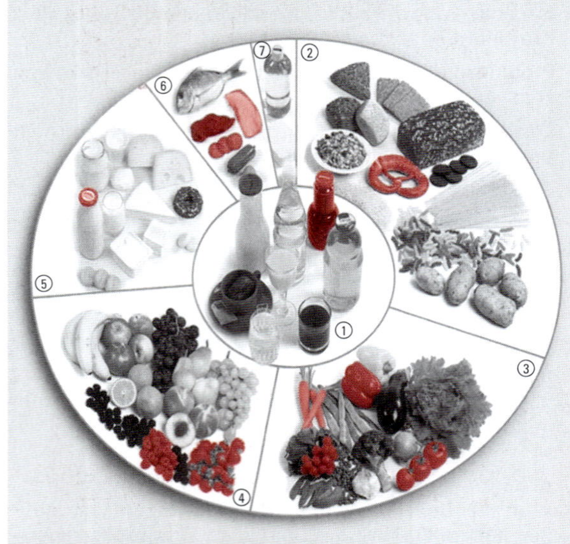

Abb. 1: Ernährungskreis der DGE

Deutsche Gesellschaft für Ernährung e. V.

Die Deutsche Gesellschaft für Ernährung (DGE) ist ein eingetragener Verein, der sich seit 40 Jahren um die vollwertige Ernährung in der Bundesrepublik Deutschland bemüht. Die DGE verfolgt satzungsmäßig zwei Ziele:

a) die ernährungswissenschaftlichen Forschungsergebnisse aller einschlägigen Disziplinen zu sammeln und auszuwerten;

b) durch Anleitung zur richtigen und vollwertigen Ernährung dazu beizutragen, Gesundheit und Leistungsfähigkeit der Bevölkerung zu erhalten oder wiederherzustellen.

Die DGE ist eine unabhängige Gesellschaft, die sich ausschließlich durch staatliche Mittel oder Eigeneinnahmen finanziert.

Nur „Insider" verstehen die Unterschiede zwischen Vollwertkost, vgl. S. 381, Vollwert-Ernährung, vgl. S. 380 ff., und vollwertiger Ernährung.

Aufgaben

1. *Nennen Sie wichtige Inhaltsstoffe der Lebensmittelgruppen des Ernährungskreises bzw. einzelner Lebensmittel.*
2. *Erläutern Sie die Bedeutung dieser Inhaltsstoffe für den menschlichen Organismus.*
3. *Geben Sie für Jugendliche Verzehrsempfehlungen für die einzelnen Lebensmittelgruppen/Lebensmittel.*
4. *Überprüfen Sie den Kostplan auf S. 347 hinsichtlich der Lebensmittelauswahl.*

Lebensmittelgruppe	Wichtige Inhaltsstoffe	Bedeutung	Verzehrsempfehlungen
Gruppe 1 Getränke	Wasser	?	?
Gruppe 2 Getreide,	Ballaststoffe	?	Täglich 5 bis 7 Scheiben Brot, 1 Portion Reis oder Nudeln
Getreideprodukte	?		
Kartoffeln	?	?	?
Gruppe 3 Gemüse, Hülsenfrüchte	?	?	?

Tab. 1: Inhaltsstoffe von Lebensmitteln

16.1.2 Empfehlungen für die Energiebedarfsdeckung

Der tägliche Gesamtenergiebedarf eines Menschen setzt sich zusammen aus dem Grundumsatz und dem Leistungsumsatz, vgl. S. 20.

Geschlecht	Alter Jahre	Körperliche Aktivität (PAL- Werte) 1,4	1,6	1,8	2,0
Frau	20	8,1	9,3	10,4	11,6
	40	7,8	9,0	10,1	11,2
	60	7,4	8,5	9,5	10,6
	>65	6,9	7,5	8,8	9,8
Mann	20	10,6	12,2	13,7	15,2
	40	10,2	11,7	13,1	14,6
	60	9,2	10,6	11,9	13,2
	>65	8,3	9,4	10,6	11,8

Tab. 1: Richtwerte für die Energiezufuhr in MJ (DGE)

Die Richtwerte für die Energiezufuhr sind nicht ohne Weiteres auf einzelne Personen anwendbar, da neben Geschlecht und Körpermasse vor allem die körperliche Aktivität einen großen Einfluss auf den Energieumsatz des Einzelnen hat. Der tatsächliche Energiebedarf einer einzelnen Person kann nur durch regelmäßige Gewichtskontrollen beurteilt werden. Die Angaben zum Energiebedarf sind lediglich Durchschnittswerte, die als Rechengröße, z.B. für die Speisenplanung in der Gemeinschaftsverpflegung, vorgegeben sind. (DGE)

PAL-Werte, vgl. S. 19

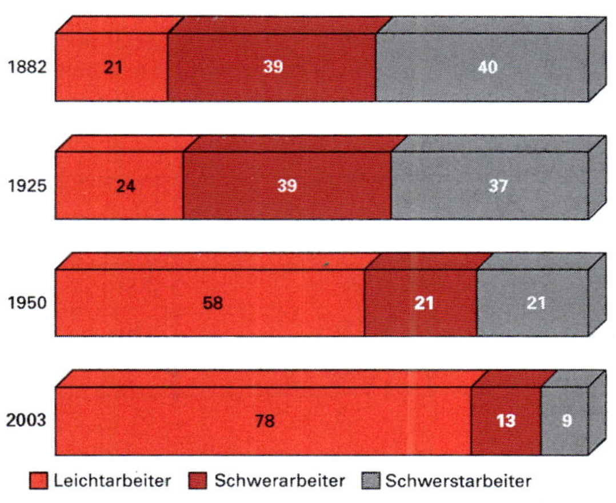

Abb. 1: Berufsschwere in Prozent von 1882 bis 2003

Etwa 78% unserer Bevölkerung sind ihrer Tätigkeit nach zu den Leichtarbeitern zu rechnen. Lediglich etwa 22% der Bevölkerung haben einen höheren Energiebedarf.

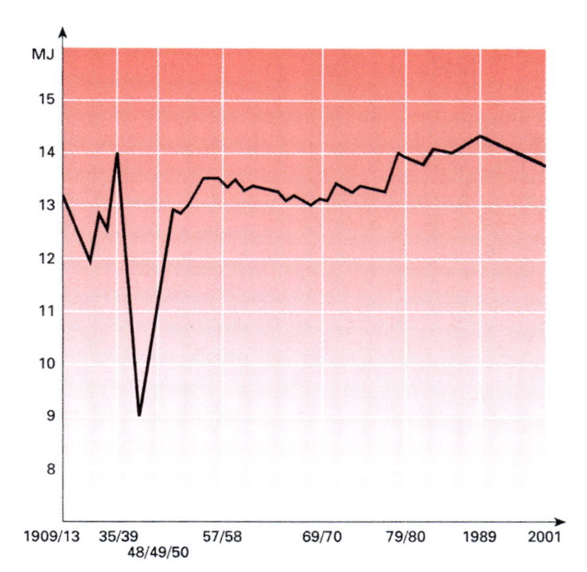

Abb. 2: Durchschnittliche Ist-Zufuhr an Energie im Deutschen Reich bzw. in der Bundesrepublik Deutschland in MJ pro Peron und Tag

Überreichliche Energiezufuhr bei gleichzeitigem Rückgang schwerer körperlicher Arbeit und weiterer Erleichterungen im Alltag ist die Ursache für häufiges Auftreten von Übergewicht in der Industriegesellschaft.
Berechnung des Normalgewichtes, vgl. S. 17.

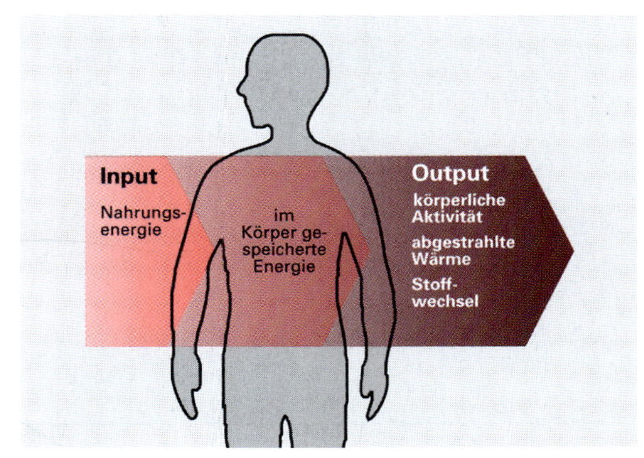

Abb. 3: Energiebedarf – Energieaufnahme

Aufgaben

1. *Berechnen Sie Ihren BMI, vgl. S. 17.*
2. *Nennen und begründen Sie Berufe*
   a) mit hohem,
   b) mit niedrigem Energiebedarf.
3. *Diskutieren Sie Ursachen für die erhöhte Energiezufuhr und den Rückgang des Energiebedarfs in Deutschland.*

16.1.3 Empfehlungen für die Nährstoffbedarfsdeckung

Empfehlungen für die Nährstoffzufuhr gibt es seit mehr als 100 Jahren. Ihr Ziel besteht in der Erhaltung der Gesundheit bzw. der Vorbeugung von Krankheiten.

Empfehlungen für die Nährstoffzufuhr sind Kriterien für
- die Gestaltung von Mahlzeiten,
- die Bewertung von Nahrung,
- die Interpretation von Verzehrserhebungen.

Man unterscheidet verschiedene Bedarfsstufen:

Der **Minimalbedarf** ist die kleinste Nährstoffmenge, die zugeführt werden muss, um Mangelerscheinungen zu verhindern.
Der **Grundbedarf** für essentielle Nährstoffe wird in der Regel als **Gruppenbedarf** ermittelt, da der tatsächliche individuelle Bedarf nicht bekannt ist. Um das Risiko für den Einzelnen gering zu halten, erfolgt ein Sicherheitszuschlag von 20 bis 30%. Die Empfehlungen übersteigen also den Bedarf der meisten Menschen. Die Nährstoffempfehlungen der DGE und der WHO/FAO werden auf diese Weise ermittelt.

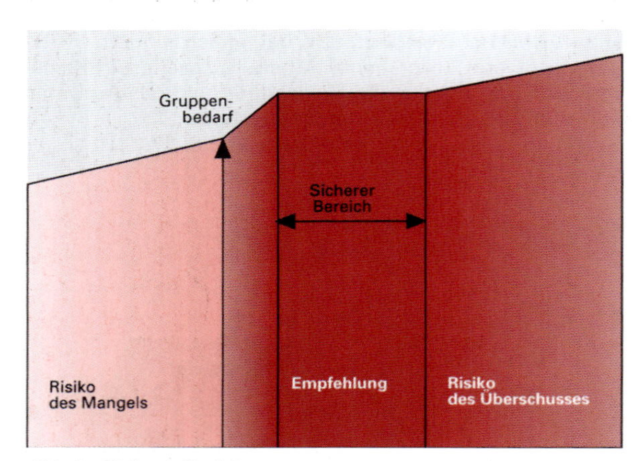

Abb. 1: Nährstoffzufuhr

Nährstoffdichte

Die Nährstoffdichte eines Lebensmittels bzw. einer Ernährung ist ein wichtiger Anhaltspunkt für die Bedarfsdeckung.
Nährstoffdichte wird definiert als Quotient zwischen essentiellem Nährstoff- und Energiegehalt.

Unser Energiebedarf hat durch die geringen körperlichen Anforderungen, z. B. sitzende Tätigkeit, abgenommen, der Bedarf an essentiellen Nährstoffen ist jedoch geblieben. Bei der Zusammenstellung der Nahrung muss also auf eine hohe Nährstoffdichte der essentiellen Nährstoffe geachtet werden. Dieselbe Forderung gilt besonders für die Ernährung von Kindern, Schwangeren und Stillenden, da deren Bedarf an essentiellen Nährstoffen erhöht ist.

Die Nährstoffdichte von Lebensmitteln wird als Menge des Nährstoffes (mg bzw. g) pro Energiegehalt (kJ bzw. MJ) angegeben.
Eine hohe Nährstoffdichte der essentiellen Nährstoffe ist ein gutes Maß für die Qualität eines Lebensmittels. Für andere Nährstoffe, z. B. Natrium oder Fett, ist dagegen eine geringe Nährstoffdichte erwünscht.

$$\text{Nährstoffdichte} = \frac{\text{Nährstoffgehalt } (\mu g, mg, g/100\,g)}{\text{Energiegehalt } (kJ, MJ/100\,g)}$$

Mithilfe der Nährstoffdichte kann also der Wert eines Lebensmittels für die Ernährung beurteilt werden.

Empfehlungen für die Nährstoffdichte einer Ernährung
Empfehlungen für die Nährstoffzufuhr werden auch als Nährstoffdichte, Menge des Nährstoffes in mg bzw. g pro Energiegehalt (MJ) der Ernährung, angegeben.

Die Tabelle zeigt, dass der erhöhte Vitamin-C-Bedarf von Kindern erst durch die Angaben zur Nährstoffdichte deutlich wird. Die Soll-Vitamin-C-Dichte beträgt für Kinder 13 bzw. 14 mg/MJ und für Jugendliche 9 bzw. 12 mg/MJ. Zur Vitamin-C-Bedarfsdeckung müssen also für Kinder bzw. Personen mit einem geringeren Energiebedarf Lebensmittel mit einer hohen Nährstoffdichte – viel Vitamin C bei einem geringen Energiegehalt –, z. B. Kiwi oder Äpfel, ausgewählt werden.

Lebensmittel	Vitamin C	Energie	Nährstoffdichte	
	mg	kJ	mg/kJ	mg/MJ
50 g Kiwi	36	118	36/118 = 0,30	300
150 g Äpfel	18	315	18/315 = 0,05	50
25 g Bienenhonig	1	319	1/319 = 0,003	3

Tab. 1: Berechnung der Nährstoffdichte von Lebensmitteln

Personengruppen		Vitamin C		
		mg/Tag	mg/MJ	
			männlich	weiblich
Kinder	1 bis 4 Jahre	60	13	14
Jugendliche	15 bis 18 Jahre	100	9	12

Tab. 2: Empfehlungen für die Nährstoffdichte einer Ernährung

Durch eine Berechnung der Ist-Nährstoffdichte einer Ernährung und einen anschließenden Vergleich mit der Soll-Nährstoffdichte – berechnet aus den Empfehlungen der DGE – kann die Nährstoffversorgung beurteilt werden.

Empfehlungen in der Praxis

Bei der Verwendung der Empfehlungen der DGE, vgl. S. 374, müssen folgende Punkte beachtet werden:

1. Die Empfehlungen sind geeignet für die Planung der Nährstoffversorgung und als Orientierungshilfe für die Beurteilung der Nährstoffversorgung in verschiedenen Bevölkerungsgruppen. Nicht zuletzt ergeben sich Hinweise auf eine mögliche Unterversorgung in bestimmten Risikogruppen. Der tatsächliche Versorgungszustand einer einzelnen Person kann aber nur mit direkten und exakten Methoden festgestellt werden, vgl. S. 393.
2. Die Empfehlungen sind für gesunde Menschen gedacht, aber nicht für Kranke. Allerdings sollen die Zufuhrmengen so angesetzt sein, dass bei einer leichten Erkrankung, z.B. einfacher Virusinfekt, ausreichend Reserven vorhanden sind.
3. Die Empfehlungen setzen ein normales Körpergewicht und übliche körperliche Belastung voraus.
4. Die empfohlenen Mengen beziehen sich auf die Nährstoffmengen, die zum Zeitpunkt der Nahrungsaufnahme im Lebensmittel vorhanden sind. Verluste durch Lagerung und Zubereitung sind nicht enthalten.
5. Die Empfehlungen setzen voraus, dass genügend Energie aufgenommen wird.
6. Die empfohlenen Mengen enthalten Sicherheitszuschläge. Sie übersteigen damit den Bedarf der meisten Menschen. Ein Vergleich der Empfehlungen mit Verzehrsdaten lässt daher nicht den Schluss einer unzureichenden Bedarfsdeckung zu.
7. Die Empfehlungen fordern nicht, dass die empfohlenen Tagesmengen exakt an jedem Tag eingehalten werden. Vielmehr soll der durchschnittliche Verzehr über etwa eine Woche verteilt den Empfehlungen entsprechen.
8. Die Empfehlungen verbieten nicht, von einem bestimmten Nährstoff mit der Nahrung mehr aufzunehmen, und sagen für die meisten Nährstoffe nicht, ab welcher Zufuhrmenge eine höhere Nährstoffzufuhr schädlich wird. (Ernährungsbericht)

Aufgaben

1. *Stellen Sie Vermutungen an. Welches Lebensmittel hat die höhere Nährstoffdichte?*
   a) Speisekartoffeln
   b) Pommes frites
2. *Berechnen Sie die Nährstoffdichte von*
   a) 200 g Speisekartoffeln,
   b) 150 g Pommes frites.
3. *Ermitteln und berechnen Sie die Nährstoffdichte für fünf Lebensmittel mit*
   a) hoher Nährstoffdichte,
   b) geringer Nährstoffdichte.

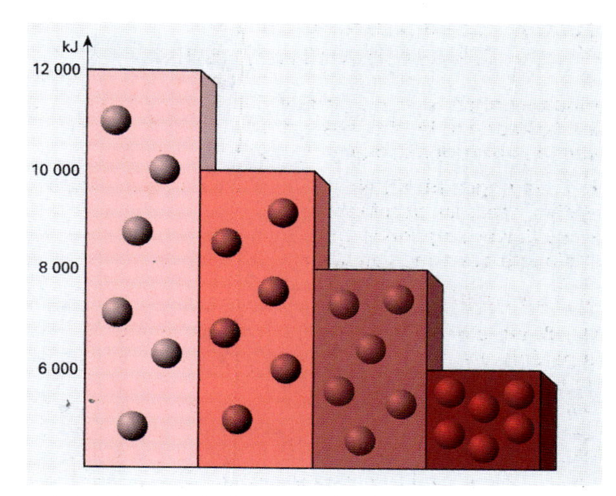

Abb. 1: Energiebedarf – Nährstoffdichte

Jugendliche		weiblich	männlich
Energie	MJ	8,8	10,4
Eiweiß	g	64	77
Fett	g	82	101
Linolsäure	g	13	16
Kohlenhydrate			
insgesamt	g	267	310
Polysaccharide	g	134	158
Saccharose	g	82	90
Ballaststoffe	g	22	24
Mineralstoffe	g		
Calcium	mg	900	850
Eisen	mg	11,6	13,2
Vitamine			
Retinol	mg	0,9	1,0
Thiamin	mg	1,2	1,4
Folsäure	µg	185	200
Ascorbinsäure	mg	105	100

Tab. 1: Jugendliche 15 bis 18 Jahre, durchschnittliche Ist-Zufuhr

Aufgaben

Beurteilen Sie die Ernährungssituation der Jugendlichen in der Bundesrepublik Deutschland.

1. *Welche Nährstoffe werden zu reichlich zugeführt?*
2. *Welche Nährstoffe werden zu wenig zugeführt?*
3. *In wie viel Liter Bier ist die jeweils angegebene Alkoholmenge enthalten?*
4. *Welche ernährungsabhängigen Erkrankungen können bei Jugendlichen auftreten?*
5. *Machen Sie Verbesserungsvorschläge für die Ernährung der Jugendlichen.*

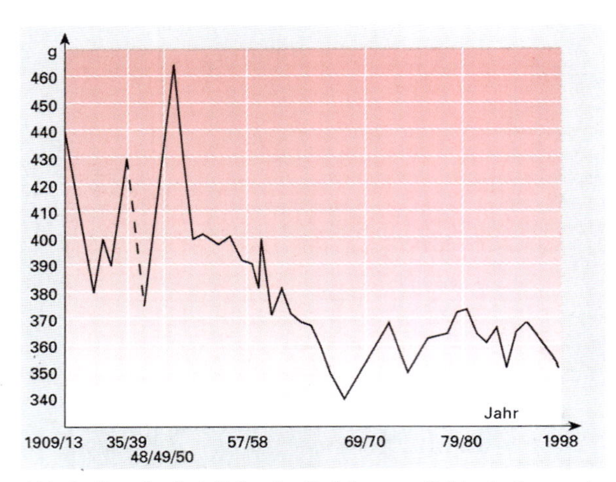

Abb. 1: Durchschnittliche Ist-Zufuhr an Kohlenhydraten im Deutschen Reich bzw. in der Bundesrepublik Deutschland in g pro Person und Tag

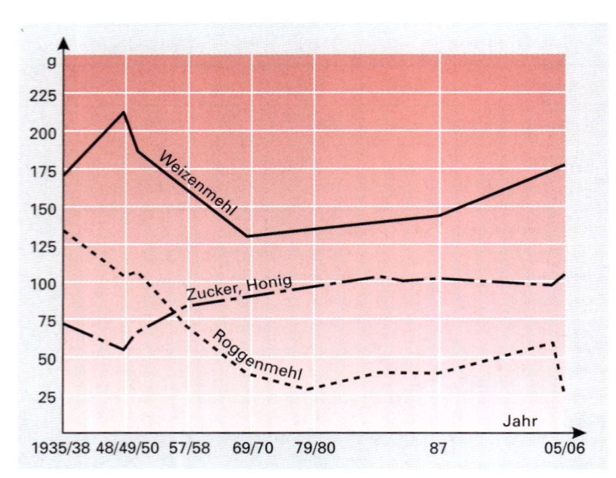

Abb. 2: Verbrauch kohlenhydratreicher Lebensmittel im Deutschen Reich bzw. in der Bundesrepublik Deutschland in g pro Person und Tag

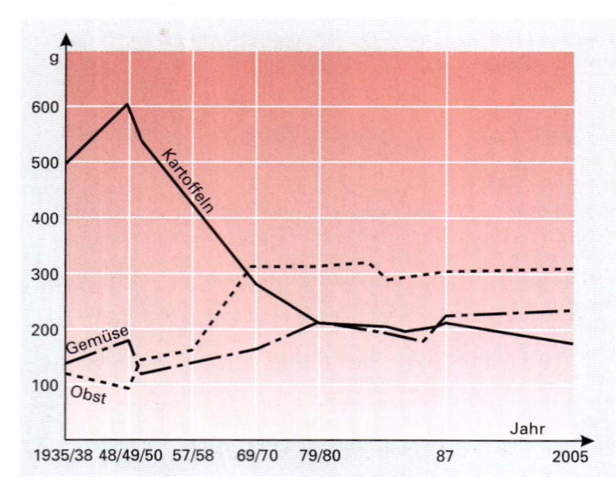

Abb. 3: Verbrauch kohlenhydratreicher Lebensmittel im Deutschen Reich bzw. in der Bundesrepublik Deutschland in g pro Person und Tag

Empfehlungen für die Kohlenhydratzufuhr

Man nimmt an, dass die Ballaststoffzufuhr um die Jahrhundertwende doppelt so hoch wie heute war. Hierbei ist zu beachten, dass damals mehr Vollkornprodukte gegessen wurden.

Lebensmittel	1909/13	1948/49	2005/06
Gemüse	101	167	235
Obst	90	71	310
Kartoffeln	520	619	175
Roggenmehl	142	104	25
Weizenmehl	172	220	178
Zucker, Honig	49	57	105

Tab. 1: Veränderung unserer Ernährungsgewohnheiten hinsichtlich kohlenhydratreicher Lebensmittel in g pro Person und Tag

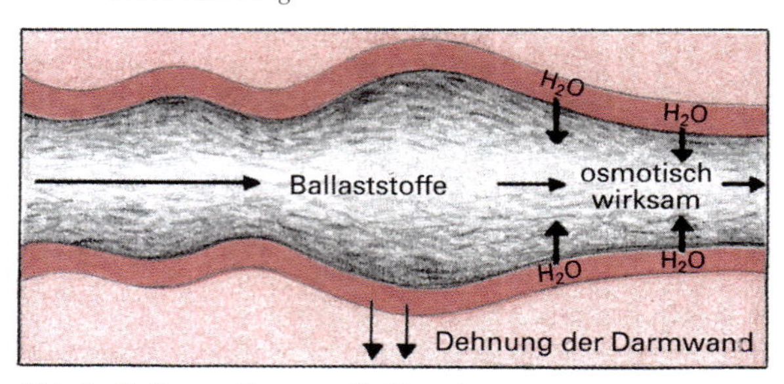

Abb. 4: Ballaststoffe regen die Darmbewegung an

- 55 bis 60 % der Gesamtenergiemenge sollten in Form von Kohlenhydraten aufgenommen werden. Der gegenwärtige Verzehr liegt bei 40 bis 45 %.
- Der Kohlenhydratbedarf sollte zu zwei Dritteln durch Polysaccharide und nur zu einem Drittel durch Di- oder Monosaccharide gedeckt werden. Polysaccharidreiche Lebensmittel enthalten meist auch Ballaststoffe, Vitamine und Mineralstoffe. Der Verzehr von polysaccharidreichen Lebensmitteln hat in den letzten Jahrzehnten abgenommen, zugleich hat der Verbrauch von Zucker zugenommen.
- Täglich sollten 30 g Ballaststoffe aufgenommen werden, die gegenwärtige Zufuhr liegt bei 23 g/Tag. **Kohlenhydratbedarfsdeckung**, vgl. S. 46.

Aufgaben

1. *Berechnen Sie Ihren täglichen Kohlenhydratbedarf.*
2. *Ermitteln Sie den täglichen Verbrauch der verschiedenen kohlenhydratreichen Lebensmittel in Gramm, vgl. Grafik.*
3. *Beurteilen Sie die Kohlenhydrat-Ist-Zufuhr in der Bundesrepublik Deutschland.*
4. *Nennen Sie Ursachen für die falsche Kohlenhydratbedarfsdeckung in der Bundesrepublik Deutschland.*
5. *Ermitteln Sie mithilfe der Nährwerttabelle den Ballaststoffgehalt der Lebensmittel, die a) 1909/13, b) 1996 aufgenommen wurden.*

Empfehlungen für die Fettzufuhr

Der Milliardenmarkt: Essen ohne Fett

Fasten ist out, Schlemmen ist in, aber bitte nur, wenn es nicht dick macht. Knackige, gelbe Pommes frites, deren Verzehr der Figur nicht schadet, Cremetorte, Currywurst, Hamburger, Eisbomben und Kartoffelchips, die kaum Energie enthalten – in den Forschungsabteilungen der großen Lebensmittelkonzerne wird auf den Traum hingearbeitet: Ein Stoff, der genauso schmeckt wie Fett, aber kein bisschen dick macht.

„Wir arbeiten an einem Fettersatz", ... „Wir forschen nach fettarmen Ersatzstoffen." Falls die beiden Firmen mit ihren Prognosen Recht haben, liegen sie an der Spitze des Kopf-an-Kopf-Rennens um einen Markt, in dem sich Milliarden verdienen lassen. Mit einer Diätserie (der Fettanteil ist nur durchschnittlich auf 40 % gesenkt) setzt der eine Konzern bereits jährlich 300 Millionen Mark in der Bundesrepublik Deutschland um. Seit fünf Jahren wächst der Umsatz zweistellig.

- 30 % der Gesamtenergiemenge kann in Form von Fetten aufgenommen werden. Bei körperlich leicht arbeitenden Menschen kann der Fettanteil darunter liegen, bei Schwerstarbeitern bis zu 10 % darüber.
- Die stark erhöhte Fettaufnahme in der Bundesrepublik Deutschland ist eine Hauptursache für Übergewicht und Stoffwechselerkrankungen, vgl. S. 422.
- Die wünschenswerte Zufuhr an essentiellen Fettsäuren – Linolsäure – liegt bei 10 % des Fettbedarfs. Die Linolsäureversorgung ist gewährleistet, da diese Fettsäure in vielen Nahrungsfetten enthalten ist. Bei einer erhöhten Zufuhr ist der Vitamin-E-Bedarf gesteigert.
- Der Anteil an gesättigten Fettsäuren soll nicht mehr als 30 % der zugeführten Fettsäuren betragen. Versteckte Fette in Fleisch und Wurst enthalten gesättigte Fettsäuren und Cholesterin.
  Fettbedarfsdeckung, vgl. S. 86 f.

Aufgaben

1. *Berechnen Sie Ihren täglichen Fettbedarf.*
2. *Ermitteln Sie den täglichen Verbrauch an Fetten und Ölen in Gramm, vgl. Grafik.*
3. *Beurteilen Sie die tägliche Fett-Ist-Zufuhr in der Bundesrepublik Deutschland.*
4. *Nennen Sie Ursachen für die falsche Fettaufnahme in der Bundesrepublik Deutschland.*
5. *Nennen und beschreiben Sie Gartechniken, bei denen*
   a) kein Fett, b) Fett benötigt wird.
6. *Beschreiben Sie Möglichkeiten der Fetteinsparung*
   a) bei der Durchführung von Gartechniken,
   b) bei sonstigen Gelegenheiten.

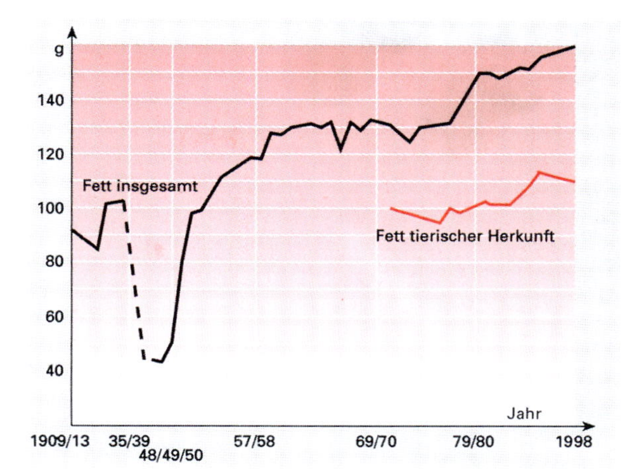

Abb. 1: Durchschnittliche Ist-Zufuhr an Fetten im Deutschen Reich bzw. in der Bundesrepublik Deutschland in g pro Person und Tag

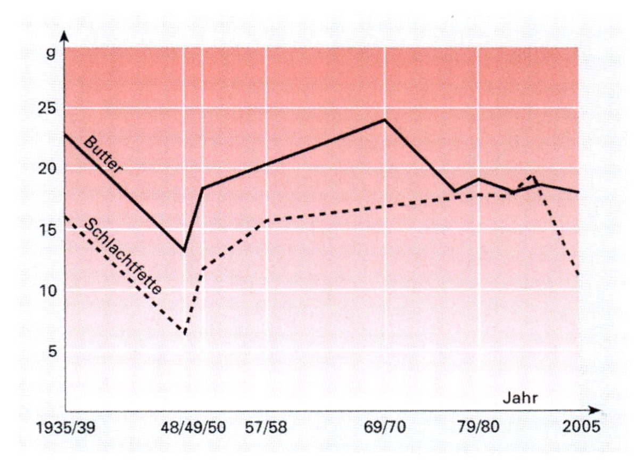

Abb. 2: Verbrauch von tierischen Fetten im Deutschen Reich bzw. in der Bundesrepublik Deutschland in g pro Person und Tag

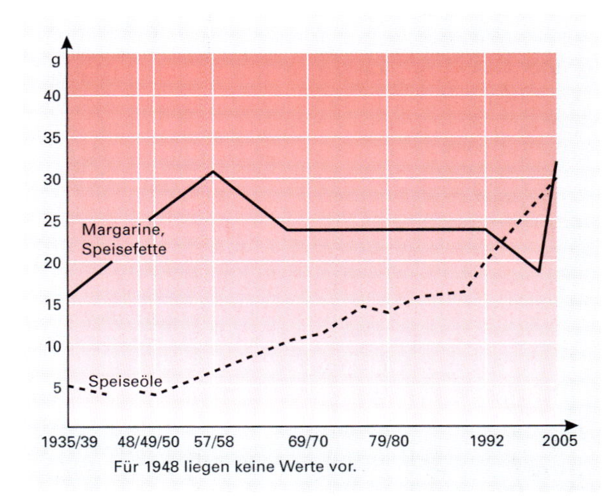

Abb. 3: Verbrauch von pflanzlichen Fetten und Ölen im Deutschen Reich bzw. in der Bundesrepublik Deutschland in g pro Person und Tag

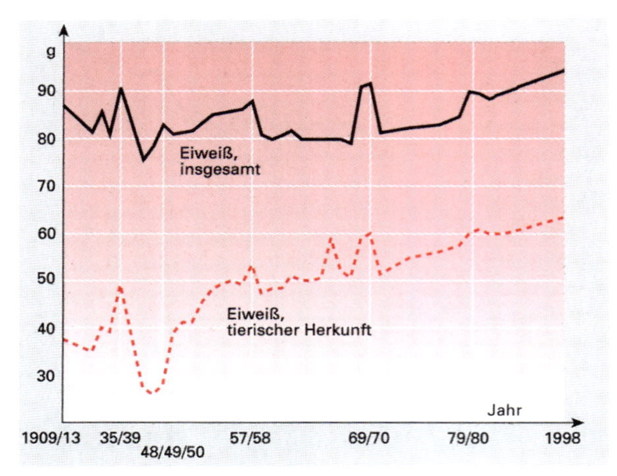

Abb. 1: Durchschnittliche Eiweiß-Ist-Zufuhr im Deutschen Reich bzw. in der Bundesrepublik Deutschland in g pro Person und Tag

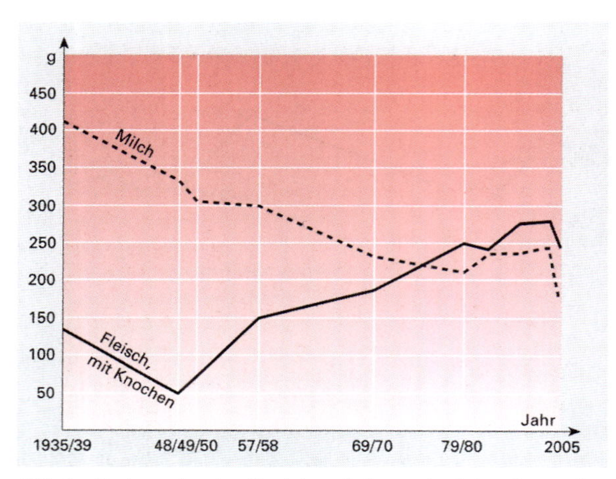

Abb. 2: Verbrauch eiweißreicher Lebensmittel im Deutschen Reich bzw. in der Bundesrepublik Deutschland in g pro Person und Tag

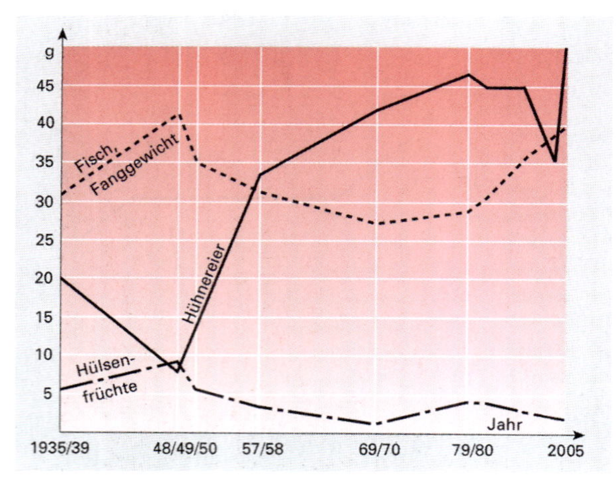

Abb. 3: Verbrauch eiweißreicher Lebensmittel im Deutschen Reich bzw. in der Bundesrepublik Deutschland in g pro Person und Tag

Empfehlungen für die Eiweißzufuhr

Der Bedarf an Nahrungsproteinen kann durch zwei Messmethoden ermitteln werden:

1. Ermittlung der stickstoffhaltigen Verbindungen, die ausgeschieden werden. Danach erfolgt eine Schätzung, durch welche Menge an hochwertigen Proteinen diese Verluste ersetzt werden können.
2. Messung der Mindestmenge an Nahrungsproteinen, die eine ausgeglichene Stickstoffbilanz ermöglicht.

Die tägliche Gesamtstickstoffausscheidung beträgt etwa 54 mg Stickstoff/kg KG, vgl. S. 116. Der Mindestbedarf an Proteinen (tierisches Eiweiß) beträgt dementsprechend 0,34 g/kg KG. Berücksichtigt man die Schwankungsbreiten bei der Stickstoffausscheidung und der Proteinverwertung, so erhöht sich der Bedarf auf 0,59 mg/kg Körpergewicht.

Diese Empfehlungen für die Proteinzufuhr gelten für eine Ernährung mit biologisch hochwertigem Vollei-Protein. Wird Protein mit einer geringeren biologischen Wertigkeit aufgenommen, so erhöht sich der Bedarf.

- Die tägliche Mindesteiweißzufuhr für Erwachsene ab 19 Jahren sollte 0,8 g/kg KG betragen (DGE).
- Die Mindesteiweißzufuhr für Jugendliche beträgt 0,9 g/kg Körpergewicht.
- Je nach der Proteinqualität sollten 10 bis 15 % der Gesamtenergiemenge in Form von Eiweiß aufgenommen werden.
- Eiweiß sollte zu zwei Dritteln in Form von pflanzlichen Lebensmitteln und zu einem Drittel in Form von tierischen Lebensmitteln aufgenommen werden. Tierische eiweißreiche Lebensmittel enthalten häufig versteckte Fette, pflanzliche eiweißreiche Lebensmittel dagegen Ballaststoffe. **Eiweißbedarfsdeckung**, vgl. auch S. 122.
- Eine ausreichende Energie- und Kohlenhydratbedarfsdeckung ist notwendig, da sonst Eiweiß zur Energiebedarfsdeckung bzw. zur Gluconeogenese genutzt wird.
- Der Eiweißbedarf muss auf jeden Fall gedeckt werden, Eiweiß kann nicht durch andere Nährstoffe ersetzt werden.
- Eine zu hohe Eiweiß- und somit Purinzufuhr kann bei entsprechender Veranlagung zu Gicht führen, vgl. S. 417 ff.

Aufgaben

1. *Berechnen Sie Ihren täglichen Bedarf an*
   a) Eiweiß insgesamt, b) pflanzlichem Eiweiß.
2. *Ermitteln Sie den täglichen Verbrauch von eiweißreichen Lebensmitteln in Gramm, vgl. Grafik.*
3. *Beurteilen Sie die tägliche Eiweiß-Ist-Zufuhr in der Bundesrepublik Deutschland.*
4. *Überprüfen Sie die Eiweißbedarfsdeckung durch den Kostplan auf S. 347 hinsichtlich*
   a) Eiweißbedarf, b) Eiweißzufuhr, Anteil an tierischem und pflanzlichem Eiweiß.

Berechnung eines Tageskostplanes – Weibliche Erwachsene: 25 Jahre, 55 kg Körpergewicht

Menge	Lebensmittel	Abfall	Protein	Fett	Kohlenhydrate	Ballaststoffe	Energie	Energie, resorbierte	Mineralstoffe					Vitamine					
									Natrium	Kalium	Calcium	Phosphor	Eisen	A	B_1	B_2	Niacin	C	
g bzw. ml		g	g	g	g	g	kJ	kJ	mg	mg	mg	mg	mg	µg	mg	mg	mg	mg	
	1. Frühstück																		
125	Orangensaft	0	1	+	13	+	250	238	1	231	16	21	0,4	15	0,10	0,02	0,4	55	
100	Roggenvollkornbrot	0	7	1	41	8	860	750	525	290	40	200	3,3	5	0,18	0,15	0,6	0	
10	Butter	0	+	8	0	0	310	295	1	2	1	2	+	59	+	+	+	0	
20	Bienenhonig	0	+	+	16	0	255	230	1	9	1	4	0,3	+	+	+	+	1	
57	Hühnerei	7	7	6	1	0	350	336	138	138	57	209	2,0	181	0,13	0,33	0,1	0	
	Kaffee oder Tee	0	0	0	0	0	0	0	–	–	–	–	–	–	–	–	–	–	
	2. Frühstück																		
150	Joghurt, Vollmilch	0	8	6	8	0	465	435	68	210	180	138	0,2	47	0,06	0,27	0,3	3	
150	Birne	11	2	+	20	5	345	308	3	84	192	20	0,5	5	0,04	0,06	0,3	8	
	Mittagessen																		
	Schnitzel																		
100	Schnitzelfleisch	1	21	2	+	0	445	425	70	290	9	170	1,7	6	0,80	0,19	4,3	0	
50	Zwiebeln	4	1	+	3	2	63	55	5	88	16	21	0,3	1	0,01	0,01	0,1	5	
10	Sonnenblumenöl	0	0	9	0	0	370	352	0	+	0	0	0	+	0	0	0	0	
	Petersilienkartoffeln																		
200	Salzkartoffeln	0	4	+	30	4	580	550	260	740	40	100	1,4	2	0,14	0,06	2,2	24	
5	Petersilie	2	+	+	+	+	5	4	2	50	12	6	0,3	37	0,01	0,01	+	8	
200	Möhren, sterilisiert	0	2	+	10	6	210	190	120	580	80	70	4,2	3200	0,14	0,10	1,2	14	
150	Erdbeeren	5	2	+	11	3	225	203	3	8	38	44	1,5	5	0,04	0,09	0,9	93	
	Kaffeetrinken																		
20	Knäckebrot, Roggen	0	2	+	13	3	265	230	92	87	17	60	0,9	+	0,04	0,04	0,2	0	
10	Butter	0	+	4	0	0	310	295	+	1	1	1	+	30	+	+	+	0	
15	Konfitüre	0	+	0	10	+	164	153	1	16	3	2	0,1	2	+	+	+	1	
40	Speisequark, mager	0	6	+	2	0	122	116	16	40	48	72	0,2	8	0,02	0,12	+	+	
	Kaffee oder Tee	0	0	0	0	0	0	0	–	–	–	–	–	–	–	–	–	–	
	Abendbrot																		
	Belegte Brote																		
100	Grahambrot	0	8	1	44	8	910	820	430	210	45	245	1,61	2	0,21	0,20	2,5	0	
10	Butter	0	+	8	0	0	310	295	1	2	1	2	+	59	+	+	+	0	
20	Bierschinken	0	3	4	+	0	205	193	150	52	3	30	0,3	0	0,06	0,04	0,8	4	
30	Edamer Käse, 40% Fett i.Tr.	2	7	8	1	0	465	456	240	29	240	171	0,2	54	0,02	0,10	+	0	
	Tomatensalat																		
150	Tomaten	6	2	+	5	3	120	105	9	450	23	39	0,8	128	0,09	0,06	0,8	36	
10	Zwiebeln	1	+	+	1	+	13	10	1	18	3	4	0,1	+	+	+	+	1	
200	Apfelsaft	0	+	+	24	+	400	360	4	230	14	14	0,6	14	0,04	0,04	0,6	2	
	Ist-Zufuhr		81	61	250	41	8017	7404	2094	4261	865	1594	20,6	3887	2,14	1,90	15,4	254	

Die einzelnen Werte in den verschiedenen Kostplänen werden jeweils gerundet angegeben, es wurde jedoch mit den genauen Werten weitergerechnet. Auf diese Weise können beim Nachrechnen geringfügige Differenzen

Empfehlungen für die Flüssigkeitszufuhr

Im gemäßigten Klima bei leichter Arbeit liegt der tägliche Flüssigkeitsbedarf bei 2,5 l. Etwa 1 l davon entfällt auf Getränke, die restliche Flüssigkeitsmenge ist in Speisen enthalten bzw. wird als Oxidationswasser im Organismus gebildet, vgl. S. 153.

Geeignete Getränke: Tee, natriumarme Mineralwässer, Obst- und Gemüsesäfte – evtl. verdünnt –, Buttermilch, fettarme Milch u. a.

Ungeeignete Getränke: Cola-Getränke, Limonaden, Fruchtsaftgetränke, Bier u. a.

Mineralstoff- und Vitaminbedarfsdeckung

Bei der Zusammenstellung des täglichen Speiseplans sollten Lebensmittel mit hoher Nährstoffdichte berücksichtigt werden.

Geeignete Lebensmittel: Obst, Gemüse – möglichst in roher Form –, Kartoffeln, Vollkornprodukte, Milch und Milchprodukte, Ei, Fisch

Empfehlungen Mineralstoffzufuhr, vgl. S. 374.

Empfehlungen Vitaminzufuhr, vgl. S. 210.

Bei der Lebensmittelverarbeitung sollte darauf geachtet werden, dass der Mineralstoff- und Vitamingehalt möglichst erhalten bleibt, vgl. S. 283 ff.

Aufgaben

1. *Beurteilen Sie die Energie- und Nährstoffzufuhr durch den Tageskostplan auf S. 347.*
2. *Stellen Sie fest, welche alternativen Kostformen, vgl. S. 375 ff., die Empfehlungen der DGE erfüllen.*

16.1.4 Mahlzeitengestaltung

Vollwertig essen und trinken nach den 10 Regeln der DGE

1. Vielseitig essen: Genießen Sie die Lebensmittelvielfalt. Merkmale einer ausgewogenen Ernährung sind abwechslungsreiche Auswahl, geeignete Kombination und angemessene Menge nährstoffreicher und energiearmer Lebensmittel.

2. Reichlich Getreideprodukte – und Kartoffeln: Brot, Nudeln, Reis, Getreideflocken – am besten aus Vollkorn – sowie Kartoffeln enthalten kaum Fett, aber reichlich Vitamine, Mineralstoffe, Spurenelemente sowie Ballaststoffe und sekundäre Pflanzenstoffe. Verzehren Sie diese Lebensmittel mit möglichst fettarmen Zutaten.

3. Gemüse und Obst – Nimm „5“ am Tag ...: Genießen Sie 5 Portionen Gemüse und Obst am Tag, möglichst frisch, nur kurz gegart, oder auch eine Portion als Saft – idealerweise zu jeder Hauptmahlzeit und auch als Zwischenmahlzeit: Damit werden Sie reichlich mit Vitaminen, Mineralstoffen, Ballaststoffen und sekundären Pflanzenstoffen versorgt. Das Beste, was Sie für Ihre Gesundheit tun können.

4. Täglich Milch und Milchprodukte, ein- bis zweimal in der Woche Fisch; Fleisch, Wurstwaren sowie Eier in Maßen: Diese Lebensmittel enthalten wertvolle Nährstoffe, wie Calcium in Milch, Iod, Selen und Omega-3-Fettsäuren in Seefisch. Fleisch ist wegen des hohen Beitrags an verfügbarem Eisen und an den Vitaminen B_1, B_6 und B_{12} vorteilhaft. Mengen von 300–600 g Fleisch und Wurst pro Woche reichen hierfür aus. Bevorzugen Sie fettarme Produkte.

5. Wenig Fett und fettreiche Lebensmittel: Fett liefert lebensnotwendige (essentielle) Fettsäuren und fetthaltige Lebensmittel enthalten auch fettlösliche Vitamine. Fett ist besonders energiereich, daher kann zu viel Nahrungsfett Übergewicht fördern, möglicherweise auch Krebs. Zu viele gesättigte Fettsäuren fördern langfristig die Entstehung von Herz-Kreislauf-Krankheiten. Bevorzugen Sie pflanzliche Öle und Fette (z. B. Raps- und Sojaöl und daraus hergestellte Streichfette). Achten Sie auf unsichtbares Fett, das in Fleischerzeugnissen, Milchprodukten, Gebäck und Süßwaren sowie in Fast-Food- und Fertigprodukten meist enthalten ist. Insgesamt 70–90 g Fett pro Tag reichen aus.

6. Zucker und Salz in Maßen: Verzehren Sie Zucker und Lebensmittel bzw. Getränke, die mit verschiedenen Zuckerarten (z. B. Glucosesirup) hergestellt wurden, nur gelegentlich. Würzen Sie kreativ mit Kräutern und Gewürzen und wenig Salz. Bevorzugen Sie iodiertes Speisesalz.

7. Reichlich Flüssigkeit: Wasser ist lebensnotwendig. Trinken Sie ca. 1,5 l Flüssigkeit jeden Tag. Bevorzugen Sie Wasser – ohne oder mit Kohlensäure – und andere kalorienarme Getränke. Alkoholische Getränke sollten nur gelegentlich und nur in kleinen Mengen konsumiert werden.

8. Schmackhaft und schonend zubereiten: Garen Sie die Speisen bei möglichst niedrigen Temperaturen, soweit es geht kurz, mit wenig Wasser und wenig Fett. Das erhält den natürlichen Geschmack, schont die Nährstoffe und verhindert die Bildung schädlicher Verbindungen.

9. Nehmen Sie sich Zeit, genießen Sie Ihr Essen: Bewusstes Essen hilft, richtig zu essen. Auch das Auge isst mit. Lassen Sie sich Zeit beim Essen. Das macht Spaß, regt an, vielseitig zuzugreifen, und fördert das Sättigungsempfinden.

10. Achten Sie auf Ihr Gewicht und bleiben Sie in Bewegung: Ausgewogene Ernährung, viel körperliche Bewegung und Sport (30 bis 60 Minuten pro Tag) gehören zusammen. Mit dem richtigen Körpergewicht fühlen Sie sich wohl und fördern Ihre Gesundheit.

Zusammenstellung von Mahlzeiten

- Speisen appetitanregend zusammenstellen. Lebensmittel einer Mahlzeit sollen unterschiedliche Farben haben. Ein Gericht wie z. B. Blumenkohl, Kartoffelbrei und Kalbsgeschnetzeltes wirkt wenig appetitanregend.
- Lebensmittel mit unterschiedlichem Geschmack anbieten. Dieser kann besonders auch durch die Zugabe von Kräutern und Gewürzen verstärkt werden. Der Eigengeschmack der Speisen soll erhalten bleiben.
- Lebensmittel mit unterschiedlicher Struktur auswählen, z. B. Fisch mit weicher Struktur und Rohkostsalat mit fester Struktur. Durch Lebensmittel mit fester Struktur wird ein höherer Sättigungswert erreicht.

Nährstofferhaltung bei der Zubereitung von Speisen

- Nährstoffverluste durch längeres Einwirken von Wasser oder Hitze vermeiden.
- Gartechniken wählen, die keinen oder nur wenig Fettzusatz erfordern. Durch falsche Zubereitung wird der Energiegehalt der Speisen unnötig erhöht.
- Speisen salzarm, aber würzig zubereiten, um die Verdauung anzuregen.
- Speisen durch den Zusatz von frischen Kräutern und Zitronensaft im Vitamingehalt aufwerten.

Aufgaben

1. *Beschreiben Sie den Verlauf der Tagesleistungskurve. Machen Sie aufgrund des Verlaufs Vorschläge für die Mahlzeitengestaltung.*
2. *Stellen Sie verschiedene Frühstücksvorschläge zusammen.*
3. *Zum ersten Frühstück gibt es Tee, Brötchen mit Konfitüre, Camembert und Bierschinken. Machen Sie Vorschläge für ein ergänzendes zweites Frühstück.*
4. *Nicht jede Mahlzeit kann ein ausgewogenes Nährstoffverhältnis aufweisen.*
   Als Mittagessen wird in der Kantine Erbseneintopf mit Würstchen angeboten. Stellen Sie ein ergänzendes Abendessen zusammen.
5. *Ergänzen Sie folgende Lebensmittel zu vollständigen, appetitanregenden Mittagsmahlzeiten:*
   a) gebratenes Fischfilet, b) Rührei,
   c) Huhn in Currysoße, d) Grünkernbratlinge.
6. *Stellen Sie einen Tageskostplan für einen 16-jährigen Jugendlichen zusammen.*

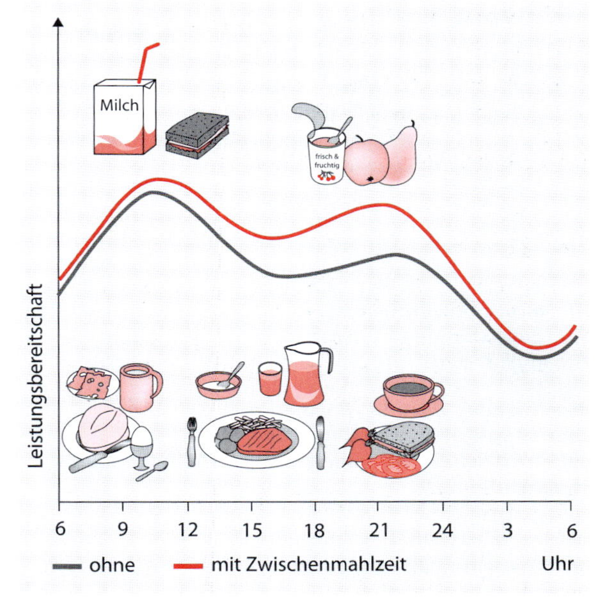

Abb. 1: Tagesleistungskurve

Aufteilung der Energie- und Grundnährstoffzufuhr für verschiedene Mahlzeiten

	Energie		Eiweiß		Fett		Kohlenhydrate	
	allgemein in %	Beispiel in kJ	allgemein in %	Beispiel in g	allgemein in %	Beispiel in g	allgemein in %	Beispiel in g
Tagesbedarf	100	8400	100	74	100	68	100	272
Bei drei Mahlzeiten								
Frühstück	30	2500	25	18	30	20	35	95
Mittagessen	40	3400	45	34	40	28	35	95
Abendbrot	30	2500	30	22	30	20	30	82
Bei fünf Mahlzeiten								
1. Frühstück	25	2100	20	14	25	17	30	76
2. Frühstück	10	850	10	8	7,5	5	10	30
Mittagessen	30	2500	30	23	35	25	25	68
Nachmittag	10	850	10	8	7,5	5	10	30
Abendbrot	25	2100	30	21	25	17	25	68

16.1.5 Außer-Haus-Verpflegung

Gastronomie – Gemeinschaftsverpflegung

Die Außer-Haus-Verpflegung umfasst in der Bundesrepublik Deutschland insgesamt ca. 390 000 verschiedene Verpflegungseinrichtungen, in denen 10,6 Mrd. Essen mit einem Lebensmittelgeldwert von etwa 75 Mrd. € ausgegeben werden.

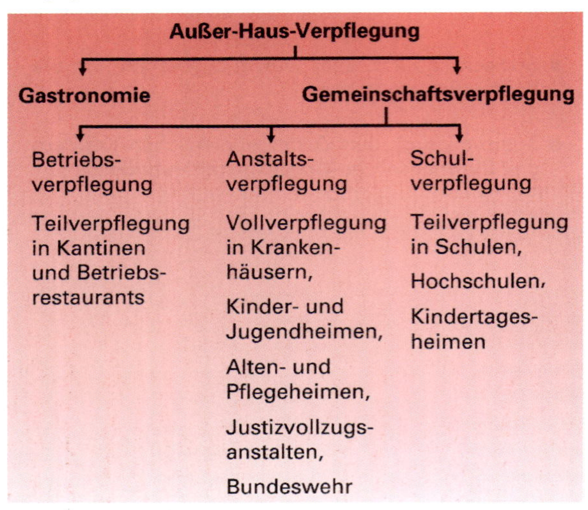

Abb. 1: Überblick – Außer-Haus-Verpflegung

Gastronomie

Der Individualverpflegung in der Gastronomie werden alle Einrichtungen zugerechnet, die der Allgemeinheit zugänglich sind und auf Gewinnbasis arbeiten. Etwa die Hälfte der Mahlzeiten innerhalb der Außer-Haus-Verpflegung wird in Restaurants, an Imbissständen usw. ausgegeben. Die Deutschen essen immer häufiger außer Haus. Dabei zahlen sie im Schnitt 7,00 € pro Mahlzeit.

Gemeinschaftsverpflegung

Die Gemeinschaftsverpflegung umfasst die Betriebs-, Anstalts- und Schulverpflegung in Bildungs- und Ausbildungsstätten. In Deutschland werden etwa 5 Millionen Menschen durch rund 12 000 Betriebskantinen verköstigt. In der Regel werden keine kostendeckenden Preise verlangt. Man unterscheidet Voll- und Teilverpflegung. Der Teilverpflegte nimmt im Gegensatz zum Vollverpflegten lediglich die Mittagsmahlzeit und/oder ein bis zwei Zwischenmahlzeiten in der Gemeinschaftsverpflegung ein.

In der Bundesrepublik Deutschland geht der Trend zum **Außer-Haus-Zwischenverpflegungsangebot**. Ein Drittel der arbeitenden Bevölkerung verlässt das Haus, ohne ausreichend gefrühstückt zu haben. Auch die Teilnehmerzahl am herkömmlichen warmen Mittagessen in der Gemeinschaftsverpflegung nimmt ab. Eine entsprechend große Rolle spielen nun die Zwischenmahlzeiten am Vormittag und am Nachmittag. Etwa die Hälfte der Arbeitnehmer nimmt täglich einen „schnellen Imbiss" ein. Das Angebot innerhalb der Außer-Haus-Verpflegung entspricht jedoch nicht immer dieser veränderten Mahlzeitengestaltung, die Speisen enthalten zu viel Energie, Fett, Eiweiß, Zucker und Salz.

Qualitätsziele für die Gemeinschaftsverpflegung:

- Der Energie- und Nährstoffgehalt der Speisen entspricht dem durchschnittlichen Bedarf der Zielgruppe.
- Welcher Personenkreis soll versorgt werden, mit wie vielen Mahlzeiten?
- Bei der Zubereitung soll es nur zu geringfügigen Nährstoffverlusten kommen, die Warmhaltezeiten sollten nicht mehr als 30 Minuten betragen.
- Ein Salatbüfett wird angeboten.
- Die Gäste können zwischen verschiedenen Hauptgerichten und Komponenten wählen, z. B. Vollkost und leichte Vollkost, evtl. auch Diäten.
- Die Speisen werden mit frischen Kräutern verfeinert.
- In der Tagesverpflegung werden zwei Mahlzeiten mit frischem Obst oder Salat angeboten.
- Das Speisenangebot berücksichtigt Angebote der Saison und der Region. Regionale Ernährungsgewohnheiten werden berücksichtigt.
- Der Speiseplan weist über einen Zeitraum von zwei Monaten keine Wiederholung auf.
- Hygieneregeln und vorgeschriebene Schulungen des Personals werden eingehalten.

  Bei den Entscheidungen sollten finanzielle Mittel, Personaleinsatz und Ausstattung der Küche berücksichtigt werden.

Hygieneregeln für Großküchen, HACCP, vgl. S. 316f.

In der Gemeinschaftsverpflegung

- können Energie- und Nährstoffbedarf des Einzelnen nur annähernd berücksichtigt werden,
- sollte ein Überangebot an Energie, Fett, leicht verdaulichen Kohlenhydraten und Salz vermieden werden,
- sollte auf Nährstofferhaltung und Hygiene geachtet werden, um eine Mangelernährung und Lebensmittelvergiftungen zu vermeiden,
- kann es zu längeren Warmhaltezeiten während des Austeilens und so zu Vitaminverlusten kommen.

Der Verpflegungsteilnehmer sollte

- den Energie- und Nährstoffgehalt der Speisen einschätzen und überlegen, ob es sich um eine Hauptmahlzeit oder eine Zwischenmahlzeit handelt;
- nach Möglichkeit folgende Speisen auswählen:
  - eine große Portion Gemüse bzw. Rohkostsalat,
  - magere Fleisch-, Fisch- oder Eigerichte;
- bei großen Portionen ruhig etwas liegen lassen bzw. sich nicht so viel auffüllen lassen. Man muss nicht alles essen, was man bezahlt hat;
- durch Frühstück und Abendessen innerhalb der häuslichen Verpflegung die Gemeinschaftsverpflegung ergänzen; dabei sollten besonders folgende Lebensmittel berücksichtigt werden: Vollkornprodukte, Obst und Gemüse, möglichst in roher Form, Milch und Milchprodukte.

Gemeinschaftsverpflegung – Speiseplan

(G – Geflügel, K – Kalbfleisch, R – Rindfleisch, S – Schweinefleisch)

Menü 1	E	F	KH	KJ	Menü 2/Leichte Vollkost	E	F	KH	KJ	Vegetarisch	E	F	KH	KJ
					Montag, 14.10.									
Früchtequark oder	16	4	19	799	Früchtequark oder	16	4	19	799	Früchtequark oder	16	4	19	799
Minestrone	1	0	5	163	Minestrone	1	0	5	163	Minestrone	1	0	5	163
1 P. Würstchen R, S	17	29	0	1492	Kalbssteak „Bombay" K	34	34	37	2583	Mexikan. Reispfanne	7	6	30	875
Linsengemüse	20	6	54	1523	Rahmsoße	1	5	5	312	Bataviasalat	0	2	1	126
Spätzle oder	8	4	45	1126	Reis oder	4	2	55	1131					
Salzkartoffeln	4	0	30	588	Salzkartoffeln	4	0	30	588					
					Bataviasalat	0	2	1	126					
					Dienstag, 15.10.									
Apfel oder	0	0	17	330	Apfel oder	0	0	17	330	Apfel oder	0	0	17	330
Grünkernsuppe	0	0	4	135	Grünkernsuppe	0	0	4	135	Grünkernsuppe	0	0	4	135
Pariser Schnitzel S	27	25	4	1614	Gefüllte Zucchini R, S	30	41	7	2339	Erbsen-Möhren-Zucchini	5	5	14	567
Bratensoße	1	2	5	199	Tomatensoße	1	7	7	467	Tomatensoße	1	7	7	467
Erbsen-Karottengemüse	6	4	20	646	Vollkornreis	5	3	54	1136	Vollkornreis	5	3	54	1136
Butternudeln oder	7	3	43	1042	Bunter Salat	0	2	2	147	Bunter Salat	0	2	2	147
Vollkornreis	5	3	54	1136										
					Mittwoch, 16.10.									
Joghurtmüsli oder	3	2	20	503	Joghurtmüsli oder	3	2	20	503	Joghurtmüsli oder	3	2	20	503
Gulaschsuppe	3	7	7	487	Gulaschsuppe	3	7	7	487	Gulaschsuppe	3	7	7	487
Eierpfannkuchen	22	45	74	3420	Lammrücken H	28	4	0	715	Gemüse-Vollk. Spaghetti	20	51	64	3405
Zimt-Zucker	0	0	12	217	Kräuterbutter	0	14	0	585	Grüne Soße	2	13	6	675
Apfelmus	0	28	28	495	Prinzessbohnen	4	4	12	472	Geriebener Käse	8	8	0	503
					Salzkartoffeln oder	4	0	30	588	Tomaten-Chicoréesalat	1	2	2	165
					Pommes Dauphines	7	13	49	1468					
					Donnerstag, 17.10.									
Brombeermilch oder	6	4	60	1279	Brombeermilch oder	6	4	60	1279	Brombeermilch oder	6	4	60	1279
Flädlesuppe	1	2	5	238	Flädlesuppe	1	2	5	238	Flädlesuppe	1	2	5	238
Hüftsteak R	28	20	0	1329	Bami Goreng S, G, F	36	25	55	2645	Gemüse-Gerstenauflauf	14	17	38	1593
Pfefferbutter	0	16	0	648	Krabbenbrot	0	0	0	3	Endivien-Karottensalat	2	16	8	785
Rosenkohl	6	3	6	324	Endivien-Karottensalat	2	16	8	785					
Pommes frites oder	8	34	68	2640										
Salzkartoffeln	4	0	30	588										
					Freitag, 18.10.									
Banane oder	1	0	28	511	Banane oder	1	0	28	511	Banane oder	1	0	28	511
Gebrannte Grießsuppe	3	2	10	351	Gebrannte Grießsuppe	3	2	10	351	Gebrannte Grießsuppe	3	2	10	351
Geb. Scholle	35	21	7	1605	Glac. Kalbsschinken	22	4	0	545	Tofuschnitte	10	37	0	1600
Joghurt-Kräutersauce	0	0	0	47	Schwarzwurzelgemüse	3	9	5	507	Paprikarahmsoße	0	2	2	143
Salzkartoffeln oder	4	1	30	588	Salzkartoffeln oder	4	0	30	588	Sprossenreis	8	3	51	1152
Kartoffel-Gurkensalat	4	12	33	1142	Reis	4	2	55	1131	Kopfsalat	0	2	1	130
Kopfsalat	0	2	1	130	Sellerie-Karottenrohkost	2	5	9	381					

Salate sind die neuen Hits der Kantine

dpa **Fulda** – Viele bundesdeutsche Kantinen haben sich schon umgestellt: Bunte Salate sind ein Renner geworden. Zu diesem Ergebnis kamen Ernährungswissenschaftler während eines Seminars des Instituts für kommunale Wirtschaft und Umweltplanung (IKU) in Fulda. Eckard Engert vom Landesamt für Ernährung in Hessen sagte, Salate seien der eindeutige Sieger in der Verbrauchergunst. Keine Kantine könne es sich heute noch leisten, ein Angebot ohne ausgeprägtes „grünes Profil" zu präsentieren. Auf den nächsten Plätzen der Beliebtheitsskala in den Kantinen lägen Vollwertgerichte, Gemüsespeisen und fleischlose Menüs. Dennoch, so Fachleute in Fulda, gebe es immer noch viele Kantinen, in denen Mitarbeitern verkochte Kartoffeln, zu große Fleischportionen mit pappiger Soße und ausgelaugtes Gemüse vorgesetzt werden.

Aufgaben

1. *Erkunden und beurteilen Sie das Speisenangebot in Gemeinschaftsverpflegungseinrichtungen in Ihrer Umgebung.*
2. *Erläutern Sie das Schaubild „Außer-Haus-Verpflegung", vgl. S. 350.*
3. *Nehmen Sie Stellung zu folgenden Überlegungen, die oft bei der Außer-Haus-Verpflegung angestellt werden:*
   a) „Eigentlich bin ich satt, aber es ist noch etwas auf dem Teller."
   b) „Auf der Welt hungern so viele Menschen, der Rest ist zu schade zum Wegwerfen."
4. *Nennen Sie Hygieneregeln, die in Großküchen beachtet werden müssen.*
5. *Susanne arbeitet in einer Firma als Automechanikerin. Manfred ist dort in der Abrechnung tätig. In der Betriebskantine wird der Speiseplan, vgl. S. 351, angeboten.*
   Welches Gericht sollte
   a) Manfred, b) Susanne
   an den verschiedenen Wochentagen auswählen? Begründen Sie Ihre Entscheidungen.
6. *Machen Sie jeweils Vorschläge für das ergänzende Frühstück bzw. Abendessen in der häuslichen Verpflegung.*

	Energie kJ	Kohlenhydrate g	Fett g	Eiweiß g
weiblich	2700	87	22	23
männlich	3300	105	26	29

Tab. 1: Richtwerte für eine Mittagsmahlzeit (PAL 1,4 – 19 bis 35 Jahre)

Fastfood – Schnelles Essen

Fastfood ist durch schnellen Service, niedrige Preise und standardisierte Qualität charakterisiert. Die Mahlzeiten müssen in wenigen Minuten fertig gestellt und verzehrt werden können. Den schnellen Imbiss gibt es deshalb in Fußgängerzonen und überall, wo täglich viele Menschen vorbeikommen, im Fastfood-Restaurant, Stehimbiss, in der Metzgerei, Bäckerei, im Fischgeschäft usw.

Als Fastfood werden hauptsächlich Standardgerichte wie Hamburger, belegte Brote, Bratwürste, Frikadellen, Grillhähnchen, Pizzen, Crêpes, Fleischtaschen, Salate und Cola- und Limonadengetränke angeboten. Auffallend ist der Trend zu Salaten usw.

Der Umsatz aller Fastfood-Betriebe erreicht etwa 40 % des gesamten Gastronomieumsatzes. Zeitmangel wird als wichtigster Grund für den Verzehr von „Snacks" genannt. Weitere Ursachen sind die Entfernung zwischen Wohnung und Arbeitsplatz, weniger gemeinsame Mahlzeiten mit der Familie usw.

In den Fastfood-Restaurants sind hauptsächlich Jugendliche unter 18 Jahren anzutreffen. Sie gehen in diese Restaurants, um schnell, preiswert, unkompliziert und ungestört mit Freunden zu essen. Allerdings haben sie auch erfahren, dass Fastfood oft nicht satt macht, bzw. dass ein komplettes Menü teuer ist. Ahnen sie, dass Fastfood auch ungesund und die Verpackung/das Einweggeschirr eine unnötige Belastung für die Umwelt ist?

Fastfood ist ein Essen mit Tempo. Spätestens wenn der letzte Bissen im Mund verschwunden ist, setzt der Gast sich wieder in Bewegung. Das Sättigungsgefühl setzt aber erst nach einer Viertelstunde ein. Es ist nicht nur entscheidend, was man isst, sondern auch, wie man isst.

Fastfood wird von Jugendlichen häufig als Zwischenmahlzeit gegessen. Der Energiegehalt dieser Speisen entspricht jedoch meist dem einer Hauptmahlzeit. Fett- und Salzgehalt der Produkte sind oft sehr hoch, Vitamin-, Mineralstoff- und Ballaststoffgehalt dagegen niedrig. Eine regelmäßige bzw. ständige Einnahme von Fastfood führt zu Gesundheitsstörungen. Gelegentlich kann die „schnelle Mahlzeit" jedoch ohne Schaden verzehrt werden, sie darf aber nicht zur Gewohnheit werden.

Fastfood sollte nicht nur nach dem Nährwert beurteilt werden, auch ökologische und soziale Aspekte müssen in die Bewertung einbezogen werden.

Das Sandwich erobert jetzt auch den deutschen Fastfood-Markt

Hamburg – Das dreieckige Sandwich ist der Aufsteiger der letzten Jahre auf dem deutschen Imbissmarkt: Rund 30 Millionen € werden pro Jahr mit dem belegten Sandwich umgesetzt. Pro Woche werden in Deutschland rund 300 000 der vorgepackten Snacks abgesetzt, mit steigender Tendenz.

Das Wachstumspotenzial ist noch größer, denn im Heimatland des Sandwichs, England, werden trotz kleinerer Einwohnerzahl zehn Mal mehr Sandwich als in Deutschland verkauft. Millionen von Briten ziehen das schnelle Sandwich zwischendurch der geregelten Warm-Mahlzeit in der Kantine vor.

Der Betrieb beliefert von Hamburg aus rund 2 500 Verkaufsstellen in Deutschland, darunter Tankstellen, Supermärkte, Flughäfen und Fluglinien.

Mahlzeiten	Energie kJ	Kohlenhydrate g	Fett g	Eiweiß g
Zwischenmahlzeit	1000 – 1250	32 – 42	8 – 10	8
Mittagessen	3000 – 3800	100 – 135	23 – 27	24

Tab. 1: Richtwerte für 15- bis 18-jährige Jugendliche

Richtwerte für die tägliche Vitamin- und Mineralstoffzufuhr, vgl. S. 210, S. 374.

Beachten Sie beim Verzehr von Fastfood

- Alternativen zu den Fastfood-Restaurants berücksichtigen, z. B. gemeinsames Picknick im Freien, Party mit selbst erstellten Salaten.
- Das heute auch angebotene alternative Fastfood in Erwägung ziehen, z. B. Vollkornbrötchen anstelle von Soft-Brötchen, Salate, gebackene Kartoffeln anstelle von Pommes frites, Mineralwasser, Milch anstelle von Limonade und Cola-Getränken.
- Fastfood mit einer günstigen Nährstoffdichte, einem geringen Energie-, Fett- und Salzgehalt auswählen, z. B. Rohkostsalate.
- Den geringen Ballaststoff-, Vitamin- und Mineralstoffgehalt von Fastfood z. B. durch den Verzehr von Salat/Gemüse, frischem Obst, Vollkorn- und Milchprodukten ausgleichen.
- Fastfood in Ruhe – nicht im Stehen – essen, nur so wird nicht „über den Hunger" gegessen.
- Fastfood mit aufwendiger Verpackung/Einweggeschirr aufgrund der Umweltbelastung ablehnen.

Aufgaben

1. Starten Sie eine Umfrage:
Wie und wo essen Jugendliche?

2. Vergleichen Sie den Energie- und Nährstoffgehalt der verschiedenen Fastfood-Produkte mit den Richtwerten für
a) Zwischenmahlzeiten,
b) Mittagessen.

3. Berechnen Sie die Nährstoffdichte für die verschiedenen Fastfood-Produkte.

4. Versuchen Sie folgende Fragen zu beantworten:
a) Wer sind die Hauptkonsumenten?
b) Welches sind die Konsummotive?
c) Welche Konsequenzen könnte der Verzehr von Fastfood für die Gesundheit haben?
d) Wie könnte das Fastfood-Angebot verbessert werden?

5. Diskutieren Sie, inwieweit Fastfood Ausdruck der veränderten Essgewohnheiten ist.

6. Untersuchen Sie, welche Verpackungsmaterialien in Schnellrestaurants eingesetzt werden.
Übelegen Sie, ob diese Verpackung wirklich notwendig ist.

7. Führen Sie eine Pro-und-Kontra-Diskussion zum Thema Fastfood.
Einige sind leidenschaftliche Fastfood-Befürworter, andere scharfe Gegner.

8. Sammeln Sie Rezepte für alternative Zwischenmahlzeiten.

9. Überprüfen Sie das Speisen- und Getränkeangebot in der Schule/Mensa.

Produkt	Energie kJ/kcal je Portion	Portion g bzw. ml	Kohlenhydrate g	Fette g	Eiweiß g	Ballaststoffe g	Kochsalz g	enthaltene Hauptallergene*
Hamburger	1063/255	110	30	9	13	2	1,3	1, 6, 10, 11
Cheeseburger	1264/300	120	30	13	16	2	1,7	1, 6, 7, 10, 11
Big Mäc	2071/495	220	40	25	27	3	2,3	1, 3, 6, 7, 10, 11
Chicken McNuggets, 9 Stück	1596/380	160	25	20	25	2	1,9	1, 3, 7, 9
Pommes frites mittel mit Ketchup	1516/360	140	47	17	5	4	2,3	–
Garten Salat mit Balsamico-Dressing, fettreduziert	139/35	120	5	1	1	2	0,9	12
Apfeltasche	886/210	80	26	11	2	2	0,4	1
McSundae mit Karamellsoße	1239/295	150	53	7	5	0	0,4	1, 7
Vanille Milchshake	1810/430	500	72	11	11	1	0,7	1, 7
Coca-Cola groß	890/210	500	53	0	0	0	0	–
Apfelschorle groß	504/120	500	30	0	0	0	0	–

* Allergene: 1: glutenhaltiges Getreide; 3: Eier; 6: Soja; 7: Milch; 9: Sellerie; 10: Senf; 11: Sesamsamen; 12: Schwefeldioxid und Sulfite
(Aus: Nährwerttabelle McDonald's)

Tab. 2: Fastfood-Produkte im Vergleich – Large und Super Size Portionen haben höhere Werte

16.2 Ernährung während der Schwangerschaft

Für die Ernährung während einer Schwangerschaft gelten generell die Regeln der vollwertigen Ernährung, vgl. S. 340 ff. Eine vielseitige und ausgewogene schadstoffarme bzw. -freie Kost ist für die Gesunderhaltung der Mutter und die gesunde Entwicklung des Kindes besonders wichtig.

Energiebedarfsdeckung

Die **Energiezufuhr** darf während der Schwangerschaft nicht wesentlich erhöht werden. Die Energiezufuhr sollte gleichmäßig über die gesamte Schwangerschaft geringfügig um 1,1 MJ pro Tag gesteigert werden.

Gewichtszunahme

Die Gewichtszunahme bis zur Geburt kann 11,5 bis 16 kg betragen. Übergewichtige Frauen sollten weniger zunehmen. Im ersten Schwangerschaftsdrittel kommt es meist infolge des Schwangerschaftserbrechens ohnehin kaum zu einer Gewichtssteigerung, oft verringert sich das Gewicht während dieser Zeit geringfügig. Im zweiten Schwangerschaftsdrittel sollte die wöchentliche Gewichtszunahme höchstens 250 bis 300 g und im dritten Schwangerschaftsdrittel 400 bis 500 g betragen.

Der erhöhte Gesamtenergiebedarf während der Schwangerschaft ergibt sich aus folgenden Faktoren:
- Erhöhung des Grundumsatzes – etwa ab der 15. Schwangerschaftswoche
- erhöhte körperliche Belastung der Mutter infolge der Gewichtszunahme
- erhöhter Energiebedarf für die Neubildung des plazentaren und fetalen Gewebes

Im letzten Schwangerschaftsdrittel kann der Energiebedarf jedoch infolge mangelnder Bewegung auch wieder absinken. Die Energiezufuhr muss also dem individuellen Bedarf angepasst werden.

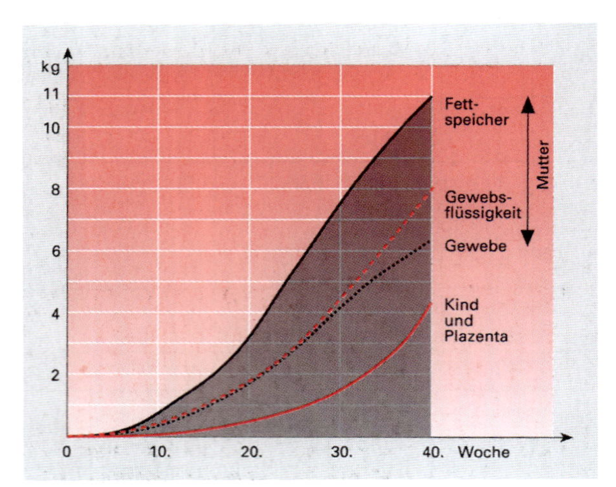

Abb. 1: Einzelkomponenten der Gewichtszunahme während der Schwangerschaft

Die Energiezufuhr sollte während der Schwangerschaft nicht wesentlich erhöht werden.
Die Gewichtszunahme bis zur Geburt kann bei normalgewichtigen Frauen ca. 11,5 bis 16 kg betragen.

Nährstoffbedarfsdeckung

Die **Eiweißzufuhr** sollte im zweiten und dritten Schwangerschaftsdrittel täglich um ca. 10 g erhöht werden. Insgesamt nimmt der Körpereiweißbestand während der Schwangerschaft um ca. 1 kg zu, da Plazenta und kindlicher Organismus aufgebaut werden. Eine ausreichende Eiweißzufuhr ist wesentlich für die gesunde Entwicklung des Kindes.

Geeignete Lebensmittel: fettarme Fleisch-, Fischsorten, Ei, Milch und Milchprodukte
Milch und Milchprodukte dienen gleichzeitig als Calciumlieferanten.

Die **Kohlenhydrat- und Fettzufuhr** sollte kaum gesteigert werden. Hier gelten die Regeln der vollwertigen Ernährung, vgl. S. 344 f.

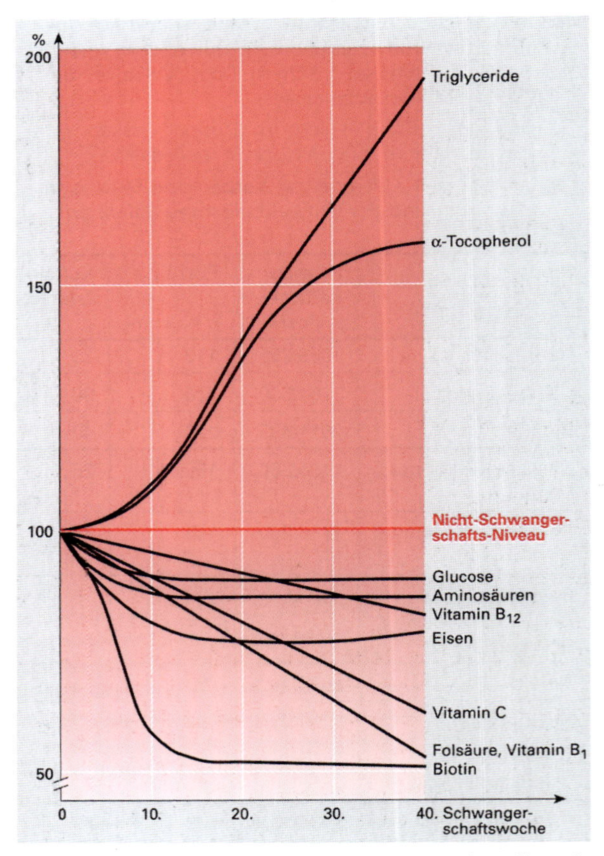

Abb. 2: Veränderung der Blutwerte einiger Nährstoffe während der normalen Schwangerschaft; die Vergleichswerte vor der Schwangerschaft betragen jeweils 100 % (nach Hyten)

Vitaminbedarfsdeckung

Bei einem von 1000 Embryonen kommt es nicht zum Verschluss des Neuralrohrs – offener Rücken. Viele Kinder mit dieser Fehlbildung sind nicht überlebensfähig oder haben schwerste körperliche oder geistige Behinderungen.

Referenzwerte für die Nährstoffzufuhr

Frauen, die schwanger werden wollen oder könnten, sollten schon vor der Konzeption zur Vorbeugung eines Neuralrohrdefektes 0,4 mg Folsäure pro Tag als Supplement aufnehmen. Frauen, die bereits ein Kind mit Neuralrohrdefekt haben und erneut schwanger werden wollen, sollten zur Verhütung eines Neuralrohrdefekts beim nächsten Kind bereits vor der Konzeption 4,0 mg Folsäure pro Tag einnehmen.

Während der Schwangerschaft besteht ein erhöhter Vitaminbedarf. Hypovitaminosen sind auf jeden Fall zu vermeiden. Lebensmittel mit hoher Nährstoffdichte sollten ausgewählt werden.

Empfehlungen für die Vitaminzufuhr, vgl. S. 210.

Mineralstoffbedarfsdeckung

Calciumbedarf: Für den Aufbau des kindlichen Knochensystems werden zusätzlich 25 bis 30 g Calcium benötigt. Obwohl die Calciumresorption während einer Schwangerschaft gesteigert ist, kommt es besonders gegen Ende dieser Zeit leicht zu einer Hypocalcämie. Diese Tatsache kommt in dem Satz zum Ausdruck: „Jedes Kind kostet die Mutter einen Zahn." Auch durch das Schwangerschaftserbrechen werden die Zähne angegriffen. Der vorübergehende Calciumverlust wird hormonell nach dem Abstillen wieder ausgeglichen.

Schwangere sollten täglich 1000 mg Calcium zu sich nehmen.

Phosphatbedarf: Der Bedarf an Phosphor beträgt täglich 800 mg.

Gute Calcium- und Phosphatlieferanten sind Milch und -produkte, vgl. S. 173.

Eisenbedarf: Jede zweite bis dritte Schwangere leidet unter Eisenmangel. Neugeborene verfügen bei der Geburt über einen Eisenvorrat von 400 bis 500 mg, diese Eisenmenge und das zusätzlich in die Plazenta eingelagerte Eisen muss die Schwangere mit der Nahrung aufnehmen – der tägliche Eisenbedarf beträgt 30 mg. Da diese Eisenmenge selbst bei einer Auswahl von eisenreichen Lebensmitteln, vgl. S. 179, nur schwer erreicht wird, ist oft eine zusätzliche medikamentöse Eisenzufuhr notwendig.

Empfehlungen für die Mineralstoffzufuhr, vgl. S. 374.

Fetus	400 – 500
Plazenta	60 – 110
Uterus	40 – 50
Vermehrung des mütterlichen Hämoglobinbestandes	400 – 500
Blutverlust	100 – 200
Gesamtbedarf	1000 – 1360

Tab. 1: Eisenbedarf in der Schwangerschaft (in mg) (Heller)

Getränke

Schwangere sollen täglich mindestens 1,5 l Flüssigkeit in Form von Getränken aufnehmen, z. B. Leitungswasser, ungesüßte Kräuter- und Früchtetees, verdünnte Frucht- und Gemüsesäfte und Mineralwasser.

Genussmittel und Medikamente

Täglich zwei bis drei Tassen Kaffee oder Tee gelten als unbedenklich.
Alkohol sollte ganz gemieden werden, da es keinen Grenzwert für die Zufuhr gibt, unterhalb dessen eine Schädigung des ungeborenen Kindes ausgeschlossen werden kann, vgl. S. 226. Bei allen Lebensmittelbestandteilen, wie Coffein, Alkohol und Nikotin, vgl. S. 230, ist zu bedenken, dass diese Stoffe den kindlichen Körper über den Blutkreis erreichen und schädigen.
Das Gleiche gilt selbstverständlich auch für Medikamente.

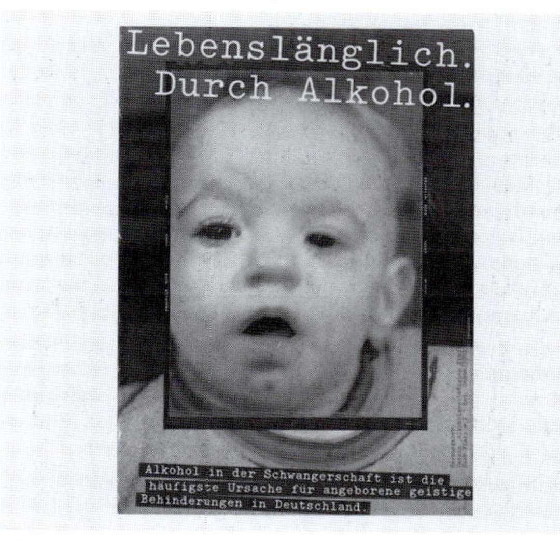

Abb. 1: Schädigung des Kindes durch Alkoholmissbrauch der Mutter

Aufgaben

1. *Machen Sie Vorschläge für die Ernährung einer werdenden Mutter. Begründen Sie Ihre Aussagen.*
2. *Ermitteln Sie Lebensmittelmengen, die den zusätzlichen Energiebedarf von 1,1 MJ während einer Schwangerschaft decken können:*
   a) Vollkornbrötchen,
   b) Vollkornreis,
   c) Vollmilch,
   d) sonstige.
3. *Ermitteln Sie Lebensmittelmengen, in denen 20 g Eiweiß enthalten sind:*
   a) Speisequark, mager,
   b) Goudakäse,
   c) Vollmilch,
   d) sonstige.
4. *Ermitteln Sie Lebensmittel, die von Schwangeren zur Vitamin- und Mineralstoffbedarfsdeckung bevorzugt werden sollten.*

Toxoplasmose – Gefahr in der Schwangerschaft

Toxoplasmen, Einzeller – Sporentierchen – sind bei Menschen und Säugetieren die am weitesten verbreiteten Schmarotzer. Die Infektion verläuft meist unbemerkt, in 1 % der Fälle treten grippeähnliche Symptome auf.

Gefährlich verläuft dagegen die frühkindliche Toxoplasmose. Nach einer Erstinfektion der Mutter in der zweiten Schwangerschaftshälfte kann der Erreger über die Plazenta auf das ungeborene Kind übertragen werden. Mögliche Folgen beim Neugeborenen sind Krampfanfälle und Entwicklungsverzögerungen, in schweren Fällen Fehlgeburten, Wasserkopf und schwere Hirnschäden. In der Bundesrepublik Deutschland gibt es jährlich etwa 1400 infizierte Neugeborene.

Viele der im Mutterleib angesteckten Kinder scheinen bei der Geburt völlig gesund zu sein. Erst nach Monaten oder Jahren treten Schäden auf, meist als Augenveränderungen wie Schielen bis hin zur Erblindung.

Die Übertragung der Krankheit erfolgt durch:

- Schmierinfektionen mit akut erkrankten Haustieren, vor allem durch Katzen. Katzen scheiden mit ihrem Kot die Parasiten aus. Schwangere sollten das Katzenklo nicht selbst reinigen. Junge Katzen stellen so ebenfalls eine Gefahr dar. Bei der Gartenarbeit sollten sich Schwangere ebenfalls vorsehen, da Katzenkot in der Gartenerde sein kann. Auch in Gemüsegärten können die Parasiten vorkommen, frischer Salat, Obst und Gemüse müssen gründlich gewaschen werden.
- den Verzehr von infiziertem rohen Fleisch, z.B. Tatar, Rohwurst oder ungenügend gegartem Schweinefleisch. Schwangere sollten kein rohes oder halb durchgebratenes Fleisch verzehren. Auch das Hantieren mit rohem Fleisch kann zur Infektion führen.

In Österreich und Frankreich werden Schwangere routinemäßig auf Toxoplasmose untersucht. In Österreich ist so in den letzten zehn Jahren kein Fall einer Infektion bei Neugeborenen mehr aufgetreten. In der Bundesrepublik Deutschland ist dieser Test noch keine Pflichtuntersuchung in der Schwangerschaftsvorsorge, er wird jedoch vom Robert-Koch-Institut empfohlen.

Listeriose

Listerien sind sehr widerstandsfähige Bakterien, die für gesunde Erwachsene wenig gefährlich sind, für ungeborene Kinder aber tödlich sein können. Die Übertragung erfolgt vor allem durch den Verzehr von Rohmilch, Weichkäse aus Rohmilch, rohen Eiern sowie rohem oder nicht durchgebratenem Fleisch.

Schwangere sollten diese Lebensmittel meiden bzw. erhitzen, wodurch die Bakterien abgetötet werden.

16.3 Ernährung stillender Mütter

Auch die Stillzeit stellt eine besondere Belastung für den mütterlichen Organismus dar. Die Kost sollte während dieser Zeit wie während der Schwangerschaft reich an Obst und Gemüse sein.

Alkohol, Coffein und Nikotin sind wie schon während der Schwangerschaft zu meiden, da diese Stoffe sonst mit der Milch in den kindlichen Organismus gelangen. Die Alkoholkonzentration in der Muttermilch ist kaum niedriger als die des Blutes. Medikamente dürfen nur nach Rücksprache mit dem Arzt eingenommen werden.

Der zusätzliche **Energie- und Nährstoffbedarf** ist von der jeweiligen Milchmenge abhängig. Die DGE empfiehlt:

pro 100 ml Milch: 500 kJ und 2,4 g Eiweiß

Bei einer Stillleistung von 500 ml entspräche dies also einem Energiemehrbedarf von 2500 kJ und einem Eiweißmehrbedarf von 20 g.

Vitaminbedarf während der Stillzeit, vgl. S. 210.

Mineralstoffbedarf während der Stillzeit, vgl. S. 374.

Der Eisenbedarf schwankt ebenfalls je nach Milchmenge. Der Flüssigkeitsbedarf ist in der Stillzeit gesteigert, er muss ebenfalls der Milchmenge angepasst werden.

Lebensmittelauswahl

Obstsorten mit einem hohen Fruchtsäuregehalt, z.B. Apfelsinen und Grapefruits, sollten von Stillenden nur begrenzt gegessen werden, da der Säugling bei einem Zuviel mit Ausschlag oder Durchfall reagieren kann.

Auf Hülsenfrüchte, Kohl, Sauerkraut, Zwiebeln und zu viel Vollkorngetreide in der Ernährung einer Stillenden können Säuglinge mit Blähungen reagieren.

Gestillte Kinder sind gesünder und cleverer

SaE **Boston** – Säuglinge, die gestillt werden, sind gesünder als Flaschenkinder. Das ergab jetzt eine Untersuchung von Babys, die in den ersten 15 Lebenswochen und darüber hinaus ausschließlich die Brust bekamen. Sie litten in der Kindheit nur halb so häufig an Atemwegserkrankungen wie Flaschenkinder. Die gestillten Säuglinge hatten außerdem einen niedrigeren Blutdruck und waren darüber hinaus seltener übergewichtig. Frühere Studien hatten gezeigt, dass Muttermilch vor Allergien, Infektionskrankheiten und Diabetes schützt. Aufgrund der vielen positiven Effekte auf das Kind hatte die American Academy of Pediatrics neue Richtlinien für das Stillen herausgegeben. Galten bislang sechs Monate als ausreichend, so wird in den USA jetzt allen Müttern geraten, mindestens ein Jahr lang die Brust zu geben.

Dass sich Muttermilch nicht nur vorteilhaft auf die Gesundheit, sondern auch auf die geistige Entwicklung des Kindes auswirkt, zeigt eine Untersuchung. Je länger die Kinder gestillt worden waren, umso besser schnitten sie bei Mathematik- und Lese-Tests ab. Dieser Effekt hielt bis zum Erwachsenenalter an. Man glaubt, dass die in der Muttermilch enthaltenen Omega-3-Fettsäuren sich dauerhaft auf die Entwicklung des Gehirns auswirken.

Aufgaben

1. *Stellen Sie Empfehlungen für die Ernährung einer stillenden Mutter zusammen.*
2. *Erarbeiten Sie einen Kostplan für eine Stillende.*

Stillen

In den ersten Tagen nach der Geburt enthält Muttermilch mehr Eiweiß – Abwehrstoffe – und weniger Fett und Kohlenhydrate. Die reife Muttermilch verfügt über mehr Fett und weniger Eiweiß. Muttermilch ist in ihrer Zusammensetzung den kindlichen Bedürfnissen angepasst:

- Der Milchzucker (Lactose) kann besser verwertet werden, die Darmflora wird positiv beeinflusst.
- Das Eiweiß ist leichter verdaulich, es werden keine Abwehrreaktionen ausgelöst.
- Der Gehalt an essentiellen Fettsäuren ist höher.
- Abwehrstoffe gegen Infektionen sind enthalten.

Gestillte Säuglinge haben seltener Infektionskrankheiten und Allergien und sind seltener übergewichtig als nicht gestillte. Allergiegefährdete Säuglinge – mit Eltern oder Geschwistern, die an einer Allergie leiden – sollten zur Allergievorbeugung möglichst sechs Monate ausschließlich gestillt werden. Beim Stillen besteht außerdem enger Hautkontakt, die Mutter-Kind-Beziehung wird verstärkt.

Muttermilch ist mit Schadstoffen belastet, da fettlösliche Schadstoffe im Fettgewebe angereichert und mit der Milch abgegeben werden.

Der Schadstoffgehalt der Muttermilch kann durch eine bewusst schadstoffarme Ernährung über mehrere Jahre gesenkt werden. Eine schadstoffarme Ernährung, die erst mit der Schwangerschaft begonnen wird, hat keinen messbaren Einfluss auf den Schadstoffgehalt der Muttermilch.

Endstation Mensch

In Europa hat die Produktion synthetischer Chemikalien seit den 1940er-Jahren explosionsartig zugenommen – bis 1980 kamen 106 000 Stoffe auf den Markt. Bereits 1950 wurde das Insektenvernichtungsmittel DDT in der Muttermilch nachgewiesen. Aber erst 1981 trat ein Chemikaliengesetz in Kraft, das vor der Vermarktung der Stoffe eine Prüfung auf Umwelt- und Gesundheitsgefahren vorschrieb. Alle „Altstoffe“, die vor diesem Gesetz in Verkehr gebracht wurden – ca. 97 % der Substanzen –, haben vorher keinerlei Risikobewertung durchlaufen. Das bedeutet, dass fast alle Stoffe in Kosmetika, Möbeln, Elektronikware usw. niemals auf Risiken für Mensch und Umwelt untersucht wurden.
Viele dieser Chemikalien sind heute im Menschen nachweisbar. Besonders besorgniserregend sind die langlebigen und Fett liebenden Stoffe, die nicht abgebaut werden und sich in fetthaltigen Geweben anreichern. Muttermilch ist ein besonders gut geeigneter Indikator für die Belastung mit diesen Chemikalien, da die angereicherten Substanzen während der Milchbildungsphase aus den Fettdepots in die Milch transportiert werden. In Deutschland wurden seit 1980 mehr als 40 000 Muttermilchproben auf Chemikalienrückstände unteracht. Viele giftige Stoffe, die bereits seit den 1970er-Jahren verboten sind, z. B. PCB, werden noch immer in der Muttermilch nachgewiesen, wenn auch in abnehmender Menge. Andererseits werden immer mehr neue Stoffgruppen gefunden, z. B. Flammschutzmittel, Duftstoffe und Weichmacher, die heute noch weit verbreitet im Einsatz sind. …
Mütter übertragen durch das Stillen einen Großteil der gespeicherten Fremdstoffe auf ihr Kind. Inzwischen wurden mehr als 350 Schadstoffe nachgewiesen, die der Säugling mit der Muttermilch aufnehmen kann. Dabei beginnen die Belastungen nicht erst mit dem Stillen, sondern bereits im Mutterleib. Viele der Chemikalien, mit denen die Mutter belastet ist, können aus ihrem Blut in das ungeborene Kind gelangen. Ungeborene und Kleinkinder sind besonders gefährdet, da sie sich in empfindlichen Entwicklungsstadien befinden, in denen die Stoffe langfristige Schäden anrichten können. Die Folgen sind vielfältig und reichen von Allergien über Störungen des Immunsystems, verminderter Fruchtbarkeit und Krebs bis zu Verhaltensstörungen durch Beeinträchtigungen der Gehirnentwicklung.
Insbesondere die hormonellen Schadstoffe können bereits in winzigen Mengen in entscheidende Stoffwechselvorgänge eingreifen und zu schwerwiegenden Schäden führen. Neben den langlebigen und sich anreichernden Substanzen ist diese Stoffgruppe besonders besorgniserregend. Hinzu kommt, dass man von den meisten der Altstoffe nicht weiß, welche möglichen Schäden sie auf den Menschen haben können – sie wurden schlichtweg vorher nie getestet. Die neue EU-Chemikaliengesetzgebung REACH (Registrierung, Evaluierung und Autorisierung von Chemikalien) soll dieses Defizit beseitigen. …
Muttermilch versorgt den Säugling mit lebenswichtigen Nährstoffen und stärkt seine Abwehrkräfte. Stillen lässt zudem eine enge Mutter-Kind-Bindung entstehen, eine wichtige Voraussetzung für gesunde Entwicklung. Die Belastung der Muttermilch mit synthetischen Chemikalien ist daher ein besonders heikles Thema. Sie sollte nicht vom Stillen abhalten, sondern vor allem die Dringlichkeit einer Reform der Chemiepolitik betonen.

(aus einer Studie des BUND)

Aufgaben

1. *Vergleichen Sie die Zusammensetzung von Muttermilch und Kuhmilch.*
2. *Begründen Sie die Tatsache, dass Kuhmilch in unverdünnter Form als Säuglingsnahrung ungeeignet ist.*
3. *Überlegen Sie, wie a) ein Vitamin-A-Mangel, b) ein Calciummangel, c) ein Eisenmangel und d) ein Eiweißmangel in der Säuglingsernährung vermieden werden kann.*
4. *Säuglinge haben einen relativ höheren Eiweißbedarf als ältere Kinder. Begründen Sie diese Aussage.*

16.4 Ernährung des Säuglings

Bis zur Geburt wird der kindliche Organismus über den Blutstrom der Mutter mit Nährstoffen versorgt. Nach der Geburt muss der Säugling selbst die Nährstoffe aus der Nahrung freisetzen und resorbieren. Die Versorgung erfolgt nun nicht mehr kontinuierlich, sondern schubweise nach den verschiedenen Mahlzeiten.

Der Stoffwechsel des Säuglings unterscheidet sich vom Stoffwechsel eines Erwachsenen

Wachstumsgeschwindigkeit: Nach etwa fünf Monaten hat ein Säugling sein Geburtsgewicht verdoppelt, nach zwölf Monaten verdreifacht.

Körperzusammensetzung: Der Wassergehalt im extrazellulären Raum ist höher als bei Erwachsenen.

Verdauung – Stoffwechsel

- Die Menge der Verdauungssekrete ist geringer. Die Gallensäureproduktion wird erst im Laufe des zweiten Lebensjahres ausgebildet. Die Magensalzsäureproduktion erreicht erst nach dem 15. Lebensjahr ihr Optimum.
- Die Verdauungstätigkeit – die Enzymaktivität – kann nur langsam an eine Ernährungsform angepasst werden. Eiweißstoffe, Kohlenhydrate, Mineralstoffe und Vitamine können leichter resorbiert werden als Fette.
- Die Darmperistaltik ist geringer, hierdurch wird die Resorption verbessert.
- Die Durchlässigkeit der Darmschleimhaut ist erhöht, z.B. körperfremde Eiweißstoffe können in den Organismus gelangen.
- Die Funktionen der Leber als Speicher-, Stoffwechsel- und Entgiftungsorgan werden nur langsam entwickelt.
- Die Nieren können die Stoffwechselendprodukte und körperfremde Stoffe zunächst nur mit relativ viel Wasser ausscheiden.

Die Ernährung des Säuglings muss genau an den jeweiligen Entwicklungsstand angepasst werden. Art und Menge der einzelnen Lebensmittel und auch die Anzahl der Mahlzeiten müssen den Bedürfnissen des kindlichen Organismus entsprechen.

16.4.1 Vergleich – Muttermilch und Kuhmilch

Energiebedarf

Die tägliche Gesamtenergiemenge sollte so bemessen sein, dass eine altersgemäße normale Gewichtszunahme gewährleistet ist. Der Energiebedarf pro kg Körpergewicht ist höher als bei Erwachsenen. Kinder, die mit Muttermilch ernährt werden, haben einen etwas niedrigeren Gesamtenergiebedarf als anders ernährte Säuglinge.

Nährstoffbedarf

Die Muttermilch ist in ihrer Zusammensetzung in einem größeren Maße den kindlichen Bedürfnissen angepasst.

Der **Eiweißbedarf** eines Säuglings ist entsprechend dem relativ schnellen Wachstum sehr hoch. Das Nahrungseiweiß wird zunächst zur Hälfte zum Aufbau von neuer Körpersubstanz herangezogen, die andere Hälfte wird zur Erneuerung des Körpereiweißbestandes benötigt. Gegen Ende des ersten Lebensjahres werden nur noch etwa 6% des Nahrungseiweißes zum Neuaufbau, dagegen 94% zur Erneuerung von Körpereiweißstoffen gebraucht. Aus diesen Zahlen wird deutlich, dass eine ausreichende Eiweißversorgung in dem ersten Lebensjahr für die normale Entwicklung von großer Bedeutung ist.

Die Muttermilch ist zwar relativ eiweißarm, der Proteingehalt aber ausreichend. Aus dem hohen Anteil von Molkenproteinen gegenüber Casein ergibt sich die gute Verdaulichkeit und die höhere biologische Wertigkeit. Daneben weist die Muttermilch keine β-Lactoglobuline auf, diese sind für die allergene Wirkung der Kuhmilch verantwortlich. Die Muttermilch enthält vielmehr spezifische Abwehrstoffe mit direkter oder indirekter Wirkung. Aufgrund des höheren Eiweißgehaltes ist die Kuhmilch für den Säugling zunächst nur in verdünnter Form geeignet.

Zu einer Eiweißunterversorgung kann es kommen, wenn der Säugling zu früh anstelle von Milch Obst- bzw. Gemüsebreie bekommt. Ab dem sechsten Monat muss die Ernährung außerdem durch andere eiweißreiche Lebensmittel ergänzt werden, z.B. Fleisch, da der Eiweißbedarf nicht mehr allein durch Milch gedeckt werden kann.

Lebensmittelallergien

Die Kuhmilchallergie ist die häufigste Allergie im Säuglingsalter. Aufgrund der höheren Durchlässigkeit der Darmschleimhaut bei Säuglingen kann Kuhmilcheiweiß zu einer Sensibilisierung führen.

Die Ernährung des Säuglings mit Muttermilch bietet einen Schutz gegen allergische Reaktionen, vgl. S. 357. Die arteigenen Eiweißstoffe in der Muttermilch können keine allergischen Reaktionen auslösen.

Fettbedarf: Mit Muttermilch erhält der Säugling täglich 6 bis 8g Fett pro kg Körpergewicht. Bei einer derartigen Ernährung deckt der Säugling 50 % seines Gesamtenergiebedarfs durch Fette. Muttermilch enthält außerdem mehr Linolsäure als Kuhmilch.

Mit Kuhmilch nimmt der Säugling täglich nur 2 bis 3g Fett pro kg Körpergewicht zu sich, die Versorgung mit essentiellen Fettsäuren ist geringer.

Kohlenhydratbedarf: Neben Lactose enthält die Muttermilch 20% Oligosaccharide. Durch die Kohlenhydrate werden 40% des Gesamtenergiebedarfs gedeckt.

Nur bei einer ausreichenden Kohlenhydrat- und Fettversorgung können die Eiweißstoffe optimal zum Aufbau von körpereigenen Eiweißstoffen verwendet werden.

Beim Säugling können die „fehlenden" Kohlenhydrate nicht durch Fette ersetzt werden, sie dienen der direkten Energiegewinnung, z.B. für das Gehirn. Der geringere Kohlenhydratgehalt der Kuhmilch muss daher ergänzt werden.

Um Zöliakie zu vermeiden, sollte der Säugling bis zum siebten Lebensmonat glutenfrei ernährt werden, vgl. S. 433.

Die Kohlenhydrate der Muttermilch haben eine günstige Wirkung auf den Aufbau einer gesunden Darmflora, im Dickdarm befinden sich weniger Fäulnis erregende Bakterien.

Empfehlungen für die Energie- und Nährstoffbedarfsdeckung (DGE), vgl. S. 374.

Vitaminbedarf

Vitamin A: Kuhmilch enthält weniger Vitamin A als Muttermilch. Der Vitamin-A-Bedarf liegt im ersten Lebensjahr zwischen 0,5 und 0,6 mg. Der Vitamin-A-Bedarf kann durch zusätzliche Gaben von Karottensaft gedeckt werden.

Thiamin: Muttermilch enthält weniger Vitamin B_1 als Kuhmilch. Der Vitamin-B_1-Gehalt der Muttermilch reicht jedoch zur Bedarfsdeckung aus. Der Vitamin-B_1-Gehalt der Kuhmilch kann noch durch den Zusatz von Schmelzflocken erhöht werden. Der tägliche Vitamin-B_1-Bedarf liegt zwischen 0,2 und 0,4 mg.

Die übrigen B-Vitamine sind sowohl in der Kuhmilch als auch in der Muttermilch in ausreichendem Maße vorhanden, es kommt also zu keinen Mangelerscheinungen.

Vitamin C: Die Kuhmilch enthält bedeutend weniger Vitamin C als die Muttermilch (etwa nur ein Drittel). Bei einer Kuhmilchernährung muss der Vitamin-C-Bedarf also frühzeitig durch den Zusatz von Obstsäften gedeckt werden. Eine optimale Vitamin-C-Versorgung des „künstlich" ernährten Säuglings wird jedoch erst durch eine Ergänzung der Nahrung durch Gemüsebreie erreicht.

Vitamin D: Weder die Muttermilch noch die Kuhmilch enthalten Vitamin D in sicher ausreichender Menge. Besonders um Rachitis vorzubeugen, erhält der Säugling nach ärztlicher Verordnung prophylaktisch Vitamin-D-Gaben in Tablettenform.

Empfehlungen für die tägliche Vitaminzufuhr (DGE), vgl. S. 210.

Wasser- und Mineralstoffbedarf

Wasser: Säuglinge haben einen relativ hohen Wasserbedarf, da die Nieren noch keinen konzentrierten Harn bilden können. Verminderungen des Wassergehaltes im Organismus, wie sie z. B. bei Ernährungsstörungen (Durchfall) auftreten können, haben schwerwiegende Folgen (vgl. S. 158).

Calcium: Der Organismus des neugeborenen Kindes enthält 30 g Calcium, der des einjährigen Kindes dagegen bereits 100 g. Aus diesen Werten ergibt sich ein relativ hoher Calciumbedarf im ersten Lebensjahr, er ist in der hohen Wachstumsrate und in der zunehmenden Calciumeinlagerung begründet. Die Höhe des Calciumbedarfs im ersten Lebensjahr ist bisher noch nicht genau bekannt, da die Calciumresorption je nach Lebensmittel unterschiedlich ist.

Muttermilch enthält relativ weniger Calcium als Kuhmilch, das Calcium der Muttermilch kann jedoch vom Säugling zu einem größeren Prozentsatz resorbiert werden. Die Calciumresorption ist aber allgemein von der Vitamin-D-Zufuhr abhängig. Milch ist also in jedem Fall der wichtigste Calciumlieferant. Zu einer Calciumunterversorgung kommt es, wenn die Milch zu früh durch Obst- bzw. Gemüsebreie ersetzt wird. Der tägliche Calciumbedarf bei Kuhmilchernährung wird auf 0,4 g geschätzt, diese Menge ist in einem halben Liter Kuhmilch enthalten.

Eisen: Der Säugling besitzt bei seiner Geburt einen Eisenvorrat, der mindestens zur Bedarfsdeckung für die ersten drei Lebensmonate ausreicht. Muttermilch enthält zwar weniger Eisen als Kuhmilch, dies Eisen kann jedoch besser resorbiert werden. Durch beide Lebensmittel kann der Eisenbedarf nicht sicher gedeckt werden. In der zweiten Hälfte des ersten Lebensjahres dienen deshalb Obst- bzw. Gemüsesäfte als Eisenlieferanten, später sollte die Nahrung Fleisch zur Bedarfsdeckung enthalten. Spinat als Eisenlieferant ist aufgrund des Nitratgehaltes und Oxalsäuregehaltes für die Säuglingsernährung ungeeignet. Die tägliche Eisenzufuhr eines Säuglings sollte 8 mg betragen.

Die übrigen Mineralstoffe sind gewöhnlich in der Säuglingsernährung in ausreichendem Maße vorhanden.

Empfehlungen für die tägliche Mineralstoffzufuhr (DGE), vgl. S. 374.

Ein Kriterium für eine angemessene Ernährung ist die Gewichtszunahme.

	wöchentlich	monatlich
1. Quartal	200	850-900
2. Quartal	150	610
3. Quartal	100	460
4. Quartal	75	370

Tab. 1: Gewichtszunahme im ersten Lebensjahr in g

Die Einhaltung des Normalgewichtes ist im Säuglingsalter besonders wichtig. Die Fettgewebszellen werden in dieser Zeit gebildet. Später wird nur noch die in den Zellen eingelagerte Fettmenge geändert. Übergewichtige Säuglinge neigen auch im späteren Leben leichter zu Übergewicht. Übergewichtige Säuglinge sind außerdem anfälliger, z. B. Haltungsschäden, Infektionskrankheiten.

		Muttermilch	Kuhmilch
Energie	kJ	295	285
Eiweiß	g	1,2	3,3
Fett	g	4,0	3,8
Kohlenhydrate	g	7,0	4,7
Natrium	mg	16	48
Kalium	mg	53	157
Calcium	mg	31	120
Phosphor	mg	15	92
Eisen	mg	0,03	0,05
Iod	µg	5,9	11
A	µg	58	33
B_1	µg	15	36
B_2	µg	38	180
Niacin	mg	0,17	0,10
C	mg	4	2
D	µg	0,05	0,06

Tab. 2: Zusammensetzung von Muttermilch und Kuhmilch mit natürlichem Fettgehalt (Rohmilch, Vorzugsmilch) je 100 g

16.4.2 Säuglingsnahrung

Die früher übliche Unterteilung in **adaptierte und teiladaptierte Säuglingsnahrung** berücksichtigte die unterschiedliche Anpassung der Produkte an die Muttermilch. Die adaptierte Säuglingsnahrung wies einen ähnlichen Nährstoffgehalt wie die Muttermilch auf. Die teiladaptierte Säuglingsnahrung war nur teilweise an die Muttermilch angepasst.

Diese Unterteilung wird aufgrund der **EU-Richtlinie für Säuglingsnahrung** nicht mehr vorgenommen. Beide Produktgruppen werden als Säuglingsanfangsnahrung angeboten. Adaptierte Säuglingsnahrung wird mit der Silbe **„PRE"** gekennzeichnet. Teiladaptierte Säuglingsnahrung ist an der **„Ziffer 1"** zu erkennen. Die erste Gruppe enthält als einziges Kohlenhydrat Milchzucker, die zweite Gruppe enthält außer Milchzucker Stärke. Teiladaptierte Säuglingsnahrung ist dickflüssiger und sättigt länger, sie kann aber auch leichter zu Übergewicht führen.

Soweit die Säuglingsnahrung aus Kuhmilch hergestellt wird, hat sie die Produktbezeichnung Säuglings**milch**nahrung.

Produkte, die mit PRE oder der Ziffer 1 gekennzeichnet sind, können im ganzen ersten Lebensjahr gefüttert werden.

Nach dem vierten Lebensmonat kann auf so genannte **Folgenahrung/Folgemilch** übergegangen werden, sie ist mit der Ziffer 2 oder 3 gekennzeichnet. Folgenahrung hat einen höheren Eiweiß- und Mineralstoffgehalt, sie ist also für den jungen Säugling ungeeignet, da Niere und Stoffwechsel hierdurch zu stark belastet würden.

Durch die Folgenahrung/Folgemilchnahrung soll die Fütterung von Vollmilch vermieden werden. Etwa zwei Prozent aller Säuglinge entwickeln allergische Reaktionen gegen Kuhmilcheiweiß.

Wenn Stillen nicht möglich ist und in der Familie **Allergiebelastungen** bekannt sind, sollten so genannte **Hydrolysatnahrungen** gefüttert werden. Bei der Herstellung dieser Produkte wird das Eiweiß in kleinere Teile zerlegt und die allergenen Eigenschaften werden durch Hitzebehandlung gemindert. Die Produktnamen haben den Zusatz **HA (hypoallergen)**.

Reagiert ein Baby nach Verabreichung von Säuglingsmilchnahrung oder bei der Umstellung von Muttermilch auf Kuhmilch z. B. mit Durchfall oder Erbrechen, kann eine Kuhmilcheiweißallergie vorliegen. Nach einer ärztlichen Diagnose ist dann eine milchfreie Spezialnahrung zu empfehlen, vgl. auch S. 434.

Säuglings-nahrung	Minimum pro 100 ml	Maximum pro 100 ml
Energie	250	315
Protein	1,08	2,25
Fett	1,98	4,88
Linolsäure	0,18	0,9
Kohlenhydrate	4,2	10,5

Tab. 1: Nährstoffgehalt von industriell hergestellter Säuglingsanfangsnahrung

16.4.3 Kostplan für das erste Lebensjahr

Im **ersten Monat** erhält der Säugling mindestens sechs Mahlzeiten, die Gesamttrinkmenge beträgt von der zweiten Woche an etwa ein Sechstel seines Körpergewichtes, also ansteigend 500 bis 700 g täglich. Kann der Säugling nicht gestillt werden, so erhält er **adaptierte Säuglingsnahrung PRE**.

Im **zweiten Lebensmonat** wird, falls nicht gestillt werden kann, meist ebenfalls adaptierte Säuglingsnahrung PRE gegeben. Im zweiten Lebensmonat erhält der Säugling **fünf Mahlzeiten**, die Gesamttrinkmenge beträgt 700 bis 900 g täglich.

Im **dritten und vierten Lebensmonat** wird diese Ernährung fortgesetzt.

In den ersten vier Lebensmonaten nur Kartoffel- oder Maisstärke oder Reisschleim für die Milchherstellung verwenden. Andere Getreideprodukte enthalten Gluten, hierdurch kann der Säugling an Zöliakie erkranken, vgl. S. 433.

Im **fünften Lebensmonat** wird dann eine Milchmahlzeit durch **Gemüsebrei** ersetzt, damit die Eisenversorgung und Vitamin-C-Versorgung gesichert sind. Man beginnt z. B. mit reinem Pastinakenmus oder reinem Karottenmus. Später kommen Kartoffeln und Fleisch dazu. Empfehlenswert sind Fertigprodukte für Säuglinge, da diese kontrolliert niedrige Nitratgehalte haben. Einige Säuglinge essen nur schlecht vom Löffel, sie erhalten eine Breiflasche.

Im **sechsten Lebensmonat** bekommt der Säugling täglich zwei Milchmahlzeiten (je Flasche 200 g) und zwei Breimahlzeiten. Für den Gemüse-Kartoffel-Fleisch-Brei können nun auch andere gut verträgliche Gemüsesorten, z. B. Kürbis, Pastinaken, Fenchel, junge Erbsen, junger Kohlrabi, verwendet werden.

Im **siebten Lebensmonat** wird eine weitere Milchmahlzeit durch einen milchfreien Getreide-Obst-Brei ersetzt.

Im **achten bis zwölften Lebensmonat** erfolgt dann schrittweise der Übergang zur festen „Kleinkindnahrung".

Bei der Zubereitung der Säuglingsnahrung sollte die Nitrat- und Kupferbelastung des Trinkwassers beachtet werden. Der empfohlene Richtwert für Nitrat liegt bei 20 mg pro Liter. Besonders bei hohem Nitratgehalt muss die Säuglingsnahrung jeweils frisch zubereitet werden, da Nitrat zu Nitrit abgebaut wird, vgl. S. 161, S. 215. Durch die Verwendung von abgekochtem Wasser und sauberes Vorgehen wird die Vermehrung von Mikroorganismen vermieden.

Im ersten Lebensjahr sollte Honig vermieden werden. Er kann Botulinus-Sporen enthalten, die für den Säugling sehr gefährlich sein können.

- Diese Mahlzeiteneinteilung kann nur als Anhaltspunkt dienen. Oft sind auch im fünften Lebensmonat noch fünf Mahlzeiten erforderlich.
- Einige Säuglinge, die nur schlecht vom Löffel essen, bekommen die Flasche länger.
- Besonders für Säuglinge sollten schadstoffarme bzw. -freie Lebensmittel ausgewählt werden.

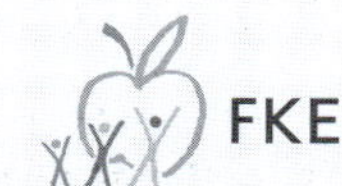

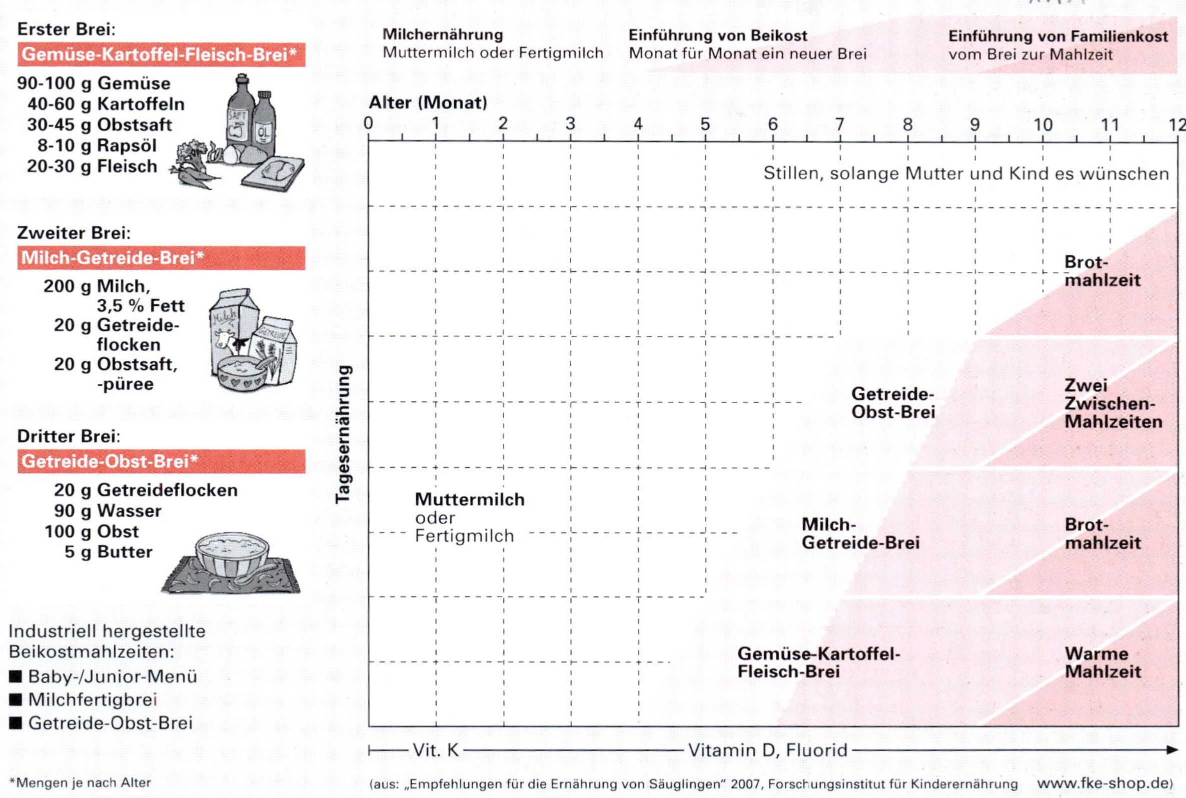

Tab. 1: Kostplan – Erstes Lebensjahr

Geeignete Gemüsesorten:
nährstoffreiche, gut verträgliche Sorten, z. B.

Blumenkohl
Brokkoli
Fenchel
Karotten
Kürbis
Pastinaken
Zucchini

Geeigneter Obstsaft:

Vitamin-C-reicher Saft oder ein entsprechendes Obstpüree

Geeignetes Obst:
frisches, geschältes Obst der Jahreszeit, z. B.

Äpfel
Aprikosen
Birnen
Nektarinen
Pfirsiche

Geeignetes Fleisch:
magere Stücke vom

Geflügel
Kalb
Lamm
Rind
Schwein

Aufgaben

Vergleich:
Gemüsebrei, selbst hergestellt oder vorgefertigt?

1. *Vergleichen Sie Kosten, Arbeitszeit und Geschmack für Gemüsebrei*
   a) selbst hergestellt,
   b) verzehrfertig.

Eine Portion	Menge	Preis	Tätigkeitszeit	Geschmack
selbst hergestellt	? g	? €	? min	?
verzehrfertig	? g	? €	? min	?

2. *Orientieren Sie sich über die Zusammensetzung von Säuglingsnahrungsprodukten. Beurteilen Sie diese.*

16.5 Ernährung im Kindesalter

16.5.1 Empfehlungen für die Energie- und Nährstoffzufuhr

Energiebedarfsdeckung

Der Energiebedarf nimmt pro kg Körpergewicht infolge des sinkenden Grundumsatzes mit zunehmendem Alter der Kinder ständig ab. Der absolute Energiebedarf steigt selbstverständlich mit höherem Alter und Körpergewicht. Die Tabelle, vgl. S. 363, gibt lediglich Richtwerte für den täglichen Energiebedarf der Kinder wieder. Der genaue Energiebedarf des einzelnen Kindes ist selbstverständlich – wie bei Erwachsenen – von der körperlichen Aktivität abhängig.

Lebensmittel	Tagesgesamtmenge in g			Austausch-möglichkeiten
	1–3 Jahre	4–6 Jahre	7–9 Jahre	
Milch	300	400	400	Joghurt, Sauermilch gleiche Menge; anstatt 100 ml Milch: 15–20 g Käse
Käse	15	20	20	anstatt 15–20 g Käse: 100 ml Milch
Aufschnitt	10	15	20	anstatt 30 g Aufschnitt: 1 Ei oder 40 g Fisch in Soße
Fleisch	40	45	70	anstatt 50 g Fleisch: 60–70 g Fischfilet oder 1 Ei
Koch- und Streichfett	20	30	45	pflanzliche und tierische Fette; anstatt 10 g Fett: 30 g Schlagsahne
Brot	120	150	200	anstatt 10 g Brot: 7 g Getreide-erzeugnisse wie Mehl, Nährmittel, Knäckebrot oder 35 g Kartoffeln
Mehl und Nährmittel	15	15	20	anstatt 7 g Nährmittel: 10 g Brot oder 35 g Kartoffeln

Tab. 1: Lebensmittelauswahl für Tageskostpläne

Nährstoffbedarfsdeckung

Eiweißbedarfsdeckung

Eine optimale Eiweißzufuhr ist während der gesamten Wachstumsphase unbedingt erforderlich. Aufgrund der notwendigen Gewebsneubildung ist der Eiweißbedarf bei Kindern und Jugendlichen relativ höher als bei Erwachsenen.

Da die Wachstumsrate bei jüngeren Kindern größer ist, muss auch die Eiweißzufuhr pro kg Körpergewicht zunächst höher sein. Der Gesamteiweißbedarf steigt natürlich mit zunehmendem Alter und zunehmendem Körpergewicht, vgl. S. 374.

Kinder sollten 50 % des täglichen Gesamteiweißbedarfs in Form von biologisch hochwertigem Eiweiß zu sich nehmen.

Bei der Eiweißbedarfsdeckung sollten besonders Milch und Milchprodukte und einmal Fisch pro Woche ausgewählt werden, daneben sind auch pflanzliche Eiweißstoffe aus Getreide, Kartoffeln und Hülsenfrüchten geeignet.

Für die **Fett- und Kohlenhydratbedarfsdeckung** gelten die gleichen Grundsätze wie für Erwachsene.

Empfehlungen für die Energie- und Nährstoffbedarfsdeckung (DGE), vgl. S. 374.

Vitaminbedarfsdeckung

Durch eine normale gemischte Kost werden Kinder gewöhnlich ausreichend mit den verschiedenen Vitaminen versorgt. Lediglich die Vitamin-B_1-Zufuhr und die Folsäurezufuhr müssen bei Kindern besonders beachtet werden. Der Vitamin-B_1-Gehalt unserer Nahrung ist teilweise zu gering, da zu wenig Vollkornprodukte verzehrt werden.

Der Vitamin-C-Bedarf kann nur durch reichlichen Genuss von frischem rohen Obst und Gemüse oder daraus hergestellten Säften gedeckt werden. Außerdem muss die Nahrung möglichst vitaminschonend zubereitet werden, vgl. S. 234 ff.

Empfehlungen für die Vitaminbedarfsdeckung (DGE), vgl. S. 210.

Mineralstoffbedarfsdeckung

Der Calciumgehalt der Nahrung muss bei Kindern besonders beachtet werden. Kinder sollten täglich einen halben Liter Milch trinken oder Milchprodukte essen, damit ihr Calciumbedarf gedeckt wird.

Die anderen Mineralstoffe sind gewöhnlich in der normalen gemischten Kost ausreichend vorhanden.

Empfehlungen für die Mineralstoffbedarfsdeckung (DGE), vgl. S. 374.

Der **Flüssigkeitsbedarf** ist verhältnismäßig hoch. Bei der Getränkeauswahl sollte darauf geachtet werden, dass nicht zu viel Zucker aufgenommen wird. Milch, Früchte- und Kräutertees, verdünnte Obst- und Gemüsesäfte, Mineralwasser mit wenig Kohlensäure usw. sind geeignet.

16.5.2 Allgemeine Empfehlungen für die Ernährung

Die Kost muss altersgemäß sein.

Bei kleineren Kindern sollte auch darauf geachtet werden, dass die Kaufähigkeit noch nicht voll ausgebildet ist. Fleisch wird von Kleinkindern häufig abgelehnt, da ihnen das Kauen noch Schwierigkeiten bereitet. Die Speisen sollten abwechslungsreich mit Kräutern und milden Gewürzen abgeschmeckt werden.

Wenn ein Kind nur Nudeln oder Ähnliches mag, kann die Kost einseitig werden. Kinder sollten von vornherein daran gewöhnt werden, von allem wenigstens ein bisschen zu essen.

Den Nahrungsbedarf nicht zu hoch einschätzen.

Das Essen soll liebevoll angerichtet werden, und die Portionen sollen nicht zu groß sein. Kinder essen täglich nicht immer die gleiche Menge; ein gesundes Kind isst, was es benötigt. Es ist ganz normal, wenn Kinder einige Tage große Mengen „verdrücken" oder manchmal tagelang kaum etwas anrühren. Entscheidend ist allein die Nahrungsaufnahme über einen längeren Zeitraum – eine Woche oder einen Monat. Das Kind soll nicht gezwungen werden, den Teller leer zu essen, da es sonst sein natürliches Hunger- und Sättigungsgefühl verliert.

Naschen nicht verbieten, aber einschränken.

Gesunde Nachspeisen, z. B. Quarkspeise oder Obstsalat, sollen angeboten werden, hierdurch kann das Bedürfnis nach Süßigkeiten – leeren Kohlenhydraten – gesenkt werden.

Süßigkeiten sollen nicht als Erziehungsmittel – Belohnen oder Bestrafen – eingesetzt werden. Es gibt andere Möglichkeiten, z. B. gemeinsamer Spiel- oder Bastelnachmittag. Eine vorher festgelegte Wochenration an Süßigkeiten kann sich das Kind selbst einteilen.

Die Zwischenmahlzeiten sollten vitamin- und mineralstoffreich sein. Zwischenmahlzeiten steigern die Leistungsfähigkeit, außerdem sollten sie vor allem Nährstoffe enthalten, die in den anderen Mahlzeiten evtl. in ungenügender Menge vorhanden waren, z. B. ein Stück Obst, ein Milchmixgetränk oder ein belegtes Brot.

Eine abwechslungsreiche Mischkost ermöglicht eine vollwertige Ernährung.

- Der Energiebedarf von Kindern wird häufig überschätzt. Der Nahrungsbedarf ist sehr schwankend.
- Die Zwischenmahlzeiten werden nicht beachtet, fehlende Nährstoffe sollten berücksichtigt werden.
- Bei der Getränkeauswahl wird der Zuckergehalt zu wenig beachtet.

Aufgaben

1. *Berechnen Sie für die verschiedenen Altersgruppen und Geschlechter den Energiebedarf pro kg Körpergewicht. Vergleichen Sie den jeweiligen Energiebedarf.*
2. *Beurteilen Sie die Lebensmittelauswahl, vgl. S. 362, für Tageskostpläne für Kinder (DGE).*

Personen	Körpergröße cm		Körpergewicht kg		MJ/Tag	
	m	w	m	w	m	w
Säuglinge						
0 – 3 Monate	58	57	5,1	4,7	2,0–1,9	
4–12 Monate	71	69	8,7	8,1	3,0–2,9	
Kinder						
1 – 3 Jahre	91	91	13,5	13,0	4,7–4,4	
4 – 6 Jahre	113	112	19,7	18,6	6,4–5,8	
7 – 9 Jahre	130	130	26,7	26,7	7,9–7,1	
10–12 Jahre	147	148	37,5	39,2	9,4	8,5
13–14 Jahre	163	160	50,8	50,3	11,2	9,4
Jugendliche						
15–18 Jahre	174	166	67,0	58,0	13,0	10,5

Tab. 1: Körpergröße – Gewicht – Energiebedarf (DGE). Referenzmaße für Kinder und Jugendliche (Mittelwerte aus zahlreichen Erhebungen in der Bundesrepublik Deutschland)

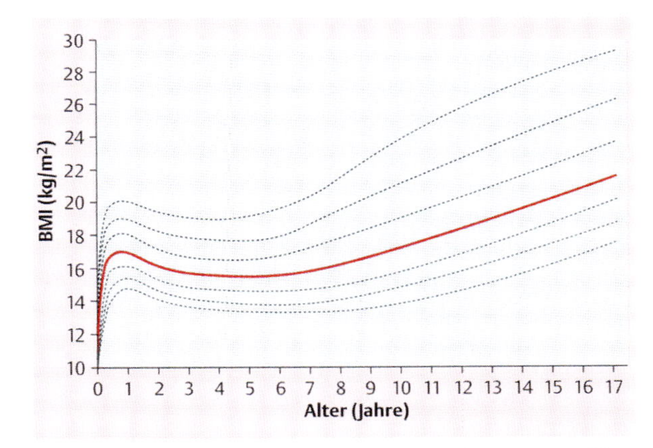

Abb. 1: BMI von Jungen, 0–17 Jahre, nach Kromeyer-Hauschild et al.

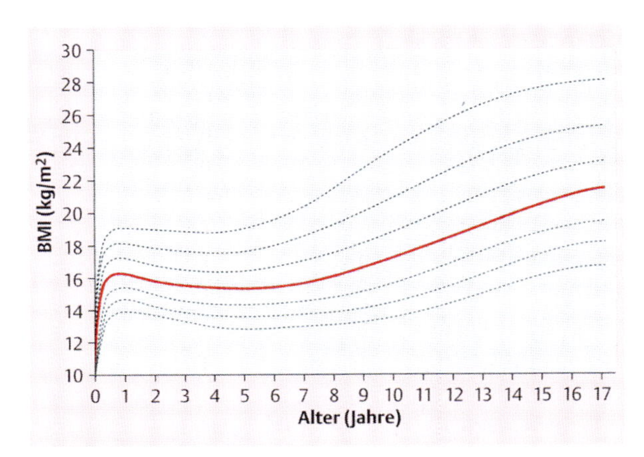

Abb. 2: BMI von Mädchen, 0–17 Jahre, nach Kromeyer-Hauschild et al.

Aufgaben

1. *Machen Sie Vorschläge für die Aufteilung der Lebensmittel, vgl.* *S. 362**, auf die verschiedenen Mahlzeiten.*
2. *In welchem Alter haben*
   a) Mädchen,
   b) Jungen den höchsten Energiebedarf?
3. *Mit wie viel Liter Apfelsaft wird der Energiebedarf eines dreijährigen Kindes gedeckt?*
4. *Ermitteln Sie für Kinder geeignete Kräutertees. Beschreiben Sie*
   a) deren Wirkung, b) die Zubereitung.

Kindertees

Eine wichtige Gruppe der Instant-Tees sind Kindertees für Säuglinge und Kleinkinder. Diese zumeist zuckerhaltigen Fertigtees können bei falschem Gebrauch schwere Karies an den Milchzähnen verursachen. Nuckeln die Kinder längere Zeit an den Flaschen, z.B. als ständiger Schnullerersatz oder vor dem Einschlafen, umspült der zuckerhaltige Tee währenddessen die Zähne. Das Bundesgesundheitsamt verfügt daher, dass zumindest Arzneikindertees entsprechende Warnhinweise tragen müssen. Auch an die Hersteller der zu den Lebensmitteln zählenden Tees erging ein Appell, deutliche Warnhinweise anzubringen, vgl. unten. Da die meisten Kindertees nach wie vor Karies fördernde Substanzen enthalten (Haushaltszucker oder Dextrose, Maltose, Fructose usw.), sollten Eltern Säuglingen die Flasche nicht als Schnullerersatz, sondern nur als Getränk geben. Außerdem sollten Kleinkinder den Tee möglichst aus der Tasse und in kontrollierten Mengen trinken. Am besten ist es, Kindertees selbst aufzubrühen. (AID Kräutertee)

Baby-Tee

Zutaten: Maltodextrin, Auszüge aus Fenchel, Koriander und Kümmel.

Zusammensetzung (100 g Pulver enthalten durchschnittlich):

Brennwert: 1630 kJ (383 kcal)

Eiweiß:	**0,4 g**	**Fett:**	**0,2 g**
Kohlenhydrate:	**95,0 g**	**Natrium:**	**18 mg**

WICHTIGE HINWEISE FÜR DIE ZAHNGESUNDHEIT

Dieses Produkt enthält Kohlenhydrate. Häufiges oder dauerndes Nuckeln aus der Flasche kann schwere Karies und damit verbundene Gesundheitsschäden verursachen.
Deshalb:

- Wenn Sie ein Trinkfläschchen verwenden, halten Sie es selbst und überlassen Sie es nicht Ihrem Kind zum Dauernuckeln, als Beruhigungssauger oder Einschlafhilfe.
- Der Trinkvorgang sollte so kurz wie möglich sein.
- Lassen Sie Ihr Kind so früh wie möglich aus der Tasse trinken.
- Bitte achten Sie schon bei Babys ersten Zähnchen auf eine regelmäßige Zahnpflege, besonders vor dem Schlafengehen.
- Sprechen Sie mit Ihrem Kinderarzt über vorbeugende Maßnahmen für die Zahngesundheit.

16.5.3 Ernährungsfehlverhalten

Aufgaben

Lesen Sie die folgenden Fallbeispiele.

1. *Welches Ernährungsfehlverhalten liegt vor?*
2. *Durch welche Rahmenbedingungen oder Verhaltensweisen wird das Fehlverhalten ausgelöst oder verstärkt?*
3. *Welche gesundheitlichen Gefahren werden hervorgerufen?*
4. *Wie kann das Fehlverhalten abgebaut und ein gesundes Ernährungsverhalten verstärkt werden?*

Beeilt euch! – Sonst kommt ihr zu spät!

Frau und Herr K. sind beide berufstätig. Spätestens, wenn ihre Kinder, die sechsjährige Mirja und der siebenjährige Kay, aufstehen, beginnen die Schwierigkeiten. Mirja blockiert regelmäßig das Bad, vor dem Kay dann ungeduldig und nörgelnd wartet.
Herr K. versucht sich aus den allmorgendlichen Streitereien seiner Kinder herauszuhalten – sie stören ihn zwar, aber er ist mit seinen Gedanken schon bei der Arbeit und ohnehin spät dran ... Immer häufiger antwortet er seiner Frau auf die Aufforderung, doch ‚richtig' zu frühstücken: „Lass doch – ich kriege sowieso nichts runter. Gib mir nur einen Kaffee!"
Und dann die Kinder! ... Mittlerweile ist wenigstens Kay im Bad, – aber ehe der fertig ist ... Und Mirja trödelt wieder! ... „Kinder, seht zu! – Ihr kommt sonst zu spät zur Schule!" Die Mutter seufzt, fürs Frühstück bleibt wieder kaum Zeit. Mirja kommt endlich herunter und beginnt gleich zu maulen: „Ist Vati schon weg? Er hat nicht einmal ‚tschüs' gesagt!" Mutter: „Er hat es heute besonders eilig. Setz dich und frühstücke – ihr seid ohnehin schon knapp mit der Zeit." Mirja sieht auf das mit Konfitüre bestrichene Brot und verzieht die Mundwinkel: „Schon wieder Erdbeerkonfitüre ..., ich habe gar keinen Appetit!" Kay stürmt in die Küche. Er schaut seiner Mutter über die Schulter. „Mutti, ich mag heute kein Frühstück. Heiße Milch mag ich sowieso nicht, und außerdem schreiben wir in der 1. Stunde eine Mathearbeit, und viel zu spät ist es auch schon." Er greift seine Schultasche und fordert Mirja auf, sich zu beeilen. Die lässt sofort ihr halb gegessenes Brot liegen und will sich mit ihrem Bruder auf den Schulweg machen, als ihre Mutter sie noch kurz aufhält, um beiden wenigstens etwas Geld mitzugeben, von dem sie sich in der Pause etwas zu essen kaufen sollen.
Spätestens in der ersten großen Pause sieht man Mirja und Kay dann am Kiosk, wo sie sich Kuchen und Limonade kaufen. (M. Heermeier)

Will denn keiner mehr den Rest?

Frau P. hat sich besonders viel Mühe gemacht. Sie hat liebevoll den Tisch gedeckt und sich bemüht, die Lebensmittelauswahl vielseitig zu gestalten, damit für

jeden das Richtige dabei ist. Endlich sitzt die gesamte Familie am Frühstückstisch: Herr und Frau P., Olaf und der fünfjährige Steffen. Alle freuen sich auf ein gemütliches Frühstück, doch als Frau P. das Müsli austeilt, kündigen sich Meinungsverschiedenheiten an. Herr P. zieht die Stirn kraus und erklärt: „Immer dieses Körnerfutter ..., ich bin doch kein Huhn!" Steffen stimmt sofort in den Chor ein.
Alle Argumente von Frau P., wie gesund Müsli aufgrund seiner Inhaltsstoffe sei, können die beiden nicht umstimmen. Herr P. beharrt auf seinem Standpunkt wie eh und je, und Steffen handelt genauso. Frau P. ist hilflos und findet sich schließlich mit der Situation ab.
Sie stellt das Rührei auf den Tisch, das von allen gern genommen wird. Als ein kleiner Rest bleibt, fragt sie: „Wer nimmt denn noch das bisschen? Da lohnt sich das Aufwärmen doch wirklich nicht!" Herr P. und Steffen teilen sich das Rührei, anschließend langen alle noch gut bei Brot und Aufschnitt zu. Auch von der selbst gemachten Konfitüre probiert jeder, und Frau P. freut sich, dass es allen so gut schmeckt. Am Ende bleibt eine Scheibe Geflügelwurst vom Aufschnitt übrig. „Na, und wer nimmt wohl noch die eine Scheibe?", fragt Frau P., „Reste müssen aufgegessen werden, sonst gibt es schlechtes Wetter – das hat auch schon meine Mutter immer gesagt. Außerdem lohnt sich das Aufheben nicht, und wegwerfen kann ich sie doch auch nicht – bei so vielen hungernden Menschen auf der Welt ...!" Sie legt Steffen die Scheibe mit den Worten auf den Teller: „Du darfst sie auch ohne Brot essen, – damit du groß und stark wirst und morgen die Sonne wieder scheint." Obgleich Steffen erklärt, dass er satt ist, isst er die Wurst schließlich auf. (M. Heermeier)

Die späteren Essgewohnheiten werden oft schon im Kindesalter anerzogen.
Beispiele: maßloses Essen, Vorliebe für Süßes. Das Kind gewöhnt sich z. B. an zu große, falsch zusammengestellte, unregelmäßige Mahlzeiten.

Ein Ernährungsfehlverhalten kann sich in einer

- **Überbewertung des Essens**,
  z. B. Essgier,
  Heißhunger,
  Naschhaftigkeit, zeigen.
- **Abwendung von der Nahrung**,
  z. B. Kauen nach Vorschrift,
  Verweigerung oder
  Erbrechen der Nahrung, zeigen.

Eine Überbewertung des Essens tritt z. B. bei Kindern auf, die sich vernachlässigt fühlen. Erfahren sie nicht die Liebe der Eltern, so suchen sie Ersatz im „Essen".

Ursachen für Appetitlosigkeit können sein:

- fehlende Ruhe und Zwang beim Essen
- zu große Portionen, Zwang zum Essen, das Kind sitzt vor einem Berg, den es nicht bewältigen kann
- psychische Belastungen, z. B. Konflikte in der Schule oder mit den Eltern
- wenig appetitliches oder einseitiges Essen

Essgewohnheiten werden wie viele andere Verhaltensweisen anerzogen. Ernährungsfehlverhalten kann so auch Folge falscher familiärer Essgewohnheiten oder Traditionen sein, z. B.

- essen müssen, was auf den Tisch kommt – auch wenn man es nicht mag oder wenn man satt ist,
- nicht essen dürfen, weil es noch nicht Essenszeit ist, auch wenn man hungrig ist,
- nicht essen, weil man meint, keine Zeit zu haben,
- Lob oder Tadel, weil man viel oder wenig isst.

Häufiges Ernährungsfehlverhalten:

- zu hastig essen, zu unkontrolliert essen
- unregelmäßig essen
- statt fünf kleiner drei Mahlzeiten einnehmen, meist mit zu großen Portionen

Man verlernt, den normalen Signalen des Körpers zu folgen. Die Ernährung wird abhängig von Uhrzeiten und Essensangebot.

Ernährungsfehlverhalten kann Ursache für Krankheiten sein.

Gewohnheiten zu ändern ist nicht leicht.
Trotzdem: Die eigenen Ernährungsgewohnheiten sollten durchdacht und evtl. abgeändert werden.

Magersucht, vgl. S. 402.

Aufgaben

*1. Ein **gemeinsames Frühstück soll vorbereitet und zusammen eingenommen werden**.*
Stellen Sie
a) Rahmenbedingungen,
b) Verhaltensweisen zusammen,
die ein gesundes Ernährungsverhalten bei der Frühstückseinnahme ermöglichen.

2. Das Ess- und Trinkverhalten soll überprüft werden.
a) Entwickeln Sie einen Fragenkatalog:
– Essen Sie regelmäßig?
– Nehmen Sie sich ausreichend Zeit zum Essen?
– Wissen Sie noch, was Sie gestern den ganzen Tag gegessen haben?
– usw.
b) Starten Sie eine Umfrage.

3. Was soll man tun, wenn ein Kind
a) kein Obst oder Gemüse isst,
b) keine Milch trinkt?

4. Berechnen Sie den Energie- und Nährstoffbedarf
a) eines sechsjährigen Mädchens,
b) eines zehnjährigen Jungen.

5. Beurteilen Sie die üblichen Mittagsmahlzeiten, vgl. S. 366, hinsichtlich ihrer Eignung für ein sechsjähriges Mädchen.

6. Beurteilen Sie den Frühstücksvorschlag auf S. 366 hinsichtlich seiner Eignung für einen zehnjährigen Jungen.

Frühstück – Beispiel

Menge	Lebensmittel	Abfall	Protein	Fett	Kohlenhydrate	Ballaststoffe	Energie	Energie, resorbierte	Mineralstoffe					Vitamine					
									Natrium	Kalium	Calcium	Phosphor	Eisen	A	B_1	B_2	Niacin	C
g		g	g	g	g	g	kJ	kJ	mg	mg	mg	mg	mg	µg	mg	mg	mg	mg
	Müsli																	
10	Haferflocken	0	1	1	6	1	157	147	1	32	7	35	0,4	0	0,07	0,01	0,1	0
60	Vollmilch	0	2	2	3	0	186	178	27	84	72	55	0,1	19	0,02	0,11	0,1	1
100	Apfel	8	+	+	12	2	210	185	3	144	7	10	0,5	4	0,04	0,03	0,3	12
100	Banane	33	1	+	16	3	290	260	1	380	8	27	0,6	8	0,05	0,06	0,7	11
15	Sultaninen	0	+	+	10	1	171	153	8	129	8	14	0,3	5	0,01	0,01	0,1	0
10	Haselnüsse	0	1	6	1	1	288	257	+	63	23	33	0,4	1	0,04	0,02	0,1	+
15	Zitronensaft	0	0	0	1	+	20	40	+	21	2	2	+	0	0,01	+	+	8
	Kakaotrunk																	
150	entrahmt	0	6	2	15	0	413	391	75	240	180	165	0,5	45	0,06	0,25	0,2	3
	Ist-Zufuhr		11	11	65	8	1734	1611	115	1093	305	343	2,7	82	0,30	0,49	1,6	35

Mittagessen – Beispiel A

Menge	Lebensmittel	Abfall	Protein	Fett	Kohlenhydrate	Ballaststoffe	Energie	Energie, resorbierte	Natrium	Kalium	Calcium	Phosphor	Eisen	A	B_1	B_2	Niacin	C
	Nudeln mit Butter und Ketchup																	
40	Spaghetti	0	5	1	8	1	604	580	6	4	10	76	0,9	24	0,06	0,03	0,8	0
10	Butter	0	+	8	0	0	310	295	1	2	1	2	+	59	+	+	+	0
30	Ketchup	0	1	+	7	+	134	128	360	180	8	12	0,4	30	0,02	0,02	0	3
	Spiegelei																	
57	Hühnerei	7	7	6	1	0	352	336	138	138	57	209	2,0	181	0,13	0,33	0,1	0
10	Butter	0	+	8	0	0	310	295	1	2	1	2	+	59	+	+	+	0
150	Mandarine	19	1	+	5	1	93	72	1	126	20	11	0,2	43	0,04	0,02	0,1	19
	Ist-Zufuhr		14	23	41	2	1803	1706	506	511	97	313	3,5	395	0,24	0,40	1,1	22

Mittagessen – Beispiel B

Menge	Lebensmittel	Abfall	Protein	Fett	Kohlenhydrate	Ballaststoffe	Energie	Energie, resorbierte	Natrium	Kalium	Calcium	Phosphor	Eisen	A	B_1	B_2	Niacin	C
	Kinderteller																	
80	Schweineschnitzel	1	17	2	+	0	348	323	56	232	7	136	1,4	5	0,64	0,15	3,4	0
10	Margarine	0	+	8	0	0	297	282	10	1	1	1	+	50	0	0	+	0
50	Erbsen, grün	0	4	1	7	2	190	180	100	153	13	54	0,9	25	0,15	0,08	1,2	13
50	Möhren	0	1	+	3	2	53	48	30	145	20	18	1,0	800	0,03	0,03	0,3	4
150	Pommes frites	0	4	13	31	4	1100	1030	300	885	20	100	1,6	7	0,15	0,20	2,5	23
	Eis mit Sahne																	
75	Eiscreme	0	3	9	16	+	671	651	45	150	120	90	0,1	30	0,03	0,20	0,1	1
10	Schlagsahne	0	0	3	+	0	127	121	4	240	8	6	+	28	+	0,21	+	+
	Ist-Zufuhr		28	36	57	8	2786	2635	545	1093	189	405	5,0	944	1,01	0,67	7,6	41

16.6 Ernährung des alternden Menschen

Die Beziehung zwischen angepasster, vollwertiger Ernährung und höherer Lebenserwartung wird seit langer Zeit diskutiert. Richtige Ernährung spielt neben ausreichender körperlicher Bewegung eine große Rolle als prophylaktische Maßnahme gegen vorzeitiges Altern und Zivilisationskrankheiten. Eine gesunde Lebensweise und eine angepasste Ernährung können sich also wesentlich auf die Lebenserwartung des Einzelnen auswirken. Es sollte aber nicht erst jenseits des 60. Lebensjahres auf eine angepasste Ernährung geachtet werden, sondern bereits vom 30. Lebensjahr an sollte eine erste Ernährungsumstellung und vom 50. Lebensjahr an eine zweite erfolgen.

Energiebedarfsdeckung

Vom gesundheitlichen Standpunkt aus ist es erstrebenswert, dass der Mensch etwa vom 30. Lebensjahr an sein Gewicht konstant hält. Die Energiezufuhr sollte also dem individuellen Bedarf angepasst werden.

Der Energiebedarf ist gesenkt.

Im Alter nimmt die fettfreie Körpermasse ab. Da meist jedoch gleichzeitig mehr Fett ins Fettgewebe eingelagert wird, kommt es kaum zu einer Gewichtsreduzierung. Von der Abnahme fettfreien Gewebes ist vor allen Dingen die Muskulatur betroffen. Durch die schlechtere Versorgung der Zellen mit Sauerstoff sinkt der Grundumsatz mit zunehmendem Alter, das Stoffwechselgeschehen verlangsamt sich. Die körperliche Betätigung nimmt meist ab. Auch das Ausscheiden aus dem Beruf kann einen Einfluss auf den verringerten Energiebedarf haben. Für 65-Jährige wird ein Energiebedarf (DGE) von 9,5 MJ für Männer und 7,5 MJ für Frauen angegeben.

Wird die Energiezufuhr nicht verringert, so ist ein Gewichtsanstieg mit all seinen nachteiligen Auswirkungen – vor allen Dingen auf Herz und Kreislauf – die Folge. Der Ausspruch „Dein Bauch ist dein Tod" hat durchaus seine Berechtigung, vgl. S. 395.

Der Energiebedarf sinkt

zwischen dem 33. und 55. Lebensjahr um etwa 10 %,

zwischen dem 55. und 75. Lebensjahr um etwa 15 %

und jenseits des 75. Lebensjahres nochmals um 10 %.

Die Energiezufuhr muss dem geringeren Energiebedarf entsprechen.

Aufgaben

1. *Berechnen Sie die Fettmenge, die eine 60-jährige Frau bei einem Gesamtenergiebedarf von 7,5 MJ aufnehmen darf.*
2. *Treffen Sie aufgrund der errechneten Menge eine Einteilung in Streichfett, Kochfett und versteckte Fette.*
3. *Beurteilen Sie den Tageskostplan für eine 65-jährige Frau, vgl. S. 370 f.*

Nährstoffbedarfsdeckung

Der Nährstoffbedarf ist teilweise unverändert.

Eiweißbedarfsdeckung

Die Muskelmasse, die bei einem jüngeren Erwachsenen 45 % des Körpergewichtes ausmacht, beträgt bei einem 75-Jährigen nur noch 15 %. Auch der Gesamteiweißstoffwechsel nimmt ab. Altern ist mit einem Abbau von Körperzellen verbunden. Auf der anderen Seite wird der Eiweißbedarf durch Erkrankungshäufigkeit und Medikamentenkonsum absolut bzw. relativ gesteigert. Der Eiweißbedarf ist also unverändert bei einem geringeren Energiebedarf. Durch eine ausreichende Eiweißzufuhr kann die Leistungsfähigkeit des Menschen länger erhalten bleiben. Es müssen also Lebensmittel mit einer höheren Nährstoffdichte – biologischen Wertigkeit – ausgewählt werden.

Fettbedarfsdeckung

Der Fettbedarf sinkt parallel zum Energiebedarf. Bei der Fettbedarfsdeckung sollte besonders der Gehalt an essentiellen Fettsäuren und Cholesterin beachtet werden. Senioren sind die höchste Risikogruppe für Hyperlipoproteinämien, vgl. S. 410 ff., da es zu einem Anstieg des Gesamtcholesterins und der LDL sowie einer Abnahme der HDL kommt.

Neben einer entsprechenden Lebensmittelauswahl sollten Gartechniken ausgewählt werden, die keinen oder nur einen geringen Fettzusatz erfordern.

Kohlenhydratbedarfsdeckung

Da die Muskelmasse abnimmt, kann weniger Glykogen gespeichert werden. Außerdem ist die Glucosetoleranz im Alter eingeschränkt. Um dem Risiko eines Altersdiabetes entgegenzuwirken, sollte besonders die Aufnahme von Mono- und Disacchariden beachtet werden.
Schwer verdauliche Lebensmittel werden besonders von älteren Menschen häufig schlecht vertragen. Eine Ballaststoffaufnahme von 30 g pro Tag ist jedoch wichtig, da ältere Menschen häufig unter Obstipation leiden. Ballaststoffe haben außerdem einen positiven Effekt auf den Fett- und Kohlenhydratstoffwechsel. Durch das Sättigungsgefühl einer ballaststoffreichen Nahrung kann die Energiezufuhr reduziert werden.

Vitaminbedarfsdeckung

Der Vitaminbedarf ist unverändert bzw. erhöht. Bei einem geringeren Gesamtenergiebedarf müssen also Lebensmittel mit höherer Nährstoffdichte – vitaminreiche Lebensmittel – ausgewählt werden. Besonders eine reichliche Aufnahme von Vitamin C, E und Beta-Carotin ist für die Abwehr bestimmter Krebsarten besonders wichtig, vgl. S. 207.

Durch einseitige Ernährung, z. B. zu geringer Verzehr von Obst, Gemüse und Kartoffeln, durch Medikamente, Alkohol und Nikotin kommt es jedoch leicht zu einem Mangel an Vitamin C, Riboflavin, Pyridoxin und Folsäure. Es liegen Hinweise vor, dass Vitamin-D-Mangel bei Senioren weit verbreitet ist, da sie sich selten im Freien aufhalten. Vitamin B_{12}, vgl. S. 205.

Mineralstoffbedarfsdeckung

Der Mineralstoffbedarf ist weitgehend unverändert. Bei einem geringeren Gesamtenergiebedarf müssen also Lebensmittel mit höherer Nährstoffdichte ausgewählt werden. Knochenfrakturen infolge von Osteoporose oder Osteomalazie sind besonders bei älteren Frauen häufig; entscheidend hierfür sind die Hormonumstellung und die körperliche Inaktivität. Eine ausreichende Calcium- und Vitamin-D-Versorgung ist also notwendig, vgl. S. 171.

Der Flüssigkeitsbedarf ist im Alter nicht gesenkt.

Der Wassergehalt des Körpers sinkt von rund 65 auf 55 %, die Elastizität z. B. der Bandscheiben nimmt ab, die Haut wird faltiger.

Das Durstgefühl lässt nach, aus diesem Grund muss besonders auf eine ausreichende Flüssigkeitszufuhr geachtet werden. Eine zu geringe Flüssigkeitsaufnahme erhöht die Gefahr von Kaliumverlusten. Der Kaliumgehalt in den Zellen ist abhängig vom Flüssigkeitsgehalt. Bei einem Mangel an Flüssigkeit wird Kalium über die Nieren ausgeschieden. Auch eine zu hohe Natriumzufuhr kann zu einer negativen Flüssigkeitsbilanz führen, da mehr Harn ausgeschieden werden muss.

Das **verminderte Geschmacksempfinden** – süß, salzig, bitter – sollte durch eine abwechslungsreiche Auswahl von Kräutern und Gewürzen und nicht durch einen erhöhten Kochsalzkonsum ausgeglichen werden.

- Der Gesamtenergiebedarf ist gesenkt.
- Der Eiweiß-, Vitamin- und Mineralstoffbedarf ist unverändert, Lebensmittel mit hoher Nährstoffdichte auswählen.
- Der Fett- und Kohlenhydratbedarf ist gesenkt.
- Auf ausreichende Flüssigkeitszufuhr achten.

Mahlzeiten

Fünf bis sechs kleinere Mahlzeiten gleichmäßig über den Tag verteilt.
Ältere Menschen sollten öfters kleinere Mahlzeiten zu sich nehmen. Erstes und zweites Frühstück können relativ umfangreich sein. Das Mittagessen ist auch für den älteren Menschen die Hauptmahlzeit. Kaffeetrinken und Abendbrot sollten leichter verdaulich und nicht zu reichhaltig sein, dies gilt besonders für das Abendbrot. Als Spätmahlzeit kann der ältere Mensch schließlich noch ein Glas Fruchtsaft, einen Becher Joghurt oder etwas Ähnliches zu sich nehmen.
Der Sättigungswert und die Verdaulichkeit der Speisen sollten berücksichtigt werden.

Bei der Zubereitung der Speisen sollte besonders auf **Vitamin- und Mineralstofferhaltung** geachtet werden, vgl. S. 284 ff. Es sollten überwiegend **Gartechniken** angewandt werden, die **keinen oder nur geringen Fettzusatz erfordern**, z. B. Bratfolie, Mikrowelle, Dämpfen usw.

Bei der Zusammenstellung und Präsentation der Speisen sollte besondere Sorgfalt angewendet werden, damit der Appetit angeregt wird. Die Ernährung sollte die Gewohnheiten und Bedürfnisse des Einzelnen berücksichtigen. Außerdem sollte die Verträglichkeit von Lebensmitteln beachtet werden, vgl. S. 423.

Die Nahrungsaufnahme im Alter wird oft durch zahlreiche Faktoren beeinträchtigt:

- Schwierigkeiten bei Einkauf und Zubereitung der Nahrung
- Schwierigkeiten bei der Nahrungsaufnahme – die Kau- und Schluckfähigkeit ist teils beeinträchtigt
- geringeres Einkommen, die alten Ernährungsgewohnheiten können nicht beibehalten werden
- Appetitminderung aufgrund von Einsamkeit

Empfehlungen zur Nährstoffdichte (DGE)

Personen	Nährstoffdichte: Nährstoff pro MJ Energiezufuhr							
	Eiweiß g	Linolsäure g	Calcium mg	Phosphat mg	Magnesium mg	Eisen mg	Iod µg	Zink mg
19–25 Jahre								
männlich	5,7	0,9	94	56	38	0,9	19	0,9
weiblich	5,4	0,9	123	70	38	1,9	25	0,9
über 65 Jahre								
männlich	6,5	0,9	120	74	42	1,2	22	1,2
weiblich	6,4	0,9	145	93	43	1,4	26	1,0

Tab. 1: Nährstoffgehalt pro MJ Energiezufuhr

Personen	Nährstoffdichte: Nährstoff pro MJ Energiezufuhr								
	Vit. A mg	Vit. B_1 mg	Vit. B_2 mg	Niacin mg	Folsäure µg	Vit. B_6 mg	Vit. B_{12} µg	Vit. C mg	Vit. E mg
19–25 Jahre									
männlich	0,09	0,10	0,12	1,4	38	0,14	0,28	9	1,2
weiblich	0,10	0,10	0,12	1,3	49	0,15	0,37	12	1,2
über 65 Jahre									
männlich	0,12	0,11	0,13	1,4	48	0,17	0,36	12	1,3
weiblich	0,12	0,13	0,16	1,7	58	0,17	0,43	14	1,5

Tab. 2: Nährstoffgehalt pro MJ Energiezufuhr (Fortsetzung)

Alte Menschen leben oftmals ungesund

Falsche Ernährung und viele Medikamente – „Altlasten" sind nicht zu beheben.

Heidelberg: Zwar bleiben immer mehr Menschen bis weit in ihr achtes Lebensjahrzehnt hinein rüstig, geistig und körperlich agil, auf der anderen Seite stellen Ärzte und Wissenschaftler aber auch fest, dass ältere und besonders hochbetagte Menschen oft allzu zurückgezogen und ungesund leben. Viele ernähren sich falsch, sie leiden besonders unter Mangel an Vitaminen und Calcium, sie haben hohe Blutfettwerte und – bedingt durch zu viel Speisesalz – einen zu hohen Blutdruck, der die Gefäße schädigt. Ältere Menschen, berichtete Leonore Arab vom Klinischen Institut für Herzinfarktforschung in Heidelberg bei einer Tagung der Deutschen Gesellschaft für Ernährung, gäben sich zwar sehr viel Mühe mit ihrem Essen und seien auch an Ernährungsfragen interessiert, ihr Wissen über dieses Thema sei jedoch meist mangelhaft.

Eine Studie, bei der in Berlin, Heidelberg und Michelstadt die Ernährungsgewohnheiten von 400 Menschen im Alter zwischen 65 und 74 Jahren untersucht wurden, zeigte vor allem einen Mangel an Vitamin D, Vitamin C und Calcium. Mehr Milch, mehr Milchprodukte, mehr Zitrusfrüchte, mehr Beerenfrüchte und Obstsäfte sowie Fisch als Vitamin-D-Lieferant – sowie mehr Bewegung an der frischen Luft und in der Sonne – empfahlen die Fachleute zum Ausgleich. Denn Mängel in der Ernährung könnten auch im Alter Krankheiten verursachen und vor allem deren Folgen zusätzlich negativ beeinflussen. Ausgehen müsse man beispielsweise davon, dass Calcium- und Vitamin-D-Mangel für die Osteoporose, bei der die Knochen im Alter spröde und anfällig für Brüche werden, mitverantwortlich sei. Man müsse, meinte Peter Ester aus Heidelberg, davon ausgehen, dass das starke Anwachsen von Schenkelhalsfrakturen damit zusammenhänge.

Keinesfalls allerdings, warnten die Ernährungsfachleute, solle man einen möglichen Vitamin-D-Mangel mit Medikamenten selbst beheben, ohne zuvor den Arzt zu fragen. Denn Vitamin-D-Präparate könnten bei inaktiven Menschen gefährliche Folgen haben. In diesem Zusammenhang wurde auch allgemein von einer Selbstversorgung mit Medikamenten sehr abgeraten. Die Ernährungsstudie habe, so berichtete Leonore Arab, unter anderem ergeben, dass manche Leute bis zu zehn verschiedene Arzneien pro Tag schluckten. Ganz allgemein müsse man davon ausgehen, dass Medikamente den im Alter ohnehin nachlassenden Geschmackssinn zusätzlich beeinträchtigen könnten und damit die Freude am Essen einschränkten. Zu hoher Alkoholkonsum und das Zigarettenrauchen seien auch im Alter schädlich. Dies gelte, so erklärte Peter Ester, besonders dann, wenn der Energiebedarf zu einem großen Teil mit Alkohol, beispielsweise Bier, gedeckt werde und dafür gesunde Lebensmittel weggelassen würden. Die Senioren seien die einzige Bevölkerungsgruppe, bei der bei Vitamin C häufig (13 Prozent der Männer und 7 Prozent der Frauen) unbefriedigende Werte gemessen würden, erklärte Professor Werner Kübler aus Gießen. Bei Rauchern sei die Vitamin-C-Versorgung noch deutlich ungünstiger. Hier solle man in der Ernährung auf jeden Fall für einen Ausgleich sorgen.

Nachteilig für die Gesundheit wirke sich auch das im Alter nachlassende Durstgefühl aus. Noch immer gelte, so war in Heidelberg zu hören, dass alte Menschen zu wenig trinken und Flüssigkeitsmangel zu langsam ausgleichen. Dies habe negative Konsequenzen für die Kreislaufversorgung, es könne Herz-, Hirn- und Nierenfunktion stark beeinträchtigen, und es könne auch zu Verwirrungszuständen des Geistes führen.

Im Gegensatz zu den Altersgenossen in den Vereinigten Staaten würden in Deutschland ältere Menschen weniger aktiv leben. Dass die Blutwerte in den USA niedriger seien als hier, hänge, so meinte Professor Martin Kohlmeier aus Heidelberg, wohl auch damit zusammen, dass dort über Ernährung mehr diskutiert werde, während hier die meisten älteren Leute weder wüssten, was Cholesterin heiße, noch, was eine ungesättigte Fettsäure sei. Auch die Bedeutung von iodiertem Salz zur Vorbeugung gegen Kropf sei noch weitgehend unbekannt.

Auf den Ernährungszustand wie das allgemeine gesundheitliche Wohlbefinden wirke es sich auch negativ aus, meinte Leonore Arab, dass viele alte Menschen ihr Haus und ihre Wohnung kaum mehr verlassen und isoliert leben würden. Die Lust am Essen werde durch die soziale Umgebung, durch körperliche Beschwerden, Schwierigkeiten beim Einkauf und dergleichen Dinge häufig beeinträchtigt. Nur 27 Prozent der Senioren, die bei der Studie in Berlin, Michelstadt und Heidelberg befragt worden wären, seien körperlich noch mehr als eine Stunde in der Woche aktiv gewesen.

Professor Walther Heeschen aus Kiel wies in Heidelberg darauf hin, dass die Studie bei älteren Menschen auch deutlich höhere Schadstoffbelastungen im Organismus, besonders durch Pestizide, als bei jüngeren Leuten ergeben habe. Heeschen nannte dabei vor allem die polychlorierten Biphenyle, die wohl hauptsächlich über Futtermittel aus der Dritten Welt in die Nahrungskette gelangen würden. Unmittelbar wären jedoch die gesundheitlichen Risiken durch andere Faktoren, wie falsche Ernährung, Alkohol und Rauchen, bei alten Menschen größer als durch diese Schadstoffe. Auch seien, so meinte der Leiter der Tagung, Professor Günter Schlierf aus Heidelberg, derartige „Altlasten" durch keine Nahrungsumstellung mehr im Alter aus dem Körper zu entfernen.

Aufgaben

1. Erkunden Sie das Angebot „Essen auf Rädern" in Ihrer Umgebung.

2. Sammeln und beurteilen Sie Werbematerial für Produkte, die das Altern verhindern sollen.

3. Nennen Sie Lebensmittel/Speisen, die von älteren Menschen seltener gegessen werden sollten.

Berechnung eines Tageskostenplanes – 65-jährige Frau – Körpergewicht 60 kg, Vollkost – Gesamtenergiebedarf 7500 kJ

Menge	Lebensmittel	Abfall	Protein	Fett	Kohlenhydrate	Ballaststoffe	Energie	Energie, resorbierte	Mineralstoffe					Vitamine				
									Natrium	Kalium	Calcium	Phosphor	Eisen	A	B_1	B_2	Niacin	C
g bzw. ml		g	g	g	g	g	kJ	kJ	mg	mg	mg	mg	mg	µg	mg	mg	mg	mg
	1. Frühstück																	
125	Orangensaft	0	1	+	13	+	250	238	1	231	16	21	0,4	15	0,10	0,02	0,4	55
40	Roggenbrötchen (eins)	0	3	+	20	2	420	372	168	64	8	66	0,8	0	0,16	0,03	0,4	0
10	Knäckebrot, Roggen	0	1	+	7	1	133	117	46	44	9	30	0,5	+	0,02	0,02	0,1	0
15	Margarine	0	+	12	0	0	446	424	15	1	2	2	+	75	0	0	+	0
57	Hühnerei	7	7	6	1	0	350	336	138	138	57	209	2,0	181	0,13	0,33	0,1	0
10	Konfitüre	0	+	0	7	+	109	106	1	11	2	2	0,1	1	+	+	+	1
	Kaffee oder Tee	0	0	0	0	0	0	0	–	–	–	–	–	–	–	–	–	–
5	Zucker	0	0	0	5	0	83	81	0	+	+	0	0	0	0	0	0	0
	Ist-Zufuhr (1. Frühstück)		12	18	53	4	1791	1674	370	553	95	331	3,8	272	0,31	0,42	1,0	56
	2. Frühstück																	
150	Joghurt, entrahmte Milch	0	8	0	8	0	465	450	80	225	185	146	0,2	3	0,06	0,25	0,2	2
100	Erdbeeren	3	1	+	7	2	150	135	2	145	25	29	1,0	3	0,03	0,06	0,6	62
10	Zucker	0	0	0	10	0	166	162	0	+	+	0	+		0	0	0	0
10	Zwieback	0	1	+	7	+	157	145	25	25	2	10	0,1	1	0,01	0,01	0,1	0
	Ist-Zufuhr (2. Frühstück)		10	+	32	2	938	892	107	395	212	185	1,3	7	0,10	0,32	0,9	64
	Mittagessen																	
200	**Gemüsesuppe**	0	2	4	4	2	260	240	36	178	40	36	0,4	200	0,04	0,04	0,6	14
150	Hähnchenbrust	0	24	2	+	0	330	310	98	398	21	315	1,7	45	0,11	0,14	15,8	2
7	Sonnenblumenöl	0	0	7	0	0	259	246	0	+	0	0	0	+	0	0	0	0
150	Salzkartoffeln	0	3	+	23	3	435	415	195	555	30	75	1,0	2	0,11	0,04	1,7	18
200	Bohnen, grün	2	4	+	10	4	280	250	4	500	120	80	1,6	120	0,16	0,24	1,0	40
	Rotweingelee																	
50	Rotwein und Wasser je	0	+	0	2	0	140	135	2	50	4	5	0,5	0	0	0	0	1
2	Gelatine	0	2	+	+	0	29	28	1	+	+	+	0	0	0	0	0	0
10	Zucker	0	0	0	10	0	166	162	0	+	+	0	+	0	0	0	0	0
	Ist-Zufuhr (Mittagessen)		35	13	49	9	1899	1786	336	1681	215	511	5,2	367	0,41	0,46	19,1	75

Menge g bzw. ml	Lebensmittel	Abfall g	Protein g	Fett hydrate g	Kohlen-stoffe g	Ballast- g	Energie kJ	Energie, resor-bierte kJ	Mineralstoffe Natrium mg	Kalium mg	Calcium phor mg	Phos- mg	Eisen mg	Vitamine A µg	B_1 mg	B_2 mg	Niacin mg	C mg
	Nachmittag																	
10	Knäckebrot, Roggen	0	1	+	7	1	133	117	46	44	9	30	0,5	+	0,02	0,02	0,1	0
5	Butter	0	+	4	0	0	155	147	+	1	1	1	+	30	+	+	+	0
10	Bienenhonig	0	+	+	8	0	128	125	1	5	1	2	0,1	+	+	+	+	1
	Kaffee oder Tee	0	0	0	0	0	0	0	–	–	–	–	–	–	–	–	–	–
5	Zucker	0	0	0	5	0	83	81	0	+	+	0	0	0	0	0	0	0
60	Clementine	67	1	+	5	1	84	75	2	78	18	11	0,1	7	0,05	0,02	0,2	32
	Ist-Zufuhr (Nachmittag)		2	4	25	2	583	545	50	192	31	44	0,07	37	0,07	0,04	0,3	33
	Abendessen																	
40	Grahambrot	0	3	+	18	3	364	334	172	84	18	98	0,6	1	0,08	0,08	1,0	0
10	Knäckebrot, Roggen	0	1	+	7	1	133	117	46	44	9	30	0,5	+	0,02	0,02	0,1	0
15	Margarine	0	+	12	0	0	446	424	15	1	2	2	+	75	0	0	+	0
30	Edamer Käse 30% Fett i. Tr.	2	8	5	1	0	336	318	240	29	240	171	0,2	54	0,02	0,10	+	0
25	Bierschinken	0	4	5	+	0	256	246	188	65	4	38	0,4	0	0,08	0,05	1,0	5
	Tomatensalat																	
150	Tomaten	0	2	+	5	3	120	105	9	450	23	39	0,8	128	0,09	0,06	0,8	36
3	Sonnenblumenöl	0	0	3	0	0	111	105	0	+	0	0	0	+	0	0	0	0
	Tee	0	0	0	0	0	0	0	–	–	–	–	–	–	–	–	–	–
5	Zucker	0	0	0	5	0	83	81	0	+	+	0	0	0	0	0	0	0
	Ist-Zufuhr (Abendessen)		18	25	36	7	1849	1730	670	673	296	378	2,5	258	0,29	0,31	2,9	41
	Spätmahlzeit																	
100	Apfelkompott	0	+	+	19	2	310	275	3	140	4	7	0,2	2	0,01	0,01	0,1	6
	Ist-Zufuhr (Spätmahlzeit)		+	+	19	2	310	275	3	140	4	7	0,2	2	0,01	0,01	0,1	6
	Ist-Zufuhr (insgesamt)		77	61	214	26	7370	6902	1536	3634	853	1456	13,7	943	1,19	1,52	24,3	275

Fortsetzung von Tageskostplan – 65-jährige Frau, S. 370

16.7 Ernährung des Sportlers

Energiebedarfsdeckung

Der **Energiebedarf** ist abhängig von der durchgeführten Sportart, er liegt generell über 15 MJ pro Tag. Während Training und Wettkampf steigt der Energieverbrauch teilweise auf etwa 30 MJ pro Tag an. Die Nahrungs- und Energieaufnahme kann jedoch aufgrund der Aufnahmekapazität des Magen-Darm-Traktes nur begrenzt gesteigert werden. So muss das Körpergewicht zwischen Training und Wettkampf normalisiert werden.

Sportart	Energiebedarf in kJ pro kg KG pro h	Energiebedarf in MJ pro Tag bei 70 kg KG
Gymnastik, Fechten, Reiten, Sprinten	8,4 bis 10	14,6 bis 17
Geräteturnen, Rudern, Hockey, Fußball, Schwimmen (Sprint)	10 bis 11,3	16,7 bis 18,8
Radfahren (Straße), Schwimmen (Langstrecke), Ringen, Skilanglauf, Eishockey	11,3 bis 12,5	18,8 bis 21

Der Energiebedarf von Sportlerinnen liegt im Allgemeinen 5 bis 10% niedriger als der von Sportlern.

Tab. 1: Energiebedarf von Sportlern

Energiehaltige Substanz	kJ
ATP	6,3
Kreatinphosphat	14,7
Glykogen	5 040
Fett	210 000

Tab. 2: Energiespeicher bei einem 75 kg schweren Menschen (nach Breuer)

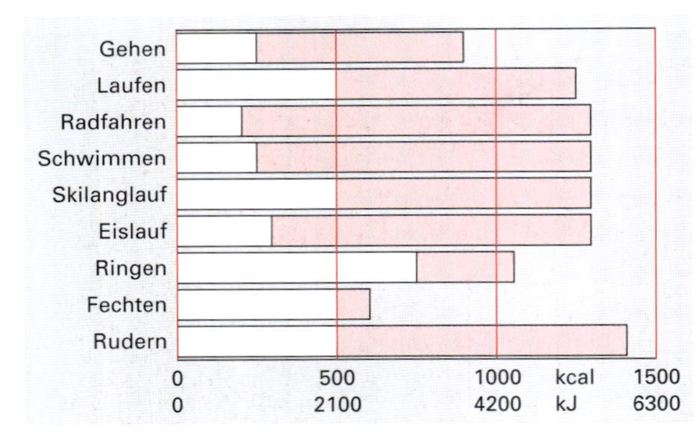

Tab. 3: Energieverbrauch pro Stunde bei minimaler (weiß) und maximaler Belastung (rosa) in verschiedenen Sportarten (Nöcker 1987)

Nährstoffbedarfsdeckung

Kohlenhydrate haben eine besondere Bedeutung in der Ernährung von Sportlern, da die Leistungsfähigkeit von den Glykogenreserven abhängig ist. Der Kohlenhydratbedarf sollte durch Polysaccharide und nicht durch Glucose gedeckt werden. Glucose wird schnell resorbiert und bewirkt eine verstärkte Insulinausschüttung, der Blutzuckerspiegel kann zu stark absinken. Glucose entzieht dem Gewebe außerdem Flüssigkeit. Schwindel, Schweißausbrüche usw. können Folgeerscheinungen sein. Polysaccharide bewirken dagegen keine erhöhte Insulinausschüttung und stellen keine Belastung für den Wasserhaushalt dar.

Eine **fettreiche Nahrung** beeinträchtigt ebenfalls die Leistungsfähigkeit eines Sportlers, da für den Fettabbau mehr Sauerstoff benötigt wird. Auf der anderen Seite muss die Nahrung etwa 30% Fett enthalten, damit der erhöhte Energiebedarf gedeckt werden kann.

Ein **erhöhtes Eiweißangebot** ist zum Aufbau einer entsprechend großen Muskelmasse erforderlich. Während des Trainings soll eine Muskelausbildung stattfinden, Muskeleiweißstoffe sollen aufgebaut werden. Während der Trainingsphase sollten so 2 g Eiweiß pro kg Körpergewicht aufgenommen werden. Eine übertriebene Eiweißaufnahme sollte vermieden werden, da Fleisch und Fleischwaren gleichzeitig reichlich Fett enthalten.

Der **Wasser- und Mineralstoffbedarf** eines Sportlers ist abhängig vom Schweißverlust. 60% der umgesetzten Energie wird in Form von Wärme frei, vgl. S. 248. Um diese Wärmemengen auszugleichen, muss der Körper große Schweißmengen bilden. Ein Sportler kann in einer Stunde bis zu 3 l Schweiß verlieren, der Gewichtsverlust beträgt also 3 kg.
Dieser Flüssigkeits- und Mineralstoffverlust muss ausgeglichen werden, da es sonst z. B. zu Wadenkrämpfen kommen kann. Leitungswasser, Tee, Limonade usw. sind zur Flüssigkeitsbedarfsdeckung ungeeignet, da sie zu wenig Mineralstoffe enthalten. Während des Wettkampfes und Trainings erhält der Sportler so alle 15 Minuten 100 bis 200 ml Flüssigkeit, die in einem ausgewogenen Verhältnis Mineralstoffe und Kohlenhydrate (Oligosaccharide) enthält.

Bestandteil	Gehalt in mg/l
Natrium	1200
Chlorid	1000
Kalium	300
Calcium	160
Magnesium	36
Sulfat	25
Phosphat	15
Zink	1,2
Eisen	1,2
Mangan	0,06
Kupfer	0,06
Milchsäure	1500
Harnstoff	700

Tab. 4: Durchschnittliche Zusammensetzung des menschlichen Schweißes (nach Konopka)

Vitaminbedarf: Es ist nicht eindeutig geklärt, ob der Vitaminbedarf bei Hochleistungssportlern gegenüber Nicht-Sportlern erhöht ist. Gesichert ist jedoch, dass ein Vitaminmangel zu einer Leistungsminderung führt.

Vitamin C begünstigt die Eisenresorption. Schon aus diesem Grund ist eine ausreichende Vitamin-C-Versorgung notwendig. Bei körperlicher Belastung wird außerdem ein erhöhter Vitamin-C-Bedarf vermutet.

Thiamin nimmt eine zentrale Stellung im Kohlenhydratstoffwechsel ein. Sportler, die eine kohlenhydratreiche Kost verzehren, sind so auf eine höhere Thiaminzufuhr angewiesen als Nicht-Sportler.

Die gleichen Aussagen gelten für **Riboflavin und Pyridoxin**, die ebenfalls wichtige Aufgaben im Energiestoffwechsel bzw. Proteinstoffwechsel übernehmen.

Vitamin-E-Mangel begünstigt eine schlechtere Sauerstoffversorgung und setzt so die physische Leistungsfähigkeit herab.

Die Einnahme von Multivitaminpräparaten ist bei Sportlern nicht erforderlich. Der Vitaminbedarf kann durch eine gezielte Lebensmittelauswahl ausreichend gedeckt werden. Die Beachtung einer hohen Nährstoffdichte ist also für den Sportler von besonderer Bedeutung.

Energiegewinnung während eines 400-m-Laufes

Während der ersten 40 Meter werden die Energiespeicher – Phosphatspeicher des Muskels (ATP und Kreatinphosphat) – genutzt.
Gleichzeitig beginnt der anaerobe Glucoseabbau – ohne Sauerstoff. Glucose wird zu Lactat abgebaut, hierbei werden **2 ATP je Glucosemolekül** frei. Die Energie wird beim anaeroben Abbau zwar schnell freigesetzt, die Ausbeute ist jedoch sehr gering. Dieser Energiegewinn wird während der nächsten 220 m genutzt. Lactat wird in die Leber transportiert und dort für die Gluconeogenese gebraucht.
Für den Rest der Strecke kann der Energiegewinn aus dem aeroben Glucoseabbau – mit Sauerstoff – genutzt werden. Bei dem länger dauernden aeroben Abbau wird 1 Mol Glucose zu H_2O, CO_2 und **38 ATP** abgebaut, vgl. auch S. 252.
Die Glucosespeicher in den Muskelzellen werden durch den Glykogenabbau ergänzt.

Während sportlicher Wettkämpfe werden Getränke gegeben, die folgende Inhaltsstoffe haben:
150 g Oligosaccharide/Liter
50 bis 60 mmol Natrium/Liter
10 mmol Kalium/Liter

Im Übrigen soll die Nahrung folgende Nährstoffzusammensetzung aufweisen:
- reich an biologisch hochwertigem Eiweiß
- relativ fettarm
- vitaminreich
- mineralstoffreich

Aufgaben

1. *Warum steigt der Sauerstoffbedarf eines Sprinters während des Laufes?*
2. *Beurteilen Sie die Iso-Drinks, vgl. S. 164, hinsichtlich ihrer Eignung für Sportler.*
3. *Erläutern Sie den Leistungsabfall der Spieler der Gruppe B.*

Bei sechs Fußballspielern wurde der Glykogengehalt der Muskeln vor, während und nach dem Spiel gemessen. Bei den drei Spielern der Gruppe B lagen die Anfangsglykogenwerte deutlich niedriger, sie hatten zwar trainiert, aber am Abend vor dem Spiel keine Mahlzeit zu sich genommen. Ihre Glykogenvorräte waren nach der Hälfte der Spielzeit nahezu aufgebraucht, während die übrigen Spieler der Gruppe A noch über Glykogenvorräte verfügten. In der zweiten Spielhälfte konnte ein deutliches Leistungsgefälle zwischen beiden Gruppen beobachtet werden; die Spieler mit niedrigen Glykogendepots liefen weniger und langsamer.
(Nach Elmadfa, J. und Leitzmann, C.)

4. *Berechnen Sie den Nährstoffbedarf eines Sportlers mit einem täglichen Energiebedarf von 19 MJ und einem Körpergewicht von 70 kg.*
5. *Stellen Sie für den oben genannten Sportler einen Tageskostplan während des Trainings zusammen.*

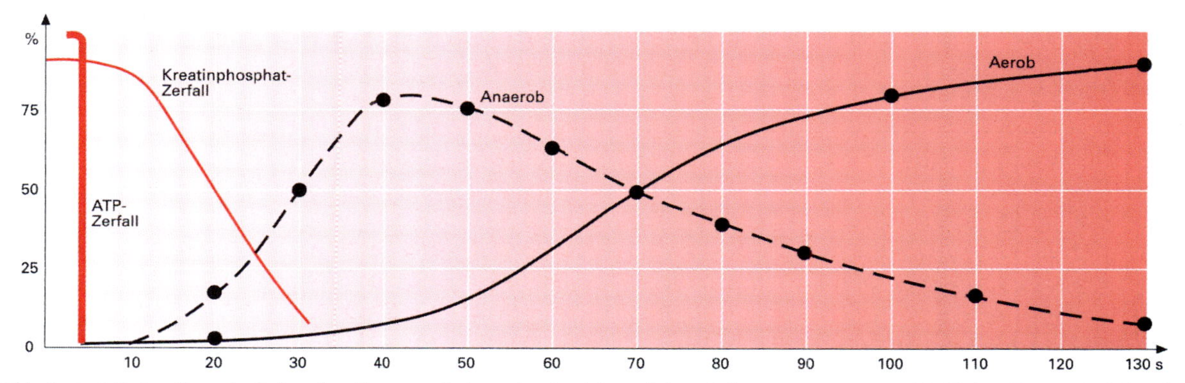

Abb. 1: Anteil der Energie liefernden Prozesse bei maximaler körperlicher Belastung von unterschiedlicher Dauer in Sekunden (nach Breuer). Anteil an der Energiebereitstellung in %

16.8 Empfohlene Nährstoffzufuhr pro Tag (DGE)

Alter	Energie MJ/Tag		Protein g/kg[1]		ess. Fettsäuren % der Energie		Calcium mg		Magnesium mg		Eisen mg		Iod µg	Zink mg	
	m	w	m	w	n-6	n-3[8]	m	w	m	w	m	w[4]		m	w
Säuglinge															
0 bis unter 4 Monate	2,0	1,9	2,7–1,5		4,0	0,5	220		24		0,5[5,6]		40	1,0	
4 bis unter 12 Monate	3,0	2,9	1,3–1,1		3,5	0,5	400		60		8		80	2,0	
Kinder															
1 bis unter 4 Jahre	4,7	4,4	1,0		3,0	0,5	600		80		8		100	3,0	
4 bis unter 7 Jahre	6,4	5,8	0,9		2,5	0,5	700		120		8		120	5,0	
7 bis unter 10 Jahre	7,9	7,1	0,9		2,5	0,5	900		170		10		140	7,0	
10 bis unter 13 Jahre	9,4	8,5	0,9		2,5	0,5	1100		230	250	12	15	180	9,0	7,0
13 bis unter 15 Jahre	11,2	9,4	0,9		2,5	0,5	1200		310	310	12	15	200	9,5	7,0
Jugendliche u. Erwachsene															
15 bis unter 19 Jahre	13,0	10,5	0,9	0,8	2,5	0,5	1200		400	350	12	15	200	10,0	7,0
19 bis unter 25 Jahre	12,5	10,0	0,8		2,5	0,5	1000		400	310	10	15	200	10,0	7,0
25 bis unter 51 Jahre	12,0	9,5	0,8		2,5	0,5	1000		350	300	10	15	200	10,0	7,0
51 bis unter 65 Jahre	10,5	8,5	0,8		2,5	0,5	1000		350	300	10	10	180	10,0	7,0
65 Jahre und älter	9,5	7,5	0,8		2,5	0,5	1000		350	300	10	10	180	10,0	7,0
Schwangere		+1,1		58[2,3]	2,5	0,5	1000			310		30	230		10,0
Stillende		+2,7		63[3]	2,5	0,5	1000			390		20[7]	260		11,0

[1] g/kg Sollgewicht und Tag
[2] Ab 4. Monat der Schwangerschaft
[3] g/Tag
[4] Nicht menstruierende Frauen, die nicht schwanger sind oder stillen: 10 mg
[5] Ausgenommen Unreifgeborene
[6] Ein Eisenbedarf besteht infolge der dem Neugeborenen von der Plazenta als Hb-Eisen mitgegebenen Eisenmenge erst ab dem 4. Monat
[7] Zum Ausgleich der Verluste während der Schwangerschaft
[8] Schätzwerte

Empfohlene Vitaminzufuhr pro Tag, vgl. S. 210

Schätzwerte für eine angemessene Zufuhr pro Tag (DGE)

Alter	Kupfer mg	Mangan mg	Selen µg	Chrom µg	Molybdän µg	Natrium mg[1]	Kalium mg[1]	Phosphor mg[2]	Fluorid mg[3]
Säuglinge									
0 bis unter 4 Monate	0,2–0,6	–	5–15	1– 10	7	100	400	120	0,25
4 bis unter 12 Monate	0,6–0,7	0,6–1,0	7–30	20– 40	20– 40	180	650	300	0,5
Kinder									
1 bis unter 4 Jahre	0,5–1,0	1,0–1,5	10–40	20– 60	20– 50	300	1000	500	0,7
4 bis unter 7 Jahre	0,5–1,0	1,5–2,0	15–45	20– 80	30– 75	410	1400	600	1,1
7 bis unter 10 Jahre	1,0–1,5	2,0–3,0	20–50	20–100	40– 80	460	1600	800	1,1
über 10 Jahre	1,0–1,5	2,0–5,0	25–60	20–100	50–100	550	1800	1250	3
Jugendliche u. Erwachsene	1,0–1,5	2,0–5,0	30–70	30–100	50–100	550	2000	700	3

[1] Geschätzter Mindestbedarf
[2] Empfohlene Zufuhr
[3] Richtwerte – Orientierungshilfe

17 Alternative Ernährungsformen

17.1 Vegetarische Kost – Pflanzliche Kost

Warum alternative Ernährung?

Etwa 1% der Bevölkerung in der Bundesrepublik Deutschland ernährt sich vegetarisch. In der ganzen Welt ernähren sich etwa eine Milliarde Menschen vegetarisch, die meisten allerdings unfreiwillig aus wirtschaftlichen oder klimatischen Gründen.

Aufgaben

1. *Beurteilen Sie folgende Argumente von Vegetariern:*
   a) **Ethische und religiöse Gründe**
   „Wer tötet, gleich ob Mensch oder Tier, bricht ein Urgebot."
   b) **Ökologische und politische Gründe**
   „Die Fleischproduktion ist ein Luxus, den wir uns nicht mehr leisten sollten.
   Während viele Menschen auf der Welt hungern, leben wir im Überfluss. Weltweit sterben jedes Jahr 15 Mio. Kinder an Hunger.
   In der Bundesrepublik Deutschland werden Futtermittel importiert, mit denen ... Mio. Menschen ernährt werden könnten."
   c) **Gesundheitliche Gründe**
   „Der Mensch ist entwicklungsgeschichtlich ein reiner Pflanzenfresser.
   Der Fleischkonsum führt zur Ablagerung von giftigen Stoffen im Körper: Schwäche und Krankheiten sind die Folgen. Konventionell erzeugte Lebensmittel enthalten zu viel Schadstoffe und Rückstände."
2. *Überlegen Sie, welche Nährstoffe nimmt ein Vegetarier im Vergleich zu einem Nichtvegetarier*
   a) verstärkt,
   b) vermindert zu sich.
3. *Beschreiben Sie das veränderte Stoffwechselgeschehen bei einer vegetarischen Ernährung.*

Der griechische Philosoph Pythagoras (6. Jh. v. Chr.) sagte: „Solange der Mensch Tiere schlachtet, werden die Menschen auch einander töten. Wer Mord und Schmerzen sät, kann nicht erwarten, Liebe und Freude zu ernten."

Aufgrund der technisch-industriellen Entwicklung wurde 1867 in Deutschland die erste vegetarische Vereinigung gegründet.

Vegetarier ist, wer keine Lebensmittel von getöteten Tieren zu sich nimmt, z. B. auch keinen Speck oder Schweinefett.

Formen des Vegetarismus

Man unterscheidet folgende Formen des Vegetarismus:

1. **Ovo-Lacto-Vegetarier** essen neben pflanzlichen Lebensmitteln Produkte von lebenden Tieren wie Milch, Milcherzeugnisse und Eier.
2. **Lacto-Vegetarier** verzichten zusätzlich auf den Genuss von Eiern.
3. **Veganer** lehnen den Genuss sämtlicher von Tieren stammender Lebensmittel ab, also auch Milch und Milchprodukte und sogar Honig. Rohköstler vermeiden außerdem alle gekochte Nahrung.

Die Lebensweise von Vegetariern wird durch moralisch-ethische, ökonomische und auch religiöse Einstellungen geprägt. So lehnen Vegetarier meist auch den Genuss von Alkohol und Nikotin ab und empfehlen körperliche Bewegung.

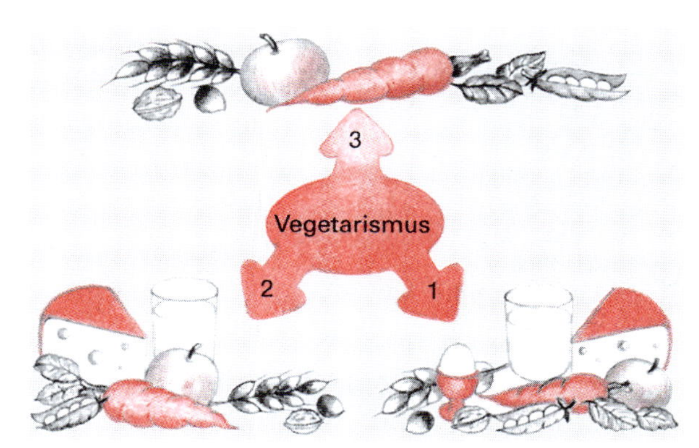

Abb. 1: Formen des Vegetarismus

Pflanzliche Lebensmittel	1 kJ ← 1 kJ
Tierische Lebensmittel i.D.	1 kJ ← 7 kJ Futterenergie
Hühnerfleisch Rindfleisch Milch Eier Schweinefleisch	1 kJ ← 12 kJ Futterenergie 1 kJ ← 10 kJ Futterenergie 1 kJ ← 5 kJ Futterenergie 1 kJ ← 4 kJ Futterenergie 1 kJ ← 3 kJ Futterenergie

Tab. 1: Energiemengen, die zur Erzeugung von pflanzlichen und tierischen Lebensmitteln benötigt werden

Die Tabelle zeigt die unterschiedlichen Energiemengen, die zur Erzeugung von pflanzlichen und tierischen Lebensmitteln benötigt werden. Für die Erzeugung tierischer Lebensmittel braucht man im Durchschnitt siebenmal so viel Energie wie für die Erzeugung pflanzlicher Lebensmittel.

Gründe	Ziele
Ethische	Geistige Entwicklung des Menschen Recht auf Leben für Tiere
Ästhetische	Meiden des Anblicks toter Tiere
Religiöse	Körperliche und geistige Reinheit Töten als Tabu
Philosophische	Fortschrittliche Entwicklung der Menschheit; materielle werden zu geistigen Kräften
Natur-wissenschaftliche	Verringerung des Protein- und Fettverzehrs Niedrige Schadstoffaufnahme
Gesundheitliche	Reinigung des Körpers Prophylaxe und Therapie von Krankheiten, Stärkung der körpereigenen Abwehrkräfte
Kosmetische	Körpergewichtsreduktion Beseitigung von Hautunreinheiten
Ökologische	Vermeidung von Veredlungsverlusten Schonung natürlicher Ressourcen

Tab. 1: Gründe und Ziele des Vegetarismus (Leitzmann, Winzen)

Lebensmittelgruppen	Männer		Frauen	
	VEG	NVEG	VEG	NVEG
Eier	14	24	13	20
Milch/Milchprodukte	307	260	259	221
Käse/Quark	90	71	69	62
Speisefette/-öle	21	11	14	9
Brot/Backwaren	225	228	161	177
Nährmittel	199	150	132	108
Frischgemüse	227	132	209	133
Frischobst, einheimisches	172	106	152	98
Südfrüchte	117	83	97	83
Obstprodukte	47	27	38	24
Zucker	3	5	2	4
Süßwaren	29	22	22	23
Mayonnaise/Gewürze	5	3	5	3
Erfrischungsgetränke	758	541	721	519
Bohnenkaffee	169	366	221	341
Alkoholische Getränke	132	360	58	149

Tab. 2: Durchschnittlicher Lebensmittelverzehr in Gramm pro Tag männlicher und weiblicher Vegetarier (VEG) und Nichtvegetarier (NVEG)

Bewertung der Kostformen

Ovo-Lacto-Vegetarier und **Lacto-Vegetarier** ernähren sich bei richtiger Lebensmittelauswahl vollwertig.

Beide Kostformen enthalten:
- ausreichend Fett, Eiweiß und Energie
- reichlich Vitamine, Mineralstoffe und Ballaststoffe

Gegenüber der bei uns sonst üblichen Ernährung weisen beide Kostformen folgende Vorteile auf:
- geringere Zufuhr an gesättigten Fettsäuren und Cholesterin
- geringere Fettzufuhr
- höhere Zufuhr an Ballaststoffen und Polysacchariden

Vegetarier sind meist gesünder als Nichtvegetarier, sie haben häufig:
- ein niedrigeres Körpergewicht
- einen niedrigeren Blutfettspiegel
- einen niedrigeren Blutdruck

Die Risikofaktoren für Herz- und Kreislauferkrankungen sind auch aufgrund der sonstigen gesunden Lebensführung gemindert.

Gesamtcholesterin	< 200	200 – 260
Vegetarier Nichtvegetarier	71% 43%	26% 39%

Diast. Blutdruck (mmHg)	< 95
Vegetarier Nichtvegetarier	97% 91%

Tab. 3: Gesamtcholesterin/Blutdruck

Veganer essen lediglich pflanzliche Lebensmittel, hierdurch kann es zu einer Unterversorgung an Eiweiß, Eisen, Calcium, Iod und Vitamin B_{12} kommen, falls die Kost nicht sehr sorgfältig zusammengestellt wird.

Eiweiß

Pflanzliche Eiweißstoffe sind mit Ausnahme von Soja nicht so hochwertig wie tierische Eiweißstoffe, Lysin ist häufig die begrenzende Aminosäure. Die Proteine werden außerdem durch das Garen besser verdaulich und Trypsin-Inhibitoren, z.B. in Hülsenfrüchten, werden durch Hitze zerstört, vgl. S. 319.

Veganer müssen also Kenntnisse über biologische Wertigkeit und Ergänzungswirkung von Eiweißstoffen besitzen.

Bei erwachsenen und heranwachsenden Veganern wurden keine Mangelsymptome festgestellt. Bei Kleinkindern, die unmittelbar nach dem Abstillen auf veganische Kost umgestellt wurden, wurden dagegen schwere Eiweißmangelsymptome beschrieben.

Vitamin B_{12} – Cobalamin

Vitamin B_{12} ist ausschließlich in tierischen Lebensmitteln vorhanden, da es von Pflanzen nicht gebildet werden kann. Dennoch wurde bei erwachsenen Veganern nur selten ein Vitamin-B_{12}-Mangel beobachtet, da große Reservekapazitäten dieses Vitamins bestehen. Besonders während Schwangerschaft und Stillzeit ist jedoch eine unzureichende Versorgung mit Vitamin B_{12} für Mutter und Kind problematisch. So wurden bei gestillten Kindern von sich vegan ernährenden Müttern Mangelerscheinungen beobachtet.

Calcium

Milch und Milchprodukte sind die wichtigsten Calciumlieferanten in unserer Ernährung. Diese Lebensmittel werden jedoch von den Veganern abgelehnt. Die empfohlene Calciumzufuhr von 1000 mg/Tag kann von Veganern nicht erreicht werden. Bei veganischer Ernährung scheint sich der menschliche Organismus allerdings auf eine geringere Calciumzufuhr von ca. 200 mg/Tag umzustellen. Diese Calciummenge kann bei einer überlegten Kostzusammenstellung erreicht werden und ist dann für den menschlichen Organismus ausreichend.

Eisen

Aus pflanzlichen Lebensmitteln kann Eisen schlechter resorbiert werden als aus tierischen. Der Organismus kann sich jedoch auch hier anpassen. Menschen mit reduzierten Eisenspeichern resorbieren einen höheren Eisenanteil der Nahrung. Die Eisenresorption ist also abhängig vom Eisenbestand im Organismus und damit vom Bedarf. Die Aufnahme von Vitamin-C-haltigen Lebensmitteln verbessert außerdem die Eisenresorption. Die wünschenswerte Höhe der Eisenzufuhr pro Tag kann also erreicht werden. Zu Mangelsymptomen scheint es bei Männern nicht zu kommen, bei Veganerinnen wurden jedoch niedrigere Werte als bei Nichtvegetariern beobachtet.

Bei Veganern kann es zu einer Unterversorgung kommen, falls die Kost nicht sorgfältig zusammengestellt wird.

Es ist wichtig, dass der Rohkostanteil gering gehalten wird, da gegarte Lebensmittel besser ausgenutzt werden können.

Bei der Zusammenstellung müssen ausreichend Vollkornprodukte, Hülsenfrüchte, besonders Soja, Nüsse, Kartoffeln, Trockenobst und Hefeflocken berücksichtigt werden.

Vitamin B_{12} muss teils zusätzlich ergänzt werden, da dieses Vitamin ausschließlich in tierischen Lebensmitteln enthalten ist.

Säuglingen, Kleinkindern, Schwangeren und Stillenden ist aufgrund ihres erhöhten Eiweißbedarfs von einer veganischen Kost abzuraten. Auch für ältere Menschen ist diese Ernährungsform nicht empfehlenswert.

- Die ovo-lacto-vegetarische und lacto-vegetarische Kost enthalten alle essentiellen Nährstoffe in ausreichender Menge.
- Für die Zusammenstellung einer veganischen Kost wird ein umfangreiches Ernährungswissen benötigt, damit es nicht zu einer Mangelernährung kommt.
- Insgesamt ist in der Bundesrepublik Deutschland eine Senkung des Fleischkonsums erstrebenswert.

Aufgaben

Lesen Sie den Tageskostplan auf S. 378 f.

1. *Beschreiben Sie die verschiedenen Mahlzeiten.*
2. *Ermitteln Sie den täglichen Grundnährstoffbedarf bei einem Gesamtenergiebedarf von 8000 kJ.*
3. *Berechnen und beurteilen Sie die tägliche*
   a) Gesamtenergiezufuhr, b) Eiweißzufuhr,
   c) Fettzufuhr, d) Kohlenhydratzufuhr,
   e) Ballaststoffzufuhr.
4. *Stellen Sie einen Tageskostplan mit 8000 kJ für einen Veganer zusammen. Überprüfen Sie dabei besonders die kritischen Nährstoffe: Eiweiß, Eisen, Vitamin B_{12} und Calcium.*

Spezielle vegetarische Kostformen

Der Zahnarzt **J. G. Schnitzer** (geb. 1930) entwickelte zwei Kostformen.
Die Schnitzer-Intensivkost ist eine vegetarische Rohkost.
Die Schnitzer-Normalkost ist eine ovo-lacto-vegetarische Kost.

Erlaubt sind rohes Obst und Gemüse, Salate, Keimlinge aus Getreide und Hülsenfrüchten, frisch gemahlenes Getreide, Nüsse, kaltgepresste Pflanzenöle, Mineralwasser, Kräuter- und Früchtetees, Lebensmittel aus dem ökologischen Anbau.

Zu meiden sind Zucker, Auszugsmehle, Obst- und Gemüsesäfte, alle Milchprodukte außer Vorzugsmilch und daraus hergestellte Sauermilch, Kochsalz und scharfe Gewürze.
Die Schnitzer-Intensivkost ist im Gegensatz zur Normalkost nicht als Dauerernährung geeignet.
Das Ziel dieser Kostformen ist die Therapie verschiedener Krankheiten und die Verbesserung der Lebensqualität.

Die von **M. Bircher-Benner** (1867 bis 1939) in der Schweiz begründete Kost ist eine ovo-lacto-vegetarische Kost.

Die Hälfte der täglichen Nahrung sollte in Form von Rohkost und Müsli verzehrt werden. Bevorzugt werden „lebendfrisches" Obst und Gemüse bzw. Salate, Rohsäfte, Nüsse, Vollkornschrotbrei, kaltgepresste Öle, Honig, schonend erhitztes Vollkorngetreide, Lebensmittel aus dem ökologischen Anbau.

Zu meiden sind Zucker, Auszugsmehle und konservierte Lebensmittel, Kaffee, Tee, Alkohol.

Zwischenmahlzeiten werden abgelehnt, da sie die Verdauungsorgane unnötig belasten. Eine Hauptmahlzeit und zwei kleine Nebenmahlzeiten täglich seien „mehr als genug".

Der Schwede **Aare Waerland** (1876 bis 1955) entwickelte eine lacto-vegetarische Kost.
Seine Lehre geht davon aus, dass im menschlichen Dickdarm nützliche Gärungsbakterien und schädliche Fäulnisbakterien vorhanden sind. Die Fäulnisbakterien sollen durch tierische Lebensmittel begünstigt werden, die Gärungsbakterien durch Pflanzenkost. Die Gärungsbakterien seien für die innere Reinigung des Organismus von Giftstoffen notwendig.

Die Wahl zwischen pflanzlichen und tierischen Lebensmitteln ist für Waerland gleichbedeutend mit der Wahl zwischen Gesundheit und Krankheit.

Erlaubt sind Rohkost, Getreide, „Waerland Kruska" (Vollkornbrei), Kartoffeln, gesäuerte Milch und Milchprodukte. Die Kost besteht zu 80 % aus Kohlenhydraten.

Zu meiden sind alle Fleischarten, Eier, denaturierte Lebensmittel, wie z. B. Zucker, Auszugsmehle, Salz, scharfe Gewürze, „zu große Mengen" an Getreideprodukten und Hülsenfrüchten, Genussmittel.

Es gibt über 50 alternative Kostformen bzw. Diäten. „Fit fürs Leben" ist z. B. nur einer dieser Verkaufsschlager.

Beispiel einer vegetarischen Kost – geeignet auch bei Obstipation, Gesamtenergiebedarf: 8000 kJ

Menge	Lebensmittel	Abfall	Protein	Fett	Kohlenhydrate	Ballaststoffe	Energie	Mineralstoffe					Vitamine				
								Natrium	Kalium	Calcium	Phosphor	Eisen	A	B_1	B_2	Niacin	C
g bzw. ml		g	g	g	g	g	kJ	mg	mg	mg	mg	mg	µg	mg	mg	mg	mg
	1. Frühstück																
	Müsli																
150	Joghurt, entrahmte Milch	0	8	0	8	0	248	80	255	185	146	0,2	3	0,06	0,25	0,2	2
70	Apfel	6	+	+	8	1	147	2	101	5	8	0,4	3	0,03	0,02	0,2	8
100	Apfelsine	28	1	+	9	2	165	1	175	42	22	0,4	11	0,09	0,04	0,4	50
20	Sultanine	0	+	+	13	1	238	11	172	10	19	0,4	6	0,02	0,02	0,1	0
10	Sonnenblumenkerne	0	3	5	1	1	254	+	73	10	62	0,6	+	0,19	0,01	0,4	0
20	Bienenhonig	0	+	+	16	0	255	1	9	1	4	0,3	+	+	+	+	1
30	Haferflocken	0	4	2	19	2	470	2	96	20	106	1,2	0	0,19	0,05	0,3	0
	Ist-Zufuhr (1. Frühstück)		16	7	74	7	1777	97	851	273	366	3,5	23	0,58	0,39	1,6	61
	2. Frühstück																
10	Knäckebrot, Roggen	0	1	+	7	1	133	46	44	9	30	0,5	+	0,02	0,02	0,1	0
5	Butter	0	+	4	0	0	155	0	1	1	1	+	30	+	+	+	0
150	Birne	11	2	+	20	5	345	3	192	14	20	0,5	5	0,04	0,06	0,3	8
	Ist-Zufuhr (2. Frühstück)		3	4	27	6	633	49	237	24	31	1,0	35	0,06	0,08	0,4	8
	Mittagessen																
	Naturreispfanne																
100	Möhren	17	1	+	5	3	105	60	290	40	35	2,1	1600	0,07	0,05	0,6	7
100	Lauch, Porree	42	2	+	3	2	100	5	225	87	45	1,0	165	0,10	0,06	0,5	30
100	Zucchini	4	2	+	2	1	75	1	200	30	25	1,5	30	0,05	0,09	0,4	16
100	Sojasprossen	0	5	1	3	1	240	17	250	42	58	0,8	4	0,20	0,12	1,2	0
50	Vollkornreis	0	4	1	37	2	725	5	75	12	163	1,3	0	0,20	0,05	2,7	0
10	Sonnenblumenöl	0	0	10	0	0	370	0	+	0	0	0	+	0	0	0	0
	Salat																
50	Radieschen	19	1	+	1	1	30	9	125	18	13	0,8	2	0,01	0,01	0,1	15
50	Tomate	2	1	+	2	1	40	3	150	8	13	0,3	43	0,03	0,02	0,3	12
50	Salatgurke	13	1	+	1	1	25	5	70	8	13	0,3	33	0,01	0,01	0,1	4
20	Schlagsahne	0	+	6	1	0	253	7	22	16	13	+	55	0,01	0,01	+	+
	Ist-Zufuhr (Mittagessen)		17	16	55	12	1963	112	1407	261	378	8,1	1932	0,68	0,44	5,9	84

Menge g bzw. ml	Lebensmittel	Abfall g	Protein g	Fett g	Kohlenhydrate g	Ballaststoffe g	Energie kJ	Mineralstoffe: Natrium mg	Kalium mg	Calcium mg	Phosphor mg	Eisen mg	Vitamine: A µg	B_1 mg	B_2 mg	Niacin mg	C mg
	Nachmittag																
70	Nuss-Möhren-Torte	0	5	7	29	1	830	26	112	30	70	0,8	185	0,06	0,07	0,3	1
	Ist-Zufuhr (Nachmittag)		5	7	29	1	830	26	112	30	70	0,8	185	0,06	0,07	0,3	1
	Abendbrot																
	Gefüllter Pfannkuchen																
50	Roggenmehl, Type 1150	0	4	1	34	4	673	1	150	10	100	1,2	21	0,11	0,05	0,6	0
57	Hühnerei	7	7	6	1	0	162	138	138	57	209	2,0	181	0,13	0,33	0,1	0
60	Vollmilch	0	2	2	3	0	345	27	84	72	55	0,1	19	0,02	0,11	0,1	1
10	Sonnenblumenöl	0	0	10	0	0	370	0	+	0	0	0	+	0	0	0	0
200	Spinat, tiefgekühlt	0	6	+	2	4	100	130	1270	250	110	8,2	1560	0,20	0,40	1,2	104
20	Speisequark, 20 % Fett	0	3	1	1	0	75	7	18	24	33	0,1	9	0,01	0,05	+	+
20	Sahne (Rahm)	0	1	2	1	0	240	8	26	20	17	+	15	0,01	0,03	+	+
	Ist-Zufuhr (Abendbrot)		23	22	42	9	1965	311	1686	433	524	11,6	1804	0,48	0,97	2,0	105
	Spätmahlzeit																
150	Joghurt, entrahmte Milch	0	8	0	8	0	248	80	225	185	146	0,2	3	0,06	0,25	0,2	2
10	Weizenkleie	0	2	1	2	4	81	+	140	25	29	1,0	3	0,03	0,06	0,6	62
100	Erdbeeren	3	1	+	7	2	150	2	145	25	29	1,0	3	0,03	0,06	0,6	62
5	Zucker	0	0	0	5	0	83	0	+	+	0	+	0	0	0	0	0
	Ist-Zufuhr (Spätmahlzeit)		11	1	22	6	562	82	510	215	303	1,6	7	0,16	0,36	2,6	64
	Ist-Zufuhr (insgesamt)		75	59	249	40	7730	677	4803	1236	1672	26,6	3996	2,02	2,31	12,9	323

Fortsetzung vegetarische Kost, S. 378

Außerdem muss reichlich Flüssigkeit in Form von Tee, Früchtetee, Kaffee und/oder Mineralwasser aufgenommen werden.

17.2 Vollwert-Ernährung

Definition der Vollwert-Ernährung (Leitzmann u. a.)

Vollwert-Ernährung ist eine überwiegend lacto-vegetabile Ernährungsweise, bei der gering verarbeitete Lebensmittel bevorzugt werden. Gesundheitlich wertvolle Lebensmittel werden zu genussvollen Speisen zubereitet. Die hauptsächlich verwendeten Lebensmittel sind Vollkornprodukte, Gemüse und Obst, Kartoffeln, Hülsenfrüchte sowie Milch und Milchprodukte, daneben können geringe Mengen an Fleisch, Fisch und Eiern enthalten sein. Etwa die Hälfte der Nahrungsmenge besteht aus unerhitzter Frischkost. Die Zubereitung erfolgt schonend und mit wenig Fett aus frischen Lebensmitteln. Nahrungsmittel mit Zusatzstoffen werden vermieden.

Zusätzlich zur Gesundheitsverträglichkeit der Ernährung werden auch die Umweltverträglichkeit und die Sozialverträglichkeit des Ernährungssystems berücksichtigt. Das bedeutet unter anderem möglichst ausschließlich Erzeugnisse aus anerkannt ökologischer Landwirtschaft zu verwenden sowie Erzeugnisse aus regionaler Herkunft und entsprechend der Jahreszeit zu bevorzugen. Weiterhin werden unverpackte oder umweltschonend verpackte Lebensmittel bevorzugt sowie umweltverträgliche Produkte und Technologien verwendet. Außerdem werden landwirtschaftliche Erzeugnisse bevorzugt, die unter sozial verträglichen Bedingungen erzeugt, verarbeitet und vermarktet werden (u. a. fairer Handel mit den Entwicklungsländern).

Mit Vollwert-Ernährung sollen hohe Lebensqualität – besonders Gesundheit –, Schonung der Umwelt und soziale Gerechtigkeit weltweit gefördert werden.

50 % unerhitzte Frischkost

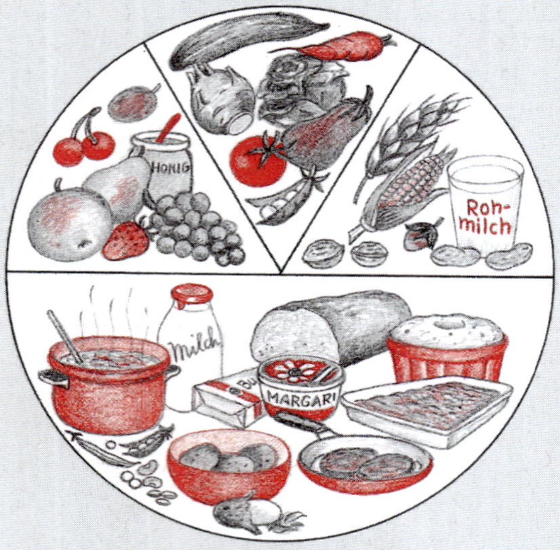

50 % erhitzte Frischkost

Abb. 1: Empfehlungen zur Aufteilung von unerhitzter Frischkost und erhitzter Kost (Gewichtsanteile an der Nahrung)

Der Mediziner und Ernährungsforscher Werner Kollath begründete 1942 mit dem Buch „Die Ordnung der Natur" die „Vollwert-Ernährung". Er entwickelte ein Wertsystem für die Nahrung. Die Lebensmittel sollten so natürlich wie möglich belassen werden: je geringer der Verarbeitungsgrad, desto höher der Wert eines Lebensmittels.
Die Thesen der Vollwert-Ernährung wurden von Koerber, Männle und Leitzmann aktualisiert.

Grundsätze der Vollwert-Ernährung

1. Bevorzugung pflanzlicher Lebensmittel (überwiegend lacto-vegetabile Ernährungsweise)
2. Bevorzugung gering verarbeiteter Lebensmittel (Lebensmittel so natürlich wie möglich)
3. Reichlicher Verzehr unerhitzter Frischkost (etwa die Hälfte der Nahrungsmenge)
4. Zubereitung genussvoller Speisen aus frischen Lebensmitteln, schonend mit wenig Fett
5. Vermeidung von Nahrungsmitteln mit Zusatzstoffen
6. Vermeidung von Nahrungsmitteln aus bestimmten Technologien (wie Gentechnik, Food Design, Lebensmittelbestrahlung)
7. Möglichst ausschließliche Verwendung von Erzeugnissen aus anerkannt ökologischer Landwirtschaft
8. Bevorzugung von Erzeugnissen aus regionaler Herkunft und entsprechend der Jahreszeit
9. Bevorzugung unverpackter oder umweltschonend verpackter Lebensmittel
10. Vermeidung bzw. Verminderung der allgemeinen Schadstoffemission und dadurch der Schadstoffaufnahme durch Verwendung umweltverträglicher Produkte und Technologien
11. Verminderung von Veredelungsverlusten durch geringen Verzehr tierischer Lebensmittel
12. Bevorzugung landwirtschaftlicher Erzeugnisse, die unter sozial verträglichen Bedingungen erzeugt, verarbeitet und vermarktet wurden (u. a. fairer Handel mit Entwicklungsländern)

Erläuterung einiger Grundsätze

Lebensmittel aus regionaler Herkunft und entsprechend der Jahreszeit

Die Verwendung von Lebensmitteln aus regionalen Anbaugebieten soll die umfangreichen Transporte – und damit den Energieverbrauch, die Schadstoffbelastung, Lärmbelastung – und Müllerzeugung verringern. Die Direktvermarktung soll zugleich den Erhalt kleiner und mittlerer landwirtschaftlicher Betriebe ermöglichen.

Lebensmittel aus winterlichem Unterglasanbau sollen vermieden werden. Treibhausgemüse weist aufgrund der Behandlung mit Pestiziden und Düngung häufig einen höheren Schadstoffgehalt auf, z. B. Nitrat, vgl. S. 214f. Außerdem wird für die Erzeugung viel Energie benötigt, für 1 kg Gurken werden 5 l Heizöl verbraucht.

Aufgaben

1. *Werten Sie den Tageskostplan aus.*
   a) *Welche Lebensmittelgruppen sind enthalten?*
   b) *Welche Lebensmittelgruppen sind nicht enthalten?*
   c) *Welche Verarbeitungsverfahren werden bevorzugt?*
2. *Beurteilen Sie den Wochenplan „Vegetarisch", vgl. S. 351, hinsichtlich seiner Eignung als Vollwert-Ernährung.*
3. *Sammeln Sie Argumente, die für eine Vollwert-Ernährung sprechen.*
4. *Führen Sie eine Pro-und-Kontra-Diskussion: Vollwert-Ernährung – eine Alternative für Mensch und Umwelt?*

Bircher-Benner, Maximilian Oskar (1867-1939) war ein schweizerischer Arzt und Anhänger der Lebensreformbewegung. Bircher-Benner, ein Wegbereiter der Vollwert-Ernährung, wurde bekannt durch die in seiner Klinik seit 1897 praktizierte ovo-lacto-vegetarische Ernährung mit einem hohen Rohkostanteil. Diese Ernährung war ein Teil seines ganzheitlichen Therapiekonzeptes. Im Mittelpunkt stehen Vollkorngetreide, Obst, Gemüse und Rohmilchprodukte aus naturnaher, heimischer Erzeugung. Kennzeichnend für die Ernährungslehre nach Bircher-Benner sind Empfehlungen, keine Gebote und Verbote.

Das von Bircher-Benner eingeführte Müsli – Haferflocken, Äpfel und Mandeln oder Haselnüsse – stammt aus der schweizerischen Bergbauernküche. Hier liegt der Ursprung für die inzwischen weltweit als Müsli bezeichneten Getreidegerichte.

Frühstück

Frischkornmüsli
3 EL Weizen, grob geschrotet, in
4 EL Wasser eingeweicht
4 EL Dickmilch
1 Apfel
1TL Honig
1EL gehackte Nüsse

Früchtetee

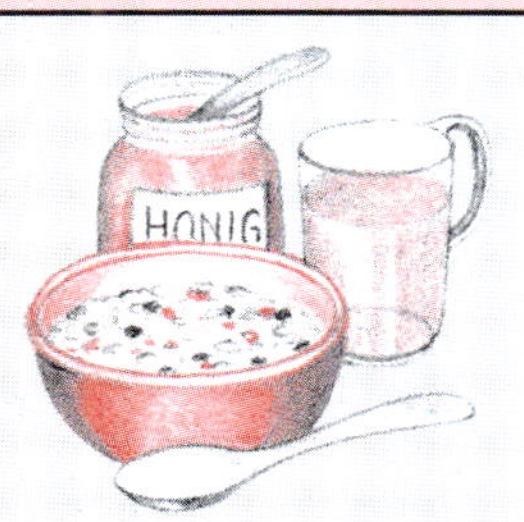

1 Scheibe Vollkornbrot
1 TL Butter
1 Scheibe Gouda
1 Tomate

Vorzugsmilch

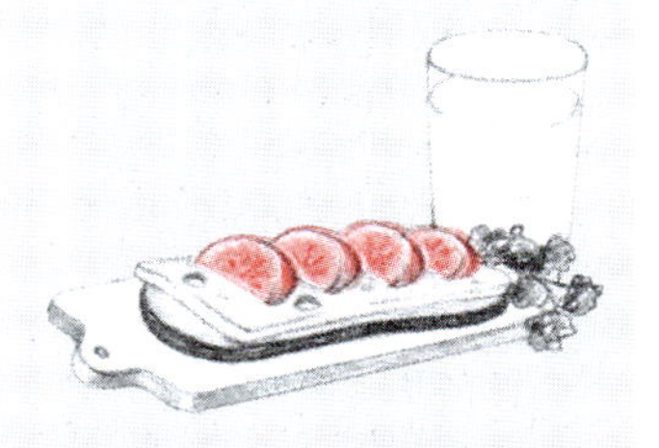

Mittagessen und Nachmittagsmahlzeit

Linseneintopf
75 g Linsen in
350 g Gemüsebrühe über Nacht quellen lassen.
100 g Kartoffeln
100 g Porree
75 g Tomaten
Majoran, Thymian
3 EL Sahne
1 EL Zitronensaft
1 EL Petersilie

Mineralwasser

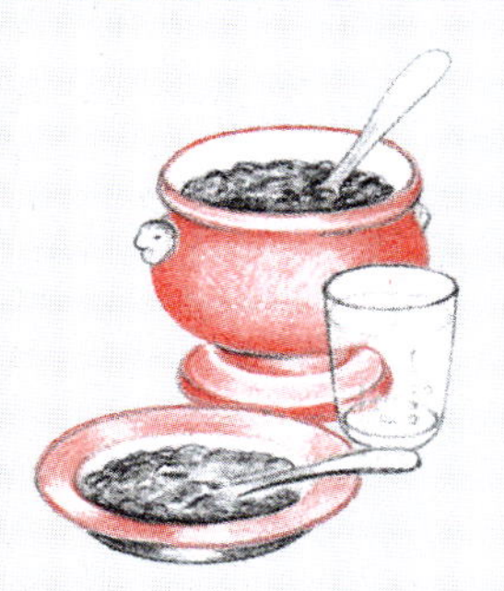

Obstsalat
1/2 Birne
1/2 Apfel
75 g Honigmelone
75 g blaue Weintrauben
1 TL Pinienkerne

Frisches Obst oder Gemüse

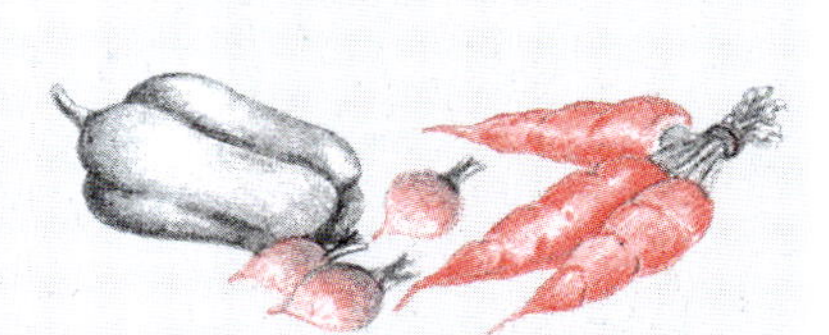

Abendessen

Bunter Salat
75 g Salatgurke
75 g Tomate
1 gelbe Paprikaschote
50 g Rettich
1 EL kaltgepresstes Olivenöl
1 EL Apfelessig
Kräutersalz
40 g Schafskäse

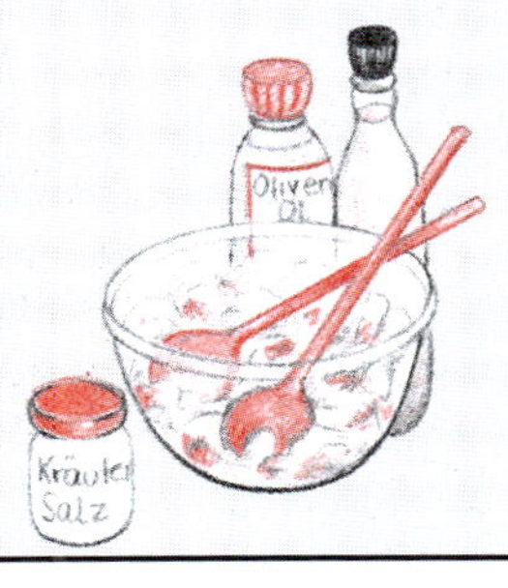

Apfelpfannkuchen
1TL Butter, zerlassen
55 g Dinkel, gemahlen
1/8 l Milch
1 Eigelb
1 Eischnee
1 EL Schittlauch
1 EL Butter zum Backen
1/2 Apfel
Obstsaft

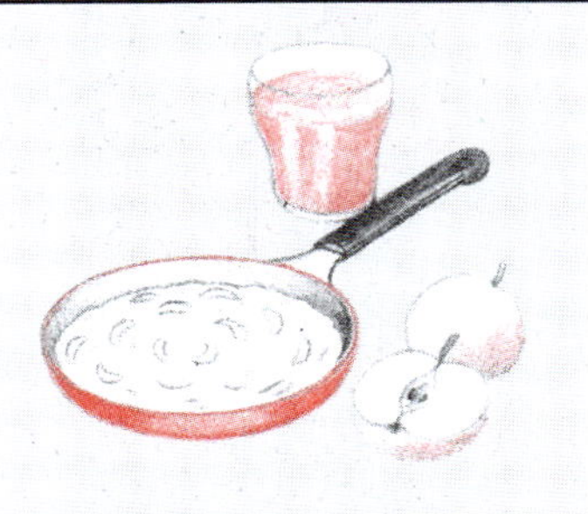

Tab. 1: Vollwert-Ernährung – Tageskostplan für eine Person

Wertstufen für die Einteilung von Lebensmitteln

Stufe I **Sehr empfehlenswert**
Nicht/gering verarbeitete Lebensmittel (unerhitzt)
Etwa die Hälfte der Nahrung
Gekeimtes Getreide, z. B. Frischkornmüsli, Frischgemüse, auch milchsauer, Frischobst
Ölsamen, Ölfrüchte, z. B. Sonnenblumenkerne
Vorzugsmilch, Mineralwasser
Frische Kräuter und Gewürze
Frisches Obst als Süßungsmittel

Stufe II **Sehr empfehlenswert**
Mäßig verarbeitete Lebensmittel (vor allem erhitzt)
Etwa die Hälfte der Nahrung
Vollkornprodukte, z. B. Vollkornbrot
Erhitztes bzw. tiefgekühltes Gemüse und Obst
Gekochte Kartoffeln, Pellkartoffeln
Erhitzte Hülsenfrüchte, blanchierte Keime
Kaltgepresste Öle, ungehärtete Pflanzenmargarine
Pasteurisierte Vollmilch, -produkte ohne Zusatzstoffe
Fleisch, Fisch, Eier 1 bis 2×/Woche
Kräuter- und Früchtetees
Verdünnte Frucht- und Gemüsesäfte
Gemahlene Gewürze, getrocknete Kräuter
Iodiertes Meersalz
Honig, Trockenobst als Süßungsmittel

Stufe III **Weniger empfehlenswert**
Stark verarbeitete Lebensmittel (vor allem konserviert)
Nur selten verzehren
Nicht-Vollkornprodukte, z. B. weißer Reis
Gemüse- und Obstkonserven
Kartoffelfertigmischungen
Sojamilch, Tofu usw.
Extrahierte, raffinierte, gehärtete Fette und Öle
H-Milch, -produkte mit Zusatzstoffen
Fleisch-, Wurst-, Fischwaren
Tafelwasser, Fruchtnektar, Kakao, Kaffee, Tee
Bier, Wein
Kräuter-, Meer-, Kochsalz
Wärmebehandelter Honig, geschwefeltes Trockenobst, Dicksaft, Sirup

Stufe IV **Nicht empfehlenswert**
Übertrieben verarbeitete Lebensmittel und Isolate/Präparate
Möglichst nicht essen
Getreidestärke, Ballaststoffpräparate
Vitamin- und Mineralstoffpräparate
Tiefkühlfertiggerichte
Pommes frites, Chips
Sojafleisch, -protein
Nuss-Nougat-Creme, gehärtete Margarine
Kondensmilch, Milch- und Käse-Imitate
Schmelzkäse, Milchpulver, Innereien
Limonaden, Cola-Getränke, Fruchtsaftgetränke
Instant-Kakao, Sportlergetränke, Spirituosen
Aromastoffe, Geschmacksverstärker
Zucker, Süßigkeiten, Süßstoffe

Die Einteilung der Lebensmittel nach Wertstufen erfolgt nach dem Verarbeitungsgrad. Je geringer der Verarbeitungsgrad, desto höher ist die Wertigkeit des Lebensmittels. Bei der Lebensmittelverarbeitung werden häufig wertvolle Inhaltsstoffe vermindert, zerstört oder abgetrennt, d. h., die Nährstoffdichte wird herabgesetzt und die Energiedichte häufig erhöht.

Lebensmittel aus ökologischer Landwirtschaft

In der Bundesrepublik Deutschland gibt es zurzeit sieben Verbände, die in der Arbeitsgemeinschaft Ökologischer Landbau (AGÖL) organisiert sind. **Die Rahmenrichtlinien zum ökologischen Landbau verbieten die Verwendung von:**

- chemisch-synthetischen Pestiziden (Herbiziden, Insektiziden, Fungiziden usw.)
- mineralischen Stickstoffdüngern und sonstigen leicht löslichen Mineraldüngern
- chemisch-synthetischen Wachstumsregulatoren
- Futtermitteln aus Entwicklungsländern
- Tierarzneimitteln als Futterzusatzstoffe
- Tiere mit genmanipuliertem Erbgut (auch Embryonentransfer).

Weitere Grundsätze der ökologischen Landwirtschaft sind u. a.:

- Erhaltung und Förderung der Bodenfruchtbarkeit mit organischem Düngematerial aus dem Betrieb
- Auswahl standortangepasster Arten und Sorten
- vielseitige Fruchtfolge
- Erzeugung gesunder Pflanzen- und Tierbestände (artgerechte Tierhaltung)
- keine Futtermittelzusatzstoffe
- an die Betriebsfläche gebundener Nutztierbestand
- geringstmöglicher Verbrauch nicht erneuerbarer Energie- und Rohstoffvorräte
- Pflege und Erhaltung der Kulturlandschaft

Anbau	konventioneller	ökologischer
Betriebe	starke Spezialisierung	vielseitiger Anbau, Fruchtfolge
Dünger	chemischer Mineraldünger	organische Düngung, Rückführung der Nährstoffe, Fruchtfolge, Hülsenfruchtanbau zur biologischen Bindung des Stickstoffs
Bodenbearbeitung	stark, mechanisch	beschränkt auf ein Mindestmaß
Bekämpfung von Schädlingen, Krankheiten	chemische Mittel	pflanzenstärkende Mittel usw., mechanisch biologische Unkrautbekämpfung

Tab. 1: Merkmale des ökologischen und konventionellen Anbaus

Prüfzeichen und Warenzeichen

Es wurde ein Gütezeichen – Ökoprüfzeichen geschaffen. Die Kriterien für das Gütezeichen für Öko-Produkte – das Bio-Siegel – richten sich nach der EU-Öko-Verordnung und knüpfen an die Richtlinien der Internationalen Vereinigung der ökologischen Landbaubewegung (IFOAM) an; ihr gehören rund 500 Verbände aus 70 Ländern an.

Das Bio-Siegel garantiert, dass die Produkte durch eine Landwirtschaft erzeugt werden, die

- Pflanzenschutz auf vorbeugende Maßnahmen konzentriert,
- auf mineralische Stickstoffdünger verzichtet,
- Tiere artgerecht hält,
- Boden, Luft und Wasser schützt,
- hilft, die Artenvielfalt zu erhalten,
- den Energieverbrauch vermindert und die Rohstoffreserven schont,
- eine Kreislaufwirtschaft mit möglichst geschlossenen Nährstoffzyklen anstrebt,
- Sicherheit durch Richtlinien und Kontrolle garantiert,
- Transparenz bei der Erzeugung und Herstellung von Lebensmitteln bietet,
- auf Gentechnik verzichtet.

Deutsche ökologische Anbauverbände

Das **Demeter-Warenzeichen** wird an Betriebe vergeben, die die Richtlinien des Forschungsringes für biologisch-dynamische Wirtschaftsweise einhalten. Seit 1924 bestehen Betriebe dieser Art, sie gehen auf R. Steiner zurück, vgl. S. 390.

Der landwirtschaftliche Betrieb wird als geschlossener Organismus gestaltet, in dem die gegenseitige Förderung von Boden, Pflanze und Tier durch den Menschen besonders beachtet wird. Wichtigstes Unterscheidungsmerkmal zu anderen Landbauformen ist die Anwendung von biologisch-dynamischen Präparaten und die Beachtung kosmischer Rhythmen bei verschiedenen Landwirtschaftsmaßnahmen.

Das **Bioland-Warenzeichen** wird an Betriebe mit organisch-biologischem Landbau vergeben. Begründer ist der Schweizer Agrarpolitiker Dr. H. Müller, die wissenschaftlichen Grundlagen lieferte der Arzt Rusch 1968 mit seinem Buch „Bodenfruchtbarkeit". Die Förderung des Bodenlebens ist entscheidend für das Wachstum gesunder Pflanzen und die Produktion hochwertiger Lebensmittel.

Die **Arbeitsgemeinschaft für naturnahen Obst-, Gemüse- und Feldfruchtanbau (ANOG)** mit spezieller Ausrichtung auf den Obst- und Gemüseanbau wurde 1962 von L. Fürst begründet. Später erfolgte eine Erweiterung auf alle Feldfrüchte und die Tierhaltung.

Der **Biokreis Ostbayern** entstand 1979 als regionale Erzeuger-Verbraucher-Gemeinschaft zur Förderung des ökologischen Landbaus in Ostbayern. Die landwirtschaftlichen Betriebe werden nach biologisch-dynamischen bzw. organisch-biologischen Richtlinien bewirtschaftet.

Der **Naturland-Verband** wurde 1982 – zunächst im südbayrischen Raum – gegründet. Neben der Bodenfruchtbarkeit wird der artgerechte Pflanzenbau und die Tierhaltung beachtet.

Der **Bundesverband Ökologischer Weinbau** wurde 1985 gegründet, ab dem Jahrgang 1990 werden die erzeugten Weine mit dem Warenzeichen „Eco vin" gekennzeichnet.

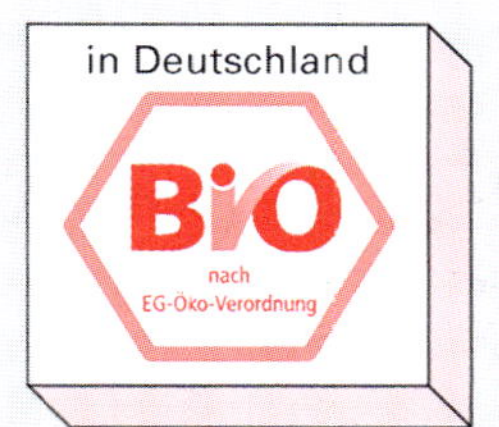

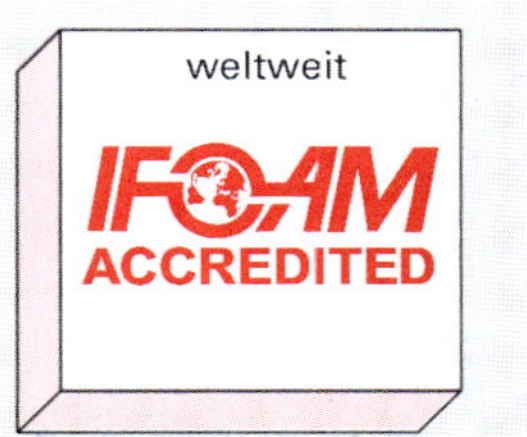

Abb. 1: Prüfzeichen für Produkte aus dem ökologischen Anbau

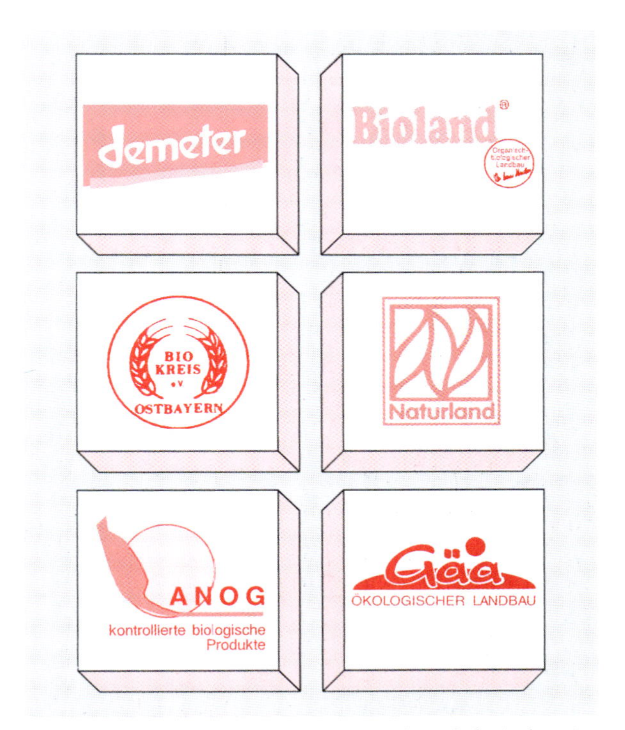

Abb. 2: Warenzeichen für Produkte aus dem ökologischen Anbau

Gäa e. V. eine Vereinigung ökologischer Landbau entstand 1989 in Sachsen.

Durch die Verwendung ökologisch erzeugter Lebensmittel sollen der Schadstoffgehalt der Nahrung und der Umwelt verringert werden. Der ökologische Landbau trägt auch zur Erhaltung der ländlichen Struktur bei.

Die Vollwert-Ernährung fördert so die möglichst ausschließliche Verwendung von Erzeugnissen aus anerkannt ökologischer Landwirtschaft.

Vermeidung von Lebensmitteln aus bestimmten Technologien – wie Gentechnik, Food Design, Lebensmittelbestrahlung

Die genannten Technologien zur Erzeugung und Verarbeitung von Lebensmitteln, Novel Food, vgl. S. 338, und die Lebensmittelbestrahlung, vgl. S. 301, werden in der Vollwert-Ernährung abgelehnt, da ihr Nutzen fragwürdig ist und die potentiellen Risiken ihrer Anwendung für Gesundheit, Umwelt und Gesellschaft noch nicht befriedigend geklärt sind.

Lebensmittelqualität

(Koerber, Männle, Leitzmann)

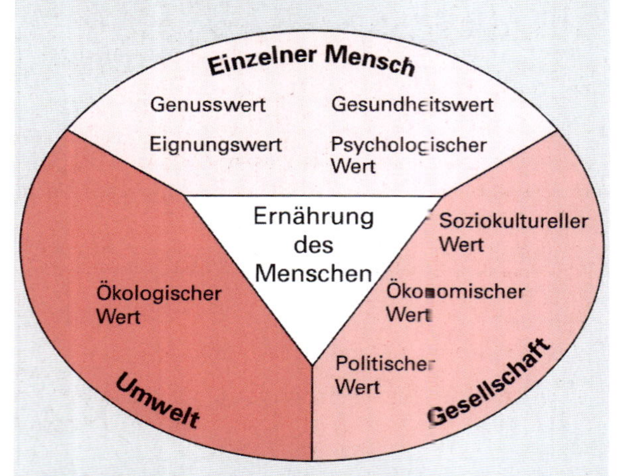

Abb. 1: Kriterien für die Lebensmittelqualität

Die Lebensmittelqualität ist bei der Auswahl der Nahrung von Bedeutung. Lebensmittelqualität ist die Summe aller bewertbaren Eigenschaften und Merkmale eines Lebensmittels. Die folgenden Bewertungskriterien können den drei Bezugssystemen der Vollwert-Ernährung – Mensch, Umwelt und Gesellschaft – zugeordnet werden.

Genusswert

Der Genusswert (sensorischer Wert) ist für den Verbraucher von besonderer Bedeutung. Im Zusammenhang mit dem Genuss steht auch die Freude am Essen. Zum Genusswert zählen folgende Aspekte:

- Aussehen wie Farbe, Form
- Geruch, Geschmack
- Konsistenz, Temperatur

Gesundheitswert

Der Gesundheitswert (ernährungsphysiologischer Wert) ist für viele Verbraucher ebenfalls von besonderer Bedeutung. Er wird durch die Summe folgender wertgebender bzw. wertmindernder Inhaltsstoffe beurteilt:

Gehalt wertgebender Inhaltsstoffe
- essentielle Nährstoffe/Inhaltsstoffe
- gesundheitsfördernde Inhaltsstoffe wie Ballaststoffe
- Energiegehalt, Energiedichte

Gehalt wertmindernder Inhaltsstoffe
- Fremd- bzw. Schadstoffe
- pathogene Keime

Weitere Kriterien
- Reife und Frische
- Sättigungswirkung
- Bekömmlichkeit (Verträglichkeit)
- Verdaulichkeit/Bioverfügbarkeit

Eignungswert für Verbraucher

Hier gibt es u.a. folgende Kriterien:
- Eignung für bestimmte Verwendung
- Haltbarkeit (Lagerungsfähigkeit)
- Preis
- Zeitaufwand für Einkauf, Zubereitung und Verzehr

Psychologischer Wert

Der psychologische Wert eines Lebensmittels wird bestimmt durch folgende Faktoren:
- Freude am Essen
- Vorstellungen, Meinungen und Erwartungen
- Belohnung, Ersatzbefriedigung
- Anziehungskraft (Werbung)

Ökologischer Wert

Anbau und Erzeugung
- Einsatz von Mineraldünger, synthetischen Pflanzenschutzmitteln usw.
- Anfall von Gülle und anderen Nebenprodukten
- Wirkung auf Bodenleben und Artenvielfalt
- Energieeinsatz für Erzeugung und Veredelung

Bearbeitung und Verarbeitung
- Energieaufwand bei Be- und Verarbeitung
- Verpackungsaufwand: Rohstoff-, Energieverbrauch, Abbaubarkeit des Materials
- Entsorgung von Abwasser und Abfallprodukten
- Einsatz von Zusatzstoffen

Vermarktung der Lebensmittel
- Energie- und Materialaufwand bei Handel, Transport, Lagerung und Werbung
- Einsatz von Substanzen bei der Haltbarmachung und Lagerhaltung

Soziokultureller Wert

Der soziokulturelle Wert eines Lebensmittels wird durch folgende Teilbereiche bestimmt:
- Prestige der Lebensmittel
- Tabus (religiöse oder weltanschauliche)
- Unterhaltung, Gemeinschaftserlebnis, Ambiente (Esskultur)
- Vorbildfunktion

Ökonomischer Wert

Der ökonomische Wert eines Lebensmittels ist von Interesse für Erzeuger, Verarbeiter und Händler. Er wird u.a. bestimmt durch Haltbarkeit, Lagerfähigkeit, Absetzbarkeit, Einkaufs- und Verkaufspreis.

Politischer Wert

Beim politischen Wert handelt es sich u.a. um folgende Aspekte:
- Im- und Export von Lebensmitteln
- Subvention für landwirtschaftliche Produkte
- Überschüsse und Vernichtung von Lebensmitteln
- Nahrungsmittelhilfe

Zusammenfassende Bewertung der Vollwert-Ernährung

Die Vollwert-Ernährung hat wichtige Denkanstöße vermittelt: mehr Frischkost mit einem höheren Ballaststoffgehalt und eine Verminderung des Fleischkonsums.
Die Vollwert-Ernährung entspricht im Wesentlichen den Grundsätzen der vollwertigen Ernährung. Kriterien für die Lebensmittelauswahl sind hier jedoch nicht energie- und nährstofforientiert, sondern lebensmittelorientiert. Eine ganzheitliche Betrachtungsweise der Ernährung unter besonderer Berücksichtigung der **Erzeugung** und **Verarbeitung** der Lebensmittel wird angestrebt.

- Sie hat aufgrund des geringen Verarbeitungsgrades einen hohen Gehalt an Ballaststoffen, Mineralstoffen und Vitaminen. Die Resorbierbarkeit der Mineralstoffe wird durch den Gehalt an Ballaststoffen beeinflusst. Z. B. bei Calcium kann es durch eine ballaststoffreiche Kost trotz erhöhter Zufuhr zu einer negativen Bilanz kommen, vgl. S. 170.

- Sie enthält weniger tierisches Eiweiß und Salz.

- Die Verarbeitung von Lebensmitteln führt nicht in jedem Fall zu einer Wertminderung. Einige Beispiele:

  Z. B. Vollkornbrot, Kartoffeln, Vollkornreis, Bohnen und Fisch können erst nach dem Erhitzen verzehrt werden. Diese Tatsache wurde bei der neuen Einteilung der Lebensmittel nach Wertstufen beachtet. Schadstoffe, z. B. Pflanzenschutzmittel, werden bei der Raffination von Ölen entfernt. Der ernährungsphysiologische Wert von kaltgepressten und raffinierten Ölen ist im Wesentlichen gleich, vgl. S. 88f.

  Meersalz enthält geringe Mengen an Iod und anderen Spurenelementen. Ein Iodmangel kann jedoch mit iodiertem **Speise**salz vermieden werden.

  Bei Rohmilch gibt es hygienische Bedenken. Aus ernährungsphysiologischer Sicht unterscheiden sich H-Milch und Vorzugsmilch nur geringfügig, vgl. S. 124ff.

- Sie weist in manchen Erzeugnissen einen höheren, in anderen dagegen einen niedrigeren Schadstoffgehalt auf. Beispiele: Da die Schadstoffe in den Randschichten des Getreidekorns angereichert sind, hat geschältes Getreide eine geringere Schadstoffbelastung.

- Durch die Vollwert-Ernährung werden Lebensmittelallergien durch Zusatzstoffe vermieden. Allergien durch den Verzehr roher Lebensmittel haben jedoch gleichzeitig zugenommen. Die wichtigsten Allergene in Lebensmitteln sind Eiweißstoffe. Durch das Garen werden die Eiweißstoffe denaturiert, dadurch wird die Gefahr möglicher Allergien gemindert.

- Sie führt zu einer geringeren Belastung der Umwelt. Durch die Vollwert-Ernährung wurde der ökologische Aspekt betont.

- Ernährungsbedingte gesundheitliche Störungen, wie Übergewicht, Bluthochdruck, Fettstoffwechselstörungen, Diabetes mellitus, Karies und Obstipation usw., können durch diese Ernährungsform zwar nicht ausgeschaltet, jedoch gemindert werden. Meistens leben Personen, die die Prinzipien der Vollwert-Ernährung berücksichtigen, auch sonst gesundheitsbewusster.

Bezugssysteme, Ansprüche und Ziele der Vollwert-Ernährung

Bezugssysteme der Vollwert-Ernährung

- Einzelner Mensch
- Umwelt (ökologisches System)
- Gesellschaft (soziales System)

Ansprüche der Vollwert-Ernährung an das Ernährungssystem

- Gesundheitsverträglichkeit
- Umweltverträglichkeit
- Sozialverträglichkeit

Ziele der Vollwert-Ernährung

- Hohe Lebensqualität, insbesondere Gesundheit
- Schonung der Umwelt
- Förderung der sozialen Gerechtigkeit – weltweit

Generell gilt für die Lebensmittelauswahl:

- Getreide und Getreideprodukte aus Vollkorn zu bevorzugen und Nicht-Vollkornprodukte, d. h. Produkte aus Auszugsmehlen oder nur teilweise ausgemahlenen Mehlen, nur selten zu verwenden

- Gemüse und Obst reichlich zu verzehren, einen großen Teil davon als unerhitzte Frischkost

- Kartoffeln und Hülsenfrüchte in den Speiseplan einzubeziehen

- die Gesamtfettaufnahme einzuschränken und qualitativ hochwertige Fette und Öle zu verwenden, z. B. kaltgepresste nicht raffinierte Speiseöle, Butter oder ungehärtete Pflanzenmargarine mit hohem Anteil an Kaltpressöl

- Vorzugsmilch, pasteurisierte Vollmilch oder Milchprodukte ohne Zutaten zu bevorzugen

- Fleisch, Fisch und Eier, wenn überhaupt gewünscht, nur gelegentlich zu verwenden

- ungechlortes Trinkwasser, kontrolliertes Quellwasser, natürliches Mineralwasser oder ungesüßte Kräuter- und Früchtetees zum Durstlöschen zu bevorzugen

- Gewürze und Kräuter reichlich zur Geschmacksverfeinerung zu verwenden, Salz dagegen sparsam einzusetzen (als iodiertes Salz)

- zum Süßen frisches, süßes Obst, nicht wärmegeschädigten Honig oder ungeschwefeltes, eingeweichtes Trockenobst o. Ä. (jeweils nur in geringen Mengen und nicht in konzentrierter Form) zu bevorzugen, dagegen isolierte Zucker und Süßstoffe sowie damit hergestellte Produkte zu meiden

- möglichst ausschließlich Erzeugnisse aus anerkannt ökologischer Landwirtschaft zu verwenden: es sollen Lebensmittel regionaler Herkunft und entsprechend der Jahreszeit bevorzugt werden

17.3 Makrobiotik

Die Makrobiotik (makros – lang, bios – Leben, biotic – Technik zur Verjüngung) hat ihren Ursprung im Zen-Buddhismus. Makrobiotik verspricht Frieden, Glück, Gesundheit und langes Leben.

Die Makrobiotik wurde durch den Japaner G. Ohsawa (1892 bis 1966) international verbreitet. Er erkrankte mit 16 Jahren an Tuberkulose und behauptete, sich selbst durch die strenge Diät geheilt zu haben. Er beschäftigte sich seitdem mit der Erforschung und internationalen Verbreitung der makrobiotischen Erkenntnisse.

Die makrobiotische Ernährung ist also Bestandteil einer Weltanschauung. Der Zen-Buddhismus lehrte bereits vor 5000 Jahren, dass zwei gegensätzliche und zugleich sich ergänzende Kräfte – Yin und Yang – im Universum bestehen. Yin, die ausströmende, nach außen wirkende Kraft, bestimmt, wie der Körper wächst und Energie speichert. Yang, die zusammenziehende, nach innen wirkende Kraft, bestimmt, wie der Körper wachsen soll.

Der Yin- bzw. Yang-Charakter eines Lebensmittels hängt von Form, Farbe, Struktur, Inhaltsstoffen usw. ab.

Generell gilt:
Yin – Pflanzen, die über der Erde wachsen
Yang – tierische Lebensmittel und Pflanzenteile, die unter der Erde wachsen

Die Ernährung soll ein ausgewogenes Yin-Yang-Verhältnis aufweisen. Ist das Gleichgewicht zwischen Yin und Yang gestört, so treten Krankheiten auf. Eine übermäßige „yinige" Ernährung führt zu Zivilisationskrankheiten. Ein optimales Verhältnis von Yin und Yang weist Vollkorngetreide auf, dies ist Grundlage der makrobiotischen Ernährung.

Durch die Zubereitung kann man den Yin- bzw. Yang-Charakter eines Lebensmittels beeinflussen:
Yinisiert wird durch: Abkühlen, Verdünnen mit Flüssigkeit oder wasserreichen Zutaten, Zusatz von sauren oder süßen Stoffen, Würzen mit stark aromatischen Kräutern oder Gewürzen, Reiben, Mahlen und Gärung.

Yangisiert wird durch: Wärmebehandlung, Garen, Salzen, Würzen mit bitteren Kräutern, mechanische Druckbehandlung oder Garen im Dampfdrucktopf, Lagern und Reifen.

Ohsawa unterteilte die makrobiotische Kost in zehn Stufen, die sich durch einen steigenden Anteil an Vollkorngetreide und einen abnehmenden Anteil anderer Lebensmittelgruppen unterscheiden. Die Stufen 5 bis 7 werden als Heilnahrung angesehen.

Nach dem Tod von Ohsawa übernahm der Japaner Mishio Kushi die Führung der makrobiotischen Bewegung. In den neueren Veröffentlichungen von Kushi wird die Einteilung in zehn Stufen nicht mehr vorgenommen. Kushi gibt lediglich allgemeine Ernährungsempfehlungen.

Makrobiotische Standardernährung

50 bis 60% der Nahrung sollen aus Vollkorngetreide bestehen, dazu gibt es Beilagen: 5 bis 10% Hülsenfrüchte und Meeresgemüse, 25 bis 30% Gemüse und ein bis zwei Tassen Suppe täglich.

Zusätzliche Ergänzungslebensmittel sind:
Fisch und Meerestiere, weniger fette Arten
Obst nach Jahreszeit, gekocht, getrocknet und frisch, der gleichen Klimazone
Nüsse und Samen
natürliche nichtaromatische und nicht anregende Getränke, natürlich hergestellte Würzmittel und Gewürze

Zu meiden sind: Milch, Milchprodukte, Säugetierfleisch, Geflügel, tropisches Obst und Gemüse, Auszugsmehl und daraus hergestellte Produkte, Zucker, Honig, Süßstoffe, Konserven, Tiefkühlprodukte, Kaffee, Tee, alkoholische Getränke.

Es soll nur so viel getrunken werden, wie der Durst verlangt. Empfohlen werden Kräutertees, Wasser und Suppen mit Miso und Tamari.

Bevorzugt werden Lebensmittel aus dem ökologischen Anbau.

Nr.	Cerealien	Gemüse	Suppe	tierisches Eiweiß	Salate Früchte	Nachtische	Getränke, Flüssigkeiten
7	100 %	–	–	–	–	–	so wenig
6	90 %	10 %	–	–	–	–	wie möglich
5	80 %	20 %	–	–	–	–	
4	70 %	20 %	10 %	–	–	–	
3	60 %	30 %	10 %	–	–	–	
2	50 %	30 %	10 %	10 %	–	–	
1	40 %	30 %	10 %	20 %	–	–	
–1	30 %	30 %	10 %	20 %	10 %	–	
–2	20 %	30 %	10 %	25 %	10 %	5 %	
–3	10 %	30 %	10 %	30 %	15 %	5 %	

Tab. 1: Die „zehn Wege durch Gesundheit zum Frieden" der makrobiotischen Ernährungslehre (Quelle: G. Ohsawa, Zur Makrobiotik). Das Yin/Yang-Symbol besagt: Jedes Yin enthält einen Kern Yang und jedes Yang einen Kern Yin

Einteilung der Lebensmittel nach ihrem Yang- bzw. Yin-Charakter

Yang			Yin		
sehr stark	stark	mäßig	mäßig	stark	sehr stark
Fasan	Eier Truthahn Ente Rebhuhn	Taube	Huhn	Hase Pferd Rind Schwein Schnecken	Speck
	Kaviar Rotbarsch Sardinen Hering Krabben	Lachs Scholle	Hummer Heilbutt Muscheln Karpfen Aal Tintenfisch Austern		
	Huflattich Kresse Möhren Kürbis	Rettich Zwiebeln Endivien Kopfsalat Grünkohl Steckrüben	Weißkohl Linsen Rote Bete	Sellerie Rotkohl Erbsen Knoblauch	Pilze Bambus Artischocken Spinat Gurken Bohnen Kartoffeln Tomaten Auberginen
	Buchweizen	Hirse Reis Vollkornweizen	Roggen Hafer Gerste Mais		Honig Melasse
	Ziegenkäse Ziegenmilch	Roquefort	Camembert	Milch	Butter Sahnekäse süßer Rahm saurer Rahm Joghurt
	Äpfel	Erdbeeren Maronen Kirschen	Oliven	Pfirsiche Nüsse	Birnen Melonen Orangen Feigen Bananen Grapefruit Mango Papaya Ananas Lemonen
		Sesamöl	Maisöl Sonnenblumenöl	Kokosöl Erdnussöl Olivenöl Safranöl	Margarine Schmalz
Ginseng		Malzkaffee Bancha-Tee	Kräutertee Mineralwasser Wasser	Bier	Wein Sekt Kaffee schwarzer Tee Obstsaft

Tab. 1: Yang- und Yin-Charakter von Lebensmitteln

Miso	Paste aus Sojabohnen, Getreide und Meersalz
Natto	Sojakäse
Tamari	Sojasoße
Tempeh	angekeimte und vergorene Sojabohnen
Tofu	Sojabohnenquark

Tab. 1: Sojaprodukte aus der makrobiotischen Ernährung

Andere Speisen werden aus Algen hergestellt: Hiziki, Wakame und Kombu.

Zum Würzen dienen Nigari, aus Meersalz gewonnenes Bittersalz, Gomasio, Sesamsalz aus geröstetem Sesam und Meersalz.

Bewertung der makrobiotischen Ernährung

Es werden reichlich Polysaccharide und Ballaststoffe aufgenommen und wenig Mono- und Disaccharide; hierdurch werden die Verdauung und der Blutglucosespiegel positiv beeinflusst.

Die Fettzufuhr beträgt ca. 20%, dies trägt zu einer Entlastung des Fettstoffwechsels bei.

Die Eiweißzufuhr ist sehr gering.

Da Milch und frisches Obst in der Ernährung fehlen, kommt es zu einem Calcium- und Vitamin-C-Mangel. Die einseitige Ernährung kann generell zu Eiweiß-, Vitamin- und Mineralstoffmangel führen. Die geringe Flüssigkeits- und hohe Salzzufuhr stellen eine Belastung für den Stoffwechsel dar.

Aufgaben

1. *Beurteilen Sie die Nährstoffzufuhr durch die verschiedenen Koststufen der makrobiotischen Ernährung.*
2. *Nennen Sie Personengruppen, für die eine makrobiotische Ernährung ungeeignet ist.*
3. *Informieren Sie sich über das Lebensmittelangebot für alternative Kostformen.*

17.4 Hay'sche Trennkost

Ende des 19. Jahrhunderts entwickelte der amerikanische Arzt Howard Hay (1866-1940) die Hay'sche Trennkost. In Deutschland wurde die Hay'sche Trennkost von Ludwig Walb (1907-1992) in abgewandelter Form verbreitet.

Die Hay'schen chemischen Verdauungsgesetze besagen, dass Eiweiß und Kohlenhydrate im Körper nicht gleichzeitig verdaut werden können, da Kohlenhydrate basische und Eiweißstoffe saure Verdauungssäfte benötigen. Die Kohlenhydratverdauung beginnt im Mund in einem basischen und die Eiweißverdauung im Magen im sauren Milieu. Bei einer Mischung von Kohlenhydraten und Eiweiß können diese im Magen nicht gleichzeitig Basen bildend und Säure bildend verdaut werden. Die Stärke passiert den Magen und führt im Darm zu einer Gärung. Die Begründung seiner Theorie sah Hay in der Zusammensetzung natürlicher Lebensmittel, die mit Ausnahme der Hülsenfrüchte überwiegend Proteine oder Kohlenhydrate enthalten.

Der Verzehr eiweißreicher und ballaststoffarmer Lebensmittel ist für Hay die Ursache für die Übersäuerung des Körpers, eine Störung des chemischen Gleichgewichtes.

Er war der Meinung, dass

- die Säurebildner Kohlensäure im Blut hinterlassen.
- bei ballaststoffreicher Kost die Verdauung 24 Stunden, bei einer ballaststoffarmen Kost dagegen 72 Stunden dauert. Der Speisebrei beginne im Darm zu gären.

Die Übersäuerung des Körpers sieht Hay als wichtigste Krankheitsursache an.

Hay empfiehlt eine Kost aus

- 75% basenüberschüssigen Lebensmitteln: Obst und Gemüse, überwiegend Rohkost,
- 25% säureüberschüssigen Lebensmitteln: Käse, Quark, Fisch, Eier, Getreideprodukte.

Außerdem soll eine Trennung von eiweiß- und kohlenhydratbetonten Mahlzeiten erfolgen, neutrale Lebensmittel dürfen gleichzeitig verzehrt werden. Nur eine Eiweiß- oder Stärkeart ist pro Mahlzeit erlaubt.

Die Kost soll Krankheiten vorbeugen bzw. heilen. Auch Diabetikern wird eine Umstellung auf die Trennkost empfohlen.

Richtlinien für die Durchführung der Hay'schen Trennkost

1. Innerhalb einer Mahlzeit Proteinnahrung von Kohlenhydratnahrung trennen.
2. Nur natürliche und naturbelassene Lebensmittel verwenden und nur so viel davon, wie zur Erhaltung des Lebens nötig ist.
3. Konzentriertes Protein und konzentrierte Stärke verringern, um eine Übersäuerung des Körpers zu verhindern.
4. Für einen optimalen Säure-Basen-Haushalt etwa drei Viertel überwiegend rohe Basenbildner wie Gemüse, Salate und Obst und etwa ein Viertel Säurebildner wie Fleisch und Fisch verwenden.
5. Morgens Verzehr von Basen-, mittags Protein- und abends Kohlenhydratmahlzeiten.
6. Alle neutralen Lebensmittel können sowohl mit proteinhaltigen als auch mit kohlenhydrathaltigen kombiniert werden.
7. Langsam und in Ruhe essen, gründlich kauen.
8. Zwischen den Mahlzeiten Pausen von vier Stunden einhalten.

Frühstück	Müsli, dazu Milch
Mittagessen	Hühnerbrustfilet in Scheiben auf gemischtem Salat mit Tomatenmayonnaise
Abendessen	Buchweizenpfannkuchen mit Schnittlauch, Tomatenscheiben und Kräuterquark

Tab. 2: Tagesmenüvorschlag

Bewertung der Hay'schen Trennkost

Die empfohlene Zusammensetzung der Nahrung aus etwa 25% Säure bildenden und 75% Basen bildenden Lebensmitteln ist wissenschaftlich nicht zu begründen. Diese Lebensmittelauswahl kann sich ungünstig auswirken, da hierdurch der Anteil an Getreide, Getreideprodukten, Hülsenfrüchten und Milch zu gering ist. Der Sättigungswert der Kost ist außerdem geringer und es könnte zu einem Mineralstoffmangel kommen.

Die Trennung von Kohlenhydraten und Proteinen bei einer Mahlzeit ist wissenschaftlich unbegründet. Es gibt nur wenig Lebensmittel, die nur Proteine oder Kohlenhydrate enthalten, selbst die Muttermilch enthält Kohlenhydrate und Proteine. Auch die Verdauung findet gemeinsam im Dünndarm statt. Die Eiweißverdauung beginnt zwar im sauren Milieu, wird jedoch im basischen Milieu – im Zwölffingerdarm – fortgesetzt. Es kommt zu keiner Gärung im Darm.

Die Theorie, dass der menschliche Organismus durch säureüberschüssige Nahrung belastet wird, ist umstritten. Das Säuren-Basen-Gleichgewicht im Körper wird durch Puffersysteme im Körper konstant gehalten, vgl. S. 156f. Vertreter der Naturheilkunde gehen jedoch davon aus, dass der Säure-Basen-Haushalt durch die Ernährung beeinflusst wird.

Eiweißreiche und kohlenhydratreiche Lebensmittel sollten gemeinsam gegessen werden, da hierdurch der Ergänzungswert erhöht wird. Fehlen Kohlenhydrate, so werden die Eiweißstoffe zur Gluconeogenese umgebaut.

Der geringere Fleischverzehr, das Meiden von Zucker und Auszugsmehlen und der hohe Verzehr von Rohkost sind positiv zu beurteilen.

Aufgaben

1. *Nennen und beurteilen Sie die Prinzipien der Hay'schen Trennkost.*
2. *Welche Nachteile bzw. Vorteile hat die Hay'sche Trennkost?*

Einteilung der Nahrung in Lebensmittelgruppen nach Hay

bearbeitet von Dr. Ludwig Walb

Mische nicht

Mische | Mische

Konzentrierte Lebensmittel, vorwiegend kohlenhydrathaltig (Stärke, Zucker)

Vollkorngetreide, Vollkornmehl
Vollkornbrot, Vollkornnudeln
Naturreis, Kartoffeln
Topinambur, Schwarzwurzeln

Bienenhonig, getr. Feigen
getr. Datteln, getr. Äpfel
getr. Aprikosen, getr. Pflaumen
Rosinen, Bananen

Nicht empfohlen!
Weißmehl, Weißbrot
Weißmehlnudeln, polierter Reis
Sago, Erdnüsse
weißer Zucker, Süßigkeiten
Marmeladen, Gelees
Eingemachtes

Neutrale Lebensmittel

1. Fette
Pflanzliche Öle und Fette, Butter, Rahm, Quark, gesäuerte Milchprodukte wie Kefir, Buttermilch, Vollmilchjoghurt, Doppelrahmkäse über 60% Fett i. Tr., Eigelb, reife Oliven

2. Gemüse
Blattsalate, Karotten, rote Rüben, Zwiebeln, Lauch, Blumenkohl, Brokkoli, Spargel, Bohnen, Erbsen (grün), Mangold, Rettich, Radieschen, Spinat[1], Tomaten[1], Sellerie, Kohlrabi, Wirsing, Rotkohl, Weißkraut, Sauerkraut, Kürbis, Gurken, Rosenkohl, Paprikaschoten, Fenchel, Chicorée, Chinakohl, Pilze

3. Andere Nahrungsmittel
Agar-Agar
Nüsse, Mandeln – außer Erdnüsse
Heidelbeeren
Rinderschinken, roh[2]
Rindersalami, roh[2]

4. Gewürze
Vollmeersalz, Kräuter-, Selleriesalz, Knoblauch, Paprika, Muskat, Pfeffer[3], Curry, Basilikum, Wild- und Gartenkräuter

Nicht empfohlen!
Getrocknete Hülsenfrüchte,
käufliche Mayonnaisen, Suppen, Saucen,
schwarzer Tee, Kaffee, Kakao
Eingemachtes
Essigessenz

Konzentrierte Lebensmittel, vorwiegend proteinhaltig

Fleisch, Wild, Fische,
Geflügel, Magerkäse
(bis 55% Fett i. Tr.)
Eier, Sojamehl

Saures Obst wird mit überwiegend proteinhaltigen Lebensmitteln kombiniert.

Beerenobst
Kernobst
Steinobst
Zitrusfrüchte
Kiwis
Ananas
Melonen

Nicht empfohlen!
Rohes Hühnereiweiß
fette Wurst
Rhabarber
Eingemachtes
Gekochtes in großen Mengen

[1] Unter historischen Gesichtspunkten (Original Hay) gesehen, gehören gekochte Tomaten und gekochter Spinat zu den Proteinmahlzeiten.
[2] Unter historischen Gesichtspunkten (Original Hay) betrachtet, gelten rohe Rindersalami und roher Rinderschinken als neutral, unter analytischem Aspekt (Proteingehalt) zählen sie zur Proteingruppe.
[3] Unter historischen Gesichtspunkten (Original Hay) betrachtet, gilt Pfeffer als nicht empfehlenswert.

17.5 Anthroposophische Ernährung

Die Anthroposophie wurde von Rudolf Steiner begründet (1861 bis 1925), sie ist eine ganzheitliche Lehre, die versucht, den Menschen als seelisch-geistiges Wesen in seinem Zusammenhang mit der Welt und dem Kosmos zu begreifen.

Das anthroposophische Menschenbild

Der Mensch ist dreigegliedert:

- Lebensleib (Ätherleib), das ist das Leben in ihm, das erlöscht, wenn er stirbt
- Seelenleib (Astralleib), das ist die Seele, d.h. die Gefühlswelt des Menschen
- das Ich (der Geistleib), d.h. das Bewusstsein

Der Mensch ist das am weitesten entwickelte Lebewesen auf der Erde. Nach ihm kommen die Tiere, die nur einen Lebensleib und einen Seelenleib besitzen, dann folgen die Pflanzen, die nur noch den Lebensleib mit dem Menschen gemeinsam haben, und zum Schluss die Mineralien, die nur noch unbelebte Materie sind.

Der Mensch soll mit der Nahrung nicht nur seinen Organismus, sondern gleichzeitig auch seine Lebenskräfte, seine Seele und seinen Geist ernähren.

Verdauung pflanzlicher und tierischer Lebensmittel

Bei der Verdauung muss der Mensch Kraft aufwenden, um die Kräfte in den Lebensmitteln für seinen eigenen Gebrauch umzuformen. Dieser Kraftaufwand ermüdet ihn aber nicht, sondern ist die Quelle seiner Kraft: „Man soll nicht glauben, dass das Wachrufen von Kräften das Ermüdendere ist – es ist das Brachliegenlassen von Kräften das viel Ermüdendere ..." Wenn die Kräfte, die im Menschen ruhen, nicht für ihre eigentliche Aufgabe verwendet werden, werden sie in anderer Weise eine Anwendung finden, die dann evtl. negative Auswirkungen auf den Menschen hat.

Die Tiere stehen dem Menschen eine Stufe näher als die Pflanzen. Die Kräfte in tierischen Lebensmitteln sind also seinen eigenen Kräften ähnlicher, sie müssen nicht mehr so stark umgeformt werden wie die Kräfte, die in Pflanzen vorkommen. Bei der Aufnahme von tierischen Lebensmitteln kommt es also zu einem Brachliegenlassen der vorhandenen Kräfte, die bei der Verdauung pflanzlicher Lebensmittel nutzbar gemacht werden können. Zu viel Eiweiß kann die freie Bewusstseinsentfaltung des Menschen einschränken.

Tierisches Eiweiß ist nicht generell verboten. Es wird jedoch die Ansicht vertreten, dass der Fleischgenuss die geistige Reifung des Menschen behindert. Inhaltsstoffe des Fleisches, Energieverlust bei der Fleischerzeugung sind weitere Argumente gegen den Fleischverzehr.

Milch und Eier werden positiver bewertet. Milch wird als Nahrungsgrundlage für neues Leben produziert. Das Verhältnis von Tier zur Milch ist das gleiche wie das von der Erde zu den Pflanzen. Wichtig ist die „ökologische" Kuhhaltung.

Das Ei steht dem Tier noch etwas näher (besonders wenn es befruchtet ist), denn aus ihm soll neues Leben entstehen. Das Ei beinhaltet jedoch auch, wie die Milch, eine erste Nahrungsgrundlage für das neue Leben. Eier dürfen dementsprechend – möglichst unbefruchtet – in geringem Maße verzehrt werden.

Die Pflanze kann in drei Bereiche unterteilt werden:

- der Wurzel- und Knollenbereich, von dem jegliches Wachstum ausgeht (Lebensäther)
- der Stängel- und Blattbereich, der den Stoffaustausch der Pflanze regelt (chemischer Äther)
- der Blüten- und Fruchtbereich, der die Aufgabe der Fortpflanzung übernimmt (Licht- und Wärmeäther)

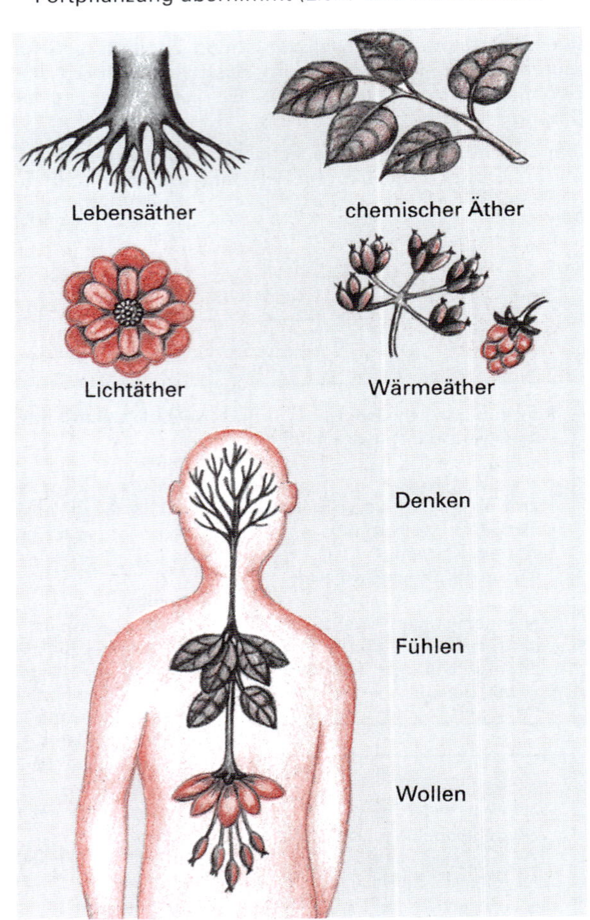

Abb. 1: Anthroposophisches Menschenbild

Entsprechend finden wir diese drei Bereiche auch im Menschen wieder: der Kopf als das Zentrum des Denkens und des Wollens (Wurzel, Knolle), im mittleren Bereich den Stoffaustausch in der Lunge und den Transport über das Blut (Blatt, Stängel) und im Unterleib die Fortpflanzungsorgane (Frucht).

Wurzelgemüse, z.B. Möhren, Steckrüben, Schwarzwurzeln, Rettich, sind Nerven- und Kopfnahrung.

Blattsalate, Kohlsorten und Stängelgemüse, z.B. Chicorée, Lauch, Mangold, stärken Herz und Lunge.

Früchte und Samen, z.B. Blumen-, Rosenkohl, Erbsen, Bohnen, Tomaten, Obst, regen den Stoffwechsel an.

Einheimisches Obst und Gemüse soll bevorzugt werden.

Die Pflanzen ernähren den Menschen also in dreifacher Weise, und aus diesem Grund sollten Wurzel-, Blattgemüse, Früchte und Samen auf jedem Tageskostplan stehen, um eine ausgewogene Ernährung zu gewährleisten.

Das Getreide bzw. Vollkornprodukte sind Grundlebensmittel der anthroposophischen Kost.

Besondere Bedeutung kommt nach Steiner den *Kieselsäureverbindungen* als Formbildnern des Lebens zu. Störungen des „Kieselorganismus" (z. B. Störungen innerer Organe) kann durch Verzehr von Getreideprodukten entgegengewirkt werden, die einen hohen Anteil an Silicaten enthalten sollen.

Die anthroposophische Landwirtschaft – der biologisch-dynamische Anbau – hat die Aufgabe, qualitativ hochwertige Nahrung herzustellen. Es wird eine schonende Zubereitung empfohlen, die Nahrung sollte möglichst naturbelassen sein, vgl. S. 382.

Bewertung der anthroposophischen Ernährung

Die anthroposophische Ernährung ist eine vollwertige (ovo-)lacto-vegetarische Kost, vgl. S. 376. Die Überlegungen von R. Steiner zum „geistigen Gehalt" der Nahrung können nicht durch eine auf naturwissenschaftlichen Erkenntnissen basierende Ernährungswissenschaft beurteilt werden.

17.6 Übersicht – Alternative Ernährungsformen

Ernährungsformen	Prinzipien	Beurteilung
Vegetarismus	Verzicht auf Produkte von toten Tieren, teilweise auch von lebenden Tieren	Streng vegetarische Ernährung als Dauerkost nicht zu empfehlen (Ovo-)lacto-vegetarische Ernährung als Dauerkost geeignet
Bircher-Benner-Kost	Ovo-lacto-vegetarische Kost, mindestens 50 % Rohkost, Müsli; aus ökologischem Anbau	Bei sorgfältiger Lebensmittelauswahl als Dauerkost geeignet
Schnitzer-Kost	Intensivkost: reine Rohkost (Getreide, Obst, Nüsse, Keimlinge) Normalkost: ovo-lacto-vegetarische Kost; aus ökologischem Anbau	Intensivkost: als Dauerkost ungeeignet, Normalkost: als Dauerkost eingeschränkt geeignet; falsche Aussagen, z. B. „Vorbeugung und Heilung von Diabetes"
Hay'sche Trennkost	Lacto-vegetarische Kost, Eiweiß und Kohlenhydrate werden getrennt aufgenommen, da zwischen basen- und säureüberschüssigen Lebensmitteln unterschieden wird, Bevorzugung von basenüberschüssigen Lebensmitteln: Obst, Gemüse	Umstrittene bzw. falsche Aussagen: Ordnung der Verdauung, Übersäuerung des Körpers, Trennung der Nährstoffe schwierig, deshalb als Dauerkost weniger geeignet
Anthroposophische Ernährung	Überwiegend (ovo)-lacto-vegetarische Kost; Einschränkung des Kartoffelverzehrs; aus biologisch-dynamischem Anbau	Beurteilung der Lebensmittel nach ihrem geistigen Gehalt ist fragwürdig; als Dauerkost geeignet
Makrobiotik	Einteilung der Nahrung nach „YIN" und „YANG" Ursprung im ZEN-Buddhismus, Einteilung der Nahrung in zehn Koststufen; aus ökologischem Anbau	Zahlreiche Aussagen zumindest in älteren Übersetzungen sind falsch, z. B. „Heilung von sämtlichen Krankheiten einschließlich Krebs"; ab Stufe 3 Gefahr einer einseitigen Ernährung, der Getreideanteil ist zu hoch, es fehlen Obst und Milch, als Dauerkost ungeeignet
Vollwert-Ernährung	Überwiegend lacto-vegetarische Kost; geringer Verarbeitungsgrad der Lebensmittel; aus ökologischem Anbau, lebensmittel-, nicht nährstofforientiert	Als Dauerkost geeignet; Erhitzung bzw. Verarbeitung der Lebensmittel bedeutet nur teilweise eine Qualitätsminderung

18 Ernährungsabhängige Erkrankungen – Diätetik

18.1 Entstehung von Krankheiten

Vor 100 Jahren waren aufgrund mangelnder Hygiene und fehlender Medikamente noch Infektionskrankheiten wie Tuberkulose, Typhus, Kinderlähmung usw. häufigste Krankheiten und Todesursachen.
Heute sind die Lebenserwartungen aufgrund der medizinischen Erfolge gestiegen, hauptsächliche Todesursachen sind nun ernährungsbedingte Erkrankungen, Krebs und Unfälle. In der Bundesrepublik entstehen durch ernährungsmitbedingte Erkrankungen jährlich Folgekosten in Höhe von weit über 71 Milliarden €.

Abb. 1: Krankheiten können durch exogene und/oder endogene Faktoren entstehen

Exogene – umweltbedingte – Gesundheitsgefahren

- falsche Ernährung, z. B. zu viel Fett, zu wenig Ballaststoffe
- mangelnde Bewegung
- Reizüberflutung/Stress, z. B. Lärm, mangelnde Erholung
- Giftstoffe, z. B. Alkohol, Nikotin, Strahlen, Schadstoffe
- Mikroorganismen, z. B. Lebensmittelvergiftungen, Grippe
- Unfälle und thermische Einflüsse, z. B. Kälte und Wärme

In dem Ausspruch „Der Mensch ist, was er isst" wird die Bedeutung einer bedarfsgerechten Ernährung für Gesundheit und Wohlbefinden ausgedrückt. Das wichtigste Ernährungsproblem in der Bundesrepublik Deutschland ist die überhöhte Energiezufuhr.
Liegen mehrere exogene Faktoren gleichzeitig vor, so wird das Gesundheitsrisiko verstärkt, z. B. überreichliche Ernährung und Rauchen. Der Einzelne bestimmt also durch seine Ernährung und Lebensweise sein persönliches Gesundheitsrisiko.

Endogene Faktoren – Entstehung von Krankheiten

- Erbfaktoren: genetische Defekte, Anlagen
- Disposition, Krankheitsbereitschaft, erhöhte Anfälligkeit

Die genetische Anlage spielt z. B. bei Diabetes mellitus, Gicht und anderen Stoffwechselerkrankungen eine erhebliche Rolle. Die Krankheitsbereitschaft ist auch vom Alter und Geschlecht abhängig. Außerdem können bestehende Krankheiten die Krankheitsbereitschaft für weitere Erkrankungen heraufsetzen.

Vorbeugen ist besser als heilen

Vorbeugen, das Verhüten von Krankheiten, stellt hohe Anforderungen an jeden Menschen. Evtl. übernommene falsche Ernährungs- und Lebensgewohnheiten müssen abgeändert bzw. gar nicht erst begonnen werden. Gesunde Ernährung, Vermeidung von Giftstoffen und ausreichende Erholung tragen zur Gesundheit bei.

Diäten werden zur Behandlung von Krankheiten eingesetzt

Diätetik meint im weitesten Sinne die geeignete Lebensweise und Ernährung für den Einzelnen. Je nach Krankheit müssen Richtlinien für eine spezielle Ernährungsform – Lebensweise – zusammengestellt werden.

Im Folgenden sollen die wichtigsten ernährungsabhängigen Gesundheitsstörungen und Möglichkeiten der Prävention aufgezeigt werden.

Aufgaben

1. *Beschreiben Sie mithilfe der Abbildung den Zusammenhang zwischen falscher Ernährung und Krankheitsentstehung.*
2. *Diskutieren Sie die Aussage: „Ein hoher Zuckerkonsum macht nicht zuckerkrank."*

18.2 Ermittlung des Ernährungszustandes

Anthropometrische Messungen
(Messung der Körpermaße)

Messung der Hautfaltendicke

Bei der Hautfaltendickenmessung wird z. B. die Trizepshautfalte auf halber Armhöhe mit einer Messzange gemessen. Da etwa 50 bis 70% der Gesamtfettmasse unter der Haut abgelagert sind, kann man aufgrund der Hautfaltendicke genauere Aussagen über den Fettanteil des Körpers machen.

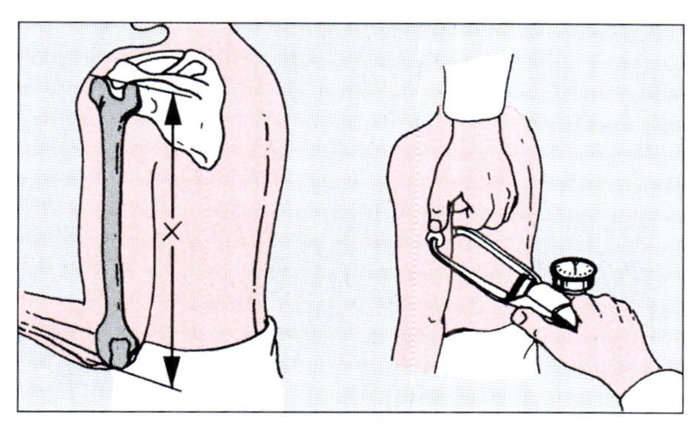

Abb. 1: Hautfaltendickenmessung

Body-Mass-Index (BMI)

Im klinischen Routinebetrieb erfolgt die Gewichtsbeurteilung aufgrund von Gewicht und Größe. Vergleichstabellen erleichtern die Bewertung. Der Body-Mass-Index stimmt am besten mit der Messung des Fettgewebes überein, vgl. S. 17.

Ermittlung des Lebensmittelverzehrs

Ernährungserhebungen werden seit dem 19. Jahrhundert durchgeführt, hierdurch soll der Lebensmittelverzehr bzw. die Nährstoffversorgung von Einzelpersonen bzw. Bevölkerungsgruppen erfasst werden.

Wiegemethode

Die Lebensmittel, die verzehrt werden, müssen von der Testperson während einer Woche genau gewogen und protokolliert werden. Daneben werden selbstverständlich Essensreste und eine mögliche Außer-Haus-Verpflegung erfasst. Aufgrund dieser Angaben kann die Nährstoffzusammensetzung der Kost ermittelt werden. Die Beurteilung der Ernährungssituation erfolgt dann unter Berücksichtigung des Tagesablaufs der Testperson. Diese recht aufwendige Untersuchungsmethode liefert genaue Ergebnisse, sie setzt jedoch den Willen und die Bereitschaft zur Mitarbeit beim Probanden voraus.

24-Stunden-Befragung – Interviewmethode

Ohne vorherige Ankündigung werden die Probanden über Mahlzeitenhäufigkeit, Lebensmittelmengen usw. befragt. Der Erfolg ist abhängig vom Wissen des Interviewers und dem Gedächtnis des Probanden. Diese Methode ist einfacher. Der Proband kann seinen Lebensmittelverzehr nicht umstellen, jedoch absichtlich falsche Aussagen machen.

Indirekte Bestimmung der Ernährungssituation

In der Bundesrepublik Deutschland werden jeweils für ein Wirtschaftsjahr (1.7. bis 30.6.) Daten hinsichtlich der durchschnittlichen Lebensmittelversorgung pro Kopf der Bevölkerung (Basis Agrarstatistik) ermittelt und vom Ministerium für Ernährung, Landwirtschaft und Forsten veröffentlicht. Diese Ermittlung erfolgt, indem man von der zur Verfügung stehenden Lebensmittelproduktion Saatgut und Verderb abrechnet und die sich ergebenden Lebensmittelmengen durch die Bevölkerungszahl dividiert. Anschließend kann noch die durchschnittliche Zufuhr an Energie und Nährstoffen berechnet werden.

Fehlerquellen dieser Untersuchungsmethode

Ermittelte Daten über Lebensmittelproduktion und Verderb können ungenau sein.

Der Pro-Kopf-Verbrauch an Lebensmitteln ist lediglich angenommen. Der wirkliche Verzehr einer bestimmten Person lässt sich mithilfe dieser Bestimmungsmethode nicht ermitteln.

Direkte Bestimmungsmethoden der Ernährungssituation

1. Erhebung nach Haushaltstypen I, II und III
   Jährlich werden rund 900 Haushalte an dieser Erhebung beteiligt. Sie dient dazu, die gekauften Lebensmittelmengen je Haushaltstyp für einen bestimmten Zeitraum zu erfassen.
2. Einkommens- und Verbrauchsstichproben (EVS)
   An dieser Erhebung – mit gleicher Zielrichtung – sind etwa 62 000 Haushalte – jeder 5. – beteiligt.

Indirekte Bestimmungsmethode

Die Lebensmittelversorgung der Gesamtbevölkerung wird erfasst. Die von Einzelnen verzehrten Mengen werden nur rechnerisch ermittelt.

Direkte Bestimmungsmethode

Die von einzelnen Haushalten eingekauften bzw. tatsächlich verzehrten Lebensmittelmengen werden erfasst.
Die allgemeine Bedarfsdeckung der Bevölkerung wird wiederum nur rechnerisch ermittelt.

Aufgaben

1. *Erstellen Sie einen Fragebogen zur Erfassung des Ernährungsverhaltens.*
   Formulieren Sie Fragen
   a) *zur Person, z. B. Alter, Geschlecht,*
   b) *zu den Ernährungsgewohnheiten, z. B. Anzahl der Mahlzeiten,*
   c) *zum Lebensmittelverzehr, z. B. Art und Menge einzelner Mahlzeiten,*
   d) *zur gesundheitlichen Verfassung, z. B. körperliche Aktivität.*
2. *Führen Sie eine Befragung durch und werten Sie diese aus.*

18.3 Übergewicht

Überernährung ist in den Industrienationen die häufigste Form der Fehlernährung.

Leptin

Ein 1994 entdecktes, vom Fettgewebe gebildetes Hormon, das vermutlich an der Regulation des Fettgewebes beteiligt ist, indem es dem Organismus Sättigung signalisiert. Diese Annahme ist das Resultat von Tierversuchen: Mäuse, deren Leptin-Gen geschädigt ist und deren Organismus daher kein Leptin herstellt, leiden unter Fettleibigkeit. Nachdem man diesen Mäusen Leptin verabreichte, nahm ihr Körperfett jedoch ab. Wissenschaftler fanden heraus, dass Leptin dem Gehirn der Mäuse signalisiert, die Futteraufnahme einzuschränken und sich mehr zu bewegen. Auf diese Weise trägt Leptin bei diesen Tieren dazu bei, das Körperfett zu reduzieren.
Leptin informiert das Hunger- und Sättigungszentrum im Gehirn über den Zustand der Energiereserven. Bei gut gefüllten Speichern steigt der Leptinspiegel im Blut und der Appetit wird vermindert. Umgekehrt wird die Nahrungsaufnahme erhöht und die Energieabgabe vermindert, wenn die Menge des gespeicherten Fettes im Fettgewebe abnimmt und der Leptinspiegel im Blut sinkt.
Bei fettleibigen Menschen konnte von außen zugeführtes Leptin eine solche Körperfett verringernde Wirkung nur in geringem Maße erzielen. Adipositas beruht beim Menschen aber nur in ganz seltenen Fällen auf einem Gendefekt.
Revidiert werden muss auch die Meinung, dass die Anzahl der einmal in der Kindheit gebildeten Fettzellen konstant bleibt. Das Fettgewebe ist ein dynamisches System, in dem es immer wieder zu Neubildung oder Verlusten von Fettzellen kommt.

Entwicklung von Übergewicht durch zu reichliche Nahrungsaufnahme

Übergewicht entwickelt sich meist langsam und stetig durch falsche Ernährungsgewohnheiten und auch durch falsche Lebensweisen. Gleichzeitig haben wir viele Entschuldigungen bereit, um unser Übergewicht zu begründen.

Isst man täglich beispielsweise nur 4 Stück Zucker oder 1 EL Fett über den Energiebedarf hinaus, so bedeutet dies eine Gewichtszunahme von

10 g pro Tag,
100 g in 10 Tagen,
1 000 g in 100 Tagen,
etwa 3,5 kg in 1 Jahr.

Bei 75 bis 98 % der Übergewichtigen ist das falsche Essverhalten die Ursache für die Überernährung.

- Eine positive Energiebilanz – es wird mehr Energie aufgenommen als umgesetzt – führt zu Übergewicht. Eine negative Energiebilanz führt also entsprechend zu Untergewicht.
- In Deutschland haben 65 % der Männer und etwa 55 % der Frauen Übergewicht, BMI ≥ 25. 20 % der Bevölkerung sind adipös, BMI > 30.
- Falsche Ernährungsgewohnheiten, psychische Probleme und Bewegungsmangel können Übergewicht entstehen lassen.
- Wird ein BMI, vgl. S. 17, von 30 überschritten, so liegt ein behandlungsbedürftiges Übergewicht vor.
- Gleichzeitig überschätzen auch viele ihr Gewicht, sie meinen, sie seien übergewichtig.

Referenzmaße für Jugendliche und Kinder, vgl. S. 363.

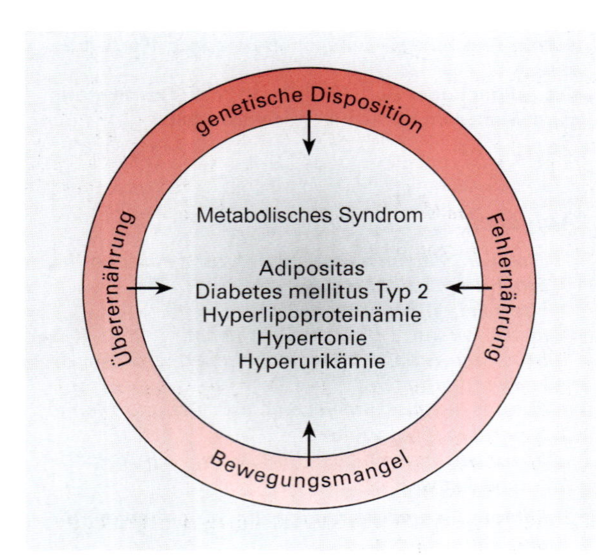

Abb. 1: Metabolisches Syndrom

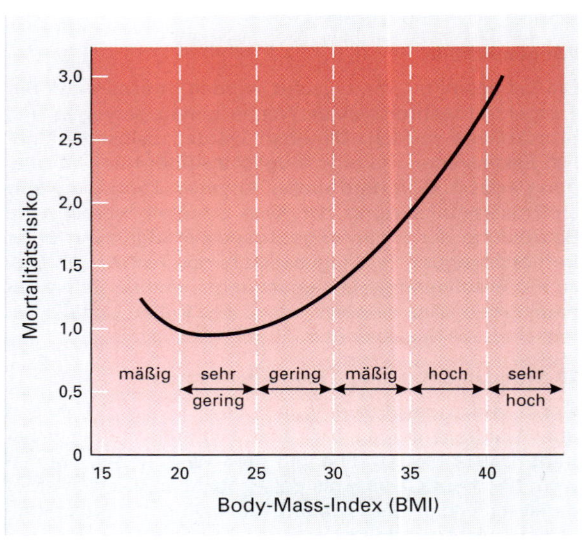

Abb. 2: Mortalitätsrate in Abhängigkeit vom BMI (nach Bray)

Übergewicht/Fettsucht führt zu gesundheitlichen Gefährdungen

Nehmen wir an: Wir müssten eine Einkaufstasche mit einem Gewicht von 20 kg in unsere Wohnung im 5. Stock schleppen. Wir wären froh, wenn wir sie dort endlich abstellen könnten. Übergewicht kann man nicht abstellen, man schleppt es oft jahrelang mit sich herum und schädigt bzw. gefährdet so den eigenen Körper.

Knochen und Gelenke werden durch Übergewicht überbeansprucht. Es kann zu Veränderungen an Wirbelsäule, Knien und Füßen kommen. Die Arthrosehäufigkeit ist erhöht.

Bronchien werden anfälliger für Erkrankungen. Die freie Atmung ist beeinträchtigt, es kann leichter eine Bronchitis entstehen.

Herz und Kreislauf werden überbelastet. Herz- und Gefäßerkrankungen können entstehen.

Bluthochdruck tritt häufiger auf. Durch Bluthochdruck werden Herz und Kreislauf belastet, damit steigen Arterioskleroseneigung und Herzinfarktrisiko.

Stoffwechselerkrankungen können durch Übergewicht bzw. Überernährung manifestiert werden.
Bei Übergewichtigen ist der Fettstoffwechsel gesteigert, hierdurch ist der Blutfettspiegel erhöht. Als Folgeerscheinung kann es zu einer Störung des Fettstoffwechsels – zu einer **Hyperlipoproteinämie** – kommen. Bei einem erhöhten Blutfettspiegel werden die Fettsäuren vorrangig in der Muskulatur zur Energiegewinnung abgebaut.
Die Kohlenhydrate werden nicht mehr so schnell in die Gewebe eingeschleust, es liegt also ein erhöhter Blutglucosespiegel – eine erhöhte Insulinproduktion – vor. **Diabetes mellitus** kann dadurch manifestiert werden.
Bei Überernährung liegt meist auch eine verstärkte Eiweiß-/Purinzufuhr vor, hierdurch kann sich **Gicht** bei entsprechender Veranlagung manifestieren, vgl. S. 417 ff.

Unfälle bei der Arbeit und auf der Straße treten bei Übergewichtigen leichter auf, da die Beweglichkeit und die Reaktionsgeschwindigkeit verringert werden.

Seelische Störungen sind auch häufig Folgen des Übergewichts, z. B. Komplexe – Minderwertigkeitsgefühle.

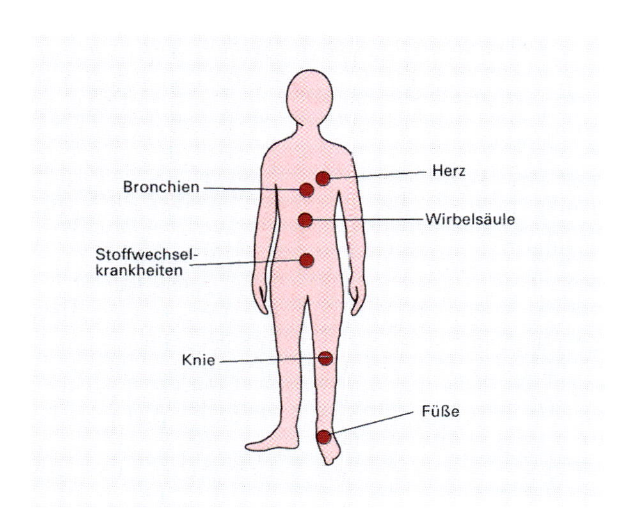

Abb. 1: Gesundheitliche Gefährdungen

- Hoher Zuckerkonsum verbunden mit Übergewicht kann ein Risiko für Herz- und Kreislauferkrankungen darstellen.
- 77 % der Übergewichtigen leiden an Stoffwechselerkrankungen bzw. Bluthochdruck.
- Die häufigste Todesursache sind Krankheiten, die infolge von Fehlernährung auftreten.
- In der Bundesrepublik Deutschland entstehen durch ernährungsmitbedingte Erkrankungen pro Jahr Kosten in Höhe von 71 Milliarden €.
- Durch eine Überbewertung eines übertriebenen „Idealgewichts" können jedoch auch gesundheitliche und seelische Störungen eintreten, vgl. S. 402 f.

Metabolisches Syndrom

Adipositas birgt ein höheres Risiko für Krankheiten, die unter dem Begriff metabolisches Syndrom zusammengefasst werden. Zu diesen zählen neben der Adipositas selbst Diabetes mellitus Typ 2, Hypertonie, erhöhte Blutfettwerte (Hypercholesterinämie, Hypertriglyceridämie) und Gicht (Hyperurikämie). Beim metabolischen Syndrom besteht eine erhöhte Gefahr für Arteriosklerose und damit Herz-Kreislauf-Erkrankungen.
Ursachen für das metabolische Syndrom sind genetische Veranlagung, Überernährung/Fehlernährung und Bewegungsmangel.
Vorbeugen kann man dem metabolischen Syndrom durch fettarme Ernährung mit reichlich Obst und Gemüse und regelmäßige körperliche Bewegung.

Gesundheit und ideale Körpermaße versuchen wir durch Medikamente und Schlankheitsmittel wiederzuerlangen. Dafür geben wir viel Geld aus. Etwa 430 Schlankheitsmittel werden bei uns angeboten, überall in der Werbung heißt es „schlank", „leicht", „schlank machend", „iss dich schlank", „du darfst", doch oft ohne Erfolg.

Wasser entziehende Medikamente täuschen einen Gewichtsverlust vor, sie führen nicht wirklich zur Gewichtsabnahme. Das Gleiche gilt auch für einen Kochsalzentzug. Beides kann die Kollapsneigung begünstigen.

Auch **Appetitzügler** führen meist zu negativen Nebenerscheinungen wie Nervosität, Störungen der Darmfunktion usw. Appetitzügler machen meist süchtig, die appetithemmende Wirkung lässt oft schnell nach, es besteht die Gefahr des Missbrauchs und der Überdosierung.

Abführmittel, vgl. S. 169.

Aufgaben

1. *Versuchen Sie Ihr eigenes Körpergewicht zu beurteilen. Sind Sie*
   a) normalgewichtig,
   b) übergewichtig,
   c) untergewichtig?
2. *Vergleichen Sie Ihre eigene Einschätzung mit den Angaben auf S. 17.*

18.4 Reduktionsdiäten

Reduktionsdiäten führen oft zur schnellen Gewichtsabnahme. Die „verlorenen Pfunde" sind aber meist bald wieder aufgeholt, wenn die Personen zu ihren alten Ernährungsgewohnheiten zurückkehren.

Übergewichtige merken meist gar nicht,
– was sie essen und
– wie viel sie essen.

Im Esslabor der Universität Göttingen wurden einmal Personen zum Essen von Suppe eingeladen. Die Forscher servierten ihnen einen Teller, der – ohne dass dies die Versuchspersonen ahnen konnten – trickreich verändert war. Durch eine Schlauchöffnung im Boden floss ständig neue Suppe nach, wenn die Versuchspersonen die Suppe löffelweise verspeisten.
Ahnen Sie bereits, was jetzt passierte?
Gerade Personen mit Gewichtsproblemen merkten lange Zeit nicht, was für ein merkwürdiger Trickteller vor ihnen stand. Sie aßen und löffelten weiter, ohne zunächst ein richtiges Sättigungsgefühl zu verspüren. Sie hatten sich offensichtlich angewöhnt, ihren Teller leer zu essen – und dann satt zu sein. (Pudel, Die Pfundskur, Falken-Verlag)

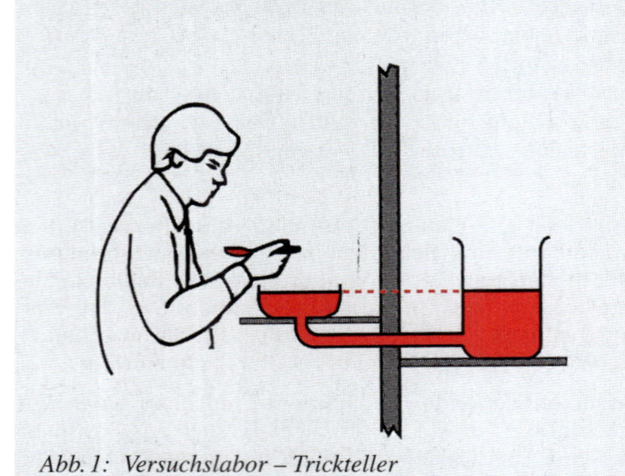

Abb. 1: Versuchslabor – Trickteller

Teure Essens-Sünden

Kosten für ernährungsbedingte Erkrankungen **71 Mrd. €**

davon durch:		typische Krankheiten:
zu viel Zucker	39 %	Karies
allgemeine Überernährung	6 %	Diabetes, Fettsucht
zu viel Fett, Eier, Käse u. Ä.	33 %	Herzinfarkt, Gehirnschlag, Arteriosklerose, Gallensteine
zu viel Alkohol	12 %	Alkoholismus, Leberzirrhose, Pankreatitis
sonstige Fehlernährung	10 %	Bluthochdruck, Blutarmut, Gicht, Kropf

© Globus 7565

Abb. 2: Ernährungsbedingte Erkrankungen

18.4.1 Hunger, Appetit und Sättigung

Das Gehirn meldet je nach Energie- und Nährstoffbestand Sättigung oder Hunger. Wir sind satt oder verspüren Hunger. Die **Magenfüllung** ist entscheidend für Hunger und Sättigung, vgl. S. 122.

Unter normalen Bedingungen ist die Nahrungsaufnahme an den Energiebedarf angepasst. Viele Menschen sind in der Lage, ohne laufende Gewichtskontrollen ihr Körpergewicht konstant zu halten. Die Nahrungsaufnahme wird hier also an den Energieverbrauch des Körpers angepasst.

Ballaststoffhaltige Lebensmittel müssen länger und intensiver gekaut werden. Durch die stärkere Kautätigkeit wird der Appetit gedämpft und die Sättigung tritt früher ein. Das Speisevolumen im Magen wird durch Wasserbindungskapazität und Quellvermögen der Ballaststoffe erhöht, die Verweildauer und die Magensaftausscheidung werden erhöht.

Auch ein **niedriger Blutzuckerspiegel** signalisiert Hunger. Bei langen Essenspausen oder nach zuckerreichen Mahlzeiten sinkt der Blutzuckerspiegel. Nur noch das Gehirn wird mit Glucose versorgt, alle anderen Zellen gewinnen Energie aus Fettsäuren.

Langfristig wird die Nahrungsaufnahme über die Körperfettmenge reguliert. Diese **Set-Point-Theorie** besagt, dass jeder von uns ein vorprogrammiertes Gewicht hat, das er langfristig behält.

Nicht alle Menschen können sich auf das körpereigene Hunger- und Sättigungsgefühl verlassen. Viele Umweltfaktoren stören die körpereigene Regulierung von Hunger und Sättigung. Der Appetit kommt beim Essen. Wir essen aus Gewohnheit. Stress schlägt auf den Magen. Mögliche Folgen sind Übergewicht oder Magersucht.

18.4.2 Energiereduzierte Mischkost

Übergewichtige müssen lernen, sich bedarfsgerecht zu ernähren und sich ausreichend zu bewegen. Bei einer energiereduzierten Mischkost soll eine möglichst normale Mahlzeitengestaltung vorgenommen werden.

Durch die
- **Auswahl von energiearmen Lebensmitteln** und durch ein
- **bewusstes Ernährungsverhalten** soll es zu einer verminderten Energiezufuhr und so zu einer Gewichtsabnahme kommen.

Durch ein bewusstes Ernährungsverhalten kann nicht nur das Gewicht reduziert werden, sondern auch dem Entstehen von Übergewicht und so von ernährungsbedingten Erkrankungen vorgebeugt werden.

Für eine energiereduzierte Mischkost gelten generell die gleichen Grundsätze wie für eine vollwertige Ernährung. Die Gesamtenergiezufuhr muss jedoch um mindestens 2000 kJ pro Tag gesenkt werden, entsprechend muss dann jedoch bei der Zusammenstellung der Mahlzeiten auf eine höhere Nährstoffdichte geachtet werden.

Eine Reduktionsdiät soll zu einer Umstellung
- der Lebensmittelauswahl,
- des Essverhaltens führen.

Veränderte Lebensmittelauswahl – energiearme Lebensmittel

- Mehr frisches Obst und Gemüse auswählen, möglichst oft roh essen, es enthält Ballaststoffe, Vitamine und Mineralstoffe. Vor jeder Mahlzeit eine Portion Rohkost essen oder ein Glas Wasser trinken.
- Vollkornprodukte, Kartoffeln häufiger einplanen, sie enthalten ebenfalls Ballaststoffe, Vitamine, Mineralstoffe und Eiweiß. Diese Lebensmittel haben ein großes Nahrungsvolumen und gleichzeitig einen geringen Energiegehalt.
- Stark verfeinerte Lebensmittel, wie Auszugsmehle, Zucker, stark gezuckerte Lebensmittel usw., meiden, sie enthalten konzentrierte Energie.
- Weniger tierische eiweißreiche Lebensmittel essen, sie enthalten meist gleichzeitig versteckte Fette.
- Versteckte Fette meiden, den Fettkonsum einschränken.
- Fettarme Gartechniken auswählen, z.B. Dämpfen, Dünsten, Grillen.
- Speisen nicht stark salzen, der Flüssigkeitsbedarf wird sonst erhöht. Ein hoher Salzkonsum kann den Nieren schaden und den Blutdruck erhöhen. Kräuter und Gewürze verwenden.
- Auf eine ausreichende Flüssigkeitszufuhr achten, damit die Stoffwechselendprodukte der abgebauten körpereigenen Stoffe ausgeschieden werden können.
- So genannte „light"-Produkte haben teilweise keinen geringeren Energiegehalt als herkömmliche Produkte.

Gewichtsabnahme

Die Gewichtsabnahme sollte pro Woche höchstens 1 kg betragen. Durch die langsame Gewichtsreduzierung wird der Grundumsatz nicht so stark gesenkt, die Gefahr einer evtl. schnellen Gewichtszunahme nach Beendigung der Diät wird dadurch herabgesetzt. Wer öfter Diäten durchführt, versetzt seinen Körper in einen „Sparzustand", die Energie wird besonders intensiv genutzt, es kommt leichter zu einer Gewichtssteigerung nach Beendigung der Diät. Bei der Erwartung einer höheren Gewichtsabnahme kann es also eher zu Enttäuschungen kommen.

Gewichtskontrollen sollten regelmäßig durchgeführt werden. Nach Erreichung eines bestimmten, selbst gewählten Ziels kann man sich selbst, z.B. durch ein neues Kleidungsstück, belohnen.

Zur Unterstützung der Gewichtsabnahme sollte man
- Sport treiben – öfter zu Fuß gehen,
- die Wohnung nicht so stark heizen, auch Wärmeverlust bedeutet Energieverbrauch.

Weight-Watchers

Die Weight-Watchers gründen ihr Programm auf vier Säulen: Ernährungsprogramm, Verhaltensprogramm, Bewegungsprogramm und die Gruppe der Gleichgesinnten. Gruppentreffen, in denen das Gewicht durch den Gruppenleiter kontrolliert wird, finden einmal pro Woche statt. Die Gruppenleiter sind meist ehemalige Weight-Watchers-Teilnehmer.

Weight-Watchers setzt die Empfehlungen der DGE um und empfiehlt eine ausgewogene, fettmodifizierte und ballaststoffreiche Mischkost. Jedem Lebensmittel wird ein Punktewert zugeordnet, der seinen Energie- und Nährstoffgehalt widerspiegelt. Lebensmittel mit hoher Energiedichte und niedrigem Nährstoffgehalt haben einen hohen Wert, während das meiste Obst und Gemüse einen Wert von null hat. Jeder Teilnehmer hat eine tägliche Punktezahl zur Verfügung, die individuell ermittelt wird.

Das Konzept der Weight-Watchers hat drei Phasen:

Abnahmephase – Gewichtsverlust etwa 0,5 kg pro Woche.

Erhaltungsphase – die Teilnehmer erhöhen die Nahrungszufuhr so lange, bis das Gewicht konstant bleibt.

Aktive Nachsorge in der Gruppe.

Positiv ist die Einbeziehung eines Verhaltens- und Bewegungsprogramms. Teilnehmer, die ihr Wunschgewicht erreicht hatten, wurden nach fünf Jahren erneut befragt. Das Ergebnis: Über 60 Prozent dieser Gruppe hatte noch ein um mindestens fünf Prozent reduziertes Körpergewicht.

Aufgaben

1. *Nennen Sie für folgende Lebensmittel energiearme Zubereitungsarten: a) Fleisch, b) Fisch, c) Kartoffeln.*
2. ***Beispiel einer energiereduzierten Mischkost***
   Gesamtenergiemenge 3500 kJ, vgl. S. 398.
   a) *Ermitteln Sie den Nährstoffbedarf bei einer Energiezufuhr von 3500 kJ.*
   b) *Beschreiben Sie die Zubereitung der verschiedenen Mahlzeiten.*
   c) *Beurteilen Sie die tägliche Nährstoffbedarfsdeckung.*
3. *Überprüfen Sie die alternativen Kostformen, vgl. S. 375 ff., hinsichtlich ihrer Eignung als Reduktionsdiät.*

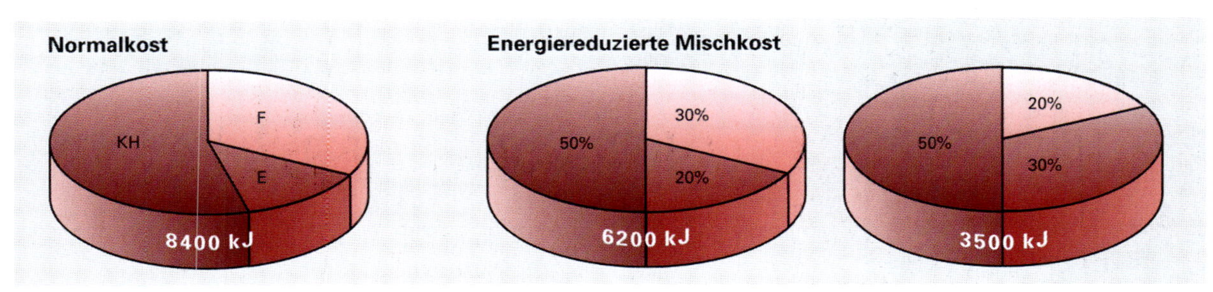

Abb. 1: Veränderte Nährstoffzufuhr bei Reduktionsdiäten

Beispiel einer Reduktionsdiät, energiereduzierte Mischkost, Gesamtenergiezufuhr 3500 kJ

Menge	Lebensmittel	Abfall	Protein	Fett	Kohlenhydrate	Ballaststoffe	Energie	Mineralstoffe					Vitamine					
								Natrium	Kalium	Calcium	Phosphor	Eisen	A	B_1	B_2	Niacin	C
g bzw. ml		g	g	g	g	g	kJ	mg	mg	mg	mg	mg	µg	mg	mg	mg	mg
	1. Frühstück																
40	Roggenvollkornbrot	0	3	+	16	3	344	210	116	16	80	1,3	2	0,07	0,06	0,2	0
	Kräuterquark																
60	Speisequark, mager	0	8	+	2	0	183	24	60	72	108	0,2	12	0,02	0,18	0,1	1
25	Vollmilch	0	1	1	1	0	69	11	35	30	23	+	8	0,01	0,05	0,1	1
10	Schnittlauch	0	+	+	1	1	12	+	44	13	8	0,2	5	0,01	0,01	0,1	5
	Tee oder Kaffee	0	0	0	0	0	0	0	0	0	0	0	0	0	0	0	0
	Ist-Zufuhr (1. Frühstück)		12	1	20	4	608	246	275	133	219	1,7	27	0,11	0,30	0,5	7
	2. Frühstück																
150	Joghurt, entrahmte Milch	0	8	0	8	0	248	80	225	185	146	0,2	3	0,06	0,25	0,2	2
10	Früchtemüsli, Trockenpr.	0	1	1	7	1	155	5	44	6	29	0,3	1	0,04	0,01	0,2	5
	Ist-Zufuhr (2. Frühstück)		9	1	15	1	403	85	269	191	175	0,5	4	0,10	0,26	0,4	7
	Mittagessen																
	Reispfanne																
100	Tatar	0	22	3	+	0	465	40	390	10	190	3,0	5	0,18	0,20	4,0	0
3	Maiskeimöl	0	0	3	0	0	111	+	+	+	0	+	1	0	0	0	0
75	Paprikaschoten	17	1	+	2	2	64	2	158	8	23	0,6	135	0,04	0,04	0,3	104
100	Tomaten	4	1	+	3	2	80	6	300	15	26	0,5	85	0,06	0,04	0,5	24
100	Zucchini	4	2	+	2	1	75	1	200	30	25	1,5	30	0,05	0,09	0,4	16
20	Vollkornreis	0	1	+	15	1	290	2	30	5	65	0,5	0	0,08	0,02	1,1	0
	Mineralwasser	0	0	0	0	0	0	50	4	10	55	0,2	0	0	0	0	0
	Ist-Zufuhr (Mittagessen)		27	6	22	6	1085	101	1082	78	384	6,3	256	0,41	0,39	6,3	144
	Nachmittag																
100	Mandarine	32	1	+	8	2	135	2	210	33	19	0,3	71	0,06	0,03	0,2	32
	Tee, schwarzer	0	0	0	0	0	0	1	20	10	30	0,1	0	0	0,01	0	0
	Ist-Zufuhr (Nachmittag)		1	+	8	2	135	3	230	43	49	0,4	71	0,06	0,44	0,2	32
	Abendbrot																
40	Weizenvollkornbrot	0	3	+	16	3	344	152	108	24	78	0,8	2	0,10	0,06	1,0	0
5	Margarine	0	+	4	0	0	149	5	+	1	1	+	25	0	0	+	0
25	Bierschinken	17	4	5	+	0	256	188	65	4	38	0,4	0	0,08	0,05	1,0	5
	Möhren-Apfel-Rohkost																
100	Möhren	17	1	+	5	3	105	60	290	40	35	2,1	1600	0,07	0,05	0,6	7
100	Apfel	8	+	+	12	2	210	3	144	7	12	0,5	4	0,04	0,03	0,3	12
10	Zitronensaft	0	0	0	1	+	11	+	14	1	1	+	0	+	+	+	5
	Mineralwasser	0	0	0	0	0	0	50	4	10	55	0,2	0	0	0	0	0
	Ist-Zufuhr (Abendbrot)		8	9	34	8	1075	458	625	78	220	4,0	1631	0,29	0,19	2,9	29
	Ist-Zufuhr, insgesamt		57	17	39	23	3306	893	2481	523	1047	12,9	1989	0,97	1,58	10,3	219

Bewusstes Essverhalten

- **Feststellen, was man eigentlich isst.**
  Aufschreiben, was man täglich isst, dadurch können ...?
  Eine Liste mit energiearmen Lebensmitteln zusammenstellen, so ...?
  Eine Einkaufsliste erstellen, möglichst schmackhafte, energiearme Lebensmittel besorgen.

- **Ernährungsgewohnheiten langsam umstellen**, z. B. nur noch kleinere Portionen der Lieblingsspeisen essen, bei der Zubereitung Fett einsparen.
  Den Teller nur einmal und nie ganz voll füllen, so ...?

- **Die Mahlzeiten genießen.**
  Für einen schön gedeckten Tisch, appetitlich angerichtete Speisen und eine freundliche Stimmung sorgen, so ...?
  Langsam essen, kleine Bissen und Schlucke nehmen – gründlich kauen, auf Geschmack und Sättigung achten. Die Mahlzeit sollte etwa 20 Minuten dauern.

- **Nicht unkonzentriert essen.**
  Regelmäßig – zu festgelegten Zeiten – kleine Mahlzeiten einnehmen. Nicht zwischendurch essen. Immer am gleichen Platz essen. Während des Essens weder Zeitung lesen noch fernsehen.
  Nicht aus Langeweile essen, sondern ...?
  Nicht mit Lebensmitteln trösten, beruhigen oder loben, sondern ...?

- **Verlockungen widerstehen.**
  Keine Knabbereien und Süßigkeiten in der Wohnung herumstehen haben. Radieschen, Gurken, Möhren usw. für den Heißhunger vorrätig haben.
  Auch zu den Mahlzeiten keinen Alkohol trinken, da ...?

- **Ernährungstraining**
  Sich evtl. einer Gruppe anschließen. Erfahrungsaustausch und Solidarität in der Gruppe können den Erfolg erhöhen.

- **Verhaltens- und Bewegungstherapie**
  Jede diätetische Maßnahme sollte von einer Verhaltens- und Bewegungstherapie begleitet werden. Regelmäßige, gezielte sportliche Betätigung unterstützt das Abnehmen.

18.4.3 Nulldiät (Fasten) – nur bei extremem Übergewicht

Bei einer Nulldiät – BMI > 30 kg/m² – werden täglich zwei bis drei Liter Flüssigkeit als Mineralwasser, Kaffee oder Tee aufgenommen. Bei längerer Dauer der Diät werden außerdem Mineralstoffe und Vitamine gegeben. Im Übrigen darf nichts gegessen oder getrunken werden.

1. bis 8. Tag Gewichtsabnahme – 800 g/Tag
Es werden abgebaut: 160 g Fett ≙ 200 g Gewebe
75 g Eiweiß ≙ 600 g Gewebe

Die Gewichtsabnahme beruht zum großen Teil auf dem Eiweiß- und Wasserverlust (1 g Eiweiß bindet im Körper 8 g Wasser).

Hungerstoffwechsel nach acht bis zehn Tagen

Nach acht bis zehn Tagen wird der Grundumsatz gesenkt, das Stoffwechselgeschehen verlangsamt sich.

Triglyceridspeicher – Fettsäuren

Täglich werden etwa 150 g Triglyceride aus dem Fettgewebe zu Fettsäuren und Glycerin abgebaut. Der größte Teil der Fettsäuren, etwa 120 g, wird zur Energieversorgung von Muskeln, Herz und Niere benötigt. Die restlichen Fettsäuren werden in der Leber zu Ketonkörpern umgebaut.

Glucose – Gluconeogenese

Das Leberglykogen ist verbraucht, der Organismus benötigt jedoch für die Versorgung der Erythrozyten und des Zentralnervensystems Glucose. Sie muss also aus körpereigenen Stoffen aufgebaut werden. Gluconeogenese, vgl. S. 256. Täglich werden etwa 25 g Aminosäuren, 50 g Lactat und 15 g Glycerin zu Glucose umgebaut. Während der Stoffwechsel des Zentralnervensystems erheblich eingeschränkt wird, bleibt der Stoffwechsel der Erythrozyten unverändert. Täglich werden etwa 45 g Glucose zur Versorgung des Zentralnervensystems benötigt. Diese Glucose wird allerdings zur Energieeinsparung z. T. nur noch zu Lactat abgebaut. Außerdem wird die Energieversorgung des Zentralnervensystems durch den Abbau von Ketonkörpern ergänzt.

Nach etwa acht Tagen Gewichtsabnahme – 350 g/Tag
Es werden abgebaut: 150 g Fett ≙ 190 g Gewebe
20 g Eiweiß ≙ 160 g Gewebe

Negative Veränderungen im Stoffwechsel

Herz und Kreislauf können überbeansprucht werden. Aufgrund der verstärkten Ketonkörperbildung kann es zur Acidose, d. h. zur Übersäuerung des Körpers, kommen.

Es werden verstärkt Zellkerne, Nucleinsäuren, abgebaut, das Endprodukt ist Harnsäure. Bei einer verminderten Harnsäureausscheidung kann es zur Hyperurikämie, d. h. zu einem Gichtanfall, kommen, vgl. S. 417 ff.

Außerdem können Nierenkoliken auftreten. Der Eiweißhaushalt muss während der Diät genau überwacht werden.

Eine Nulldiät sollte nur bei extremem Übergewicht – als Einleitung einer längeren Gewichtsreduktion – durchgeführt werden, da es hierbei zu keiner Umstellung der Ernährungsgewohnheiten kommen kann. Durch die Nulldiät kommt es zu einer deutlichen Gewichtsabnahme, die den Übergewichtigen für die weitere Gewichtsabnahme motiviert. Die Nulldiät sollte unter ärztlicher Aufsicht erfolgen. Normalerweise wird eine Nulldiät nicht länger als maximal 100 Tage durchgeführt.

Eine Nulldiät

- führt zu einer schnellen Gewichtsabnahme, aber zu keiner Änderung der Ernährungsgewohnheiten und somit auch nur selten zum Langzeiterfolg,
- sollte nur bei extremem Übergewicht angewandt werden und später durch eine energiereduzierte Mischkost ersetzt werden.

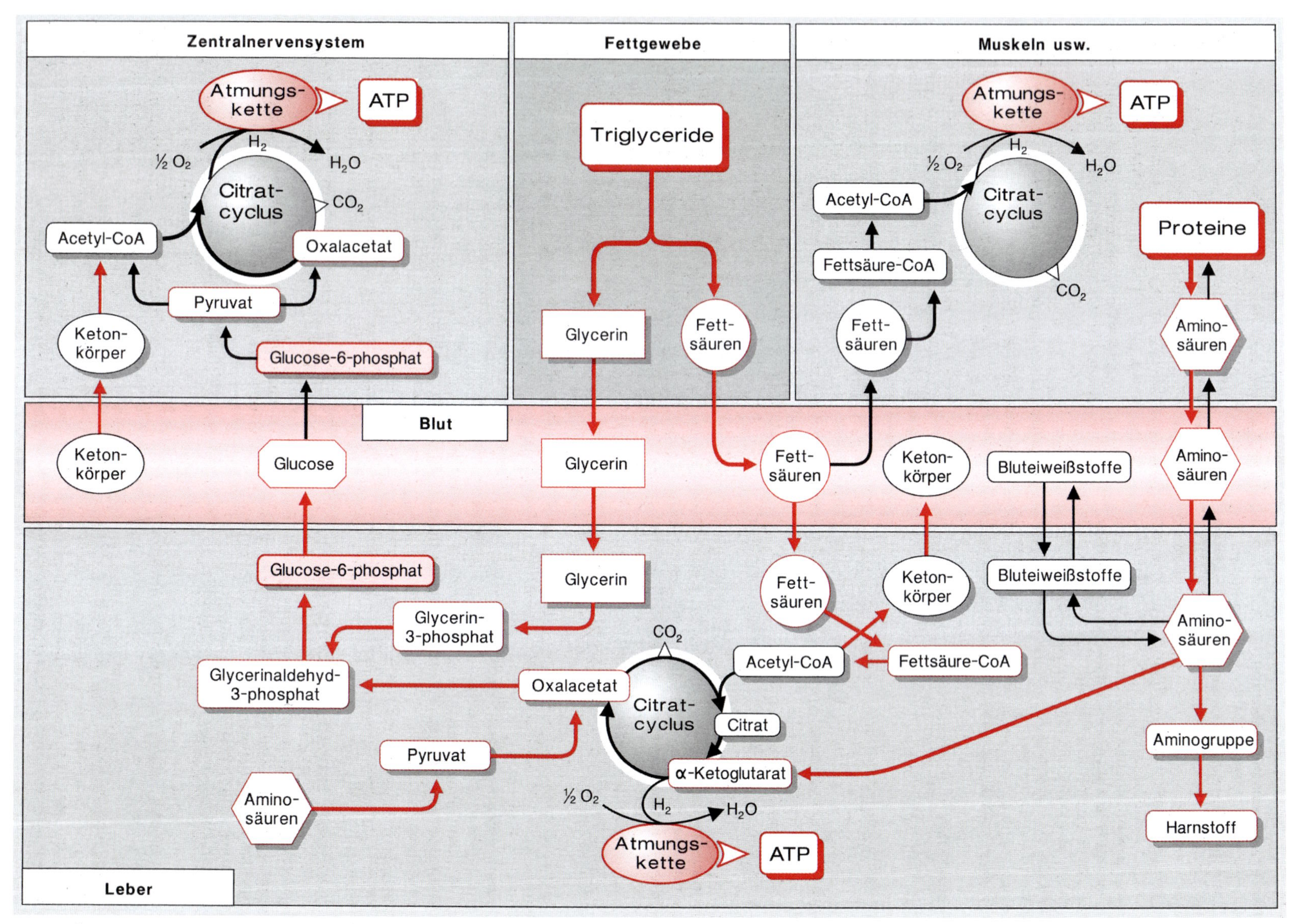

Abb. 1: Übersicht – Hungerstoffwechsel

Modifiziertes Fasten

Bei dieser abgewandelten Nulldiät wird die hohe Flüssigkeitszufuhr durch Präparate mit 30 g hochwertigem Eiweiß, 50 g Kohlenhydraten sowie Vitaminen und Mineralstoffen ergänzt. Durch modifiziertes Fasten soll der Abbau von Körpereiweiß verringert werden. Der Energiegehalt einer Tagesration beträgt 800 bis 1 200 kJ. Die Gewichtsverluste sind nur wenig geringer als bei der Nulldiät. Das modifizierte ist gegenüber dem totalen Fasten zu bevorzugen. Unter ärztlicher Aufsicht kann das modifizierte Fasten über mehrere Wochen durchgeführt werden.

Saftfasten

Beim Saftfasten werden außer Mineralwasser und Tee etwa 0,5 l Obst- oder Gemüsesäfte getrunken, hierdurch erhält der Körper Vitamine und Mineralstoffe. Der Energiegehalt pro Tag beträgt 600 bis 1300 kJ. Saftfasten wird als Naturheilverfahren, z. B. bei akuten Gichtanfällen, angewandt.

Heilfasten

Fasten war zunächst ein religiös begründeter Brauch, der Buße, Opferbereitschaft, Nähe zu Gott symbolisierte.

Durch das Heilfasten von Normalgewichtigen soll u. a. Zivilisationskrankheiten vorgebeugt werden. Bei der Durchführung des Heilfastens wird neben einer ausreichenden Flüssigkeitsaufnahme eine regelmäßige, leichte körperliche Betätigung empfohlen.

Nach Erfahrungen von Fastenärzten kann das Heilfasten zu einer Steigerung der körperlichen Abwehrkräfte führen. Das Erlebnis des Fastens soll tiefere Schichten des menschlichen Seins berühren, es ist gleichzeitig eine Art der Besinnung. Nach dem Fasten wird die eigene Leistungsfähigkeit höher eingeschätzt.

Der Einzelne muss entscheiden, ob beim Fasten für ihn positive oder negative Elemente überwiegen. Bei schlechtem Gesundheitszustand, z. B. Diabetes Typ 1, Schwangeren, Kindern unter zehn Jahren und bei hoher beruflicher Belastung ist von Fastenkuren abzuraten.

18.4.4 Diäten mit extremen Nährstoffrelationen

Bei diesen Diäten wird ein Nährstoff, z. B. Kohlenhydrate oder Eiweiß, in sehr großer Menge gegeben oder gänzlich verboten.

Bei der Atkins- oder South-Beach-Diät sind Fett und Eiweiß in beliebigen Mengen erlaubt, Kohlenhydrate sind dagegen verboten. Bei dieser Diät entsteht eine Stoffwechsellage wie bei einem Diabetiker, entsprechend kommt es auch zur Gewichtsabnahme, aber auch zu bedenklichen Stoffwechselstörungen, vgl. S. 405 f.

Die Mayo-Diät und Quarkdiät enthalten überwiegend eiweißreiche Lebensmittel. Bei der Mayo-Diät können bis zu 23 hart gekochte Eier pro Woche gegessen werden.

Auch bei Diäten mit extremen Nährstoffrelationen kommt es selten zu Langzeiterfolgen, da sie zu keiner Umstellung der Ernährungsgewohnheiten führen.

Sie können außerdem der Gesundheit schaden.

Glykämischer Index (GI)

Der glykämische Index bezieht sich auf den Anstieg der Blutglucose nach dem Verzehr der Menge eines Lebensmittels, das 50 g Kohlenhydrate enthält. Es wird z. B. der Blutzuckeranstieg nach dem Verzehr von 104 g Weißbrot oder 12 500 g Speisequark verglichen. Der glykämische Index von Glucose beträgt also 100. Den höchsten glykämischen Index hat dementsprechend Maltose.

Ein hoher glykämischer Index deutet auf einen schnellen Anstieg des Blutzuckerspiegels hin und ein niedriger, dass der Blutzuckerspiegel langsam ansteigt. Nicht berücksichtigt wird dabei allerdings die wirkliche Kohlenhydratmenge und die Verdaulichkeit der Nahrung.

Glykämische Last (GL)

Aussagekräftiger ist jedoch die glykämische Last der verschiedenen kohlenhydrathaltigen Lebensmittel. Bei der Berechnung der glykämischen Last wird nicht nur die Kohlenhydratart, sondern auch die Kohlenhydratmenge bezogen auf den Gesamtenergiegehalt einer Portion berücksichtigt.

	Kohlenhydratreiche Diät	Kohlenhydratarme Diät
Beispiele	Kartoffel-, Obst-, Gemüse-, Reisdiät	Atkins- oder Low-Carb-Diät
Nährstoffe	hoher Ballaststoffgehalt, geringer Energiegehalt	keine Kohlenhydrate, Fett und Eiweiß in beliebiger Menge
Bewertung	einseitig, keine Umstellung der Ernährungsgewohnheiten	Stoffwechselgeschehen wie beim Diabetiker, gesundheitsgefährdend

Tab. 1: Diäten – extreme Nährstoffrelationen

Aufgaben

1. *Begründen und ergänzen Sie die Regeln für ein bewusstes Essverhalten, vgl. S. 399.*
2. *Sammeln Sie aus Illustrierten Rezepte für Reduktionsdiäten.*
   Überprüfen Sie, ob die Regeln einer energiereduzierten Mischkost eingehalten werden.
3. *Sammeln und beurteilen Sie Werbeaussagen über energiereduzierte „light"-Produkte.*
4. *Bei einer Nulldiät bzw. im Hungerstreik ist eine reichliche Flüssigkeitszufuhr von besonderer Bedeutung. Begründen Sie diese Aussage.*
5. *Erläutern Sie mithilfe der Abbildung auf S. 400 das Stoffwechselgeschehen in den verschiedenen Zellarten im Hungerzustand.*
6. *Beschreiben Sie das Stoffwechselgeschehen in den verschiedenen Zellarten bei einer kohlenhydratfreien Diät.*

18.5 Unterernährung, eine andere Essstörung

In unserer Gesellschaft hat das Interesse an Jogging, Trimmaktionen, alternativen Kostformen und Diäten in den letzten Jahren ständig zugenommen. Gleichzeitig vermitteln uns die Medien den Eindruck, dass Glück und Erfolg vom Erreichen eines übertriebenen „Idealgewichtes" abhängen. Immer neue Blitz- und Wunderkuren garantieren innerhalb kürzester Zeit den gewünschten Erfolg.

Die Hälfte der 18-jährigen Mädchen hat bereits versucht abzunehmen, bzw. drei Viertel der 14- bis 19-Jährigen hatten bereits das Gefühl, Übergewicht zu haben. Der ständige Kampf mit dem Gewicht rückt das Essen erst recht in den Mittelpunkt des Lebens. Das Schlankheitsideal auf der einen Seite und die Nahrungsfülle auf der anderen Seite unterstützen das Entstehen von Essstörungen.

Von einer Essstörung spricht man, wenn Gedanken und Gefühle sich nur noch auf das Essen, den Körper, das Gewicht konzentrieren und das Interesse an Freunden, Familie, Beruf oder Schule abnimmt. Essen oder Hunger wird – unabhängig von körperlichen Bedürfnissen – zur Antwort auf die verschiedensten Stimmungen, Gefühle und Situationen.

Fragen zur Erkennung einer Essstörung:
Wann begann das auffällige Abnehmen?
Gab es zu dieser Zeit
- Konflikte in der Familie?
- Veränderungen, Loslösung, Leistungsdruck?

Isolierte sich die/der Betroffene?

Man schätzt, dass in der Bundesrepublik Deutschland 500 000 Mädchen und Frauen an schweren Essstörungen – Magersucht (Anorexia nervosa) oder Ess-Brech-Sucht (Bulimia nervosa) – leiden. Die Betroffenen versuchen ihr Essverhalten geheim zu halten, sie bedürfen ärztlicher Behandlung. Neben einer Normalisierung des Ernährungsverhaltens ist eine psychologische Betreuung notwendig. Ein neuer Umgang mit dem Essen, Hungergefühlen, Gewicht und Figur muss gelernt werden. Meist dauert die Therapie mehrere Jahre.

Aufgabe

Vervollständigen Sie den Kreislauf des Suchtverhaltens bei Bulimia nervosa, indem Sie die einzelnen Phasen beschreiben.

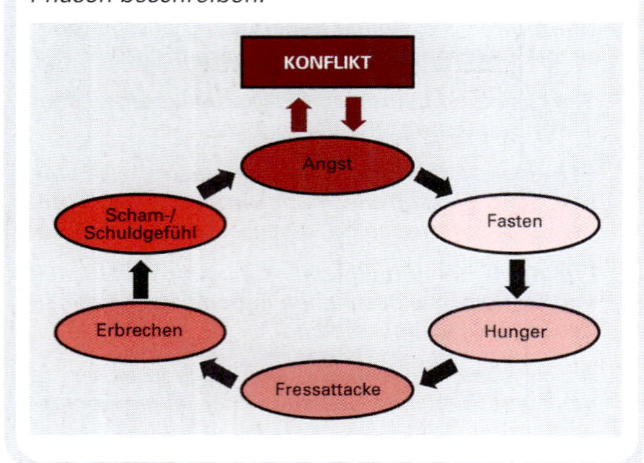

18.5.1 Anorexia nervosa – Magersucht

Aufgaben

1. *Nennen Sie mögliche Ursachen für das gestörte Essverhalten von Sonja.*
2. *Sonjas Essverhalten hat schwerwiegende Folgen. Nennen und begründen Sie*
   a) soziale Folgen,
   b) gesundheitliche Folgen.

Sonja wiegt 33 kg und ist 157 cm groß. Zuerst machte sie Diäten, nun isst sie nur noch Knäckebrot und trinkt Tee, hungert und treibt Sport bis zum Exzess. Sonja meint: „Ich bin stark, ich kann über meinen Körper bestimmen, ich werde die magische Grenze 30 Kilogramm erreichen." Die Menstruation ist inzwischen ausgeblieben, in ihrem Körper wird kein Kind wachsen.

Bei einem Familienfest vor einem Jahr haben sich die Verwandten über ihre Pummeligkeit lustig gemacht. Sie wog damals 55 kg bei einer Größe von 155 cm. Sonja ist begabt, in der Schule hatte sie keine Schwierigkeiten, in der letzten Zeit kann sie sich allerdings nicht mehr so recht konzentrieren. Die Haare sind dünn und glanzlos geworden. Sonja trägt einen großen Pullover, in den sie ihren Körper einhüllen, ihn schützen kann.

Ihr Vater ist Maurer, ihre Mutter ist Geschäftsführerin bei einer Lebensmittelladenkette. Im letzten Jahr fing Sonjas Vater an zu trinken, inzwischen ist die Ehe geschieden. Sonja hatte sich früher mit ihrem Vater gut verstanden. Jetzt beschimpft er sie immer: „Du bist ja nicht normal; aus dir wird nie etwas; so findest du nie einen Mann." ... Sonja denkt: „Die Frau von heute: erfolgreich, intelligent, schlank, sportlich und aktiv. Ich nicht ...?"

Sonja hat sich zurückgezogen. Sie glaubt, sie hätte es besser gehabt, wenn sie ein Junge wäre. Sonja kocht gern für andere. Sie meint aber, sie könne nicht wieder anfangen zu essen, sonst würde sie nicht wieder aufhören. Vom Essen bekommt Sonja Magendrücken.

Die Pubertätsmagersucht – 95 % sind Mädchen – fällt in die Entwicklungsphase, die wir als Übergang zwischen Kindheit und Erwachsensein bezeichnen, die eigene Sexualität wird abgelehnt. Die Jugendlichen lehnen aufgrund einer Identitätskrise alles ab, was Eltern und Umwelt anbieten. Sie wollen ihr eigenes Leben führen, sich nicht anpassen. Etwa jedes 100. Mädchen ist erkrankt, weitere vier Prozent weisen leichtere Symptome auf.

- Selbst bei Untergewicht empfinden sich diese Personen als zu dick. Gewichtsverluste bis zu 25 % treten ein. Der Body-Mass-Index beträgt weniger als 17. Es besteht die Unfähigkeit, sich selbst und den eigenen Körper realistisch zu sehen. Die Auseinandersetzung um Essen oder Nichtessen wird immer wieder zur Bewährungsprobe. Gefühle, Wünsche und Bedürfnisse werden auf einen Punkt gebracht: Hunger. Durch das selbst bestimmte Hungergefühl kommen Gefühle der Überlegenheit und Stärke auf.

- Es liegen keine organischen Erkrankungen vor, durch die der Gewichtsverlust begründet werden könnte. Der Bewegungsdrang ist gesteigert.
- Die Jugendlichen zeigen meist eine hohe Elternabhängigkeit, geringe Belastbarkeit, Fleiß und Ehrgeiz sind extrem hoch, die schulischen Leistungen sind gut. Eine Überforderung des Körpers bis an die Grenzen der Leistungsfähigkeit findet statt. Oft ziehen sie sich zurück und neigen zu Depressionen.
- Die Produktion von Sexualhormonen unterbleibt, Ovarien und Hoden werden bindegewebig umstrukturiert und funktionslos.
- Schleimhautveränderungen im Darmtrakt führen zu Resorptionsstörungen und Durchfällen bzw. Verstopfung.
- Die Eiweißreserven – die Muskulatur – werden für die Gluconeogenese abgebaut. Das Unterhautfettgewebe ist fast vollständig verschwunden. Der Grundumsatz – Körpertemperatur – ist stark erniedrigt. Der Blutzuckerspiegel ist häufig sehr niedrig. Der Gehalt an Fettsäuren, Harnsäure und Ketonkörpern ist dagegen erhöht.
- Es besteht ein akuter Eiweiß-, Vitamin- und Mineralstoffmangel, dies kann evtl. zu bleibenden organischen Schäden führen.
- Das Herz ist meist sehr klein, der Blutdruck und die Pulsfrequenz sind niedrig. Herzkammerflimmern ist die häufigste Todesursache. Jede zehnte bis zwanzigste Anorexie endet tödlich.

Je länger der Hunger dauert, umso bedrohlicher ist die Lust auf das Essen. Es ist meist nur eine Frage der Zeit, bis es zum Essanfall kommt. Anorexia nervosa kann in eine Bulimia nervosa übergehen.

Bei der Therapie sollte vor allem ein normales Essverhalten und eine verbesserte Körperwahrnehmung erlernt werden. Außerdem müssen die psychischen und psychosozialen Probleme behandelt werden.

18.5.2 Bulimia nervosa – Ess-Brech-Sucht

Anorexia nervosa und Bulimia nervosa haben vieles gemeinsam. Ursache für beide Erkrankungen sind psychische Probleme.

- Jede 20. Frau zwischen 20 und 35 Jahren ist betroffen.
- Das gezügelte Essverhalten, z. B. Auslassen von Mahlzeiten oder Fastentage, begünstigt das Auftreten von Essattacken. Bei den suchtartigen Heißhungerattacken erfolgt ein wahlloses Durcheinanderessen aller sonst verbotenen „Dickmacher", bis zu 40 000 kJ werden auf einmal aufgenommen. Die Heißhungerattacken werden durch selbst herbeigeführtes Erbrechen beendet.
- Nach vermehrtem Essen erfolgt der Versuch, wieder abzunehmen. Strenge Diät, Erbrechen, Abführ- und Entwässerungsmittel werden zur Gewichtsabnahme eingesetzt. Es kommt zu Gewichtsschwankungen bis zu 5 kg zwischen dem übermäßigen Essen und dem Fasten.
- Die Personen haben Angst, die Willenskontrolle über die Nahrungsaufnahme zu verlieren. Minderwertigkeitsgefühle und Selbstvorwürfe folgen den Fressanfällen, es ist wieder einmal „alles zum Kotzen". Jeder Essanfall schwächt das Selbstbewusstsein. Oft ziehen sie sich zurück, haben wenig Kontakte und sind depressiver Stimmung.
- Durch das Erbrechen (Magensalzsäure) werden Magen, Speiseröhre, Mund und Zähne geschädigt. Gleichzeitig wird der Mineralstoffhaushalt gestört. Wie bei Magersucht kann es auch zu Vitamin- und Eiweißmangel kommen.
- Der Ernährungszustand ist häufig besser als bei Magersüchtigen.

Personen, die an Bulimia nervosa erkranken, sind meist schwer zu erfassen, da sie versuchen, die Heißhungerattacken zu verheimlichen.

Aufgaben

1. *Nennen Sie mögliche Ursachen für das gestörte Essverhalten von Katja.*
2. *Katjas Essverhalten hat schwerwiegende Folgen. Nennen und begründen Sie*
   a) soziale Folgen,
   b) gesundheitliche Folgen.

Nach einem Umzug versuchte Katja, das Interesse ihrer Mitschüler durch besondere Kleidung zu erregen. Katja war immer gehorsam, die Eltern hatten mit ihr im Gegensatz zu ihren Geschwistern wenig Schwierigkeiten.

Katja bezeichnet ihre Mutter als kühl, bestimmend und teilweise egoistisch, ihren Vater dagegen als warmherzig. Katja wog 61 kg bei einer Größe von 178 cm, sie meinte, sie wäre zu dick. Durch Diät gelang ihr eine Gewichtsabnahme von 5 kg, dies reichte ihr noch nicht, sie hungerte weiter. Zwischendurch kam es aber immer wieder zu Heißhungeranfällen. Danach fühlte sie sich jeweils schuldig und versuchte, diese Anfälle durch Erbrechen zu beenden. Hungerphasen und Heißhungeranfälle wechselten sich in der Folgezeit ab.

Katja berichtete weiter, eine Freundschaft sei in die Brüche gegangen. Der Freund sei ihr so wenig entgegengekommen, und sie hätte immer daran denken müssen, ob er sie wirklich liebe. (Nach einem Bericht von G. Gutezeit.)

Zusammenfassung	Magersucht	Bulimia
Körpergewicht	sehr niedrig	sehr niedrig
Bedeutsamkeit des niedrigen Körpergewichtes	extrem hoch	extrem hoch
Kontrolle über das eigene Essverhalten	extrem hoch	sehr niedrig
Heißhungeranfälle	vereinzelt	extrem häufig
Gewichtsabnahme durch Erbrechen, Abführmittel usw.	vereinzelt	extrem häufig
ärztliche Behandlung	notwendig	notwendig

18.6 Diabetes mellitus – Diät

Fast acht Millionen Menschen sind zuckerkrank

In Deutschland gibt es etwa 8 Millionen Diabetiker. Nur rund 5 % sind Typ-1-Diabetiker. Über 90 % der Menschen haben also Typ-2-Diabetes. Übergewicht und Bewegungsmangel sind Gründe für den Anstieg der Diabeteshäufigkeit. Zunehmend sind auch Kinder und Jugendliche von Typ-2-Diabetes betroffen. Typ-2-Diabetes wurde früher Altersdiabetes genannt.

Diabetes mellitus bedeutet „honigsüßes Hindurchfließen" oder sinngemäß übersetzt „Durchlauf honigsüßen Urins". Die Anzeichen der Krankheit sind seit Jahrtausenden bekannt, eine Behandlung gelang jedoch erst im Jahr 1922.

18.6.1 Hormonale Regulation im gesunden Organismus

Bei Diabetes mellitus liegt ein relativer oder absoluter Insulinmangel vor, d. h., es wird zu wenig oder gar kein Insulin produziert.
Insulin ist ein Peptidhormon, vgl. S. 105, das in den B-Zellen der Langerhans'schen Inseln der Bauchspeicheldrüse gebildet wird. Die Hormonausschüttung wird durch die extrazelluläre Glucosekonzentration reguliert.

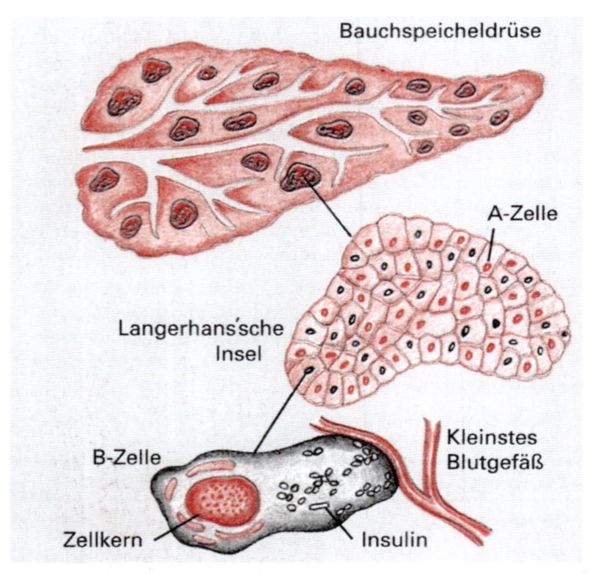

Abb. 1: B-Zellen – Insulinproduktion

Der Blutglucosespiegel liegt normalerweise zwischen 80 und 120 mg/100 ml. Im gesunden Organismus zirkuliert also nur etwa 1 Gramm Glucose pro Liter Blut. Die Halbwertzeit des Insulins beträgt 4 bis 6 Minuten.
Die Kohlenhydratart hat einen Einfluss auf die Höhe des Blutglucosespiegels – die notwendige Insulinmenge. Besonders stark steigt der Blutglucosespiegel nach zuckerreichen Mahlzeiten. Stärke dagegen muss erst im Verdauungstrakt zu Glucose abgebaut werden und wird dann langsam resorbiert. Ballaststoffe können die Resorption der Kohlenhydrate noch zusätzlich verzögern, da die verwertbaren Kohlenhydrate hier erst langsam aus den pflanzlichen Zellen freigesetzt werden müssen.

Insulinwirkung

In der Leber fördert das Insulin die Glykogenspeicherung und die Synthese von Fettsäuren und hemmt die Gluconeogenese und die Ketonkörperbildung.
Insulin fördert den aktiven Transport von Glucose in die Muskeln. Hier erfolgt eine Aktivierung der Glykogenspeicherung und eine Steigerung des Glucoseabbaus.
Insulin fördert außerdem den aktiven Transport von Glucose in das Fettgewebe und den Fettaufbau.
Insulin fördert schließlich die Proteinbiosynthese und hemmt den Abbau.

Beim Typ-2-Diabetes muss als Folge von Übergewicht, Bewegungsmangel und dem wachsenden Anteil der älteren Menschen mit einer Zunahme auf etwa 8 Millionen Menschen bis zum Jahr 2010 gerechnet werden.

Übergewicht bedingt eine mangelnde Insulinempfindlichkeit der Zellen, die schließlich zur Erkrankung führt. Im frühen Stadium ist eine Heilung durch Abbau des Übergewichtes möglich.

Durch verschiedene Hormone, vgl. Tabelle, wird nicht nur der Blutglucosespiegel konstant gehalten, sondern auch das gesamte Stoffwechselgeschehen in bestimmte Bahnen gelenkt.

Insulin reguliert in erster Linie den Blutglucosespiegel. Eine Erhöhung des Blutglucosespiegels bewirkt eine verstärkte Insulinausschüttung.

Glucagon, das in den A-Zellen der Bauchspeicheldrüse aufgebaut wird, hat eine dem Insulin entgegengesetzte Wirkung.

Adrenalin, das Stresshormon, das im Nebennierenmark gebildet wird, steigert im Notfall den Blutglucosespiegel, hierdurch wird verstärkte Muskelarbeit und Herztätigkeit ermöglicht. Der Mensch kann leichter auf Gefahren reagieren.

Hormone	Blutglucose	Leberglykogen	Muskelglykogen	Fette	Protein	Glucoseabbau
Insulin	–	+	+	+	+	+
Glucagon	+	–		–		
Adrenalin	+	–	–	–		
Cortison, Cortisol	+	+			–	–
Wachstumshormon	+			–	+	–

Tab. 1: Hormonale Regulation des Blutglucosespiegels

18.6.2 Stoffwechselstörungen bei Insulinmangel

Kohlenhydratstoffwechsel

Wird kein Insulin ausgeschüttet, so kann Glucose nicht in Muskeln und Fettgewebe aufgenommen werden. In der Muskulatur ist der Glucoseabbau und im Fettgewebe der Fettaufbau vermindert. In den Muskeln kann Glucose nicht in Form von Glykogen gespeichert werden.

Durch den Glucoseanstieg wird die Osmolarität des Blutes verändert, es kommt zu einer Flüssigkeitsverschiebung vom intrazellulären in den extrazellulären Raum, hierdurch wird ein verstärktes Durstgefühl hervorgerufen. Den Zellen wird mit dem Wasser zugleich Kalium entzogen, es kommt zu einer Dehydration. Anzeichen dieser Störung sind Wadenkrämpfe und ein gesteigertes Durstgefühl. Extrazelluläre Flüssigkeit wird mit Mineralstoffen ausgeschieden, hierdurch wird das Durstgefühl noch weiter verstärkt.

Wenn der Blutglucosespiegel nach den Mahlzeiten auf 160 bis 180 mg% ansteigt, wird die Nierenschwelle überschritten und Glucose wird mit dem Urin ausgeschieden. Der Name Diabetes mellitus – honigsüßer Durchfluss – entstand aufgrund des Glucosegehaltes im Harn.

Fettstoffwechsel

Die Lipolyse ist gesteigert, um die Muskulatur mit Energie zu versorgen, da Glucose diese Aufgabe nicht mehr erfüllen kann. Glycerin und freie Fettsäuren werden an das Blut abgegeben. Der Blutfettspiegel ist erhöht. Glycerin gelangt zur Leber und wird dort zur Gluconeogenese verwendet.

Fettsäuren werden außerdem aufgrund des Glucosemangels in der Leber nicht mehr vollständig abgebaut, es werden verstärkt Ketonkörper gebildet, die zur Energieversorgung des Zentralnervensystems benötigt werden. Um den pH-Wert der Körperflüssigkeiten zu erhöhen, werden zugleich Ketonkörper mit dem Harn ausgeschieden und als Aceton mit der Atemluft abgegeben, vgl. S. 265. Bei starker Ketonkörperbildung kann es zu einer Übersäuerung des Körpers – Acidose – kommen. Diese Verschiebung des pH-Wertes in den Körperflüssigkeiten kann zum diabetischen Koma – zu einer tiefen Bewusstlosigkeit – führen.

Eiweißstoffwechsel

Körpereiweiß wird abgebaut. Die freigesetzten Aminosäuren werden für die Gluconeogenese in der Leber genutzt, der Blutglucosespiegel wird hierdurch zusätzlich erhöht. Die Harnstoffsynthese ist gleichzeitig verstärkt, es kommt zur negativen Stickstoffbilanz.

Durch den Eiweiß- und Fettabbau kann es zu starken Gewichtsverlusten kommen.

Bei Diabetes mellitus liegt also eine Störung des gesamten Stoffwechselgeschehens vor. Der Insulinmangel bewirkt einen Glucosemangel in den Zellen. Die Stoffwechselwege werden wie im Hunger auf Gluconeogenese umgestellt, vgl. S. 256.

Die wichtigsten Kennzeichen bei Diabetes mellitus

- Gewichtsabnahme
- verstärktes Durstgefühl
- erhöhter Blutglucosespiegel
- Ausscheidung von Glucose mit dem Harn
- vermehrt Ketonkörper in Blut und Harn
- erhöhter Fettsäuregehalt im Blut
- verstärkte Stickstoffausscheidung mit dem Harn

Stoffwechselveränderungen

Muskeln:	Abnahme der Muskelmasse, Aminosäurenfreisetzung stark erhöht
Fettgewebe:	Abbau von Depotfett, Fettsäurefreisetzung stark erhöht
Leber:	gesteigerte Gluconeogenese aus Aminosäuren und Glycerin, gesteigerte Ketonkörperbildung aus Fettsäuren

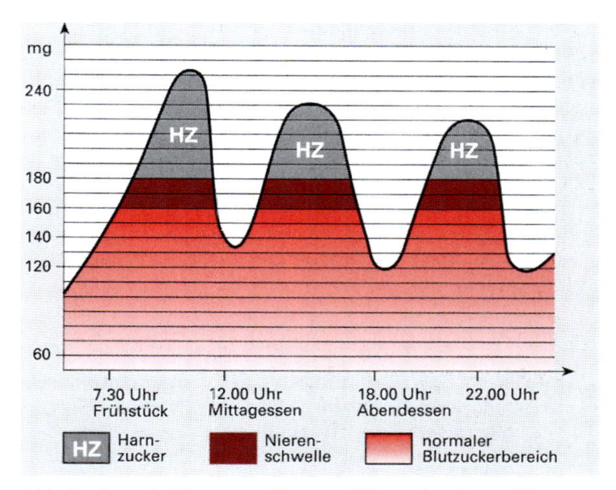

Abb. 1: Ausscheidung von Glucose (Blutzucker in mg/dl)

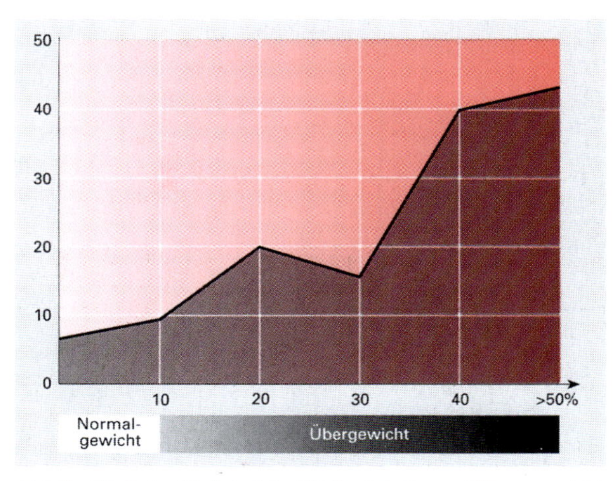

Abb. 2: Diabeteshäufigkeit in Abhängigkeit vom Körpergewicht. Angaben in Promille der untersuchten Bevölkerung (nach Mehnert, Förster)

Stichworte zum Thema Diabetes

Typ-1-Diabetes, etwa 5% aller Diabetesfälle: Bei dieser Erkrankung erfolgt eine autoimmune Zerstörung der Insulin produzierenden Beta-Zellen in der Bauchspeicheldrüse. Die Erkrankung beginnt mit starkem Durst und vermehrtem Wasserlassen und auffälliger Gewichtsabnahme, obwohl die Nahrungsaufnahme durch ein verstärktes Hungergefühl gesteigert wird. Es liegt ein absoluter Insulinmangel vor. Weitere Kennzeichen: trockene und schweißarme Haut, trockene und belegte Zunge, rotes Gesicht. Neben einer Diabetes-Diät ist eine Insulinbehandlung notwendig.

Typ-2-Diabetes: Die Erkrankung, die oft nach dem 40. Lebensjahr begann, wird zunächst kaum bemerkt. 90% der Typ-2-Diabetiker sind übergewichtig. Falsche Ernährung und Bewegungsarmut erhöhen das Risiko für diese Erkrankung. Es liegt eine Insulinresistenz bzw. ein Sekretionsdefekt vor. Oft reicht zur Behandlung eine Gewichtsnormalisierung und eine Diabetes-Diät.

Potentielle Diabetiker: Diabetes mellitus ist häufig eine erblich bedingte Stoffwechselerkrankung. Bei Kindern von diabetischen Eltern und bei stark übergewichtigen Neugeborenen muss befürchtet werden, dass die Krankheit früher oder später auftritt. Durch Vermeidung von Übergewicht kann der Ausbruch der Krankheit evtl. verzögert werden.

Latente Diabetiker: Personen mit verringerter Glucosetoleranz, z.B. aufgrund einer Infektion. Nach einer oralen Gabe von 50 bis 100 g Glucose steigt der Blutglucosespiegel bei diesen Personen stärker an, er wird außerdem erst nach längerer Zeit wieder normalisiert.

Manifeste Diabetiker: Personen, bei denen bei normaler Kohlenhydratzufuhr der Blutglucosespiegel erhöht ist und Glucose im Harn ausgeschieden wird.

HbA_{1C}-Wert: Der rote Blutfarbstoff Hämoglobin weist abhängig vom jeweiligen Blutglucosespiegel einen unterschiedlichen Zuckergehalt auf. Glucose-6-phosphat reagiert mit dem Hämoglobin. Der Gehalt an Zuckerhämoglobin (HbA_{1C}) im Blut gibt Auskunft über die Wirksamkeit bzw. Einhaltung der vorgeschriebenen Diät in den letzten drei Monaten. Bei Gesunden liegt der HbA_{1C}-Wert bei 5%, bei gut eingestellten Diabetikern sind Werte zwischen 6 bis 6,5 wünschenswert.

Diabetisches Koma – Hyperglykämie: Übersäuerung des Körpers infolge sehr hoher Blut- und Harnzuckerwerte. Anzeichen: Übelkeit, Erbrechen, Bauchschmerzen, Aceton in der Atemluft; tiefe Bewusstlosigkeit. Eine frühzeitige Insulinbehandlung ist erforderlich.

Hypoglykämischer Schock – Hypoglykämie: Unterzuckerung: Blutglucosespiegel unter 50 mg% infolge zu geringer oder zu später Kohlenhydratzufuhr bzw. zu hoher Insulinzufuhr.

Mögliche Ursachen:
Auslassen bzw. verspätete Einnahme einer Mahlzeit
Erbrechen oder Durchfall
außergewöhnliche körperliche Aktivität
Überdosierung von Insulin bzw. entsprechenden Tabletten
gesunkener Insulinbedarf, z.B. nach Gewichtsabnahme

Anzeichen: Herzklopfen, Zittern, Unruhe, Kopfschmerzen.

Gegenmaßnahme: Kohlenhydratzufuhr ist erforderlich; Hinsetzen bzw. Hinlegen.

Diabetische Angiopathie – Spätschäden: Jede Stoffwechselentgleisung führt zu Gefäßveränderungen im arteriellen Gefäßsystem, besonders in den Endabschnitten. Diabetische Gefäßerkrankungen werden in Mikro- und Makroangiopathie unterteilt.
Mikroangiopathie: Hierbei kommt es zu Verdickungen der Basalmembranen kleiner arterieller Blutgefäße in Auge, Niere und Nerven.
Makroangiopathie: Hierbei kommt es zu Arteriosklerose an Herz, Gehirn, Nieren- und Beinarterien. Die geringe Durchblutung führt zu einer unzureichenden Versorgung der Gewebe, die schließlich absterben können, dies führt z.B. zu Brand in den Beinen.

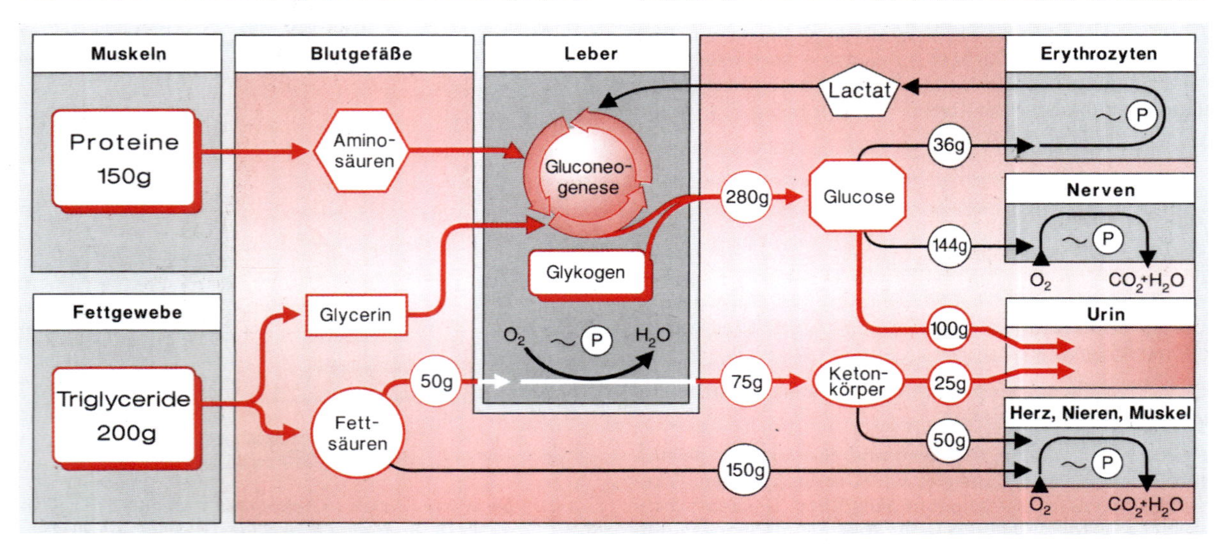

Abb. 1: Stoffwechsel beim schweren Diabetes mellitus

Beispiel einer Tageskost für Diabetiker Typ 1 – konventionelle Diät

Uhrzeit	Menge g bzw. ml	Lebensmittel	Abfall g	Protein g	Fett g	Kohlenhydrate g	Broteinheiten BE	Ballaststoffe g	Energie kJ	Calcium mg	Eisen mg	Vit. B_1 mg
	80	Roggenvollkornbrot	0	6	1	33	3	6	688	32	2,6	0,14
	15	Margarine	0	+	12	0	0	0	446	2	+	0
	15	Fruchtzuckerkonfitüre	0	+	0	7	0,5	+	121	–	–	–
	50	Hüttenkäse	0	6	2	2	0	0	220	50	0,1	0,01
		Tee oder Kaffee	0	0	0	0	0	0	0	0	0	0
	250	Milch, entrahmt	0	10	5	13	1	0	475	295	0,3	0,10
	50	Pumpernickel	0	4	1	21	2	5	425	28	1,0	0,03
	7	Margarine	0	+	6	0	0	0	208	1	+	0
	30	Edamer Käse 30 % Fett	2	8	5	1	0	0	336	240	0,2	0,02
	125	Radieschen	46	1	+	3	0	3	75	44	1,9	0,04
	100	Putenbrust	0	23	3	+	0	0	510	10	0,8	0,10
	150	Salzkartoffeln	0	3	+	23	2	3	435	30	1,0	0,11
	10	Maiskeimöl	0	0	10	0	0	0	370	2	0,1	0
	75	Tomaten	3	1	+	2	0	2	60	11	0,4	0,04
	75	Salatgurke	20	1	+	2	0	1	38	11	0,4	0,01
	130	Birne	9	1	+	17	1,5	4	299	12	0,4	0,04
		Mineralwasser	0	0	0	0	0	0	0	20	0,4	0
	150	Joghurt, entrahmt	0	8	0	8	0,75	9	248	185	0,2	0,06
	20	Weizenkörner	0	3	+	12	1	2	264	9	0,7	0,10
	150	Apfel	12	+	+	18	1,5	3	315	11	0,8	0,06
		Mineralwasser	0	0	0	0	0	0	0	20	0,4	0
	80	Weizenvollkornbrot	0	6	1	33	3	6	688	48	1,6	0,20
	15	Butter	0	+	12	0	0	0	465	2	+	+
	25	Bierschinken	0	4	5	+	0	0	256	4	0,4	0,08
	30	Camembert, 30 % Fett	0	7	4	+	0	0	287	180	0,1	0,01
	150	Bohnen, grün	0	3	+	8	0,75	3	210	90	1,2	0,12
	5	Maiskeimöl	0	0	5	0	0	0	185	1	0,1	0
	10	Zwiebeln	2	+	+	1	0	+	13	3	0,1	+
		Tee oder Kaffee	0	0	0	0	0	0	0	0	0	0
	150	Banane	50	2	0	24	2	5	413	12	0,9	0,08
		Gesamt-Ist-Zufuhr		**92**	**71**	**240**	**19**	**42**	**8050**	**1213**	**17,5**	**1,36**

18.6.3 Diabetes-Diät

Beim **Typ-2-Diabetiker** ohne Insulinbehandlung empfiehlt sich eine energiereduzierte Mischkost ohne rasch resorbierbare Kohlenhydrate. Weitere evtl. zusätzliche Stoffwechselveränderungen, z.B. erhöhter Blutfettspiegel oder Hypertonie, müssen durch entsprechende zusätzliche diätetische Maßnahmen berücksichtigt werden.

Beim **Typ-1-Diabetiker** muss die Nahrungsaufnahme – Kohlenhydratzufuhr – an die exogene Insulinzufuhr und die körperliche Aktivität angepasst werden. Es muss auch die Insulinart berücksichtigt werden, je nachdem ob das Insulin sofort oder verzögert wirkt. Rasch resorbierbare Kohlenhydrate sollten nur in geringer Menge aufgenommen werden.

Die Energiezufuhr muss auf jeden Fall dem Bedarf angepasst werden. Die Ernährungsempfehlungen für Diabetiker sind denen sehr ähnlich, die auch der Allgemeinbevölkerung zur Erhaltung der Gesundheit gegeben werden.

Erstellung einer Diabetes-Diät

- **Die Nahrungsaufnahme sollte täglich auf sechs bis sieben kleinere Mahlzeiten verteilt werden.** Die Kohlenhydrate werden gleichmäßiger aufgenommen, Insulin- und Kohlenhydratzufuhr können so besser aufeinander abgestimmt werden.
- **Die Energiezufuhr muss dem Bedarf angepasst werden**, d.h., bei übergewichtigen Typ-2-Diabetikern muss eine Gewichtsreduzierung angestrebt werden bzw. bei untergewichtigen Typ-1-Diabetikern muss eine Gewichtsnormalisierung erreicht werden.
- **Die Kost soll relativ eiweißreich und fettarm sein.** Der essentielle Nährstoff Eiweiß ist für den Diabetiker besonders wichtig, bei einer hohen Fettzufuhr können leichter diabetische Spätschäden entstehen. Fettreiche Lebensmittel sollten also gemieden werden.
  Bei der Fettzufuhr sind außerdem die Grundsätze einer Diät bei Hyperlipoproteinämie Typ IV zu beachten, um diabetischen Angiopathien vorzubeugen, vgl. S. 414.
- **Stärkehaltige Lebensmittel sollten** zur Kohlenhydratbedarfsdeckung **ausgewählt werden**. Die Stärke wird im Verdauungstrakt nur langsam zu Glucose abgebaut, der Blutglucosespiegel steigt nicht so stark an.
- **Auf einen ausreichenden Ballaststoffgehalt der Nahrung sollte geachtet werden**, da dieser die Resorption der Kohlenhydrate verzögert.
- **Alle Lebensmittel, die Glucose, Saccharose oder Maltose in reiner Form enthalten, sind nur begrenzt erlaubt**, da hierdurch der Blutglucosespiegel zu stark erhöht würde: Zucker, Honig, Schokolade, Bonbons, Kuchen, Kekse, Speiseeis, überreifes Obst, Konfitüre, Gelee, Liköre, Limonaden, Fruchtsaftgetränke usw.
- **Die Kost sollte vitamin- und mineralstoffreich sein**, hierdurch wird das Stoffwechselgeschehen entlastet.
- **Die Zubereitung der Speisen sollte möglichst fettarm und vitaminschonend sein.**
- **Kräuter und Gewürze sind im Allgemeinen erlaubt.** Verboten sind nur solche mit Zuckerzusatz, z.B. Tomatenketchup, süßer Senf.
- **Der Gehalt an verdaulichen Kohlenhydraten wird in Broteinheiten oder Kohlenhydrateinheiten eingeschätzt.**
  Eine Broteinheit (BE) entspricht 12 g Kohlenhydraten, diese Menge ist z.B. in 25 g Vollkornbrot enthalten. Eine Kohlenhydrateinheit (KHE) entspricht 10 g Kohlenhydraten. Die Maßeinheiten BE oder KHE sollen die Zusammenstellung von Mahlzeiten bzw. den Austausch kohlenhydrathaltiger Lebensmittel erleichtern. Lebensmittelportionen, die 10 bis 12 g Kohlenhydrate enthalten, können gegeneinander ausgetauscht werden.
- **Etwa 50 % der Gesamtenergiezufuhr sollten in Form von Kohlenhydraten erfolgen**, das sind für einen Erwachsenen 220 bis 260 g Kohlenhydrate (18 bis 20 Broteinheiten).

Zum Süßen der Speisen können Süßstoffe und Zuckeraustauschstoffe verwendet werden.
Bei den Süßstoffen, vgl. S. 52 f., sollten die empfohlenen täglichen Höchstmengen berücksichtigt werden.
Zuckeraustauschstoffe, vgl. S. 52, können im Organismus insulinunabhängig verwertet werden, sie werden jedoch

Schwerpunkte der Diät	Typ-1-Diabetes normalgewichtig, mit Insulintherapie	Typ-2-Diabetes übergewichtig, ohne Insulintherapie
Verringerte Energiezufuhr, Gewichtsreduzierung		bedeutend
gleichmäßige Nährstoffzufuhr – Kohlenhydratzufuhr	bedeutend	
feste Essenszeiten, Zwischenmahlzeiten	bedeutend	
zusätzliche Kohlenhydratzufuhr bei körperlicher Aktivität	bedeutend	
Vermeidung rasch resorbierbarer Kohlenhydrate	bedeutend	bedeutend

Tab. 1: Diabetes mellitus – Schwerpunkte der Diäten

in die BE-Berechnung einbezogen. Größere Mengen der Zuckeraustauschstoffe können zu Durchfall und Blähungen führen, da sie lediglich begrenzt durch Diffusion aus dem Darm ins Blut gelangen können. Bis zu 60 g Fructose, verteilt auf drei bis vier Portionen, sind täglich erlaubt.

Getränke in der Diabetikerkost
Für Diabetiker ungünstig sind mit Zucker gesüßte Limonaden, Fruchtsäfte und zuckerhaltige alkoholische Getränke, z.B. Liköre und Süßwein.

Mineralwasser, Kaffee, Tee und Getränke, die mit Süßstoff gesüßt sind, können großzügig verwendet werden, da sie keine oder nur wenig Energie liefern.

Mit einer Diätwaage und einem Messbecher sollen zunächst die Lebensmittelmengen genau abgewogen werden. Auch die eigene Fähigkeit, Lebensmittelmengen abschätzen zu können, kann hierdurch kontrolliert werden.

Diabetikererzeugnisse

Folgende zusätzliche Lebensmittelkennzeichnung ist vorgeschrieben:

- Energie-, Kohlenhydrat-, Fett- und Eiweißgehalt pro 100 g und evtl. zusätzlich pro Portion
- Art und Menge der verwendeten Zuckeraustauschstoffe

Aufgaben

1. *Sammeln Sie in Apotheken usw. Informationen zum Thema „Zuckerkrankheit – Diabetes mellitus".*
2. *Versuchen Sie die folgenden Anzeichen bei Diabetes mellitus (Typ 1) zu begründen:*
   - *Durst und vermehrte Urinproduktion*
   - *Müdigkeit und Abgeschlagenheit*
   - *Gewichtsabnahme*
3. *Bei Insulinmangel werden täglich etwa 150 g Eiweiß und 200 g Fett abgebaut.*
   Beschreiben Sie mithilfe der Abbildung, S. 406, das Stoffwechselgeschehen bei Diabetes mellitus.
4. *Beschreiben Sie die Wirkung des Insulins im menschlichen Organismus.*
5. *Beschreiben Sie die verschiedenen Mahlzeiten des Tageskostplanes für Typ-1-Diabetiker, S. 407.*
6. *Untersuchen Sie den Tageskostplan hinsichtlich*
   a) Nährstoffgehalt,
   b) Lebensmittelauswahl,
   c) Anzahl und Verteilung der Mahlzeiten.
7. *Stellen Sie für einen übergewichtigen Diabetiker ohne Insulinbehandlung eine Reduktionsdiät zusammen: Gesamtenergiezufuhr 5 MJ.*
8. *Nennen Sie Ernährungsfehler, durch die der Blutglucosespiegel steigen kann.*
9. *Nehmen Sie Stellung zur Meinung einiger Ärzte, dass der Kohlenhydratgehalt von Hülsenfrüchten nicht berechnet werden muss.*

Beratung über die geeignete Kost bei Diabetes mellitus

Schwerpunkte

- Klären Sie über den Fettgehalt (Menge und Art) in Lebensmitteln auf.
- Erklären Sie, dass es notwendig ist, gesättigte und gehärtete Fette in der Nahrung zu begrenzen (zu senken), und geben Sie praktische Hinweise für den geeigneten Verzehr.
- Weisen Sie darauf hin, dass eine besonders hohe Eiweißaufnahme nicht erforderlich ist.
- Informieren Sie den Diabetiker darüber, dass der größte Teil der Nahrung aus Kohlenhydraten und einfach ungesättigten Fettsäuren bestehen soll, und nennen Sie Lebensmittel, die diese enthalten.
- Vermeiden Sie eine unnötige Kohlenhydratbegrenzung (Anzahl der KH-Portionen) in der Kostempfehlung.
- Weisen Sie darauf hin, dass kohlenhydrathaltige Lebensmittel, die gleichzeitig Ballaststoffe enthalten und nur eine geringe Blutzuckerwirksamkeit (niedriger glykämischer Index) haben, empfehlenswert sind.
- Erklären Sie, warum der Zuckerverzehr begrenzt (weniger als 10% der Energie/Tag) werden soll und warum Zucker nur „verpackt" in Mahlzeiten und nicht „gelöst" in Getränken verzehrt werden soll. Zuckerhaltige Getränke sollen nur zur Behandlung von Hypoglykämien getrunken werden.
- Ermuntern Sie zum Verzehr von frischem Obst und Gemüse (5 Portionen/Tag), sie sichern eine ausreichende Aufnahme an Ballaststoffen und Antioxidantien.
- Erläutern Sie, dass Fisch, fettarme Milchprodukte und Öl zur Zubereitung von Salaten ebenfalls zu einer sinnvollen Ernährung gehören.
- Besprechen Sie individuell das Thema alkoholische Getränke (für viele Diabetiker sind 1 bis 2 Glas Wein pro Tag oder äquivalente Mengen in Verbindung mit Mahlzeiten möglich).
- Weisen Sie besonders bei Bluthochdruck darauf hin, dass es gesünder ist, wenig Kochsalz und dafür frische Kräuter zu verwenden.
- Weisen Sie darauf hin, dass Fructose oder andere energiehaltige Zuckeraustauschstoffe keinen wesentlichen Vorteil gegenüber Zucker bieten.
- Informieren Sie den Diabetiker, dass spezielle Lebensmittel für Diabetiker nicht notwendig sind.
- Diabetiker, die Insulin spritzen, müssen Kohlenhydratportionen sicher einschätzen können sowie die Blutzuckerselbstkontrolle und Selbstanpassung der Insulindosis beherrschen. Die verzehrten Kohlenhydratportionen bestimmen die Insulinmenge, die vorher gespritzt werden muss. Der Spritz-Ess-Abstand ist abhängig von der Insulinart.
- Für Diabetiker, die kein Insulin spritzen, sind die Körperwaage und die Blutglucoseselbstkontrolle die wichtigsten Messinstrumente für den Therapieerfolg.

18.7 Hyperlipoproteinämien

Bei einer Hyperlipoproteinämie liegt eine erhöhte Konzentration von Cholesterin oder Triglyceriden in einer der Lipoproteinfraktionen vor. Hyperlipoproteinämien sind ein wichtiger Risikofaktor für Arteriosklerose – Herzinfarkt, Schlaganfall und sonstige Durchblutungsstörungen.

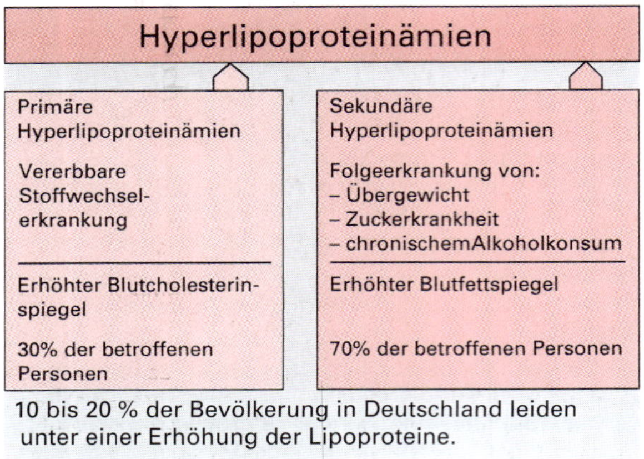

Hyperlipoproteinämien

Primäre Hyperlipoproteinämien	Sekundäre Hyperlipoproteinämien
Vererbbare Stoffwechselerkrankung	Folgeerkrankung von: – Übergewicht – Zuckerkrankheit – chronischemAlkoholkonsum
Erhöhter Blutcholesterinspiegel	Erhöhter Blutfettspiegel
30% der betroffenen Personen	70% der betroffenen Personen

10 bis 20 % der Bevölkerung in Deutschland leiden unter einer Erhöhung der Lipoproteine.

Abb. 1: Hyperlipoproteinämien

Aufgaben

1. *Nennen Sie falsche Ernährungsgewohnheiten, die die Entstehung dieser Erkrankungen begünstigen können.*
2. *Ermitteln Sie die jeweiligen Veränderungen im Lipoproteinmuster bei den verschiedenen Hyperlipoproteinämien (Typ I bis V).*

18.7.1 Einteilung der Hyperlipoproteinämien

Primäre Hyperlipoproteinämie

Hier liegt meist ein genetischer Defekt vor. Es handelt sich um eine primäre Erkrankung, also keine Folgeerkrankung anderer Stoffwechselstörungen.
Die häufigste primär auftretende Hyperlipoproteinämie ist der Typ II, vgl. S. 413.

Sekundäre oder symptomatische Hyperlipoproteinämie

Hier sind andere Ursachen für die Stoffwechselveränderung verantwortlich,
z. B. Übergewicht,
Diabetes mellitus,
chronischer Alkoholkonsum usw.
Die häufigste sekundär auftretende Hyperlipoproteinämie ist der Typ IV, vgl. S. 414f.

Hyperlipoproteinämien Typ I bis V

Sind eine oder mehrere Lipoproteinfaktoren, z. B. VLDL (β-Lipoproteine), vgl. S. 411, im Plasma erhöht, so spricht man von einer Hyperlipoproteinämie.

Je nachdem welche Lipoproteinfraktion im Serum erhöht ist, unterscheidet man die Hyperlipoproteinämien Typ I bis V. Hyperlipoproteinämien des Typs II und IV sind die am häufigsten auftretenden Erkrankungen. Deshalb sollen diese hier ausführlicher behandelt werden.

Gesamtübersicht – Hyperlipoproteinämien

Lipoproteinmuster – normal –	Hyperlipoproteinämien				
	Typ I	Typ II	Typ III	Typ IV	Typ V
FFS PβLP ChyM 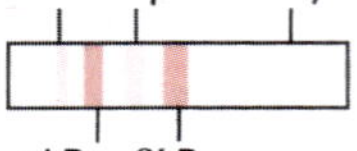 αLP βLP	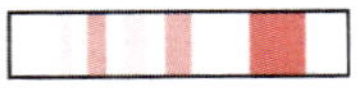 ChyM↑	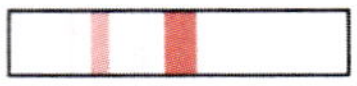 ↑βLP	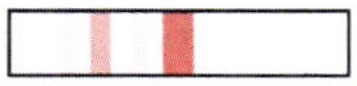 ↑βLP	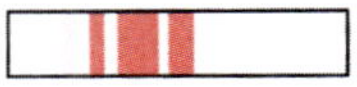 PβLP↑ αLP(↓) βLP(↓)	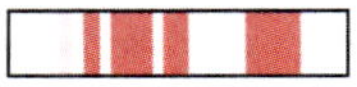 PβLP↑ ChyM↑ αLP(↓) βLP(↓)
Vorkommen	sehr selten	etwa 30 %	selten	etwa 70 %	selten
Veränderungen					
Aussehen des Serums	milchig	klar	klar bis trüb	klar bis milchig	trüb bis milchig
Triglyceride	+ +	normal	+ +	+ +	+ +
Cholesterin	normal	+ +	+ +	normal	normal
Lipoproteinlipase	– –	normal	normal	normal	normal
Glucosetoleranz	normal	normal	– –	– –	– –
Diät	starke Reduktion des Fettanteils, MKT-Fette, 65–70% der Gesamtenergiemenge in Form von Kohlenhydraten	cholesterinarme Kost mit hohem Anteil an mehrfach ungesättigten Fettsäuren	Gewichtsreduktion, energiearme, cholesterinarme Kost, wenig leicht resorbierbare Kohlenhydrate	Gewichtsreduktion, energiearme, ballaststoffreiche Kost, hoher Anteil mehrfach ungesättigter Fettsäuren	Gewichtsreduktion, energiearme, fettarme, ballastreiche und eiweißreiche Kost

Lipoproteine – Einteilung

Lipoproteine enthalten einen Kern aus hydrophoben Cholesterinestern und Triglyceriden und eine Protein-Phospholipid-Hülle, die ähnlich aufgebaut ist wie die Außenschicht der Zellmembranen und als Lösungsvermittler dient. Die Apoproteine der Lipoproteine haben spezifische Aufgaben.
In der Ultrazentrifuge lassen sich die Lipoproteine aufgrund ihrer unterschiedlichen Dichte voneinander trennen. Nach der Dichte, dem Molekulargewicht, der Partikelgröße und der Lipidzusammensetzung unterscheidet man folgende Lipoproteine:

Chylomikronen, vgl. S. 234, werden in der Dünndarmwand gebildet und transportieren die dort aufgebauten Triglyceride und das resorbierte Cholesterin über Lymphe und Blut zum Fettgewebe. Die Chylomikronen werden an den Endothelzellen des Fettgewebes durch Lipasen zu Fettsäuren und Chylomikronenresten abgebaut. Die Chylomikronenreste werden zur Leber transportiert und dort erneut in den Fettstoffwechsel eingeschleust. 20 bis 30 Minuten nach der Resorption sind die Chylomikronen im Serum praktisch nicht mehr nachweisbar.

Chylomikronen sind die Lipoproteine mit dem größten Partikeldurchmesser und der geringsten Dichte. Bei längerem Stehenlassen einer Serumprobe steigen sie an die Oberfläche der Flüssigkeit.

VLDL – Prä-β-Lipoproteine, vgl. S. 84, werden in der Leber gebildet und transportieren in der Leber aufgebaute Triglyceride, Cholesterin und Cholesterinester über das Blut zum Fettgewebe. Die verbleibenden cholesterinreichen Reste werden zunächst in IDL (Intermediate-Density-Lipoproteine) umgebaut. Ein Teil wird von der Leber aufgenommen, und aus einem anderen Teil entstehen cholesterinreiche Lipoproteine mit geringer Dichte: LDL.

Im nüchternen Zustand ist die VLDL-Konzentration im Serum sehr gering. Bei einer positiven Energiebilanz durch die übermäßige Zufuhr leicht verdaulicher Kohlenhydrate und Alkohol kann es zu einem Anstieg der VLDL-Konzentration kommen.
Bei den Prä-β-Lipoproteinen handelt es sich ebenfalls um größere Partikel mit sehr geringer Dichte (VLDL – Very-Low-Density-Lipoproteine).

LDL – β-Lipoproteine sind Abbauprodukte der VLDL. LDL sind kleinere Partikel mit geringer Dichte (LDL – Low-Density-Lipoproteine). Sie bestehen aus einem Kern von etwa 1 500 veresterten Cholesterinmolekülen. Linolsäure ist die häufigste Fettsäurekette. Die hydrophoben Cholesterinmoleküle sind von einer Hülle von Phosphatiden und unverestertem Cholesterin umgeben. Außerdem enthält die Hülle ein großes Protein, das Apolipoprotein B100.

Die LDL versorgen die Gewebe mit Cholesterin. Die B-100-Apoproteinkomponente des LDL bindet sich an spezifische Rezeptoren auf der Membran, die das Eindringen der LDL-Partikel in die Zellen ermöglichen.

Das Fehlen bzw. der Defekt der LDL-Rezeptoren ist die Ursache für eine Erhöhung der Cholesterinkonzentration im Plasma. Als Folge führen Cholesterinablagerungen in den Gefäßen zu Arteriosklerose.

Das von der Leber aufgenommene Cholesterin der IDL bzw. LDL führt zu einer Rückkopplungshemmung der Cholesterinsynthese in der Leber.

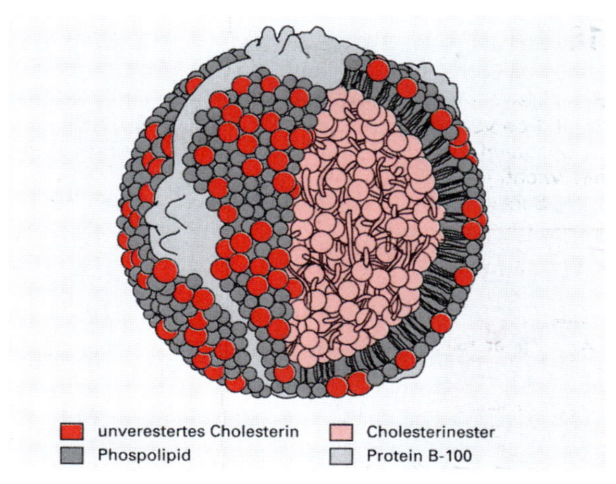

Abb. 1: Schematische Darstellung eines Lipoproteins geringer Dichte (LDL). Durchmesser 22 nm

HDL – α-Lipoproteine werden in der Leber und im Dünndarmepithel gebildet und nehmen Cholesterin auf, das von absterbenden Zellen und abgebauten Membranen ans Blut abgegeben wird. Das veresterte Cholesterin wird über Transportproteine an die VLDL und die LDL weitergegeben. Die HDL können so der Entstehung von Arteriosklerose entgegenwirken.
α-Lipoproteine haben den kleinsten Partikeldurchmesser und die größte Dichte, sie sind im Gegensatz zu den anderen Lipoproteinen schwerer als das Serum.

Chylomikronen und VLDL – Prä-β-Lipoproteine – dienen im Energiestoffwechsel dem Transport von Triglyceriden.

LDL (β-Lipoproteine) und HDL (α-Lipoproteine) dienen dem Membranstoffwechsel, sie transportieren Cholesterin und Phosphatide.

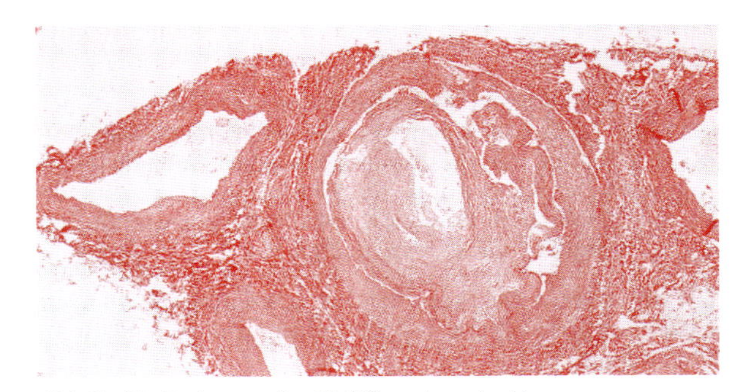

Abb. 2: Veränderung der Gefäße – Arteriosklerose

Aufgaben

1. *Beschreiben Sie die unterschiedliche prozentuale Zusammensetzung der verschiedenen Lipoproteine, vgl. S. 412.*
2. *Erläutern Sie die*
   a) *Stoffwechselwege,*
   b) *Aufgaben der verschiedenen Lipoproteine.*

Bezeichnungen/ Ultrazentrifugation	Dichte g/cm³	Durchmesser nm	Zusammensetzung – Angaben in %			
			Protein	Triglyceride	Cholesterin	Phosphatide
Chylomikronen	0,900–0,950	100–1000	1	90	5	4
Prä-β-Lipoproteine VLDL – Very-Low-Density-Lipoproteine	0,960–1,005	30–50	7	55	20	18
β-Lipoproteine LDL – Low-Density-Lipoproteine	1,006–1,060	20–25	26	10	42	22
α-Lipoproteine HDL – High-Density-Lipoproteine	1,060–1,210	<10	47	7	18	28

Tab. 1: Übersicht – Lipoproteine

1 nm (Nanometer) ≙ 0,001 µm (Mikrometer)

18.7.2 Cholesterinstoffwechsel

Täglich nimmt der Mensch 0,3 bis 0,8 g Cholesterin mit der Nahrung auf. Daneben werden täglich 1,0 bis 1,5 g Cholesterin in Leber und Dünndarmzellen aus Glucose bzw. Fettsäuren synthetisiert. Nahrungscholesterin hemmt die Cholesterinsynthese.

Im gesunden Organismus findet ein Ausgleich zwischen Nahrungscholesterinaufnahme und Cholesterineigensynthese statt, es kann nicht zur Erhöhung des Blutcholesterinspiegels kommen.

Der Cholesterinbestand im menschlichen Organismus beträgt 130 bis 150 g. Cholesterin kommt im Plasma in freier Form und verestert mit ungesättigten Fettsäuren vor. Cholesterin ist Bestandteil der Zellmembranen. Besonders reichlich ist Cholesterin in Gehirn und Nebennierenrinde vorhanden.

Gallensäuren sind das wichtigste Abbauprodukt des Cholesterins. Täglich wird etwa 1 g Cholesterin zu Gallensäuren oxidiert. In der Haut wird Cholesterin in Calciferole umgebaut, es kann daher als Provitamin D angesehen werden. Schließlich werden in den Nebennieren die Steroidhormone aus Cholesterin aufgebaut.

Gallensäuren in der Leber hemmen den Umbau von Cholesterin in Gallensäuren und gleichzeitig die Cholesterinbiosynthese.

Täglich werden 2 g Cholesterin mit der Galle in den Darm abgegeben. Das Cholesterin ist dann wie das Nahrungscholesterin an der Fettresorption – der Chylomikronenbildung – beteiligt, der größte Teil wird so zurückresorbiert.

Etwa 0,8 g Cholesterin werden täglich von den Darmbakterien abgebaut und ausgeschieden. Außerdem werden durch die Talgdrüsen täglich etwa 0,1 bis 0,3 g Cholesterin abgegeben.

Cholesterin und andere Lipide werden in Form von Lipoproteinen zu ihren Zielorten transportiert.

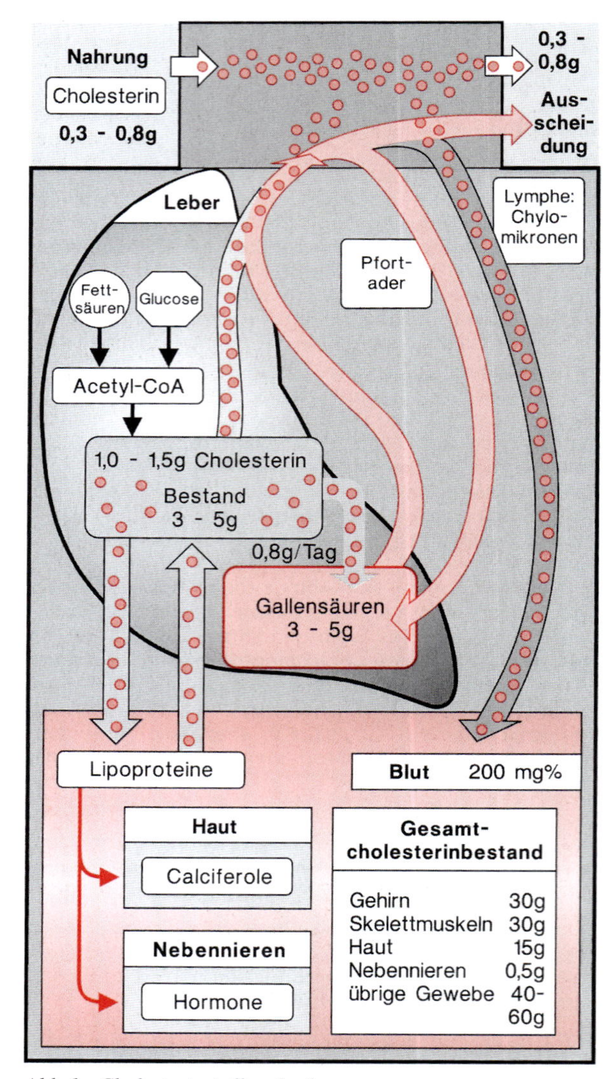

Abb. 1: Cholesterinstoffwechsel

18.7.3 Hyperlipoproteinämie Typ II

Erhöhter Blutcholesterinspiegel

Grenzwerte: Gesamtcholesterin < 200 mg/dl, LDL-Cholesterin <135 mg/dl und HDL-Cholesterin > 35 (Männer) bzw. 40 (Frauen) mg/dl.

Zu veränderten Blutcholesterinwerten kommt es aufgrund genetisch bedingter Defekte. Die Rezeptoren auf den Zelloberflächen für LDL fehlen oder sind nur reduziert vorhanden. Die LDL können nicht aufgenommen und abgebaut werden. Außerdem entfällt die sonst erfolgte Hemmung der Cholesterinbiosynthese in der Leber.

Bei dieser Erkrankung ist die LDL-Konzentration im Blut erhöht, vgl. S. 411. Es handelt sich wie bei Diabetes mellitus und Gicht um eine genetisch bedingte Stoffwechselkrankheit. Ein erhöhter Blutcholesterinspiegel ist eine Hauptursache für die Entstehung von Arteriosklerose.

Arteriosklerose beginnt mit Ablagerungen von Cholesterin und Cholesterinestern in der Hüllschicht der großen Arterien. Nach einer Verletzung des Endothels, z.B. durch Hypertonie, freie Radikale z.B. aus Zigarettenrauch oder erhöhtes LDL, strömen vermehrt Cholesterin und Cholesterinester der LDL in die Arterienwand und werden dort abgelagert. Calcium wird eingelagert. Eine Verkalkung der Blutgefäße bewirkt eine Verfestigung der Gefäßwände. An den beschädigten Stellen können sich Blutgerinnsel (Thromben) besonders gut anlagern. Folgeerkrankungen können Herzinfarkt oder Schlaganfall usw. sein.

Die HDL erfüllen dagegen eine Schutzfunktion, da sie Cholesterinablagerungen vorbeugen können, vgl. S. 411.

Gesamtcholesterinwerte über 200 mg/dl bzw. LDL-Cholesterin über 135 mg/dl werden daher als Risikofaktoren für Arteriosklerose – Herzinfarkt und Schlaganfall – angesehen.

Weitere Risikofaktoren für das Entstehen eines Herzinfarktes:

- überreichliche Ernährung, erhöhter Blutfettspiegel, vgl. S. 414f.
- Bewegungsmangel
- reichlicher Alkohol-, Nikotin- und Coffeinkonsum
- chronische Überbelastung – Stress
- Bluthochdruck (Hypertonie)
- Diabetes mellitus

Aufgaben

1. *Stellen Sie einen Kostplan für einen leicht arbeitenden 40-jährigen Mann zusammen, der einen zu hohen Blutcholesterinspiegel hat.*
2. *Erkunden Sie die Kennzeichnungen bei Margarinesorten und Speiseölsorten.*
3. *Nennen Sie die Hauptfunktionen der vier Lipoproteine.*

Diät bei erhöhtem Blutcholesterinspiegel – Typ II

Eine alleinige Verminderung des Nahrungscholesterins senkt die Blutlipidwerte nur bedingt. Der Verzehr stark cholesterinhaltiger Lebensmittel wie Eier und Innereien sollte jedoch begrenzt werden.

Eine Verringerung des Anteils an gesättigten Fettsäuren in der Nahrung verbessert die Blutlipidwerte dagegen stärker.

Bei der Ernährung muss also vorrangig auf die Art und Menge der Nahrungsfette geachtet werden.

Die einfach ungesättigte **Ölsäure** greift in die Synthese des LDL-Cholesterins ein, so dass die LDL-Cholesterin-Konzentration im Blut sinkt. Linolsäure hat eine entsprechende Wirkung.

Langkettige bzw. mittelkettige, **gesättigte Fettsäuren** – Myristinsäure (C-14), Palmitinsäure (C-16) und Laurinsäure (C-12) – erhöhen den LDL-Cholesterin-Spiegel. Die restlichen mittelkettigen Fettsäuren beeinflussen den Cholesterinspiegel nicht. Butterfett mit relativ viel mittelkettigen Fettsäuren hat also keinen Einfluss auf den Cholesterinspiegel.

Trans-Fettsäuren erhöhen das LDL-Cholesterin im Serum des Menschen und senken gleichzeitig das HDL-Cholesterin im Serum.

Trans-Fettsäuren sind ungesättigte Fettsäuren mit Doppelbindungen in trans-Konfiguration, vgl. S. 71, d.h. die Wasserstoffatome an den Kohlenstoffatomen der Doppelbindungen befinden sich an den entgegengesetzten Seiten. Trans-Fettsäuren werden bei der Härtung ungesättigter Fettsäuren gebildet und sie entstehen auch im Pansen von Wiederkäuern. Trans-Fettsäuren können sich also in Margarine, Back- und Frittierfetten, Milchprodukten und Rindfleisch befinden. Pflanzenöle, Schweine- und Gänseschmalz enthalten praktisch keine Trans-Fettsäuren.

Bei der Auswahl von Fetten bzw. fettreichen Lebensmitteln sollte also auf die Qualität geachtet werden. Bei Margarine zeigt die Zutatenliste, ob gehärtete Fette enthalten sind. Gehärtete Margarinesorten, z.B. Sonnenblumenmargarine, können bis zu 5% Trans-Fettsäuren enthalten.

Im Übrigen gilt:

- Die Nahrung sollte ballaststoffreich sein.

  Studien zeigten, dass der Serumcholesterinspiegel bei einer ballaststoffreichen Nahrung niedriger ist. Ballaststoffe können Cholesterin und Gallensäuren zum Teil absorbieren und bewirken so eine Senkung des Blutcholesterinspiegels. Ballaststoffe senken die HDL-Fraktion weniger als die der LDL-Fraktion.
- Die Nahrung sollte vermehrt pflanzliches Eiweiß und weniger tierisches Eiweiß enthalten. Hierdurch wird gleichzeitig die Ballaststoffzufuhr erhöht und die Fett- und Cholesterinzufuhr gesenkt.
- Körperliche Aktivität führt zu einer Erhöhung des HDL-Cholesterins und dadurch zu einer Senkung des LDL-Cholesterins.
- Neben der Diät muss meist eine medikamentöse Behandlung erfolgen.
  Durch die Diät kann die eigentliche Stoffwechselstörung, die zu hohe endogene Cholesterinproduktion, nur gemindert werden. Sie soll die medikamentöse Behandlung unterstützen.

18.7.4 Hyperlipoproteinämie Typ IV – erhöhter Blutfettspiegel

Der Zusammenhang zwischen Ernährung und Bluttriglyceridspiegel ist wesentlich besser nachgewiesen als der Zusammenhang zwischen Ernährung und erhöhtem Blutcholesterinspiegel. Wichtigste Einflussfaktoren sind: erhöhte Nahrungsenergieaufnahme, Übergewicht und hoher Alkoholkonsum.

Bei dieser Stoffwechselstörung ist der VLDL-Gehalt und die Plasmatriglyceridkonzentration – Hypertriglyceridämie – erhöht. Es wird vermutet, dass eine vermehrte Synthese und ein gestörter Abbau der VLDL-Lipoproteine vorliegt. Die Symptome treten erst im Erwachsenenalter auf.

Eine Hypertriglyceridämie liegt vor, wenn die Triglyceridkonzentration $>$ 200 mg/dl beträgt. Der Cholesterinspiegel ist meist normal, das HDL-Cholesterin vermindert.

Die VLDL-Lipoproteine dienen dem Transport von endogen gebildeten Triglyceriden. Diese Erkrankung steht also in engem Zusammenhang mit dem Energiestoffwechsel. Ein erhöhter Blutfettspiegel, besonders bei niedriger HDL-Cholesterin-Konzentration, wird als Risikofaktor für Arteriosklerose angesehen.

Bei der Hyperlipoproteinämie Typ IV liegen meist weitere verstärkende Stoffwechselstörungen vor:

1. Übergewicht – Überernährung

Bei Übergewicht – Überernährung – kann der Triglyceridspiegel erhöht sein. Überernährung, z.B. eine zu hohe Saccharosezufuhr, steigert die Fettsynthese in der Leber, es werden verstärkt VLDL gebildet. Mittelkettige Fettsäuren und Stearinsäure erhöhen ebenfalls den Triglyceridspiegel. Ungesättigte Fettsäuren senken ihn dagegen, hierbei sind ω-3-Fettsäuren wirksamer als ω-6-Fettsäuren, vgl. S. 83. Bei einer Kost, die reich an ungesättigten Fettsäuren ist, werden wahrscheinlich weniger VLDL synthetisiert. Körperliche Aktivität senkt den Triglyceridspiegel.

2. Chronischer Alkoholkonsum

Durch einen regelmäßigen und hohen Alkoholkonsum kommt es ebenfalls zur verstärkten Fettbildung in der Leber, es werden also auch verstärkt VLDL gebildet, auch der Triglyceridgehalt der anderen Lipoproteine ist erhöht. Empfindliche Personen können schon durch einen mäßigen Alkoholkonsum eine Hypertriglyceridämie entwickeln. Daneben kann es evtl. zur Fettleber kommen, vgl. S. 428.

3. Diabetes mellitus

Der Insulinmangel hat eine gesteigerte Lipolyse im Fettgewebe zur Folge. Die freigesetzten Fettsäuren gelangen in die Leber und werden hier wiederum zu Triglyceriden verestert. Es müssen verstärkt VLDL gebildet und ans Blut abgegeben werden. Daneben kann sich aufgrund eines Eiweißmangels eine Fettleber entwickeln.

Lebensmittelgruppen	geeignet	ungeeignet
Fleisch	magere Sorten, z.B. Steak, Tatar, Huhn, Pute ohne Haut, Wild	fette Sorten, z.B. Eisbein, Speck, Gans, Ente, Innereien
Fleischwaren	Wurstsorten bis 10 % Fett, z.B. Cornedbeef, Sülz-, Geflügelwurst, Roastbeef, magerer Schinken	Wurstsorten über 10 % Fett, z.B. Leber-, Mett-, Cervelatwurst, Bratwurst, Schweinemett
Fisch, Fischwaren	magere Sorten, z.B. Kabeljau, Fisch, geräuchert, in Gelee, gesäuert	fette Sorten, z.B. Aal, Muscheln, Krabben, Fisch in Öl
Eier	Eiklar	Eigelb
Milch, Milchprodukte	fettarme Milch, z.B. entrahmte Milch, Buttermilch, Magermilchprodukte, Magerquark, Käsesorten bis 30 % Fett i. Tr.	Vollmilch, Sahne, Kondensmilch, Vollmilchprodukte, Sahnequark, Käsesorten über 30 % Fett i. Tr.
Fette, Öle	linolsäurereiche Speiseöle, z.B. Maiskeimöl, Diätmargarine	Butter, Schmalz, Talg, Kokosfett, Olivenöl, einfache Margarine
Gemüse, Obst	alle Arten alle Arten, außer	 Weintrauben, Trockenobst
Kartoffeln	fettarm bzw. in linolsäurereichen Fetten gegart	in linolsäurearmen Fetten gegart, z.B. Pommes frites
Süßwaren	Diätkonfitüre	Zucker, Honig, Konfitüre, Schokolade, Speiseeis usw.
Brot, Backwaren	Vollkornbrot fettarmes Gebäck, z.B. Obsttorte, Hefeteig	fettreiches Gebäck, z.B. Sahnetorte, Blätterteig, Fettgebäck
Nüsse	alle Arten	Kokosnüsse
Getränke	zuckerfreie, z.B. Kaffee, Tee, Mineralwasser	zuckerreiche, z.B. Limonaden, Alkohol

Die Lebensmittel dürfen selbstverständlich nur im Rahmen der erlaubten Gesamtenergiezufuhr gegessen werden.

Tab. 1: Bei Hyperlipoproteinämien geeignete Lebensmittel

Diät bei erhöhtem Blutfettspiegel – Hypertriglyceridämie

- Da die Personen in der Regel übergewichtig sind, sollte die Energiezufuhr gesenkt und die körperliche Aktivität gesteigert werden. Durch beide Maßnahmen kann der Blutfettspiegel indirekt gesenkt werden.

  Eine Gewichtsreduktion bei vorhandenem Übergewicht ist also die wirksamste Maßnahme. Aus diesem Grund ist eine energiereduzierte Mischkost zu empfehlen, vgl. S. 396 ff.

- Insgesamt gelten also die gleichen Grundsätze wie bei einer energiereduzierten Mischkost.

  Die Kost sollte ballaststoff-, vitamin- und mineralstoffreich sein. Reichlich Obst und Gemüse essen.

- Sie sollte fettarm sein. Die Fettzufuhr sollte auf 10 bis 20 % der Gesamtenergie gesenkt werden.
- Die Kost sollte wenig tierisches Eiweiß und wenig leicht verdauliche Kohlenhydrate – Zucker – enthalten. Pflanzliches Eiweiß, z. B. aus Hülsenfrüchten, sollte verstärkt ausgewählt werden.
- Der Alkoholkonsum sollte eingeschränkt werden. Regelmäßiger Alkoholkonsum bewirkt eine direkte Erhöhung des Blutfettspiegels.
- Zur Entlastung des Stoffwechselgeschehens sollen wie beim Typ II ölsäurereiche und cholesterinarme Lebensmittel bzw. Fette bevorzugt werden.
- Der Verzehr von Fleisch und Fleischprodukten sollte reduziert werden. Tierische eiweißreiche Lebensmittel sind oft reich an gesättigten Fettsäuren und Cholesterin.
- Die natürliche Zufuhr an Antioxidantien, z. B. Vitamin E und sekundäre Pflanzenstoffe, sollte verstärkt werden.
- Die Einnahme von Kontrazeptiva führt zu einem Anstieg des Bluttriglyceridspiegels.

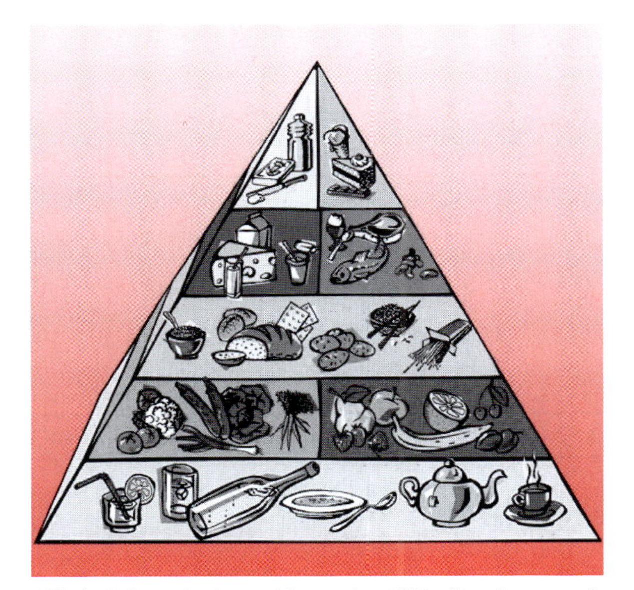

Abb. 1: Lebensmittelpyramide – eine Hilfe für die gesunde Ernährung. Ernährungskreis, vgl. S. 340

Mediterrane Ernährung

Hierbei handelt es sich um die Ernährungsform, die in den 60-er-Jahren in den Olivenanbaugebieten Kretas anzutreffen war.

Die Kost bestand im Wesentlichen aus Getreideprodukten, Gemüse, Hülsenfrüchten, Salaten und Obst. Zubereitet wurden die Speisen mit Olivenöl. Als tierische Lebensmittel standen Käse (Feta, Mozzarella), Geflügel, Eier und Fisch auf dem Speiseplan. Rotes Fleisch – Lamm, Hammel und Schwein – wurde nur selten verzehrt.

Der geringe Verarbeitungsgrad war ein weiteres Merkmal der mediterranen Ernährung. Produkte der Saison wurden bevorzugt. Hinzu kommt der regelmäßige Rotweinkonsum und der mäßige Süßwarenkonsum, als „Snacks" gab es Oliven, Nüsse, Kerne oder Rosinen.

Die Menschen waren Bauern, Fischer oder Schafhirten, sie hatten also täglich körperliche Arbeit zu leisten.

Da der Fettkonsum auf Kreta gleich hoch oder höher lag als in nordeuropäischen Ländern, wurden in den Lebensmitteln schützende Inhaltsstoffe vermutet.

Die mediterrane Kost hatte einen positiven Effekt, typische Zivilisationserkrankungen – Arteriosklerose, Diabetes mellitus und Hypertonie – traten hier eher selten auf. Arteriosklerotische Herz- und Gefäßerkrankungen kommen hier seltener vor als in Mittel- und Nordeuropa; die Lebenserwartung war trotz unzureichender medizinischer Versorgung höher. In den letzten Jahren wird die mediterrane Kost auch bei uns zur Prävention und Therapie von Herz- und Gefäßerkrankungen eingesetzt.

Bewertung der mediterranen Ernährung

Die Kost weist einen geringen Gehalt an gesättigten Fettsäuren (im Durchschnitt < 7 bis 8 % der Energie) und einen relativ hohen Gehalt an einfach und mehrfach ungesättigten Fettsäuren (im Durchschnitt 17 % der Energie) auf – Ölsäure aus Olivenöl und ω-3-Fettsäuren aus Fisch.

Trans-Fettsäuren kommen mit Ausnahme der geringen Mengen in Milchprodukten in der Kost nicht vor.

Der Cholesteringehalt ist gering (im Durchschnitt 200 bis 220 mg/Tag.

Die Kost enthält reichlich Stärke und Ballaststoffe, da 30 bis 60 % der Gesamtenergie durch Getreide gedeckt werden.

Mit Obst und Gemüse hat sie hohes antioxidatives Schutzpotential: ß-Carotin, Vitamin C, sekundäre Pflanzenstoffe.

Außerdem enthält die Kost reichlich Folsäure, Kalium, Magnesium und Iod.

Durch Reduzierung und Anhebung der mehrfach ungesättigten bzw. einfach ungesättigten Fettsäuren kann das Blutlipidprofil günstig beeinflusst werden.

Bemerkung: Es gibt aber keine einheitliche mediterrane Ernährung, die Ernährung in den verschiedenen Regionen des Mittelmeeres unterscheidet sich erheblich. Außerdem werden die Ernährungsgewohnheiten in dieser Region auch zunehmend der „western diet" angepasst.

Aufgabe

Beurteilen Sie den Diätplan hinsichtlich seiner Eignung bei der Hyperlipoproteinämie Typ IV.

Reduktionsdiät bei Hyperlipoproteinämien

Energie:	5 000 kJ
Eiweiß:	60 g
Fett:	41 g
Kohlenhydrate:	145 g

Menge g	Lebensmittel	Abfall g	Protein g	Fett g	Gesätt. Fettsäuren g	Polyenfettsäuren g	P/S-Quotient	Cholesterin mg	Kohlenhydrate g	Ballaststoffe g	Energie kJ
	1. Frühstück										
50	Roggenvollkornbrot	0	4	1	0	0	0	0	23	3	500
5	Margarine	0	0	4	0,7	1,2	1,7	0	0	0	148
50	Hüttenkäse	0	7	3	1,8	0,1	0,1	8	1	0	225
10	Kräuter	0	0	0	0	0	0	0	1	1	23
	Kaffee oder Tee	0	0	0	0	0	0	0	0	0	0
	Ist-Zufuhr (1. Frühstück)		11	8	2,5	1,3	0,5	8	25	4	896
	2. Frühstück										
150	Joghurt, entrahmte Milch	0	6	0	0	0	0	1	8	0	248
100	Erdbeeren	3	1	0	0	0	0	0	7	2	150
8	Knäckebrot	0	1	0	0	0	0	0	6	1	127
4	Margarine	0	0	3	0,6	1,0	1,7	0	0	0	119
	Ist-Zufuhr (2. Frühstück)		8	3	0,6	1,0	1,7	1	21	3	644
	Mittagessen										
	Rotbarschfilet auf Wirsing										
250	Wirsingkohl	70	5	0	0	0	0	0	8	5	250
100	Rotbarschfilet	0	18	4	1,2	1,2	1,0	38	+	0	475
10	Schnittlauch	0	0	0	0	0	0	0	1	1	23
4	Sonnenblumenöl	0	0	4	0,4	2,6	6,5	0	0	0	148
150	Kartoffeln ohne Schalen	0	3	0	0	0	0	0	29	5	533
	Mineralwasser	0	0	0	0	0	0	0	0	0	0
	Ist-Zufuhr (Mittagessen)		26	8	1,6	3,8	2,4	38	38	11	1429
	Kaffeetrinken										
10	Cracker	0	+	1	0	0	0	0	4	1	110
125	Nektarine	10	1	0	0	0	0	0	20	1	306
	Kaffee oder Tee	0	0	0	0	0	0	0	0	0	0
	Ist-Zufuhr (Kaffeetrinken)		1	1	0	0	0	0	24	2	416
	Abendbrot										
40	Roggenbrötchen	0	2	0	0	0	0	0	20	2	424
10	Margarine	0	0	8	1,4	2,5	1,8	0	0	0	297
40	Edamer, 30 % Fett i. Tr.	3	11	6	3,9	0,2	0,1	20	1	0	468
	Tomatensalat										
100	Tomaten	4	1	0	0	0	0	0	3	2	75
15	Zwiebeln	1	0	0	0	0	0	0	1	1	26
3	Sonnenblumenöl	0	0	3	0,3	1,9	6,3	0	0	0	111
	Tee	0	0	0	0	0	0	0	0	0	0
	Ist-Zufuhr (Abendbrot)		14	17	5,7	4,6	0,8	20	25	5	1401
	Spätmahlzeit										
100	Apfel	8	0	0	0	0	0	0	12	3	210
	Ist-Zufuhr (Spätmahlzeit)		0	0	0	0	0	0	12	3	210
	Ist-Zufuhr – insgesamt		60	37	10,4	10,7	1,0	67	145	28	4996

18.8 Gicht – Hyperurikämie

Aufgabe

Ermitteln Sie aufgrund des Berichtes von D.E. Boch aus dem Jahre 1878 Ursachen für Gicht.

„Gewöhnlich kommt Gicht bei übermäßigem Genuss von Fleisch und dergleichem, bei sitzender Tätigkeit und reichlichem Genuss starker spirituöser Getränke vor, deshalb in der Regel bei wohlhabenden ‚Gutessern'. Im Blut befindet sich bei Gicht eine widernatürliche Menge von Harnsäure. Vorzüglich gern des Nachts erscheinen Anfälle von heftigen Schmerzen in Begleitung von Röte, Geschwulst und Hitze. Der Sitz ist in der Regel vorzugsweise in der großen Zehe."

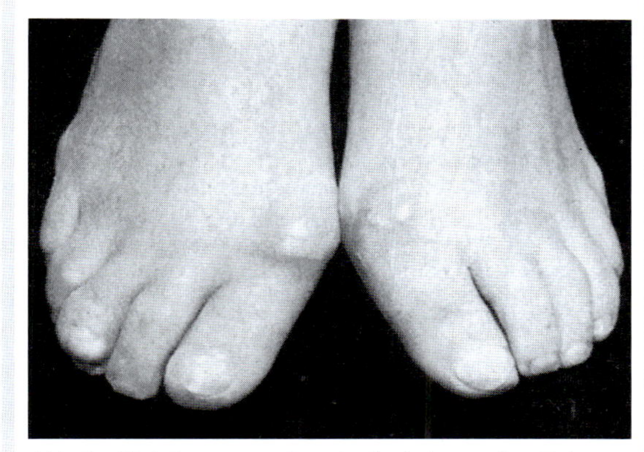

Abb. 1: Gichtknoten im Grundgelenk des großen Zehs

18.8.1 Harnsäurestoffwechsel

Harnsäure (Urat) ist das Endprodukt beim Abbau der Purinbasen Guanin und Adenin. Diese Purinbasen sind Bestandteile von Nucleotiden, z.B. ATP, GTP, AMP und GMP. ATP und GTP übertragen im Stoffwechsel Energie. AMP und GMP sind Bestandteile der Desoxyribonucleinsäure (DNA) und der Ribonucleinsäure (RNA), vgl. S. 115. Frei werdendes Adenin und Guanin wird zum Aufbau neuer Verbindungen benötigt bzw. über Xanthin zu Harnsäure abgebaut.

Purinbasen	Nucleoside	Nucleotide
Adenin	Adenosin	Adenosinmonophosphat (AMP)
Guanin	Guanosin	Guanosinmonophosphat (GMP)
Xanthin	Xanthinribosid	Xanthinmonophosphat (XMP)
Hypoxanthin	Hypoxanthinribosid Inosin	Hypoxanthinmonophosphat Inosinmonophosphat (IMP)

Tab. 1: Nucleotide

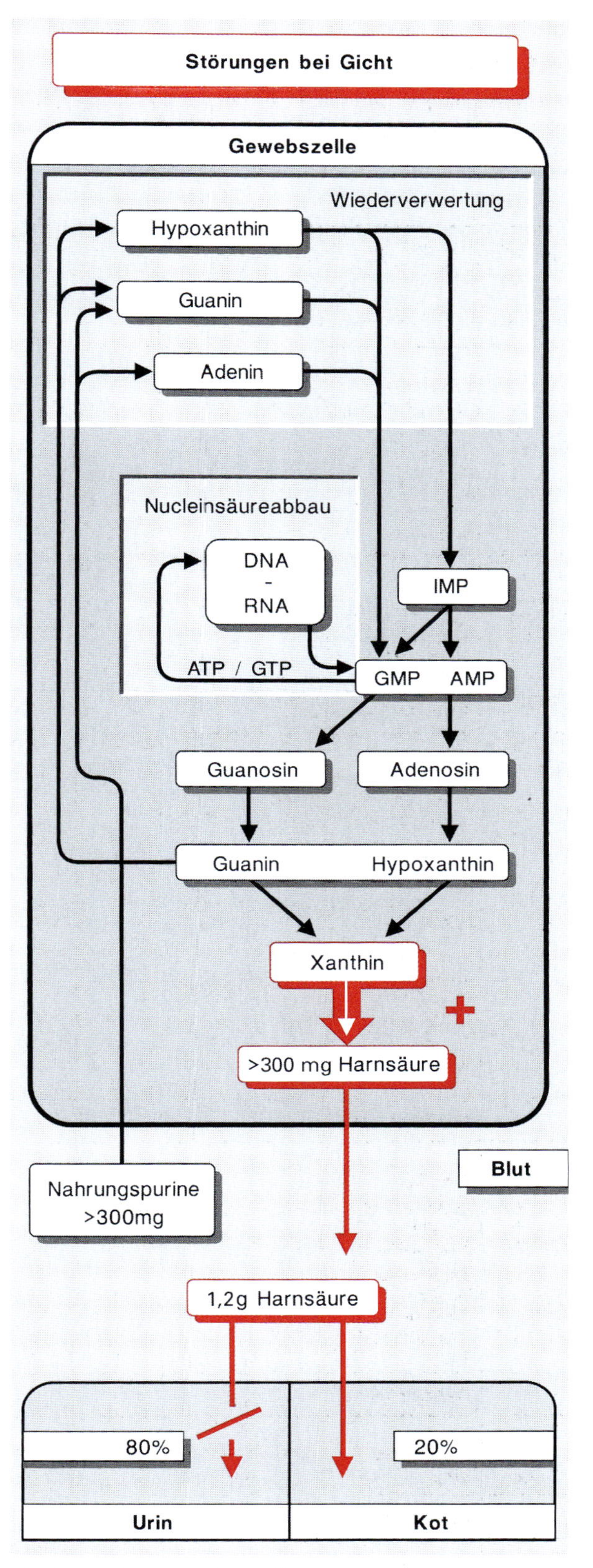

Abb. 2: Purin-, Harnsäurestoffwechsel pro Tag

Täglich werden so etwa 300 bis 400 mg Harnsäure im Körper gebildet. Mit der Nahrung werden pro Tag durchschnittlich 300 bis 600 mg Harnsäure zugeführt. Etwa 80 % der Harnsäure wird mit dem Urin und lediglich 20 % über den Darm ausgeschieden. Die Darmflora kann die Harnsäure weiter abbauen. Der Mensch hat im Lauf der Evolution die Fähigkeit verloren, Harnsäure durch das Enzym Urikase zu dem besser löslichen Allantoin abzubauen.

Beim gesunden Erwachsenen beträgt der Gesamtharnsäurepool etwa 1,2 g. Neusynthese und Ausscheidung sind beim gesunden Menschen ausgeglichen. Eine Hyperurikämie liegt somit vor, wenn der Serumharnsäurespiegel über 6,4 mg/100 ml ansteigt.

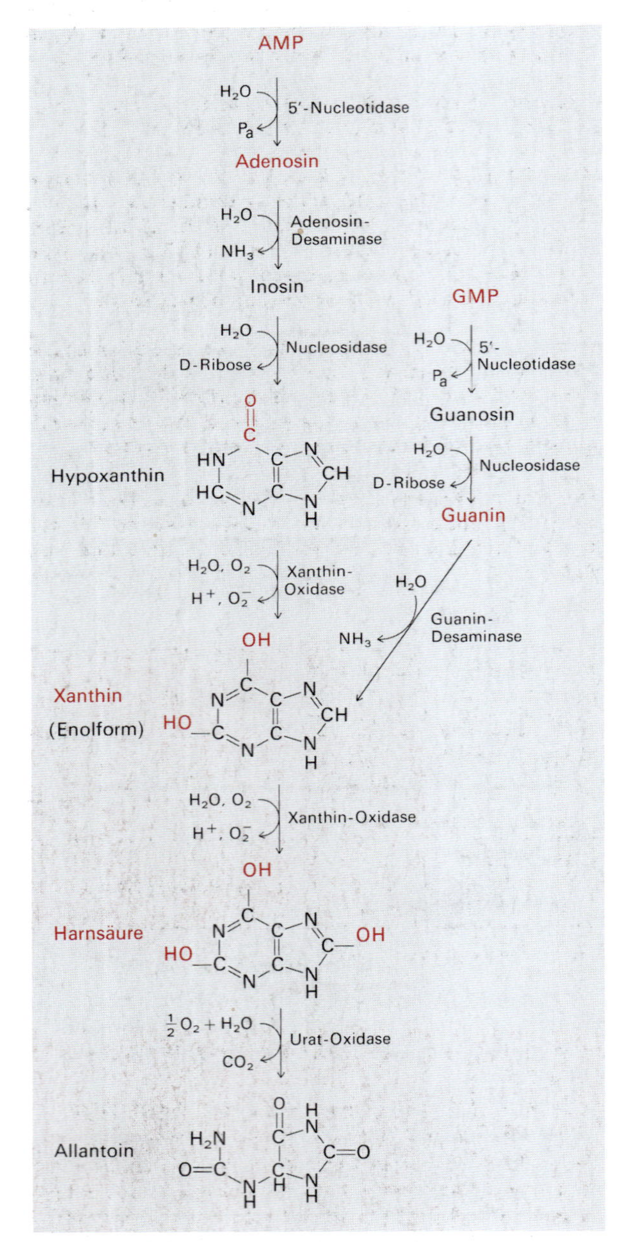

Abb. 1: Abbau von Purinbasen zu Harnsäure

18.8.2 Hyperurikämie – erhöhter Harnsäurespiegel

Hyperurikämie heißt erhöhte Konzentration (Hyper-) der Harnsäure (-urik-) im Blut (-ämie).

Die normalen Serumharnsäurewerte liegen zwischen 2,0 und 6,4 mg/100 ml. Steigt der Wert über 6,4 mg/100 ml, liegt eine Hyperurikämie vor. Bei dieser Harnsäurekonzentration kommt es zunehmend zur Ausfällung von Salzen der Harnsäure, hauptsächlich Natriumuratkristallen, in Gelenken und Niere. Die Harnsäureausscheidung mit dem Urin ist dabei häufig gestört.

Diese Auskristallisation erfolgt besonders in Geweben mit einem pH-Wert von 7,4 bzw. mit einem höheren Gehalt an Glykoproteinen, vgl. S. 39, also in:
- Gelenkflüssigkeit (Gelenkkapseln und -knorpeln)
- Bindegewebe
- Ohrknorpel
- Niere

Hyperurikämie ist ein Kennzeichen für das Entstehen von Gicht. Allein die Erhöhung des Harnsäurespiegels bedeutet jedoch nicht unbedingt, dass eine Manifestation von Gicht stattfindet. Die folgenden Angaben zeigen, dass der Ausbruch von Gicht von dem Ausmaß der Hyperurikämie abhängig ist:
25 % der Personen mit einer Harnsäurekonzentration von 8 bis 8,9 mg/100 ml sind im Laufe ihres Lebens von einem Gichtanfall betroffen, bei einer Harnsäurekonzentration über 9 mg/100 ml sind es bereits 90 % der Patienten.

13 % der Personen mit einer Harnsäurekonzentration über 7 mg/100 ml bekommen Nierensteine, bei einer Harnsäurekonzentration über 9 mg/100 ml sind es bereits 40 % der Patienten.
Sobald die Harnsäurekonzentration 6,4 mg/100 ml überschreitet, sollte mit einer Diättherapie begonnen werden.

18.8.3 Gicht

Gicht ist also die Folge einer lang andauernden Hyperurikämie.

Stadien bei Gicht

1. Stadium: Es liegen erhöhte Blutharnsäurewerte vor, Krankheitssymptome treten jedoch noch nicht auf.

2. Stadium: Es kommt zu Gelenkentzündungen, besonders häufig im Großzehengrundgelenk oder seltener im Daumengrundgelenk. In diesem Stadium sind ein bis zwei Gelenke betroffen, die Entzündung dauert ein bis zwei Wochen.
Ein solcher Gichtanfall tritt meist nach purin- und eiweißreichen Mahlzeiten, reichlichem Alkoholgenuss, totalem Fasten oder nach größerer körperlicher Belastung auf. Dabei entstehen unter heftigen Schmerzen Rötungen und Schwellungen an den betroffenen Gelenken. Der Gichtanfall kann von mäßigem Fieber begleitet sein. Da die ersten Beschwerden meist im Grundgelenk des großen Zehs auftreten, hat Gicht auch den Namen „Zipperlein" erhalten.

3. Stadium: Die chronischen Entzündungen führen zu Fibroblastenwucherungen im Ohrknorpel und in den Gelenken. Es kommt zu Gelenkdeformationen – Arthritis – und im fortgeschrittenen Stadium zur Gichtniere, diese ist bei 25 % der Erkrankten die Todesursache.

Formen der Gicht

Primäre Gicht ist eine angeborene Stoffwechselstörung, deren Ausbruch durch Überernährung, verminderte körperliche Aktivität, erhöhte Purinzufuhr und erhöhten Alkoholkonsum begünstigt wird. Bei 99 % der Erkrankten ist die Harnsäureausscheidung verringert. Eine weitere mögliche Ursache ist eine vermehrte Harnsäurebildung aufgrund eines Enzymdefektes (Xanthin-Oxidase). An Gicht erkranken besonders Männer im mittleren und höheren Lebensalter.

Sekundäre Gicht wird durch andere Stoffwechselveränderungen hervorgerufen:

- Diabetes mellitus
- Fasten
- Überernährung
- Nierenfunktionsstörungen

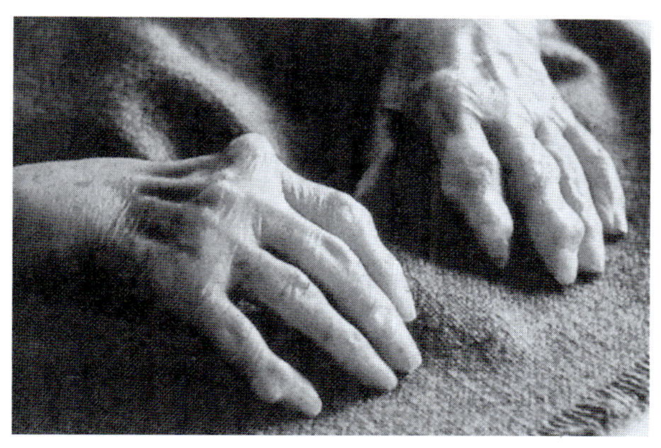

Abb. 1: Gicht an beiden Händen

Faktoren, die Hyperurikämie und Gicht begünstigen

- **Purine**
  Mit steigendem Puringehalt der Nahrung, z. B. Überernährung, steigt die Harnsäurekonzentration im Organismus. Auch bei verstärktem Abbau endogener Purine, z. B. beim Fasten bzw. bei Stoffwechselentgleisungen bei Diabetes mellitus, steigt die Harnsäurekonzentration im Organismus.
- **Acidose** – Verschiebung des pH-Wertes – führt zu einer Hemmung der Harnsäureausscheidung und somit zu einem Anstieg der Harnsäurekonzentration. Bei folgenden Stoffwechselsituationen kann es zu einer Verschiebung des pH-Wertes kommen:
  - Beim Abbau von Ethanol wird gleichzeitig verstärkt Lactat gebildet.
  - Bei Unterernährung entsteht ebenfalls vermehrt Lactat.
  - Bei einer sehr fettreichen Ernährung, einer Nulldiät, einer kohlenhydratfreien Ernährung und bei Stoffwechselentgleisungen bei Diabetes mellitus ist ein Anstieg von Ketonkörpern, vgl. S. 265, zu verzeichnen.

Gicht kann u. a. durch folgende Faktoren manifestiert werden:
- Überernährung/Übergewicht
- Puringehalt der Nahrung
- Alkoholkonsum

18.8.4 Diät bei Hyperurikämie und Gicht

Durch eine purinarme Ernährung kann die Harnsäurekonzentration direkt beeinflusst werden, die verminderte Harnsäureausscheidung wird hierdurch gemindert bzw. ausgeglichen. Auch durch die Vermeidung extremer Ernährungssituationen, z. B. sehr reichliche Nahrungsaufnahme bzw. Nulldiät, oder extremer körperlicher Belastung kann die Harnsäurekonzentration positiv beeinflusst werden.

- Der Puringehalt der Nahrung sollte bei 300 mg pro Tag liegen, die verringerte Harnsäureausscheidung wird so gemindert bzw. ausgeglichen. Der Puringehalt der normalen Kost kann 700 mg betragen. Purine sind besonders in den zellreichen Innereien vorhanden. Milch und Milchprodukte enthalten dagegen keine Purine.
- Alkohol darf nur in kleinen Mengen getrunken werden, da er die Harnsäureausscheidung hemmt.
- Das Körpergewicht sollte – falls notwendig – langsam durch eine energiereduzierte Mischkost normalisiert werden, hierdurch wird eine Senkung des Blutharnsäurespiegels erreicht. Eine Nulldiät darf nicht durchgeführt werden, da diese zu einem gefährlichen Anstieg des Blutharnsäurespiegels führen kann.
- Die tägliche Flüssigkeitsaufnahme sollte 1,5 bis 2 Liter betragen, hierdurch soll eine Verdünnung der Harnsäure im Blut und so eine bessere Ausscheidung bewirkt werden. Falls Nierensteine vorhanden sind, muss die Flüssigkeitszufuhr weiter erhöht werden.

Bei einem **Gichtanfall** sollte die Nahrungsaufnahme kurzfristig ganz eingestellt werden. Ausreichend Flüssigkeit sollte jedoch getrunken werden: Saftfasten, vgl. S. 401.

1. Frühstück 2. Frühstück	Mischbrot Butter, Honig, 1 Ei, Kaffee Milchmixgetränk
Mittagessen	100 g Schweinefilet Paprikagemüse, Reis, Kompott
Kaffee	Gebäck, Tee
Abendessen	Mischbrot Butter, verschiedene Käsesorten, Tomatensalat, Tee

Tab. 1: Kostbeispiel bei Gicht

Gicht wird auch als Risikofaktor für Arteriosklerose angesehen.

Bei Gicht liegt häufig gleichzeitig eine Hyperlipoproteinämie Typ IV oder Diabetes mellitus vor.

Für die Gicht gelten dann die gleichen Grundsätze wie bei Diabetes mellitus oder Hyperlipoproteinämien, gleichzeitig muss jedoch auf purinreiche Lebensmittel verzichtet werden.

Urat besitzt auch nützliche Funktionen

Der Mensch besitzt z. B. im Gegensatz zu Halbaffen einen Uratserumspiegel, der nahe an der Lösungsgrenze liegt. So kann es leicht zu Gicht kommen, auf der anderen Seite ist Urat ein wirksamer Zerstörer von Radikalen usw. Urat ist genauso wirksam wie Vitamin C, vgl. S. 207, der hohe Uratspiegel beim Menschen bedeutet also eine längere Lebenserwartung und eine geringere Krebshäufigkeit.

Purinarme Kost

300 mg Harnsäure pro Tag oder 2000 mg Harnsäure pro Woche können gebildet (aufgenommen) werden.

Streng purinarme Kost

Maximal 120 mg Harnsäure können pro Tag gebildet (aufgenommen) werden.

Aufgaben

1. Ermitteln Sie mithilfe der Tabelle Lebensmittel mit
a) hohem Harnsäuregehalt,
b) mäßigem Harnsäuregehalt.

2. Begründen Sie die Tatsache, dass
a) in Milch keine Purine enthalten sind,
b) Gicht in den Kriegsjahren kaum auftrat.

3. Stellen Sie einen genau berechneten Kostplan für einen 40-jährigen gichtkranken Mann zusammen.

4. Erläutern Sie den Aufbau von
a) AMP,
b) Adenosin.

Lebensmittel	mg	Lebensmittel	mg	Lebensmittel	mg	Lebensmittel	mg
Aal, geräuchert	115	Gurken	8	Kondensmilch	0	Sauermilch	0
Ananas	0	Hackfleisch	127	Konfitüre	0	Schellfisch	160
Anchovis	360	Hammelkotelett	125	Kopfsalat	10	Schinken, gekocht	118
Apfel	2	Hammellende	195	Krabben	168	Schinken, geräuchert	70
Apfelsine	0	Hase	110	Kürbis	0	Schnittbohnen, grün	50
Aprikosen	0	Haselnüsse	30	Lachs	150	Scholle	156
Austern	90	Hecht	140	Leber	336	Schweineschmalz	0
Bananen	0	Heidelbeeren	0	Linsen	185	Schweinefilet	154
Bier	16	Heilbutt	120	Magermilch	0	Schweinekotelett	118
Birnen	2	Hering	280	Maiskeimöl	0	Seezunge	127
Blumenkohl	25	Herz	408	Mandeln	30	Sellerie	30
Bohnen, weiß	130	Himbeeren	0	Margarine	0	Sojamehl	390
Bries	1032	Hirn	100	Melone	0	Sonnenblumenöl	0
Bückling	318	Honig	0	Miesmuscheln	370	Spargel	30
Butter	0	Hühnerei	2	Mischbrot	36	Speck	0
Buttermilch	0	Huhn, Brust	175	Morcheln	30	Speisequark	0
Camembert	0	Huhn, Keule	110	Niere	240	Spinat	70
Champignon	20	Huhn, gekocht	170	Nudeln, Teigwaren	38	Sprotten, geräuchert	535
Datteln	15	Hummer	175	Ölsardinen	560	Stärke	0
Eigelb	5	Johannisbeeren	0	Pfifferlinge	25	Steinpilze	50
Eiklar	0	Joghurt	0	Pfirsich	0	Tee	0
Emmentaler	0	Kabeljau	150	Pflaumen	0	Tomaten	10
Endivien	20	Kaffee	0	Radieschen	15	Truthahn, Puter	170
Ente	153	Kakao	0	Rahm, Sahne	0	Vollkornbrot	40
Erbsen, gelb	140	Kalbsfilet	190	Räucherlachs	242	Vollmilch	0
Erbsen, grün	145	Kalbskotelett	125	Reh	110	Walnüsse	25
Erdbeeren	12	Kaninchen	145	Reis	0	Weißbrot	15
Erdnüsse	100	Karotten, Möhren	25	Rettich	15	Weizenmehl	20
Fasan	110	Karpfen	150	Rhabarber	10	Wirsing	20
Feldsalat	45	Kartoffeln	5	Rindfleisch, fett	110	Zucker	0
Fleischextrakt	3500	Kaviar	144	Rinderfilet	130	Zunge	115
Forelle	170	Kirschen	0	Rosenkohl	15	Zwieback	29
Gans	240	Knäckebrot	60	Rote Bete	15	Zwiebel	9
Gervais	0	Knochenmark	100	Rotkohl	25		
Grieß	55	Kohlrabi	11	Sago	0		
Grünkohl	30	Kokosfett	0	Sauerkraut	12		

Tab. 1: Harnsäuregehalt ausgewählter Lebensmittel in 100 g – angegeben als mg gebildete Harnsäure, zusammengestellt von Prof. Dr. N. Zoellner

18.9 Bluthochdruck – natriumarme Diät

Im Bereich des Oberarmes wird beim gesunden Menschen ein systolischer Blutdruck (das Herz zieht sich zusammen, der Blutdruck steigt auf den oberen Wert) von 100 bis 140 mm Hg und ein diastolischer Blutdruck (der Herzmuskel erschlafft, der Blutdruck sinkt auf den unteren Wert) von 60 bis 80 mm Hg gemessen.
Steigt der Blutdruck über 140 mm Hg systolisch und 90 mm Hg diastolisch, so wird dies als Bluthochdruck – Hypertonie – bezeichnet.
Ein länger bestehender unbehandelter Bluthochdruck kann u.a. zu Arteriosklerose, Herz- und Nierenschädigungen führen.
10 bis 20% der Bundesbürger leiden an Bluthochdruck.

Bei Bluthochdruck – Hypertonie – unterscheidet man zwei Formen:

Essentieller Bluthochdruck, 90% der Erkrankungsfälle, hier liegt keine krankhafte Veränderung der Organe vor. Ursache kann z.B. genetische Veranlagung sein, die durch weitere Faktoren wie Dauerstress, mangelnde Bewegung und Überernährung verstärkt wird. Es wird diskutiert, ob eine angeborene Natriumstoffwechselstörung vorliegt. Der Natriumgehalt der Erythrozyten ist erhöht.

Symptomatischer Bluthochdruck, hier liegen organische Erkrankungen, z.B. der Niere – 83% der Fälle –, vor.

Symptome bei Bluthochdruck sind Kopfschmerzen, Müdigkeit, Leistungsminderung.

Diätetische Maßnahmen

Personen, die übergewichtig sind, können durch eine Normalisierung des Gewichts eine Senkung des Blutdrucks erreichen. Daneben sind ausreichende Bewegung und der Abbau von Stress notwendig.

Im Übrigen gelten die gleichen Grundsätze wie bei einer vollwertigen Ernährung:

- bedarfsgerechte Energiezufuhr
- wenig leicht verdauliche Kohlenhydrate
- ausreichend Ballaststoffe
- nicht mehr als 30% Fett, reich an essentiellen Fettsäuren
- Reduzierung des Alkoholkonsums
- natriumarme und kalium- und magnesiumreiche Ernährung

Der Blutdruck kann meist durch eine Senkung der Natriumzufuhr und eine Erhöhung der Kaliumzufuhr positiv beeinflusst werden. Der Wassergehalt im Organismus ist vom Natriumgehalt abhängig. Natrium vermag Flüssigkeit im extrazellulären Raum zu binden. Bei einer erhöhten Natriumzufuhr kann es zur Zunahme der Blutflüssigkeit und zur Ödembildung kommen, vgl. S. 158.

Kochsalzarme Diät

Lediglich 3 g Kochsalz pro Tag sind erlaubt.

Streng kochsalzarme Diät

Lediglich 1 g Kochsalz pro Tag sind erlaubt.

Lebensmittel für Natriumempfindliche

Natriumarme Lebensmittel dürfen einen Natriumgehalt von 120 mg/100 g des verzehrsfertigen Lebensmittels nicht überschreiten. Diese Lebensmittel können mit dem Hinweis „natriumarm" bzw. „kochsalzarm" versehen werden.
Streng natriumarme Lebensmittel dürfen nicht mehr als 40 mg Natrium/100 g des verzehrsfertigen Lebensmittels enthalten. Diese Lebensmittel werden als „streng natriumarm" oder „streng kochsalzarm" gekennzeichnet. Getränke dürfen nicht als streng natriumarm gekennzeichnet werden.

So kann der Salzkonsum eingeschränkt und dadurch evtl. Bluthochdruck vermieden werden:

- Weniger oder kein Kochsalz zum Würzen von Speisen verwenden. Kräuter, Zwiebeln und salzfreie Gewürze können Salz zumindest teilweise ersetzen. Die Zutatenliste bei Gewürzsalzen usw. beachten, vgl. S. 217, 334.
- Seltener salzreiche Lebensmittel, z.B. Salzgebäck, Schinken, Matjes, Konserven, Fertiggerichte, verwenden. Mit Fleisch- und Fischwaren werden täglich etwa 2 g Kochsalz aufgenommen.
- Mehr frische, unbearbeitete Lebensmittel verwenden, sie enthalten kaum Salz.
- Garverfahren auswählen, bei denen der Eigengeschmack der Speisen erhalten bleibt, z.B. Mikrowelle, Dämpfen, Dünsten, Grillen.
- Bei Mineralwasser auf die Kennzeichnung achten, es kann viel Natrium enthalten.
- Langsam auf eine salzärmere Kost umsteigen. Das Geschmacksempfinden für Salz kann so wieder verstärkt werden. Baby- bzw. Kleinkinderkost gar nicht oder kaum salzen.

Aufgaben

1. *Zeigen Sie an ausgewählten Rezepten, wie Kochsalz durch salzfreie Gewürze oder Küchenkräuter ersetzt werden kann.*
2. *Stellen Sie einen Kostplan für eine kochsalzarme Diät für einen 60-jährigen Mann, 75 kg Körpergewicht, zusammen.*

	%	Mittelwert g/Woche
1. Gebäck	31,2	5,73
2. Fleischwaren	26,2	4,81
3. Brot	18,5	3,40
4. Käse	8,6	1,58
5. Fisch, Fischwaren	4,4	0,80
6. Fleisch	4,2	0,78
Gesamt	93,1	17,10

1 g Natrium ≙ 2,5 g Kochsalz

Tab. 1: Hauptquellen für die Zufuhr von Natrium mit Lebensmitteln

Lebensmittelgruppen	geeignete Lebensmittel	ungeeignete Lebensmittel
Brot und Gebäck	nur natriumarmes Brot	normales Weißbrot und Schwarzbrot
Getreideprodukte	allgemein erlaubt	Cornflakes
Kartoffeln	erlaubt	–
Gemüse und Salate	allgemein erlaubt	Gewürzgurken, Sauerkraut, Gemüsekonserven, soweit nicht natriumarm; gesalzene Gemüsesäfte
Obst	erlaubt	–
Fleisch und Fleischwaren	100 g täglich	geräuchertes, gesalzenes und konserviertes Fleisch, Wurst
Fisch und Fischwaren	100 g täglich	geräucherter, gesalzener und konservierter Fisch und Fischwaren
Eier	2 bis 3 wöchentlich	–
Milch und Milchprodukte	kleine Mengen: Dickmilch, Magermilch, saure und süße Sahne, ungesalzene Käsesorten	Milchpulver, alle gesalzenen Käsesorten
Fette	alle Fettsorten bis 0,04 % Natriumgehalt	alle gesalzenen Fettsorten
Süßwaren	allgemein erlaubt	Lakritz
Getränke	1,5 l Flüssigkeit täglich	natriumreiche, kaliumarme Mineralwässer
Gewürze	Küchenkräuter, Anis, Curry, Ingwer, Kümmel, Muskatnuss, Paprika, Pfeffer, Zimt	Würzmischungen, Fleischextrakt, Tomatenketchup usw.

Tab. 1: Für eine kochsalzarme Diät geeignete und ungeeignete Lebensmittel

Gesundheitsstörungen	Ernährungsfehler	Häufigkeit
Übergewicht	**Überernährung**	30–50 %
erhöhter Fett- bzw. Cholesterinspiegel (Hyperlipoproteinämien)	erhöhte Fett- und Cholesterinzufuhr	10–20 %
Diabetes mellitus	erhöhte Mono-, Disaccharid- und Fettzufuhr	3– 5 %
Gicht (Hyperurikämie)	erhöhte Eiweißzufuhr, Alkohol	5– 9 %
Bluthochdruck	erhöhte Kochsalzzufuhr, Überernährung	10–20 %
Gallenstein	Überernährung, Cholesterin	10 %
Leberzirrhose	Alkohol	10 %
Obstipation	ballaststoffarme Kost	40 %
Karies	erhöhter Zuckerkonsum	15 000 000/Jahr
Kropf	Iodmangel	10 %

Tab. 2: Ernährungsabhängige Gesundheitsstörungen in der Bundesrepublik Deutschland

18.10 Bilanzierte Ernährung

Die chemisch definierten Diäten (Formeldiäten) wurden zunächst besonders als Astronautenkost bedeutsam. Die Bilanzierbarkeit, Haltbarkeit, Schlackenfreiheit und das geringe Gewicht dieser Kost waren von besonderem Interesse.

Die bilanzierte Ernährung kann nach den jeweiligen Bedürfnissen zusammengestellt werden, sie setzt sich aus chemisch hergestellten L-Aminosäuren, einfachen Kohlenhydraten, Fettsäuren, Vitaminen und Mineralstoffen zusammen. Das Nährstoffgemisch, ein wasserlösliches Pulver, enthält im Allgemeinen weder verwertbare hochmolekulare Nährstoffe noch Ballaststoffe. Der unangenehme Geschmack dieser Kost, der durch einige Aminosäuren hervorgerufen wird, kann durch den Zusatz von Aromastoffen überdeckt werden. Das Nährstoffgemisch wird in den obersten Darmabschnitten schnell und ohne Rückstände resorbiert.

Langzeituntersuchungen haben gezeigt, dass ein Mensch mit einer solchen bilanzierten Ernährung ohne Mangelerscheinungen leben kann. Durch diese Art der Ernährung kann außerdem der Keimgehalt bzw. die Funktion des Darmes herabgesetzt werden, bzw. bestimmte unverträgliche Nährstoffe, z.B. Aminosäuren, können eliminiert werden. Heute hat die bilanzierte Ernährung deswegen auch besondere Bedeutung in der Krankenernährung, z.B.

- in der Darmchirurgie,
- bei akuten schweren Darmerkrankungen,
- bei Störungen im Aminosäurestoffwechsel.

18.11 Leichte Vollkost – Schonkost

Aufgaben

Nach einer Magen-Darm-Grippe möchte der Patient etwas essen.

1. *Welche Nährstoffe braucht er unbedingt?*
2. *Welche Lebensmittel/Getränke darf er zu sich nehmen?*
3. *Welche Gartechniken sind erlaubt?*

Die leichte Vollkost soll zur Entlastung einzelner Verdauungsorgane oder des gesamten Stoffwechselgeschehens beitragen, um Intoleranzen in diesem Bereich zu vermeiden, aber auch z.B. bei Colitis ulcerosa, Morbus Crohn und anderen Erkrankungen des Verdauungstraktes.
Generell gilt: Alles, was vertragen wird, ist erlaubt. Im Übrigen soll die leichte Vollkost eine vollwertige Ernährung sein, d.h., alle essentiellen Nährstoffe müssen in ausreichender Menge vorhanden sein. In Bezug auf die Energiezufuhr und die Nährstoffaufnahme gelten die gleichen Grundsätze wie bei einer Vollkost.

Um die Verdauungsorgane bzw. das gesamte Stoffwechselgeschehen zu entlasten, sollte Folgendes beachtet werden:

Die Kost muss reizarm sein.

- Die Speisen sollten wenig gesalzen und mäßig gewürzt sein. Scharfe Gewürze wie Paprika, Chili, Meerrettich, Senf usw. vermeiden, frische Kräuter verwenden.
- Gebratene und geröstete Lebensmittel vermeiden. Geeignete Gartechniken sind Dünsten und Dämpfen, Garen in Folie, Mikrowelle.
- Fettreiche und zuckerreiche Lebensmittel vermeiden.
- Alkoholische und kohlensäurehaltige Getränke sowie Kaffee vermeiden.
- Stark blähende Speisen wie Rettich, Zwiebel, Paprika, Kohlarten, Hülsenfrüchte, Pflaumen, Gurken werden häufig schlecht vertragen, vgl. Tabelle „Häufigkeit der Lebensmittelintoleranzen".
- Die Speisen sollten weder zu heiß noch zu kalt gegessen werden.

Zur Entlastung des Stoffwechselgeschehens sollte außerdem Folgendes beachtet werden:

- Täglich fünf bis sechs kleine Mahlzeiten aufnehmen.
- Ausreichend Zeit zum Essen nehmen, gut kauen.

allgemeine Intoleranz	%	allgemeine Intoleranz	%
Hülsenfrüchte	30,1	Weißwein	7,6
Gurkensalat	28,6	rohes Stein- und Kernobst	7,3
frittierte Speisen	22,4	Nüsse	7,1
Weißkohl	20,2	Sahne	6,8
kohlensäurehaltige Getränke	20,1	paniert Gebratenes	6,8
Grünkohl	18,1	Pilze	6,1
fette Speisen	17,2	Rotwein	6,1
Paprikagemüse	16,8	Lauch	5,9
Sauerkraut	15,8	Spirituosen	5,8
Rotkraut	15,8	Birnen	5,6
süße und fette Backwaren	15,8	Vollkornbrot	4,8
Zwiebeln	15,8	Buttermilch	4,5
Wirsing	15,6	Orangensaft	4,5
Pommes frites	15,3	Vollmilch	4,4
hart gekochte Eier	14,7	Kartoffelklöße	4,4
frisches Brot	13,6	Bier	4,4
Bohnenkaffee	12,5	schwarzer Tee	3,5
Kohlsalat	12,1	Apfelsinen	3,4
Mayonnaise	11,8	Honig	3,1
Kartoffelsalat	11,4	Speiseeis	2,4
Geräuchertes	10,7	Schimmelkäse	2,2
Eisbein	9,0	Trockenfrüchte	2,2
zu stark gewürzte Speisen	7,7	Konfitüre	2,2
zu heiße und zu kalte Speisen	7,6	Tomaten	1,9
Süßigkeiten	7,6	Schnittkäse	1,6
		Camembert	1,3
		Butter	1,2

Tab. 1: Häufigkeit von Lebensmittelintoleranzen, Arbeitsgemeinschaft für klinische Diätetik

Lebensmittelgruppen	Empfehlenswerte Lebensmittel	Nicht empfehlenswerte Lebensmittel
Brot	abgelagertes Brot	frisches, noch warmes Brot
Backwaren	fettarme Sorten: z.B. Biskuit, Kekse	fettreiche Sorten: z.B. Creme- und Sahnetorte, Blätterteig, Fettgebäck, frischer Hefeteig
Kartoffeln, Reis, Teigwaren	fettarme Zubereitung	fettreiche Zubereitung: z.B. Bratkartoffeln, Pommes frites
Gemüse und Salate	junge, zarte Gemüsesorten: z.B. Karotten, Blumenkohl, Kopfsalat, Feldsalat, abgezogene Tomaten Gemüse ohne Mehlschwitze zubereiten, oft als fein zerkleinerte Rohkost essen	schwer verdauliche, blähende Gemüsesorten: z.B. Gurken, Weiß- und Rotkohl, Pilze (außer Champignons), Zwiebeln, Hülsenfrüchte
Obst	rohes, reifes Obst: Bananen, weiche Pfirsiche, Himbeeren; oder als Kompott bzw. Obstsaft, bei Obstkonserven den Zuckergehalt beachten	unreifes, saures Obst, Steinobst, Rosinen, Datteln, Feigen, getrocknete Pflaumen, Nüsse, in Zuckersirup konservierte Früchte
Fleisch	mageres, zartes Fleisch; gekocht oder gegrillt	fettreiche und stark gewürzte Sorten; gebraten oder geräuchert
Fleischwaren	magere Sorten: z.B. Zunge, Geflügelwurst, roher oder gekochter Schinken ohne Fettrand	stark geräucherter und gewürzter Schinken, fettreiche Sorten
Fisch	Magerfisch: z.B. Rotbarsch, Kabeljau, Seelachs, Heilbutt, Hecht, Scholle, Forelle; gekocht, gedünstet oder gegrillt	Fettfisch: z.B. Aal, Makrele, Karpfen, Räucherfisch, Fisch in pikanten Marinaden
Eier	Eier im Glas, zum Legieren, Eierstich	hart gekochte, gebratene Eier, stark gezuckerte und fettreiche Eierspeisen
Milch und Milchprodukte	fettarme Sorten: Magermilch, Buttermilch, Joghurt, Kefir, Magerquark, milde und fettarme Käsesorten	stark gezuckerte Milchprodukte, Schlagsahne, fettreiche und stark gewürzte Käsesorten
Gewürze		Chili, Curry, Paprika, Senf, Essig, Pfeffer, Zwiebelpulver, Salz Die Verträglichkeit von Gewürzen ist individuell verschieden.
Kräuter	frische, tiefgefrorene und getrocknete Kräuter	
Getränke	Gemüse- und Obstsäfte, Kräutertees, fettarme Milch, Wasser	alkohol- und coffeinhaltige Getränke

Tab. 1: Lebensmittelauswahl bei leichter Vollkost (Im Einzelfall muss die individuelle Verträglichkeit von Lebensmitteln beachtet werden.)

Aufgaben

1. *Beurteilen Sie den Wochenspeiseplan einer Kantine auf S. 425 hinsichtlich der Einteilung in Vollkost, leichte Vollkost und Vollwertkost.*
2. *Stellen Sie einen Tageskostplan zusammen: leichte Vollkost für ein 17-jähriges Mädchen, Körpergewicht 50 kg.*
3. *Stellen Sie aufgrund des Wochenspeiseplans auf S. 425 Unterschiede zwischen der Vollwert-Ernährung, vgl. S. 380 ff., und der hier angebotenen Vollwertkost fest.*

	Normalkost	kJ	Leichte Vollkost	kJ	Vollwertkost
Mo.	Kraftbrühe „Xavier" 1 Paar Bauernbratwürste (S/R) Weiße Bohnen Petersilienkartoffeln oder Spätzle	295 2298 1455 575 1343	Kraftbrühe „Xavier" Kalbsrahmbraten (K) Spätzle oder Petersilienkartoffeln Kopfsalat	295 837 1343 575 243	Rohkostsalat Bunte Sprossenpfanne (Lauch, Pilze, Tomaten) Ingwer-Reis-Krusteln Johannisbeer-Joghurt
Di.	Orange Rinderroulade (R/S) Risotto oder Kartoffelpüree Endiviensalat	245 2465 1212 605 263	Orange Nasi Goreng (R/S/F) (Indones. Reisgericht) Endiviensalat	245 2806 263	Salat mit Brechbohnen, Erbsen, Sonnenblumenkernen, Champignons, Lauch, Käsewürfel in Kräuterrahm, Vollwertbrötchen
Mi.	Nudelsuppe Allgäuer Steak (S) auf Tomatenspaghetti bunter Salat	457 1789 1537 286	Nudelsuppe Wiener Saftfleisch Spiegelei Bratensoße Rahmspinat Salzkartoffeln	457 1435 544 575 600 575	Rohkostsalat Beefsteak mit gedünstetem Brokkoli und Röstkartoffeln Dattel-Bananen-Bällchen
Do.	Indische Reissuppe Kalbsleber, Apfelscheibe (K) Zwiebelsoße Grüne Bohnen Bratkartoffeln	420 1130 613 541 967	Indische Reissuppe Glasierter Nussschinken (K) Bratensoße Schwarzwurzeln Kartoffelkroketten oder Salzkartoffeln	420 1545 574 972 1307 575	Curry-Blumenkohlsalat mit Orangenscheiben, rotem Paprika, Kräutern, Käse und Currysoße Vollwertbrötchen
Fr.	Ochsenschwanzsuppe (A) Scholle, gebraten (F) Remouladensoße Kartoffelsalat oder Salzkartoffeln grüner Salat	860 1701 1370 1105 575 243	Hühnersuppentopf (G) Nudeln Brötchen Früchtequark	1870 524 738	Salat Möhren in Senfsoße, marinierter Tofu, Hirse Rote Grütze mit Sahne

S = Schweinefleisch, K = Kalbfleisch, R = Rindfleisch
F = Fisch, G = Geflügel, A = Alkoholbeigabe.

Änderungen vorbehalten!

Tab. 1: Wochenspeiseplan, 14. Woche, in einer Kantine

18.12 Ernährungsformen bei Obstipation

Aufgaben

1. *Ermitteln Sie mithilfe der Nährwerttabelle Lebensmittel mit einem hohen Ballaststoffgehalt.*
2. *Informieren Sie sich über die Eigenschaften der verschiedenen Ballaststoffe, vgl. S. 38f.*

Obstipation liegt vor, wenn die Stuhlentleerung nur in sehr großen Zeitabständen erfolgt. Bei Obstipation ist die Tätigkeit des Dickdarms und Mastdarms gestört.
Die chronische Verstopfung wird zu den Zivilisationskrankheiten gezählt. In der Bundesrepublik Deutschland wurde bei einer Umfrage festgestellt, dass bis zu 40 % der Befragten unter Verstopfung litten.

Eine ballaststoffarme Kost steht in Verbindung mit vielen so genannten Zivilisationskrankheiten. Ein Fehlen von Ballaststoffen bewirkt Obstipation, Übergewicht, Karies usw. Die DGE empfiehlt eine Ballaststoffzufuhr von mindestens 30 g pro Tag.

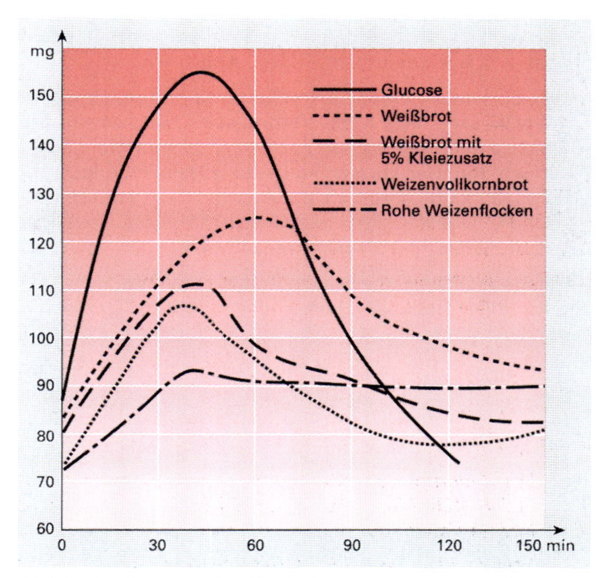

Abb. 1: Einfluss von Kohlenhydratträgern mit verschiedenem Ballaststoffgehalt auf den Blutglucosespiegel in mg Glucose pro 100 ml Blut

Bei einer Umstellung von einer ballaststoffarmen auf eine ballaststoffreiche Kost kann meist schnell ein Verschwinden der Obstipation beobachtet werden.

Wirkung der Ballaststoffe bei Obstipation

Es gibt unterschiedliche Hypothesen, die die Bedeutung der Ballaststoffe für die Verdauungstätigkeit zu erklären versuchen.

- Die Quelleigenschaft der Ballaststoffe bewirkt eine Vergrößerung der Transitmenge und des Wassergehalts des Speisebreis, hierdurch wird die Darmperistaltik verstärkt und so die Transitzeit verringert. Die Wasserbindung der Ballaststoffe bietet den Darmbakterien günstigere Wachstumsbedingungen, die Bakterienzahl ist verdoppelt oder verdreifacht; außerdem sind mehr aerobe Mikroorganismen vorhanden.
- Die von den Ballaststoffen eingeschlossene Stärke wird im Dickdarm bakteriell abgebaut. Es entstehen organische Säuren, die zu einer Änderung des pH-Wertes im Dickdarm führen. Außerdem wird durch den Abbau der Stärke zu niedermolekularen Bestandteilen die Osmolarität erhöht. Hierdurch wird ein Einströmen von Flüssigkeit in den Dickdarm bewirkt. Die erhöhte Flüssigkeitsmenge und die Verschiebung des pH-Wertes führen zu verstärkter Darmperistaltik, verkürzter Transitzeit und erhöhter Transitmenge.

Bei einer ballaststoffarmen Kost kommt es dagegen zu einer Verhärtung des Kots und dadurch zu einem erhöhten Druck auf die Darmwand.

Folgeerscheinungen der Obstipation sind: Völlegefühl, Appetitlosigkeit, belegte Zunge, Arbeitsunlust. Außerdem können sich Hämorrhoiden und Divertikel bilden, vgl. S. 45.

Geeignete Lebensmittel bei Obstipation

- Ballaststoffreiche Lebensmittel: Vollkornprodukte, Leinsamen, Obst und Gemüse (außer Bananen), Trockenobst, z. B. Backpflaumen, Feigen, Aprikosen.

  Weizenkleie zeigt das beste Wasserbindungsvermögen: 440 g Wasser/100 g Kleie. Weizenkleie darf also nur bei gleichzeitiger reichlicher Flüssigkeitsaufnahme gegessen werden. Der Verzehr von Weizenkleie ist jedoch generell unnötig, da durch die Auswahl von ballaststoffreichen, „vollständigen" Lebensmitteln ein ausreichendes Stuhlvolumen erreicht werden kann.
- Milchzucker und milchsäurehaltige Lebensmittel: Sauermilchprodukte, Buttermilch, Joghurt, Sauerkraut usw.

  Milchzucker und Lebensmittel, die Milchsäure oder Milchzucker enthalten, bewirken eine Veränderung des pH-Wertes im Dickdarm und regen so die Darmtätigkeit an.
  In der Säuglingsernährung wird Milchzucker zur Verdauungsförderung eingesetzt.
- Fettreiche Lebensmittel, z. B. Nüsse, sind ebenfalls verdauungsanregend. Sie wirken als „Gleitmittel", sind jedoch aufgrund der meist ohnehin reichlichen Aufnahme von Fett ungeeignet.
- Kaffee hat eine verdauungsfördernde Wirkung.

Ungeeignete Lebensmittel bei Obstipation

- Kakao, Schokolade, Rotwein, schwarzer Tee und Banane
- ballaststoffarme Lebensmittel: Teigwaren, Kuchen, Zucker usw.
- eiweißreiche Kost

- Bei einer plötzlichen starken Steigerung der Ballaststoffaufnahme treten oft unangenehme Nebenwirkungen wie Blähungen und Durchfall auf.
- Auf ausreichende Flüssigkeitszufuhr sollte geachtet werden, da auch eine zu geringe Flüssigkeitsaufnahme Obstipation bewirken kann.
- Bei Personen, die an Abführmittel gewöhnt sind, erfordert die Umstellung auf eine ballaststoffreiche Kost meist Geduld, der Darm muss außerdem an bestimmte Zeiten gewöhnt werden. Auch eine unregelmäßige Lebensführung kann zur Verstopfung beitragen.

1. Frühstück	Eingeweichte Pflaumen oder anderes eingeweichtes Trockenobst, Vollkornbrot oder Müsli, Butter, Honig, Konfitüre, Schnittkäse oder Ei, Kaffee
2. Frühstück	Frisches Obst oder Buttermilch oder Sauermilch oder Joghurt, Vollkornbrot und Butter
Mittagessen	Normalkost, aber vorher: Rohkost oder Gemüsesaft oder Sauermilch oder Buttermilch, reichlich Gemüse als Nachspeise: Obstsalat oder frisches Obst oder Quarkspeise mit Obst
Nachmittags	Frisches Obst oder Vollkornbrot mit Butter, Kaffee oder Fruchtsaft
Abends	Normalkost und Rohkostsalat
Spätmahlzeit	Frisches Obst oder Joghurt

Tab. 1: Kostbeispiel – allgemein bei Obstipation

Beispiel – Kostplan, vgl. S. 378.

Aufgaben

1. *Stellen Sie einen genauen Kostplan für ein 17-jähriges Mädchen, das an Darmträgheit leidet, zusammen.*
2. *Orientieren Sie sich, welche Produkte im Supermarkt oder Reformhaus gegen Darmträgheit angeboten werden. Beurteilen Sie diese Produkte hinsichtlich*
   a) der gesundheitlichen Folgen, b) des Preises.
3. *Überlegen Sie, welche gesundheitlichen Folgen das unkontrollierte Einnehmen von Abführmitteln haben kann.*

18.13 Spezielle Lebererkrankungen und Diäten

18.13.1 Normale Leberfunktionen

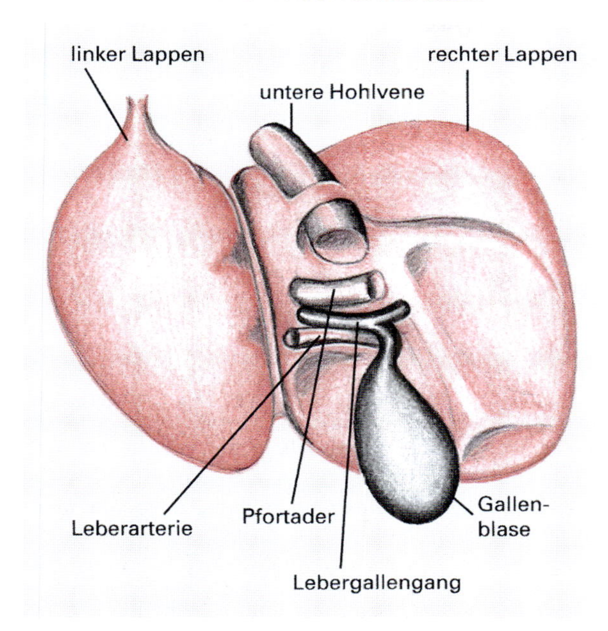

Abb. 1: Leber, von unten gesehen

- **Die Leber dient als Speicherorgan**
  Glykogen, etwa 150 g
  Blut, etwa 20 % der Gesamtmenge
  Mineralstoffe, z. B. Eisen, Kupfer und Cobalt
  Vitamine, z. B. Vitamin A, Vitamin B_{12}

- **Die Leber bildet spezifische Substanzen**
  Gallensaft, täglich etwa 1 l
  Cholesterin aus Fettsäuren und Glucose
  Bluteiweißstoffe, Albumine und Globuline
  Blutgerinnungsstoffe, z. B. Prothrombin, Fibrinogen
  Harnsäure, Abbauprodukte der Purine, Harnstoff

- **Die Leber dient als zentrales Stoffwechselorgan**
  Kohlenhydratstoffwechsel: Gluconeogenese, Lactatverwertung, Beteiligung am Alanin-Glucose-Cyclus, Abbau von Fructose, Galaktose usw.
  Fettstoffwechsel: Aufbau von Lipoproteinen, Ketonkörperbildung
  Eiweißstoffwechsel: Aufbau von Bluteiweißstoffen, Aminosäurensynthese und -abbau

- **Die Leber dient als Entgiftungsorgan**
  Körperfremde Stoffe, z. B. Medikamente, Farbstoffe, Konservierungsstoffe, werden an andere Stoffwechselprodukte gebunden bzw. oxidiert oder reduziert, sodass sie ausgeschieden werden können.

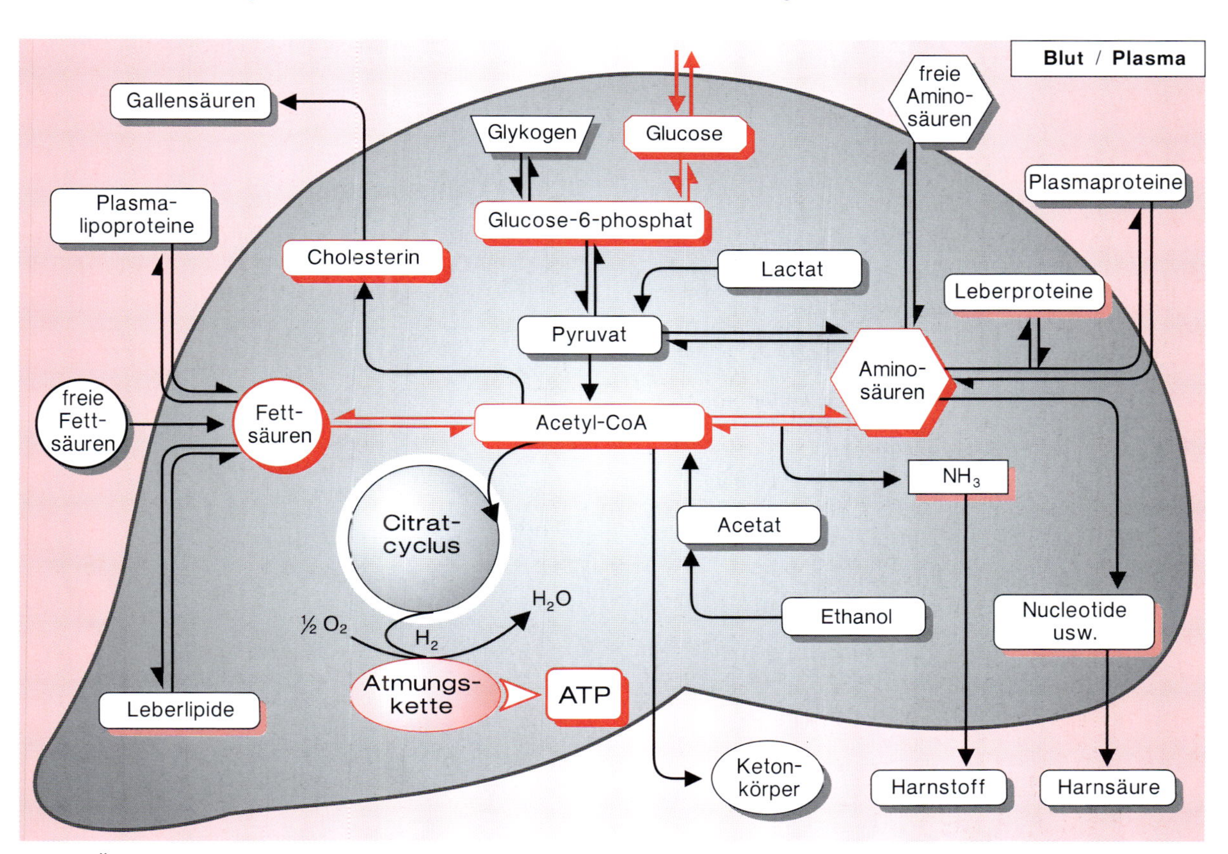

Abb. 2: Übersicht – Leberstoffwechsel (Schema)

18.13.2 Fettleber

Krankheitsbild: Die Leber ist vergrößert. In den Leberzellen befinden sich Fette, die die Zellkerne an den Rand der Zellen drängen und so die normalen Stoffwechselfunktionen beeinträchtigen.

Ab 10 % Fettanteil des Leberfeuchtgewichtes spricht man von einer mäßigen Fettleber, ab 20 % von einer ausgeprägten Fettleber.

Ursachen einer Fettleber: Alkoholismus, Überernährung, Unterernährung, Diabetes mellitus

- **Alkoholismus, Überernährung:** In der Leber liegt ein verstärktes Angebot von Ethanol bzw. Glucose vor. Beide Stoffe werden zu Acetyl-CoA abgebaut. Da sie nicht zur Energiegewinnung genutzt werden können, werden Fettsäuren aufgebaut. Die Fettsynthese ist gesteigert, die Fette können nicht in ausreichendem Maße in Form von Prä-β-Lipoproteinen abtransportiert werden.
- **Unterernährung, Diabetes mellitus:** Aufgrund des Eiweißmangels können die in der Leber gebildeten Fette nicht mehr in ausreichendem Maße in Form von Prä-β-Lipoproteinen abtransportiert werden.

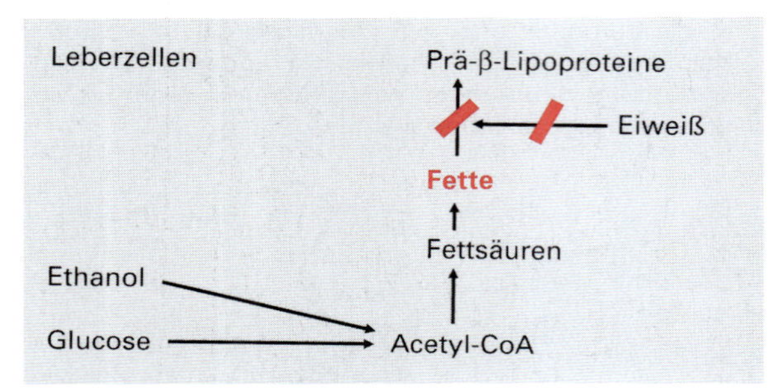

Abb. 1: Entstehung einer Fettleber

Ursachen	Veränderungen
Alkohol	**Akute Intoxikation** FG: Lipolyse ↑ L: FS-Angebot ↑ **Chronische Intoxikation** L: Liponeogenese aus Alkohol ↑ Prä-β-Lipoprotein-Abgabe ↓ β-Oxidation ↓
Diabetes (Insulin ↓)	FG: Lipolyse ↑ L: FS-Angebot ↑
Überernährung	L: Liponeogenese aus Glucose ↑ TG-Resynthese aus Chylomikronen ↑
Proteinmangel (Unterernährung, Hunger, Kwashiorkor)	L: Lipoproteinsynthese ↓ FG: Lipolyse ↑ L: FS-Angebot ↑ Prä-β-Lipoprotein-Abgabe ↓

FG = Fettgewebe; L = Leber

Tab. 1: Stoffwechselveränderungen – Fettleber

Diät: Die Ursachen für die Entstehung der Fettleber müssen zunächst ausgeschaltet werden, d.h. evtl. Gewichtsnormalisierung bzw. Verzicht auf Alkohol bzw. Beseitigung des Eiweißmangels.

Die Nährstoffbedarfsdeckung sollte nach den Grundsätzen einer Vollkost bzw. leichten Vollkost erfolgen. Eine überreichliche Zufuhr an leicht verdaulichen Kohlenhydraten muss also vermieden werden. Auf eine optimale Eiweißbedarfsdeckung vorwiegend durch Milch- und Eiprodukte ist zu achten. Diese biologisch hochwertige Eiweißzufuhr soll die Leber entlasten und gleichzeitig die Prä-β-Lipoproteinbildung unterstützen.

Die Kost muss vitamin- und mineralstoffreich sein. Vitamine und Mineralstoffe ermöglichen den Aufbau von Enzymen und entlasten so das Stoffwechselgeschehen.

18.13.3 Leberzirrhose

Krankheitsbild: Die Leber ist vergrößert und verhärtet. Der Bindegewebsanteil der Leber erhöht sich ständig. Es findet eine narbige Umwandlung der Leberzellen statt. Leberzellen werden zerstört.

Ursachen: Folgestadium einer Fettleber oder einer chronischen Leberentzündung.

Die zerstörten Leberzellen können auch durch eine Diät nicht wieder ersetzt werden. Durch die Diät kann höchstens eine weitere Zerstörung verhindert bzw. das Stoffwechselgeschehen entlastet werden.

Diät: Hier gelten zunächst die gleichen Grundsätze wie bei einer Fettleber. Im fortgeschrittenen Stadium muss die Eiweißzufuhr jedoch der Restfunktion der Leber angepasst werden. Die Eiweißtoleranz der Leber muss gleichzeitig überprüft werden.

18.13.4 Gallensteine

Krankheitsbild: Steinbildung in der Gallenblase, seltener im Gallengang. Dabei treten Übelkeit und Fettunverträglichkeit auf.

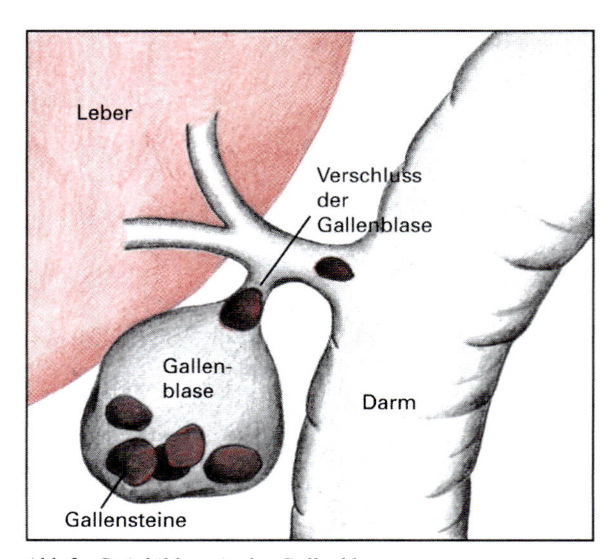

Abb. 2: Steinbildung in der Gallenblase

Ursache: In der Gallenblase befindet sich eine übersättigte Lösung, in der Bilirubin und Cholesterin gelöst sind. Gallensäuren und Schleimbeimengungen schützen normalerweise die in der übersättigten Lösung befindlichen Substanzen vor Ausfällung.

Unter bestimmten Bedingungen bilden Bilirubin und Calcium einen ersten Niederschlag. Cholesterin setzt sich dann an diesem Niederschlag ab.

Bei Frauen entwickeln sich Gallensteine 3- bis 5-mal häufiger als bei Männern, etwa 5 Millionen Bundesbürger sind betroffen.

Diät: Neben Bettruhe und krampflösenden Medikamenten sollte in schlimmeren Fällen zunächst ein völliger Nahrungsentzug erfolgen.

- Es ist eine **fettarme Diät angebracht**.
- **Eigelb** ist verboten.

Außerdem sind folgende Lebensmittel bzw. Zubereitungsarten **verboten**:

- eiskalte Speisen oder Getränke
- Gebratenes, Geröstetes oder Fettgebackenes
- Kaffee

Alle diese Speisen können eine krampfartige, heftige Kontraktion der Gallenblase hervorrufen und müssen deshalb vermieden werden.

Bei allen Leber- und Gallenerkrankungen werden nur leicht verdauliche Fette vertragen.

Als leicht verdauliche Fette kommen gut emulgierte Fette mit einem niedrigen Schmelzpunkt, z. B. Milchfett, infrage. Außerdem gibt es heute spezielle Margarine- bzw. Ölsorten (mittelkettige Triglyceride), die auch bei dieser Erkrankung vertragen werden.

Mittelkettige Fettsäuren (MKFS)

Mittelkettige Fettsäuren haben sechs bis zwölf Kohlenstoffatome.

sechs Kohlenstoffatome – Capronsäure
acht Kohlenstoffatome – Caprylsäure
zehn Kohlenstoffatome – Caprinsäure
zwölf Kohlenstoffatome – Laurinsäure

Normale Speisefette enthalten vorwiegend langkettige Fettsäuren mit 14, 16 und 18 Kohlenstoffatomen.

Langkettige Triglyceride können nur – nach der Emulgierung durch Gallensäuren – in Glycerin und Fettsäuren gespalten werden. Die entstandenen langkettigen, freien Fettsäuren können wiederum nur nach erfolgter Lipidmicellenbildung (vgl. S. 234) durch die Darmwand in die Lymphbahnen aufgenommen werden.

Triglyceride mit mittelkettigen Fettsäuren (MKT) können dagegen selbst bei ungenügender Gallensäurenproduktion durch Lipasen gespalten werden und ohne Micellenbildung in die Darmmucosa resorbiert werden. Die mittelkettigen Fettsäuren gelangen über die Pfortader in die Leber, hier können sie zur Energiegewinnung genutzt werden. Beim Abbau von 1 g mittelkettigen Triglyceriden (Öl) werden im Organismus 34,7 kJ freigesetzt. Der Energiegewinn ist daher fast so hoch wie bei langkettigen Triglyceriden (38,9 kJ). Mittelkettige Triglyceride können also auch in der Leberdiät aufgrund ihres **höheren Energiegehaltes** das **Nahrungsvolumen herabsetzen**. Außerdem sichern die mittelkettigen Triglyceride eine **ausreichende** Versorgung mit fettlöslichen Vitaminen. Die im Handel erhältlichen MKT-Fette sind außerdem mit fettlöslichen Vitaminen angereichert.

Zusammensetzung von MKT-Margarine

Fettgehalt 80 % – davon 76 % mittelkettige Triglyceride
4 % Sonnenblumenöl
entrahmte Frischmilch, 5 %
streng natriumarm (0,04 % Kochsalz)
4,5 mg Vitamin A pro kg,
3 mg Provitamin A pro kg
25 µg Vitamin D pro kg
200 mg Vitamin E pro kg
100 g MKT-Margarine liefern im Organismus 2 805 kJ.
100 g MKT-Öl liefern im Organismus 3 745 kJ.

Anwendung von mittelkettigen Triglyceriden in der Diät

Mengen von 50 bis 70 g MKT-Margarine und 20 bis 30 g MKT-Öl täglich werden gut vertragen. Durch diese Fettmenge werden dem Organismus täglich 2 100 bis 3 000 kJ zugeführt. Es können also durchschnittlich 25 bis 30 % der Gesamtenergiemenge in Form von mittelkettigen Triglyceriden aufgenommen werden.

Der Organismus muss sich jedoch erst langsam an die Verwertung von MKT-Margarine bzw. MKT-Öl gewöhnen, deshalb sollte man mit einer täglichen Menge von 10 bis 20 g Fett beginnen und dann die tägliche Fettzufuhr allmählich auf die gewünschte Gesamtmenge steigern.

MKT-Margarine kann als Streichfett verwendet werden bzw. an warme Speisen zur Aufwertung des Energiegehaltes gegeben werden. Zum Braten ist MKT-Margarine ungeeignet, sie spritzt zu stark; in der Leberdiät sollten aber ohnehin keine gebratenen Speisen verwendet werden.

Auch **MKT-Öl** ist zum Braten ungeeignet; dies Öl ist im Gegensatz zu anderen Pflanzenfetten nicht hitzestabil. Speisen, die MKT-Öle enthalten, dürfen außerdem nicht länger aufbewahrt werden, da sich sonst bittere Geschmacksstoffe bilden.

Aufgaben

1. *Erläutern Sie den Zusammenhang zwischen Alkoholismus und Leberzirrhose.*
2. *Stellen Sie einen Kostplan für einen Alkoholiker nach dem Entzug zusammen. Er hat eine Fettleber.*
3. *Nennen Sie Vorteile von mittelkettigen Triglyceriden gegenüber langkettigen Triglyceriden.*
4. *Erläutern Sie, warum mittelkettige Triglyceride bei einer Fettleber nicht aufgenommen werden sollen.*

18.14 Spezielle Nierenerkrankungen – Diäten

18.14.1 Normale Nierenfunktionen

Die Nieren sind ein Hauptausscheidungsorgan und Kontrollorgan des menschlichen Organismus. Die **Funktionen der Nieren** kann man in folgende große Gebiete unterteilen:

- Die Nieren **regulieren die Wassermenge des Organismus**, indem sie die Wasserausscheidung kontrollieren.
- Die Nieren **regulieren** die charakteristische **Mineralstoffzusammensetzung** der Körperflüssigkeiten, indem sie die Mineralstoffausscheidung kontrollieren.
- In den Nieren werden **Hormone gebildet**, die den Blutdruck konstant halten.
- Die Nieren sorgen für die **Ausscheidung von Harnstoff** (Endprodukt des Aminosäurestoffwechsels) und anderen **körperfremden Stoffen**.

Harnbildung

In jeder Minute durchfließt etwa ein Liter Blut beide Nieren, in 24 Stunden also etwa 1500 l Blut, oder anders ausgedrückt, das gesamte Blut wird täglich etwa 220-mal in den Nieren gefiltert.

Bestandteile	Blut mg %	Harn mg %
Glucose	100	0
Harnsäure	4	50
Harnstoff	30	2000
Kreatinin	1	75
Natrium	300	350
Kalium	20	150
Calcium	8	15
Magnesium	3	6
Ammoniak	1	40
Chloride	370	600
Phosphate	9	150
Sulfate	2	180

Tab. 1: Konzentrationsänderung durch die Nierenfunktion

Die Harnbildung kann in folgende drei Abschnitte unterteilt werden:

1. **Filtration des Blutes**
   In 24 Stunden werden **170 bis 180 l Primärharn** (Vorharn) in die Nierenkapseln abgegeben. Dieser Primärharn wird durch Filtration des Blutes gebildet. Es handelt sich dabei um ein praktisch eiweißfreies Filtrat. Die hochmolekularen Bestandteile werden also nicht aus dem Blut in den Primärharn abgegeben, sonst ist die Zusammensetzung etwa die gleiche wie die des Blutes.
2. **Rückresorption des Wassers und der gelösten Stoffe**
   In den Nierenkanälchen wird das Wasser bis auf etwa 1 bis 1,5 l rückresorbiert. Auch die gelösten Stoffe, wie Glucose, Na^+, K^+, Ca^{2+}, Cl^-, HCO_3^-, HPO_4^{2-}, werden zum größten Teil rückresorbiert.
   Hierbei handelt es sich teils um Diffusion und teils um einen aktiven Transport.
3. **Aktive Abgabe von Substanzen in den Harn**
   Im letzten Abschnitt findet ein aktiver Transport von Substanzen aus dem Blut in den Harn statt. NH_3, H^+ und auch körperfremde Stoffe, z.B. Medikamente, werden in den Harn abgegeben.

18.14.2 Spezielle Nierenerkrankungen und diätetische Maßnahmen

Nierensteine

Nierensteine bilden sich häufiger bei reichlicher Ernährung als in Notzeiten. Folgende **Ursachen** können zur Nierensteinbildung führen:

- erhöhte Konzentration der harnpflichtigen Substanzen
- Änderung des pH-Wertes des Harnes (Störung des Säuren-Basen-Gleichgewichtes, vgl. S. 156f.)
- Infektionen

Die häufigsten drei Arten von Nierensteinen sind: Oxalatsteine, Phosphatsteine und Uratsteine. Die Neubildung von Steinen kann durch eine Diät lediglich gemindert, aber nicht sicher verhindert werden.

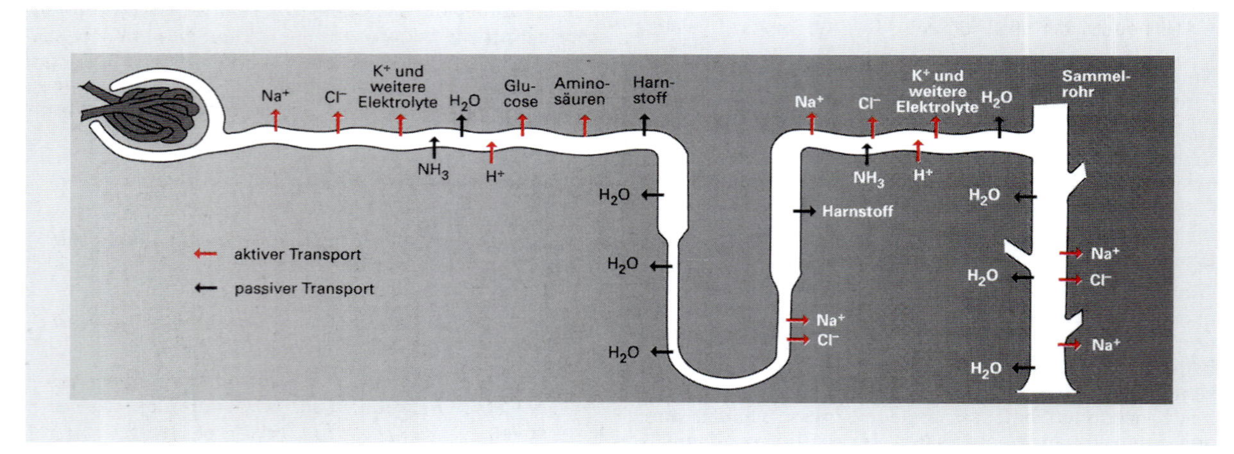

Abb. 1: Harnbildung

Diät bei Nierensteinen

Es muss **reichlich Flüssigkeit** aufgenommen werden, damit eine Verdünnung der harnpflichtigen Substanzen erreicht wird.

Außerdem sollte der Verzehr **besonders calciumreicher Lebensmittel eingeschränkt** werden. Auch **Vitamin D darf nicht zusätzlich aufgenommen** werden, da hierdurch die Calciumresorption bzw. die Calciummobilisierung aus den Knochen gesteigert würde.

Im Übrigen muss die Diät, je nach der Art der Steinbildung, unterschiedlich aussehen.

Diätschema bei Oxalatsteinen

- Lebensmittel, die Oxalat enthalten, sind verboten, vgl. auch S. 319 f. Einzuschränken sind:

  Gemüse: Bohnen, Endivien, Karotten, Kohlarten, Spargel, Spinat, Tomaten, Zwiebeln

  Obst: Aprikosen, Bananen, Birnen, Brombeeren, Erdbeeren, Feigen, Heidelbeeren, Johannisbeeren, Orangen, Pflaumen, Stachelbeeren

  Getränke: schwarzer Tee, Kakao, Gemüsesäfte, Obstsäfte

  Süßwaren: Schokolade
- Milch und Milchprodukte sind aufgrund des Calciumgehaltes nicht in überhöhten Mengen erlaubt.
- Es wird eine gemischte Kost, die wenig leicht verdauliche Kohlenhydrate enthält, empfohlen, der Harn sollte schwach sauer sein.

Diätschema bei Phosphatsteinen

- Einzuschränken sind: Gemüse, Kartoffeln, Obst, Obst- und Gemüsesäfte.
- Milch, Milchprodukte sind aufgrund des Calciumgehaltes einzuschränken.
- Es wird eine Kost aus Fisch, Fleisch, Eierspeisen, Hülsenfrüchten, Getreideprodukten empfohlen, der Harn soll sauer sein.

Diätschema bei Uratsteinen (Harnsäuresteinen)

- Es wird eine vegetarische Kost empfohlen, der Harn soll neutral bis alkalisch sein. Diätschema, vgl. Gicht, S. 419 f.

Niereninsuffizienz

Hierbei handelt es sich um ein fortschreitendes Nierenversagen, eine unzureichende Ausscheidungstätigkeit der Nieren ist die Folge. Unterschiedliche Nierenerkrankungen können zu dieser Erscheinung führen.

Bei dieser Erkrankung kommt es zu einem Anstieg der harnpflichtigen Substanzen im Blutserum, insbesondere Harnstoff, Harnsäure und Kreatinin. Daneben kommt es zur Acidose, da die Niere nicht mehr genügend Wasserstoffionen ausscheiden kann.

Durch Diät muss die Konzentration der harnpflichtigen Substanzen im Blutserum gesenkt werden. Gelingt dies nicht, so muss der Erkrankte eine Dialysebehandlung aufnehmen.

Diät bei Niereninsuffizienz

Die Eiweißzufuhr muss gesenkt werden.

- Es ist auf eine sehr salz- und flüssigkeitsarme, eiweißarme und kohlenhydratreiche Kost zu achten.
- Es muss biologisch besonders hochwertiges Eiweiß ausgewählt werden, damit es bei möglichst geringer Stickstoffbelastung der Niere nicht zum Eiweißdefizit kommt.
- **Kartoffel-Ei-Diät:** Das Ei- und Kartoffeleiweiß wird hierbei in einem Verhältnis 1:2 gegeben, dadurch erhält man ein Proteingemisch mit besonders hoher biologischer Wertigkeit.

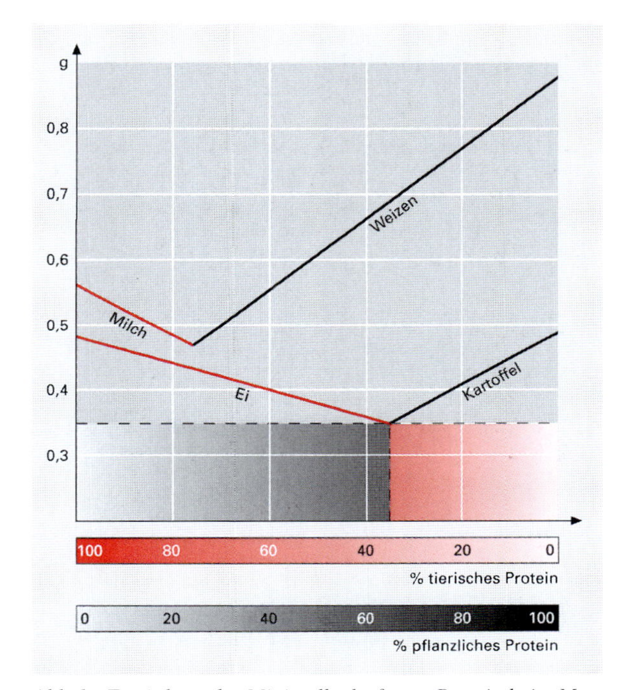

Abb. 1: Ermittlung des Minimalbedarfes an Protein beim Menschen in g Eiweiß pro kg Körpergewicht

Alleinige Eiweißquellen sind Ei- und Kartoffel- bzw. Milch- und Weizeneiweiß. Aus den dargestellten Messwerten ergibt sich: Die geringste, zur Aufrechterhaltung einer ausgeglichenen N-Bilanz erforderlichen Menge an Ei- und Kartoffelprotein von 0,35 g/kg Körpergewicht wird bei einer Mischung von 35 % Ei- und 65 % Kartoffelprotein erreicht.

Aufgaben

1. *Erklären Sie den Zusammenhang zwischen Gicht und Nierensteinbildung.*
2. *Orientieren Sie sich über Dialyseeinrichtungen in Ihrer Wohngegend.*
3. *Auch bei Nierenkranken gibt man unter Umständen eine Saftdiät bzw. eine Reis-Obst-Diät. Begründen Sie diese Maßnahmen.*

18.15 Lebensmittelintoleranzen – Diäten

Phenylketonurie (PKU) – Diät

Bei der Phenylketonurie (PKU) handelt es sich um eine der häufigsten angeborenen Stoffwechselstörungen. Die Störung des Phenylalaninstoffwechsels kann zu schweren neurologischen Ausfallerscheinungen führen. Das Enzym Phenylalaninhydroxylase liegt in verringerter Aktivität vor oder fehlt vollständig. Das Enzym katalysiert den Umbau von Phenylalanin zu Tyrosin. Der Phenylalaningehalt in allen Körperflüssigkeiten ist erhöht, es kommt zur verstärkten Bildung von Phenylpyruvat. Diese Stoffwechselprodukte hemmen die normale Gehirnentwicklung und führen zu Minderwuchs. Die Erkrankung erhielt die Bezeichnung Phenylketonurie, da verstärkt Phenylketone im Urin vorhanden sind.

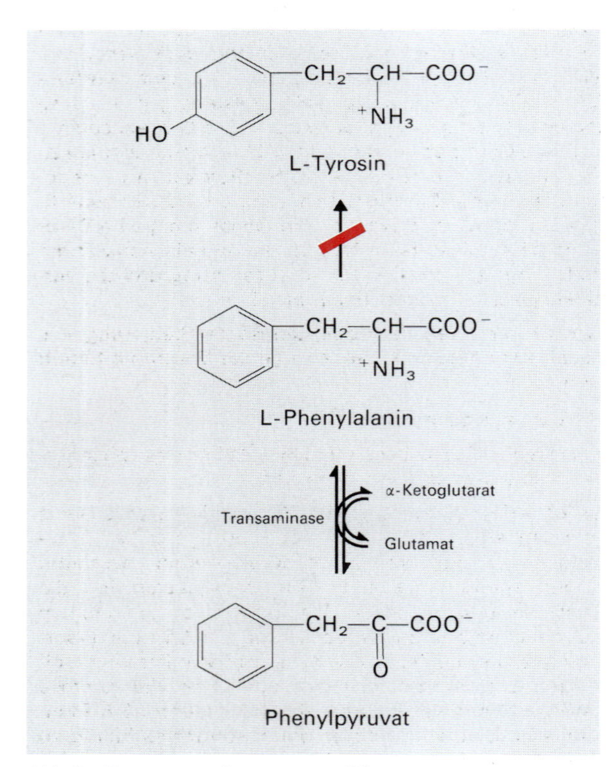

Abb. 1: Enzymmangel – gestörter Abbau

Diagnose

Heute gibt es für Phenylketonurie sowie einige andere Stoffwechselstörungen Suchtests, die eine Früherkennung in den ersten Lebenstagen des Säuglings ermöglichen. Nachdem der Säugling zwei bis drei Tage ernährt wurde, wird die Phenylalaninkonzentration im Blut gemessen. Normalerweise liegt die Phenylalaninkonzentration bei 1 bis 2 mg/dl. Liegt die Phenylalaninhydroxylase-Aktivität < 1 %, steigt die Phenylalaninkonzentration auf > 20 mg/dl, es liegt die klassische Form von PKU vor.

Wird in den ersten beiden Lebensmonaten mit der Diät begonnen, ist ein normaler Intelligenzquotient möglich. Die Diät muss lebenslang durchgeführt werden.

Diät bei Phenylketonurie

- Eine phenylalaninreduzierte Diät, mit der so früh wie möglich begonnen werden sollte, führt zu einer normalen Entwicklung des Säuglings.
- Die Diät muss auf die individuell sehr unterschiedliche Phenylalaninintoleranz, den Phenylalaninbedarf, abgestimmt werden. Phenylalanin wird als essentielle Aminosäure zum Aufbau von Körpereiweiß – für das Wachstum – benötigt. Ein Überschuss führt zur Ketonkörperbildung. Kontrollen des Phenylalaninspiegels im Blut sind daher notwendig.

  Die Diät darf also nur so viel Phenylalanin enthalten, wie für Wachstum und Erneuerung von Körpereiweiß benötigt werden.
- Die Phenylalaninkonzentration im Blut sollte in den ersten zehn Lebensjahren zwischen 0,7 und 4 mg/dl, vom 11. bis 15. Lebensjahr zwischen 0,7 und 15 mg/dl liegen, ab dem 16. Lebensjahr darf sie 20 mg/dl nicht überschreiten
- Da Phenylalanin in allen Eiweißstoffen vorhanden ist, muss die Zufuhr eiweißhaltiger Lebensmittel eingeschränkt werden. Obst, Gemüse, Bienenhonig, Pflanzenöle sind also besonders geeignet. Ergänzt wird die Diät durch proteinarmes Hirse- oder Reismehl und phenylalaninfreie Aminosäurehydrolysate, die mit Vitaminen und Mineralstoffen angereichert sind. Die Phenylalanin-kontrollierte Diät muss ständig neu berechnet und zusammengestellt werden.
- Bei der Diät ist auch auf eine ausreichende Zufuhr von Tyrosin zu achten. Da die Synthese aus Phenylalanin gestört ist, wird Tyrosin zur essentiellen Aminosäure.
- Eiweißreiche Lebensmittel wie Milchprodukte, Fleisch, Wurst und Fisch müssen gemieden werden.
- Der Süßstoff Aspartam besteht zu 56 % aus Phenylalanin, er darf also von diesen Patienten nicht verwendet werden.
- Besonders in den ersten zehn Lebensjahren muss die Diät streng eingehalten werden, da bis zu diesem Alter die Phenylalaninkonzentration die Intelligenz beeinflusst. Bei unbehandelten PKU-Patienten ist die Lebenserwartung stark eingeschränkt, nur ein Viertel erreicht das 30. Lebensjahr.
- In der Schwangerschaft ist die Diät jedoch wieder streng einzuhalten, da es sonst zu einer Schädigung des Ungeborenen kommen kann. Selbst bei Einhalten der Diät kann es zu Schädigungen des zentralen Nervensystems und zu Fehlbildungen kommen.

Lebensmittel	Phenylalanin
Muttermilch	54 mg
Kuhmilch	180 mg
Fleisch, Geflügel, Fisch	600 bis 900 mg
Eier	1300 mg
Hülsenfrüchte	600 bis 1300 mg
Gemüse	20 bis 100 mg
Butter	36 mg

Tab. 1: Phenylalaningehalt in 100 g Lebensmittel

Zöliakie – Diät

Die Zöliakie des Säuglings, des Kindes und die einheimische Sprue des Erwachsenen zeigen die gleichen Ursachen und das gleiche Krankheitsbild.

Die Krankheit wird durch das Klebereiweiß – Gluten von Weizen, Dinkel, Roggen, Gerste und Hafer – verursacht. Die restlichen Getreidearten Mais, Reis, Hirse – und Kartoffelstärke – enthalten kein Gluten.

Durch das Gluten werden die Dünndarmzotten geschädigt, im fortgeschrittenen Stadium gänzlich zerstört. Zwei Möglichkeiten der Schädigung werden diskutiert, eine Antikörperbildung bzw. das Fehlen eines Enzyms.

Krankheitsbild

Schwere Verdauungsstörungen, breiige bis wässrige, übel riechende, oft schaumige, fettige Stühle; aufgetriebener Bauch; Abmagerung durch verminderte Resorption der Nährstoffe, Vitamin- und Mineralstoffmangelerscheinungen. Kinder bleiben in der Entwicklung zurück und zeigen Wesensveränderungen.

Die Anlage zur Zöliakie wird meist vererbt. Besonders gefährdet sind Säuglinge und Kleinkinder. Säuglinge müssen daher in den ersten sechs Lebensmonaten glutenfrei ernährt werden.

Bei einer glutenfreien Nahrung kommt es meist innerhalb von ein bis zwei Wochen zu einem Verschwinden der Krankheitserscheinungen und zu einer Regeneration der Dünndarmzotten.

Diät bei Zöliakie

- Stärke enthält kein Eiweiß, also auch kein Gluten. Weizenmehl usw. muss daher in der Diät z.B. durch Stärke, Maismehl, Reismehl, Hirsemehl usw. ersetzt werden.
- Zu meiden sind alle Getreideprodukte aus Weizen, Dinkel, Roggen, Gerste, Hafer sowie Grieß, Flocken, Graupen, Grütze, Schrot, Kleie, Brot, Backwaren, Paniermehl, Teigwaren, Süßspeisen, Müsli, Vollkornbreie, Suppen, Soßen, Fleischwaren, Speisewürzen, die Mehl bzw. Gluten enthalten.
- Bei Fleischwaren, Fertigprodukten usw. muss auf die Zutatenliste geachtet werden, z.B. Leberkäse kann Mehl enthalten.
- Es sind glutenfreie Lebensmittel im Handel erhältlich, z.B. Mehl, Brot, Backwaren und Teigwaren. Bei der Deutschen Zöliakiegesellschaft kann eine Lebensmittelliste angefordert werden: www.dzg-online.de
- Säuglingsanfangs- und Säuglingsfolgenahrung sind glutenfrei.
- Auf eine ausreichende Ballaststoff-, Vitamin- und Mineralstoffzufuhr ist bei der begrenzten Lebensmittelauswahl zu achten.

Aufgabe

Machen Sie Kostvorschläge für Personen, die an Zöliakie erkrankt sind:
a) Säuglinge, b) Kleinkinder, c) Jugendliche.

Lactoseintoleranz – Diät

Die Lactoseintoleranz beruht auf einem Mangel bzw. einer verminderten Aktivität der Lactase in der Dünndarmschleimhaut. Man unterscheidet sekundären und primären Lactasemangel.

Die sekundäre Lactoseintolerenz ist eine Folge einer Darmerkrankung oder einer Magenresektion.

Bei der primären Lactoseintoleranz ist der Lactasemangel angeboren oder wird im Erwachsenenalter erworben. Die angeborene Lactoseintoleranz ist sehr selten. Bei der primären erworbenen Lactoseintoleranz im Erwachsenenalter liegen genetische Unterschiede vor: Die Häufigkeit liegt in Europa bei 10 bis 15%, bei der schwarzen Bevölkerung in den USA liegt sie dagegen bei 75 bis 95%. Die Lactoseintoleranz ist auch in Afrika und Asien weit verbreitet.

Die Ursache für die Verringerung der Enzymaktivität im Erwachsenenalter ist nicht bekannt. Je nach der Enzymaktivität wird eine geringe Lactosemenge vertragen. Wird mehr Lactose aufgenommen, als Lactase vorhanden ist, kann die Lactose nicht vollständig in Glucose und Galaktose aufgespalten werden. Die Lactose gelangt in tiefere Darmabschnitte und wird hier von Bakterien zu Milchsäure, Essigsäure, Kohlenstoffdioxid u.a. abgebaut. Durch die Stoffwechselprodukte wird der osmotische Druck im Darm erhöht – die Wassermenge im Darm erhöht sich. Gleichzeitig fördern die organischen Säuren die Darmperistaltik. Die Wassereinlagerung und die verstärkte Peristaltik rufen eine Diarrhö hervor.

Es wird vermutet, dass eine langsame Steigerung des Milchkonsums zu einer Anpassung der Darmflora führen kann.

Diät bei Lactoseintoleranz

- Lactosehaltige Lebensmittel wie Milch und Milchprodukte müssen gemieden werden.
- Nicht erhitzter Joghurt, Kefir, Sauermilch werden trotz des hohen Lactosegehaltes gut vertragen. Die im Joghurt vorhandenen Milchsäurebakterien passieren den Magen und setzen im Dünndarm Lactase frei, die Lactose abbauen kann. Der Verzehr von unerhitztem Joghurt ist also zur Verbesserung der Calciumversorgung zu empfehlen. Auch Käse wird von Personen mit einer Lactoseintoleranz vertragen, da die Lactose während der Käsereifung abgebaut wurde. Bei Menschen mit einem Lactasemangel kommt es häufig zu Osteoporose.
- In Fertiggerichten, Brot und Backwaren, Süßigkeiten, Fleischwaren u.a. kann ebenfalls Milch – Lactose – vorhanden sein.
- Bei der Ernährung von Säuglingen mit angeborener Lactoseintoleranz müssen lactosefreie Produkte ausgewählt werden. Diese Personengruppe muss vollständig auf lactosehaltige Lebensmittel verzichten.

Lebensmittelunverträglichkeiten werden in toxische und nicht toxische Reaktionen unterteilt.
Zu den toxischen Lebensmittelunverträglichkeiten gehören Enzymmangelkrankheiten.
Zu den nicht toxischen Lebensmittelunverträglichkeiten gehören pseudoallergische Reaktionen und Allergien.

18.16 Lebensmittelallergien

Allergien gegen Nahrungsbestandteile wurden bereits 400 Jahre v. Chr. von Hippokrates beobachtet. Der Verzehr von Fisch, Erdbeeren oder Hühnerei war Ursache.

Schätzungsweise 5 bis 10 % der Bundesbürger reagieren allergisch auf Lebensmittel bzw. auf die darin enthaltenen Zusatzstoffe, z. B. Farb- und Konservierungsstoffe, oder auf Rückstände aus der Tierhaltung bzw. dem Pflanzenbau, z. B. Pestizide oder Antibiotika, vgl. S. 327 ff.

Allergene Lebensmittel bzw. Lebensmittelinhaltsstoffe sind nicht toxisch, ihre allergene Wirkung entfalten sie nur bei sensibilisierten Personen. Bei allergenen Lebensmittelbestandteilen handelt es sich überwiegend um Proteine. Nach dem unvollständigen Abbau der Proteine gelangen winzige Mengen von artfremdem Protein in den Körper. Bei allergischen Personen kommt es durch diese unbedeutende Menge zu einer Manifestation der Allergie.

Lebensmittelzusatzstoffe, z. B. Benzoesäure, sind keine Proteine, sie werden jedoch nach der Aufnahme an körpereigene Proteine gebunden und so vom Körper als Allergen (Antigen) erkannt.

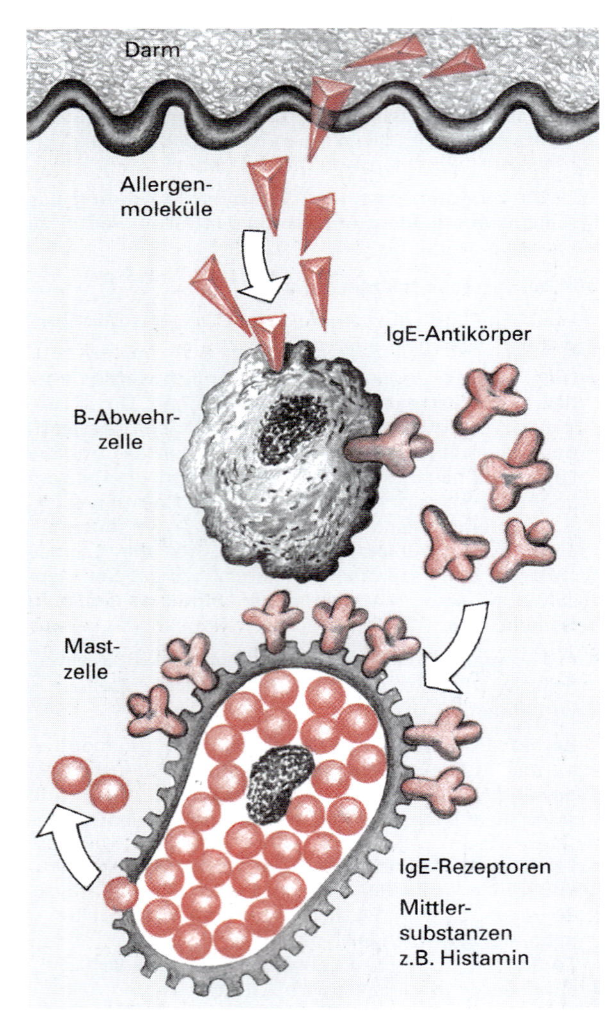

Abb. 1: Übersicht – allergische Reaktion

Allergische Reaktion

Allergien sind eine Antwort des Immunsystems auf das Eindringen von körperfremden Stoffen. Der erste Kontakt mit dem Allergen (Antigen) verläuft meist ohne Symptome, es werden dabei aber spezifische Antikörperproteine gebildet, meist sind es Antikörper des Typs Immunglobin E (IgE) oder des Typs IgG.

Antigen-Antikörper-Reaktion: Bei einem erneuten Kontakt können die an die Mastzelle gebundenen Antikörper die Allergene binden und bewirken dadurch die Ausschüttung von Mittlersubstanzen, z. B. Histamin. Art und Dosis der Mittlersubstanz bestimmten die allergische Reaktion.

Gleiche Lebensmittel bzw. Lebensmittelinhaltsstoffe können so bei Allergikern unterschiedliche allergische Reaktionen auslösen. Allergische Symptome sind sehr vielfältig. Sie zeigen sich besonders an der Haut, den Schleimhäuten der Atemwege und des Verdauungstraktes, z. B. Nesselfieber, Hautausschlag, Durchfall, Asthma, Schnupfen oder gar ein Kreislaufzusammenbruch. Je nach der Häufigkeit des Kontakts mit dem Allergen treten die Symptome akut oder chronisch auf.

Man unterscheidet nach dem zeitlichen Verlauf des Auftretens der allergischen Reaktion zwischen Sofortreaktion und Spätreaktion. Bei einer Sofortreaktion können die Allergene eher bestimmt werden.

Lebensmittelallergien treten besonders im Bereich der Haut, des Magen-Darm-Trakts und der Atemwege auf. Die meisten Lebensmittelallergien sind dem Sofortreaktionstypus zuzuordnen und werden durch Antikörper der Klasse IgE oder IgG vermittelt.

Bei Säuglingen sind Kuhmilchallergien, vgl. S. 358, und Hühnereiallergien häufig.

Bei Jugendlichen und Erwachsenen treten dagegen vermehrt Allergien auf, die durch Gemüse, Obst, Kräuter, Gewürze, Nüsse und Samen ausgelöst werden. Die Verzehrsgewohnheiten bestimmen die Häufigkeit einer Lebensmittelallergie. Naturbelassene Kost kann leichter als denaturierte Lebensmittel zu Allergien führen.

Lebensmittelallergien sind nicht immer ein lebenslanges Schicksal. Kinder haben in den ersten drei Lebensjahren besonders häufig mit Lebensmittelallergien zu kämpfen. Bei 80 % verschwinden die Symptome bis zum dritten Lebensjahr. Später können die Allergien allerdings wieder auftreten.

Eine scharfe Trennung zwischen Allergie und Intoleranz ist nicht immer möglich. Z. B. bei Zöliakie ist es nicht klar, ob es sich um eine Allergie oder Intoleranz handelt. Bei einer Intoleranz kommt es nicht zur Antikörperbildung.

Pseudoallergische Reaktionen: Einige Lebensmittelzusatzstoffe, z. B. synthetische Farb- und Konservierungsstoffe, rufen bei ca. 200 000 Bundesbürgern pseudo-(scheinbar)allergische Reaktionen hervor. Bei pseudoallergischen Reaktionen kommt es zu den gleichen Symptomen wie bei Allergien, anschließend können jedoch keine Antikörper im Blut oder durch Hauttests nachgewiesen werden; deshalb spricht man von einer pseudoallergischen Reaktion. Bei pseudoallergischen Reaktionen findet keine vorhergehende Sensibilisierung statt, das Immunsystem ist offenbar nicht beteiligt. Die Fremdsubstanzen scheinen die Mastzellen direkt zu „reizen" und die Ausschüttung von entzündungsfördernden Stoffen, z. B. Histamin, zu bewirken.

Prävention

- Gestillte Säuglinge – sechs Monate ausschließlich – erkranken in den ersten drei Lebensjahren seltener an Allergien als „Flaschenkinder", vgl. S. 357 f.
- Stark allergene Lebensmittel – mit potentiell allergenen Proteinen – sollten erst nach dem ersten Lebensjahr eingeführt werden.
- Lebensmittel, die häufig zu Allergien führen, sollten während der Stillzeit nicht verzehrt werden.
- Das Einatmen von Hausstaub und Allergenen von Haustieren sollte möglichst gering gehalten werden und das Rauchen ist zu vermeiden.

Diagnose und Behandlung

Durch Such- oder Additionsdiäten bzw. über Hauttests kann festgestellt werden, durch welche Lebensmittel bzw. Lebensmittelinhaltsstoffe oder Lebensmittelzusatzstoffe eine Sensibilisierung stattgefunden hat.

Meiden allergieauslösender Lebensmittel: Für jeden Allergiker muss die Diät individuell zusammengestellt werden. Die einzige sichere Behandlung besteht im Meiden der allergieauslösenden Lebensmittel bzw. der Lebensmittelinhaltsstoffe oder Lebensmittelzusatzstoffe.

Bei Allergien gegen Obst und Gemüse genügt es manchmal, wenn die Lebensmittel erhitzt oder eingefroren werden und so die Allergene denaturiert werden.

Meiden allergieauslösender Lebensmittelbestandteile: Bei Milch, Ei, Getreide, Gewürzen u. a. ist die vollständige Ausschaltung aus der Diät oft schwierig, da die Lebensmittel als Zutat in Spuren in anderen Lebensmitteln enthalten sein können. Hier sind also eine Kenntnis über die mögliche Zusammensetzung der Lebensmittel und das Beachten der Zutatenliste notwendig. Allerdings ist zu beachten, dass bei Fertigprodukten Zutaten ab einem gewissen Gewichtsanteil im Zutatenverzeichnis nicht mehr aufgeführt werden müssen. Bei bestehender Sensibilisierung können jedoch geringe, beim Verzehr nicht erkennbare Zusätze schwere allergische Reaktionen auslösen. Oft ist es daher notwendig, auf Fertiggerichte und Speisen in Restaurants zu verzichten und die Speisen selbst herzustellen.

Meiden von Lebensmittelzusatzstoffen, die pseudoallergische Reaktionen auslösen können: In manchen Lebensmitteln enthaltene Farbstoffe und Konservierungsmittel, wie Benzoesäure und Sulfit, vgl. unten.

Stoffe, die allergische Reaktionen verstärken können, sollten ebenfalls gemieden werden: z. B. Alkohol, Schwefeldioxid und biogene Amine.

Ausreichende Nährstoffversorgung: Den Betroffenen müssen außerdem Alternativen aufgezeigt werden, wie sie ihren Nährstoffbedarf decken können, z. B. die Calciumversorgung bei einer Kuhmilchallergie.

Für Allergiker problematische Lebensmittelzusatzstoffe

Farbstoffe: Tatrazin (E 102), Gelborange (E 110), Azorubin (E 122), Amarant (E 123), Cochenillerot A (E 124 a), Erythrosin (E 127), Patentblau V (E 131), Indigotin (E 132)

Konservierungsstoffe: Benzoesäure (E 210 bis E 213), PHB-Ester (E 214 bis E 219), Schwefeldioxid und Sulfite (E 220 bis E 227), Biphenyl (E 230), Orthophenylphenol (E 231/E 232), Nitrit (E 249/E 250)

Geschmacksverstärker: Natriumglutamat (E 621)

Antioxidationsmittel: Gallate (E 310 bis E 312), Butylhydroxyanisol (BHA) (E 320/E 321)

Deklarationspflichtige Allergene

1. **Glutenhaltiges Getreide** (d. h. Weizen, Roggen, Gerste, Hafer, Dinkel, Kamut oder Hybridstämme davon) sowie daraus hergestellte Erzeugnisse
2. **Krebstiere und Krebstiererzeugnisse**
3. **Eier und Eiererzeugnisse**
4. **Fische und Fischerzeugnisse**
5. **Erdnüsse und Erdnusserzeugnisse**
6. **Soja und Sojaerzeugnisse**
7. **Milch und Milcherzeugnisse (einschließlich Lactose)**
8. **Schalenfrüchte** (d. h. Mandel, Haselnuss, Walnuss, Cashewnuss, Pecannuss, Paranuss, Pistacie, Macadamianuss und Queenslandnuss) sowie daraus hergestellte Erzeugnisse
9. **Sellerie und Sellerieerzeugnisse**
10. **Senf und Senferzeugnisse**
11. **Sesamsamen und Sesamsamenerzeugnisse**
12. **Schwefeldioxid und Sulfite** in einer Konzentration von mehr als 10 mg/kg oder 10 mg/l, als SO_2 angegeben

Folgende Stoffe müssen vorerst bis zum 25. 11. 2007 nicht gekennzeichnet werden, da kein allergenes Potential nachgewiesen werden konnte:

zu 1: aus glutenhaltigem Getreide: auf Weizenbasis: Glucosesirup einschließlich Dextrose und Maltodextrine; auf Gerstenbasis: Glucosesirup; Getreide, das als Ausgangsstoff für Destillate verwendet wird

zu 3: aus Eiern; Lysozym, das in Wein verwendet wird, Albumin, das als Klärhilfsmittel in Wein verwendet wird

zu 4: aus Fischen: Fischgelatine, die als Träger für Vitamine und Aromen verwendet wird, Fischgelatine und Hausenblase, die als Klärmittel in Wein verwendet werden

zu 6: aus Sojabohnen: vollständig raffiniertes Sojabohnenöl und -fett; Phytosterine/Phytosterinester, die aus Sojaöl gewonnen werden; Phytostanolester, aus Pflanzenölsterinen der Sojabohne gewonnen; natürlich gemischte Tocopherole (E 306), natürliches D-alpha-Tocopherol, -acetat, -succinat aus Sojabohnenquellen

zu 7: aus Milch: Molke, die als Ausgangsstoff für Destillate verwendet wird; Lactit; Milch-Casein-Erzeugnisse, die als Klärmittel in Wein verwendet werden

zu 8: aus Schalenfrüchten: Schalenfrüchte, die als Ausgangsstoff für Destillate verwendet werden, Mandeln und Walnüsse, die als Aroma für Spirituosen verwendet werden

zu 9: aus Sellerie: Sellerieblatt- und Selleriesamenöl; Selleriesamenoleoresin

zu 10: aus Senf: Senföl, Senfsamenöl, Senfsamenoleoresin

18.17 Ernährung und Krebs

Krebs ist für 25% aller Todesfälle verantwortlich und damit die zweithäufigste Todesursache in den westlichen Industrieländern.

35% aller Krebsfälle könnten durch eine geeignete Ernährung verhindert werden. Beobachtungen an verschiedenen Bevölkerungsgruppen haben ergeben, dass einige Krebsarten in einigen Ländern sehr viel höher als in anderen Ländern sind. Ursachen sind hier wohl Umwelteinflüsse, zu denen auch die Ernährung zählt, und weniger genetische Faktoren. Bedingt durch die unterschiedliche Ernährung sind einzelne Krebsarten in bestimmten Regionen stärker verbreitet als in anderen. Ein Beispiel: In Südostasien beträgt die Rate an Mundhöhlenkrebs 30% aller Tumorerkrankungen, in Deutschland dagegen nur 1%.

Die Ursachen für Krebs sind vielfältig. Als auslösende Faktoren kommen chemische Substanzen in der Nahrung, physikalische Faktoren, z.B. UV-Strahlen, biologische, z.B. bestimmte Viren, und Krebs auslösende Stoffe infrage.

In jeder menschlichen Zelle liegen Gene vor, die für die Entstehung von Krebszellen verantwortlich sind. Krebs auslösende Stoffe schädigen die Zellstruktur und fördern die Krebsentstehung. In der ersten Phase erfolgt eine irreversible Schädigung bzw. Mutation der DNA, die an die Tochterzellen weitergegeben wird. In der zweiten Phase, die sich über 10 bis 30 Jahre erstreckt, erfolgt ein zunehmendes Fortschreiten der Zellschädigung. In der letzten Phase kommt es zu ungehemmtem Zellwachstum und zur Ausdehnung auf umliegende Zellen und Gewebe, zur Metastasenbildung.

Die Entstehung von Krebs ist von endogenen (Disposition) und exogenen Faktoren abhängig.

90% aller Krebserkrankungen entstehen an Stellen, die in direktem Kontakt zur Umwelt stehen (Atemwege, Haut, Verdauungstrakt, Harnwege, Geschlechtsorgane).

Der Zeitfaktor verstärkt die Wirkung der exogenen Faktoren, die Häufigkeit bösartiger Tumore nimmt also mit steigendem Lebensalter zu.

Einige Krebs erregende Stoffe in Lebensmitteln

Zu den natürlichen Stoffen mit mutagener Wirkung zählen Solanin in Kartoffeln und blausäurehaltige Glucoside in bitteren Mandeln und in Kernen von Steinobst.

Alkohol gilt als Risikofaktor für die Krebsentstehung in Mundhöhle, Speiseröhre, Kehlkopf und Rachen. Alkohol selbst hat keine kanzerogene Wirkung, durch die Schädigung der Zellmembranen wird jedoch z.B. die Aufnahme von Umweltkanzerogenen erleichtert. Die Menge und der Alkoholgehalt der Getränke ist dabei von Bedeutung.

Überernährung fördert die Krebsentstehung. Dabei scheint ein hoher Fettgehalt der Nahrung, der eine vermehrte Gallensäurenbildung bewirkt, eine besondere Rolle zu spielen. Lebensmittel mit einem hohen Anteil an gesättigten Fettsäuren erhöhen das Krebsrisiko.

Krebs erregende Stoffe in der Nahrung sind z.B. polyzyklische aromatische Kohlenwasserstoffe, die sich von 3,4-Benzpyren ableiten lassen. Pflanzliche Lebensmittel werden durch die Luftverunreinigung aufgrund der unvollständigen Verbrennung organischer Substanzen, z.B. in Benzinmotoren oder Verbrennungsanlagen, belastet. Außerdem sind geräucherte bzw. stark geröstete Lebensmittel belastet. Für geräucherte Fleischwaren gibt es jedoch im Gegensatz zu den pflanzlichen Lebensmitteln eine Höchstmengenverordnung. Auch Nitrosamine, vgl. S. 305, sind Krebs erregend.

Mykotoxine, besonders Aflatoxine, vgl. S. 310, sind Krebs erregend.

Schutzfaktoren gegen Krebsentstehung

Ein hoher Ballaststoffgehalt hat eine positive Wirkung, da er den Darmkontakt mit Krebs erregenden Stoffen durch die geringere Transitzeit und den geringeren Anteil an Krebs erregenden Stoffen in der gesamten Stuhlmenge verringert. Außerdem adsorbieren Ballaststoffe Krebs erregende Stoffe, z.B. Gallensäuren.

Antioxidantien wie ß-Carotin, Vitamin E und Vitamin C schützen den Körper vor Sauerstoffradikalen, vgl. S. 193. Sauerstoffradikale können die DNA modifizieren und dadurch mutagene Veränderungen auslösen. Selen ist ebenfalls ein wichtiger Bestandteil in dem antioxidativen Abwehrsystem. Sekundäre Pflanzenstoffe in Obst und Gemüse haben ebenfalls eine positive Wirkung.

Durch diätetische Maßnahmen kann Krebs nicht geheilt werden. Sämtliche Berichte über Heilerfolge beruhen derzeit auf Spekulationen. Wichtig ist jedoch die Erhaltung bzw. Wiederherstellung eines möglichst guten Ernährungszustandes bei Krebskranken. Dies ist besonders wichtig, da es bei Krebs z.B. aufgrund von Appetitlosigkeit zu Mangelerscheinungen kommen kann.

Der Nährstoffbedarf des Krebskranken wird durch den Ernährungszustand bestimmt. Auf eine ausreichende Vitamin-, Mineralstoff- und Eiweißzufuhr ist zu achten.

Ursachen	Befallene Organe	%
Tabak	Lunge, Bauchspeicheldrüse, Blase, Niere	21
Nitrat Vitamin-C-Mangel Mykotoxine	Magen, Leber	5
Fettreiche, ballaststoffarme, erhitzte Kost	Dickdarm, Bauchspeicheldrüse, Brust, Prostata	45
Tabak, Alkohol	Mundhöhle, Speiseröhre	5
Tabak, Asbest, Staub, Strahlung	Lunge, Luftröhre	5

Tab. 1: Krebsursachen (nach Weissburger)

Aufgaben

1. *Orientieren Sie sich über die Bildung von Krebs erregenden Substanzen:*
   a) Aflatoxinen, vgl. S. 310,
   b) Nitrosaminen, vgl. S. 305.
2. *Orientieren Sie sich über den Zusammenhang zwischen Vitaminversorgung und Krebsrisiko:*
   a) Vitamin A, vgl. S. 187, b) Vitamin C, vgl. S. 206f., c) Vitamin E, vgl. S. 192f.

19 Welternährung

19.1 Bevölkerungsentwicklung

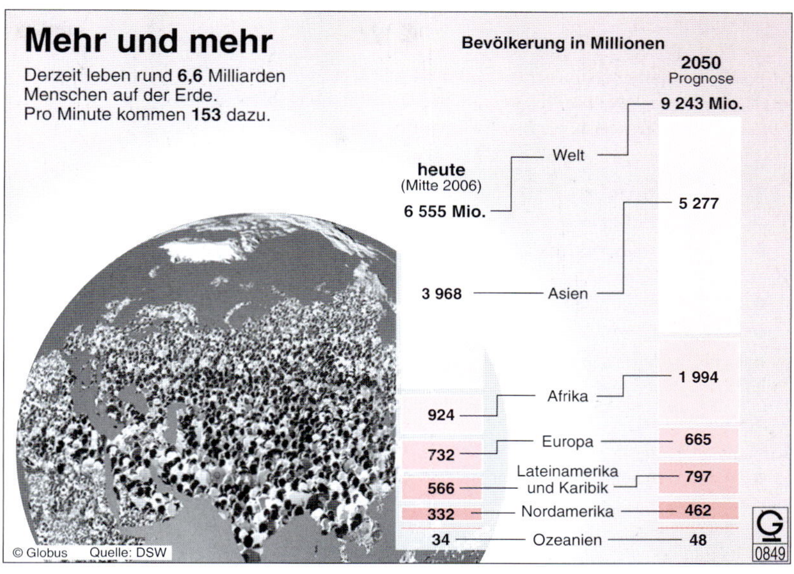

Abb. 1: In Afrika wächst die Bevölkerung am stärksten

Alle zehn Jahre eine halbe Milliarde mehr

Dauerte es 1820 noch 110 Jahre, bis die Menschheit von einer Milliarde auf zwei Milliarden wuchs, so waren es danach nur noch 31 Jahre bis zur dritten Milliarde.

Die Weltbevölkerung, die derzeit über 6 Milliarden Menschen zählt, wird alle zehn Jahre um eine halbe Milliarde Menschen zunehmen. Wie die Statistik zeigt, werden bis zum Jahr 2050 über neun Milliarden Menschen auf der Erde leben.

Nach der Jahrtausendwende hat sich dieses bedrohliche Tempo zwar etwas verlangsamt, aber im Jahr 2050 dürften trotzdem über neun Milliarden Menschen auf der Erde ihren Platz suchen – fast ein Drittel mehr als heute.

Mehr als 4,9 Milliarden Menschen lebten im Jahr 2000 in Entwicklungsländern und nur 1,2 Milliarden in den Industrienationen. Den überwiegenden Teil des Menschheitszuwachses müssen die Entwicklungsländer ernähren. In Afrika wuchs die Bevölkerung in den letzten zwölf Jahren um 48 Prozent. Die Pro-Kopf-Lebensmittelversorgung hat sich dort deutlich verschlechtert.

Hauptursache für die Bevölkerungsexplosion ist die im Zuge des technischen und medizinischen Fortschritts erheblich gesunkene Sterblichkeitsrate: Seuchen, Kindersterblichkeit, Infektionskrankheiten wurden immer wirksamer bekämpft. Die höchste Wachstumsrate weist Afrika auf: Von je 100 Einwohnern sind 42 jünger als 15 Jahre, in Deutschland dagegen nur 15 von 100.

Die große Kinderzahl garantiert die Versorgung der Eltern im Krankheitsfall und im Alter. Die Mehrheit der Menschen auf dem Lande erhält vom Staat keine oder nur unwesentliche Unterstützung. Wenn der Staat den Eltern weniger Kinder vorschreibt, muss er ihnen die soziale Sicherheit bieten, die heute die Kinder garantieren.

Insgesamt leben heute fast zwei Milliarden Kinder auf dieser Erde. Sie stellen ein Drittel der Weltbevölkerung. Die meisten Kinder leben in Asien.

Sie alle wollen essen, Kleidung, ein Dach über dem Kopf und wenigstens eine Aussicht auf bescheidenen Wohlstand haben. Aber schon die gegenwärtige Weltbevölkerung ist dabei, ihre Lebensgrundlage zu zerstören. Umweltverschmutzung, Abholzung der Tropenwälder, Bodenerosion, Treibhauseffekt und Ozonloch sind beunruhigende Anzeichen dafür.

Die Industrieländer mit ihrem hohen Energiebedarf und ihrer riesigen Güter- und Müllproduktion haben entscheidenden Anteil an der Umweltzerstörung.

In den Entwicklungsländern ist es oft die Armut, die die Menschen zwingt, die Lebensgrundlage für morgen zu zerstören, um heute zu überleben.

Wird die Umweltzerstörung dem Wachstum der Menschheit ein Ende machen?

Aufgaben

1. *Der beschriebene Bevölkerungszuwachs kann nicht ohne Auswirkungen auf das Wirtschafts- und Sozialleben bleiben.*
   Diskutieren Sie Ursachen und Folgen der Weltbevölkerungsentwicklung auf:
   a) das Gesundheitswesen,
   b) das Bildungswesen,
   c) den Arbeitsmarkt,
   d) das Wohnungswesen, Städtewachstum,
   e) die Ernährung, f) die Umwelt,
   g) das weitere Bevölkerungswachstum und die Naturkatastrophen.
2. *Nennen und diskutieren Sie Strategien zur Lösung des Welternährungsproblems:*
   a) Bevölkerungswachstum,
   b) Nahrungsmittelproduktion,
   c) Entwicklungshilfe.
3. *Orientieren Sie sich über Internet über geographische, politische und wirtschaftliche Bedingungen in einem Entwicklungsland.*

19.2 Unterernährung

Hungern, Dursten, Darben, Sterben – Die Welt von heute (dpa)

Die Armen werden immer ärmer, die Reichen immer reicher. Ein paar Schlaglichter auf den Nord-Süd-Konflikt nach Daten des Entwicklungsprogramms der UNO:

- 14 Millionen Kinder sterben vor dem fünften Lebensjahr
- Für 1,5 Milliarden Menschen fehlt gesundheitliche Betreuung
- 1,3 Milliarden Menschen haben kein sauberes Trinkwasser
- 750 Millionen Menschen leiden an akuten Durchfallerkrankungen
- 135 Millionen leben in von Versteppung bedrohten Regionen
- Ein Viertel der Weltbevölkerung hat nicht genügend Nahrung
- Fast eine Millarde Menschen hungert
- 180 Millionen Kleinkinder sind unterernährt
- Eine Milliarde Erwachsene können nicht lesen und schreiben
- 1,2 Milliarden Menschen leben in völliger Armut
- In den ärmsten Ländern sterben 115 von tausend Lebendgeborenen
- 75 Millionen sind Flüchtlinge, Vertriebene, Gelegenheitsarbeiter

Die reichen Nationen stellen 25 Prozent der Weltbevölkerung und verbrauchen 85 % des Holzes, 75 % der Metalle, 70 % der Energie sowie 60 % der Nahrungsmittel. Die ärmsten 20 Prozent erhalten nur 0,2 % der weltweiten Bankkredite, haben zu 1,3 % Anteil an den Weltinvestitionen, zu 1 % am Welthandel und zu 1,4 % am Welteinkommen. Nur 27 % der Entwicklungshilfe geht in die zehn Länder, in denen 72 % der Ärmsten der Erde leben.

Die Folgen ständiger Unterernährung sind verheerend, da diese zum so genannten Marasmus, das heißt zu einem allgemeinen Kräfteschwund und Verfall, führt. Sehr kritisch sei, so der Ernährungswissenschaftler, der Abbau von Muskelmasse. Er wirke sich auf die Herztätigkeit aus, sodass die Menschen, einem natürlichen Schutzmechanismus folgend, mit ihren Bewegungen „sparsamer" werden. „Hungernde sind dann zum Beispiel nicht mehr imstande, sich selbst zu helfen und ihre Felder zu bestellen", sagt Leitzmann. „Dieses drückt sich als geringe Leistungsbereitschaft aus, die nur zu schnell von gut Ernährten als Trägheit oder gar als Faulheit ausgelegt wird." Ebenso wird durch das Hungern die geistige Leistungsfähigkeit beeinträchtigt. Die Konzentrationsfähigkeit lässt nach, Unfälle häufen sich, Krankheitsfälle treten vermehrt auf, und die Krankheitsdauer nimmt zu. Unterernährung wirkt sich offenbar auch besonders auf die geistige Entwicklung von Kindern aus, vor allem dann, wenn die Mütter während der Schwangerschaft nicht ausreichend ernährt wurden. „Ein sicheres Anzeichen für diesen Einfluss ist das geringe Geburtsgewicht", erklärt der Professor.
Gravierend in den Entwicklungsländern ist auch der Mangel an Vitamin A, der im schlimmsten Fall zur Blindheit führt. Über eine halbe Million Kinder verliert nach Angaben der Weltgesundheitsorganisation (WHO) in Genf jedes Jahr ihr Augenlicht.

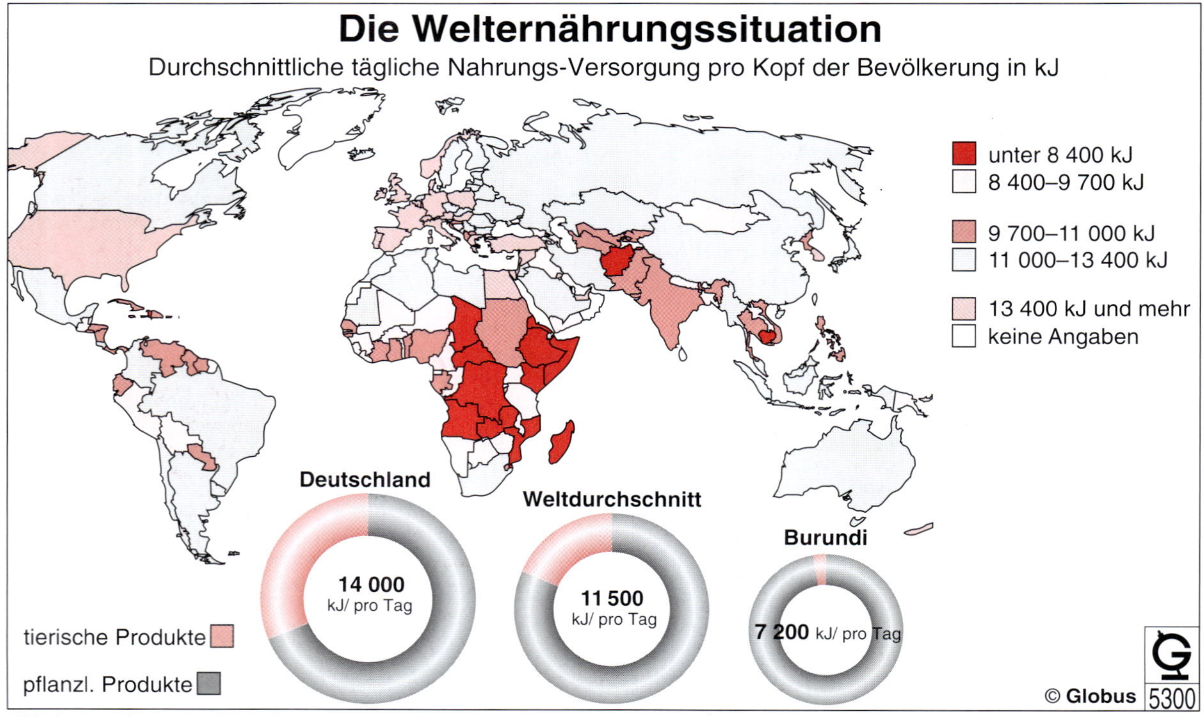

Abb. 1: Ernährung in der Welt

Etwa zwei Drittel der Weltbevölkerung leiden unter Eiweißmangel

Reis ist in Asien, Hirse in Afrika und Mais und Bohnen in Lateinamerika Nahrungsgrundlage. Daneben werden Kartoffeln, Maniok und Bananen gegessen. In den Gegenden, in denen eiweißreiches Getreide Grundnahrungsmittel ist, kommt es seltener zu einem Eiweißmangel als in Teilen Lateinamerikas und Afrikas, in denen Knollenfrüchte verzehrt werden. Tierische Lebensmittel sind nur selten Nahrungsgrundlage, z. B. auf Inseln oder in der afrikanischen Steppe.

Personengruppen	durchschnittliche Eiweißzufuhr	
	gesamt	tierisch
Industrieländer	85 g	44 g
Entwicklungsländer	50 g	9 g
Weltbevölkerung	69 g	24 g

Tab. 1: Welteiweißversorgung pro Person pro Tag

In Entwicklungsländern wird zu wenig Eiweiß aufgenommen. Außerdem wird der Eiweißbedarf nur zu

- $^1/_5$ durch tierisches Eiweiß und zu
- $^4/_5$ durch pflanzliches Eiweiß gedeckt.

Durch den geringen Anteil an tierischem Eiweiß wird die Eiweißunterversorgung noch verstärkt.

Lebensmittelgruppen	Zugeführte Energie in kJ	
	Deutschland	Indien
Getreide	3000	5300
Kartoffeln, Hackfrüchte	900	100
Zucker	1500	800
Gemüse, Hülsenfrüchte	400	1000
Obst	500	100
Fleisch, Fisch, Eier	2000	45
Milch und Milchprodukte	1200	300
Fette und Öle	2700	500

Lebensmittelgruppen	Zugeführte Energie in kJ	
	Äthiopien	Venezuela
Getreide	6200	3700
Kartoffeln, Hackfrüchte	500	1300
Zucker	100	1500
Gemüse, Hülsenfrüchte	1000	400
Obst	15	200
Fleisch, Fisch, Eier	500	1100
Milch und Milchprodukte	200	600
Fette und Öle	400	900

Tab. 2: Tägliche Energiezufuhr pro Person durch verschiedene Lebensmittelgruppen

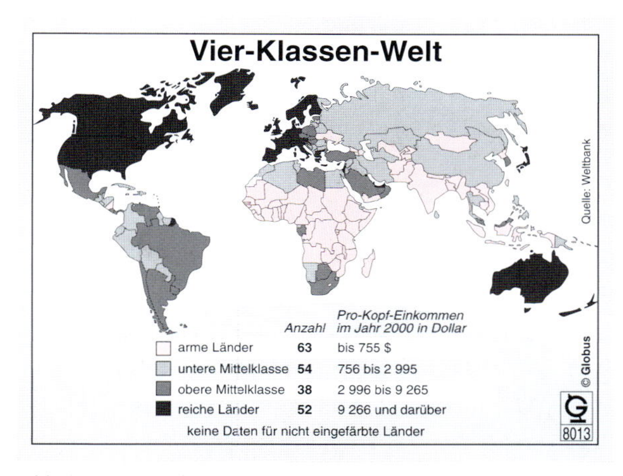

Abb. 1: Arme Welt – reiche Welt

Hungerstoffwechsel, vgl. S. 399 f.

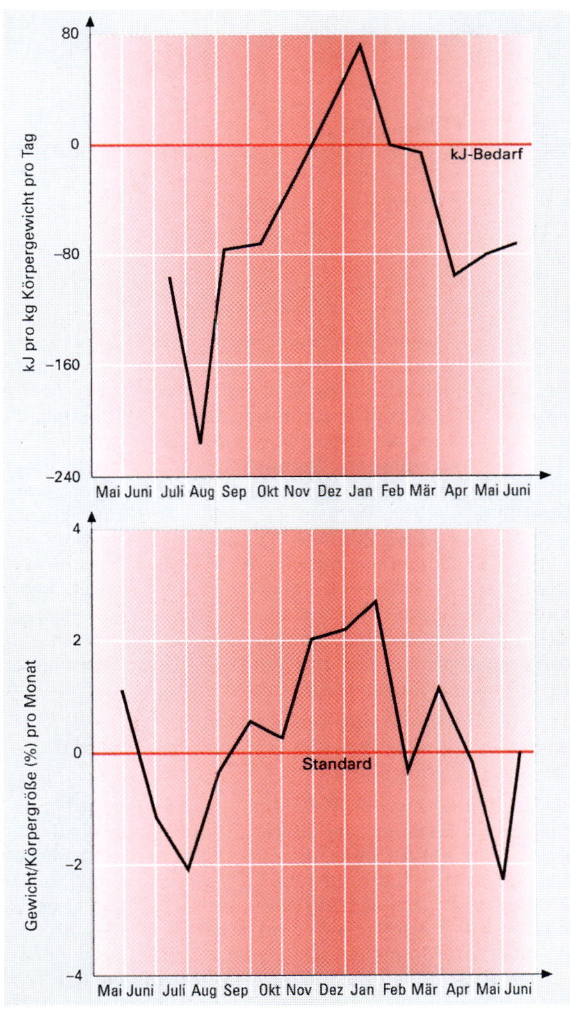

Abb. 2: Jahresverlauf der durchschnittlichen Energieaufnahme und des Körpergewichtes von Vorschulkindern aus Gambia, West-Afrika

Formen der Unterernährung

Man unterscheidet zwei Formen der Unterernährung:

- Kwashiorkor – Eiweißmangelernährung
- Marasmus – Energie- und Eiweißmangelernährung

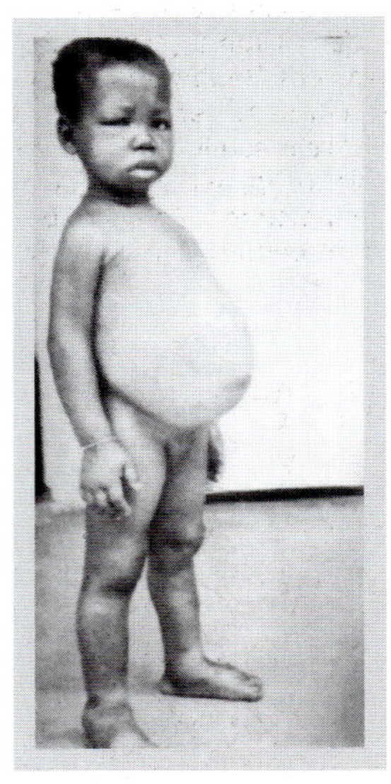

Abb. 1: Kwashiorkor

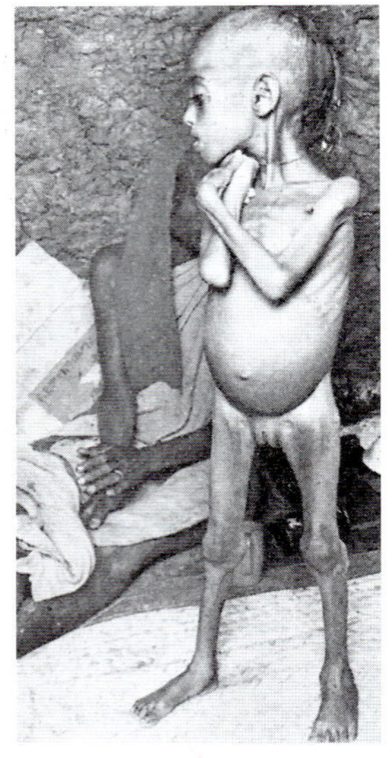

Abb. 2: Marasmus

Kwashiorkor – Eiweißmangelernährung

Kwashiorkor bedeutet in der Sprache der Ghanaer „erste" und „zweite". Diese Bezeichnung wurde gewählt, da diese Krankheit das erste Kind befällt, wenn das zweite geboren ist und nun anstelle des älteren Kindes gestillt wird. Die Kinder, die abgestillt wurden, bekommen oft lediglich einen dünnen Getreideschleim, Maniok oder Kochbananen; diese Lebensmittel enthalten zwar genügend Energie, aber zu wenig Eiweiß. Die Kinder zeigen aufgrund der Mangelernährung bald nur noch wenig Appetit, auch Durchfälle treten auf. Die Mütter schränken daraufhin die Rationen dieser Mangelernährung noch weiter ein, da sie durch diese Maßnahme eine Besserung des Gesundheitszustandes erwarten. Aufgrund der Wasseransammlungen im Körper – Ödeme – bemerken die Mütter die Gewichtsabnahme meist erst spät.

Bei Kwashiorkor kommt es außerdem zu Hautveränderungen – Pigmentierungen – und zum Verlust der Haare. Die Leber ist vergrößert.

Bei der Verteilung der Mahlzeiten werden nach dem Familienvater zunächst die älteren Söhne, dann die Töchter und an letzter Stelle die kleinen Kinder und Mütter berücksichtigt. Nahrungstabus, die vor allem sozial Schwächeren den Verzehr von proteinreichen Lebensmitteln wie Fleisch, Eiern und Milch verbieten, tragen ebenfalls zur Mangelernährung bei. In Guatemala gelten z. B. Eier und Milch als „zu schwer" für die kleinen Mägen der Kinder unter fünf Jahren. Die Kinder bekommen ein schmackhaftes süßes, heißes Getränk aus Mais mit Vanille oder ähnlichen Gewürzen, das unweigerlich zum Eiweißmangel führt.

Marasmus – Energie- und Eiweißmangelernährung

In den Slums der großen Städte ist Marasmus häufig anzutreffen. Bereits kurz nach der Entbindung müssen die Frauen wieder einer Erwerbstätigkeit nachgehen; sie haben keine Möglichkeit zu stillen. Die teure Milchfertignahrung wird stark verdünnt und kann kaum hygienisch einwandfrei zubereitet werden. Auch die Werbung trägt dazu bei, dass die Bereitschaft zum Stillen rückläufig ist.

Marasmus oder PEM (protein-energy-malnutrition) wird das Krankheitsbild genannt, das bei Mangel an Nahrung – Energie und Eiweiß – auftritt. Die Unterernährung führt zu einem Abbau der Energie- und Proteinreserven. Das Depotfett wird völlig und die Muskeln werden stark abgebaut. Die Körpertemperatur ist erniedrigt. Arme und Beine bestehen nur aus Haut und Knochen. Der Bauch ist aufgetrieben. Durchfall und eine erhöhte Anfälligkeit für Infektionskrankheiten sind häufig die Folge.

	Gesundes Kind	Marasmus
Wasser	6,2	4,0
Eiweiß	1,7	0,6
Fett	1,5	0,1
Mineralstoffe	0,6	0,3
Gewicht	10,0	5,0

Tab. 1: Körperzusammensetzung eines einjährigen Kindes in kg

Allgemeine Folgen eines Eiweißmangels sind

Behinderung der körperlichen Entwicklung, Wachstumsverzögerungen,
Eiweißmangel im Blut, Blutarmut, schlechte Wundheilung,
Anfälligkeit für Infektionskrankheiten, längere Krankheitsdauer,
geringere Konzentrationsfähigkeit, erhöhte Unfallhäufigkeit,
geringere Leistungsfähigkeit, Muskelatrophie,
mangelnde geistige Entwicklung bzw. geistiger Verfall.

Vitamin-A-Mangel

Unter den Mangelkrankheiten, die häufig gemeinsam mit Kwashiorkor auftreten, steht der Vitamin-A-Mangel an erster Stelle. Jährlich erblinden ca. eine halbe Million Kinder aufgrund dieser Mangelernährung, vgl. S. 188.

Aufgaben

1. *Nennen Sie die im Zeitungsartikel, vgl. S. 438, erwähnten Folgen der Unterernährung.*
2. *Beurteilen Sie die unterschiedliche Energie- und Nährstoffbedarfsdeckung in den vier in der Tabelle aufgeführten Ländern, vgl. S. 439.*
3. *Nennen Sie jeweils ernährungsabhängige Erkrankungen, die in den verschiedenen Ländern auftreten können.*
4. *Stellen Sie die Stoffwechsellage bei Marasmus in den verschiedenen Körperzellen (Leber, Muskel, Fettgewebe, ZNS) grafisch dar.*

19.3 Hungersnöte haben vielfältige Gründe

Projekt Neu Kalifornien in Brasilien

Die Hälfte der Menschen in Brasilien leidet täglich Hunger. Auf Anregung eines großen Unternehmens plant die brasilianische Regierung ein großes Bewässerungsprojekt entlang des zweitgrößten Flusses Brasiliens, dem Rio San Francisco. Angebaut werden sollen unter anderem Viehfutter, Spargel, Melonen, Tomaten, Weintrauben und Ananas. Die Lebensmittel sollen in die USA, nach Europa und Japan exportiert werden. Das Gesamtprojekt wird Großgrundbesitz, die ehemaligen Kleinbauern werden Lohnempfänger, soweit sie nicht in die Elendsviertel der Großstädte geflohen sind. Experten warnen vor der Zerstörung des fruchtbaren Flusstales.

Der Hunger zieht sich geographisch wie ein Gürtel um die Erde. Besonders betroffen sind die Breitengrade um den Äquator in Afrika, südlich der Sahara und im Fernen Osten, vgl. S. 438.

Verfügbarkeit und Verteilung der Lebensmittel

Die weltweite Lebensmittelproduktion reicht aus, um die gesamte Weltbevölkerung zu ernähren. Das Welternährungsproblem ist nicht primär ein Problem der Lebensmittelerzeugung, des übermäßigen Bevölkerungswachstums und der Naturkatastrophen, sondern der Verteilung und Verfügbarkeit für den Einzelnen. Dies betrifft nicht nur die ungleiche Verteilung zwischen Industrieländern und Entwicklungsländern, sondern auch die Verteilung innerhalb der einzelnen Entwicklungsländer.

Klasse	Mittleres monatliches Einkommen (in Taka)	Energiezufuhr in kJ pro Kopf und Tag
Landlose Landarbeiter	897	6400
Kleinbauern	894	6450
Mittlere Bauern (überwiegend Pächter)	1119	7400
Mittlere Bauern (überwiegend Landeigentümer)	1285	8200
Großbauern	1659	9000
Großgrundbesitzer	2759	8800
Informell Beschäftigte Nicht-Bauern des ländlichen Raumes	850	6200
Formell Beschäftigte Nicht-Bauern des ländlichen Raumes	1840	8900
Informell Beschäftigte der Städte	1039	7200
Formell Beschäftigte der Städte	2612	8700
Energiebedarf		8500

Tab. 1: Versorgung mit Nahrungsenergie in Bangladesh (Aus: Siddinger Rahman Osmani, The Food Problem of Bangladesh, Helsinki – 50 Taka ≙ 1 €)

Folgen des Hungers

Das Einkommen der Landlosen, Armen oder Analphabeten ist zu niedrig, um eine angemessene Ernährung zu ermöglichen, auch wenn genügend Nahrung im Land produziert wird. Die Unterernährten stehen häufig am Ende der Einkommensskala. Geringes Einkommen, wenig Nahrung, verminderte Leistungsfähigkeit bewirken wiederum schlechtere ärztliche Versorgung, geringe Bildung usw. Unzureichende hygienische Bedingungen, die zu Infektionskrankheiten führen können, verschlechtern häufig die Situation. Der Teufelskreis schließt sich. Unterernährung, der Mangel an Nahrung, ist also Mitursache für die Armut. Nur eine ausreichend ernährte Bevölkerung ist imstande, sich und ihr Land zu entwickeln.

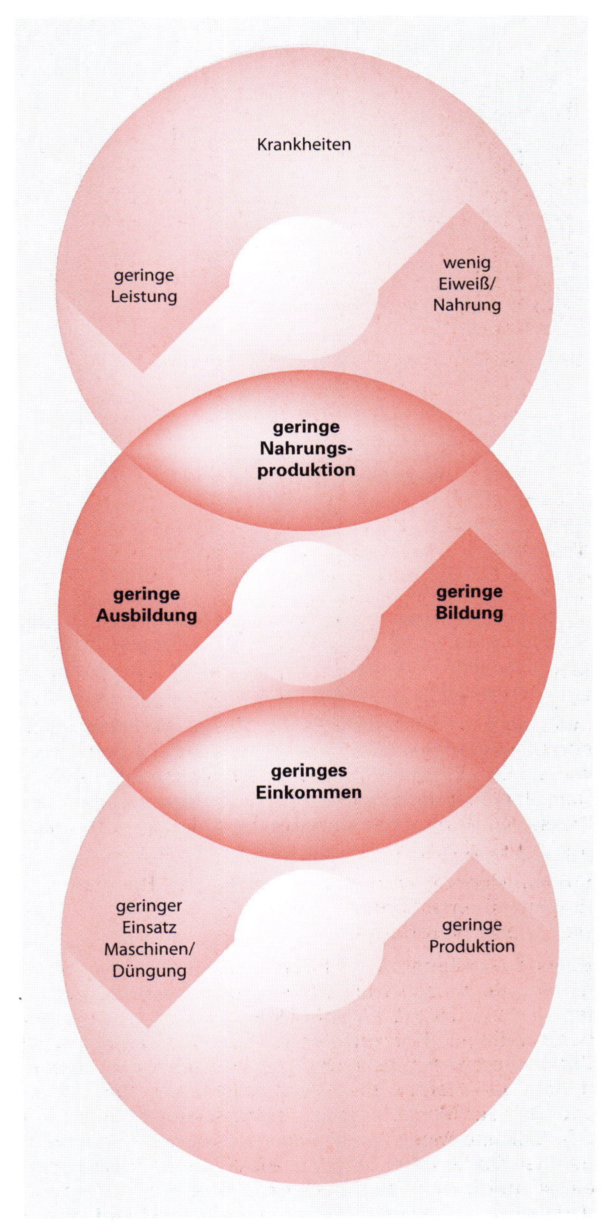

Abb. 1: Teufelskreis der Armut

Ökologische Veränderungen

Der tropische Regenwald ist bedroht

Der tropische Regenwald bedeckt 7 % der Landfläche der Erde. Er hat eine wichtige Funktion bei der Regulierung des Erdklimas und des Kohlenstoffdioxidgehaltes der Atmosphäre. Er schützt die Böden der Tropen vor Überschwemmung und Erosion.

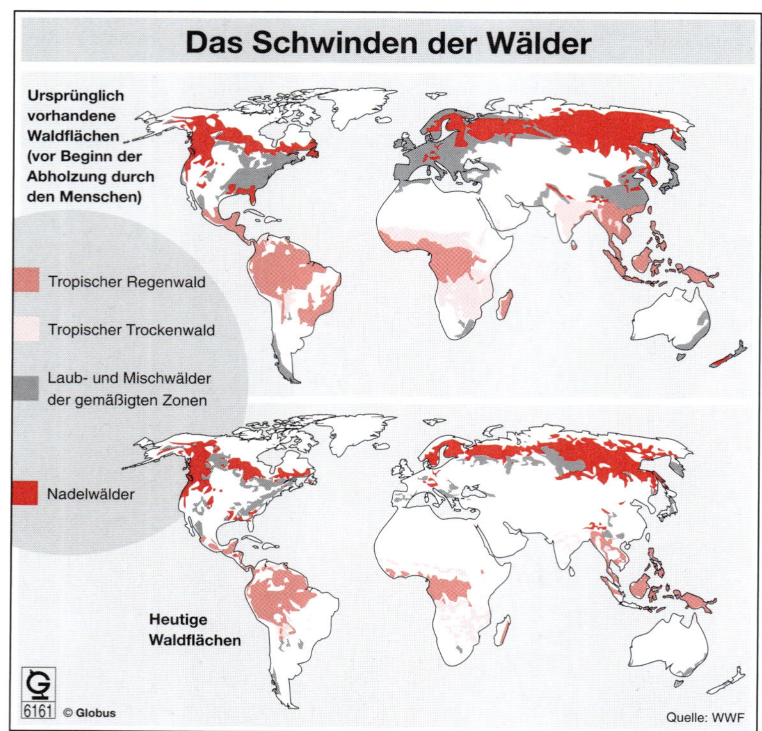

Abb. 1: Tropenwälder in Gefahr

Im tropischen Regenwald finden sich zwei Drittel aller Pflanzenarten; er ist Lebensraum für 80 % aller Insekten und 90 % aller Primaten (Affen u. Ä.). Der Regenwald ist ein unersetzliches Reservoir für die Vielfalt des Lebens.

Der Mensch verursacht ökologische Veränderungen durch unüberlegtes Abholzen von Wäldern und Überweiden von Grasland. Boden geht verloren, der Grundwasserspiegel sinkt, die Gefahr von Dürren steigt. Das Ökosystem wird durch Monokulturen zerstört.

Extreme Witterungsschwankungen, Dürre in der Sahelzone und Überschwemmungen in Bangladesh, führen zu Hungersnöten.

Zwei Dinge führen zur Brandrodung und Abholzung der tropischen Regenwälder. Zum einen die Notwendigkeit, Exportgüter zu produzieren, um Devisen zu erwirtschaften – z. B. durch Anlage von Plantagen oder Viehweiden für die Rinderzucht oder durch den Holzeinschlag zur Gewinnung von Bau- und Edelhölzern. Der andere Grund ist die Gewinnung von Brennmaterial. Die Länder haben meist keine anderen Energiequellen und auch kein Geld, in ausreichender Menge Öl oder Kohle zu kaufen. Um die Tropenwälder zu retten, genügt es deshalb nicht, den Import von tropischen Hölzern in die Industrienationen zu stoppen. Entscheidend wird der Kampf gegen die Armut der Entwicklungsländer sein.

Die grüne Revolution

Durch die Züchtung neuer Pflanzensorten, verbesserten Saatguts und durch hohen Betriebsmitteleinsatz – Dünger, Pestizide, Maschinen, Bewässerung usw. – ist die Nahrungsproduktion in Entwicklungsländern gestiegen. Die Ackerflächen wurden intensiver genutzt und ausgeweitet. Diese Anbaumethoden brachten jedoch Nachteile für die Umwelt. Maschinen, die nur große Flächen rentabel bewirtschaften, ersetzen Menschen, Arbeitslosigkeit ist die Folge.

Futtermittel- und Lebensmittelexporte

Während ein Teil der Bevölkerung eines Entwicklungslandes hungert, wird aus einem anderen Gebiet des gleichen Landes Getreide usw. an zahlungskräftige Kunden in die Industrieländer verkauft. Auch die von Dürre und Hunger betroffenen Sahelländer, wie Sudan, Äthiopien, Senegal u. a., liefern Erdnüsse, Kokosnüsse usw., die oft Futtermittel für unser Vieh sind.

Durch den Anbau von Futtermitteln und anderen Lebensmitteln für den Export, wie Kaffee, Kakao, Tee, Zucker, Tabak, Südfrüchte, Jute, Baumwolle usw., gehen wertvolle Anbauflächen für die Erzeugung von billigeren und lebensnotwendigen Lebensmitteln für die einheimische Bevölkerung verloren.

Die Entwicklungsländer erhalten für diese Exportgüter zwar dringend benötigte Devisen, die jedoch häufig nur den Regierenden und der städtischen Oberschicht nützen, nicht aber der hungernden Bevölkerung. Die Devisen werden so auch paradoxerweise für die Einfuhr von Getreide und anderen Lebensmitteln benötigt.

Besonders in lateinamerikanischen Ländern ist der Unterschied zwischen Armen und Reichen, Hungrigen und Satten groß. Durch die Armut auf dem Lande müssen viele ihr Pachtland aufgeben und verlieren ihre Arbeitsplätze. Die Verstädterung ist dadurch schneller vorangeschritten als die Schaffung neuer Arbeitsplätze. Hunger von Millionen in den Slums der Städte ist das Ergebnis.

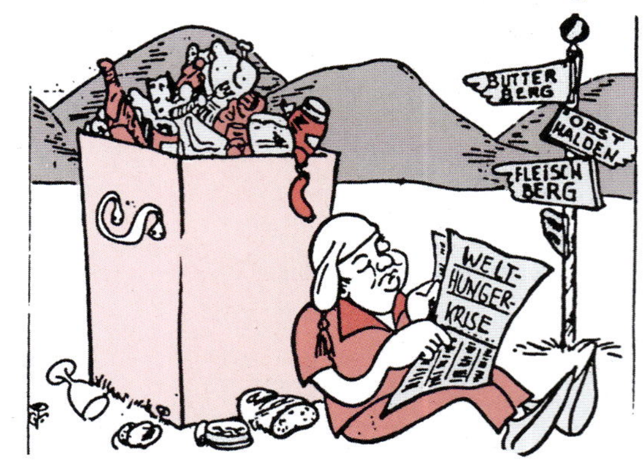

Abb. 2: „Die wissen nicht, woher nehmen, wir nicht, wohin tun – so hat jeder seine Sorgen.“

Erst nehmen – dann geben

Während die Agrarberge in den Industrienationen wachsen, haben Millionen Menschen in den Entwicklungsländern nicht genug zu essen. Die Industrieländer leisten sich auf Kosten der Dritten Welt einen zu hohen Fleischkonsum. 40 % der Weltgetreideernte wird an Masttiere verfüttert, mit dieser Menge könnten 2,5 Milliarden Menschen ernährt werden. Rund ein Zehntel der europäischen Milch-, Fleisch- und Eierproduktion basiert auf Futtermitteln aus den Entwicklungsländern, wo Landmangel und Hunger allgegenwärtig sind. Ohne Importe gäbe es kaum Überschüsse. Die importierten Futtermittel setzen hiesiges Getreide frei, das sonst verfüttert würde.

Jahr für Jahr werden Millionen Tonnen an überschüssigen Lebensmitteln als **„Hilfslieferungen"** aus den Vereinigten Staaten und der Europäischen Union wieder in die Entwicklungsländer exportiert, vor allem Getreide, Magermilchpulver, Speisefette und Zucker. Ca. 70 % der Lebensmittellieferungen unterliegen keiner zielgerichteten Bestimmung in den Empfängerländern. Die Regierungen verfügen in der Regel über die Verwendung der Lebensmittel.

Eine Karikatur, in der ein Europäer einem armen Bauern aus einem Entwicklungsland die letzten Halme fortnimmt, um sie seiner Kuh ins Maul zu stopfen, und dabei die Lieferung von Milchpulver verspricht, beschreibt die gegenwärtige Situation.

Durch diese Lebensmittelhilfen werden die Agrarüberschüsse der Industrienationen verringert. Für die Entwicklungsländer haben diese Billiglieferungen teilweise schlimme Folgen. Ein Beispiel sei erwähnt:

Die Hungerkatastrophe von 1984/85 im Sudan war bereits überwunden. Doch die Lebensmittelhilfe wurde fortgeführt, so fiel der Getreidepreis pro Sack von 230 Pfund auf 6 Pfund. Die Kosten für Ernte und Transport zu den Märkten waren nun höher als der Erlös. Die Bauern ernteten nur für den Eigenbedarf, die nächste Lebensmittelknappheit wurde dadurch bereits vorprogrammiert. Kleinbauern, die nur für den eigenen Bedarf produzieren, werden nicht selten von großen Betrieben verdrängt. Die Einkommensgrundlage wird zerstört. Um für die Familie Einkommen zu erwirtschaften, erfolgt häufig eine Abwanderung in die Städte oder in das Ausland.

Fehlende Straßen, Transportmittel usw. behindern darüber hinaus die Verteilung der Lebensmittel. Die Lebensmittellieferungen erreichen häufig nur die Menschen in den Städten, die Diskrepanz zwischen Land- und Stadtbevölkerung wird also vergrößert. Lebensmittelhilfen ermöglichen es außerdem, dass Regierungen längst notwendige Reformen aufschieben.

Die Hilfslieferungen aus den Industrienationen berücksichtigen zudem nicht die Ernährungsgewohnheiten der Menschen in den Entwicklungsländern. Z. B. Milchpulver kann hier kaum hygienisch einwandfrei zubereitet werden, außerdem wird die Lactoseintoleranz der Menschen in Afrika nicht beachtet, vgl. S. 126. Oder der gelieferte Weizen verdrängt einheimische Erzeugnisse wie Hirse oder Mais. Durch Lebensmittellieferungen kann es also zu einer Veränderung der Verzehrsgewohnheiten kommen, die Menschen kaufen ausländische Produkte, die im eigenen Land nicht ausreichend produziert werden.

Aufgabe

Erläutern Sie die wirtschaftliche Situation – das Ungleichgewicht im Welthandel – der Entwicklungsländer mithilfe der Karikatur.

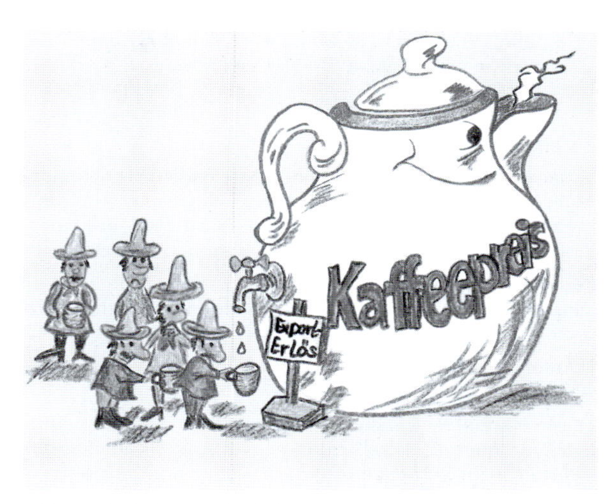

Abb. 1: Ihr bekommt doch die Devisen

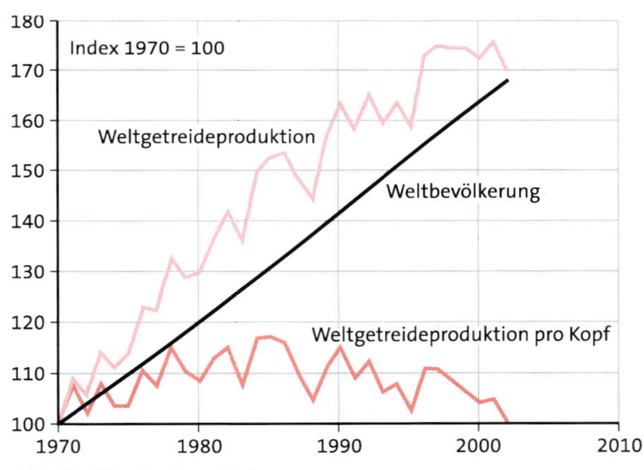

Abb. 2: Wettlauf um Nahrung

Fairer Handel – auch im Internet

TransFair-Siegel fördert benachteiligte Produzenten in Afrika, Asien und Lateinamerika: www.transfair.org

Hand in Hand kennzeichnet fair gehandelte Produkte der Rapunzel Naturkost AG: www.rapunzel.de

Banafair e. V. vertreibt Biobananen und unterstützt so Projekte, die der Verbesserung der Lebens- und Arbeitsbedingungen dienen: www.banafair.de

gepa Fair Handelshaus ist die größte faire Handelsorganisation in Europa: www.gepa.de

Flower Label Program (FLP) ist das Gütesiegel für Schnittblumen aus Entwicklungsländern, die unter menschenwürdigen und umweltfreundlichen Bedingungen produziert wurden: www.fairflowers.de

Lebensmittelhilfen

- können die Erzeugerpreise senken und so die landwirtschaftliche Produktion in den Entwicklungsländern beeinträchtigen.
- begünstigen eine Vernachlässigung des Agrarsektors durch die Regierungen.
- führen zu einer Änderung der Verzehrsgewohnheiten, die durch die einheimische Nahrungsproduktion nicht befriedigt werden können.

Projekt-/Programmhilfen

Lebensmittelhilfen aus den Industrienationen sollten lediglich kurzfristig bei Naturkatastrophen oder im Rahmen von Entwicklungsprojekten als Starthilfe oder Überlebenshilfe für sozial Schwächere eingesetzt werden.

Food-for-work: Bei diesen entwicklungsfördernden Projekten, z.B. im Straßenbau, erhalten die Arbeiter ihre Entlohnung in Form von Naturalien.

Daneben werden Schul- und Mutter-und-Kind-Speisungsprogramme durchgeführt.

Fairer Handel – Trans-Fair will gerechte Handelsbedingungen/Preise für Produzenten in Entwicklungsländern schaffen – zur Verbesserung der Lebensbedingungen.

Ernährungsberatung

Unbestritten ist, dass Bildung und Wissen das Ernährungsverhalten der Menschen beeinflussen. Umgekehrt ist Bildung und Wissen jedoch auch kein Garant für ein richtiges Ernährungsverhalten.

Es kann ein deutlicher Zusammenhang zwischen Sterblichkeit der Kinder unter 5 Jahren und dem Bildungsniveau der Frauen festgestellt werden.

Ernährungsberater werden in den Entwicklungsländern in Zukunft viele wichtige Aufgaben zu erfüllen haben.

Eine Ernährungsberatung muss immer den örtlichen Gegebenheiten entsprechen. Oft wird mündliche Aufklärung – unterstützt durch die Massenmedien – notwendig sein, um auch die Analphabeten zu erreichen.

Die Ernährungsberater müssen Wege aufzeigen, die eine vollwertige Nahrungszusammenstellung für alle Altersgruppen ermöglichen. In Beratungsstellen müssen z.B. die Mütter auf die besonderen Ernährungsbedürfnisse der Säuglinge und Kinder hingewiesen werden.

Zur Verbesserung der Ernährungssituation ist es zweckmäßig festzustellen, ob es in dem betroffenen Gebiet qualitativ hochwertige Pflanzen gibt, die noch nicht für die Ernährung genutzt wurden. In den Anden hat man z.B. eine eiweißreiche Wildlupine gefunden, die geeignet war, die dortige Ernährungssituation zu verbessern.

Schließlich muss die Bevölkerung auch über eine sachgerechte Vorratshaltung und Schädlingsbekämpfung unterrichtet werden.

Wie schwierig sich jede Art der Ernährungsberatung bzw. -erziehung gestaltet, ist uns aus unserer eigenen Geschichte bekannt. Friedrich der Große hatte z.B. bei der Einführung der Kartoffel – trotz der damaligen Hungersnot – große Widerstände zu überwinden. Auch heute ist es nicht leicht, die Menschen von den veränderten Nahrungsbedürfnissen zu überzeugen.

Zukunftsperspektiven

Lebensmittelhilfen können die Ursachen des Hungers nicht beseitigen. Die Unterschiede zwischen Lebensmittelproduktion und Zugang zu dem vorhandenen Lebensmittelangebot sind in vielen Ländern enorm. Menschen, die hungern, haben meist nicht genügend Land oder Arbeit bzw. die Länder leiden unter Bürgerkriegen oder Naturkatastrophen. Langfristig können die Ernährungsprobleme nur gelöst werden, wenn die Bedingungen für die eigene Lebensmittelproduktion durch die einheimische Bevölkerung in den Entwicklungsländern verbessert werden.

Die ungleiche Nahrungsverteilung in der Welt ist eine Herausforderung an alle Menschen. Ein Ausgleich kann nur geschaffen werden, wenn alle Staaten zur Zusammenarbeit bereit sind. Die Ernährungs- und Landwirtschaftsorganisation der Vereinten Nationen (FAO) erarbeitet einen „Weltleitplan" zur Verhinderung einer Welternährungskrise. Dieser Plan soll eine internationale Agrar- und Ernährungspolitik ermöglichen. Auch andere Organisationen bemühen sich seit langem um die Bekämpfung des Hungers in der Welt.

Einige Organisationen sollen hier genannt werden:

Deutsche Welthungerhilfe (Nationalkomitee der Welthungerkampagne bei der FAO)

United Nations Children's Emergency Found (UNICEF)

United Nations Educational, Scientific and Cultural Organization (UNESCO)

World Health Organization (WHO)

Kirchliche Hilfswerke:
Brot für die Welt und Misereor

Indira Gandhi formulierte die Verpflichtung der Industriestaaten in deutlicher Form:
„Für die entwickelten Nationen heißt die Frage nicht, ob sie es sich leisten können, den Entwicklungsländern zu helfen, sondern ob sie es sich leisten können, ihnen nicht zu helfen."

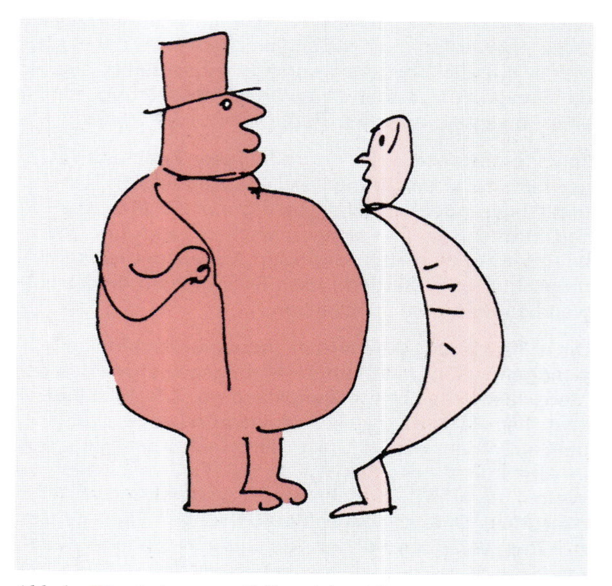

Abb. 1: Wir sind arm, weil ihr reich seid

„Die beste Hilfe, die wir den Menschen in Entwicklungsländern geben können, ist ein gutes Vorbild. Eine ökologisch sinnvollere Lebensweise ist für das Überleben aller Menschen unabdingbar. Jeder von uns sollte überlegen, wo und wie er seinen Beitrag dazu leisten kann. Ein Beginn wäre, auf veredelte tierische Lebensmittel weitgehend zu verzichten und pflanzliche Produkte vermehrt zu verzehren." (Leitzmann)

- Entwicklungshilfe und damit auch Lebensmittelhilfe hat nur als Hilfe zur Selbsthilfe eine Berechtigung und Aussicht auf Erfolg.
- Das geringe Pro-Kopf-Einkommen, die fehlende Kaufkraft der Hungernden, ist eine Hauptursache für die unzureichende Nahrungsproduktion in den Entwicklungsländern. Niedrige Lebensmittelpreise führen ebenfalls zu einer Verschlechterung der Ernährungslage.
- Nahrungsmangel ist ein politisches und wirtschaftliches Problem.
  Die einheimischen Regierungen müssen durch folgende Maßnahmen Voraussetzungen für eine bessere Lebensmittelproduktion und damit eine ausreichende Versorgung der Bevölkerung schaffen:
  - Durchführung einer Agrarreform, die sowohl technologische als auch strukturelle Aspekte umfasst.
  - Eine verstärkte genetisch-biologische Grundlagenforschung, die verbesserte Sorten entwickelt, mit denen es z.B. möglich wäre, auch während der Monsunzeit Reisanbau zu betreiben.
  - Ausdehnung der bewässerten Flächen, um die Winteranbaumöglichkeiten zu verbessern. Die zahlreichen Flüsse und das reichhaltige Grundwasserpotential bieten hierfür genügend Reserven.
  - Bessere Versorgung mit Düngemitteln und Pestiziden. Dafür wäre eine steigende inländische Produktion ebenso wichtig wie ein Ausbau der Transportinfrastruktur.
  - Staatliche Subventionen für die wichtigsten Produktionsmittel wie Saatgut, Wasser, Düngemittel und Pestizide.
  - Verbesserte sanitäre Einrichtungen, Versorgung mit sauberem Trinkwasser.
  - Gezielte Ausbildung und Beratung der Bauern.
  - Ernährungsberatung, Ergänzungsspeisungen.
  - Mechanisierung der Landwirtschaft durch „angepasste Technologie" im Hinblick auf die verbreitete Unterbeschäftigung.
  - Aufbau eines leistungsfähigen Kreditsystems.
  - Verbesserung von Lagerung und Vermarktung.
  - Förderung des Zusammenschlusses von Kleinbauern zu Genossenschaften.
  - Revision der Pachtsysteme (im Zusammenhang mit einer umfassenden Agrarreform).

Ich war hungrig,
und ihr habt meine Nahrungsmittel
eurem Vieh gefüttert.

Ich war hungrig,
und ihr wolltet nicht auf das
Steak aus Südamerika verzichten.

Ich war hungrig,
und eure Konzerne pflanzten
auf meinen besten Böden
eure Wintertomaten.

Ich war hungrig,
aber wo Reis für meine täglichen
Mahlzeiten wachsen könnte,
wird Tee für euch angebaut.

Ich war hungrig,
aber ihr habt aus Zuckerrohr
und Maniok Treibstoff für
eure Autos destilliert.

Ich war hungrig,
aber die Abwässer eurer Fabriken
vergiften die Fischgründe.

Ich war hungrig,
aber mit eurem Geld habt ihr
mir die Nahrungsmittel
weggekauft.

Ich war hungrig,
aber für eure Schlemmer
werden exotische Früchte auf
meinem Land angebaut.

Ich war hungrig,
aber ihr habt mir nicht
zu essen gegeben.

von Bertold Burkhardt

Aufgaben

1. *Orientieren Sie sich über die Verzehrsgewohnheiten in anderen Ländern. Versuchen Sie diese zu beurteilen.*
2. *Erläutern Sie den Teufelskreis der Armut, vgl. S. 441.*
3. *Diskutieren Sie Ursachen für die ungleiche Nahrungsversorgung in Industrie- und Entwicklungsländern.*
4. *Führen Sie eine Pro-und-Kontra-Diskussion: „Lebensmittelhilfe für Entwicklungsländer".*
5. *Informieren Sie sich über die Arbeit von Entwicklungshilfeorganisationen.*
   Fordern Sie Informationsmaterial an.
6. *Nehmen Sie Stellung zu den folgenden Aussagen:*
   „Entwicklung ist ein neues Wort für Frieden. Entwicklungshilfe muss Hilfe zur Selbsthilfe sein."
7. *Sammeln Sie Pro- und Kontra-Argumente zu folgender Aussage:*
   „Die Karikatur auf S. 444 und das Gedicht auf S. 445 vernachlässigen völlig den Aspekt der Eigenverantwortung."

Nährwerttabelle

Lebensmittel 100 g bzw. ml eingekaufte Menge	Energie kJ	Energie kcal	Eiweiß g	Fett g	Cholesterin mg	Kohlenhydrate g	Ballaststoffe g	Wasser ml	Mineralstoffe: Natrium mg	Mineralstoffe: Kalium mg	Mineralstoffe: Calcium mg	Mineralstoffe: Phosphor mg	Mineralstoffe: Magnesium mg
Alkoholfreie Getränke													
Apfelsaft	200	48	+	+	0	12	+	87	2	115	7	7	4
Apfelfruchtsaftgetränk	200	48	+	+	0	12	+	87	1	57	3	3	2
Colagetränk	190	45	0	0	0	11	0	88	8	1	4	15	1
Colagetränk, light	10	2	0	0	0	+	0	99	8	1	3	17	1
Früchtetee	4	1	0	0	0	0	0	99	1	25	10	30	10
Gemüsesaft	100	24	1	+	0	6	+	92	100	240	40	20	15
Grapefruitsaft	150	36	1	+	0	10	+	88	1	150	8	13	8
Holunderbeersaft	160	38	2	+	0	8	+	90	1	288	5	45	4
Johannisbeernektar, rot	210	50	0	+	0	12	+	86	1	110	7	7	5
Johannisbeernektar, schwarz	230	55	0	+	0	13	+	85	5	98	15	10	5
Kaffee, gebrüht	0	0	0	0	0	0	0	99	1	65	2	2	5
Karottensaft	115	27	1	+	0	6	+	92	52	220	27	31	5
Kirschsaft	180	43	1	+	0	5	+	93	1	100	8	10	4
Limonade	190	45	0	0	0	12	0	88	5	1	5	15	2
Limonade, light	20	5	0	0	0	1	0	99	6	1	5	3	1
Mineralwasser	0	0	0	0	0	0	0	99	50	4	10	55	12
Multivitaminnektar	195	46	1	+	0	11	+	87	5	170	20	6	5
Orangensaft	200	48	1	+	0	10	+	88	1	185	13	17	12
Orangennektar	200	48	+	+	0	10	+	88	1	90	7	8	6
Passionsfruchtsaft	250	60	+	+	0	14	+	86	1	215	9	20	3
Tee, schwarzer	0	0	0	0	0	0	0	99	1	20	10	30	10
Tomatensaft	85	20	1	+	0	4	+	94	5	230	15	15	15
Traubensaft	310	74	+	+	0	18	+	80	3	150	12	12	9
Zitronensaft	105	25	0	0	0	8	+	90	1	140	11	11	10
Getreide und Mehle													
Amarant	1525	363	15	9	0	57	4	17	25	485	215	585	310
Buchweizen, Korn geschält	1425	339	9	2	0	71	4	12	2	325	20	255	85
Buchweizen, Vollkornmehl	1450	345	3	3	0	68	3	31	1	680	35	260	50
Buchweizen, Grütze	1420	338	8	2	0	73	3	12	1	220	10	150	50
Gerste, Vollkorn	1330	317	10	2	0	63	10	13	18	440	40	340	110
Gerste, Graupen	1420	338	10	1	0	71	5	11	5	190	15	190	20
Grünkern/Dinkel, Vollkorn	1370	326	11	3	0	63	9	12	3	450	22	410	130
Grünkern/Dinkel, Mehl	1460	348	10	2	0	71	6	8	3	350	20	410	130
Hafer, Vollkorn	1490	355	12	7	0	60	6	13	8	355	80	340	130
Hirse, Vollkorn	1490	355	10	4	0	69	4	11	3	350	25	310	170
Hirse, Mehl	1520	362	10	4	0	70	3	11	2	300	22	290	150
Mais, Vollkorn	1390	331	9	4	0	65	9	11	6	330	15	250	120
Popcorn	1540	367	13	5	0	68	8	5	3	240	11	280	10
Mais, Stärke	1450	345	+	+	0	86	1	12	3	7	2	30	2
Mais, Polenta	1485	354	9	1	0	75	5	9	1	140	2	75	25
Reis, Vollkorn	1450	345	7	2	0	73	3	13	10	150	23	325	155
Reis, poliert	1460	348	7	1	0	78	1	11	6	100	6	120	65
Reis, Vollkorn, gekocht	540	129	3	1	0	27	1	66	3	80	33	110	25
Reis, poliert, gekocht	530	126	2	+	0	29	+	73	2	33	9	35	8
Reis, parboiled, gekocht	525	125	2	+	0	28	+	68	140	30	33	75	8
Wildreis	1420	338	7	2	0	73	3	13	10	150	25	325	120
Roggen, Vollkorn	1250	298	9	2	0	61	13	13	40	510	65	340	120
Roggenmehl, Type 1150	1345	320	8	1	0	68	8	14	2	300	20	200	70
Roggenmehl, Type 1700	1230	293	10	2	0	59	13	14	1	440	25	325	85
Roggenkeime	1645	392	39	10	0	33	17	1	2	440	40	1000	110
Weizen, Vollkorn	1320	314	12	2	0	61	10	13	8	500	44	350	15

Eisen mg	Iod µg	Vitamine Vitamin A µg	Vitamin E mg	Vitamin B_1 mg	Vitamin B_2 mg	Niacin mg	Vitamin B_6 mg	Vitamin B_{12} µg	Vitamin C mg	Menge* g bzw. ml	Lebensmittel
											Alkoholfreie Getränke
0,3	0	7	0,1	0,02	0,02	0,3	0,05	0	1	200	Apfelsaft
0,1	0	3	0,1	0,01	0,01	0,1	0,03	0	0	200	Apfelfruchtsaftgetränk
0	0	0	0	0	0	0	0	0	0	200	Colagetränk
0	0	0	0	0	0	0	0	0	0	200	Colagetränk, light
0,1	0	0	0	0,01	0,01	0	0,01	0	0	200	Früchtetee
0,3	0	50	0,2	0,05	0,05	0,3	0,10	0	10	200	Gemüsesaft
0,5	0	2	0,1	0,03	0,02	0,2	0,01	0	35	200	Grapefruitsaft
1,0	0	40	0,1	0,03	0,06	0,4	0,09	0	26	200	Holunderbeersaft
0,3	0	4	0,1	0,01	0,01	0,1	0,01	0	6	200	Johannisbeernektar, rot
0,3	0	4	0,1	0,01	0,01	0,1	0,01	0	30	200	Johannisbeernektar, schwarz
0,1	0	0	0	0	0,01	0	0	0	0	150	Kaffee, gebrüht
0,2	0	437	0	0,01	0,01	0	0,01	0	4	200	Karottensaft
0,2	0	1	0,1	0,01	0,01	0	0	0	5	200	Kirschsaft
0,1	0	0	0	0	0	0	0	0	0	200	Limonade
0,1	0	0	0	0	0	0	0	0	0	200	Limonade, light
0,2	0	0	0	0	0	0	0	0	0	200	Mineralwasser
0,3	0	220	6,0	0,50	0,80	0,8	0,80	1,5	40	200	Multivitaminnektar
0,3	0	12	0,1	0,08	0,02	0,3	0,03	0	44	200	Orangensaft
0,1	0	6	0,1	0,04	0,01	0,1	0,02	0	40	200	Orangennektar
0,3	0	2	0,1	0,02	0,10	2,0	0,05	0	30	200	Passionsfruchtsaft
0,1	0	0	0	0	0,01	0	0	0	0	150	Tee, schwarzer
0,6	0	90	0,1	0,05	0,04	0,7	0,10	0	17	200	Tomatensaft
0,4	0	1	0,2	0,04	0,02	0,2	0,02	0	1	200	Traubensaft
0,1	0	0	0	0,04	0,01	0,1	0,05	0	53	200	Zitronensaft
											Getreide und Mehle
9,0	2	+	1,0	0,80	0,20	1,1	0,30	0	0	EL 10	Amarant
3,2	3	0	3,7	0,25	0,15	2,9	0,58	0	0	EL 10	Buchweizen, Korn geschält
2,2	3	0	2,1	0,58	0,15	2,9	0,42	0	0	EL 10	Buchweizen, Vollkornmehl
2,0	2	0	0,1	0,30	0,08	2,5	0,40	0	0	EL 10	Buchweizen, Grütze
2,8	7	1	0,7	0,45	0,18	4,8	0,56	0	0	EL 10	Gerste, Vollkorn
2,0	3	0	0,2	0,10	0,08	3,1	0,22	0	0	EL 10	Gerste, Graupen
4,2	1	10	1,6	0,40	0,15	1,5	0,45	0	0	EL 10	Grünkern/Dinkel, Vollkorn
4,2	1	5	0,8	0,50	0,10	1,5	0,45	0	0	EL 10	Grünkern/Dinkel, Mehl
5,8	6	0	0,9	0,52	0,17	2,4	0,96	0	0	EL 10	Hafer, Vollkorn
7,0	3	0	+	0,26	0,14	1,8	0,75	0	0	EL 10	Hirse, Vollkorn
6,0	2	0	1,0	0,25	0,10	1,5	0,60	0	0	EL 10	Hirse, Mehl
2,1	3	370	2,0	0,36	0,20	0,7	0,40	0	0	EL 10	Mais, Vollkorn
1,7	2	0	1,5	0,30	0,12	0,5	0,02	0	0	40	Popcorn
0,5	+	0	0	0	0,01	0	0,01	0	0	EL 10	Mais, Stärke
3,9	2	300	0,7	0,65	0,38	0,5	0,15	0	0	EL 10	Mais, Polenta
2,6	2	0	0,6	0,40	0,09	5,4	0,67	0	0	60	Reis, Vollkorn
0,6	2	0	0,1	0,06	0,03	1,7	0,15	0	0	60	Reis, poliert
0,7	2	0	0,2	0,07	0,02	4,0	0,02	0	0	150	Reis, Vollkorn, gekocht
0,1	2	0	0,2	0,01	0,01	3,0	0,01	0	0	150	Reis, poliert, gekocht
0,7	2	0	0,1	0,05	0,01	3,2	0,02	0	0	150	Reis, parboiled, gekocht
2,0	2	0	1,0	4,00	0,09	4,5	0,65	0	0	40	Wildreis
4,6	7	60	2,0	0,35	0,17	1,8	0,30	0	0	60	Roggen, Vollkorn
2,4	4	41	1,2	0,22	0,10	1,2	0,20	0	0	EL 10	Roggenmehl, Type 1150
2,7	5	58	1,5	0,30	0,14	1,9	0,25	0	0	EL 10	Roggenmehl, Type 1700
9,0	8	340	12,6	1,00	0,85	2,3	1,80	0	0	EL 10	Roggenkeime
3,3	5	3	1,4	0,50	0,15	5,1	0,45	0	0	EL 10	Weizen, Vollkorn

* Menge in Portion, Stück/Scheibe, EL oder TL. Rechenbeispiele: z.B. Portion ≙ 125 g ⇒ Nährwertangaben × 1,25; EL ≙ 10 g ⇒ Nährwertangaben × 0,10
+ ≙ Nährstoff nur in Spuren enthalten

Lebensmittel 100 g bzw. ml eingekaufte Menge	Energie		Eiweiß	Fett	Choles-terin	Kohlen-hydrate	Ballast-stoffe	Wasser	**Mineralstoffe**				
	kJ	kcal	g	g	mg	g	g	ml	Natrium mg	Kalium mg	Calcium mg	Phos-phor mg	Mag-nesium mg
Weizenmehl, Type 405	1410	336	10	1	0	71	4	13	2	108	15	75	20
Weizenmehl, Type 550	1370	326	11	1	0	68	4	15	3	125	15	110	20
Weizenmehl, Type 1700	1290	307	11	2	0	60	10	15	2	290	40	370	70
Weizen, Stärke	1455	346	+	+	0	86	1	12	2	16	0	20	4
Weizen, Grieß	1365	325	10	1	0	70	7	10	1	110	15	90	30
Weizen, Flocken	1275	304	12	2	0	61	10	13	2	380	36	340	150
Weizen, Keime	1260	300	27	9	0	24	24	12	2	840	70	1100	250
Weizen, Kleie	810	193	15	5	0	21	42	15	2	1400	45	1280	590
Brot und Brötchen													
Baguette	1130	269	8	1	0	55	3	31	415	88	18	105	19
Brötchen (Semmel), Roggen	1050	250	8	1	0	49	5	35	420	160	20	165	35
Brötchen (Semmel), Weizen	1060	252	8	2	0	50	3	36	555	110	27	102	30
Croissant, Blätterteig	1715	408	6	26	80	35	1	31	300	100	80	80	20
Grahambrot	910	217	8	1	0	44	8	37	430	210	45	245	40
Knäckebrot, Roggen	1325	315	9	1	0	66	14	9	460	435	85	300	68
Knäckebrot, Weizen	1400	333	11	1	0	68	10	9	440	420	125	300	80
Laugenbrezel, -brötchen	1060	252	8	1	0	50	2	38	1750	120	20	98	20
Mehrkornbrot	905	215	8	2	0	43	9	36	525	290	25	270	70
Pumpernickel	850	202	7	1	0	41	10	40	370	340	55	145	80
Roggenbrot, Graubrot	950	226	6	1	0	48	6	38	550	160	30	120	35
Roggenmischbrot	925	220	6	1	0	45	6	41	535	185	25	136	45
Roggenvollkornbrot	860	205	7	1	0	41	8	31	525	290	40	200	64
Toastbrot, Roggen	1090	260	7	4	0	48	4	36	570	270	35	225	31
Toastbrot, Vollkorn	995	237	8	3	0	45	7	35	750	320	55	250	56
Toastbrot, Weizen	1110	264	7	4	0	48	4	36	550	160	45	92	28
Weißbrot, Weizenbrot	990	236	8	1	0	48	4	38	540	130	60	90	25
Weizenmischbrot	1000	238	6	1	0	50	4	38	550	175	20	130	26
Weizenvollkornbrot	860	205	7	1	0	41	8	42	380	270	60	195	90
Paniermehl	1510	360	12	2	0	72	4	9	600	150	30	120	30
Dauerbackwaren und Kuchen													
Butterkeks	1820	433	8	11	80	74	3	3	380	140	45	120	25
Cracker	1880	448	11	14	0	68	3	3	530	165	25	160	30
Erdnussflips	2330	555	10	35	0	46	4	4	765	205	20	130	50
Salzstangen	1465	349	9	1	0	76	1	12	1790	125	145	130	20
Vollkornkekse	1810	431	11	21	0	44	8	14	295	280	75	295	75
Zwieback	1565	373	9	4	60	73	4	9	250	250	20	100	15
Apfelkuchen, Hefeteig	590	140	3	3	22	23	2	67	10	120	20	40	10
Apfelkuchen, Rührteig	910	217	3	9	90	28	1	57	70	90	65	80	8
Apfelkuchen, Mürbeteig	905	215	3	8	20	31	2	54	85	100	55	65	9
Apfelstrudel	880	210	3	9	20	28	2	57	75	90	60	70	9
Berliner, Krapfen	1400	333	9	12	125	44	1	32	240	115	35	110	17
Biskuitrolle, Konfitüre	1190	283	5	2	110	23	1	67	70	80	60	90	8
Butterkuchen	1600	381	6	18	45	47	2	26	10	110	40	80	18
Hefezopf	1325	315	8	9	105	47	2	33	30	185	40	100	18
Käsekuchen	1010	240	11	7	50	31	2	57	45	120	75	150	14
Käsesahnetorte	1110	264	8	12	155	28	+	50	50	85	55	105	8
Nusskuchen	1910	455	5	33	155	28	1	31	375	120	260	260	25
Nusssahnetorte	1370	326	4	21	115	27	1	45	70	115	95	110	18

Eisen mg	Iod µg	Vitamine: Vitamin A µg	Vitamin E mg	Vitamin B_1 mg	Vitamin B_2 mg	Niacin mg	Vitamin B_6 mg	Vitamin B_{12} µg	Vitamin C mg	Menge* g bzw. ml	Lebensmittel
1,9	1	0	0,4	0,06	0,03	0,5	0,18	0	0	EL 10	Weizenmehl, Type 405
1,1	1	0	0,5	0,11	0,10	0,5	0,10	0	0	EL 10	Weizenmehl, Type 550
3,3	2	0	1,4	0,45	0,15	4,8	0,46	0	0	EL 10	Weizenmehl, Type 1700
0	0	0	0	0	0	+	0	0	0	EL 10	Weizen, Stärke
1,0	5	0	1,8	0,12	0,04	1,5	0,10	0	0	EL 10	Weizen, Grieß
3,2	5	20	1,4	0,36	0,12	4,5	0,45	0	0	EL 10	Weizen, Flocken
8,1	7	10	11,7	2,00	0,72	4,5	3,30	0	0	EL 10	Weizen, Keime
3,6	7	5	2,8	0,65	0,51	18,0	2,50	0	0	EL 10	Weizen, Kleie
											Brot und Brötchen
1,2	2	0	0,3	0,06	0,05	1,1	0,09	0	0	80	Baguette
2,0	9	0	0,5	0,15	0,08	0,9	0,12	0	0	40	Brötchen (Semmel), Roggen
1,2	2	0	0,3	0,10	0,03	1,1	0,04	0	0	40	Brötchen (Semmel), Weizen
1,0	6	120	1,0	0,06	0,05	2,5	0,06	0	0	30	Croissant, Blätterteig
1,6	9	2	0	0,21	0,20	2,5	0,25	0	0	50	Grahambrot
4,7	6	2	1,6	0,20	0,18	1,1	0,30	0	0	10	Knäckebrot, Roggen
4,0	6	0	1,0	0,20	0,18	1,1	0,35	0	0	10	Knäckebrot, Weizen
0,9	6	4	0,4	0,10	0,10	1,8	0,07	0	0	55	Laugenbrezel, -brötchen
2,2	6	0	1,0	0,13	0,12	1,2	0,19	0	0	40	Mehrkornbrot
1,9	6	0	0,9	0,05	0,05	1,2	0,10	0	0	30	Pumpernickel
2,5	9	0	0,7	0,18	0,11	0,9	0,11	0	0	40	Roggenbrot, Graubrot
2,4	6	0	1,0	0,17	0,08	1,0	0,12	0	0	40	Roggenmischbrot
3,3	9	5	2,0	0,18	0,15	0,6	0,15	0	0	50	Roggenvollkornbrot
1,8	6	25	1,5	0,13	0,35	1,1	0,25	0	0	20	Toastbrot, Roggen
1,6	6	25	1,8	0,15	0,30	1,1	0,14	0	0	20	Toastbrot, Vollkorn
1,4	6	25	1,0	0,10	0,19	1,0	0,10	0	0	20	Toastbrot, Weizen
1,0	6	0	0,3	0,38	0,06	1,0	0,04	0	0	30	Weißbrot, Weizenbrot
1,5	6	0	0,4	0,14	0,17	1,2	0,09	0	0	40	Weizenmischbrot
2,0	6	5	1,0	0,25	0,15	2,5	0,36	0	0	50	Weizenvollkornbrot
2,6	6	0	0,4	0,20	0,30	1,0	0,11	0	0	EL 10	Paniermehl
											Dauerbackwaren und Kuchen
1,8	6	135	1,4	0,05	0,08	0,5	0,08	0	0	6	Butterkeks
1,5	6	20	0,8	0,13	0,15	0,5	0,11	0	0	5	Cracker
2,7	6	80	5,5	0,35	0,20	8,0	0,10	0	0	40	Erdnussflips
0,8	6	0	0,4	0,02	0,05	0,5	0,05	0	0	10 St. 10	Salzstangen
3,2	6	18	7,6	0,72	0,84	1,0	0,25	0	0	5	Vollkornkekse
1,0	6	6	1,0	0,11	0,07	1,3	0,04	0	0	10	Zwieback
0,6	6	18	0,5	0,04	0,07	1,2	0,05	0,1	6	100	Apfelkuchen, Hefeteig
0,6	6	35	0,5	0,03	0,06	0,7	0,04	0,2	2	100	Apfelkuchen, Rührteig
0,6	6	50	1,6	0,03	0,04	0,7	0,04	0,1	5	100	Apfelkuchen, Mürbeteig
0,6	6	22	2,0	0,03	0,05	0,7	0,04	0	4	100	Apfelstrudel
1,3	6	35	0,6	0,07	0,12	2,3	0,10	0,3	0	55	Berliner, Krapfen
0,8	6	27	0,3	0,03	0,06	1,0	0,04	0,3	2	50	Biskuitrolle, Konfitüre
0,9	6	80	1,0	0,05	0,09	1,7	0,07	0,3	0	55	Butterkuchen
1,3	6	45	0,6	0,06	0,12	1,5	0,09	0,3	0	50	Hefezopf
0,7	6	35	0,5	0,04	0,24	0,7	0,20	0,8	0	140	Käsekuchen
0,7	6	45	0,4	0,03	0,17	0,2	0,05	0,7	0	140	Käsesahnetorte
1,1	6	110	7,0	0,07	0,10	1,9	0,08	0,4	0	55	Nusskuchen
0,7	6	80	2,0	0,04	0,11	0,2	0,06	0,4	0	140	Nusssahnetorte

* Menge in Portion, Stück/Scheibe, EL oder TL. Rechenbeispiele: z.B. Portion ≙ 125 g ⇒ Nährwertangaben × 1,25; EL ≙ 10 g ⇒ Nährwertangaben × 0,10
+ ≙ Nährstoff nur in Spuren enthalten

Lebensmittel 100 g bzw. ml eingekaufte Menge	Energie		Eiweiß	Fett	Choles-terin	Kohlen-hydrate	Ballast-stoffe	Wasser	Mineralstoffe				
									Natrium	Kalium	Calcium	Phos-phor	Mag-nesium
	kJ	kcal	g	g	mg	g	g	ml	mg	mg	mg	mg	mg
Obsttorte, Biskuit	850	202	2	2	250	40	5	39	70	115	35	80	8
Obsttorte, Mürbeteig	1150	274	3	11	60	38	4	42	35	160	30	65	11
Schwarzwälder Kirschtorte	1100	264	3	14	95	29	1	52	35	95	50	70	11
Streuselkuchen	1635	389	6	15	40	54	1	21	10	90	30	130	8
Waffeln	1745	415	4	30	205	30	1	34	100	70	100	125	8
Zitronenkuchen	2280	543	7	33	20	50	+	9	690	60	50	100	10
Backpulver	420	100	+	0	0	25	0	0	11800	50	1100	8430	9
Hefe	960	229	48	4	0	38	6	2	35	650	28	600	28
Frühstückszerealien													
Cornflakes	1490	355	7	1	0	80	4	12	910	140	13	60	14
Getreideflocken	1420	338	10	4	0	61	8	15	5	435	55	305	95
Hafer, Schmelzflocken	1480	352	12	8	0	58	5	15	5	320	65	350	135
Haferflocken, kernige	1568	373	13	7	0	63	5	13	5	340	50	380	140
Müsli mit Nüssen	1670	398	12	12	0	55	7	12	5	450	90	350	110
Müsli mit Trockenobst	1475	351	9	5	0	61	8	15	15	520	70	275	120
Teigwaren/Nudeln													
Eierteigwaren, ungekocht	1515	361	12	3	95	70	3	10	15	160	25	190	65
Eierteigwaren, gekocht	610	145	5	1	40	28	1	64	160	20	10	50	10
Vollkornteigwaren, ungekocht	1430	340	13	4	70	60	9	12	60	350	50	350	130
Vollkornteigwaren, gekocht	575	137	5	2	30	24	4	63	110	25	25	50	20
Kartoffeln und -produkte													
Pellkartoffeln, gegart	330	79	2	+	0	17	2	77	3	420	10	50	23
Salzkartoffeln	290	69	2	+	0	15	2	79	130	370	20	50	23
Bratkartoffeln	675	161	3	8	1	19	2	66	250	420	12	65	20
Kartoffelkroketten	1120	267	2	18	55	23	1	54	380	420	12	80	20
Kartoffelbrei	315	75	2	2	8	12	1	81	165	260	42	85	15
Kartoffelchips	2295	546	6	40	0	41	4	7	450	1000	50	145	65
Kartoffelklöße	420	100	4	1	50	19	1	73	290	345	15	55	20
Kartoffelpuffer	1310	312	5	21	45	25	2	46	280	500	20	95	30
Kartoffelstärke	1400	333	1	+	0	83	+	15	8	15	35	7	6
Pommes frites	1140	271	4	13	0	31	4	44	300	885	20	100	30
Süßkartoffel (Batate)	450	107	2	1	0	24	3	68	4	240	9	18	14
Gemüse und -produkte													
Artischocken	90	21	2	+	0	3	11	82	20	185	25	55	13
Artischockenböden, gegart	120	29	2	+	0	5	8	83	270	190	30	100	15
Auberginen	120	29	2	+	0	3	1	92	130	340	80	20	10
Avocados	640	152	2	15	0	4	3	74	3	500	10	40	30
Bambussprossen	140	33	3	+	0	5	2	89	6	470	15	55	3
Blattsellerie	100	24	1	+	0	4	2	91	95	290	50	40	27
Blumenkohl	90	21	3	+	0	3	3	89	16	330	20	55	17
Bohnen, dick	300	71	6	1	0	13	2	76	27	360	25	95	38

		Vitamine									
Eisen mg	Iod µg	Vitamin A µg	Vitamin E mg	Vitamin B_1 mg	Vitamin B_2 mg	Niacin mg	Vitamin B_6 mg	Vitamin B_{12} µg	Vitamin C mg	Menge* g bzw. ml	Lebensmittel
0,6	6	105	0,5	0,03	0,08	0,5	0,05	0,2	6	100	Obsttorte, Biskuit
1,0	6	30	0,7	0,03	0,04	0,5	0,06	0,1	25	100	Obsttorte, Mürbeteig
0,5	6	65	0,4	0,02	0,08	0,2	0,03	0,3	1	140	Schwarzwälder Kirschtorte
0,5	6	35	0,5	0,04	0,06	0,7	0,07	0,1	0	55	Streuselkuchen
0,9	6	100	0,9	0,03	0,11	0,2	0,04	0,4	0	40	Waffeln
0,5	6	0	1,4	0,04	0,04	0,7	0,06	0	0	55	Zitronenkuchen
0	0	0	0	0	0	0	0	0	0	10	Backpulver
4,9	0	0	0,1	1,43	2,31	17,4	0,81	0	0	40	Hefe
											Frühstückszerealien
2,0	1	0	0,4	0,06	0,06	1,4	0,07	0	75	EL 20	Cornflakes
3,4	3	3	1,8	0,35	0,12	3,0	0,27	0	0	EL 10	Getreideflocken
4,0	6	0	1,5	0,65	0,15	1,0	0,17	0	0	EL 10	Hafer, Schmelzflocken
4,6	6	0	1,5	0,60	0,15	1,0	0,17	0	0	EL 10	Haferflocken, kernige
4,4	1	2	4,8	0,42	0,10	0,1	0,15	0	0	EL 10	Müsli mit Nüssen
3,5	1	40	1,3	0,36	0,17	0,1	0,39	0,1	0	EL 10	Müsli mit Trockenobst
											Teigwaren/Nudeln
2,2	2	60	0,2	0,15	0,07	2,0	0,06	0	0	60	Eierteigwaren, ungekocht
0,9	2	25	0,1	0,04	0,03	0,9	0,01	0	0	150	Eierteigwaren, gekocht
3,6	2	40	0,9	0,45	0,12	3,1	0,40	0	0	60	Vollkornteigwaren, ungekocht
1,0	2	25	0,4	0,10	0,04	1,4	0,10	0	0	150	Vollkornteigwaren, gekocht
											Kartoffeln und -produkte
0,8	2	1	0,1	0,10	0,04	1,2	0,15	0	18	200	Pellkartoffeln, gegart
0,7	2	1	0,1	0,07	0,03	1,1	0,14	0	12	200	Salzkartoffeln
1,1	2	1	0,9	0,09	0,04	1,1	0,08	0	16	200	Bratkartoffeln
1,1	2	10	1,2	0,07	0,10	1,0	0,06	0,2	8	150	Kartoffelkroketten
0,6	3	1	0,2	0,07	0,07	1,1	0,10	0,1	9	200	Kartoffelbrei
2,3	4	10	6,0	0,20	0,10	3,4	0,80	0	17	50	Kartoffelchips
1,0	2	10	0,3	0,09	0,08	1,0	0,13	0,1	9	200	Kartoffelklöße
1,4	2	10	4,5	0,10	0,30	1,0	0,09	0,1	13	150	Kartoffelpuffer
1,8	0	0	0	0.01	0,01	0	0,01	0	0	EL 10	Kartoffelstärke
1,6	3	7	4,0	0,15	0,20	2,5	0,08	0	23	150	Pommes frites
0,6	2	84	0,8	0,06	0,05	0,6	0,30	0	30	200	Süßkartoffel (Batate)
											Gemüse und -produkte
0,7	1	16	0,2	0,10	0,02	0,2	0,10	0	4	250	Artischocken
0,9	1	24	0,1	0,03	0,01	0,2	0,02	0	2	100	Artischockenböden, gegart
0,4	1	7	0	0,04	0,05	0,6	0,09	0	5	250	Auberginen
0,6	2	32	1,3	0,08	0,15	1,1	0,56	0	13	200	Avocados
0,7	1	5	0,3	0,13	0,08	0,6	0,10	0	7	250	Bambussprossen
0,5	1	5	0,3	0,03	0,04	0,3	0,08	0	7	125	Blattsellerie
0,6	1	2	0,1	0,11	0,10	0,6	0,20	0	73	250	Blumenkohl
2,0	1	50	0,3	0,23	0,14	1,0	0,20	0	33	250	Bohnen, dick

* Menge in Portion, Stück/Scheibe, EL oder TL. Rechenbeispiele: z.B. Portion ≙ 125 g ⇒ Nährwertangaben × 1,25; EL ≙ 10 g ⇒ Nährwertangaben × 0,10
\+ ≙ Nährstoff nur in Spuren enthalten

Lebensmittel 100 g bzw. ml eingekaufte Menge	Energie kJ	Energie kcal	Eiweiß g	Fett g	Cholesterin mg	Kohlenhydrate g	Ballaststoffe g	Wasser ml	Mineralstoffe: Natrium mg	Kalium mg	Calcium mg	Phosphor mg	Magnesium mg
Bohnen, grün, Schnittbohnen	140	33	2	+	0	5	2	89	2	250	60	40	25
Brennnessel	50	12	3	+	0	+	2	93	18	315	190	60	20
Brokkoli	110	26	3	+	0	3	3	89	15	465	105	80	25
Chicorée	70	17	1	+	0	2	1	94	5	190	25	26	13
Chinakohl	55	13	1	+	0	1	2	94	7	202	40	30	11
Eisbergsalat	55	13	1	+	0	2	1	94	2	160	20	18	5
Endivien	40	10	2	+	0	+	2	94	55	345	55	55	10
Erbsen, grün	350	83	7	1	0	13	4	73	2	305	25	108	33
Essiggurke	70	17	1	+	0	3	1	93	960	76	30	30	7
Feldsalat, Rapunzel	65	15	2	+	0	1	2	92	4	420	35	50	13
Fenchel	95	23	2	+	0	3	3	90	90	500	100	50	30
Fenchelknolle	195	46	2	+	0	8	4	84	80	460	100	50	45
Frühlingszwiebel, Schalotte	100	24	2	+	0	3	2	91	7	260	40	30	12
Grünkohl	150	36	4	1	0	3	4	86	40	490	210	90	30
Knoblauch	575	137	6	+	0	24	4	64	50	620	38	135	25
Kohlrabi	100	24	2	+	0	4	1	91	32	380	70	50	45
Kopfsalat	45	11	1	+	0	1	2	94	10	225	35	35	11
Kürbis	100	24	1	+	0	5	1	91	1	385	22	45	8
Maiskolben	525	125	3	1	0	19	2	73	90	375	105	40	30
Mangold	55	13	2	+	0	1	3	92	90	375	105	40	70
Mixed Pickles	75	18	1	+	0	4	2	91	690	110	20	20	10
Möhre, Karotte	105	25	1	+	0	5	3	89	60	290	40	35	18
Paprikaschote	85	20	1	+	0	3	2	92	2	210	10	30	12
Peperoni	85	20	3	1	0	1	2	91	7	220	30	80	25
Porree, Lauch	100	24	2	+	0	3	2	91	5	225	87	45	18
Radicchio	55	13	1	+	0	2	2	93	10	240	40	27	11
Radieschen	60	14	1	+	0	2	2	93	17	250	35	25	8
Rettich	55	13	1	+	0	2	1	94	18	220	35	30	15
Rhabarber	60	14	1	+	0	3	3	91	2	270	52	25	13
Rosenkohl	145	35	5	+	0	4	4	85	7	410	30	85	22
Rote Bete	170	40	2	+	0	9	3	86	60	340	30	45	25
Rotkohl	90	21	2	+	0	4	3	89	4	265	35	30	18
Salatgurke	50	12	1	+	0	2	1	94	9	140	15	25	8
Sauerampfer	90	21	2	+	0	2	3	91	4	360	55	70	40
Sauerkraut	75	18	2	+	0	2	2	92	355	290	50	45	14
Schwarzwurzeln	70	17	1	+	0	2	17	78	5	320	50	75	20
Sellerieknolle	115	27	1	+	0	5	4	88	55	235	50	60	7
Spargel	70	17	2	+	0	2	2	92	5	205	20	45	20
Spinat	65	15	3	+	0	1	2	92	65	635	125	55	58
Steckrübe	40	10	1	+	0	1	2	94	10	230	50	30	10
Tomate	80	19	1	+	0	3	2	92	6	300	15	26	20
Weißkohl	105	25	1	+	0	5	3	89	13	225	45	28	23
Wirsingkohl	100	24	3	+	0	3	2	90	9	280	47	55	12
Zucchini	75	18	2	+	0	2	1	93	1	200	30	25	20
Zuckermais	370	88	3	1	0	16	4	74	1	300	6	115	50
Zwiebel	125	30	1	+	0	6	3	88	9	175	31	42	11
Zwiebel, getrocknet	1415	337	10	1	0	44	22	31	105	1040	160	245	100
Kräuter und Gewürze													
Basilikum	200	48	2	1	0	8	3	85	6	600	370	85	75
Brunnenkresse	90	21	3	1	0	+	2	92	50	230	170	50	15
Curryketchup	775	185	+	+	0	45	+	52	2300	600	25	40	20

		Vitamine									
Eisen mg	Iod µg	Vitamin A µg	Vitamin E mg	Vitamin B_1 mg	Vitamin B_2 mg	Niacin mg	Vitamin B_6 mg	Vitamin B_{12} µg	Vitamin C mg	Menge* g bzw. ml	Lebensmittel
0,8	2	60	0,7	0,08	0,12	0,5	0,28	0	20	200	Bohnen, grün, Schnittbohnen
4,1	1	800	0,2	0,10	0,10	0,3	0,40	0	200	250	Brennnessel
1,3	15	145	0,5	0,10	0,21	1,1	0,17	0	114	250	Brokkoli
0,7	1	575	0,1	0,05	0,03	0,2	0,05	0	10	125	Chicorée
0,6	1	70	0,1	0,03	0,04	0,4	0,16	0	36	125	Chinakohl
0,4	1	210	0,6	0,11	0,01	0,4	0,03	0	3	125	Eisbergsalat
1,4	6	280	0,5	0,05	0,12	0,4	0,06	0	9	150	Endivien
1,8	4	50	0,4	0,30	0,16	2,5	0,16	0	25	250	Erbsen, grün
1,6	1	65	0,1	0	0,02	0,2	0,02	0	5	50	Essiggurke
2,0	30	650	0,6	0,07	0,08	0,4	0,25	0	35	50	Feldsalat, Rapunzel
2,7	1	785	6,0	0,22	0,11	0,2	0,10	0	93	100	Fenchel
2,5	2	730	5,6	0,20	0,10	0,2	0,10	0	87	125	Fenchelknolle
1,9	1	105	0,1	0,05	0,03	0,2	0,13	0	26	50	Frühlingszwiebel, Schalotte
1,9	12	860	1,7	0,10	0,25	2,1	0,04	0	105	250	Grünkohl
1,4	3	0	0,1	0,20	0,08	0,6	0,38	0	14	10	Knoblauch
0,9	1	35	0,4	0,05	0,05	1,0	0,12	0	64	250	Kohlrabi
1,1	3	240	0,4	0,06	0,08	0,3	0,06	0	13	100	Kopfsalat
0,8	1	125	1,0	0,05	0,07	0,5	0,11	0	12	250	Kürbis
0,5	1	20	0,6	0,15	0,10	1,7	0,66	0	4	250	Maiskolben
2,7	6	590	0,5	0,10	0,16	0,6	0,09	0	39	200	Mangold
0,7	1	0	0,1	0	0,02	0,2	0,02	0	1	50	Mixed Pickles
2,1	4	1600	0,6	0,07	0,05	0,6	0,10	0	7	250	Möhre, Karotte
0,8	2	180	0,8	0,06	0,05	0,4	0,27	0	139	250	Paprikaschote
1,2	1	80	0,8	0,07	0,08	0,4	0,30	0	120	200	Peperoni
1,0	1	165	0,9	0,10	0,06	0,5	0,25	0	30	250	Porree, Lauch
1,5	1	135	0,5	0,04	0,03	0,2	0,10	0	28	125	Radicchio
1,5	8	4	0,1	0,03	0,03	0,2	0,06	0	29	125	Radieschen
0,8	8	2	0,1	0,03	0,03	0,4	0,06	0	27	125	Rettich
0,5	1	12	0,2	0,03	0,03	0,2	0,04	0	10	100	Rhabarber
1,1	1	75	0,9	0,15	0,14	0,7	0,28	0	114	250	Rosenkohl
0,9	5	2	0,1	0,02	0,04	0,2	0,05	0	10	250	Rote Bete
0,5	5	3	1,7	0,07	0,05	0,4	0,15	0	50	250	Rotkohl
0,5	2	65	0,1	0,02	0,03	0,2	0,04	0	8	150	Salatgurke
8,5	5	585	1,4	0,10	0,20	0,6	0,20	0	47	125	Sauerampfer
0,6	4	3	0,1	0,03	0,05	0,2	0,20	0	20	125	Sauerkraut
3,3	4	3	0,1	0,10	0,50	0,3	0,16	0	4	250	Schwarzwurzeln
0,4	3	2	1,9	0,05	0,05	0,7	0,20	0	6	125	Sellerieknolle
1,0	7	85	2,0	0,10	0,10	1,0	0,06	0	21	250	Spargel
4,1	12	780	1,6	0,10	0,20	0,6	0,22	0	52	250	Spinat
0,5	4	50	0,1	0,05	0,06	0,6	0,02	0	33	250	Steckrübe
0,5	1	85	0,8	0,06	0,04	0,5	0,10	0	24	70	Tomate
0,5	2	12	1,7	0.05	0,04	0,3	0,11	0	46	250	Weißkohl
0,9	2	7	2,5	0,05	0,06	0,5	0,20	0	45	250	Wirsingkohl
1,5	2	30	0,5	0,05	0,09	0,4	0,09	0	16	250	Zucchini
0,6	2	8	0,1	0,15	0,12	1,7	0,22	0	12	200	Zuckermais
0,5	2	1	0,1	0,03	0,03	0,2	0,13	0	9	55	Zwiebel
3,3	20	43	0,5	0,25	0,18	1,1	0,50	0	42	5	Zwiebel, getrocknet
											Kräuter und Gewürze
7,3	2	450	0	0,03	0,06	0,4	0	0	11	EL 5	Basilikum
2,2	18	1000	1,5	0,16	0,06	0,4	0,23	0	62	EL 5	Brunnenkresse
1,2	2	100	0	0	0	0	0	0	0	15	Curryketchup

* Menge in Portion, Stück/Scheibe, EL oder TL. Rechenbeispiele: z.B. Portion ≙ 125 g ⇒ Nährwertangaben × 1,25; EL ≙ 10 g ⇒ Nährwertangaben × 0,10
\+ ≙ Nährstoff nur in Spuren enthalten

Lebensmittel 100 g bzw. ml eingekaufte Menge	Energie		Eiweiß	Fett	Choles-terin	Kohlen-hydrate	Ballast-stoffe	Wasser	**Mineralstoffe**				
									Natrium	Kalium	Calcium	Phos-phor	Mag-nesium
	kJ	kcal	g	g	mg	g	g	ml	mg	mg	mg	mg	mg
Dill	230	55	4	1	0	8	2	83	27	650	230	85	28
Essig	65	15	+	0	0	1	0	99	20	90	15	30	22
Ingwer	255	61	3	1	0	11	2	81	34	910	95	140	130
Kräutermischung	600	143	8	4	0	18	6	68	160	1295	590	200	140
Kräutersalz	90	21	1	+	0	4	0	1	35100	190	255	160	120
Kresse	150	36	4	1	0	2	4	87	5	550	215	38	40
Meerrettich	260	62	3	+	0	12	8	75	9	555	105	65	33
Oregano	240	57	2	2	0	8	3	83	3	280	265	35	45
Pesto	2490	593	14	57	0	2	1	20	2200	180	500	365	45
Petersilie	105	25	4	+	0	1	4	89	33	1000	245	128	40
Salz, iodiert	0	0	0	0	0	0	0	1	40000	0	0	0	0
Schnittlauch	115	27	3	+	0	5	6	84	3	435	130	75	44
Senf	440	105	6	6	0	6	1	79	2500	200	70	190	80
Senf, süß	450	107	6	6	0	8	1	77	1250	150	72	180	90
Sojasoße	295	70	7	1	0	9	0	81	6000	360	20	210	45
Tomatenketchup	455	108	2	+	0	24	1	71	1200	600	25	40	20
Tomatenmark	215	51	2	1	0	9	1	85	9	190	27	11	13
Worcestersoße	610	145	3	2	0	27	0	66	2000	700	85	105	65
Pilze													
Austernpilze	45	11	2	+	0	+	6	90	2	190	25	70	6
Butterpilze	50	12	2	+	0	+	6	90	8	420	10	120	13
Champignons	65	15	3	+	0	1	2	92	320	120	20	70	15
Hallimasch	65	15	2	1	0	+	7	90	8	430	4	120	12
Pfifferlinge	45	11	2	1	0	+	6	90	3	370	4	60	14
Steinpilze	70	17	3	+	0	1	7	87	6	340	4	85	12
Hülsenfrüchte													
Bohnen, weiß	1460	348	21	2	0	57	17	2	2	1300	105	430	130
Bohnensprossen	140	33	5	1	0	2	2	88	150	310	30	60	50
Erbsen, gelb, geschält	1500	357	22	1	0	59	16	1	25	930	51	380	115
Kichererbsen	1315	313	20	3	0	49	21	5	27	810	125	405	155
Kichererbsensprossen	600	143	9	1	0	26	3	59	13	380	36	165	56
Kidneybohnen	1110	264	22	1	0	44	16	15	18	1370	100	410	150
Limabohnen	1200	286	19	1	0	45	20	13	20	1700	85	350	200
Linsen	1480	352	24	1	0	56	11	7	4	810	75	410	77
Saubohnen	1295	308	24	2	0	49	22	1	3	1200	100	400	130
Sojabohnen	1895	451	34	18	0	6	22	10	4	1750	200	550	220
Sojadrink	150	36	3	2	0	2	0	91	3	190	3	50	28
Sojafleisch, trocken	1045	249	37	21	0	3	21	15	4	2100	250	650	300
Sojamehl	1550	369	37	21	0	3	19	15	4	1870	195	555	245
Sojasprossen	240	57	5	1	0	3	1	88	17	250	42	58	25
Sojawurst	1310	312	13	27	0	4	2	52	512	302	45	110	23
Tofu	320	76	7	4	0	3	+	84	4	63	510	95	25
Obst und -produkte													
Acerola	115	27	+	+	0	7	2	89	3	80	12	17	12
Ananas	355	80	+	+	0	20	1	77	2	170	16	9	17

		Vitamine								Menge*	Lebensmittel
Eisen mg	Iod µg	Vitamin A µg	Vitamin E mg	Vitamin B_1 mg	Vitamin B_2 mg	Niacin mg	Vitamin B_6 mg	Vitamin B_{12} µg	Vitamin C mg	g bzw. ml	
5,5	2	730	1,7	0,19	0,43	0,4	0,30	0	50	EL 5	Dill
0,5	0	0	0	0	0	0	0	0	0	EL 15	Essig
11,0	2	0	0	0	0	0	0	0	2	5	Ingwer
9,8	0	0	2,8	0,24	0,53	0	0,33	0	42	EL 5	Kräutermischung
0,8	0	0	0,3	0	0,02	0	0,03	0	2	1	Kräutersalz
2,9	2	730	0,7	0,15	0,20	0,4	0,30	0	59	EL 5	Kresse
1,4	2	4	0	0,14	0,11	0,6	0,20	114	2	15	Meerrettich
7,4	2	300	0	0,06	0	0	0	0	10	EL 5	Oregano
1,5	0	190	6,0	0,06	0,20	0	0,09	0,5	2	EL 15	Pesto
5,5	2	730	1,7	0,14	0,30	0,8	0,20	0	166	EL 5	Petersilie
0	1500	0	0	0	0	0	0	0	0	1	Salz, iodiert
1,6	2	50	1,6	0,14	0,15	0,6	0,42	0	47	EL 5	Schnittlauch
2,0	0	10	0	0	0,20	+	0,07	0	3	EL 15	Senf
2,0	0	10	0	0	0,20	+	0,07	0	3	EL 15	Senf, süß
2,7	0	0	0	0,03	0,18	+	0,17	0	0	EL 15	Sojasoße
1,2	0	100	0,4	0,07	0,06	1,1	0,13	0	10	EL 15	Tomatenketchup
0,5	0	102	5,4	0,09	0,06	1,5	0,05	0	9	EL 15	Tomatenmark
6,3	0	0	0,6	0,10	0,11	+	0,60	0	9	EL 15	Worcestersoße
											Pilze
1,2	2	2	0,1	0,10	0,40	10	0,05	0	4	125	Austernpilze
1,1	2	2	0,3	0,10	0,45	4,0	0,06	0	4	125	Butterpilze
1,1	2	2	0,3	0,10	0,45	5,0	0,06	0	4	125	Champignons
0,9	2	2	0,1	0,10	0,10	4,0	0,06	0	4	125	Hallimasch
6,5	2	217	0,1	0,02	0,20	6,5	0,06	0	6	125	Pfifferlinge
1,0	2	2	0,6	0,03	0,37	4,9	0	0	3	125	Steinpilze
											Hülsenfrüchte
6,1	1	67	0,2	0,45	0,15	2,0	0,28	0	3	60	Bohnen, weiß
1,0	+	0	0,1	0,37	0,22	2,0	0,10	0	20	100	Bohnensprossen
5,2	4	13	0,2	0,75	0,27	2,8	0,12	0	1	60	Erbsen, gelb, geschält
6,9	1	30	0,1	0,50	0,20	1,5	0,54	0	4	60	Kichererbsen
2,3	1	1	0,1	0,23	0,15	1,0	0,27	10	10	100	Kichererbsensprossen
6,4	1	1	0,5	0,65	0,20	2,0	0,40	0	4	60	Kidneybohnen
6,3	1	1	0,1	0,50	0,20	2,5	0,47	0	0	60	Limabohnen
6,9	1	20	1,3	0 45	0,25	2,2	0,60	0	2	60	Linsen
6,0	1	65	0,1	0,40	0,20	2,0	0,20	0	0	60	Saubohnen
6,6	6	63	1,5	1,00	0,50	2,5	1,00	0	0	60	Sojabohnen
0,8	1	1	0,1	0,12	0,04	0,2	0,60	0	0	200	Sojadrink
11,0	1	6	13,0	1,10	0,30	25,0	0,50	0	0	100	Sojafleisch, trocken
12,1	1	14	1,5	0,77	0,28	2,2	0,50	0	0	EL 10	Sojamehl
0,8	1	4	0,1	0,20	0,12	1,2	0,50	7	0	100	Sojasprossen
1,6	1	51	4,6	0,06	0,30	1,1	0,50	3	0	30	Sojawurst
1,2	1	+	1,0	0,06	0,02	0,2	0,07	0	0	100	Tofu
											Obst und -produkte
0,2	1	28	0,1	0,02	0,06	0,4	0,10	0	1700	125	Acerola
0,4	5	3	0,1	0,08	0,03	0,2	0,08	0	20	200	Ananas

* Menge in Portion, Stück/Scheibe, EL oder ¯L. Rechenbeispiele: z.B. Portion ≙ 125 g ⟹ Nährwertangaben × 1,25; EL ≙ 10 g ⟹ Nährwertangaben × 0,10
+ ≙ Nährstoff nur in Spuren enthalten

Lebensmittel 100 g bzw. ml eingekaufte Menge	Energie kJ	Energie kcal	Eiweiß g	Fett g	Choles-terin mg	Kohlen-hydrate g	Ballast-stoffe g	Wasser ml	**Mineralstoffe** Natrium mg	Kalium mg	Calcium mg	Phos-phor mg	Mag-nesium mg
Äpfel, frisch	210	50	+	+	0	12	2	86	3	144	7	12	6
Äpfel, getrocknet	1170	279	1	1	0	65	10	21	10	620	30	50	42
Apfelkompott, gezuckert	310	74	+	+	0	19	2	77	3	140	4	7	3
Apfelmus, ungezuckert	190	45	+	+	0	9	2	87	3	110	4	7	6
Apfelsine	165	39	1	+	0	9	2	86	1	175	42	22	14
Aprikose, frisch	205	49	1	+	0	11	2	84	2	280	17	22	9
Aprikose, getrocknet	1280	305	5	+	0	70	9	14	11	1370	82	111	50
Backobst	1030	245	3	1	0	57	9	27	10	900	50	75	40
Bananen	275	65	1	+	0	16	3	78	1	380	8	27	36
Birnen	230	55	1	+	0	13	3	81	2	128	9	13	8
Brombeeren	200	48	1	+	0	9	3	85	2	180	44	30	30
Cherimoya	260	62	2	+	0	13	1	82	2	180	15	40	10
Clementine	140	33	1	+	0	8	2	87	4	130	30	18	10
Datteln, frisch	450	107	1	+	0	27	3	67	6	350	21	24	21
Datteln, getrocknet	1140	271	2	+	0	65	9	34	35	650	63	57	50
Erdbeeren	150	36	1	+	0	7	2	88	2	145	25	29	15
Feigen, frisch	255	61	1	+	0	13	2	82	2	215	54	32	20
Feigen, getrocknet	1025	244	4	1	0	55	10	32	35	850	190	110	70
Granatäpfel	145	35	+	+	0	9	3	86	7	290	8	17	3
Grapefruit	120	29	1	+	0	7	1	89	1	145	10	13	9
Guaven	250	60	1	+	0	15	5	77	4	290	17	30	13
Hagebutten	380	90	4	0	0	19	6	69	145	290	255	255	104
Heidelbeeren	250	60	1	+	0	13	5	79	1	65	13	11	2
Himbeeren	165	39	1	+	0	8	5	84	1	170	40	45	30
Holunderbeeren	165	39	3	+	0	7	7	81	1	300	37	57	7
Honigmelone	90	21	1	+	0	5	1	91	20	330	6	20	10
Johannisbeeren, rot	185	44	1	+	0	9	4	84	1	238	30	27	13
Johannisbeeren, schwarz	235	56	1	+	0	12	7	78	1	310	45	40	17
Kaki	280	67	1	+	0	17	3	77	4	170	8	25	8
Kaktusfeigen	160	38	1	1	0	7	5	84	2	90	25	28	8
Kirschen, sauer	230	55	1	+	0	12	1	84	2	115	8	19	8
Kirschen, süß	265	63	1	+	0	14	1	82	3	230	17	20	11
Kiwi	235	56	1	+	0	12	4	81	4	295	40	30	25
Litschi	315	75	1	1	0	9	2	85	3	180	8	30	10
Mandarine	135	32	1	+	0	8	2	87	2	210	33	19	11
Mango	185	44	1	+	0	11	2	84	5	190	10	13	18
Mirabellen	270	64	1	+	0	15	2	80	1	230	12	33	15
Nektarine	245	58	1	+	0	16	2	79	9	270	4	24	13
Oliven	595	142	1	14	0	2	2	79	2250	50	95	17	19
Papaya	110	26	+	+	0	8	2	88	3	210	20	15	40
Passionsfrucht	230	55	1	+	0	13	2	82	28	350	15	55	40
Pfirsich	175	42	1	+	0	10	2	85	1	205	8	20	9
Pflaume, Zwetsche, frisch	245	58	1	+	0	14	2	81	2	220	15	18	10
Pflaume, getrocknet	1040	248	2	+	0	59	9	28	8	825	40	75	27
Preiselbeeren	180	43	+	+	0	9	3	86	2	75	14	10	6
Quitten	160	38	+	+	0	7	6	85	2	200	10	19	8
Reneklode	240	57	1	+	0	14	2	81	1	250	13	25	10
Satsuma	140	33	1	+	0	8	2	87	1	90	30	15	10
Stachelbeeren	180	43	1	+	0	9	3	85	1	205	25	30	15
Korinthen	1085	258	2	+	0	63	7	25	20	710	95	40	36
Sultaninen	1190	283	2	+	0	65	7	26	55	860	50	95	35
Tangarine	140	33	1	+	0	9	2	86	2	95	30	15	10
Wassermelone	50	12	+	+	0	3	2	93	1	160	11	11	3
Weintrauben	305	73	1	+	0	16	2	79	2	190	18	20	9
Zitronen	75	18	1	+	0	5	4	88	3	150	10	16	28

Eisen mg	Iod µg	Vitamine: Vitamin A µg	Vitamin E mg	Vitamin B_1 mg	Vitamin B_2 mg	Niacin mg	Vitamin B_6 mg	Vitamin B_{12} µg	Vitamin C mg	Menge* g bzw. ml	Lebensmittel
0,5	1	4	0,5	0,04	0,03	0,3	0,10	0	12	125	Äpfel, frisch
1,2	1	3	0,2	0,10	0,11	0,8	0,03	0	11	10	Äpfel, getrocknet
0,2	1	2	0,2	0,01	0,01	0,1	0,03	0	6	125	Apfelkompott, gezuckert
0,3	1	3	0,4	0,01	0,02	0,2	0,03	0	3	125	Apfelmus, ungezuckert
0,4	1	11	0,3	0,09	0,04	0,4	0,10	0	50	200	Apfelsine
0,6	1	265	0,5	0,04	0,05	0,7	0,07	0	10	50	Aprikose, frisch
4,4	3	5790	1,0	0,01	0,11	3,3	0,17	0	12	10	Aprikose, getrocknet
2,5	1	265	1,0	0,10	0,11	0,6	0,15	0	10	75	Backobst
0,6	3	8	0,3	0,05	0,06	0,7	0,37	0	11	150	Bananen
0,3	1	3	0,4	0,03	0,04	0,2	0,02	0	5	150	Birnen
0,9	1	45	0,7	0,03	0,04	0,4	0,05	0	17	125	Brombeeren
0,6	1	0	0,1	0,09	0,10	1,1	0,05	0	15	150	Cherimoya
0,2	1	11	0,3	0,09	0,04	0,4	0,05	0	54	60	Clementine
0,3	1	25	0,1	0,05	0,06	1,9	0,10	0	12	30	Datteln, frisch
1,9	1	30	0,2	0,04	0,07	1,9	0,13	0	3	8	Datteln, getrocknet
1,0	1	3	0,1	0,03	0,06	0,6	0,06	0	62	250	Erdbeeren
0,6	2	8	0,1	0,06	0,05	0,4	0,10	0	3	30	Feigen, frisch
3,2	4	8	0,1	0,11	0,10	1,0	0,12	0	2	20	Feigen, getrocknet
0,5	1	0	0,2	0,05	0,02	0,2	0,10	0	7	200	Granatäpfel
0,2	1	34	0,3	0,05	0,03	0,2	0,03	0	44	375	Grapefruit
0,8	1	0	0,4	0,03	0,04	0,9	0,14	0	200	125	Guaven
0,5	1	800	4,2	0,06	0,07	0,5	0,05	0	1250	125	Hagebutten
0,9	1	6	2,1	0,02	0,02	0,4	0,06	0	22	125	Heidelbeeren
1,0	1	4	0,9	0,03	0,07	0,3	0,08	0	25	125	Himbeeren
1,6	1	60	0,1	0,07	0,07	1,5	0,25	0	18	125	Holunderbeeren
0,2	1	783	0,1	0,06	0,02	0,6	0,02	0	32	150	Honigmelone
0,9	1	4	0,7	0,04	0,03	0,2	0,05	0	36	125	Johannisbeeren, rot
1,3	1	13	1,9	0,05	0,05	0,3	0,08	0	190	125	Johannisbeeren, schwarz
0,3	1	265	0,1	0,02	0,02	0,3	0,05	0	16	150	Kaki
0,3	1	9	0,1	0,01	0,03	0,4	0,05	0	25	50	Kaktusfeigen
0,5	1	50	0,1	0,05	0,06	0,4	0,05	0	12	125	Kirschen, sauer
0,4	1	6	0,1	0,04	0,04	0,3	0,05	0	15	125	Kirschen, süß
0,8	1	7	0,1	0,02	0,05	0,4	0,05	0	71	50	Kiwi
0,4	1	0	0,1	0,03	0,05	0,8	0,05	0	35	125	Litschi
0,3	1	71	0,3	0,06	0,03	0,2	0,02	0	32	60	Mandarine
0,4	2	200	1,0	0,05	0,04	0,7	0,05	0	37	150	Mango
0,5	1	38	0,1	0,06	0,04	0,6	0,05	0	7	35	Mirabellen
0,5	1	1	0,1	0,02	0,05	1,0	0,05	0	8	125	Nektarine
1,7	1	48	0,5	0,03	0,08	0,5	0,02	0	0	25	Oliven
0,4	1	160	0,1	0,03	0,04	0,4	0,05	0	80	150	Papaya
1,1	1	108	0,1	0,02	0,10	2,1	0,05	0	20	35	Passionsfrucht
0,5	1	15	1,0	0,03	0,05	0,9	0,03	0	10	125	Pfirsich
0,4	1	65	0,8	0,07	0,04	0,4	0,05	0	5	35	Pflaume, Zwetsche, frisch
2,3	1	23	0,8	0,15	0,12	1,7	0,15	0	4	8	Pflaume, getrocknet
0,5	5	4	1,0	0,02	0,02	0,1	0,01	0	12	125	Preiselbeeren
0,6	1	6	0,1	0,03	0,03	0,2	0,05	0	14	125	Quitten
1,1	1	30	0,1	0,05	0,04	0,6	0,05	0	6	35	Reneklode
0,3	1	30	0,5	0,05	0,01	0,1	0,05	0	22	60	Satsuma
0,6	1	18	0,6	0,02	0,02	0,3	0,02	0	34	125	Stachelbeeren
1,8	1	30	0,7	0,03	0,08	0,5	0,05	0	0	30	Korinthen
1,8	1	30	0,7	0,10	0,08	0,5	0,05	0	0	30	Sultaninen
0,3	1	93	0,1	0,04	0,01	0,1	0,05	0	23	50	Tangarine
0,4	1	87	0,1	0,05	0,05	0,3	0,07	0	6	150	Wassermelone
0,5	1	5	0,7	0,05	0,03	0,3	0,07	0	4	125	Weintrauben
0,5	1	1	0,1	0,05	0,02	0,2	0,06	0	53	80	Zitronen

* Menge in Portion, Stück/Scheibe, EL oder TL. Rechenbeispiele: z.B. Portion ≙ 125 g ⇒ Nährwertangaben × 1,25; EL ≙ 10 g ⇒ Nährwertangaben × 0,10
+ ≙ Nährstoff nur in Spuren enthalten

Lebensmittel 100 g bzw. ml eingekaufte Menge	Energie kJ	kcal	Eiweiß g	Fett g	Choles-terin mg	Kohlen-hydrate g	Ballast-stoffe g	Wasser ml	Mineralstoffe Natrium mg	Kalium mg	Calcium mg	Phos-phor mg	Mag-nesium mg
Nüsse und Samen													
Cashewnuss	2240	533	18	42	0	30	3	5	15	550	30	375	270
Erdnüsse, geröstet	2720	648	26	49	0	9	11	3	5	775	65	410	180
Erdnussbutter	2635	627	28	50	0	17	1	2	10	670	65	410	175
Haselnuss	2890	688	14	62	0	13	7	2	2	630	225	330	150
Kokosnuss	2725	649	4	37	0	5	9	43	35	380	20	95	40
Kokosmilch	35	8	+	+	0	1	0	96	45	280	27	33	28
Kokosraspel	2535	604	6	62	0	6	9	21	28	750	22	160	90
Leinsamen	1760	419	19	31	0	13	37	17	80	200	260	660	350
Mandeln	2725	649	18	54	0	16	10	2	20	835	250	454	170
Maronen, Esskastanien	810	193	3	1	0	42	5	49	2	705	33	85	45
Mohnsamen	2090	498	20	42	0	4	20	12	21	705	2	855	330
Paranuss	2970	707	14	67	0	7	7	3	2	645	130	675	160
Pekannuss	2940	700	9	72	0	4	7	6	3	605	75	290	140
Pinienkerne	2820	671	13	60	0	21	1	3	3	400	12	605	140
Pistazienkerne	2400	571	21	52	0	12	7	6	5	1020	130	500	160
Sesamsamen	585	139	21	50	0	1	8	17	45	455	785	605	345
Sonnenblumenkerne	2540	605	27	49	0	8	7	1	2	725	100	620	420
Walnuss	2950	702	15	63	0	14	5	1	2	570	85	410	135
Milch und -produkte													
Vollmilch, 3,5 % Fett	275	65	4	4	12	5	0	85	45	140	120	92	12
Roh-, Vorzugsmilch	295	70	4	4	12	5	0	85	48	157	120	92	12
Milch, fettarm 1,5% Fett	190	45	4	2	5	5	0	87	47	155	118	91	12
Milch, entrahmt 0,3% Fett	145	35	4	0	3	5	0	89	53	150	123	97	14
Buttermilch	150	36	4	1	4	4	0	89	57	147	110	90	15
Dickmilch	270	64	4	3	12	4	0	87	48	155	120	102	12
Joghurt, Vollmilch	310	74	5	4	12	5	0	84	45	140	120	92	12
Vollmilchjoghurt, mit Früchten	430	102	4	3	10	15	1	76	42	145	120	95	12
Joghurt, fettarm	210	50	5	2	5	5	0	87	45	150	115	90	11
Joghurt, entrahmt	165	39	5	0	1	5	0	88	53	150	123	97	14
Kaffeeweißer, pflanzlich	2260	538	3	35	0	57	0	3	200	900	4	350	4
Kakaotrunk	245	58	4	1	12	10	0	83	50	160	120	110	12
Kefir	265	63	4	4	12	5	0	85	46	160	120	90	14
Kondensmilch, ungez. 7,5% Fett	575	137	7	8	25	10	0	73	100	320	240	190	25
Kondensmilch, 10% Fett	475	113	9	10	35	13	0	66	130	420	320	250	35
Molke	100	24	1	+	2	5	0	93	45	130	68	43	1
Sahne, saure	805	192	3	18	65	4	0	73	58	158	110	88	12
Schlagsahne, 30% Fett	1265	301	2	30	110	4	0	62	35	112	80	63	10
Sahne (Rahm)	530	126	3	10	65	4	0	81	40	132	100	85	11
Schmand, 24% Fett	1000	238	3	24	80	3	0	68	49	133	93	74	10
Crème fraîche, 40% Fett	1580	376	2	40	120	3	0	53	39	105	73	59	8
Käse und Quark													
Appenzeller, 50% Fett i. Tr.	1615	385	25	32	75	1	0	40	600	100	800	500	36
Blauschimmelkäse, 50% Fett i. Tr.	1515	361	23	30	70	1	0	44	850	100	700	500	50
Brie, 50% Fett i. Tr.	1320	314	21	26	70	1	0	50	1170	150	400	188	20
Butterkäse, 60% Fett i. Tr	1670	398	17	35	55	1	0	45	700	100	600	300	27
Camembert, 30% Fett i. Tr.	955	227	23	13	40	1	0	61	900	120	600	540	20
Camembert, 45% Fett i. Tr.	1250	298	21	22	60	2	0	53	975	110	570	350	17

		Vitamine									
Eisen mg	Iod µg	Vitamin A µg	Vitamin E mg	Vitamin B_1 mg	Vitamin B_2 mg	Niacin mg	Vitamin B_6 mg	Vitamin B_{12} µg	Vitamin C mg	Menge* g bzw. ml	Lebensmittel
											Nüsse und Samen
2,8	10	10	0,8	0,63	0,25	1,8	0,45	0	0	2	Cashewnuss
2,3	14	110	10	0,25	0,14	14,4	0,40	0	0	50	Erdnüsse, geröstet
2,0	12	110	8,6	0,13	0,13	15,0	0,40	0	0	EL 10	Erdnussbutter
3,8	2	5	26,6	0,40	0,20	1,4	0,31	0	3	2	Haselnuss
2,3	1	0	0,8	0,06	0,01	0,4	0,06	0	0	50	Kokosnuss
0,1	0	0	0,1	0,01	0,01	0,1	0,03	0	0	200	Kokosmilch
3,6	1	0	0,1	0,04	0,60	0,4	0,05	0	2	EL 10	Kokosraspel
8,2	1	0	3,0	0,17	0,16	1,4	0,60	0	0	EL 10	Leinsamen
4,1	2	23	25,2	0,22	0,60	4,1	0,16	0	1	2	Mandeln
1,4	1	4	1,2	0,23	0,22	0,9	0,35	0	20	5	Maronen, Esskastanien
9,5	1	10	4,0	0,85	0,17	1,0	0,44	0	0	EL 10	Mohnsamen
3,4	0	3	7,5	1,00	0,04	0,2	0,11	0	1	4	Paranuss
2,4	0	13	3,1	0,86	0,13	2,0	0,18	0	2	4	Pekannuss
5,2	0	8	0,1	1,30	0,23	4,5	0,10	0	1	EL 10	Pinienkerne
7,3	1	25	5,2	0,69	0,20	1,5	0,30	0	7	1	Pistazienkerne
10	1	6	5,7	1,00	0,25	5,0	0,75	0	0	EL 10	Sesamsamen
6,3	1	2	21,8	1,90	0,14	4,1	0,60	0	0	EL 25	Sonnenblumenkerne
2,1	3	10	6,0	0,35	0,10	1,0	0,85	0	3	4	Walnuss
											Milch und -produkte
0,1	6	31	0,1	0,04	0,18	0,2	0,05	0,4	2	200	Vollmilch, 3,5% Fett
0,1	4	31	0,1	0,04	0,18	0,2	0,05	0,4	2	200	Roh-, Vorzugsmilch
0,1	3	13	0	0,04	0,18	0,1	0,05	0,4	2	200	Milch, fettarm 1,5% Fett
0,1	3	2	0	0,04	0,17	0,1	0,05	0,3	1	200	Milch, entrahmt 0,3% Fett
0,1	3	9	0	0,03	0,16	0,1	0,04	0,2	1	200	Buttermilch
0,1	3	31	0,1	0,03	0,18	0,1	0,05	0,5	1	150	Dickmilch
0,1	6	31	0,1	0,04	0,18	0,2	0,05	0,4	2	150	Joghurt, Vollmilch
0,1	2	20	0,1	0,04	0,15	0,1	0,05	0,2	4	150	Vollmilchjoghurt, mit Früchten
0,1	4	13	0,1	0,04	0,17	0,1	0,04	0,4	2	150	Joghurt, fettarm
0,1	3	2	0	0,04	0,17	0,1	0,05	0,3	1	150	Joghurt, entrahmt
1,0	0	50	1,0	0	0,17	0	0	0	0	EL 10	Kaffeeweißer, pflanzlich
0,3	3	30	0,1	0,04	0,17	0,1	0,05	0,4	2	200	Kakaotrunk
0,1	4	31	0,1	0,04	0,17	0,1	0,05	0,5	1	150	Kefir
0,1	7	53	0,2	0,07	0,37	0,2	0,06	0,4	2	TL 5	Kondensmilch, ungez. 7,5% Fett
0,1	9	72	0,2	0,09	0,50	0,3	0,08	0,5	3	TL 5	Kondensmilch, 10% Fett
0,1	3	3	0,1	0,04	0,15	0,2	0,04	0,2	2	200	Molke
0,1	3	74	0,5	0,04	0,16	0,1	0,02	0,4	1	EL 15	Sahne, saure
0,1	2	275	0,8	0,03	0,15	0,1	0,04	0,4	1	EL 15	Schlagsahne, 30% Fett
0,1	3	74	0,3	0,03	0,16	0,1	0,04	0,4	1	EL 15	Sahne (Rahm)
0,1	2	200	0,7	0,04	0,14	0,1	0,02	0,4	1	EL 15	Schmand, 24% Fett
0,1	2	275	1,1	0,03	0,11	0,1	0,01	0,4	1	EL 15	Crème fraîche, 40% Fett
											Käse und Quark
0,3	4	350	0,9	0,04	0,44	0,1	0,07	1,8	0	30	Appenzeller, 50% Fett i. Tr.
0,4	4	350	0,8	0,04	0,43	1,0	0,12	2,0	0	30	Blauschimmelkäse, 50% Fett i. Tr.
0,3	4	280	0,8	0,04	0,52	1,2	0,15	1,8	0	30	Brie, 50% Fett i. Tr.
0,4	4	380	1,0	0,05	0,30	0,1	0,06	2,0	0	30	Butterkäse, 60% Fett i. Tr
0,2	4	140	0,4	0,04	0,56	1,2	0,15	1,8	0	30	Camembert, 30% Fett i. Tr.
0,2	4	240	0,6	0,04	0,50	1,2	0,15	1,5	0	30	Camembert, 45% Fett i. Tr.

* Menge in Portion, Stück/Scheibe, EL oder TL. Rechenbeispiele: z.B. Portion ≙ 125 g ⇒ Nährwertangaben × 1,25; EL ≙ 10 g ⇒ Nährwertangaben × 0,10
+ ≙ Nährstoff nur in Spuren enthalten

Lebensmittel 100 g bzw. ml eingekaufte Menge	Energie		Eiweiß	Fett	Cholesterin	Kohlenhydrate	Ballaststoffe	Wasser	**Mineralstoffe**				
									Natrium	Kalium	Calcium	Phosphor	Magnesium
	kJ	kcal	g	g	mg	g	g	ml	mg	mg	mg	mg	mg
Camembert, gebacken	1120	267	14	16	135	14	0	54	525	135	255	245	16
Chester, 50% Fett i. Tr.	1630	388	25	32	110	1	0	40	775	100	750	500	30
Doppelrahmfrischkäse, 60% Fett i. Tr.	1485	354	15	35	95	2	0	45	40	80	80	130	6
Rahmfrischkäse, 50% Fett i. Tr.	1160	276	14	24	75	1	0	59	40	110	110	170	10
Edamer Käse, 30% Fett i. Tr.	1120	267	25	15	35	2	0	54	800	95	800	570	60
Edamer Käse, 45% Fett i. Tr.	1550	369	24	26	60	3	0	45	650	65	680	400	40
Emmentaler Käse, 45% Fett i. Tr.	1620	386	28	30	90	1	0	39	450	105	1020	635	35
Feta (Schafskäse), 45% Fett i. Tr.	990	236	17	19	45	1	0	61	1300	150	450	335	19
Gorgonzola	1500	357	19	31	65	1	0	47	600	100	610	355	20
Goudakäse, 45% Fett i. Tr.	1600	381	24	27	60	2	0	45	800	90	800	450	35
Harzer-/Korbkäse, <10% Fett	530	126	27	+	10	4	0	67	1520	100	125	270	15
Hüttenkäse	440	105	12	4	10	4	0	78	400	50	100	170	9
Limburger Käse, 20% Fett i.Tr.	790	188	26	9	20	0	0	63	1280	115	510	285	20
Mozzarella	940	224	20	16	45	1	0	61	520	100	450	350	20
Parmesankäse	1620	386	39	26	70	1	0	32	705	130	1180	740	45
Raclettekäse, 48% Fett i. Tr.	1435	342	23	28	65	1	0	46	600	100	750	500	34
Roquefortkäse	1580	376	22	30	60	0	0	46	1800	91	660	390	30
Schichtkäse, 10% Fett i. Tr.	330	79	13	2	5	0	0	83	40	130	75	170	10
Schmelzkäse, 20% Fett i. Tr.	875	208	25	9	25	7	0	57	1200	200	600	1100	30
Schmelzkäse, 45% Fett i. Tr.	1175	280	14	24	55	6	0	54	1260	65	545	945	30
Schmelzkäse, Scheibletten	865	206	22	11	65	5	0	60	1200	200	700	1200	30
Speisequark, mager	305	73	14	+	5	4	0	80	40	100	120	180	9
Speisequark, 20% Fett i. Tr.	480	114	13	5	15	3	0	77	35	90	120	165	11
Sahnequark, 40% Fett i. Tr.	700	167	12	11	35	5	0	70	35	80	120	180	10
Kräuterquark, 40% Fett i. Tr.	640	152	10	10	30	5	1	73	390	110	90	160	9
Tilsiter, 45% Fett i.Tr.	1120	267	26	28	60	1	0	43	780	60	860	500	31
Weichkäse, 20% Fett i. Tr.	815	194	26	9	25	1	0	62	1280	115	500	285	40

Hühnereier

Lebensmittel	kJ	kcal	Eiweiß g	Fett g	Cholesterin mg	Kohlenhydrate g	Ballaststoffe g	Wasser ml	Natrium mg	Kalium mg	Calcium mg	Phosphor mg	Magnesium mg
Hühnerei, Stück ca. 57 g	350	83	7	6	315	1	0	45	86	88	32	128	7
Hühnereidotter, Stück, mittelgroß	285	68	3	6	315	1	0	10	16	32	28	118	3
Hühnereiklar, Stück, mittelgroß	65	15	4	+	0	+	0	35	70	56	4	10	4
Rührei	730	174	12	14	450	1	0	71	165	150	70	200	12
Spiegelei	930	221	13	18	550	1	0	66	100	110	50	200	12

Fische

Lebensmittel	kJ	kcal	Eiweiß g	Fett g	Cholesterin mg	Kohlenhydrate g	Ballaststoffe g	Wasser ml	Natrium mg	Kalium mg	Calcium mg	Phosphor mg	Magnesium mg
Aal	875	208	9	18	145	+	0	71	65	220	17	220	20
Barsch	340	81	18	1	70	+	0	79	45	330	20	200	20
Felchen	210	50	9	3	50	+	0	86	35	320	60	290	30
Flunder	330	79	17	2	50	+	0	79	90	330	25	200	24
Forelle	220	52	10	1	55	+	0	87	40	465	18	240	25
Hecht	205	49	10	1	65	+	0	87	65	250	20	190	25
Heilbutt	370	88	16	2	40	+	0	80	65	445	15	200	28
Hering, Filet	865	206	18	15	60	+	0	65	120	315	35	250	30
Kabeljau-, Dorschfilet	325	77	17	+	45	+	0	81	85	350	11	190	19
Karpfen	270	64	10	3	65	+	0	85	45	305	50	215	30
Lachs	690	164	13	9	35	+	0	76	50	370	13	265	30
Lengfisch	370	88	19	+	5	+	0	79	70	225	10	145	42
Makrele	530	126	12	8	70	+	0	78	95	400	12	245	30
Rot-/Goldbarschfilet	475	113	18	4	80	+	0	76	80	310	22	200	30

		Vitamine									Lebensmittel
Eisen mg	Iod µg	Vitamin A µg	Vitamin E mg	Vitamin B_1 mg	Vitamin B_2 mg	Niacin mg	Vitamin B_6 mg	Vitamin B_{12} µg	Vitamin C mg	Menge* g bzw. ml	
1,0	4	150	0,6	0,05	0,34	0,8	0,14	1,2	0	110	Camembert, gebacken
0,6	4	360	1,0	0,04	0,45	0,1	0,10	1,8	0	30	Chester, 50% Fett i. Tr.
0,1	4	310	0,6	0,02	0,20	0,1	0,06	0,7	0	30	Doppelrahmfrischkäse, 60% Fett i. Tr.
0,4	4	200	0,5	0,04	0,26	0,1	0,06	0,8	0	30	Rahmfrischkäse, 50% Fett i. Tr.
0,6	5	180	0,2	0,06	0,35	0,1	0,06	2,2	0	30	Edamer Käse, 30% Fett i. Tr.
0,6	4	280	0,4	0,05	0,30	0,1	0,06	2,1	0	30	Edamer Käse, 45% Fett i. Tr.
0,3	4	330	0,4	0,05	0,34	0,1	0,07	2,5	0	30	Emmentaler Käse, 45% Fett i. Tr.
0,7	4	210	0,5	0,04	0,30	0,2	0,10	1,5	0	40	Feta (Schafskäse), 45% Fett i. Tr.
0,3	4	250	0,6	0,05	0,43	0,3	0,10	0,6	0	30	Gorgonzola
0,3	4	300	0,8	0,04	0,30	0,1	0,07	1,9	0	30	Goudakäse, 45% Fett i. Tr.
0,3	4	10	0,1	0,03	0,35	0,7	0,03	2,0	0	30	Harzer-/Korbkäse, <10% Fett
0,1	4	30	0,1	0,03	0,28	0,1	0,06	1,0	0	50	Hüttenkäse
0,4	4	100	0,3	0,05	0,40	0,2	0,10	2,0	0	30	Limburger Käse, 20% Fett i.Tr.
0,3	4	200	0,6	0,04	0,35	0,1	0,10	2,0	0	30	Mozzarella
1,0	4	250	0,7	0,02	0,62	0,2	0,10	2,0	0	EL 5	Parmesankäse
0,3	4	310	0,8	0,04	0,30	0,1	0,06	1,9	0	30	Raclettekäse, 48% Fett i. Tr.
0,6	4	310	0,8	0,04	0,59	0,7	0,12	0,6	0	30	Roquefortkäse
0,1	4	20	0,1	0,03	0,30	0,1	0,06	1,0	0	50	Schichtkäse, 10% Fett i. Tr.
0,9	4	110	0,3	0,03	0,38	0,2	0,07	2,0	0	30	Schmelzkäse, 20% Fett i. Tr.
0,9	4	250	0,7	0,03	0,38	0,2	0,07	2,0	0	30	Schmelzkäse, 45% Fett i. Tr.
0,9	4	120	0,3	0,03	0,38	0,2	0,07	2,0	0	20	Schmelzkäse, Scheibletten
0,4	4	20	0,1	0,04	0,30	0,1	0,03	0,9	1	50	Speisequark, mager
0,4	4	44	0,1	0,04	0,27	0,1	0,09	0,8	1	50	Speisequark, 20% Fett i. Tr.
0,4	4	100	0,3	0,03	0,24	0,1	0,04	0,7	1	50	Sahnequark, 40% Fett i. Tr.
0,3	3	200	0,3	0,03	0,25	0,1	0,03	0,8	2	50	Kräuterquark, 40% Fett i. Tr.
0,2	4	280	0,8	0,04	0,35	0,1	0,06	2,3	0	30	Tilsiter, 45% Fett i.Tr.
0,4	4	370	0,5	0,05	0,58	1,2	0,12	1,9	0	30	Weichkäse, 20% Fett i. Tr.
											Hühnereier
2,0	5	162	1,4	0,07	0,18	0,1	0,06	0,5	0	60	Hühnerei, Stück ca. 57 g
1,9	3	162	1,4	0,06	0,08	0,1	0,06	0,4	0	20	Hühnereidotter, Stück, mittelgroß
0,1	2	0	0	0,01	0,10	0,1	0	0,1	0	30	Hühnereiklar, Stück, mittelgroß
1,8	10	190	1,0	0,10	0,28	0,1	0,08	1,3	0	50	Rührei
1,7	10	190	1,2	0,07	0,28	0,1	0,04	1,3	0	50	Spiegelei
											Fische
0,6	4	980	5,6	0,18	0,32	2,6	0,28	1,0	2	150	Aal
1,0	4	7	0,1	0,08	0,12	1,7	0,25	1,0	1	200	Barsch
0,5	3	21	2,0	0,08	0,08	3,4	0,25	1,0	1	150	Felchen
0,5	6	10	0,3	0,20	0,20	3,4	0,25	1,0	1	200	Flunder
0,7	3	12	1,0	0,08	0,08	3,4	0,20	4,5	1	150	Forelle
1,1	3	15	0,7	0,09	0,06	1,6	0,15	2,0	1	200	Hecht
0,6	52	32	0,9	0,08	0,07	5,0	0,42	1,0	1	200	Heilbutt
1,1	50	40	1,5	0,05	0,25	4,0	0,45	8,5	1	150	Hering, Filet
0,5	170	10	0,3	0,05	0,05	2,0	0,20	0,5	2	150	Kabeljau-, Dorschfilet
1,1	2	44	0,5	0,07	0,05	1,9	0,15	1,0	1	200	Karpfen
1,0	34	15	0,9	0,17	0,17	7,2	1,00	2,9	1	150	Lachs
0,5	30	10	0,3	0,10	0,08	1,5	0,20	0,4	1	200	Lengfisch
1,0	50	100	1,6	0,13	0,36	7,7	0,63	9,0	1	200	Makrele
0,7	99	12	1,3	0,11	0,08	2,5	0,40	3,8	1	150	Rot-/Goldbarschfilet

* Menge in Portion, Stück/Scheibe, EL oder TL. Rechenbeispiele: z.B. Portion ≙ 125 g ⟹ Nährwertangaben × 1,25; EL ≙ 10 g ⟹ Nährwertangaben × 0,10
+ ≙ Nährstoff nur in Spuren enthalten

Lebensmittel 100 g bzw. ml eingekaufte Menge	Energie kJ	Energie kcal	Eiweiß g	Fett g	Cholesterin mg	Kohlenhydrate g	Ballaststoffe g	Wasser ml	Mineralstoffe: Natrium mg	Kalium mg	Calcium mg	Phosphor mg	Magnesium mg
Schellfisch	250	60	10	+	60	+	0	88	115	300	18	180	25
Schleie	355	85	18	1	30	+	0	79	80	245	30	155	18
Scholle	260	62	10	+	65	+	0	88	105	310	60	200	22
Seehecht	280	67	10	1	60	+	0	87	100	295	40	140	20
Seelachsfilet	370	88	18	1	35	+	0	79	80	375	15	300	23
Seezunge	280	67	12	1	50	+	0	85	100	310	30	195	50
Steinbeißer	390	93	16	3	2	+	0	79	105	280	20	180	27
Steinbutt	210	50	8	1	2	+	0	89	115	290	17	160	45
Thunfisch	970	231	22	16	100	+	0	60	43	40	20	200	20
Zander	375	89	19	1	30	+	0	78	80	240	27	195	18
Krusten- und Weichtiere													
Auster, ausgelöst	290	69	9	1	250	5	0	83	200	180	85	155	40
Garnelen, ausgelöst	400	95	19	1	140	0	0	78	145	265	90	225	65
Hummer, ausgelöst	370	88	16	2	135	0	0	80	270	220	60	235	25
Krabben	440	105	19	2	160	2	0	75	140	250	100	200	70
Miesmuscheln, ausgelöst	235	56	10	1	160	0	0	87	300	280	27	250	35
Scampi	380	90	17	1	140	1	0	79	180	500	68	215	40
Shrimps, ausgelöst	305	73	17	1	200	0	0	80	375	75	125	150	50
Tintenfisch	250	60	12	1	20	+	0	85	45	270	27	200	30
Fischdauerwaren													
Aal, geräuchert	1120	267	14	22	160	+	0	62	85	285	20	240	25
Bismarckhering	895	213	16	15	85	+	0	67	1090	75	38	150	12
Brathering	900	214	17	15	85	+	0	66	490	225	26	240	40
Bückling, geräuchert	610	145	14	9	90	+	0	75	690	345	35	255	30
Fischfrikadelle, gebraten	995	237	12	14	50	16	2	54	475	135	8	90	9
Fischstäbchen, TK	840	200	16	7	50	20	1	54	310	130	7	85	8
Forellenfilet, geräuchert	790	188	32	5	90	+	0	61	955	215	26	270	23
Heringsfilet in Tomatensoße	910	217	15	15	50	2	0	66	525	350	50	190	60
Heringssalat	1025	244	5	24	20	3	1	65	860	180	30	200	20
Lachs, geräuchert	605	144	25	5	50	+	0	68	1880	450	20	250	32
Makrele, geräuchert	685	163	14	11	105	+	0	73	260	275	5	240	30
Matjeshering	1190	283	16	23	80	+	0	59	2500	235	43	200	35
Ölsardine, nur feste Teile	1005	239	24	14	140	1	0	59	505	395	330	430	50
Rollmops	905	215	16	15	80	+	+	67	1200	75	60	140	30
Sardelle, gesalzen	420	100	18	2	10	+	0	78	5175	240	105	220	45
Schillerlocke	1260	300	21	24	100	+	0	53	620	60	20	230	30
Seelachs (Lachsersatz)	630	150	20	8	40	+	0	70	2900	155	30	240	30
Thunfisch in Öl	1270	302	24	21	50	+	0	53	290	250	10	295	20
Tintenfisch, paniert	1315	313	11	26	100	4	+	57	45	120	11	150	15
Fleisch													
Brathähnchen	450	107	15	4	150	+	0	79	70	260	10	160	20
Eisbein	1050	250	18	20	70	+	0	60	60	245	11	90	18
Ente	810	193	15	14	70	+	0	69	80	210	11	130	15
Gans	960	229	10	20	75	+	0	68	85	420	12	180	25

Eisen mg	Iod µg	Vitamin A µg	Vitamin E mg	Vitamin B_1 mg	Vitamin B_2 mg	Niacin mg	Vitamin B_6 mg	Vitamin B_{12} µg	Vitamin C mg	Menge* g bzw. ml	Lebensmittel
0,6	243	17	0,4	0,05	0,17	3,1	0,16	0,9	1	200	Schellfisch
0,8	3	1	0,1	0,08	0,18	4,0	0,18	1,0	1	200	Schleie
0,9	52	3	0,1	0,21	0,22	4,0	0,22	1,5	2	200	Scholle
0,8	50	3	0,1	0,10	0,20	3,0	0,15	1,0	1	200	Seehecht
1,0	200	11	0,2	0,10	0,35	4,0	0,15	2,3	0	150	Seelachsfilet
0,8	17	2	0,1	0,06	0,10	3,0	0,20	1,0	0	150	Seezunge
1,0	50	18	2,1	0,20	0,06	2,4	0,20	1,0	1	200	Steinbeißer
0,5	50	1	0,1	0,02	0,15	3,0	0,20	1,0	1	200	Steinbutt
1,0	50	450	0,3	0,16	0,16	8,5	0,46	4,3	1	200	Thunfisch
1,4	3	2	0,1	0,16	0,25	2,3	0,24	1,0	1	200	Zander
											Krusten- und Weichtiere
5,8	58	93	0,9	0,16	0,20	2,2	0,22	14,5	1	20	Auster, ausgelöst
1,8	130	2	0,1	0,05	0,03	2,4	0,13	0,8	2	50	Garnelen, ausgelöst
1,0	100	1	1,5	0,13	0,09	1,8	0,18	0,5	1	50	Hummer, ausgelöst
1,7	50	0	1,0	0,05	0,04	2,0	0,13	0,9	1	50	Krabben
5,1	50	54	0,8	0,16	0,22	1,6	0,08	8,0	3	100	Miesmuscheln, ausgelöst
1,3	130	25	1,0	0,10	0,08	3,0	0,30	0,5	2	50	Scampi
2,5	100	2	0,1	0,01	0,02	2,0	0,04	2,5	1	50	Shrimps, ausgelöst
1,0	50	450	2,4	0,10	0,10	8,5	0,40	2,5	1	150	Tintenfisch
											Fischdauerwaren
0,7	4	940	5,5	0,20	0,36	3,5	0,16	1,1	1	50	Aal, geräuchert
1,5	38	36	1,8	0,05	0,21	3,0	0,15	8,0	0	100	Bismarckhering
1,1	38	20	1,5	0,01	0,13	3,9	0,20	7,0	0	100	Brathering
1,1	38	28	1,2	0,04	0,25	4,3	0,50	6,9	0	50	Bückling, geräuchert
0,5	25	8	0,5	0,11	0,15	4,0	0,08	2,5	0	50	Fischfrikadelle, gebraten
0,4	50	8	0,7	0,13	0,13	4,0	0,09	1,5	0	125	Fischstäbchen, TK
1,2	4	80	3,8	0,07	0,19	3,4	0,12	2,1	10	50	Forellenfilet, geräuchert
1,9	30	10	2,0	0,06	0,18	2,0	0,29	3,9	5	100	Heringsfilet in Tomatensoße
1,0	30	10	1,0	0,04	0,06	2,0	0,10	0,5	0	50	Heringssalat
0,6	50	15	0,9	0,16	0,17	7,2	0,60	3,4	1	40	Lachs, geräuchert
1,2	50	30	0,3	0,14	0,35	7,7	0,50	5,6	1	50	Makrele, geräuchert
1,3	40	15	1,5	0,05	0,21	3,0	0,38	5,0	0	80	Matjeshering
2,7	32	60	1,7	0,05	0,30	6,5	0,22	0,2	0	50	Ölsardine, nur feste Teile
2,6	30	9	0,3	0,05	0,14	2,5	0,24	0,1	1	50	Rollmops
4,3	30	17	0,4	0,06	0,23	6,0	0,43	0,2	0	15	Sardelle, gesalzen
1,1	50	20	0,5	0,05	0,10	3,0	0,15	0,5	0	65	Schillerlocke
0,6	100	10	1,5	0,05	0,18	2,0	0,20	2,0	1	50	Seelachs (Lachsersatz)
1,2	50	370	9,0	0,05	0,06	10,8	0,25	1,3	1	50	Thunfisch in Öl
0,6	50	528	4,9	0,09	0,19	8,0	0,16	0,7	1	125	Tintenfisch, paniert
											Fleisch
0,7	4	35	0,1	0,08	0,14	6,8	0,30	0,4	2	125	Brathähnchen
1,5	3	8	0,2	0,32	0,19	3,3	0,34	1,0	0	150	Eisbein
2,4	4	50	0,5	0,14	0,30	3,5	0,33	1,8	0	125	Ente
1,9	4	65	0,8	0,12	0,26	6,8	0,39	0,8	0	125	Gans

* Menge in Portion, Stück/Scheibe, EL oder TL. Rechenbeispiele: z.B. Portion ≙ 125 g ⇒ Nährwertangaben × 1,25; EL ≙ 10 g ⇒ Nährwertangaben × 0,10
+ ≙ Nährstoff nur in Spuren enthalten

Lebensmittel 100 g bzw. ml eingekaufte Menge	Energie kJ	 kcal	Eiweiß g	Fett g	Choles-terin mg	Kohlen-hydrate g	Ballast-stoffe g	Wasser ml	Mineralstoffe Natrium mg	 Kalium mg	 Calcium mg	 Phos-phor mg	 Mag-nesium mg
Hackfleisch, Rind	690	164	20	9	70	+	0	69	70	300	10	160	15
Hackfleisch, Schwein	755	180	20	11	65	+	0	67	40	390	9	190	20
Hähnchenbrust	330	79	16	1	100	+	0	81	65	265	14	210	25
Hähnchenkeule	375	89	15	2	95	+	0	81	95	250	15	190	30
Hinterschinken, Schwein	1010	240	18	19	85	+	0	61	75	290	9	170	20
Hirsch	400	95	16	3	110	+	0	79	60	330	7	195	21
Hochrippe, Rind	675	161	20	9	65	+	0	69	55	315	4	150	18
Kalbsfilet	405	96	21	1	70	+	0	75	95	350	12	200	16
Kalbskeule	410	98	21	2	90	+	0	75	85	340	13	200	16
Kalbskotelett	454	108	21	3	70	+	0	74	95	370	13	195	16
Kalbsleber	520	124	19	4	360	+	0	75	90	315	9	305	19
Kaninchenfleisch	640	152	21	8	70	+	0	69	50	380	15	225	30
Kasseler	990	236	21	17	70	+	0	60	760	225	15	160	20
Lammgulasch	1315	313	16	28	70	+	0	54	65	260	7	150	20
Lammkeule	1000	238	18	19	70	+	0	61	80	380	10	215	23
Lammkotelett	1575	375	15	35	70	+	0	48	60	230	7	140	17
Ochsenschwanz	780	186	20	12	65	+	0	66	107	206	4	150	20
Putenfleisch	525	125	23	3	75	+	0	72	50	270	10	170	20
Reh	405	96	21	1	110	+	0	76	85	340	25	220	20
Rinderfilet	405	96	21	1	70	+	0	75	42	340	3	165	22
Rinderherz	465	111	16	5	150	+	0	77	110	285	9	195	25
Rinderkeule	415	99	21	2	120	+	0	75	80	355	3	195	20
Rinderleber	485	115	19	4	260	+	0	75	115	290	7	350	17
Rinderzunge	525	125	17	6	110	+	0	75	100	255	10	230	10
Roastbeef, Lende	510	121	22	4	70	+	0	72	55	335	3	155	23
Rumpsteak	415	99	21	2	80	+	0	75	225	335	15	175	25
Schnitzel, mager	445	106	21	2	70	+	0	75	70	290	9	170	21
Schweinebauch	1500	357	15	33	80	+	0	50	59	155	1	55	20
Schweinefilet	685	163	20	9	70	+	0	69	75	350	2	175	22
Schweinekotelett	695	165	20	9	60	+	0	69	60	325	11	150	25
Schweineleber	565	135	20	6	350	+	0	72	75	350	10	360	21
Schweinelende	445	106	22	2	65	+	0	74	60	385	5	190	25
Schweineschulter	680	162	20	9	70	+	0	69	75	290	9	150	20
Suppenhuhn	840	200	20	13	75	0	0	65	80	350	11	180	30
Tatar, Rind	465	111	22	3	70	+	0	73	40	390	10	190	20
Wurst und Fleischwaren													
Bierschinken	1025	244	15	19	65	+	0	64	750	260	15	150	18
Blutwurst	1935	461	14	44	60	+	0	40	680	40	7	22	8
Bockwurst	1160	276	12	25	65	+	0	61	700	90	11	65	10
Bratwurst, Kalb	1115	265	10	25	85	+	0	63	190	195	5	190	15
Bratwurst, Schwein	1250	298	10	29	100	+	0	59	520	140	5	190	15
Brühe, gekörnt	805	192	24	9	0	+	0	67	25000	500	150	50	700
Cervelatwurst	1900	452	17	41	95	+	0	40	1260	300	25	150	11
Corned Beef, deutsch	640	152	22	6	70	+	0	70	830	140	30	130	15
Currywurst	1270	302	19	24	75	+	0	55	1050	325	22	290	25
Fleischwurst	1355	323	11	30	85	+	0	57	830	200	14	130	13
Frankfurter Würstchen	1045	249	13	21	65	+	0	64	1150	155	8	105	11
Frikadelle	775	185	18	10	65	6	1	74	350	275	27	210	18
Geflügelwurst	480	114	16	5	5	+	0	77	1575	330	25	460	30
Gelatine, Blatt	1425	339	84	+	0	+	0	14	30	20	10	1	0
Gelbwurst	1450	345	12	33	70	+	0	53	35	290	8	135	17

		Vitamine									
Eisen mg	Iod µg	Vitamin A µg	Vitamin E mg	Vitamin B_1 mg	Vitamin B_2 mg	Niacin mg	Vitamin B_6 mg	Vitamin B_{12} µg	Vitamin C mg	Menge* g bzw. ml	**Lebensmittel**
2,5	7	12	0,6	0,16	0,16	4,0	0,30	1,5	0	100	Hackfleisch, Rind
3,0	5	5	0,2	0,80	0,20	4,0	0,40	2,0	0	100	Hackfleisch, Schwein
1,1	4	30	0,3	0,07	0,09	10,5	0,53	0,3	1	125	Hähnchenbrust
1,8	4	30	0,1	0,10	0,24	5,6	0,30	0,3	0	125	Hähnchenkeule
1,7	5	0	0,1	0,80	0,19	4,3	0,39	2,0	0	125	Hinterschinken, Schwein
2,3	5	0	0,1	0,10	0,25	7,0	0,30	1,0	0	125	Hirsch
2,1	7	15	0,5	0,08	0,15	4,3	0,50	3,8	0	150	Hochrippe, Rind
2,1	3	0	0	0,15	0,30	6,5	0,40	2,0	0	125	Kalbsfilet
2,3	3	0	0	0,15	0,27	6,6	0,40	2,0	0	125	Kalbskeule
2,1	3	1	0,6	0,14	0,26	6,5	0,40	2,0	0	125	Kalbskotelett
7,9	3	21900	0,2	0,28	2,61	15,0	0,90	100	35	100	Kalbsleber
3,5	5	0	0,1	0,10	0,07	7,0	0,30	10	0	125	Kaninchenfleisch
1,9	5	5	0,1	0,56	0,14	4,0	0,33	3,0	0	125	Kasseler
1,2	2	0	0,2	0,10	0,18	5,0	0,17	2,0	0	125	Lammgulasch
2,7	2	0	0,5	0,16	0,22	5,2	0,29	1,0	0	125	Lammkeule
1,2	2	0	0,2	0,09	0,16	5,0	0,15	1,0	0	125	Lammkotelett
2,5	5	12	0,5	0,20	0,16	4,0	0,30	5,0	0	125	Ochsenschwanz
0,8	4	10	0,5	0,10	0,18	8,0	0,45	1,4	0	100	Putenfleisch
3,0	5	0	0,1	0,10	0,25	7,0	0,30	1,0	0	125	Reh
2,3	7	20	0,5	0,23	0,26	7,5	0,40	5,0	0	125	Rinderfilet
5,1	30	6	0,6	0,53	0,88	6,8	0,28	10	0	125	Rinderherz
2,6	7	10	0,6	0,09	0,17	4,5	0,36	3,8	0	125	Rinderkeule
6,5	14	15300	0,7	0,30	2,90	13,6	0,71	65,0	31	100	Rinderleber
3,0	5	0	0,2	0,14	0,29	4,6	0,13	4,0	0	125	Rinderzunge
2,5	7	15	1,1	0,09	0,16	4,9	0,40	5,0	0	125	Roastbeef, Lende
3,1	7	5	0,3	0,07	0,30	4,0	0,40	2,0	0	125	Rumpsteak
1,7	5	6	0,1	0,80	0,19	4,3	0,39	3,0	0	125	Schnitzel, mager
1,4	3	5	0,1	1,00	0,22	4,5	0,43	2,0	0	125	Schweinebauch
3,0	5	6	0,1	1,10	0,31	6,5	0,48	3,0	0	125	Schweinefilet
1,8	5	9	0,6	0,80	0,19	4,3	0,50	2,0	0	125	Schweinekotelett
15,8	14	39100	0,2	0,31	3,17	15,7	0,59	39,0	23	100	Schweineleber
1,5	5	6	0,1	0,95	0,28	4,0	0,48	3,0	0	125	Schweinelende
1,8	5	9	0,1	0,89	0,22	4,5	0,47	2,0	0	125	Schweineschulter
1,5	4	50	0,3	0,08	0,14	8,8	0,35	0,5	0	125	Suppenhuhn
3,0	7	5	0,1	0,18	0,20	4,0	0,40	2,0	0	100	Tatar, Rind
											Wurst und Fleischwaren
1,5	5	0	0,1	0,31	0,18	3,8	0,39	2,0	20	25	Bierschinken
6,4	5	6	0,1	0,07	0,13	1,2	0,10	0,8	0	25	Blutwurst
0,6	5	2	0	0,23	0,06	3,0	0,12	0,6	20	100	Bockwurst
1,0	5	3	0,3	0,28	0,22	3,2	0,36	1,5	20	150	Bratwurst, Kalb
1,0	5	3	0,3	0,28	0,22	3,2	0,36	1,5	20	150	Bratwurst, Schwein
2,0	0	0	0,1	0,20	0,24	0	0	0	0	EL 10	Brühe, gekörnt
1,7	5	4	0,3	0,10	0,20	4,0	0,40	1,9	20	20	Cervelatwurst
2,5	5	10	0,1	0,03	0,10	4,0	0,14	1,0	20	25	Corned Beef, deutsch
1,7	5	1	0,3	0,15	0,14	2,3	0,23	0,8	20	100	Currywurst
1,7	5	3	0,2	0,50	0,16	2,4	0,27	1,3	20	100	Fleischwurst
1,8	5	3	0,6	0,18	0,19	2,3	0,14	2,0	20	80	Frankfurter Würstchen
1,8	5	21	0,5	0,32	0,20	2,0	0,16	1,2	0	50	Frikadelle
1,9	5	24	0,4	0,18	0,23	2,0	0,44	0,6	20	25	Geflügelwurst
0	6	0	0	0	0	0	0	0	0	2	Gelatine, Blatt
2,2	5	5	0,1	0,40	0,15	4,0	0,29	1,4	0	25	Gelbwurst

* Menge in Portion, Stück/Scheibe, EL oder TL. Rechenbeispiele: z.B. Portion ≙ 125 g ⇒ Nährwertangaben × 1,25; EL ≙ 10 g ⇒ Nährwertangaben × 0,10
+ ≙ Nährstoff nur in Spuren enthalten

Lebensmittel 100 g bzw. ml eingekaufte Menge	Energie kJ	Energie kcal	Eiweiß g	Fett g	Choles-terin mg	Kohlen-hydrate g	Ballast-stoffe g	Wasser ml	**Mineralstoffe** Natrium mg	Kalium mg	Calcium mg	Phos-phor mg	Mag-nesium mg
Jagdwurst	1460	348	12	33	80	+	0	53	820	260	14	145	20
Kasseler Aufschnitt	1095	261	23	18	80	+	0	57	760	395	35	215	40
Knackwurst	1255	299	12	28	60	+	0	58	1190	195	28	145	20
Lachsschinken	1345	320	30	20	95	+	0	48	700	265	20	210	25
Leberkäse, Fleischkäse	1135	270	13	23	85	+	+	62	600	300	4	150	15
Leberwurst, grob	1840	438	12	40	225	1	+	45	810	145	40	150	15
Leberwurst, mager	1120	267	17	21	200	+	0	60	400	140	9	240	7
Lyoner, Breslauer	1400	333	12	30	55	+	0	56	840	180	14	330	14
Mettwurst (Braunschweiger)	2220	529	12	51	95	+	0	35	1090	215	13	160	11
Mortadella	1505	358	12	32	90	+	0	54	670	205	40	145	19
Münchner Weißwurst	1200	286	11	27	70	+	0	60	620	125	25	460	22
Pfälzer Saumagen	920	219	10	16	40	6	1	66	1185	370	20	155	30
Rostbratwurst	1090	260	30	13	80	+	0	55	240	350	26	215	33
Salami	2190	521	17	47	120	+	0	34	1260	320	35	170	43
Schinken, gekocht	1145	273	19	20	80	+	0	59	960	300	12	150	24
Schinken, geräuchert, roh	1440	343	16	29	110	+	0	53	1500	250	10	210	20
Speck, durchwachsen	2600	619	9	65	80	+	0	24	1200	240	5	120	15
Speck, fett	3220	767	2	80	90	+	0	16	1700	200	10	120	15
Sülzwurst	1255	299	23	23	85	+	0	52	450	115	12	110	10
Teewurst	1540	367	16	33	90	+	0	49	1175	330	17	170	23
Wiener Würstchen	1100	262	15	21	60	+	0	62	1180	245	15	370	18
Speisefette und Öle													
Butter	3100	738	1	83	240	0	0	14	5	16	13	20	3
Halbfettbutter	1550	369	3	40	120	0	0	55	10	20	20	20	3
Butterschmalz	3685	877	0	100	285	0	0	0	30	15	6	20	1
Erdnussbutter	2635	627	28	50	0	17	1	2	10	670	65	410	175
Erdnussöl	3700	881	0	100	0	0	0	0	0	0	0	0	0
Gänseschmalz	3700	881	0	100	100	0	0	0	5	1	1	5	0
Kokosfett	3700	881	1	99	0	0	0	0	2	2	2	1	1
Maiskeimöl	3700	881	0	100	0	0	0	0	1	1	15	0	0
Margarine	2970	707	1	80	7	0	0	17	100	7	10	10	1
Halbfettmargarine	1495	356	6	40	4	0	0	52	390	7	12	8	1
Olivenöl	3700	881	+	100	0	0	0	0	1	0	0	0	0
Rapsöl	3700	881	0	100	0	0	0	0	0	0	0	0	0
Rindertalg	3680	876	1	97	100	0	0	1	11	6	3	7	1
Schweineschmalz	3700	881	+	100	90	0	0	0	1	1	1	3	1
Sojaöl	3700	881	0	100	0	0	0	0	0	0	0	0	0
Sonnenblumenöl	3700	881	0	100	0	0	0	0	0	1	0	0	0
Weizenkeimöl	3700	881	0	100	0	0	0	0	0	0	0	0	0
Mayonnaise, 80 % Fett	3080	733	2	80	70	3	0	13	480	18	18	60	20
Salatmayonnaise	2130	507	1	52	50	5	0	40	500	15	14	30	10
Remoulade	2120	505	1	50	60	9	0	38	430	70	25	53	18
Salatsoße, französisch	2120	505	2	32	0	12	0	54	750	45	30	15	15
Salatsoße, Joghurt	845	201	2	16	10	11	0	69	750	195	122	90	15
Thousand Island	1285	306	2	26	2	14	0	56	750	110	45	40	17
Sonstige Lebensmittel													
Bienenhonig	1275	304	+	+	0	81	0	17	7	45	5	20	5
Eiscreme	860	205	4	12	12	21	0	61	60	200	160	120	15

		Vitamine									
Eisen mg	Iod µg	Vitamin A µg	Vitamin E mg	Vitamin B_1 mg	Vitamin B_2 mg	Niacin mg	Vitamin B_6 mg	Vitamin B_{12} µg	Vitamin C mg	Menge* g bzw. ml	Lebensmittel
2,9	5	0	0,2	0,11	0,12	4,0	0,47	2,5	20	25	Jagdwurst
1,7	5	4	0,1	0,91	0,24	4,0	0,54	2,5	0	25	Kasseler Aufschnitt
2,0	5	15	0,1	0,20	0,20	2,0	0,14	2,0	20	100	Knackwurst
3,8	5	6	0,2	0,35	0,19	4,0	0,28	2,3	0	20	Lachsschinken
2,0	5	4	0,3	0,10	0,12	4,2	0,30	2,0	0	25	Leberkäse, Fleischkäse
5,3	5	8300	0,2	0,21	0,92	3,6	0,20	7,8	20	30	Leberwurst, grob
5,5	5	1700	0,1	0,15	1,10	4,5	0,31	9,6	20	30	Leberwurst, mager
1,0	5	3	0,1	0,44	0,10	4,0	0,19	0,9	20	25	Lyoner, Breslauer
1,6	5	3	0,1	0,20	0,15	0,3	0,85	4,7	20	20	Mettwurst (Braunschweiger)
3,1	5	0	0,1	0,10	0,15	3,1	0,27	1,3	20	20	Mortadella
2,1	5	2	0,2	0,43	0,13	2,4	0,33	1,6	20	80	Münchner Weißwurst
1,9	5	4	0,2	0,29	0,15	3,0	0,30	1,4	5	80	Pfälzer Saumagen
2,6	5	4	0,3	0,11	0,21	3,0	0,34	1,5	20	100	Rostbratwurst
2,7	5	6	0,3	0,18	0,20	2,6	0,56	1,4	20	10	Salami
2,4	5	27	0,1	0,58	0,20	3,5	0,36	0,6	0	50	Schinken, gekocht
2,0	5	0	0,1	0,50	0,21	3,5	0,40	0,1	0	50	Schinken, geräuchert, roh
0,6	5	0	0,4	0,48	0,18	2,3	0,15	0,7	0	35	Speck, durchwachsen
0,8	5	0	0,3	0,40	0,14	2,0	0,35	1,0	0	35	Speck, fett
2,0	5	438	0,1	0,10	0,18	2,0	0,13	5,2	10	25	Sülzwurst
1,6	5	6	0,2	0,63	0,17	3,0	0,32	1,6	20	20	Teewurst
1,4	5	3	0,2	0,34	0,16	3,1	0,24	1,2	20	80	Wiener Würstchen
											Speisefette und Öle
0,2	3	590	2,2	0,01	0,02	0,1	0,01	0	0	EL 10	Butter
0,1	0	380	1,0	0,01	0,02	0,1	0,01	0	0	EL 10	Halbfettbutter
0	0	850	3,6	0	0	0	0	0	0	EL 10	Butterschmalz
2,0	12	110	8,6	0,13	0,13	15,0	0,40	0	0	EL 10	Erdnussbutter
0,1	0	0	25,5	0	0	0	0	0	0	EL 10	Erdnussöl
0	0	0	2,7	0	0	0	0	0	0	EL 10	Gänseschmalz
0,1	0	1	0,6	0	0	0	0	0	0	EL 10	Kokosfett
1,3	0	23	30	0	0	0	0	0	0	EL 10	Maiskeimöl
0,1	0	500	16,0	0	0	0,1	0	0	0	EL 10	Margarine
0	0	500	6,0	0	0	0	0	0	0	EL 10	Halbfettmargarine
0,4	0	120	12,0	0	0	0	0	0	0	EL 10	Olivenöl
0	0	550	23	0	0	0	0	0	0	EL 10	Rapsöl
0,3	0	280	1,3	0	0	0	0	0	0	EL 10	Rindertalg
0	10	0	1,6	0	0	0	0	0	0	EL 10	Schweineschmalz
0	0	583	29,0	0	0	0	0	0	0	EL 10	Sojaöl
0	2	4	50	0	0	0	0	0	0	EL 10	Sonnenblumenöl
0	0	0	215,0	0	0	0	0	0	0	EL 10	Weizenkeimöl
1,0	2	60	15,0	0,04	0,04	0,1	0,10	1,0	0	EL 12	Mayonnaise, 80 % Fett
0,4	2	50	3,0	0,01	0,02	0,1	0,05	1,0	0	EL 12	Salatmayonnaise
0,9	0	50	7,5	0,04	0,05	0,1	0,05	1,0	10	EL 12	Remoulade
0,5	0	25	3,5	0	0,01	0,1	0,01	0	0	EL 10	Salatsoße, französisch
0,5	0	40	3,5	0,05	0,17	0,1	0,06	0,4	8	EL 10	Salatsoße, Joghurt
0,4	0	1	20,8	0,04	0,10	0,1	0,06	0,2	13	EL 10	Thousand Island
											Sonstige Lebensmittel
1,3	1	1	0	0,01	0,01	0,1	0,01	0	5	EL 10	Bienenhonig
0,1	+	40	0,1	0,04	0,27	0,1	0,06	0,6	1	50	Eiscreme

* Menge in Portion, Stück/Scheibe, EL oder TL. Rechenbeispiele: z.B. Portion ≙ 125 g ⇒ Nährwertangaben × 1,25; EL ≙ 10 g ⇒ Nährwertangaben × 0,10
+ ≙ Nährstoff nur in Spuren enthalten

Lebensmittel 100 g bzw. ml eingekaufte Menge	Energie		Eiweiß	Fett	Choles-terin	Kohlen-hydrate	Ballast-stoffe	Wasser	**Mineralstoffe**				
									Natrium	Kalium	Calcium	Phos-phor	Mag-nesium
	kJ	kcal	g	g	mg	g	g	ml	mg	mg	mg	mg	mg
Fruchtbonbons	1500	357	0	0	0	100	0	0	1	0	0	0	0
Fruchteis	575	137	2	2	5	29	1	64	20	120	45	80	10
Fruchtgummi	1400	333	10	0	0	80	0	8	60	1	2	1	0
Gelee	1160	276	0	0	0	65	0	33	4	50	10	10	5
Kakaogetränkpulver, löslich	1550	369	5	2	0	81	6	4	250	410	33	190	150
Kakaopulver, fettarm	1140	271	24	12	0	17	6	39	60	1500	190	740	500
Kakaopulver, schwach entölt	1960	467	20	25	0	38	12	3	35	1920	115	650	410
Kandiszucker	1665	396	0	0	0	99	0	0	0	2	1	0	0
Karamelle, ungefüllt	1700	405	0	0	0	100	0	0	150	135	15	10	6
Konfitüre	1090	260	+	0	0	66	1	32	5	105	20	15	8
Lakritzen	1000	238	+	+	0	60	0	20	3	165	16	50	18
Marzipan	2070	493	8	25	0	57	3	12	50	210	45	220	120
Milchkaramellen	1650	393	3	5	0	84	0	6	150	135	15	10	6
Vollmilchschokolade	2300	548	9	32	30	54	0	3	60	470	215	240	85
Vollmilchschokolade, Nuss	2340	557	10	36	32	48	4	4	80	440	240	250	90
Mohrenkopf (Negerkuss)	1710	407	+	11	0	74	0	13	25	90	45	45	16
Müsliriegel	1725	411	8	19	0	48	5	18	6	455	85	205	90
Nugat	2100	500	5	24	0	66	1	3	3	155	75	125	65
Nuss-Nugat-Creme	2300	548	5	35	0	50	1	8	50	400	130	200	75
Pralinen	1910	455	5	16	0	70	1	7	70	125	15	37	23
Puddingpulver	1620	386	1	1	0	92	0	4	320	60	15	30	7
Tortengusspulver	1445	344	+	+	0	86	0	12	3	5	2	30	1
Vanillezucker	1630	388	0	0	0	97	0	1	0	2	1	0	0
Weiße Schokolade	2210	526	8	31	20	58	0	2	110	350	270	230	25
Zartbitterschokolade	2110	502	9	34	15	39	0	16	20	480	45	215	130
Zartbitterschokolade, Nuss	2250	536	10	40	10	36	8	12	20	505	80	235	135
Zucker	1650	393	0	0	0	100	0	0	0	2	1	0	0
Alkoholische Getränke													
Apfelwein	190	45	+	0	0	3	0	90	5	60	8	6	8
Liköre (30 % vol)	700	167	+	+	0	30	0	60	1	2	2	3	1
Malzbier	200	48	1	0	0	11	0	80	1	45	2	5	6
Rotwein	280	67	+	0	0	3	0	90	3	100	7	10	8
Sekt	350	83	+	0	0	4	0	93	4	60	3	7	6
Vollbier	200	48	1	0	0	3	0	90	4	21	3	13	8
Weinbrand	1020	243	0	0	0	2	0	66	1	2	2	3	1
Weißwein	290	69	+	0	0	3	0	90	3	88	10	8	9
Wermut, süß	415	99	+	0	0	1	0	88	2	2	9	15	100

Eisen mg	Iod µg	Vitamine Vitamin A µg	Vitamin E mg	Vitamin B_1 mg	Vitamin B_2 mg	Niacin mg	Vitamin B_6 mg	Vitamin B_{12} µg	Vitamin C mg	Menge* g bzw. ml	Lebensmittel
0	0	0	0	0	0	0	0	0	0	5	Fruchtbonbons
0,4	+	10	0,2	0,02	0,06	0,1	0,03	0,1	14	50	Fruchteis
0,1	0	0	0	0	0	0	0	0	0	10	Fruchtgummi
1,0	1	0	0	0,01	0,01	0,1	0,01	0	5	EL 10	Gelee
2,4	5	0	0,3	3,00	4,50	2,0	5,00	12,0	0	5	Kakaogetränkpulver, löslich
12,0	5	1	0,9	0,40	0,40	3,0	0,10	0	0	5	Kakaopulver, fettarm
11,5	5	8	3,2	0,10	0,10	1,9	0,15	0	0	5	Kakaopulver, schwach entölt
0,2	0	0	0	0	0	0	0	0	0	5	Kandiszucker
0,9	0	0	0	0,04	0,03	0	0	0	0	7	Karamelle, ungefüllt
0,5	1	10	0	0,01	0,01	0,2	0,01	0	5	EL 10	Konfitüre
0,3	0	0	0,1	0,02	0,02	1,3	0,05	0	0	5	Lakritzen
2,0	1	0	6,1	0,10	0,45	1,5	0,06	0	2	50	Marzipan
0,9	0	0	0	0,04	0,03	0	0	0	0	10	Milchkaramellen
2,3	6	50	0,7	0,11	0,37	0,4	0,11	0	0	5	Vollmilchschokolade
3,0	5	45	1,6	0,15	0,37	0,4	0,12	0	0	5	Vollmilchschokolade, Nuss
0,2	0	2	0,4	0,02	0,04	0,1	0,01	0	0	20	Mohrenkopf (Negerkuss)
2,7	1	25	7,4	0,27	0,14	0,5	0,22	0	3	30	Müsliriegel
3,0	5	0	8,4	0,12	0,06	0,4	0,04	0	0	50	Nugat
3,0	5	30	8,0	0,12	0,20	0,4	0,13	0,2	1	EL 10	Nuss-Nugat-Creme
1,0	5	0	0,1	0,02	0,03	0,1	0	0	0	10	Pralinen
1,4	0	0	0	0	0	0	0	0	0	30	Puddingpulver
0,5	0	0	0	0,01	0,01	0	0	0	0	20	Tortengusspulver
0,2	0	0	0	0	0	0	0	0	0	10	Vanillezucker
0,2	5	4	1,1	0,08	0,49	0,4	0,07	0,1	0	5	Weiße Schokolade
3,6	5	0	0,4	0,04	0,10	0,4	0,02	0	0	5	Zartbitterschokolade
3,6	5	0	5,0	0,11	0,12	0,4	0,10	0	0	5	Zartbitterschokolade, Nuss
0,3	0	0	0	0	0	0	0	0	0	5	Zucker
											Alkoholische Getränke
0,5	0	0	0	0	0	0	0,01	0	0	125	Apfelwein
0	0	0	0	0	0	0	0	0	0	20	Liköre (30 % vol)
0,2	0	0	0	0	0,03	0,5	0,03	0	0	330	Malzbier
0,9	0	0	0	0	0,01	0	0	0	2	125	Rotwein
0,5	0	0	0	0	0,01	0	0,02	0	0	100	Sekt
0	0	0	0	0	0,03	0	0,04	0,1	0	330	Vollbier
0	0	0	0	0	0	0	0	0	0	20	Weinbrand
0,6	0	0	0	0	0,01	0	0,01	0	0	125	Weißwein
0,1	0	0	0	0	0,01	0,1	0	0	0	50	Wermut, süß

* Menge in Portion, Stück/Scheibe, EL oder TL. Rechenbeispiele: z.B. Portion ≙ 125 g ⇒ Nährwertangaben × 1,25; EL ≙ 10 g ⇒ Nährwertangaben × 0,10
+ ≙ Nährstoff nur in Spuren enthalten

Sachwortverzeichnis

F

G

H

I

J

K

L

O

P

Q

R

S

T

U

V

W

X

Y

Z

Literaturverzeichnis

Baltes, W., Lebensmittelchemie, Berlin, Heidelberg 2007

Belitz/Grosch, Lehrbuch der Lebensmittelchemie, Berlin, Heidelberg 2001

Biesalski, u.a. Ernährungsmedizin, Stuttgart 2004

Bund für Umwelt und Naturschutz Deutschland e.V. (BUND) (Hrsg.), Endstation Mensch, Berlin 2005

Bundesministerium für Ernährung, Landwirtschaft und Verbraucherschutz (Hrsg.) Statistisches Jahrbuch über Ernährung, Landwirtschaft und Forsten 2005, Münster 2005

Classen/Elias/Hammes, Toxikologisch-hygienische Beurteilung von Lebensmittelinhalts- und -zusatzstoffen sowie bedenklicher Verunreinigungen, Berlin und Hamburg 2001

Cremer u.a. (Hrsg.), Ernährungslehre und Diätetik, Stuttgart 1978 bis 1988

Deutsche Gesellschaft für Ernährung (Hrsg.) u.a.
- Referenzwerte für die Nährstoffzufuhr 2000
- Ernährungsbericht 1984, 1988, 1992, 1996, 2000, 2004
- Infoset, Alternativen der Ernährung

Elmadfa/Leitzmann, Ernährung des Menschen, Stuttgart 2004

Füllgraff, G., Lebensmitteltoxikologie, Stuttgart 1989

Heiss, R. (Hrsg.), Lebensmitteltechnologie, Berlin, Heidelberg 2003

Heiss/Eichner, Haltbarmachen von Lebensmitteln, Berlin, Heidelberg 2002

Holtmeier, H.-J., Diät bei Übergewicht und gesunde Ernährung, Stuttgart 2000

Horn, F. u.a., Biochemie des Menschen, Stuttgart 2005

Huth/Kluthe, Lehrbuch der Ernährungstherapie, Stuttgart 1995

Karlson/Doenecke/Koolmann, Biochemie, Stuttgart 1994

Kasper, H., Ernährungsmedizin und Diätetik, München 2004

Ketz, H.A., (Hrsg.) Grundriss der Ernährungslehre, Darmstadt 1990

Klinke/Silbernagl (Hrsg.), Lehrbuch der Physiologie, Stuttgart 2005

Koerber/Männle/Leitzmann, Vollwert-Ernährung, Heidelberg 2004

Lang, F., Pathophysiologie – Pathobiochemie, Stuttgart 1990

Lehninger/Nelson/Cox: Prinzipien der Biochemie, Heidelberg, Berlin, Oxford 2001

Leitzmann, C. u. a., Ernährung in Prävention und Therapie, Stuttgart 2003

Löffler/Petrides, Biochemie und Pathobiochemie, Berlin, Heidelberg 2006

Maid-Kohnert, U. Red., Lexikon der Ernährung, Heidelberg, Berlin 2001 bis 2002

Meyer/Streinz, LFGB-Basis VO, München 2007

Michler, W., Weißbuch Afrika, Bonn 1999

Nöcker, J., Die Ernährung des Sportlers, Schorndorf, 1987

Pichhardt, K. Qualitätsmanagement Lebensmittel Berlin, Heidelberg 1997

Pudel, V., Die Pfundskur, Niederhausen 2003

Pollmer/Warmuth, Lexikon der populären Ernährungsirrtümer, Frankfurt am Main 2004

Standl, Mehnert, Das große Trias-Handbuch für Diabetiker, Stuttgart 2005

Schauder/ Ollenschläger, Ernährungsmedizin – Prävention und Therapie, München, Jena 2006

Sinell, H.-J., Einführung in die Lebensmittelhygiene, Stuttgart 2003

Souci/Fachmann/Kraut, Die Zusammensetzung der Lebensmittel 2000

Stryer, L., Biochemie, Heidelberg 2003

Ternes, W., Naturwissenschaftliche Grundlagen der Lebensmittelzubereitung, Hamburg 2000

Zacharias/Dürr, Lebensmittelverarbeitung im Haushalt 1992

Bezugsquelle für Teststäbchen:

Macherey-Nagel GmbH & Co. KG. Postfach 10 13 52, 52313 Düren
Tel. 0 24 21-9 69-0, Fax 0 24 21-9 69-1 99, E-Mail: sales@mn-net.com

Mengenangaben zur Aufstellung und Berechnung von Kostplänen

Lebensmittel	TL	Lebensmittel	Stück/Scheibe
Bienenhonig	10 g	Ananasscheibe (Dose)	50 g
Brühe, gekörnt	4 g	Apfel, Birne, mittel	150 g
Butter, Margarine	4 g	Apfelsine, mittel	170 g
Grieß	3 g	Banane	200 g
Haferflocken	3 g	Brötchen	40 g
Haselnüsse, gemahlen	6 g	Butter, Hotelportion	10–20 g
Joghurt	5 g	Ei, Gewichtsklasse M	60 g
Kaffee, gemahlen	5 g	Eigelb	20 g
Kakaopulver	2 g	Eiklar	30 g
Konfitüre	10 g	Gewürzgurke	50 g
Mayonnaise	4 g	Grapefruit	180 g
Mehl/Stärke	5 g	Kartoffel, klein	60 g
Milch	5 g	Käse	30 g
Öl	4 g	Knäckebrot	10 g
Reis	3 g	Mandarine	60 g
Sahne, geschlagen	5 g	Mischbrot	40 g
Schmelzflocken	3 g	Schinken, gekocht	50 g
Semmelmehl	3 g	Toastbrot	20 g
Tee, schwarz	1 g	Tomate	70 g
Tomatenketchup	5 g	Vollkornbrot	40–50 g
Zitronensaft	5 g	Wurst	25 g
Zucker	5 g	Zwieback	10 g
		Zwiebel	55 g

Folgende Abkürzungen werden verwendet:

1 Liter	1 l	1 Gramm	1 g	1 Prise	1 Pr.
1 Milliliter	1 ml	1 Kilogramm	1kg	1 Esslöffel	1 EL
				1 Teelöffel	1 TL

3 Teelöffel	≙	1 Esslöffel
8 Esslöffel	≙	$^1/_8$ l

Grundmenge pro Person. Angaben beziehen sich teils auf die Rohware.

Rohkost, Salat	roh, geputzt	50–100 g	**Suppen, Eintöpfe**	Vorspeise	200 g
	gekocht	125–150 g		Hauptgericht	500 g ($^1/_2$ l)
Soßen		60–100 g	**Fleisch**	mit Knochen	150 g
Mayonnaise		40 g		ohne Knochen	100 g
				Hackfleisch	75–100 g
Reis, Teigwaren	Beilage	60 g	**Fisch**	im Ganzen	250 g
	Hauptgericht	100 g		ohne Kopf	220 g
	Suppeneinlage	20 g		Filet	100–150 g
Kartoffeln	Beilage, Eintopf	250 g	**Obst**	frisch	150–200 g
Gemüse	Beilage	250 g		Kompott	125 g
	Sauerkraut	100 g		Backobst	50 g
	Hülsenfrüchte	60 g	**Süßspeisen**	Flammeri, Creme	125 g
				Gallerte	125 g

Abkürzungen

Biochemische Begriffe

A	Adenosin
ADH	antidiuretisches Hormon
ADP	Adenosindiphosphat
AMP	Adenosinmonophosphat
ATP	Adenosintriphosphat
C	Cytosin
CoA	freies Coenzym A
CoQ	Coenzym Q (Ulbichinon)
Chyl	Chylomikronen
DNA	Desoxyribonucleinsäure
FAD	Flavin-adenin-dinucleotid
FMN	Flavin-mono-nucleotid
G	Guanosin
GDP	Guanosindiphosphat
GTP	Guanosintriphosphat
GU	Grundumsatz
Hb	Hämoglobin
HbA	Hämoglobin des Erwachsenen
HDL	Lipoproteine hoher Dichte, α-Lipoproteine
I	Inosin
IDL	Lipoproteine mittlerer Dichte
IgA	Immunglobulin Typ A
IMP	Inosinmonophosphat
I.P.	Isoelektrischer Punkt
LDL	Lipoproteine geringer Dichte, β-Lipoproteine
MKT	Mittelkettige Triglyceride
NAD	Nicotinamid-adenin-dinucleotid
$NADH+H^+$	reduziertes NAD
NADP	Nicotinamid-adenin-dinucleotid-phosphat
PALP	Pyridoxalphosphat
RNA	Ribonucleinsäure
m-RNA	messenger-RNA
t-RNA	transfer-RNA
STH	Somatotrophes Hormon
T	Thiamin
TPP	Thiamindiphosphat
THF	Tetrahydrofolsäure
VLDL	Lipoproteine sehr geringer Dichte, Prä-β-Lipoproteine
~	energiereiche Bindung
~Ⓟ	organisches Phosphat
Ⓟ~Ⓟ	organisches Diphosphat
ZNS	Zentralnervensystem

Aminosäuren

Ala	Alanin
Arg	Arginin
Asn	Asparagin
Asp	Asparaginsäure
Cys	Cystein
Gln	Glutamin
Glu	Glutaminsäure
Gly	Glycin
His	Histidin
Hyp	Hydroxyprolin
Ile	Isoleucin
Leu	Leucin
Lys	Lysin
Met	Methionin
Phe	Phenylalanin
Pro	Prolin
Ser	Serin
Thr	Threonin
Trp	Tryptophan
Tyr	Tyrosin
Val	Valin

Kohlenhydrate

Fru	Fructose
Gal	Galaktose
Glc	Glucose
Man	Mannose
Rib	Ribose
Xyl	Xylose

Sonstige Abkürzungen

ADI	acceptable daily intake
BMI	Body-Mass-Index
BSeuchG	Bundesseuchengesetz
Bq	Becquerel
EVS	Einkommen- u. Verbrauchsstichproben
d	Tag
DGE	Deutsche Gesellschaft für Ernährung
FAO	Food and Agricultural Organization (Ernährungs- und Landwirtschafts-organisation)
h	Stunde
KG	Körpergewicht
LD_{50}-Wert	letale Dosis, 50% der Versuchstiere sterben
LFGB	Lebensmittel- und Futtermittelgesetz-buch
NEL-Wert	No Effect Level
SV	Sievert
VO	Verordnung
WHO	World Health Organization (Weltgesundheitsorganisation)

TABELLENBUCH ERNÄHRUNG

von Cornelia A. Schlieper
48 Seiten, zweifarbig
19 × 26 cm, geheftet.
ISBN 978-3-582-**44752**-4
€ 7,00

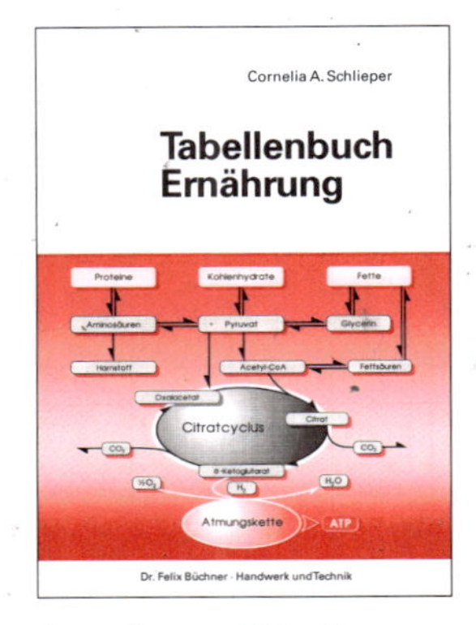

Das Tabellenbuch für Klausuren und Abiturprüfungen!

Neben der Nährwerttabelle sowie weiteren Tabellen aus **HT 4475 Grundfragen der Ernährung** enthält das Tabellenbuch Ernährung ca. 10 Seiten zusätzliche Tabellen und Informationen. Vorteile:

- Die Schülerinnen und Schüler arbeiten in den Klausuren mit dem bereits bekannten Tabellenaufbau.
- Die z. B. in Baden-Württemberg im Abitur zugelassenen Tabellen sind enthalten.

Auszug aus dem Inhalt:

- **Nährwerttabellen**
  - Fettsäurenzusammensetzung von Speisefetten und -ölen
  - Gehalt an Ölsäure, Omega-6-, Omega-3-Fettsäuren, Fluor, Kupfer, Mangan, Selen, Zink, Vitamin K, Folsäure, Pantothensäure, Biotin, Harnsäure in Lebensmitteln
  - Mengenangaben zur Erstellung von Kostplänen
- **D-A-CH-Referenzwerte**
  - Energiebedarf für körperliche Aktivität
  - Gesamtenergiebedarf Frau/Mann – PAL-Wert 1,4
  - Referenzwerte für die Nährstoffzufuhr
  - Nährstoffdichte von Lebensmitteln
- **Spezielle Informationen zu einzelnen Nährstoffen**
  - Anteil essentieller Aminosäuren in Lebensmitteln
  - Anteil an Mineralstoffen in Organen und im Blutserum
- **Tabellen zu Ernährung und Gesundheit**
  - Glykämischer Index, glykämische Last
  - Kohlenhydrataustauschtabelle
  - Klassifikation von Übergewicht/Adipositas nach BMI
- **Tabellen zur Biologie/Chemie**
  - Dissoziationskonstanten und isoelektrische Punkte von Aminosäuren; pK_S-Werte und pK_B-Werte
  - Spezifischer Drehwinkel verschiedener Zucker
  - Respiratorischer Quotient und energetisches Äquivalent
  - Energiebilanz beim aeroben Abbau eines Mols Glucose
  - Periodensystem der Elemente

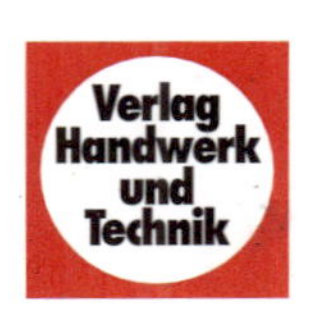

Verlag Handwerk und Technik GmbH
Lademannbogen 135, 22339 Hamburg
Telefon (040) 5 38 08-0
Telefax (040) 5 38 08-101
www.handwerk-technik.de
info@handwerk-technik.de

❋ NÄHRWERTPROGRAMM: ERLEBEN UND LERNEN

⊙ CD-ROM
von Cornelia A. Schlieper
3. Auflage, 2007.
Schullizenz (netzwerkfähig)

■ ISBN 978-3-582-**44951**-1
€ 225,00. Für Käufer der ersten oder zweiten Auflage bei Vorlage der Rechnungskopie € 112,50

Einzellizenz

■ ISBN 978-3-582-**44954**-2, € 55,00.
Für Käufer der ersten und/oder zweiten Auflage bei Vorlage der alten Booklet-Titelseite € 27,50.

Die interaktive Lern-Software führt den Benutzer schrittweise mithilfe verschiedener Lernbausteine in die Nährwertberechnung ein: • Berechnung von Vielfachen und Teilmengen • Wiegen und Messen von Lebensmitteln und Getränken • Ordnen von Lebensmitteln nach dem Grundnährstoffgehalt • Gewichtsbeurteilung mithilfe des Body-Mass-Index • Ermitteln von Sollwerten, Bedarfsgruppen • Mahlzeiten selbstständig berechnen • Tagesplanung berechnen über den Computer. Ende 2000 wurde dem Nährwertprogramm von der GPI e. V. das Comenius-Gütesiegel zuerkannt. **Neu in der 3. Auflage** ist neben inhaltlichen Verbesserungen und Fehlerbereinigung die vereinfachte Benutzeroberfläche. Das Programm ist minimierbar, sodass parallel mit anderen Programmen gearbeitet werden kann. Die beiden Module zur Nährwertberechnung wurden grundlegend in der Bedienbarkeit geändert. Es steht nun für jede Funktion ein gesonderter Button zur Verfügung. Die neue Speicherfunktion erlaubt das Speichern in separate Dateien. Auch die Navigation wurde vereinfacht. Die Anrede des Benutzers erfolgt nun in der „Sie" – statt in der „Du"-Form. Außerdem enthält die CD-ROM den gesamten Rezeptteil aus „Nahrungszubereitung Schritt für Schritt" (Bestell-Nr.: HT 4371). Dieser wurde komplett inhaltlich und im Layout aktualisiert. **Systemvoraussetzungen:** Geeignet ab Windows 98 SE.

❋ Lehrerhandbuch NÄHRWERTPROGRAMM: ERLEBEN UND LERNEN

von Cornelia A. Schlieper
180 Seiten.
A4, Broschur, 1998.
ISBN 978-3-582-**44953**-5
€ 8,00

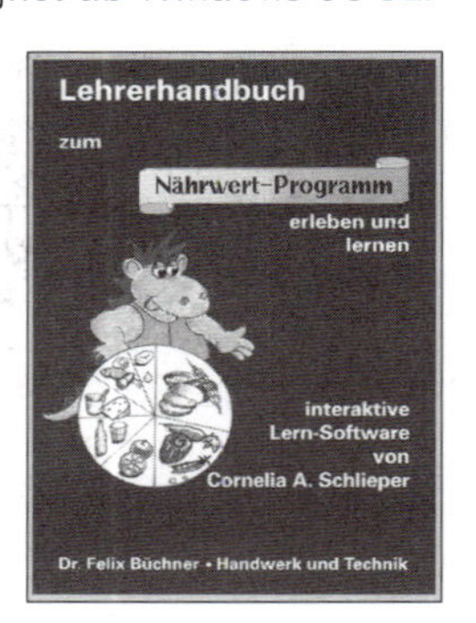

Hinweise zur Unterrichtsgestaltung mit dem Programm • zahlreiche Arbeitsblätter für die Freiarbeit bzw. für Schwellenstunden • Kopiervorlagen für Arbeitsblätter.